中医良方大典

总 主 编 严世芸

副总主编 王庆其

　　　　　胡鸿毅

【妇科卷】

本卷主编 张婷婷

ZHONGYI
LIANGFANG DADIAN

上海科学普及出版社

中医良方大典编辑委员会

中医良方大典·妇科卷
编辑委员会

主　　编　张婷婷

副 主 编　严　骅

编辑委员　（以姓名笔画为序）

王　莉　　王　烨　　王春艳　　毕丽娟　　任宏丽　　庄梦斐

苏丽娜　　杜　尘　　李　鹤　　张　利　　张　琼　　张勤华

陈　静　　陈瑞芳　　杭　斐　　周晓瑜　　赵　莉　　曹　阳

谭　丽　　谭　蕾

编写人员　（以姓名笔画为序）

丁　楠　　于　琴　　王　晶　　王鑫悦　　吕蓓丽　　李爽爽

沈　丽　　陆黎娟　　周　娟　　赵心韵　　赵以琳　　钟雨青

施佑瑾　　贾琳娜　　黄圣惠　　黄建琴　　黄家宓　　黄彩梅

董光苹　　曾薇薇　　谢丹丹

序言 | Preface

　　习近平总书记指出，中医药学是中国古代科学的瑰宝，也是打开中华文明宝库的钥匙，凝聚着深邃的哲学智慧和中华民族几千年的健康养生理念及其实践经验。中医药学是中华优秀文化的学术结晶和杰出代表，传承和发扬中医药学的丰富遗产，守正创新，是建设健康中国，维护人民健康的重要内容。

　　方剂是中药临床应用的最基本方式，是中医基础与临床的桥梁课程。作为一门讲求经验性、感悟性的学科，方剂是集历代医家临床经验之大成者，是中医研究成果最为直观的表现。古今就方剂药物的籍著不下数千种，方剂数以万计。随着现代科学技术的迅猛发展，中医药研究方法和研究手段推陈出新，方剂学从基础到临床也有了长足的进步和提高。

　　遣方用药是中医取效的关键之一。丰富的临床实践，总结出了众多的有效方剂和用药经验。为了记录中医方药研究新成果，推广、应用和研究经验良方，上海科学普及出版社集聚上海中医界大师、领军人才、教授和博导，组成了一支实力雄厚的编写队伍。这些专家学者在各自的研究领域均为学科带头人，教学、临床科研双肩挑，术有专攻，成果丰硕，有口皆碑。由总主编严世芸领军，副总主编王庆其、胡鸿毅统稿，隆重推出《中医良方大典》（全六卷）。分设肿瘤卷、内科一卷、内科二卷、外科卷、妇科卷和儿科卷，总字数 600 余万字，涵盖 900 余个病种，收入方剂 2 万余则。

　　《中医良方大典》（全六卷）对 1949—2018 年间我国中医类、中西医结合类杂志以及医学论文专刊等资料中的临床治疗经验和所刊方药进行系统梳理，通过归类比较，去粗存精，选出良方，编纂成书。以改革开放后的中医研究成果为重点，彰显现代；从文献学角度、中西医结合角度等多方面展开论述；其书资料翔实、内容宏富、脉络清晰、重点突出；综概之其科学性、系统性、权威性和实用性汇聚一身，尤为可贵。编著以临床现代医学病名设置体例，以中医期刊、中医专著、中医年鉴为参阅，词条以现代西医病名体现。每一病症原则上分为概述、辨证施治、单方、经验方、中成药、预防用药等六部分。深入阐述，追根溯源；一病多方，选择性强；理法方药，逻辑性强；重点突出，实用性强；集治法大成，可读性强。以方引方，以方出药，以方带法，以方讲病，以方述理，引领读者传承中医良方，弘扬中医药精髓，领略中医药的博大神奇。

中医药是一门虽然古老却历久弥新、学术长青的学科，至今仍发挥着重要防病治病，养生保健的作用。2020年在抗击新冠肺炎疫情中又发挥了重要作用，成为中国方案的亮点，产生了重大海内外学术影响。作为一部综合性的大型方剂参考丛书，囊括内科、外科、妇科、儿科、伤科等中医学各学科，可谓学术百花齐放，文采多姿多彩。其内容丰富，融辨证施治、单方、经验方、中成药、预防用药，分类清晰，操作性强。该宏著不仅是广大中医药工作者和普通读者查阅参考的现代工具书，为临床医疗、教学、科研和养生保健提供了便利，也是全国各大图书馆的必备馆藏。"良方"在手，释难解惑，启迪后学；"大典"在案，用之于民，惠之于民。希望丛书的问世，能成为广大读者朋友的良师益友，以推动我国中医药文化事业健康科学地发展。

中国工程院 院 士
天津中医药大学 校 长   张伯礼
中国中医科学院 名誉院长

庚子年暑月于天津团泊湖畔

前言 | Foreword

中医妇科学是中医学的重要组成部分，源于临床实践，又在医疗实践中不断发展，长期以来为民族的繁衍作出了巨大贡献。女性健康是全民健康的重要基石，是"2030 健康中国"国家战略的重要组成部分，推进女性健康，对于全面落实健康中国建设的目标任务具有重要意义。

随着现代女性生活、学习、工作环境的改变，以及独特的经、带、胎、产等生理与病理变化，妇产科疾病的发病率及复杂程度日趋增加。中医妇科学具有得天独厚的优势，不仅继承了中医药的学术思想，且融入了妇科流派的特色理论与医疗实践。几十年来，通过发掘和整理中医妇科学理论，以及在相关领域不断进行探索与研究，中医药工作者们继往开来，在保持传统经典方药切实有效的基础上，根据疾病谱的变化来改良方剂，显著提高了临床疗效，成果喜人。习近平总书记曾致信中国中医科学院，信中强调应"切实把中医药这一祖先留给我们的宝贵财富继承好、发展好、利用好"。如今从事中医妇科的广大医务工作者进入了一个新的研究领域，以调整女性内在机能为目标，发挥中医药的特色优势，致力于将中医药的运用扩展到女性健康的全生命周期。他们对妇科的经验良方进行了不同程度的临床与机制研究，发表在不同的期刊上，这对经验良方的收集与保存具有重要的价值和意义。由于资料零碎，缺少系统性的归纳整理与更新，总主编严世芸教授决定在《中医良方大典》的编著中分设妇科卷，并委托上海科学普及出版社策划出版。

妇科卷的编纂，对 1949—2018 年间我国中医类、中西医结合类杂志以及医学论文专刊等资料中的临床治疗经验和所刊方药通过归类比较，去粗存精，选出良方，并对 2019 年以来在妇科领域疗效卓著的方剂也收录其中。编写体例与丛书其他各卷保持一致，各词条后依次分为概述、辨证施治、经验方、单方、中成药、预防用药等部分，设生殖内分泌疾病、女性生殖系统疾病、妊娠疾病、产后疾病、不孕症及中西医结合辅助生殖技术六大篇章，含 70 余种妇科病种，共收集 2 000 余则方剂，涉及中药、针灸、敷贴等多种治疗手段。对近几十年来妇科出现的新病种以及新的经验方剂追根溯源、严加甄别，但凡无临床验证、缺少理论依据或者来源出处不明的方剂，概不予收录，以确保本卷在中医诊疗和日常调护中有用且可靠。妇科医生选方用药十分重视对女性生殖健康的保护和胚胎的孕育，因此临床借鉴拟方，一定要在专科医生指导下辨证使用。

坚持中医药原创思维，继承创新、突出特色，充分利用现代科学技术和方法，推动中医药理论与实践的不断发展，在创新中不断形成新特色、新优势，提高中医药防病治病能力。希望本卷的出版能拾遗补阙、融汇新知，成为中医妇科医生医疗、科研、教学的参考著作，使中医药治疗妇科疾病的成果得到及时推广。本卷在修订编撰过程中得到众多中西医妇科专家和相关人员的帮助与指导，邀请了临床一线的中医妇科医生执笔，并因中国中医药年鉴编辑部、上海科学普及出版社编辑陈星星、何中辰、柴日奕、黄鑫、郝梓涵等对本卷资料的编整而获极大支持，在此一并表示衷心的感谢。编著过程中难免存在疏漏与不足之处，恳请读者不吝指正，以利再版时继续完善。

张婷婷

2022 年 7 月

凡例 | General Statements

一、《中医良方大典》分为《中医良方大典·肿瘤卷》《中医良方大典·内科一卷》《中医良方大典·内科二卷》《中医良方大典·外科卷》《中医良方大典·妇科卷》和《中医良方大典·儿科卷》六卷，系统梳理了 1949—2018 年间的中医药临床成果。各卷均以现代医学病症为条目，从中医期刊、中医专著中收集良方。每一条目内容分为概述、辨证施治、经验方、单方、中成药、预防用药等六方面。

二、《中医良方大典》遵循去粗存精之原则，收录病症 900 余种，方剂 2 万余则。方剂从组成、治疗方法、临床观察等方面进行详细阐述，均有文献可依。

三、《中医良方大典》中，"单方""经验方"按药味数量区分："单方"指包含 3 味药及以下的方剂，"经验方"指包含 3 味药以上的方剂。

四、《中医良方大典》收录的临床病例一般以常见而资料又较全者为主，某些少见而确有参考价值的特殊病例亦予以收录。

五、《中医良方大典》收录的无方名方剂，采用"某某经验方"或"某某病方"命名的原则。如果此类方剂有多则，在"某某经验方""某某病方"后加上"1""2""3"等序号，依次排列。

六、《中医良方大典》引用的文献中，凡未说明方剂的煎服法，均为常规煎服法，即每日 1 剂，水煎服，分 2 次服用。书中未说明煎服法的方剂，不再一一说明。

七、《中医良方大典》收录的中药材，一般根据《中国药典》的命名；为体现道地药材，则保留原文献的写法，如广木香、云茯苓、川黄连等。凡列入国家保护动物名录的动物药材，均改用药效相似的其他药材替代，或说明"现禁用"。

八、《中医良方大典》中的剂量均使用现行的法定计量单位，原文献中的"钱""两"已换算成"克"（1 钱＝3 克，1 两＝30 克）。剂量单位均使用汉字表述，如"mmHg"为"毫米汞柱"、"ml"为"毫升"、"cm"为"厘米"等。

九、《中医良方大典》参考文献的著录格式如下：

（一）期刊类

1. 作者一名,著录格式为:

第一作者.文献题名[J].期刊名,年,卷(期):起止页码.

2. 作者多名,且同时注明通讯作者的文献,著录格式为:

第一作者,通讯作者,等.文献题名[J].期刊名,年,卷(期):起止页码.

3. 作者多名,但未注明通讯作者的文献,著录格式为:

第一作者,等.文献题名[J].期刊名,年,卷(期):起止页码.

文献的作者包括单位名或组织名。

(二) 专著类

1. 主编一名,著录格式为:

主编.书名[M].出版地:出版单位,出版年:起止页码.

2. 主编多名,著录格式为:

主编,等.书名[M].出版地:出版单位,出版年:起止页码.

(三) 论文集

著录格式为:第一作者,等.文献题名[C].出版地:出版单位,出版年:起止页码.

(四) 学位论文

著录格式为:第一作者,等.文献题名[D].出版地:出版单位,出版年:起止页码.

(五) 专利文献

1. 专利申请者或所有者一名,著录格式为:

专利申请者或所有者.专利题名:专利国别,专利号[P].公告日期或公开日期.

2. 专利申请者或所有者多名,著录格式为:

专利申请者或所有者,等.专利题名:专利国别,专利号[P].公告日期或公开日期.

目录 | Contents

生殖内分泌疾病

功能失调性子宫出血

概　述

功能失调性子宫出血，简称"功血"，是由于生殖内分泌轴功能紊乱而非器质性病变造成的异常子宫出血，具体指与正常月经的周期频率、规律性、经期长度、经期出血量中的任何一项不符，源自子宫腔的异常出血，分为排卵性和无排卵性两大类。

临床症状体征：（1）排卵性功血，主要包括月经过多和月经周期间出血，其中前者包括黄体功能异常和围排卵期出血。黄体功能异常包括黄体功能不足和子宫内膜不规则脱落。（2）无排卵性功血，临床上最常见的症状是子宫不规则出血，表现为月经周期紊乱，经期长短不一，经量不定或增多，甚至大量出血。出血期间一般无腹痛或其他不适，出血量多或时间长时常继发贫血，大量出血可导致休克。

根据出血的特点，异常子宫出血有以下几种。（1）月经过多：周期规则，经期延长（大于 7 日）或经量过多（大于 80 毫克）。（2）子宫不规则出血过多：周期不规则，经期延长，经量过多。（3）子宫不规则出血：周期不规则，经期延长而经量正常。（4）月经过频：月经频发，周期缩短，小于 21 日。

青春期患者随着年龄增长，下丘脑-垂体-卵巢轴功能将逐渐发育成熟，经过适当治疗后多可建立正常的排卵月经周期。少数病程长、治疗不规范者难以治愈，且易复发。绝经过渡期功血以止血治标为主，治疗效果较好，但需排除子宫内膜恶性病变。生育期功血部分患者可自愈，大多可恢复和建立正常的排卵月经周期，少数患者子宫内膜持续增生过长可伴发不孕症。

排卵性功血属中医"月经先期""月经过多"

"经期延长""经间期出血"等范畴。无排卵性功血属中医"崩漏"范畴。崩漏是月经的周期、经期、经量发生严重失常的病证，其发病急骤，暴下如注，大量出血者为"崩"；病势缓，出血量少，淋沥不绝者为"漏"。崩与漏虽出血情况不同，但在发病过程中两者常互相转化，如崩血量渐少，可能转化为漏，漏势发展又可能变为崩，故临床多以崩漏并称。其主要病因是外感六淫、内伤七情、饮食劳倦、房劳多产，或因先天禀赋不足；病机是脏腑功能失常，气血失调，冲任损伤，导致胞宫失于藏泻。《景岳全书·妇人规·经脉类》指出："调经之要，贵在补脾胃以资血之源，养肾气以安血之室，知斯二者，则尽善矣。"

辨　证　施　治

1. 许润三分 2 期

（1）出血期

① 气虚型　患者出血期多见经血非时暴下不止，量多如注，或经血淋沥不尽，点滴而下，血色淡，质清稀，伴神疲乏力、面色不荣、头晕、腰酸等症，舌淡苔薄白或少苔，脉细。治宜补气摄血、固冲止血，兼顾其热或瘀。方用加味当归补血汤：生黄芪 50 克、当归 25 克、三七粉 3 克、桑叶 30 克、山茱萸 15 克、生白术 30 克、枳壳 15 克。

② 血热型　历来中医描述血热的典型症状为血色鲜红、面赤口干、尿黄便干、舌红等，但在妇科临床上，血热型崩漏患者很难见到上述症状，因出血量大或经血淋沥日久，就诊时常表现一派头晕乏力、面白、舌淡的贫血之象，此时若不详加辨证，易将一部分阴虚血热证患者误辨为气虚证。临床体会，出血期的辨证应以脉象为主，尤其是脉

力和脉形,而症状和舌象仅作为参考。一般脉细数有力或细滑者,属血热证;脉数而无力或沉细者,属气虚证。方用犀角地黄汤加减:水牛角粉50克、生地黄30克、白芍30克、牡丹皮10克、茜草10克、乌贼骨30克、藕节炭30克。

③血瘀型 若少量出血久治不愈者,或内膜较厚接近行经者,应考虑血瘀证。治宜活血化瘀、止血调经。方用加参生化汤加减:党参30克、当归30克、川芎20克、桃仁10克、生甘草10克、炮姜10克、生白术30克、枳壳15克、益母草20克、三七粉3克。

(2)血止期 治宜补肾养血、调理冲任,以达固本澄源、预防复发之效。方用自拟调冲方加减:柴胡10克、当归10克、白芍10克、山茱萸10克、紫河车10克、鹿茸片3克、菟丝子30克、续断30克、西红花2克、香附10克、益母草20克。①

2. 柴嵩岩分4证

(1)血热妄行证 出血期,治宜清热凉血、固冲止血。方用清热止血方加减:生牡蛎30克、黄芩10~15克、金银花15克、生地黄6~10克、柴胡3~6克、白芍10克、荷叶10~15克、大小蓟各30克、侧柏炭15~20克。血止期,方用清热固冲方加减:生牡蛎15~20克、黄芩10~15克、金银花10~15克、地骨皮10克、白芍10克、墨旱莲10~15克、柴胡3~6克、荷叶10克、莲子心3克。随症加减:夹瘀,或血止后血海蕴热减轻,或月经将至者,酌加茜草6~10克,或益母草6~10克,化瘀调经;崩闭交替者,血止后超过26~30天仍无月经来潮,暂停用牡蛎等具固涩之品,加用养血活血凉血之品,如丹参、益母草、赤芍、牡丹皮、牛膝等,引血下行,以避月经过期子宫内膜过厚而致下次月经时出血量多不止,崩漏再来临之窘境,同时用黄芩、金银花、地骨皮等清热,以防血海拂动,血量过多或出血不止。

(2)阴虚内热证 出血期,治宜滋阴清热、固冲止血。方用滋阴清热止血方加减:北沙参10~

15克、生地黄10克、地骨皮10克、墨旱莲15克、白芍10克、黄芩10克、生牡蛎30克、柴胡5克、藕节20克、大小蓟各30克。血止期,方用滋阴清热固冲方加减:北沙参10~15克、地骨皮10克、青蒿6~10克、墨旱莲10~15克、女贞子15克、生牡蛎15~20克、白芍10克、阿胶9克、荷叶10克、桔梗3~10克、莲须5克。随症加减:月经周期少于25天者,酌加黄芩10~15克,或生地黄加量至10~15克,或生牡蛎加量至30克,以清热滋阴固冲调周;月经周期长于25天者,酌加丹参6克或益母草6克;月经过期不至者,减生牡蛎固涩之品,并配伍活血化瘀引经之品,如丹参10~15克、益母草10克、茜草10~15克,甚至牛膝等,滋阴益肾,活血引药下行,以防子宫内膜过厚而致下次来潮出血不止。

(3)脾肾两虚证 出血期,治宜温肾健脾、固冲止血。方用益肾健脾止血方加减:太子参15克、菟丝子15克、山茱萸10克、覆盆子10克、白术10克、桔梗10克、煅牡蛎20~30克、地骨皮10克、荷叶10克、仙鹤草15~20克。血止期,方用益肾健脾固冲方加减:太子参15克、菟丝子12~15克、覆盆子10~15克、熟地黄10克、白术10克、山药15克、桔梗10克、阿胶6~9克、荷叶10克、百合10~15克。随症加减:夹瘀及月经将至者,可配伍当归6克,或月季花6克,以"微动"之势,活血化瘀。

(4)瘀血阻滞证 出血期,治宜活血祛瘀、止血调经。方用祛瘀止血方加减:茜草炭10~15克、益母草10克、柴胡3~6克、三七粉3克、炒蒲黄10克、炒白芍10克、地骨皮10克、藕节15~30克、荷叶10~15克、莲须5克。血止期,方用养血祛瘀方加减:当归6克、益母草6克、茜草炭10克、香附6克、柴胡3克、青蒿6克、墨旱莲10克、覆盆子10克、菟丝子10~15克。②

3. 血热型 症见经血崩下淋沥,色深质稠,口燥烦热,渴喜冷饮,尿黄便结,舌红苔黄,脉滑数。

① 郑志博,王清,等.国医大师许润三论治崩漏经验[J].中日友好医院学报,2020,34(1):48,50.
② 吴育宁,等.柴嵩岩辨证治疗崩漏经验[J].北京中医药,2018,37(4):295-297.

方用清热固经汤加减：龟甲 30 克、牡蛎 30 克、生地黄 15 克、栀子 15 克、黄芩 15 克、地榆 15 克、地骨皮 15 克、棕榈炭 15 克、藕节 15 克、甘草 6 克。随症加减：头晕、乏力、气短者，加黄芪、党参、升麻；烦躁易怒，口干喜饮，便秘尿赤者，加黑黄芩、黑大黄；有腰痛者，加川续断、炒杜仲；白带多，舌苔黄腻者，加败酱草、荆芥炭；小腹疼痛，经血色暗有血块者，加五灵脂、蒲黄炭。月经第 3 天开始服用，每日 1 剂，水煎 2 次混合后早晚分服。10 剂为 1 个疗程，服用 1～2 个疗程。临床观察：黄富娟将 60 例功能失调性子宫出血血热型患者随机分为观察组和对照组各 30 例。对照组、观察组在雌激素和孕激素止血治疗基础上分别予致康胶囊、清热固经汤加减治疗。结果：观察组总有效率 93.33%，显著高于对照组的 73.33%（P＜0.05）；观察组控制出血时间（22.66±3.23）天，止血时间（30.56±4.79）天，均显著较对照组短（P＜0.01）。①

4. 肾阴虚型　症见经乱无期，停闭数月后暴崩下血，经色鲜红，质稠厚；次症为腰膝酸软，头晕耳鸣，五心烦热，舌质红少苔，脉细数。方用左归丸合二至丸加减：熟地黄 30 克、菟丝子 15 克、牛膝 12 克、龟甲胶（烊化）20 克、鹿角胶（烊化）20 克、山药 12 克、山茱萸 20 克、枸杞子 12 克、女贞子 15 克、墨旱莲 15 克。随症加减：兼气虚者，加黄芪 10 克、党参 10 克；兼血热者，加牡丹皮 10 克、黄芩 10 克。每日 1 剂，自动煎药机煎至 400 毫升，每次 200 毫升，每日 2 次口服。临床观察：郭志鹏等将 100 例青春期血崩证（肾阴虚）患者随机分为治疗组和对照组各 50 例。对照组采用妇科止血灵片口服，治疗组采用左归丸合二至丸加减方口服。两组患者自血崩之日起治疗 10 天，治疗 3 个月经周期后统计疗效。结果：治疗组在生殖激素水平、血液流变学指标及凝血指标等方面与对照组相比具有显著差异（P＜0.01）；两组在治疗总有效率方面亦具有显著性差异（P＜0.05）。②

5. 血瘀型　症见崩漏下血，时多时少，或淋沥涩滞不止，血色紫暗，黏稠有块，小腹疼痛拒按，血块下后病减。舌质红或紫暗或有瘀点，舌苔黄或黄腻，脉涩或弦涩有力。治宜活血化瘀、调经止血。方用四草汤加减：益母草 20 克、茜草 10 克、马鞭草 15 克、鹿衔草 15 克、白芍 10 克、炙黄芪 15 克、炒白术 10 克、淮山药 15 克、乌贼骨 30 克。随症加减：出血期，用茜草炭，并加服三七粉末，每日 3 克，分 2 次吞服；若胁腹胀甚，加香附、炒川楝子；小腹冷痛者，加艾叶、炮姜。每日 1 剂，水煎取汁 300 毫升，早晚分服。疗程为 3 个月。临床观察：黄梦文等以上方加减治疗 43 例血瘀型崩漏患者，总有效率为 95.35%。③

6. 肾阳虚型　症见经来无期，血量多或淋沥不尽；血色淡，质清，腰部酸痛，精神萎靡，面色晦暗，头目虚弦；倦怠无力，畏寒肢冷，性欲减退；小便清长，尿频，大便溏；舌质淡，苔薄白，脉沉细。方用右归丸加减：熟地黄 20 克、山药 20 克、山茱萸（酒炙）15 克、枸杞子 10 克、鹿角胶 10 克、菟丝子 10 克、杜仲（盐炒）10 克、当归 15 克、肉桂 10 克、炮附片 7.5 克。每日 1 剂，分早晚 2 次水煎服。临床观察：李升华将 68 例肾阳虚型围绝经期功能失调性子宫出血患者随机分为治疗组 36 例与对照组 32 例。在月经第 5 天起或诊刮术后 1 周内，治疗组口服戊酸雌二醇，第 11 天加服地屈孕酮，自服药第 1 天起，同时口服右归丸随症加减治疗；对照组口服戊酸雌二醇，第 11 天加服地屈孕酮。21 天为 1 个周期，3 个周期为 1 个疗程，连续观察 1 个疗程。结果：治疗组临床总疗效率 97.22%，明显优于对照组的 75%，差异有统计学意义（P＜0.05）。治疗组中治疗效果与病程长短有关，病程短治疗效果好，其差异有统计学意义（P＜0.05）。治疗组半年内复发率明显低于对照组（P＜0.05）。④

7. 脾虚型　治以补益气血、升举固摄为主，兼用固涩、凉血、温经、活血药物。方用举元煎加减：

① 黄富娟.清热固经汤加减治疗血热型崩漏的疗效观察[J].内蒙古中医药,2016,35(14)：61-62.
② 郭志鹏,等.左归丸合二至丸加减方澄源塞流治疗青春期血崩证(肾阴虚)疗效观察[J].辽宁中医药大学学报,2016,18(4)：222-224.
③ 黄梦文,等.四草汤加味治疗血瘀型崩漏 43 例[J].江西中医药,2014,45(3)：41-42.
④ 李升华.右归丸联合雌—孕激素治疗肾阳虚型围绝经期功能失调性子宫出血的临床研究[D].哈尔滨：黑龙江中医药大学,2014.

东人参(另包)9克、黄芪30克、炙甘草10克、升麻15克、白术20克、茯神15克、木香12克、当归20克。随症加减：活血止血，加炒蒲黄(另包)10克、炒灵脂10克、三七粉(冲服)3克、云南白药4粒；凉血止血，加白茅根20克、藕节炭20克、茜草10克、地榆炭15克、侧柏炭15克；温经止血，加艾叶炭15克、炮姜炭12克；固涩止血，加乌梅10克、龙骨30克、牡蛎30克、海螵蛸20克。每日1剂，水煎分2次口服。7天为1个疗程。临床观察：刘蔚霞以上方加减治疗30例功能失调性子宫出血脾虚证患者，总有效率93.33%。[①]

8. 蔡小苏分2型

(1) 阳崩型　症见出血量多，色鲜红或紫，经来先期，质较浓或稠。治宜清热凉血。药用炒当归10克、牡丹皮炭10克、侧柏叶10克、白芍药10克、炒地榆12克、墨旱莲15克、生地黄炭30克。随症加减：若阴虚甚，加炙龟甲10克、女贞子10克；阴虚肝旺，有乳胀易怒等，加柴胡4.5克、荆芥穗10克；伴气阴两虚，加太子参12克、煅牡蛎30克、阿胶9克；若兼湿热，加知母10克、黄柏6克；有血块者，加蒲黄10克。

(2) 阴崩型　症见经行量多，色淡质稀薄，经期延长，面色苍白，头晕气短，乏力畏寒，大便欠实，舌淡苔薄，边有齿印，脉细软。药用炒党参12克、生黄芪20克、炒当归10克、炒白术10克、陈艾炭3克、仙鹤草30克、炮姜3克、阿胶10克。随症加减：若患者舌质淡苔薄而舌质偏红，上方加生地黄30克、煅牡蛎30克，以制约温阳药物的偏性，同时又可增强止血的作用，或用龟鹿二仙胶(龟甲10克、鹿角霜10克、阿胶10克)效更佳，血止后即去炮姜、陈艾炭二药，多用恐伤阴血；如纯属气虚下陷固摄无权的崩漏，可宗补中益气法重用黄芪30克，增生地黄炭30克、炮姜3克，炮姜、生地黄同用可互制偏性，且又阴阳兼顾，止血效果较显；血瘀崩漏，常伴有腹痛，血色紫黑有块，

舌质瘀斑，面色紫暗或暗黄，脉涩，渴不欲饮等，常用炒当归10克、丹参6克、赤芍药10克、白芍药10克、生蒲黄(包煎)30克、血竭3克、花蕊石15克、熟大黄10克、益母草10克、仙鹤草20克；崩甚，加三七末(吞)2克；气滞，加香附10克；腹痛，加延胡索12克；寒凝，加艾叶2.5克；气虚，加党参12克、生黄芪12克。临床观察：付金荣以上方加减治疗1例崩漏患者，疗效满意。[②]

经　验　方

1. 补肾填精方　熟地黄20克、肉苁蓉20克、山药20克、山茱萸20克、仙鹤草30克、墨旱莲30克、枸杞子15克、巴戟肉15克、制首乌10克。水煎至200毫升，分早晚2次服用。陈祥艳等将92例肾虚型崩漏患者随机分为对照组和观察组各46例。对照组给予去氧孕烯炔雌醇片(每天2片，止血后每天1.5片，3天后每天1片)，观察组在上述基础上联合给予补肾填精方治疗。两组均连续服药4周。结果：总有效率观察组(91.30%)高于对照组(69.56%)，组间差异有统计学意义($P<0.05$)。[③]

2. 温阳止血方(蔡小苏经验方)　党参12克、生黄芪20克、炒当归10克、熟附片10克、牛角腮10克、生地黄炭20克、炮姜炭3克、白芍12克、煅牡蛎30克、仙鹤草30克、蒲黄炒阿胶10克。随症加减：失血过甚者，可酌加参、芪等用量，每味约30克，生地黄炭亦可增至30克；背寒者，加鹿角霜；腰酸，加杜仲、川续断；眩晕者，加升麻、枸杞子；大便溏薄者，加菟丝子。益气养营，温阳止血。适用于崩漏、青春期或围绝经期异常子宫出血者。[④]

3. 养阴止崩方(蔡小苏经验方)　龟甲10克、生地黄12克、煅牡蛎30克、墨旱莲20克、生地黄榆12克、白芍12克、牡丹皮炭10克、丹参6克、地骨皮20克、生藕节30克、阿胶10克。随症加减：如出血过多，生地黄可炒炭并加量至30克；疲

① 刘蔚霞.举元煎加减治疗围绝经期血崩30例[J].中医研究,2011,24(9)：56-57.
② 付金荣.蔡小苏治疗崩漏经验谈[J].上海中医药杂志,2004,38(4)：32-33.
③ 陈祥艳,等.补肾填精方治疗肾虚型崩漏临床疗效观察[J].中华中医药学刊,2022,40(2)：105-107.
④ 黄素英.海派中医流派传承系列海派中医蔡氏妇科[M].上海：上海科学技术出版社,2018：240.

怠少力者,加党参或太子参;烦渴,加石斛、麦冬、玄参;便秘,加火麻仁;腰酸,加杜仲、川续断。养阴补血,调固止崩。适用于青春期或围绝经期异常子宫出血之属于阴虚血热者,多见出血不止,或量多如注,色鲜红或紫,面赤升火,口干或苦,心烦低热,便干溲赤,舌质偏红,甚或光绛,脉细略数。①

4. 加味两地方(蔡小荪经验方) 玄参10克、大生地黄10克、麦冬10克、地骨皮10克、白芍10克、女贞子10克、墨旱莲20克、仙鹤草20克、陈阿胶10克。随症加减:气虚明显者,增党参、黄芪;腰酸者,加杜仲、川续断,金毛狗脊择用;眩晕者,加枸杞子;口干唇燥者,加川石斛;大便干结者,加火麻仁、全瓜蒌。滋阴清热,养血止崩。适用于少女经漏,长期不止,一般淋沥20余日,甚至2～3个月不等,血色鲜红或偏紫或淡红,有时面赤升火,口干唇燥,或伴有低热,便坚数日,或感头晕,俯仰目暗,疲惫少力,舌质偏红,脉细或细数。②

5. 益气升提方(蔡小荪经验方) 党参15克、生黄芪20克、炒白术10克、炒当归10克、熟地黄10克、砂仁3克、白芍12克、升麻5克、柴胡5克、仙鹤草20克、墨旱莲20克。随症加减:如出血过多,气虚更亏者,可增参、芪用量,每味至30克;腰酸者,加杜仲、川续断;大便溏薄者,加炮姜炭;脘腹作胀者,加木香;血仍不止者,加阿胶。益气提升,调摄冲任。适用于崩漏不止,色红或淡,气短少力,腰腿沉软,气随血亏,虚而下陷,苔薄或淡,质淡或嫩红,脉虚或缓或细。③

6. 逐瘀清宫方(褚玉霞经验方) 黄芪30克、当归15克、桃仁6克、红花15克、赤芍药15克、三棱30克、莪术30克、水蛭6克、益母草30克、肉桂6克、车前子(包煎)15克、川牛膝15克。崩漏患者出血期服用,流产或产后者可预防性服用,每日1剂,分早晚2次饭后温服。随症加减:兼口渴心烦、大便干结属瘀热者,加生地黄15克、黄芩

10克、马齿苋15克;腹痛甚者,加延胡索15克;若症见形寒肢冷、小腹冷痛者,加小茴香10克、吴茱萸5克;若症见情绪忧郁,胸胁胀痛者,加柴胡12克、香附15克。活血化瘀,益气温阳,调理冲任。适用于崩漏、经期延长、药物流产后出血或产后出血等病见经血非时而下,量时多时少,时出时止,淋沥不断,或流产及产后,恶露过期不尽,量少或多,血色暗,有血块,或伴经行腹痛,疼痛拒按,或平素小腹刺痛,舌紫暗边尖有瘀点瘀斑,脉弦细或涩属瘀而体质壮实者。④

7. 宫血立停煎剂(褚玉霞经验方) 黄芪30克、党参10克、白术炭10克、升麻3克、益母草30克、茜草12克、黄芩炭12克、炒红花10克、贯众炭15克、墨旱莲30克、生地榆30克、三七粉(冲服)3克、炙甘草5克。出血期服用,每日1剂,分早晚2次饭后温服。重症出血多者,以人参(另炖)10克易党参,且每天1.5剂,每8小时服200毫升。随症加减:血虚者,加阿胶(烊化)20克;出血量多,气随血脱者,可加服独参汤以固脱救逆;便溏者,加山药30克;兼有小腹痛者,加延胡索30克;系上环后出血或诊为子宫内膜炎者,加金银花炭15克。益气升提,活血祛瘀,凉血止血。适用于崩漏、月经过多、经期延长等病见经血非时暴下不止或淋沥日久不尽,血色淡或鲜血或暗有血块,伴面色㿠白、神疲乏力,或烦热少寐、咽干口燥,舌淡或暗有瘀点瘀斑,脉细弱或细数或涩属气虚血瘀血热者。⑤

8. 乌茜断丝散 乌贼骨15克、茜草12克、荆芥炭6克、阿胶(烊化)15克、熟地黄炭25克、当归15克、白芍15克、杜仲15克、菟丝子25克、续断25克。杨艳芳以上方治疗3例崩漏患者,疗效满意。⑥

9. 加味清热固经汤1 牡蛎粉30克、生地榆15克、贯众炭15克、茜草炭15克、棕榈炭15克、

① 黄素英.海派中医流派传承系列海派中医蔡氏妇科[M].上海:上海科学技术出版社,2018:241.
② 黄素英.海派中医流派传承系列海派中医蔡氏妇科[M].上海:上海科学技术出版社,2018:241－242.
③ 黄素英.海派中医流派传承系列海派中医蔡氏妇科[M].上海:上海科学技术出版社,2018:242－243.
④ 孙红,等.褚玉霞妇科脉案良方[M].北京:中国协和医科大学出版社,2018:174.
⑤ 孙红,等.褚玉霞妇科脉案良方[M].北京:中国协和医科大学出版社,2018:175－176.
⑥ 杨艳芳.中原门氏家传方乌茜断丝散治疗崩漏经验[J].中医学报,2018,33(5):774－777.

龟甲 15 克、阿胶 12 克、生地黄 12 克、黑栀子 10 克、牡丹皮 10 克。随症加减：若便秘尿赤、口干喜便、烦躁易怒者,加黑大黄、黑黄芩;若气短、乏力、头晕者,加升麻、党参、黄芪;若腰痛者,加炒杜仲、川续断;若舌苔黄腻、白带多者,加荆芥炭、败酱草;若有血块、小腹疼痛者,加蒲黄炭、三七。每日 1 剂,分早晚 2 次温服。邓绮凌将 94 例青春期崩漏患者随机分为对照组和观察组各 47 例。对照组予常规治疗,观察组在此基础上予加味清热固经汤。结果:观察组临床疗效总有效率 93.62%,高于对照组的 82.98%,差异有统计学意义($P<0.05$)。[1]

10. 固冲汤加味 白术 20 克、黄芪 40 克、白芍 30 克、茜草 10 克、煅龙骨 30 克、煅牡蛎 30 克、五倍子 6 克、棕榈炭 10 克、仙鹤草 30 克、阿胶 10 克。随症加减:血热明显者,加栀子炭、黄芩炭;肾虚心肾不交者,加远志、枣仁;食欲不振、便溏脾虚者,加茯苓、山药等;贫血明显者,多食富含维生素 C、铁的食物,如大枣、桂圆等;血瘀明显者,体格强健者加桃仁、红花、没药等,体虚加当归、川芎、赤芍、三七粉等;久崩不止者,加蒲黄炭;经行小腹冷痛者,加艾叶炭、炮姜、山茱萸;乳房胀痛者,加柴胡、白芍。水煎服 300 毫升,早晚各 1 次分服。杜学俊将 58 例崩漏患者随机分为对照组与观察组各 29 例。对照组采用常规止血药及雌激素治疗。观察组急症发作即将有厥脱出现时,急服独参汤或参附回阳救逆,病势稍缓采用固冲汤加味治疗。两组均以 7～10 天为 1 个疗程,经净为止,连续服用 3 个疗程后统计并比较效果。结果:观察组比较治疗前后在月经周期、经期、月经量、色、质及红细胞化验检查等方面显著改善($P<0.05$);与对照组比较,观察组在月经周期、经期和月经量、色、质及血常规红细胞等方面改善也很明显($P<0.05$);两组患者临床疗效比较,观察组的治愈率和总有效率分别为 69.00%、93.10%,分别明显高于对照组的 44.80%、89.70%。[2]

11. 益气健脾固冲汤 黄芪 30 克、阿胶 12

克、茯苓 10 克、白术 12 克、升麻 10 克、煅龙骨 10 克、白芍 15 克、焦山楂 15 克、党参 15 克、丹桂 15 克、海螵蛸 15 克、棕榈炭 15 克、炙甘草 6 克。用 1 000 毫克水煎至 400 毫升服用,每日 1 剂,分 2 次服用。王良寅将 84 例崩漏患者随机分为观察组与对照组各 42 例。对照组患者采用戊酸雌二醇片治疗,每日 1 毫克(2 片),饭后用水吞服,遵医嘱可酌情增减,按周期序贯疗法,每经过 21 天的治疗须停药至少 1 周。于月经或撤退性出血第 5 天服用舒经酚 50 毫克,每日 1 次,共 5 天,测基础体温(BBT),若无排卵,下一周期 100 毫克,每日 1 次,共 5 天,用 6 个周期停药。对并发感染、贫血者,同时给予抗感染及纠正贫血治疗。观察组患者采用益气健脾固冲汤进行治疗。结果:经药物治疗后,观察组总有效率为 93.3%,对照组总有效率为 73.3%,观察组的治疗总有效率明显高于对照组,并且观察组的用药时间和止血时间分别为(22.4±6.2)天、(38.7±13.3)天,而对照组为(39.5±7.5)天、(52.7±16.2)天,组间比较有明显差异,具有统计学意义($P<0.05$)。[3]

12. 加味当归补血汤 黄芪 30 克、当归 15 克、三七 10 克、桑叶 10 克、川芎 9 克。随症加减:若存在血竭气脱,则另加阿胶 15 克、人参 10 克;若存在较重瘀血,则另加炒蒲黄 6 克、五灵脂 6 克。加水 400 毫升,煎煮至 200 毫升,每次 100 毫升,每日 2 次。张丽萍将 90 例功能性子宫出血患者随机分为对照组与研究组各 45 例。对照组采用常规西医治疗,研究组在此基础上采用加味当归补血汤治疗,对比治疗效果。结果:对照组治疗总有效率 64.44%,研究组为 91.11%,研究组明显高于对照组,组间对比差异有统计学意义($P<0.05$);对照组完全止血时间为(4.10±0.55)天,研究组为(2.24±0.35)天,研究组完全止血时间较对照组明显缩短,两组对比差异有统计学意义($P<0.01$);对照组的复发率为 24.44%,研究组为 2.22%,研究组复发率较对照组显著降低,两组

① 邓绮凌.加味清热固经汤治疗青春期崩漏疗效观察[J].内蒙古中医药,2018,37(3):13-14.
② 杜学俊.固冲汤加味治疗围绝经期妇女崩漏的疗效观察[J].云南中医中药杂志,2018,39(1):55-56.
③ 王良寅,等.益气健脾固冲汤治疗脾虚型崩漏的临床观察[J].临床医药文献杂志,2017,4(79):15562.

对比差异有统计学意义（P＜0.01）。①

13. 上下相资汤　玉竹9克、麦冬9克、升麻9克、玄参12克、沙参12克、山茱萸12克、熟地黄15克、五味子15克、牛膝15克、茜草15克、党参18克、生牡蛎30克。水煎服，共煎出400毫升，每日早晚各服用1次，坚持10天。柴玉霞将80例阴虚血热型围绝经期无排卵性功能失调性子宫出血患者随机分为对照组与研究组各40例。对照组予西医常规治疗（左炔诺孕酮等药物），研究组予上下相资汤治疗。两组均以10天为1个疗程，治疗1个疗程。结果：止血总有效率研究组为95％，对照组为75％，研究组止血效果远优于对照组，差异有统计学意义（P＜0.05）；治疗后，研究组各免疫功能指标与凝血功能指标优于对照组，差异有统计学意义（P＜0.05）。②

14. 清热止血汤（王云铭经验方）　生地黄30克、黄芩9克、牡丹皮9克、地骨皮15克、地榆30克、棕榈炭30克、阿胶（烊化另入）15克、甘草9克。每日1剂，早饭前及晚饭后1小时温服1次。连服5～10剂为1个疗程，待下次月经来潮时原方如法再服1个疗程。清热止血。适用于崩漏之血热型，症见阴道骤然下血甚多，血色鲜红，烦热口渴，睡眠欠佳，面色潮红，腰酸，心慌气短，倦怠乏力，舌红苔黄，脉象数大。③

15. 祛瘀止崩汤（周鸣岐经验方）　柴胡10克、赤芍12克、当归10克、生地黄15克、红花10克、桔梗10克、牛膝12克、香附12克、阿胶（烊化）10克、栀子12克、牡丹皮10克、黄芩15克、甘草8克、鲜藕节3块为引。每日1剂，水煎服，分2次早饭前、晚饭后温服。随症加减：若出血量多，加地榆炭、棕榈炭或焦栀子、香附炭；出血日久量多者，加黄芪，阿胶加量；出血量多，热象明显者，加重生地黄、黄芩用量；出血量多，夹有瘀块，小腹痛者，加蒲黄炭、五灵脂、泽兰。活血逐瘀，凉血止崩。适用于血瘀、气滞、血热型之崩漏，月经失调导致的崩漏等证也可应用此方。④

16. 补益冲任汤（何任经验方）　小茴香3克、炒当归9克、鹿角霜6克、女贞子12克、沙苑子9克、党参15克、淡苁蓉9克、补骨脂12克、淡竹茹15克、紫石英12克、枸杞子9克、墨旱莲9克。补冲任，益肝肾。适用于崩漏久治不愈（包括西医妇科诊断为功能性子宫出血，或人工流产术后出血量多如崩或淋沥不净，或疑似子宫内膜异位致崩等）。崩漏一般以塞流止血为多，摄止以后，即服本汤以补益冲任，以复其正，连服1～2个月，每日煎服1剂，崩漏即不再复作。⑤

17. 归经汤（刘炳凡经验方）　党参15克、白术10克、茯苓10克、炙甘草5克、黄芪20克、当归10克、大枣5枚、桂圆肉12克、炙远志3克、酸枣仁10克、灵脂炭10克、蒲黄炭10克、荆芥炭5克。上方用冷水浸泡后煎煮，文火煎煮3次，每次150毫升，分3次服用。益气宁神，化瘀止血。适用于月经过多，形成崩漏，腹痛有凝块，淋沥不断，或经期延长出现气血两虚症状。⑥

18. 加减清海丸（何炎燊经验方）　熟地黄24克、怀山药12克、山茱萸12克、牡丹皮9克、北沙参15克、阿胶12克、麦冬12克、白术9克、桑叶9克、白芍15克、石斛12克、龙骨24克、女贞子12克、墨旱莲12克。每日1剂，水煎分服。服至5～7剂后，崩块之热得减者，去桑叶、牡丹皮，加龟甲、鳖甲、牡蛎。愈后每月经前服4～5剂，病根可除。补养肝肾，降火止血。适用于室女崩漏。⑦

19. 加味二仙汤（郑惠伯经验方）　仙茅12克、淫羊藿15克、当归10克、知母10克、巴戟天12克、黄柏6克、枸杞子15克、五味子10克、菟丝子15克、覆盆子10克。随症加减：出血较多、血

① 张丽萍.加味当归补血汤治疗功能性子宫出血的临床观察[J].中国中医药现代远程教育,2017,15(15)：106－108.
② 柴玉霞.中医治疗阴虚血热型围绝经期无排卵性功能失调性子宫出血的疗效观察[J].中医临床研究,2017,9(35)：17－18.
③ 张丰强,等.首批国家级名老中医效验秘方[M].北京：中国医药科技出版社,2017：198.
④ 张丰强,等.首批国家级名老中医效验秘方[M].北京：中国医药科技出版社,2017：199.
⑤ 张丰强,等.首批国家级名老中医效验秘方[M].北京：中国医药科技出版社,2017：200－201.
⑥ 张丰强,等.首批国家级名老中医效验秘方[M].北京：中国医药科技出版社,2017：202－203.
⑦ 张丰强,等.首批国家级名老中医效验秘方[M].北京：中国医药科技出版社,2017：205－206.

虚,加阿胶、艾叶;血热,加地榆、槐米、仙鹤草;血瘀,加田七、丹参、益母草;血脱,加红参、龙骨、山茱萸;脾气虚,加黄芪、党参、白术;冲任虚,加鹿角胶、龟甲胶;肾阳虚,加鹿茸、附片;肾阴虚,去知母、黄柏,加女贞子、墨旱莲。每日1剂,水煎服,分早晚2次服。滋肾阴,温肾阳,调冲任。适用于功能性子宫出血,乳癖辨证属冲任不调者,血小板减少。另外,可用定坤丹用为辅治方,以补冲任化瘀血,每次1丸,每日1次,连服3~5天。①

20.加减归脾汤(王云铭经验方) 党参15克、黄芪30克、阿胶(可烊化,分2次服)15克、血余炭9克、白术9克、炒当归6克、远志9克、炒酸枣仁15克、棕榈炭30克、陈皮9克、甘草9克。随症加减:血色红、口干脉数者,加地榆炭30克;血色暗有块,舌有瘀丝瘀斑,脉沉弦者,加三七粉6克(分2次冲服);腹胀痛、两胁胀痛,舌质紫暗,脉弦者,加乌梅30克;头痛者,加荆芥炭9克;气短懒言,舌质淡,脉细弱者,减党参,加人参(另煎入)9克;下血量多不止者,加醋30克配水煎。每日1剂,早饭前及晚饭后1小时各温服1次。连服5~10剂为1个疗程,待至下次月经来潮时原方如法再服1个疗程。补脾摄血。适用于崩漏之脾虚型,症见阴道骤然下血或漏下不止,血色鲜红或浅淡,小腹胀痛,食少便溏,心慌气短,倦怠乏力,腰部酸痛,面色浮黄,舌淡苔薄,脉细数等。②

21.将军斩关汤(朱南孙经验方) 蒲黄炭(包煎)20克、熟大黄炭6克、炮姜炭6克、茜草15克、益母草20克、仙鹤草15克、桑螵蛸12克、海螵蛸12克、三七粉(包吞)2克。随症加减:腰酸者,加川续断、杜仲、金毛狗脊、桑寄生等;阴虚血热经血多者,加女贞子、墨旱莲、炒牡丹皮、苎麻根等;乳胀、小腹坠胀者,加柴胡、延胡索、川楝子、制香附、广郁金;痛剧者,加血竭粉、炙乳香、炙没药,蒲黄炭改生蒲黄;便秘者,加全瓜蒌、柏子仁、冬瓜仁等;四肢畏冷者,选用巴戟天、肉苁蓉、葫芦巴、仙茅、淫羊藿、鹿角霜等;纳呆、嗳气者,加八月扎、炒谷芽、炒麦芽等。化瘀养血,调理冲任。适用于虚中夹实(血瘀)之崩漏;寒、热、虚夹瘀的各种妇科异常出血性疾病,如功能失调性子宫出血、子宫内膜异位症、子宫肌瘤、盆腔炎出血、产后恶露不尽等病。③

22.归脾汤1 黄芪8克、炒酸枣仁10克、白术8克、人参10克、肉桂12克、阿胶(烊化)8克、茯苓10克、当归8克、茜草8克、地榆炭10克、三七粉(冲服)12克、炙甘草8克。随症加减:出血量较多且有块状物,可适当加大药量,并加用云南白药(每日3次,每次1粒)直到止血;血有臭味,加七叶一枝花、白花蛇舌草、半枝莲;如果出血超过1个月,加阿胶、女贞子、墨旱莲。汤传梅将92例功能性子宫出血患者随机分为治疗组与对照组各46例。对照组予米非司酮,治疗组予归脾汤加减。结果:治疗组总有效率为93.48%,明显高于对照组的69.57%,两组差异有统计学意义($P < 0.05$);治疗组复发率为6.52%,明显低于对照组的32.61%,两组差异有统计学意义($P < 0.05$)。④

23.宫血净汤 北刘寄奴20克、益母草20克、枳壳15克、川续断15克、贯众炭15克、黄芪30克、马齿苋18克。随症加减:气虚失统者,加党参;肾阳虚甚者,加炒艾叶、制附片、鹿角霜;阴虚者,加何首乌、墨旱莲、女贞子、生地黄;瘀血多者,加五灵脂、蒲黄。每日1剂,水煎煮,分早晚2次温服。5天为1个疗程,连续治疗4个疗程。魏颖将119例功能性子宫出血患者随机分为观察组69例与对照组50例。观察组采用口服中药方剂宫血净汤进行治疗,对照组进行常规西医治疗。比较两组患者的治疗效果。结果:观察组的总有效率为92.8%,对照组为74.0%,两组差异具有统计学意义($P < 0.05$)。⑤

24.上下相资汤加减 沙参12克、玄参12克、麦冬9克、熟地黄15克、玉竹9克、五味子15

---

① 张丰强,等.首批国家级名老中医效验秘方[M].北京:中国医药科技出版社,2017:209.
② 张丰强,等.首批国家级名老中医效验秘方[M].北京:中国医药科技出版社,2017:212-213.
③ 朱南孙.海派中医朱氏妇科[J].上海:上海科学技术出版社,2016:95-96.
④ 汤传梅.归脾汤加减治疗功能性子宫出血的疗效及复发情况探讨[J].中外医疗,2016,35(1):161-162.
⑤ 魏颖.宫血净汤治疗69例功能性子宫出血患者的疗效分析[J].光明中医,2015,30(8):1680-1681.

克、山茱萸 12 克、升麻 9 克、牛膝 15 克、生牡蛎 30 克、党参 18 克、茜草 15 克。400 毫升水煎服，分早晚 2 次服用。胡茜莹将 100 例阴虚血热型围绝经期无排卵性功能失调子宫出血患者随机分为实验组和对照组各 50 例。实验组予上下相资汤加减治疗，对照组采用葆宫止血颗粒治疗。两组均治疗 10 天，10 天后比较治疗效果，血止停药。结果：实验组总有效率 88.0%，高于对照组的 52.0%，两组差异有统计学意义（$P < 0.05$）；治疗后实验组血栓素 B_2（TXB_2）增高，而 6 - 酮 - 前列腺素$_{1\alpha}$（6 - K - PGF$_{1\alpha}$）水平及二者比值均明显降低，且与对照组比较差异有统计学意义（$P < 0.05$）；治疗后实验组 CD3、CD4、CD4/CD8 和 Ca^{2+} 水平均高于对照组，两组差异有统计学意义（$P < 0.05$）。[1]

25. 参附龙牡汤　党参、炙黄芪、制附子、煅龙骨、煅牡蛎、玉米须、赤石脂。敛汗潜阳，扶正固脱。适用于中风脱证。朱南孙取用其益气温阳、镇潜固涩之效，临床治疗血崩重症，收效神速。[2]

26. 姚寓晨经验方　① 清心凉肝饮：莲子心 3 克、麦冬 10 克、牡丹皮炭 6 克、生地黄 10 克、焦栀子 12 克、炒白芍 10 克、细木通 3 克、薄荷叶 6 克。宁心清营，养阴调经。适用于君相火旺的崩漏、子烦。② 加味五花汤：鸡冠花 15 克、蒲黄炭 12 克、槐花炭 10 克、芙蓉花 10 克、芦花 12 克、金银花炭 10 克、陈阿胶 6 克、白莲须 3 克、生地黄 12 克、熟地黄 12 克、煅牡蛎 30 克。清营凉血，固摄冲脉。适用于阴虚火旺崩漏。[3]

27. 加味固本止崩汤（丁启后经验方）　黄芪 30 克、党参 15～30 克、熟地黄 15 克、白术 15 克、当归 12 克、黑姜 15 克、煅龙骨 30 克、煅牡蛎 20 克、乌贼骨 15 克、陈棕炭 15 克、艾叶炭 12 克、赤石脂 30 克、茜草 15 克。随症加减：如有腰膝酸软，头晕耳鸣，加川续断、桑寄生、菟丝子益肾固

冲；心悸失眠，加酸枣仁、柏子仁、桂圆肉、炙远志养血安神；流血量多，加仙鹤草、荆芥炭收敛止血。气血双补，补气摄血，固冲止崩。适用于因中气不足，脾气虚弱所致之崩漏证，症见经血非时暴下不止，或淋沥日久不净，血色淡红，经质清稀，面色萎黄，神疲气短，或面浮肢肿，纳呆便溏，舌质淡胖，边有齿痕，苔白，脉弱无力。[4]

28. 滋阴固冲汤（丁启后经验方）　玉竹 15 克、熟地黄 15 克、白芍 15 克、山茱萸 12 克、麦冬 15 克、茜草 12 克、乌贼骨 12 克、地榆炭 15 克、阿胶珠 15 克、女贞子 15 克、墨旱莲 15 克、仙鹤草 15 克。随症加减：如气虚明显，出血量多，小腹空坠，加黄芪、党参益气摄血；头晕眼花，低热盗汗，加龟甲胶、五味子、龙骨、生牡蛎滋阴潜阳、收敛止血止汗；失眠多梦，加酸枣仁、百合、柏子仁、莲子心清心安神。滋阴养血，固冲止血。适用于因肝肾阴虚，热扰冲任，经血不能制约之崩漏，症见经乱无期，淋沥不净或暴崩不止，经色鲜红质稠，夜寐不宁，或夜间盗汗，舌红，苔薄黄少津，脉沉细数。[5]

29. 益气化瘀止崩汤（丁启后经验方）　黄芪 30 克、白术 15 克、川续断 15 克、乌贼骨 12 克、血余炭 15 克、茜草 12 克、蒲黄炭（包煎）15 克、紫珠草 15 克、仙鹤草 15 克、当归 12 克、制香附 12 克、益母草 15 克、三七粉（吞服）10 克。随症加减：如有胸胁胀刺痛，加郁金、丹参、川楝子；口干口苦，加玉竹、麦冬；食后腹胀，加焦三仙；大便不畅，加郁李仁、桃仁。益气化瘀，固冲止血。适用于气虚不固，瘀滞胞宫之崩漏，或因气虚血瘀所致的月经过多、经期延长、恶露不绝，症见经血色暗有块，小腹刺胀痛，块下痛减；气短乏力，纳谷不香，食后腹胀，舌胖暗有瘀点瘀斑，脉细涩。[6]

30. 补肾活血止血汤（丁启后经验方）　黄芪 15～30 克、枸杞子 15 克、熟地黄 15 克、当归 12

---

① 胡茜莹.中医治疗阴虚血热型围绝经期无排卵性功能失调性子宫出血的疗效观察[J].医学理论与实践,2015,28(10)：1355 - 1356.
② 谭蕾,张婷婷.朱南孙教授妙用参附龙牡汤治疗血崩症验案三则[C].中华中医药学会名医学术思想研究分会,全国名医学术思想研究分会年会资料汇编,中华中医药学会名医学术思想研究分会：中华中医药学会,2014：95 - 96.
③ 姚石安,等.现代名老中医珍本丛刊：姚寓晨妇科证治选萃[M].北京：人民军医出版社,2014：134 - 135.
④ 丁丽仙.丁启后妇科经验[M].北京：中国中医药出版社,2014：188.
⑤ 丁丽仙.丁启后妇科经验[M].北京：中国中医药出版社,2014：189.
⑥ 丁丽仙.丁启后妇科经验[M].北京：中国中医药出版社,2014：189 - 190.

克、川芎 12 克、桃仁 15 克、山楂炭 15 克、益母草 15～30 克、菟丝子 15 克、巴戟天 15 克、炮姜 15 克、炙甘草 6 克。随症加减：如腹痛拒按，块下痛减，或见组织物排出，或 B 超提示宫腔内有组织物残留，加生蒲黄、五灵脂、三七粉；如流血量多或淋沥不尽，色淡暗质稀，加煅龙骨、煅牡蛎、川续断、艾叶炭、鹿角胶；气虚明显，加党参、白术、升麻炭。补肾益气，逐瘀止血，养血调经。适用于预防和治疗药流后因耗伤肾气精血，瘀血阻滞胞宫（坏死蜕膜、胚胎部分残留），导致瘀血不去，新血不生，血不归经，冲任不固而引起阴道流血时间长、流血量多、月经不调病证，可伴流血色暗有块、腰腹疼痛、块下痛减、神疲倦怠、腰膝酸软等症。①

31. 经间期出血方（丁启后经验方） 生地黄 15 克、山药 15 克、山茱萸 15 克、麦冬 15 克、玉竹 15 克、阿胶 15 克、地骨皮 12 克、白芍 15 克、芡实 15 克、仙鹤草 15 克。随症加减：如平素月经先期，加女贞子、墨旱莲、乌贼骨；带下色黄偏多，加地榆、椿根皮、炒黄柏；气虚疲乏，加党参、黄芪；少腹胀痛明显，加川楝子、香附；心悸失眠，加酸枣仁、百合、莲子心；手足心烦热，夜间盗汗，加龟甲、青蒿等。养阴清热，固冲止血。适用于阴虚内热所致月经干净数日即排卵期出现阴道少量流血或带下夹血丝，常伴见少腹一侧隐痛不适，或肛门坠胀，两颧红赤，形体消瘦，潮热盗汗，五心烦热，口燥咽干，舌红少苔，脉细数。②

32. 玄参二地汤加减 玄参 10 克、生地黄 15 克、熟地黄 15 克、首乌 15 克、海螵蛸 10 克、茜草 10 克。每日 1 剂，9 天为 1 个疗程，连续治疗 3 个月经周期。张红霞以上方治疗 128 例功能失调性子宫出血患者。结果：痊愈 98 例，有效 30 例，无效 0 例。③

33. 加味清热固经汤 2 牡丹皮 10 克、黑栀子 10 克、龟甲 15 克、生地黄 12 克、阿胶 12 克、牡蛎粉 30 克、棕榈炭 15 克、茜草炭 15 克、贯众炭 15

克、生地榆 15 克。随症加减：头晕，乏力，气短者，加黄芪、党参、升麻等；烦躁易怒，口干喜饮，便秘尿赤者，加黑黄芩、黑大黄；有腰痛者，加川续断、炒杜仲；平时白带多，舌苔黄腻者，加败酱草、荆芥炭；有小腹疼痛，或色黯有血块者，加三七、蒲黄炭。每日 1 剂，水煎 2 次混合后早晚分服。梁凤香将 68 例崩漏患者随机分为治疗组 30 例和对照组 38 例。对照组予宫血宁胶囊，治疗组予清热固经汤，血止后均服用加味逍遥丸及知柏地黄丸 2 周。结果：治疗组总有效率为 92.1%，对照组总有效率为 66.7%，治疗组优于对照组，两组差异有统计学意义（$P<0.05$）；治疗组近期止血时间明显少于对照组（$P<0.05$）。④

34. 补肾固冲汤 菟丝子 30 克、覆盆子 15 克、续断 30 克、党参 30 克、黄芪 24 克、桑寄生 15 克、熟地黄 15 克、白芍 12 克、阿胶（烊化）11 克、炙甘草 6 克。随症加减：阴虚血热者，加麦冬、地骨皮、玄参；阳盛血热者，加牡丹皮、黄芩、黄柏；肝郁血热者，加醋柴胡、炒栀子；经行不畅，有血块者，加益母草、泽兰、丹参。王琳琳等以上方加减治疗 52 例青春期无排卵性功能性子宫出血患者。结果：治愈 42 例，好转 7 例，无效 3 例，总有效率为 92.5%。⑤

35. 化瘀止崩汤 五灵脂 10 克、蒲黄 5 克、续断 15 克、荆芥炭 10 克、党参 20 克、益母草 30 克、鸡血藤 30 克、桃仁 12 克。随症加减：兼肝气郁结而见胸疼痛、乳胀者，加柴胡、白芍、枳壳以疏肝解郁；寒凝血瘀而见小腹冷痛、得温则舒者，加艾叶、炮姜以温经化瘀止血；兼见血热者，加生地黄、黄芩、牡丹皮、贯众炭以清热凉血止血；兼见气血亏虚者，加黄芪、阿胶等以益气养血。每日 1 剂，水煎 400 毫克，早晚 2 次温服。史红颖等将 60 例血瘀型崩漏患者随机分为对照组与治疗组各 30 例。对照组予宫血宁胶囊治疗，每次 2 粒，每日 3 次。治疗组按上方加减治疗。1 个月为 1 个疗程。结果：治疗组总有效率为 80%，对照组总有效率为 50%，

① 丁丽仙.丁启后妇科经验[M].北京：中国中医药出版社，2014：190－191.
② 丁丽仙.丁启后妇科经验[M].北京：中国中医药出版社，2014：191.
③ 张红霞.玄参二地汤治疗功能性子宫出血 128 例[J].中医研究，2013，26（4）：38－39.
④ 梁凤香.加味清热固经汤治疗崩漏 38 例临床观察[J].中医药导报，2013，19（8）：113－114.
⑤ 王琳琳，等.补肾固冲汤加味治疗青春期无排卵性功能性子宫出血 52 例[J].河南中医，2013，33（11）：1976.

两组相比差异有显著性意义($P<0.05$)。①

36. **归脾汤加减**　人参 10 克、白术 10 克、茯苓 10 克、黄芪 30 克、当归 15 克、肉桂 10 克、炒酸枣仁 15 克、阿胶(烊化)10 克、茜草 20 克、地榆炭 20 克、三七粉(冲服)5 克、炙甘草 6 克。水煎 2 次,取汁 400 毫升,分 2 次早晚温服。都万卿等将 84 例功能性子宫出血患者随机分为治疗组和对照组各 42 例。治疗组采用归脾汤加减治疗,对照组采用米非司酮治疗。结果:总有效率治疗组为 95.24%,对照组为 71.43%;复发率治疗组为 5.00%,对照组为 46.67%。比较两组总有效率和复发率,差异均有显著性意义(均 $P<0.05$)。②

37. **举元煎1**　党参 15 克、生黄芪 30 克、升麻 5 克、生甘草 6 克、枳壳 15 克、益母草 30 克、侧柏炭 15 克、乌贼骨 15 克、阿胶珠 15 克、川续断 20 克、黄柏炭 15 克、炒白术 15 克、三七粉(另包,分 2 次冲服)3 克。随症加减:脾肾亏虚,加茯苓 30 克、炒山药 15 克;血分瘀热,加茜草 12 克、墨旱莲 30 克、生地黄炭 15 克、地榆炭 15 克;血瘀者,加当归 10 克、龟甲 15 克;腹痛者,加乌药 20 克、鱼腥草 30 克。每日 1 剂,水煎服,月经第 1 天开始服药,每剂煎 2 次,早饭前、晚饭后各服 1 次,病情严重者可每日 1 剂半,每日 3 次连续服用。连用 3~5 剂,1 个月经周期为 1 个疗程,3 个疗程后观察疗效。李爱君等将 120 例功能性子宫出血患者随机分为治疗组与对照组各 60 例。治疗组口服举元煎加减汤剂,对照组口服孕激素或雌性激素及安络血(肾上腺色腙片)、止血敏(酚磺乙胺)等药物。结果:总有效率治疗组为 97%,对照组为 87%,两组比较有显著性差异($P<0.01$)。③

38. **周仲瑛经验方**　水牛角(先煎)12 克、生地黄 15 克、赤芍 10 克、牡丹皮 10 克、焦栀子 10 克、墨旱莲 15 克、血余炭 15 克、紫珠 15 克、大黄炭 4 克、仙鹤草 15 克、茜草炭 10 克、龟甲(先煎)15 克、阿胶(烊化)10 克。每日 1 剂,水煎服。凉血化瘀,固摄冲任。适用于崩漏证属瘀热阻络证者,症见经血量多如注,口干口臭,身半以上发热,腿足发冷,面色萎黄不华,舌质淡偏暗,苔薄腻,脉细弱。④

39. **益气活血方**　黄芪 30 克、马齿苋 30 克、党参 30 克、仙鹤草 30 克、龙骨 30 克、牡蛎(先煎)30 克、熟地黄 20 克、棕榈炭 20 克、益母草 20 克、川芎 10 克、赤芍 10 克、炒黄芩 10 克、炒地榆 10 克、牡丹皮 10 克、阿胶(另包,烊化)15 克、甘草 5 克。随症加减:经血淡红,心慌气短,头晕懒言,食少纳呆,面白无力,舌淡苔白,脉弱无力,加人参 10 克、白术 15 克;胸胁满闷、心情抑郁、太息频频、脉弦而细,加柴胡 15 克、青皮 15 克;少腹痛如锥刺,经血紫黑且有血块,舌质有紫斑,脉弱而涩,加桃仁 5 克、红花 5 克、蒲黄 10 克、五灵脂(包煎)10 克;经血深红,大便干燥,腰酸,少寐口干舌红,苔黄少津,脉数有力,加生地黄 10 克、地骨皮 10 克;经血暗淡,小腹冷痛,舌淡苔白,脉细,加炮姜 30 克、艾叶 30 克。每日 1 剂,水煎,头煎、二煎各取汁 250 毫升,两煎混匀,分早晚 2 次服用,服中药期间,停服其他药物。徐贤伟将 180 例功能性子宫出血患者随机分为中药治疗组与西药对照组各 90 例。治疗组采用自拟益气活血方,对照组按青春期、生育期、更年期分别采用不同西医方式治疗。两组均治疗 3 个月,将两组的总显效率进行比较。结果:治疗组显效率 95.56%,治愈率 71.11%;对照组显效率 79.78%,治愈率 53.93%。治疗组治疗显效率明显高于对照组,差异有统计学意义($P<0.05$)。⑤

40. **清热固经汤**　生地黄 20 克、女贞子 20 克、白芍 15 克、牡丹皮 10 克、地骨皮 10 克、地榆炭 15 克、仙鹤草 30 克、乌贼骨 15 克、败酱草 15 克、黄芩 10 克、贯众 10 克、藕节 10 克。每日 1 剂,水煎服。姚军汉将 182 例青春期无排卵型功血患者随机分成中医治疗组 85 例和西医对照组

① 史红颖,等.化瘀止崩汤加减治疗血瘀型崩漏的临床观察[J].内蒙古中医药,2013,32(30):20-21.
② 都万卿,等.归脾汤加减治疗功能性子宫出血 42 例[J].河南中医,2012,32(6):766.
③ 李爱君,等.举元煎加减治疗功能性子宫出血[J].现代中西医结合杂志,2012,21(20):2202-2203.
④ 叶放,吴勉华,周仲瑛,等.周仲瑛从瘀热辨治妇科杂症经验[J].中医杂志,2012,53(12):999-1001.
⑤ 徐贤伟.自拟益气活血方治疗功能性子宫出血 90 例的疗效观察[J].浙江中医药大学学报,2011,35(4):531-532.

97 例。中医治疗组以自拟清热固经汤治疗，西医对照组采用雌激素人工周期疗法治疗，监测卵泡发育与排卵情况。结果：清热固经汤对青春期女性有恢复月经和排卵作用，与西医对照组疗效相当。结论：清热固经汤可在调整月经周期的同时促进卵泡的发育。[1]

41. 朱良春经验方 ① 固冲温补汤：炙黄芪30 克、山茱萸 24 克、炒白术 20 克、乌梅 15 克、海螵蛸 15 克、艾叶 15 克、阿胶 10 克、茜草 10 克、炙甘草 10 克、血余炭 3 克、制附子 10 克、炮姜炭 8 克、鹿角霜 30 克。益气固冲，温补脾肾。适用于崩漏证属脾肾阳虚者，症见暴崩下血，或淋沥不净，经血色淡，质稀薄，面白浮肿，气短、畏寒、自汗或四肢肿胀、纳减、便溏、恶寒肢冷、大便晨泻、腰背酸痛，舌质淡，苔薄白腻或舌边有齿痕，脉象多细软无力。② 安冲清补汤：生黄芪 18 克、炒白术 18 克、生地黄 18 克、续断 18 克、白头翁 18 克、茜草 10 克、生白芍 10 克、海螵蛸 10 克、贯众 30 克、生地榆 30 克。滋阴清热，安冲止崩。适用于崩漏证属血热阴虚者，症见经血非时而下，或量多如注，或淋沥不断，色淡红或鲜红，质薄，头晕耳鸣，神疲肢倦，夜寐不安，小便频数，舌淡红，脉细弱或细数。③ 羊藿逍遥汤：淫羊藿 10 克、当归 12 克、生白芍 12 克、甘草 5 克、柴胡 5 克、青皮 6 克、陈皮 6 克、党参 15 克、鸡血藤 15 克。益气健脾，安冲止崩。适用于崩漏证属脾胃虚弱证者，症见崩漏量多，或淋沥不净，色淡红，头晕心悸，面色萎黄，神疲乏力，纳差腹胀，大便易溏，舌淡，苔白腻，脉细弱。[2]

42. 固崩止漏汤 生黄芪 24 克、当归 10 克、阿胶 10 克、山药 30 克、生地黄炭 15 克、仙鹤草 15 克、乌梅炭 15 克、芥穗炭 15 克、贯众炭 15 克、地榆炭 15 克、煅龙牡各 15 克、炙甘草 6 克。100 毫升，每日 2 次。王秋焕等以上方治疗 112 例围绝经期功能性子宫出血患者。结果：治愈 84 例，占

75%；有效 24 例，占 21.4%；无效 4 例，占 3.6%。总有效率 96.4%。[3]

43. 二至丸合左归丸 女贞子 15 克、墨旱莲20 克、熟地黄 1 克、山药 25 克、枸杞子 12 克、山茱萸 15 克、菟丝子 15 克、鹿角胶 15 克、龟甲胶 15 克、川牛膝 12 克、地榆炭 15 克、蒲黄炭 15 克、甘草 8 克。申芳超将 100 例青春期崩漏患者随机分为治疗组 53 例和对照组 47 例。治疗组出血期予二至丸合左归丸加减，同时艾灸（双隐白、双三阴交、双足三里）以收涩止血，血止后以补肾调经为主，上方去地榆炭、蒲黄炭，加牡丹皮 10 克。以上中药每日 1 次，水煎，分 2 次口服。对照组予相应西药治疗。两组均以 3 个月为 1 个疗程，1 个疗程结束统计疗效。结果：治疗组总有效率 94.34%，对照组总有效率 82.98%，差异有统计学意义（$P < 0.05$）。[4]

44. 举元煎 2 黄芪 30 克、太子参 15 克、土炒白术 15 克、升麻 6 克、炙甘草 6 克。随症加减：血热，加黄芩炭 12 克、生地黄 12 克、牡丹皮炭 12克；气滞血瘀，加三七粉（冲服）5 克、茜草炭 30 克、棕榈炭 15 克、香附 12 克；肾虚，加杜仲炭 15 克、淫羊藿 15 克、山茱萸 10 克、枸杞 12 克。每日 1剂，水煎服，早晚空腹服。贺爱军将 100 例青春期功血患者随机分为治疗组与对照组各 50 例。两组均予西药妈富隆，治疗组在对照组基础上加用中药举元煎，7 天为 1 个疗程，一般服用 1～3 个疗程。结果：治疗组总有效率 100%，在控制止血时间和总体疗效上均优于对照组，两组比较差异有统计学意义（$P < 0.05$）。[5]

45. 三胶固冲汤（贾占清经验方） 鹿角胶（烊）10 克、龟板胶（烊）5 克、阿胶（烊）15 克、山茱萸 15 克、山药 30 克、川续断 15 克、三七末（冲）5克、煅龙牡各 30 克、海螵蛸 15 克。随症加减：气虚者，加党参、黄芪；阴虚重，加女贞子、墨旱莲；血热者，加生地黄炭、炒蒲黄；湿热者，加蒲公英、红

---

① 姚军汉.清热固经汤对青春期无排卵型功血患者促排卵作用的临床观察[J].甘肃中医,2010,23(7)：31－33.
② 邱志济.跟师国医大师朱良春·锡纯效方治功血经验[N].中国中医药报,2010－05－14(005).
③ 王秋焕,等.固崩止漏汤治疗围绝经功能性子宫出血 112 例[J].陕西中医,2008,29(9)：1183.
④ 申芳超.二至丸合左归丸治疗青春期崩漏 53 例疗效观察[J].吉林中医药,2008,28(1)：39.
⑤ 贺爱军.中西医结合治疗青春期功血 50 例临床观察[J].中医药导报,2008,14(12)：39,41.

藤,去牡蛎;阳虚寒重者,加肉桂、炮姜,去龟板胶。止血后仍以原方加减间断服药2～3个月经周期,巩固疗效。补肾益阴,固冲止血。适用于崩漏、月经过多。①

46.健脾固冲汤(刘云鹏经验方) 黄芩9克、白芍9克、白术9克、甘草3克、生地黄9克、地黄炭9克、阿胶(烊化兑服)12克、炮姜炭6克、赤石脂(布包煎)30～60克。随症加减:舌苔黄腻、热甚者,加黄柏9克;下血量多或心悸者,加棕榈炭9克、龙骨18克、牡蛎18克;舌质红、脉细数或手足心热者,加女贞子15克、墨旱莲15克;腰痛者,加杜仲9克、续断9克;气虚者,加党参15克。每日1剂,分2次煎服。健脾坚阴,固涩冲任。适用于崩漏,症见下血量多色红,口干,纳差,四肢乏力,舌质红而干或淡红,苔黄,脉虚数或沉软。②

47.温阳止崩汤(何少山经验方) 炙黄芪30克、党参30克、熟附片炭5克、炮姜炭5克、生地黄炭12克、鹿角胶12克、三七粉(吞)3克、熟军炭6克、血余炭10克、仙鹤草30克。随症加减:血崩本身亦有轻重缓急之分,应密切观察证情,根据出血的量、色、质的变化,参合兼症舌脉,不失时机地灵活运用温阳止崩之法。若血崩不止,动则大下,头晕汗出,四肢厥冷,可加别直参,以增益气扶阳救逆之功。不同的年龄阶段亦是辨证的重要依据。青春期功血患者多由禀赋虚弱,肾气不足所致,则加炙龟板、菟丝子、淫羊藿等益肾之品;育龄期妇女之血崩,多属体虚受邪,败瘀未净,胞络壅滞,可加用血竭、莲房、失笑散等散瘀畅流之药;更年期功血多因命门火衰,七情内伤,脾阳失煦,固摄无权而暴崩失血,故应加健脾柔肝、重镇固涩之剂。当经过温阳塞流,阳气返复,崩势减杀,出血停缓之时,则当谨守病机,辨证论治,以澄其源、复其旧,不可一温到底。温经壮阳,固摄冲任。适用于阳虚型血崩。③

48.芪断固崩汤(易修珍经验方) 黄芪40克、续断20克、山茱萸10克、熟地黄15克、枸杞子15克、炒白术10克、炒白芍10克、茜草12克、生三七末(兑服)6克、炙甘草10克。随症加减:暴崩气脱者,加用独参汤频服;阳虚肢冷,加川附片30克、炮姜10克;肾阳虚火旺者,加墨旱莲15克、桑叶15克;腰胀痛重、血多瘀块,再加骨碎补15克;肝郁胁痛者,加炒柴胡6克。补肾固冲益阴,祛瘀止血。适用于崩漏,经乱无期,阴道流血日久不止,量时多时少,色红夹血块,伴头晕,腰酸痛,小腹隐痛,口干,舌质红夹瘀点瘀斑,苔薄白少津,脉细弦。④

49.八珍止血方(王法昌经验方) 党参20克、白术15克、云茯苓15克、甘草6克、川芎6克、白芍10克、当归10克、生地黄30克、茜草10克、白茅根30克、仙鹤草30克、棕榈炭15克。随症加减:如热象明显,加黄芩、黄柏、栀子以清热凉血止血;如瘀滞显,可加三七粉、生蒲黄化瘀以止血;若虚明显,可加阿胶、黄芪、升麻以补气养血。每日1剂,水煎服,1剂3煎,每次加水500毫升,文火煎至250毫升,分早中晚温服,连服4剂。益气化瘀,养血止血。适用于功能失调性子宫出血(崩漏)。⑤

50.固冲益气摄血汤(王立山经验方) 党参15克、黄芪15克、煅龙骨15克、煅牡蛎15克、生地黄15克、海螵蛸12克、茜草10克、川续断12克、阿胶10克。随症加减:如出血过多过急,可将党参、黄芪加至30克,龙骨、牡蛎、生地黄加至20～30克,必要时可加止崩散3克(经验方),或加五倍子研面1.5克冲服;如脉迟缓,加附子6克,兼肝气郁结,加柴胡6克,待出血少后仍宜原方巩固疗效。每日1剂,水煎服,血止后再继服3～5剂,以巩固疗效。补气益阴,固冲摄血。适用于气阴不足,伤及冲任,固摄无权,崩漏不止引起的功能性子宫出血。⑥

① 中国中医药报社.中国当代名医名方录(修订本)[M].北京:北京科学技术出版社,2008:348.
② 中国中医药报社.中国当代名医名方录(修订本)[M].北京:北京科学技术出版社,2008:349.
③ 中国中医药报社.中国当代名医名方录(修订本)[M].北京:北京科学技术出版社,2008:351-352.
④ 中国中医药报社.中国当代名医名方录(修订本)[M].北京:北京科学技术出版社,2008:352.
⑤ 中国中医药报社.中国当代名医名方录(修订本)[M].北京:北京科学技术出版社,2008:353.
⑥ 中国中医药报社.中国当代名医名方录(修订本)[M].北京:北京科学技术出版社,2008:355.

51. **崩漏汤** 熟大黄 3 克、巴戟天 9 克、仙鹤草 18 克、茯神(布包)9 克、蒲黄 9 克、炒阿胶 9 克、黄芪 4.5 克、炒当归 9 克、白术 4.5 克、生地黄 9 克、熟地黄 9 克、焦谷芽(水煎)9 克、藏红花 1 克、三七末 1 克。水煎,兑红茶叶汁送服。张良圣等将 160 例更年期功能性子宫出血患者随机分为对照组与治疗组各 80 例。对照组采用雌孕激素等西医常规治疗,治疗组以上方治疗。结果:显效率与总有效率治疗组分别为 85.00%、98.75%,对照组分别为 72.50%、85.00%。①

52. **邓铁涛经验方** 蚕沙 10 克、香附 10 克、王不留行 15 克、茜草炭 15 克、益母草 30 克、海螵蛸 18 克、牛膝 6 克、三七粉(冲服)6 克。每日 1 剂,水煎服。活血化瘀,止血调经。适用于崩漏证属异物刺激,损伤胞络,瘀血内阻,血不归经者,症见面白神疲,气短懒言,腰酸乏力,小腹疼痛、拒按,阴道下血,滴沥不净,血色紫暗,时夹紫黑色血块,舌淡紫,苔薄白,脉细涩。②

53. **四草汤** 马鞭草 30 克、鹿衔草 30 克、茜草根 15～30 克、益母草 15～30 克。随症加减:若见出血较多,量下如冲,可加入大蓟 10～30 克、小蓟 10～30 克、大黄炭 6 克、侧柏炭 15～30 克、三七粉(吞服)1.5 克,茜草用炭,以救急止血;若出血量少,迁延不愈,可加泽兰叶 6～10 克、赤芍 10 克、皂角刺 10 克,茜草生用,"久漏宜通",以化瘀通经;若血瘀见症明显,下血见大血块量多、色紫,小腹疼痛拒按,血块下后痛缓,舌边有瘀点或有紫气,脉弦涩者,可加入失笑散[生蒲黄(包煎)10～20 克、五灵脂 10 克],即加强活血祛瘀之力;若湿热象明显,血质黏腻,头晕口腻,小便黄赤,大便不爽,舌红苔黄腻,脉滑数者,其人既往有盆腔炎史者,可加入红藤 20 克、败酱草 20 克、生薏苡仁 30 克、蒲公英 30 克、马齿苋 15～30 克,以加强清热祛湿作用;若兼见胸胁乳房胀痛,时欲叹息,可加醋柴胡 6 克、杭芍炭 6 克、苏薄荷(后下)6 克、焦栀

子 6 克、牡丹皮 3 克,兼以疏肝柔肝;如兼见乏力神疲,纳少口淡,面色淡白无华者,可加黄芪 15～30 克、党参 10～20 克、炒白术 10 克、炙升麻 6 克,兼以补中益气摄血;若兼见面色萎黄,头晕心悸者,仍宜加人参、黄芪、白术、升麻之类以补气摄血生血,因"有形之血不能速生,必生于无形之气";若兼见血色鲜绛,潮热盗汗,口干少津,舌红欠润,脉兼沉细之象,可合二至丸(女贞子 10～15 克、墨旱莲 10～15 克),再入生地黄 15 克、生牡蛎粉 20～30 克、龟甲(先煎)20 克,兼以滋阴止血;若兼见失眠,心烦,潮热,舌尖红赤而干,可加酸枣仁 30 克、茯神 10 克、阿胶(烊化)10 克,以养心安神;兼见腰膝乏力,肢冷畏寒者,可加入鹿角胶(烊化)10 克、山茱萸 10 克、紫河车 10 克、黄芪 10 克、黑杜仲 15 克,以温润补肾,断不可用香燥助阳升火之品,以免更伤阴血。水煎取汁 200 毫升,早晚分服。若崩中势急,每日可暂进 2 剂,疗程为 1 个月。武敏以上方加减治疗 48 例崩漏患者。结果:痊愈 31 例,有效 14 例,无效 3 例,总有效率为 93.7%。③

54. **止崩方(门成福经验方)** 棕榈炭 30 克、柏叶炭 30 克、乌贼骨 15 克、茜草 12 克、黑荆芥 6 克、百草霜 15 克。随症加减:腰痛,加杜仲 15 克、川续断 25 克;有血块、腹痛,加三七 5 克;气虚,加黄芪 30 克;血虚,加当归 15 克、阿胶珠 15 克。适用于崩漏。④

55. **右归丸** 熟地黄 15 克、山药 15 克、山茱萸 15 克、枸杞 15 克、鹿角胶 10 克、菟丝子 15 克、当归 15 克、炒杜仲 15 克、肉桂(后下)6 克、制黑附子(先煎)3 克、血余炭(包煎)6 克、升麻 6 克、炙甘草 10 克。随症加减:肾阴虚型,减黑附子、肉桂,加西洋参 6 克;脾虚型,加人参 12 克、炒白术 15 克、砂仁(后下)12 克;血瘀型,减肉桂、黑附子、熟地黄,加生地黄炭 15 克、黄芩 15 克、栀子炭 15 克、地榆炭 15 克。在大出血时,肉桂、黑附子要慎用。每日 1 剂,水煎服,每日 2 次。刘汉明等以上

① 张良圣,等.崩漏汤治疗更年期功能性子宫出血 80 例临床观察[J].中医药导报,2006,12(6):36,47.
② 谢慧明,等.邓铁涛教授治闭经方临证应用 3 则[J].新中医,2006(3):88.
③ 武敏.四草汤化裁治疗围绝经期崩漏 48 例[J].陕西中医,2005,26(5):388-389.
④ 门成福.门成福妇科经验精选[M].北京:军事医科出版社,2005:334.

方加减治疗 30 例少女崩漏患者。结果：治愈 28 例，其中 10 剂以内治愈 8 例，20 剂以内治愈 14 例，30 剂以内治愈 6 例。①

56.崩漏验方(张子琳经验方) 当归 12 克、川芎 4.5 克、白芍 9 克、熟地黄 15 克、炙草 6 克、黄芪 15 克、阿胶 9 克、仙鹤草 9 克、焦艾叶 4.5 克、黑芥穗 4.5 克。随症加减：气虚者，加人参 6～9 克；腹痛者，加重白芍用量，加香附 4.5 克；腰痛困者，加焦杜仲 9 克、川续断 9 克。养血益气，固摄止血。适用于妇人崩漏多因气虚血亏引起者。②

57.罗元恺经验方 ① 二稔汤：岗稔 30～50 克、地稔根 30 克、续断 15 克、制首乌 30 克、党参 20～30 克、白术 15～20 克、熟地黄 15～20 克、棕榈炭 10～15 克、炙甘草 9～15 克、桑寄生 15～30 克、赤石脂 20 克。随症加减：血块多者，加益母草 15～30 克；血色鲜红者，加墨旱莲 20～25 克、紫珠草 30 克；血色淡红者，加艾叶 15 克，或以姜炭易棕榈炭；血量特多者，加五倍子 10 克、阿胶 12 克，并给高丽参咬嚼吞服或炖服。补气摄血。适用于出血较多的崩漏。② 滋阴固气汤：熟地黄 20 克、续断 15 克、菟丝子 20 克、制首乌 30 克、党参 20 克、黄芪 20 克、白术 15 克、岗稔根 30 克、阿胶 12 克、牡蛎 30 克、山茱萸 15 克、炙甘草 10 克。随症加减：出血仍稍多者，可适当加入炭类药，或海螵蛸、鹿角霜、赤石脂；有虚热证候者，去黄芪，加女贞子。滋肾益脾，固气摄血。适用于阴道出血已减缓，仍有漏下现象者。③ 补肾调经汤：熟地黄 25 克、菟丝子 25 克、续断 15 克、党参 20～25 克、炙甘草 10 克、白术 15 克、制首乌 30 克、枸杞子 15 克、金樱子 20 克、桑寄生 25 克、黄精 25 克、鹿角霜 15 克。随症加减：预计将排卵时者，加淫羊藿、补骨脂、仙茅、巴戟；腰酸痛明显者，加金毛狗脊、杜仲、乌药；月经逾期 1 周以上不潮而非妊娠者，加牛膝、当归。补肾调经，养血固冲。适用于出血已止，身体未复需要建立月经周期者，以防反复发

作者。③

58.清肝达郁汤(梁剑波经验方) 柴胡 10 克、当归 10 克、赤芍 10 克、茯苓 12 克、甘草 10 克、牡丹皮 10 克、栀子 10 克、橘叶 10 克、菊花 10 克、薄荷 6 克、地榆 20 克。清肝达郁，凉血止崩。适用于肝气郁结而致的崩漏，症见精神抑郁，或心情紧张，经血多淋沥不畅，少腹胀痛，兼易怒易悲，多疑善感者。④

59.李新华效验方 ① 益气止崩方：黄芪 15～30 克、党参 15～30 克、山药 20 克、续断 15 克、白术 10 克、黄芪 10 克、山茱萸 10 克。随症加减：兼有肝郁气滞症状者，选加白芍、香附等；有血瘀见症者，选加蒲黄、五灵脂等品；月经长时间不净，由血液瘀滞所致者，加茜草根、乌贼骨等；血中有瘀热者，酌加牡丹皮炭，亦可剧情选用田七、血余炭等；大量出血而无瘀者，可加陈棕炭；兼血虚者，加阿胶；兼肾虚者，选加五味子、枸杞子等；脉象虚弦或虚数者，加牡蛎；兼胃痛者，加砂仁以温中行气，悦脾和胃，能防止苦寒之药伤胃，且促进药物的吸收。补益肝脾肾，固摄冲任，统摄血液。适用于崩漏日久，症见神疲气短，腰膝酸软，头晕眼花，舌质淡，脉细弱等肝、脾、肾亏虚者。② 加味清经散：熟地黄 30 克、山药 30 克、续断 15 克、党参 15～30 克、茯苓 15 克、白芍 15 克、牡丹皮 10 克、地骨皮 10 克、黄柏 10 可、青蒿 10 克。随症加减：因血虚而导致血流不止者，加阿胶；因血瘀而夹血块者，加茜草、乌贼骨等。滋补肝肾，养血填精，兼以补益脾胃。适用于肾阴亏虚，水不制火，水亏火旺之崩漏、月经不调、更年期经来量多、老年人经断复行等病。⑤

60.逐瘀止崩汤(周伯良经验方) 柴胡 10 克、赤芍 12 克、当归 10 克、生地黄 15 克、红花 10 克、桔梗 10 克、牛膝 12 克、香附 12 克、阿胶 10 克、栀子 12 克、牡丹皮 10 克、黄芩 15 克、甘草 8 克、鲜藕节 3 块为引。随症加减：出血量多，加地

① 刘汉明,等.右归丸加减治疗少女崩漏 30 例[J].河南中医,2004,24(4)：70.
② 张弘.名医效方 999[M].北京：中国中医药出版社,2003：322.
③ 张弘.名医效方 999[M].北京：中国中医药出版社,2003：322-324.
④ 张弘.名医效方 999[M].北京：中国中医药出版社,2003：324.
⑤ 张弘.名医效方 999[M].北京：中国中医药出版社,2003：324-325,329-330.

榆炭、棕榈炭或用焦栀子、香附炭；出血日久量多，加黄芪，阿胶加量；出血量多热象明显，加重生地黄、黄芩用量；出血量多夹有瘀块，小腹疼痛，加蒲黄炭、五灵脂、泽兰。活血逐瘀，凉血止崩。适用于血瘀、气滞、血热型之崩漏，月经失调导致的崩漏等证也可应用。①

61. 胶红饮（陈苏生经验方） 阿胶 12 克、红花 4.5 克、炒白术 12 克、桑寄生 12 克、川续断 12 克、党参 12 克、金毛狗脊 12 克、当归 9 克、黄芩 9 克、血余炭 9 克、生龙骨 30 克、生牡蛎 30 克。随症加减：血瘀甚者，加丹参；腹寒而痛者，加陈艾叶、制香附、台乌药；气滞而腹痛者，加制香附、台乌药、陈皮、川楝子；热重者，加白薇、蒲公英；出血量多者，可酌加茜草根、陈棕炭、藕节炭、炒蒲黄、苎麻根等；肾虚甚者，加菟丝子、怀山药；气虚甚者，去党参，改吉林参，加茯苓 12 克、炙甘草 4.5 克。健脾补肾，固涩止血。适用于妇女崩漏。②

62. 健脾止血汤（李振华经验方） 黄芪 30 克、党参 15 克、白术 10 克、茯苓 15 克、当归 10 克、白芍 15 克、远志 10 克、炒酸枣仁 15 克、醋柴胡 6 克、升麻 6 克、黑地榆 15 克、阿胶珠 10 克、广木香 6 克、炙甘草 6 克。随症加减：四肢不温者，加黑姜 5 克，甚者加附子 10 克；浮肿较重，舌体胖嫩，舌边齿痕明显者，加泽泻 12 克、薏苡仁 30 克、山药 20 克；出血夹有血块者，加田三七粉（分 2 次另冲）3 克、炒蒲黄 6 克；兼腹痛者，加醋香附 10 克；如出血势急，量大者，改党参为红参（先煎 30 分钟再纳诸药）6 克，并酌加黑荆芥 6 克，或是黑柏炭 12 克；如兼肝郁症状，胸闷胁痛者，可酌加青皮 10 克、郁金 10 克。益气健脾，止血补血。适用于脾气虚弱、脾不统血、气虚血脱的崩漏。③

63. 青春期功血方（于己百经验方） 黄芪 30 克、党参 20 克、白术 12 克、炙甘草 10 克、柴胡 10 克、升麻 6 克、陈皮 10 克、当归 12 克、阿胶 10 克、

艾叶炭 10 克、地榆炭 30 克、海螵蛸 15 克。随症加减：出血量多，加侧柏炭 30 克、小蓟 20 克、三七粉 6 克；气阴两虚而兼口干、神疲、乏力，合入生脉散（麦冬 12 克、五味子 10 克）并加黄精 10 克；脘痞纳差，加炒麦芽 15 克；失眠多梦，加炒酸枣仁 30 克、川芎 12 克。益气摄血。适用于妇女青春期功能性出血。④

64. 加味四草汤 马鞭草 30 克、鹿衔草 30 克、茜草 15 克、益母草 15 克、炒五灵脂 10 克、炒蒲黄 10 克、大蓟 10 克、小蓟 10 克、炒续断 15 克。随症加减：心烦寐差，加炒酸枣仁 10 克、牡蛎（先煎）15 克；胸闷乳胀，加钩藤（后下）12 克、牡丹皮 10 克；纳差腹胀，加砂仁（后下）3 克、佛手片 6 克；神疲乏力，加太子参 15 克、炒白术 10 克。每日 1 剂，水煎分 2 次服。卢苏等以上方加减治疗 86 例更年期功能失调性子宫出血患者。结果：中医证候总有效率 93%。近期止血效果，小于 3 天血止 25 例；5～7 天血止 36 例，7～10 天血止 15 例，大于 10 天血不止 10 例。治疗后血红蛋白大于 10 克者 35 例，8～10 克者 31 例。⑤

65. 左归丸合二至丸 生地黄、熟地黄、淮山药、枸杞子、菟丝子、女贞子、墨旱莲、山茱萸、仙鹤草。随症加减：血热，加牡丹皮、地骨皮、青蒿、知母；血瘀，加炒蒲黄、茜草、大蓟、小蓟；气虚，加党参、黄芪；出血日久，加煅龙骨、煅牡蛎、五味子；偏肾阳虚，加淫羊藿、炮姜、赤石脂。每日 1 剂，水煎服，3 个月为 1 个疗程。朱惠敏以上方加减治疗 42 例青春期功血患者。结果：治愈率 83.3%，总有效率 97.6%。⑥

66. 固经丸（陈伯咸经验方） 黄芩 30 克、白芍 30 克、龟甲 30 克、椿皮 21 克、黄柏 9 克、香附 7.5 克。滋阴清热，止血固经。适用于崩漏症见经行不止，或崩中漏下，血色深红，或加紫黑瘀块，手足心热，腰膝酸软，舌红，脉弦数。酒糊为丸，每日

① 张弘.名医效方 999[M].北京：中国中医药出版社,2003：330 - 331.
② 张弘.名医效方 999[M].北京：中国中医药出版社,2003：331 - 332.
③ 张弘.名医效方 999[M].北京：中国中医药出版社,2003：333.
④ 张弘.名医效方 999[M].北京：中国中医药出版社,2003：334.
⑤ 卢苏,等.加味四草汤治疗更年期功能失调性子宫出血 86 例[J].吉林中医药,2002,22(1)：26 - 27.
⑥ 朱惠敏.左归丸合二至丸治疗青春期功血 42 例[J].中国中医药信息杂志,2000,7(4)：54.

1～2次,每次9克,温开水送服。可以按原方比例酌定,水煎服。①

67.龟鹿止血方(李祥云经验方) 龟板(先煎)30克、鹿角粉(冲服)9克、阿胶(烊冲)9克、坎炁1条、党参15克、杞子9克、黄芪15克、煅龙骨(先煎)30克、煅牡蛎(先煎)30克、乌贼骨12克、生茜草4.5克。随症加减:月经过多,加岗稔根15克、炒地榆15克;腰酸者,加桑寄生9克、川续断9克;血虚者,加熟地黄12克、桑椹子12克。适用于崩漏、月经过多。②

68.方和谦经验方 党参15克、炒白术10克、生黄芪15克、熟地黄15克、山药15克、石斛10克、知母6克、牡丹皮6克、淫羊藿6克、山茱萸10克、墨旱莲10克。每日1剂,水煎服。益气温阳,摄血调血。适用于崩漏证属气虚血少,摄血无力者。③

69.归脾汤2 党参25克、黄芪40克、茯苓12克、炒白术15克、桂圆肉15克、炒枣仁15克、当归10克、远志10克、炙甘草10克。随症加减:阴道出血量少漏下不止者,加炮姜6克、三七粉6克,分2次冲服;出血量多者,加乌贼骨30克、升麻炭10克;兼有血块者,加益母草30克、茜草10克。每日1剂,水煎服。任秀兰以上方加减治疗50例功能性子宫出血患者。结果:治愈(经治疗后临床症状消失,月经周期及经量正常,半年以上未复发者)4例,占80%;好转(临床症状消失,月经周期基本正常者)8例,占16%;无效(经治疗1个月经周期,临床症状及出血无明显好转者)2例,占4%。④

70.朱小南经验方 ① 加减固本汤:潞党参9克、焦白术9克、熟地黄9克、茯苓9克、牛角腮9克、杜仲9克、五味子4.5克、淡远志9克、陈阿胶9克、炒贯众9克、乌贼骨9克。填补肝肾,塞流固本。适用于肝虚肾亏之顽固性崩漏。② 止

崩汤:潞党参9克、归身9克、生地黄9克、白芍9克、山茱萸9克、女贞子9克、焦白术6克、青蒿6克、盐水炒黄柏9克、蒲黄炭9克、熟军炭3克、陈皮6克。补养阴血,清热调经。适用于阴虚血亏,内有瘀热之崩漏,伴有头晕腰酸、颧红口燥、午后潮热、脉数、苔黄等症。⑤

71.蔡柏春经验方 ① 蔡氏止崩散:归身炭9克、蒲黄炭12克、贯众炭9克、莲房炭9克、荆芥炭9克、槐子炭9克。适用于暴崩初起,正气未伤。② 补气养营固摄方:党参15克、炙黄芪15克、炒白术9克、归身炭9克、生地黄炭12克、炒白芍9克、蒲黄炒阿胶9克、藕节炭15克、牛角腮炭12克。补气养营固摄。适用于久崩,无气虚损,营血亏耗。③ 清热固冲方:生地黄炭15克、牡丹皮炭4.5克、柴胡炭3克、焦栀子4.5克、黄芩炭6克、当归炭9克、大白芍6克、蒲黄炭12克、地榆炭12克、焦白术6克。清热凉血,止崩。适用于血热崩漏。④ 化瘀止崩方:当归炭9克、牡丹皮炭4.5克、香附炭9克、五灵脂9克、蒲黄12克、茜草炭9克、牛膝炭9克、熟军炭9克、三七粉(吞)3克、花蕊石12克。清热化瘀,凉血止崩。适用于肝郁化火,迫血妄行之崩漏。⑤ 益气固摄方:党参15克、黄芪15克、焦白术6克、归身炭9克、升麻炭6克、柴胡炭4.5克、熟地黄炭12克、炒白芍9克、海螵蛸12克、牛角腮炭12克、鹿角霜(包)9克。益气健脾,补肾固摄。适用于脾气虚弱、中气下陷之崩漏。崩漏止后,宜用归芍六君子汤收功,补脾益胃,柔肝养血,以资生源;阳生阴长,血自归于脾。⑥

72.刘敏如经验方 何首乌12克、女贞子12克、补骨脂12克、人参(另煎)10克、麦冬12克、沙参12克、五味子12克、甘草10克。补肾填精,益气固冲。适用于崩漏证属肾精亏虚,气阴两伤证者,症见经乱无期,血量时多时少,色淡,夹小血

① 李世文,等.当代妙方[M].北京:人民军医出版社,1999:408.
② 刘炎.江浙沪名医秘方精粹[M].北京:北京医科大学中国协和医科大学联合出版社,1996:148-149.
③ 胡青懿.方和谦老中医治疗出血证验案举隅[J].北京中医,1995,(5):53.
④ 任秀兰.归脾汤加减治疗功能性子宫出血症50例[J].安徽中医临床杂志,1995,7(3):14.
⑤ 施杞.上海历代名医方技集成[M].上海:学林出版社,1994:681-683.
⑥ 施杞.上海历代名医方技集成[M].上海:学林出版社,1994:953-955.

块,头晕目眩,气短懒言,腰酸耳鸣,面色苍白,舌淡,苔花剥,脉细数无力。每日1剂,水煎服。①

73. 调肝汤加味(郑惠芳经验方) 炒山药30克、阿胶11克、土炒白芍30克、炒当归9克、巴戟天9克、山茱萸12克、墨旱莲30克、女贞子30克、益母草30克、甘草9克。随症加减:青春期患者阴虚明显,加重墨旱莲用量;阴虚及阳,阴阳双虚,加制附子、鹿角胶;生育期患者兼见心烦易怒,小腹坠胀,腰痛,血色暗黑有块,加血余炭、三七粉;更年期患者兼见血色初鲜红或暗红有块,后色淡或暗,量多,质稀有块倦怠乏力,腰膝酸软加党参、五味子、覆盆子。一般服药4~6剂,经血即可止,再服药7剂,如此调理1~2个月经周期,巩固其疗效。补肝肾,固冲摄血。适用于崩漏。②

74. 朱良春经验方 淫羊藿12克、炙露蜂房12克、炙黄芪15克、仙鹤草20克、怀山药20克、党参12克、煅乌贼骨15克、茜草炭10克、补骨脂12克、甘草5克。每日1剂,水煎服。益气温阳,以固冲任。适用于崩漏证属气血亏虚者,症见形体丰腴,头眩神疲,怯冷倍于常人,稍事活动即感疲乏,腰酸气坠,漏下色红,时多时少,舌质胖,苔薄,脉细重按无力。③

75. 生地黄龙牡汤(裘笑梅经验方) 生地黄30克、煅龙骨15克、煅牡蛎30克、墨旱莲12克、冬桑叶30克、蒲黄炭9克。随症加减:若食欲不振,加谷芽、鸡内金;阴虚盗汗,加地骨皮、浮小麦;腰脊痛楚,加桑寄生、杜仲。养阴清热,固涩止血。适用于崩漏日久伤阴。④

单　方

1. 仙人掌　组成:仙人掌50克。用法用量:水煎300毫升,早晚分服。5天为1个疗程,连服

2~3个疗程。临床应用:迟玉叶等以上方治疗35例功能性子宫出血患者,出血时间最长58天,最短20天。其中10例行刮宫术、32例服西药治疗均无效。结果:1个疗程痊愈3例,好转20例;2个疗程痊愈10例;3个疗程痊愈8例。总有效率83%。⑤

2. 薯莨(别名红孩儿)　组成:薯莨根块9~12克。功效:凉血活血,化瘀通络,补血益气,收敛固涩。用法用量:每日1剂,水煎分2次温服。临床应用:胡安黎等以上方治疗67例功能性子宫出血患者,均有不同程度血红蛋白降低和典型临床表现。结果:服药1~4天患者阴道出血全部停止,服药10~12剂患者血红蛋白亦均恢复正常。⑥

中　成　药

1. 裸花紫珠分散片　组成:裸花紫珠(湖南华纳大药厂有限公司生产,国药准字Z20080409)。功效:消炎,解毒,收敛,止血。用法用量:口服,一次3~5片,一日3~4次。临床应用:李劲等将114例围绝经期功能失调性子宫出血患者随机分为对照组55例和观察组59例。两组均给予抗贫血、抗感染治疗,对照组在上述基础给予米非司酮治疗,观察组在对照组的基础上联合裸花紫珠分散片治疗。两组患者均连续治疗3个月。结果:观察组临床有效率(91.53%)较对照组(70.91%)显著升高,且差异有统计学意义($P<0.05$)。⑦

2. 妇康丸　组成:党参、白术(土炒)、茯苓、甘草、当归(酒制)、白芍(酒制)、川芎(酒制)、熟地黄、苍术、川牛膝、青皮、陈皮、香附、没药、乳香、延胡索、木香、高良姜、蒲黄、地榆、桃仁、羌活、山茱萸、木瓜、益母草、乌药(醋制)、三棱、五灵脂、大黄、黑豆、红花、苏木、米醋、黄酒(河南康祺药业股

① 刘昭阳.刘敏如教授治疗月经病举要[J].陕西中医学院学报,1993,16(3):3-5.
② 李凤兰,等.郑惠芳主任医师崩漏治疗经验[J].山东中医学院学报,1992,16(5):31.
③ 朱良春,朱琬华.仙灵脾为燮理阴阳之妙品[J].上海中医药杂志,1983(10):34.
④ 裘笑梅.裘笑梅妇科临床经验选[M].杭州:浙江科学技术出版社,1982:191-192.
⑤ 迟玉叶,丛树琴.仙人掌治疗功能性子宫出血[J].山东中医杂志,1996,15(4):184.
⑥ 胡安黎,等.薯莨治疗功能性子宫出血67例[J].湖北中医杂志,1987(2):3.
⑦ 李劲,等.裸花紫珠分散片联合米非司酮治疗围绝经期功能失调性子宫出血的疗效观察[J].中华中医药学刊,2022:1-10.

份有限公司生产,国药准字 Z41022322)。功效:益气养血,行气化瘀。用法用量:口服,每次 1 袋,每日 2 次,温开水或黄酒送服。临床应用:韦秋圆等将 126 例围绝经期功能失调性子宫出血患者随机分为对照组和观察组各 63 例。对照组患者给予安宫黄体酮进行治疗,观察组患者在对照组的基础上使用妇康丸。两组患者均连续治疗 3 个月。结果:观察组 E_2、FSH 和 LH 水平的降低幅度均大于对照组,两组差异均具有统计学意义(均 $P<0.05$);观察组月经量、月经持续时间和子宫内膜厚度的改善幅度均大于对照组,两组差异均具有统计学意义(均 $P<0.05$)。①

3. 葆宫止血颗粒　组成:煅牡蛎、白芍、侧柏炭、地黄、金樱子、醋柴胡、三七、仙鹤草、椿皮、大青叶(天津中盛海天制药有限公司生产,国药准字 Z20103059)。功效:固经止血,滋阴清热。用法用量:开水冲服,每次 1 袋,每日 2 次。临床应用:吴明秀等将 100 例围绝经期无排卵性子宫出血患者随机分为对照组和观察组各 50 例。对照组口服米非司酮治疗,观察组在对照组基础上加用葆宫止血颗粒治疗。两组均于月经来潮后开始服药,连续服用 14 天之后停药,至下次月经来潮再次服药,连续治疗 3 个月经周期。结果:观察组完全止血时间(35.66±4.52)小时短于对照组的(48.79±6.26)小时,总有效率(92%)高于对照组(76%),两组差异具有统计学意义(均 $P<0.05$)。②

4. 养血当归胶囊　组成:当归、白芍、熟地黄、茯苓、炙甘草、党参、黄芪、川芎(浙江康恩贝制药股份有限公司生产,国药准字 Z20030027)。功效:补气养血,调经。用法用量:口服,每次 3 粒,每日 3 次。临床应用:茅菲等将 86 例围绝经期功血患者随机分为对照组和观察组各 43 例。对照组采用米非司酮治疗,观察组在对照组基础上加入养血当归胶囊治疗。两组患者均连续用药 3 个月。结果:观察组总有效率(93.02%)显著高于对照组(76.74%),控制出血时间和完全止血时间显著短于对照组,6、12 个月内复发率(12.5%、20.0%)显著低于对照组(39.4%、60.6%)(均 $P<0.05$)。③

5. 妇科再造胶囊　组成:龟甲、小茴香、杜仲、山茱萸、续断、女贞子、香附、白芍等(贵阳德昌祥药业有限公司生产)。功效:疏肝补肾,调和气血,暖宫止痛。用法用量:每次 10 粒,每日 2 次。临床应用:穆丹等将 106 例无排卵型功能性子宫出血患者随机分为对照组和治疗组各 53 例。对照组口服复方炔诺酮片,每次 5 毫克,每 8 小时 1 次,血止后逐渐调整为每次 2.5 毫克维持,自血止日算起,连服 22 天。治疗组在对照组的基础上于经前 1 周开始口服妇科再造胶囊。1 个月经周期为 1 个疗程,两组患者均治疗 3 个疗程。结果:对照组和治疗组总有效率分别为 75.47%、90.57%,两组比较差异具有统计学意义($P<0.05$)。④

6. 艾附暖宫丸和定坤丹　艾附暖宫丸组成:艾叶大叶(去枝梗)6 克、香附(去毛)12 克、吴茱萸 6 克、白芍(用酒炒熟)6 克、大川芎(雀脑者)6 克、黄芪 6 克、川当归(用酒洗)6 克、续断 5 克、肉桂 5 克、生地黄 6 克(同仁堂生产)。制备方法:取合时采摘的艾叶大叶、香附加入 5 000 毫升醋中,取石罐煮一昼夜,将药物捣烂为饼,使用小火将其焙干;取吴茱萸、白芍、大川芎、黄芪、川当归、断续、肉桂、生地黄加入米醋中打糊成丸,大小如梧桐子,每次服 57 丸。用法用量:每袋 6 克,早晚各服 1 袋;1 个月为 1 个疗程,根据患者的实际病情治疗 2～3 个疗程。定坤丹组成:人参、西红花、三七、鹿茸、白芍、鹿角霜、阿胶、川芎、白术、当归、黄芩、枸杞子、茺蔚子、香附、延胡索等(山西广誉远药业公司生产)。制备方法:上方加工制成蜜丸。用法用量:早晚各服用半丸。临床应用:冯晓勇以上法治疗 58 例功能性失调子宫出血患者。结果:服用 1 个疗程后,患者病情得到改善 52 例,治

① 韦秋圆,关红琼,等.妇康丸联合安宫黄体酮治疗围绝经期功能失调性子宫出血临床观察[J].中华中医药学刊,2021,39(12):156－159.
② 吴明秀,等.葆宫止血颗粒对围绝经期无排卵性异常子宫出血性激素、新血管生成因子的改善研究[J].中华中医药学刊,2021,39(1):14－17.
③ 茅菲,等.养血当归胶囊联合米非司酮治疗围绝经期功能性子宫出血的可行性[J].中药材,2020,43(4):1000－1002.
④ 穆丹,等.妇科再造胶囊联合炔诺酮治疗无排卵型功能性子宫出血的疗效观察[J].现代药物与临床,2017,32(7):1301－1304.

疗总有效率 89.66%；服用 3 个疗程后，患者病情得到改善 55 例，治疗有效率 94.83%。①

7. **妇科养荣胶囊** 组成：当归、白术、熟地黄、川芎、白芍、香附、益母草、黄芪、杜仲、艾叶、麦冬、阿胶(西安阿房宫药业有限公司生产)。功效：益气健脾，固冲摄血。用法用量：每次 4 粒，每日 3 次，连续用药 2 周为 1 个疗程。临床应用：安彦辉等将 150 例更年期功血性子宫出血患者随机分为三组。A 组 50 例患者采用自拟中药汤剂补肾益气固冲汤(当归 10 克、川续断 10 克、白芍 10 克、炙甘草 10 克、炒杜仲 10 克、鹿角霜 10 克、白术 15 克、山茱萸 15 克、山药 15 克、炙黄芪 30 克、煅龙牡各 30 克、炮姜炭 3 克)治疗，每日 1 剂，水煎分 2 次服，连续用药 2 周为 1 个疗程。B 组 50 例患者采用西药炔诺酮 3.75~5 毫克，每日 3 次(8 小时 1 次)，连续服用 3 天后若止血改为每日 2 次，未止血则再服用 3 天，之后不论止血与否都改为每日 2 次，剂量维持在每次 2.5~3.75 毫克，连续服药 2 周。C 组 50 例患者采用中西医结合治疗，先给予患者西药炔诺酮治疗，每日 2 次，每次 3.75~5 毫克，连续服用 1 周，之后口服妇科养荣胶囊。结果：C 组总有效率为 98%，显著高于 A 组的 86% 和 B 组的 88%(P<0.05)。②

8. **宫环养血颗粒** 组成：黄芪、党参、白芍、当归、阿胶、仙鹤草、茜草、佛手、续断(湖南安邦制药有限公司生产)。功效：止血，止痛，调经，补血，养颜。用法用量：口服，每日 2 次，每次 1 袋。临床应用：黎衬开等选取 240 例更年期功能性子宫出血患者，随机分为治疗组与对照组各 120 例。治疗组予宫环养血颗粒，对照组予米非司酮，顿服，每日 1 片。两组均以连续调治 3 个月经周期为 1 个疗程。痊愈病例随访 3 个月经周期。结果：治疗组总显效率为 75.85%，总有效率为 95.83%；对

照组总显效率为 85.00%，总有效率为 95.00%。两组比较差异无统计意义(P>0.05)。治疗组不良事件发生率为 1.67%，对照组发生率为 7.50%，组间比较差异有统计学意义(P<0.05)。③

9. **归芪调经胶囊** 组成：黄芪 30 克、当归 15 克、白芍 12 克、山药 15 克、茯苓 10 克、熟地黄 15 克、菟丝子 20 克、淫羊藿 12 克、川芎 12 克、柴胡 12 克、荆芥 12 克、甘草 10 克、香附 12 克(河北省邯郸市中医院制剂室制备)。功效：疏肝补肾，养血调经。用法用量：制成胶囊，每次 5 粒，每日 3 次口服。临床应用：高向红等将 80 例育龄期功能性子宫出血患者随机分为对照组和治疗组各 40 例。对照组予常规西医治疗，治疗组以上方治疗。结果：治疗组总有效率为 87.5%，对照组总有效率为 82.5%，两组差异有统计学意义(P<0.05)。④

10. **归脾合剂** 组成：党参、黄芪(蜜制)、白术(炒)、茯苓、龙眼肉、远志(制)、酸枣仁(炒)、当归、木香、甘草(蜜制)。功效主治：益气健脾，养血安神；适用于心脾两虚、气血不足所致崩漏、带下，症见经血非时妄行，血崩继而淋沥，色淡质薄，气短神疲，面色少华，四肢倦怠，口淡乏味，不思饮食，食后腹胀便溏者，舌淡胖，苔薄白，脉缓弱。用法用量：口服，一次 10~20 毫升，一日 3 次。⑤

11. **人参归脾丸** 组成：人参、黄芪(蜜制)、白术(炒)、茯苓、龙眼肉、远志(制)、酸枣仁(炒)、当归、木香、甘草(蜜制)。功效主治：益气补血，健脾养心；适用于心脾两虚、气血不足所致脾不统血所致的崩漏、带下，症见经血非时妄行，崩中与漏下交替反复，经色淡而质稀，面色㿠白，气短神疲，心悸健忘，失眠多梦，食欲不振，腹胀便溏，神疲乏力，舌质淡嫩，脉细弱。用法用量：口服，一次 6 克，一日 2 次。⑥

12. **宫血停颗粒** 组成：黄芪、升麻、党参、益

① 冯晓勇.艾附暖宫丸联合定坤丹治疗功能性失调子宫出血的临床疗效观察[J].中国实用医药,2015,10(32)：192-193.
② 安彦辉,徐丽杰,刘新娟.妇科养荣胶囊联合炔诺酮治疗更年期功能性子宫出血临床效果分析[J].医学综述,2014,20(16)：3058-3059.
③ 黎衬开,等.宫环养血颗粒治疗更年期功能性子宫出血 120 例临床观察[J].中医临床研究,2014,6(21)：41-42.
④ 高向红,等.归芪调经胶囊治疗育龄期功能性子宫出血 40 例临床观察[J].河北中医,2011,33(7)：997-998.
⑤ 张婷婷.妇产科中成药合理应用手册[M].北京：人民卫生出版社,2009：38.
⑥ 张婷婷.妇产科中成药合理应用手册[M].北京：人民卫生出版社,2009：39.

母草、枳壳、龙骨(煅)、牡蛎(煅)、当归、女贞子、墨旱莲。功效主治:补益脾肾,活瘀止血;适用于脾肾两虚、气虚血瘀而致崩漏,症见经量多或淋沥,色淡清稀,乏力纳少,腰膝酸软,苔薄,舌质紫暗或有瘀斑,脉细弱而沉。用法用量:开水冲服,一次10克,一日3次。[①]

13. 益妇止血丸　组成:黄芪、白芍、茜草等。功效主治:益气健脾,固冲止血;适用于脾气虚损、冲任不固所致的崩漏、月经过多、经期延长,症见经量多或淋沥不净,色淡清稀,面色㿠白,体倦乏力,纳少,气短懒言,苔薄,舌质淡,脉细弱。用法用量:口服,一次6克,一日3次。于月经来潮后第1天起服用,连服7天。[②]

14. 鹿角胶颗粒　组成:龟甲、鹿角胶、当归、熟地黄、黄芪、白术、党参、甘草。功效主治:温补肝肾,益精养血;适用于肝肾不足所致的崩漏,症见经乱无期,出血淋沥不净或量多如崩,经色鲜红,质稠,头晕耳鸣,腰膝酸软,夜尿多,心烦多梦,面部暗斑,眼眶暗,或先天发育不良,舌质淡,苔少,脉细弱。用法用量:1~2包,一日2次,以适量开水溶化后服用,或兑入其他药汁中服用。[③]

15. 全鹿丸　组成:全鹿干、锁阳、党参、生地黄、牛膝、熟地黄、褚实子、菟丝子、山药、补骨脂、枸杞子、川芎、肉苁蓉、当归、巴戟天、炙甘草、天冬、五味子、麦冬、白术、续断、青盐、秋石等。功效主治:补肾填精,益气培元;适用于阳虚,腰膝酸软,畏寒肢冷,肾虚尿频,妇女血亏,崩漏带下,症见经乱无期,阴道出血量多或少,经色暗,经质稀薄,精神虚惫,面色萎黄,体虚怕冷,腰骶酸痛,头晕耳鸣,性欲减退,舌质暗,苔薄白,两尺脉沉弱。用法用量:口服,成人一次1丸,一日2次,温开水或淡盐汤送服。[④]

16. 断血流胶囊　组成:断血流。功效主治:凉血止血;适用于血热所致子宫出血过多,或子宫肌瘤出血,症见经血非时妄行,时崩时漏,淋沥不止,经色鲜红或深红,质稠或夹小血块,面赤唇红,口干渴,小便黄赤,大便秘结,舌红苔黄,脉滑数。用法用量:口服,一次3~6粒,一日3次。[⑤]

17. 止血灵胶囊　组成:扶芳藤、蒲公英、黄芪、地榆。功效主治:清热,解毒,止血;适用于子宫肌瘤出血,经间出血,放环后出血,症见经血量多、血崩,淋沥不尽,持续时间长,心悸气短,乏力倦怠。舌淡苔白,脉细沉。用法用量:口服,一次2~3粒,一日3次。[⑥]

18. 止血片　组成:墨旱莲、珍珠母(煅)、土大黄、拳参、地锦草。功效主治:凉血止血;适用于血热所致崩漏下血,产后或流产后宫缩不良出血,症见经血淋沥不断或骤然下血量多,或经闭数月后又忽然暴下,色紫暗有块,小腹疼痛拒按,血块排出后痛减。舌红苔少,脉细数。用法用量:口服,一次4片,一日3次。[⑦]

19. 清热固经丸　组成:白芍、椿皮、龟甲、黄柏、黄芩、香附。功效主治:滋阴清热,固经止带;适用于阴虚血热所致崩漏,月经先期,月经量多,症见经血或崩或漏,色紫红稠,烦热口渴,下腹胀痛,赤白带下,潮热口干,手足心热,头晕腰酸,舌红,脉细数。用法用量:口服,一次6克,一日2次。[⑧]

20. 独一味胶囊　组成:独一味。功效主治:活血止痛,化瘀止血;适用于血瘀闭阻经络而致崩漏、痛经,症见经血非时而下,时下时止,或淋沥不净,经色紫黑有块,小腹或少腹疼痛,痛处不移,口干不欲饮,舌质紫暗或瘀点瘀斑,苔白,脉弦涩。用法用量:口服,一次3粒,一日3次,7天为1个疗程,或必要时服。[⑨]

21. 宫血宁胶囊　组成:七叶一枝花皂苷等(云南白药厂生产)。用法用量:每次0.26克,每日3次。月经第1天开始服药,至血止后3天停药,连用3个月。临床应用:张莉等将76例经期

① 张婷婷.妇产科中成药合理应用手册[M].北京:人民卫生出版社,2009:39.
②~③ 张婷婷.妇产科中成药合理应用手册[M].北京:人民卫生出版社,2009:40.
④~⑤ 张婷婷.妇产科中成药合理应用手册[M].北京:人民卫生出版社,2009:41.
⑥~⑧ 张婷婷.妇产科中成药合理应用手册[M].北京:人民卫生出版社,2009:42.
⑨ 张婷婷.妇产科中成药合理应用手册[M].北京:人民卫生出版社,2009:43.

延长型青春期功血患者随机分为治疗组 41 例与对照组 35 例。治疗组予宫血宁胶囊;对照组予益母合剂,每次 10 毫克,每日 3 次,疗程同治疗组。不规则月经者于血止后给予相应的调整周期治疗。结果:治疗组的总有效率、痊愈率明显高于对照组,两组差异具有显著性($P<0.01$)。[1]

① 张莉,等.宫血宁胶囊治疗经期延长型青春期功血[J].实用临床医学,2007,8(6):111-112.

闭　　经

概　　述

闭经为常见的妇科症状,并非一种独立疾病。通常分为原发性闭经和继发性闭经。女子年满 14 周岁,第二性征未发育;或年龄超过 16 周岁,第二性征已发育,但月经尚未来潮,称为原发性闭经。女子已经建立起月经周期规律后又停止 6 个月以上,或根据自身月经周期计算停经 3 个周期以上者,称为继发性闭经。

本病以无月经或持续性月经停闭为特征,临床常见,属于疑难性月经病,病程较长,病机复杂,治愈难度较大。

闭经久治不愈可并发不孕症,或引发功能障碍、代谢障碍、心血管疾患等其他病。

诊断时应详细询问月经史,包括初潮年龄、月经周期、经期、经量和闭经期及伴随症状等。发病前有无导致闭经的原因,如精神因素、环境改变、体重增减、饮食习惯、剧烈运动、各种疾病及用药情况、职业或学习情况等。已婚妇女需询问生育史及产后并发症。原发性闭经需询问第二性征发育情况。妇科检查应注意有无处女膜闭锁,有无阴道、子宫、卵巢缺如或畸形,及全身发育、第二性征发育情况。

本病原因复杂,病程较长,故预后与转归常与病程、病因、病位、年龄、虚实有关。若病因简单,病损脏腑单一,病程短者,一般预后尚好,月经可行。但恢复排卵和重建周期需要时间,有难度。若病因复杂,多脏腑受累,病程久者,则较难治愈。

闭经首载于《黄帝内经》,《素问·阴阳别论》称"女子不月",《素问·评热病论》称"月事不来"。《素问·腹中论》载有治疗血枯经闭第一首妇科处方"四乌贼骨一芦茹丸"。《素问·阴阳别论》指出"二阳之病发心脾,有不得隐曲,女子不月",这是对闭经病因病机最早的认识。《医学入门》将闭经分为"血枯""血滞"两大类。历代医家对本病的病因病机和论治多有论述。

辨　证　施　治

1. **寒凝血瘀型**　症见月经停闭数月,小腹冷痛拒按,得热则痛缓,形寒肢冷,面色青白,舌紫暗,苔白,脉沉紧。

(1) 温经汤加减　吴茱萸 10 克、麦冬 10 克、当归 10 克、芍药 10 克、川芎 6 克、人参 6 克、桂枝 6 克、阿胶 6 克、牡丹皮 6 克、生姜 6 克、甘草 6 克、半夏 6 克。随症加减:小腹冷痛较剧者,酌加艾叶、小茴香、姜黄;四肢不温者,酌加制附子、淫羊藿。每日 1 剂,水煎,分 2 次口服。临床观察:唐卓等将 90 例闭经寒凝血瘀证患者随机分为治疗组与对照组各 45 例。治疗组予温经汤加减配合人工周期治疗,对照组仅配合人工周期。结果:治疗组总有效率为 84.44%,对照组总有效率为 71.11%,两组比较差异有统计学意义($P<0.05$)。[①]

(2) 当归四逆汤加味　当归 12 克、桂枝 9 克、白芍 9 克、细辛 3 克、通草 6 克、吴茱萸 6 克、生姜 6 克、桃仁 6 克、红花 6 克、香附 15 克、大枣 8 枚、炙甘草 6 克。随症加减:寒重者,加吴茱萸 6 克、生姜 6 克;湿重者,加茯苓 10 克、苍术 10 克;血瘀重者,加桃仁 6 克、红花 6 克;肾虚者,加菟丝子 10

---

① 唐卓,等.温经汤联合西药治疗继发性寒凝血瘀型闭经 90 例疗效观察[J].中国医药指南,2016,14(7):224.

克、熟地黄 10 克等。每日 1 剂,水煎取 250 毫升,分 2 次温服。同时取皮质下、内分泌、子宫、肝、肾、脾六穴予耳穴压豆法治疗。临床观察:石宇等以上法治疗 30 例闭经寒凝血瘀证患者。3 周为 1 个疗程,3 个疗程后观察临床疗效。结果:治愈 15 例,好转 13 例,无效 2 例,总有效率 93.33%。[1]

2. 痰湿阻滞型 症见女子已行经而有中断 3 个月以上者,属继发性闭经;须与妊娠期、哺乳期、绝经期生理性停经相鉴别。方用苍附导痰丸加减:苍术 12 克、香附 12 克、枳壳 9 克、陈皮 12 克、茯苓 12 克、法半夏 9 克、菖蒲 9 克、胆南星 9 克、甘草 6 克。随症加减:兼气滞血瘀,加牛膝 9 克、川芎 10 克、赤芍 10 克、当归 10 克、生地黄 12 克、桃仁 9 克、红花 9 克。水煎服。3 个月为 1 个疗程。临床观察:姚力将 62 例闭经痰湿阻滞证患者随机分为治疗组与对照组各 31 例。对照组予常规西药,治疗组予加减苍附导痰丸。结果:治疗组总有效率为 93.55%,对照组总有效率为 64.51%,两组间比较有显著性差异($P<0.01$);两组间治疗前后血清雌二醇(E_2)、促卵泡激素(FSH)、黄体生成素(LH)比较,治疗组优于对照组($P<0.01$)。[2]

3. 肝肾亏虚型 主症:腰膝酸软,月经初潮来迟,月经量少渐至闭经。次症:头晕耳鸣,五心烦热,潮热盗汗。舌红,苔少或无苔,脉细数。

(1) 二仙汤加减 淫羊藿 20 克、仙茅 20 克、当归 15 克、丹参 15 克、柴胡 10 克、炙甘草 10 克、菟丝子 30 克。随症加减:寒湿,加细辛 3 克;湿热,加苍术 10 克、薏苡仁 30 克、木通 10 克;痰瘀,加白芥子 10 克、僵蚕 15 克。每日 1 剂,加水 500 毫升,煎至 300 毫升,分早中晚 3 次温服。临床观察:张鸿雁等将 75 例肾虚肝郁型卵巢早衰闭经患者随机分为观察组 38 例和对照组 37 例。观察组用加减二仙汤治疗,对照组用六味地黄丸联合逍遥丸治疗。结果:观察组总有效率为 97.37%,对照组总有效率为 75.68%($P<0.05$);两组月经复

潮率比较,差异有统计学意义($P<0.05$)。[3]

(2) 归肾丸加味 熟地黄 5 克、山药 10 克、山茱萸 12 克、菟丝子 10 克、鹿角胶 12 克、龟甲胶 12 克、茯苓 12 克、当归 9 克、白芍 10 克、枸杞子 12 克。每日 1 剂,常规水煎煮,分早晚 2 次内服。临床观察:张丽梅等将 116 例闭经肝肾亏虚证患者随机分为综合组与对照组各 58 例。对照组予西药,综合组在对照组治疗基础上加服归肾丸。结果:综合组治疗后中医症状各指标积分均明显低于对照组(均 $P<0.01$);临床总有效率综合组为 94.83%,对照组为 81.03%,综合组明显高于对照组($P<0.05$);治疗后综合组患者血清 FSH 和 LH 水平均明显低于对照组,E_2 水平显著高于对照组($P<0.01$);治疗后综合组血清生长分化因子(GDF-9)和骨形态发生蛋白(BMP-15)水平均明显高于对照组,比较差异有统计学意义(均 $P<0.01$)。[4]

(3) 苁蓉菟丝子丸加减 菟丝子 15 克、肉苁蓉 15 克、覆盆子 15 克、淫羊藿 15 克、枸杞子 15 克、当归 12 克、熟地黄 12 克、桑寄生 12 克、鸡血藤 30 克。随症加减:气滞血瘀者,加桃仁 10 克、川芎 10 克、红花 10 克、柴胡 10 克以理气化瘀;阴虚血燥者,加生地黄 15 克、地骨皮 15 克、麦冬 15 克、丹参 15 克以滋阴润燥和血;气血虚弱者,加黄芪 20 克、太子参 20 克、茯苓 10 克、白术 10 克以益气健脾;痰湿阻滞者,加制南星 10 克、石菖蒲 10 克、苍术 10 克、香附 10 克以化痰祛湿。2 日 1 剂。临床观察:祝丽娜将 70 例闭经肝肾亏虚证患者随机分为治疗组与对照组各 35 例。对照组予雌孕激素序贯疗法,治疗组加用中药。结果:回顾性分析发现,治疗组近期疗效总有效率为 88.57%,远期疗效总有效率为 100%,与对照组比较(71.43%、74.29%)差异均具有显著性(均 $P<0.05$)。[5]

4. 许润三分 4 型

(1) 偏肝肾阴虚型 症见手足心热,颧红,盗

① 石宇,胡樱,等.耳穴压豆法合当归四逆汤加味治疗寒凝血瘀型闭经 30 例[J].江西中医药,2016,47(5):51-52.
② 姚力.苍附导痰丸加减治疗继发性闭经 31 例临床观察[J].甘肃医药,2015,34(10):767-768.
③ 张鸿雁,等.加减二仙汤治疗肾虚肝郁型卵巢早衰闭经疗效观察[J].实用中医药杂志,2018,34(4):419-420.
④ 张丽梅,等.归肾丸加减治疗卵巢早衰肾阴虚证的临床分析[J].中国实验方剂学杂志,2016,22(11):170-173.
⑤ 祝丽娜.加减苁蓉菟丝子丸结合西药治疗闭经疗效观察[J].陕西中医,2014,35(3):264-265.

汗,舌红少苔或无苔,脉沉细数。药用熟地黄 10 克、当归 30 克、白芍 10 克、山茱萸 10 克、紫河车 10 克、枸杞子 20 克、女贞子 20 克、续断 30 克、香附 10 克、益母草 10 克等。

(2)偏肾阳虚型 症见畏寒肢冷,小便清长,夜尿频数,性欲减退,舌淡,苔薄白,脉沉细而无力。药用仙茅 10 克、淫羊藿 10 克、巴戟 10 克、肉苁蓉 10 克、女贞子 20 克、枸杞子 20 克、沙苑子 20 克、菟丝子 20 克、香附 10 克、益母草 10 克等。

(3)肾虚痰湿型 药用鹿角霜 10 克、生黄芪 30 克、当归 30 克、白术 15~30 克、枳壳 15 克、半夏 10 克、昆布 10 克、益母草 10 克等。许润三认为此方可消除卵巢周围痰脂,刺激卵泡突破,恢复排卵。经临床观察,一般患者先体重减轻,继之月经恢复正常。

(4)闭经实证 患者治疗后出现白带增多,乳房及小腹胀,为月经将至,可因势利导,活血通经 1 周;若不来月经仍继续调补。或有些初诊闭经患者,当前有月经来潮之势,如白带较多,乳房胀,小腹坠胀,脉滑或 B 超示子宫内膜增厚,可先用活血通经之品,月经来潮后再辨证治疗。方用瓜蒌根散加味:桂枝 10 克、桃仁 10 克、䗪虫 10 克、赤白芍各 10 克、天花粉 10 克、牛膝 10 克、丹参 30 克。

临床观察:许润三以上方辨证治疗 1 例闭经患者,疗效满意。[1]

5. 气血亏虚证 症见经期延长,出血量少而色淡,心悸失眠,神疲乏力,面色苍白或萎黄,有血虚之象。

(1)人参养荣汤加减 人参 30 克、当归 30 克、陈皮 30 克、黄芪 30 克、白术 30 克、桂心 30 克、炙甘草 30 克、白芍 15 克、熟地黄 15 克、远志 15 克、五味子 20 克、茯苓 20、生姜 3 片、枣 2 枚。随症加减:如血虚阴亏、潮热盗汗,加女贞子 12 克、墨旱莲 10 克、何首乌 10 克以养阴清热。每

日 1 剂(双煎),每日 2 次。临床观察:韩梅以上方加减治疗 36 例闭经气血亏虚证患者。结果:痊愈 34 例,占 94.4%;显效 2 例。总有效率 100%。[2]

(2)归脾汤加味 生黄芪 15 克、白术 10 克、党参 12 克、当归 10 克、茯苓 10 克、炙远志 6 克、广木香 6 克、炙甘草 6 克、红枣 6 枚、酸枣仁 10 克、生姜 2 片、菟丝子 10 克、茺蔚子 10 克、郁金 10 克、红花 5 克、柴胡 6 克、制香附 10 克、淮山药 30 克。随症加减:肾阳虚者,加鹿角片(先煎)10 克、巴戟天 10 克、桂枝 6 克、制附子 6 克;肾阴虚者,加龟甲(先煎)20 克、枸杞子 12 克、桑椹子 10 克、生地黄 30 克;偏气滞血瘀者,加三棱 10 克、莪术 10 克、枳壳 6 克;痰湿内阻者,加陈皮 6 克、姜半夏 10 克、制南星 10 克;兼热者,加牡丹皮 10 克、黄芩 10 克。每日 1 剂,水煎早晚分 2 次服。临床观察:施燕以上方加减治疗 63 例闭经气血亏虚证患者。结果:治愈 31 例,有效 27 例,无效 5 例,总有效率 92.1%。[3]

6. 蔡小苏分 3 期

(1)卵泡期 治宜育肾通络。药用路路通、留行子、青陈皮、降香片、公丁香、淫羊藿、巴戟天、苁蓉、石楠叶。

(2)中期至经前期(相当于黄体期) 治宜育肾培元。药用龟鹿二仙(龟甲、鹿角霜、仙茅、淫羊藿)、女贞子、桑椹子、生熟地黄。

(3)月经期 方用四物汤,调理冲任。

在整个治疗过程中皆用茯苓健脾和中以养后天。如此中药周期疗法,序贯通调,充分体现了闭则不尚攻伐的治疗准则。[4]

7. 王琪等分 4 期

(1)经前期 治宜补气养血、活血调经,助以引血下行,促进月经来潮。方用四物汤加党参、白术、牛膝、益母草。

(2)月经期 治宜养血活血,使血海充盈而溢。方用四物汤加首乌、鸡血藤、牛膝、莪术。

① 辛茜庭,等.许润三治疗闭经的经验[J].北京中医药,2010,29(2):94-96.
② 韩梅.人参养荣汤加减治疗血虚型月经后期 36 例[J].黑龙江中医药,2006(4):22.
③ 施燕.归脾汤加减治疗功能性继发闭经 63 例[J].江苏中医药,2004,25(6):34.
④ 赵宪先.蔡小苏治疗闭经之思路[J].现代医药卫生,2004,20(18):1898-1899.

（3）经间期　治宜补阳活血理气,促进卵泡成熟及排卵。方用四物汤加芜蔚子、紫石英。随症加减:若阳虚为主,加二仙丹温肾阳;阴虚为主,加山茱萸、续断、菟丝子滋肾阴。

（4）经后期　治宜滋肾健脾,使精血充实,为月经来潮准备物质基础(为卵泡的正常发育提供物质条件)。方用四物汤加党参、白术、菟丝子、五味子、首乌、枸杞。

临床观察:王琪等以上方辨证加减治疗68例虚型闭经患者。结果:显效45例,有效15例,无效8例(有4例为人工流产术后引发之闭经,用药半年以上未见效)。显效率为66.2%,有效率为88.8%。①

8.气滞血瘀证　症见精神抑郁,烦躁易怒,乳房胀痛,胸胁满闷,或食少便溏,舌边紫暗或有瘀点,脉沉弦或沉涩。方用血府逐瘀汤加减:当归10克、川芎10克、桃仁10克、红花10克、生地黄15克、赤芍15克、牛膝15克、益母草15克、刘寄奴15克、丹参10克、枳壳10克。每日1剂,水煎分早晚服。临床观察:林菜花以上方治疗140例闭经气滞血瘀证患者。结果:痊愈78例,好转45例,无效17例。有效率87.8%。②

经 验 方

1.加减二仙汤　淫羊藿20克、仙茅20克、当归15克、丹参15克、柴胡10克、炙甘草10克、菟丝子30克。随症加减:寒湿,加细辛3克;湿热,加苍术10克、薏苡仁30克、木通10克;痰瘀,加白芥子10克、僵蚕15克。每日1剂,加水500毫升,煎至300毫升,分早中晚3次温服。3个月为1个疗程,治疗1个疗程。张鸿雁等将75例肾虚肝郁型卵巢早衰闭经患者随机分为观察组38例与对照组37例。观察组采用上方加减治疗,对照组采用六味地黄丸联合逍遥丸治疗。比较两组治

疗效果。结果:治疗后血清激素各项指标水平观察组优于对照组(P<0.05);治疗有效率和月经复潮率观察组均高于对照组(均P<0.05);中医证候积分观察组低于对照组(P<0.05);总有效率观察组为97.37%,对照组为75.68%。③

2.化脂调经方(蔡氏妇科流派经验方)　全当归10克、川芎6克、苍术5克、制香附10克、云茯苓12克、制南星6克、焦枳壳5克、白芥子3克、青陈皮各5克、生山楂15克。随症加减:痰涎多而欲呕者,加姜半夏;经前头晕如蒙,或语无伦次,或情绪异常者加石菖蒲、郁金;大便不通者,枳壳易枳实,或加全瓜蒌;经闭不行者,加牛膝、泽兰叶;痰湿壅滞、络道阻塞者,加皂角刺、路路通、甲片、王不留行子等。理气化痰,化脂调经。适用于因痰湿阻滞而引起的月经失调,或经量减少,甚至闭经;体形逐渐肥胖;喉间多痰,肢体倦怠,带下黏稠,胸闷脘胀,或不孕者,苔多白腻,或薄腻,脉弦滑,或濡,或缓者。④

3.理血通经汤(罗元恺经验方)　吴茱萸60克、赤芍60克、三棱30克、莪术30克、红花30克、苏木30克、桃仁30克、续断60克、益母草30克、党参45克、香附45克。上药共研细末,每次服12克,用熟地黄30克、麦冬15克煎汤送服,每日2次。行气散瘀,活血通经。适用于气滞血瘀所致闭经,症见月经数月不行,精神抑郁,烦躁易怒,胸胁胀满,小腹胀满或拒按,舌质紫暗或有瘀点,脉沉弦或沉涩。⑤

4.益肾填精活血汤联合耳穴压豆疗法　熟地黄15克、丹参15克、五味子15克、山茱萸15克、当归15克、菟丝子15克、柴胡10克、山药10克、枸杞子10克、川芎10克、赤芍10克、香附10克、川牛膝10克。随症加减:若患者小腹酸痛,可加鸡血藤15克、杜仲15克;若患者血虚,可加阿胶15克;若患者气短乏力,可加党参15克、黄芪10克;若患者咽痛、口干的症状,可加北沙参15克、

① 王琪,等.四物汤调节月经周期治疗虚性闭经68例分析[J].黑龙江中医药,2004(1):26-27.
② 林菜花.加减血府逐瘀汤治疗闭经140例[J].福建医药杂志,1998,20(6):153-154.
③ 张鸿雁,等.加减二仙汤治疗肾虚肝郁型卵巢早衰闭经疗效观察[J].实用中医药杂志,2018,34(4):419-420.
④ 黄素英.海派中医流派传承系列海派中医蔡氏妇科[M].上海:上海科学技术出版社,2018:243.
⑤ 张丰强,等.首批国家级名老中医效验秘方[M].北京:中国医药科技出版社,2017:196-197.

天花粉 15 克。每日 1 剂,水煎 400 毫升,分早晚 2 次服用。于每次月经后开始用药,月经来潮时停药,共用药 3 个月。进行耳穴压豆治疗的方法是将王不留行敷贴贴于患者一侧的神门、交感、皮质下、内分泌、肾、内生殖器等耳穴,告知其用手按压王不留行敷贴,每个穴位按压 30 秒(以感到微痛、发热为宜),每日 3 次,连续治疗 3 天后,改为按压另一侧的上述耳穴(按压方法同上),共治疗 3 个月。刘召侠将 130 例人工流产术后闭经患者随机分为对照组 60 例与试验组 70 例。试验组采用上述方法治疗,对照组采用炔雌醇环丙孕酮片治疗。结果:治疗组总有效率为 95.71%,对照组总有效率为 73.33%。①

5. 五子衍宗丸加味　菟丝子 15 克、女贞子 15 克、覆盆子 10 克、车前子 10 克、五味子 10 克、当归 10 克、黄芪 20 克、鸡血藤 15 克、巴戟天 15 克。随症加减:肝肾阴虚者,加用六味地黄汤;脾肾阳虚者,酌加温阳健脾之品紫石英、肉桂、鹿角霜、党参、白术等;偏于痰湿者,加用陈皮、半夏、苍术、茯苓等。每日 1 剂,水煎取汁 300 毫克,分早晚 2 次温服,3 个月为 1 个疗程。刘艳梅等以上方加减治疗 52 例卵巢早衰性闭经患者。结果:痊愈 36 例,有效 14 例,无效 2 例,总有效率为 96.15%。注意事项:服药期间,忌食生冷辛辣之品,保持心情愉快。②

6. 膈下逐瘀汤　五灵脂 10 克、牡丹皮 6 克、川芎 10 克、醋炙香附 10 克、当归 10 克、延胡索 10 克、桃仁 10 克、赤芍 15 克、乌药 10 克、川红花 10 克、炒枳壳 10 克、生甘草 6 克、佛手片 10 克、川楝子 10 克。水煎服,服用 1 个月为 1 个疗程,共治疗 2~3 个疗程。迟春梅以上方治疗 76 例气郁血滞型闭经患者。结果:治愈 56 例,有效 11 例,无效 9 例。治愈率为 73.7%,有效率为 88.2%。③

7. 加味左归丸　熟地黄 15 克、淮山药 15 克、山茱萸 10 克、枸杞子 15 克、菟丝子 15 克、川牛膝

20 克、鹿角胶 10 克、炙龟甲 10 克、阿胶 6 克、女贞子 15 克、当归 15 克、柴胡 10 克。随症加减:面色萎黄,乏力,脉细者,加黄芪 15 克、党参 15 克;胸胁胀闷,脉弦者,加制香附 15 克、广郁金 15 克;不欲纳食者,加山楂 15 克、六神曲 15 克、茯苓 15 克。每日 1 剂,水煎服,餐前服用。3 个月为 1 个疗程。万陆淑将 97 例卵巢早衰继发性闭经患者随机分为观察组 49 例与对照组 48 例。对照组采用雌激素替代疗法,观察组在此基础上联合加味左归丸加减。对比两组疗效、症状改善及不良反应。结果:有效率观察组为 95.9%,对照组为 71.7%,观察组在疗效方面优于对照组(P < 0.05);药物不良反应发生率观察组为 6.12%,对照组为 31.25%,观察组在用药安全性方面优于对照组(P < 0.05)。④

8. 桃红四物汤加减　菟丝子 20 克、紫石英 15 克、枸杞子 15 克、生地黄 15 克、山药 12 克、川牛膝 12 克、白芍 12 克、当归 12 克、山茱萸 12 克、杜仲 12 克、川芎 10 克、茯苓 10 克、香附 10 克、桃仁 3 克、红花 3 克。随症加减:脾胃、气血虚弱患者,加白术、人参;肾虚患者,加女贞子、墨旱莲;肾阳虚患者,加仙茅、淫羊藿。每日 1 剂,水煎,分 2 次服用,1 个月为 1 个疗程。孙国华将 84 例闭经患者随机分为研究组与对照组各 42 例。对照组采用常规西药治疗,研究组采用桃红四物汤加减治疗。对比观察两组患者临床效果。结果:研究组总有效率为 95.24%,对照组为 78.57%,研究组临床疗效明显优于对照组,差异有统计学意义(P < 0.05)。⑤

9. 补肾活血汤　熟地黄 12 克、黄精 12 克、山药 12 克、补骨脂 12 克、淫羊藿 15 克、女贞子 9 克、丹参 9 克、红花 9 克、山茱萸 6 克、巴戟天 6 克、香附 6 克、肉桂 3 克。每日 1 剂,水煎 2 次服用,3 个月为 1 个疗程,共治疗 2 个疗程。王秀萍将 136 例继发性闭经患者随机分为对照组与治疗

① 刘召侠.益肾填精活血汤联合耳穴压豆疗法治疗人工流产术后闭经的效果分析[J].当代医药论丛,2017,15(22):99-100.
② 刘艳梅,等.五子衍宗丸加减治疗卵巢早衰性闭经 52 例[J].中国实用医药,2017,12(1):141-142.
③ 迟春梅.膈下逐瘀汤加减治疗气郁血滞型闭经的临床疗效观察[J].中医临床研究,2017,9(27):11-13.
④ 万陆淑.加味左归丸联合雌激素替代疗法治疗卵巢早衰继发性闭经的临床观察[J].甘肃医药,2017,36(11):951-952.
⑤ 孙国华.桃红四物汤加减治疗 42 例闭经的临床体会[J].中外医学研究,2016,14(16):122-123.

组各 68 例。对照组所有患者口服黄体酮胶丸,治疗组按上述方法服用补肾活血汤。结果:总有效率治疗组为 97.1%,对照组为 76.5%。[1]

10. 安奠二天汤 熟地黄 30 克、山药 15 克、山茱萸 15 克、枸杞子 15 克、党参 15 克、炒白术 15 克、炙甘草 6 克、炒扁豆 15 克。随症加减:乳胀、心烦、口苦者,加柴胡 10 克、炒白芍 15 克、炒香附 15 克、炒栀子 10 克、黄芩 15 克;腰酸者,加续断 15 克、金毛狗脊 15 克、杜仲 20 克;舌红苔少,五心烦热者,加黄柏 10 克、知母 10 克、地骨皮 15 克;平时畏寒小腹冰冷,加肉桂 6 克、炮姜 10 克、淫羊藿 15 克;腹胀者,加乌药 15 克、厚朴 10 克;舌紫暗或有瘀斑者,加丹参 10 克、泽兰 12 克;形体肥胖者,加清半夏 10 克、茯苓 10 克、陈皮 6 克、胆南星 12 克、石菖蒲 12 克;每个疗程中在服汤剂的最后 5 天,加桃仁 12 克、红花 10 克、川芎 10 克、当归 20 克、路路通 10 克、川牛膝 15 克、香附 15 克、益母草 15 克。每日 1 剂,水煎早晚分服。张冬梅将 112 例继发性闭经患者随机分成治疗组与对照组各 56 例。治疗组服安奠二天汤联合雌孕激素人工周期治疗,治疗 3 个疗程;对照组仅采用雌孕激素人工周期疗法,治疗 3 个疗程。两组停药 3 个月后观察疗效。结果:治疗组治愈 36 例,好转 14 例,无效 6 例,治愈率为 64.29%,总有效率为 89.29%;对照组治愈 22 例,好转 19 例,无效 15 例,治愈率为 39.29%,总有效率为 73.21%。两组差异有统计学意义($P < 0.05$)。两组患者在治疗期间均未发现不良反应。[2]

11. 补肾活血通经方(丁启后经验方) 熟地黄 15 克、山药 15 克、山茱萸 12 克、枸杞子 15 克、菟丝子 15 克、巴戟天 15 克、当归 15 克、川芎 15 克、北柴胡 15 克、香附 15 克、刘寄奴 15 克、月季花 10 克、桃仁 12 克、怀牛膝 15 克。随症加减:如神疲倦怠明显,加黄芪、党参;夜尿增多,加补骨脂、益智仁;纳少便溏,加砂仁、法半夏、茯苓;

头晕耳鸣,加钩藤、石决明等。补益肾气,养血疏肝,活血通经。适用于肾气虚损、肝郁血瘀所致的闭经,症见初潮常退后延迟,经量不多,经色淡暗,或经少渐至闭经,心情抑郁,面长暗斑,或胸胁乳房胀痛,带下清稀,腰膝酸软,疲乏无力,或畏寒肢冷,小便清长,口淡无味,舌胖暗,苔白,脉沉细弦。[3]

12. 益气温阳通经汤(丁启后经验方) 黄芪 15 克、党参 15 克、炒白术 12 克、陈皮 12 克、升麻 6 克、柴胡 6 克、砂仁 12 克、半夏 12 克、当归 12 克、川芎 12 克、赤芍 15 克、桂枝 10 克、吴茱萸 10 克、鸡血藤 15 克、川牛膝 10 克、莪术 15 克、干姜 12 克、炙甘草 6 克。随症加减:如食后腹胀明显,加木香、枳壳;大便不实,加神曲、鸡内金;带下量多,加苍术、茯苓;瘀滞较重,加桃仁、红花等。健脾升阳,温经散寒,活血通经。适用于脾气虚弱、寒凝血瘀所致闭经,症见神疲乏力,纳谷不香,食后腹胀,畏寒肢冷,小腹冷痛,带下色白,清稀无臭,舌胖暗有齿印,脉迟缓。[4]

13. 姚寓晨经验方 ① 三紫调心汤:紫石英 30 克、紫丹参 30 克、紫参 12 克、琥珀末 3 克、淮小麦 30 克、合欢花 15 克、柏子仁 10 克、广郁金 12 克、卷柏 10 克。宁心安神,活血调经。适用于精神因素所致的闭经,月经涩少。② 四花通瘀煎:凌霄花 12 克、炒赤芍 10 克、炒白芍 10 克、杜红花 12 克、川牛膝 15 克、月季花 10 克、合欢花 15 克、焦栀子 12 克、粉牡丹皮 6 克、琥珀末(冲服)3 克。清营活血,散瘀调经。适用于血瘀营热闭经。[5]

14. 八珍益母丸 人参 10 克、炒白术 10 克、茯苓 10 克、川芎 10 克、炒白芍 10 克、当归 20 克、熟地黄 20 克、益母草 30 克、炙甘草 6 克。随症加减:气虚较著者,加黄芪 30 克;血虚较著者,加紫河车粉 3 克;失眠多梦者,加五味子 10 克、夜交藤 12 克。每日 1 剂,水煎分 2 次服。张引儒以上方加减治疗 42 例气血虚弱型闭经患者,总有效

① 王秀萍.补肾活血汤对 68 例继发性闭经患者临床疗效的影响分析[J].中医临床研究,2016,8(18):65-66.
② 张冬梅.安奠二天汤联合雌孕激素治疗继发性闭经 56 例[J].中外医学研究,2016,14(34):10-12.
③～④ 丁丽仙.丁启后妇科经验[M].北京:中国中医药出版社,2014:192-194.
⑤ 姚石安,等.现代名老中医珍本丛刊:姚寓晨妇科证治选萃[M].北京:人民军医出版社,2014:134-135.

率为 90.47%。①

15. 调经汤　当归 15 克、桃仁 15 克、三棱 15 克、莪术 15 克、柴胡 10 克、木香 10 克、延胡索 15 克、香附 10 克、郁金 15 克、川楝子 10 克、牡丹皮 15 克、怀牛膝 15 克、桂枝 10 克、薄荷 10 克、路路通 15 克、山楂 15 克、续断 15 克、黄芪 30 克、甘草 6 克。随症加减：瘀阻甚者，加丹参 15 克、红花 10 克、川芎 15 克、赤芍 15 克；气滞甚者，加青皮 10 克、乌药 10 克；气虚甚者，加白术 15 克、太子参 15 克；肝肾亏虚者，加枸杞子 10 克、女贞子 15 克、杜仲 15 克；寒凝血瘀者，加菟丝子 10 克、小茴香 10 克。每日 1 剂，水煎服。周丽琼以上方加减治疗 96 例闭经患者。结果：治愈 68 例，好转 23 例，无效 5 例，总有效率 94.7%。注意事项：忌酸冷。②

16. 温肾通经汤　续断 20 克、巴戟天 20 克、补骨脂 10 克、杜仲 10 克、丹参 10 克、香附 10 克、肉桂 6 克、当归 10 克、川芎 10 克、白芍 10 克、鸡血藤 15 克、红花 12 克、甘草 6 克、土鳖虫 10 克、莪术 10 克、益母草 15 克、刘寄奴 10 克。随症加减：气滞血瘀型（烦躁易怒，乳房胀痛），加逍遥合剂（当归、白芍、柴胡、茯苓、白术、甘草、薄荷、大枣等）；气血虚弱型（失眠多梦，神疲乏力），加补中益气丸；肾气虚亏型（腰膝酸软、乏力，头晕耳鸣），加三胶扶正合剂（人参、黄芪、白术、阿胶、龟板胶、鹿角胶、枸杞、茯苓等）；痰湿阻滞型（身体肥胖，胸闷，腰酸浮肿，带下量多），加苍附导痰丸（苍术 12 克、香附 15 克、陈皮 12 克、半夏 12 克、茯苓 12 克、神曲 15 克、胆南星 12 克、枳壳 12 克）。疗程 10 天～1 个月，1 个月后统计结果，治疗期间停用其他药物。蒋庆科等以上方加减治疗 60 例闭经患者。结果：治愈 54 例，占 90%；好转 5 例，占 8.3%；无效 1 例，占 1.7%。③

17. 补阳还五汤加减　黄芪 80 克、当归尾 10 克、赤芍 10 克、桃仁 10 克、红花 10 克、地龙 12

克。随症加减：大便秘结，加生大黄（后下）10 克；神疲肢倦、体型较胖，加苍术 9 克、茯苓 30 克；带下色黄，少腹灼热，加牡丹皮 15 克、栀子 9 克；如停经超过 10 个月，加三棱 9 克、莪术 9 克。每日 1 剂，水煎取汁 300 毫克，早晚 2 次分服。30 天为 1 个疗程。宁秀艳以上方加减治疗 59 例继发子宫性闭经患者。结果：治愈 17 例，好转 34 例，未愈 8 例，总有效率 86.44%。④

18. 四二五合方（刘奉五经验方）　当归 9 克、白芍 9 克、川芎 3 克、熟地黄 12 克、覆盆子 9 克、菟丝子 9 克、五味子 9 克、车前子 9 克、枸杞子 15 克、牛膝 12 克、仙茅 9 克、淫羊藿 12 克。每日 1 剂，水煎服。养血益阴，补肾生精。适用于血虚肾亏所引起的闭经，症见闭经，精神疲惫，腋毛及阴毛脱落，生殖器官萎缩，性欲减退，阴道分泌物减少及乳房萎缩，舌苔薄白，脉沉细。本方亦可用于治疗产后大出血所引起的席汉综合征。张焱等将 64 例流产后闭经患者随机分为治疗组 43 例和对照组 21 例。治疗组给予四二五合方治疗，对照组给予西医人工周期治疗。两组均以 3 个月为 1 个疗程，疗程结束后观察疗效。结果：治愈率治疗组为 72.09%，对照组为 23.81%，两组比较有显著性差异（P＜0.05）。四二五合方治疗流产后闭经具有明显优势。⑤

19. 益经汤　熟地黄 15 克、白芍 12 克、当归 15 克、党参 12 克、白术 10 克、山药 12～15 克、沙参 10 克、牡丹皮 6 克、炒酸枣仁 10 克、柴胡 6 克、杜仲 10 克。随症加减：气虚重者，加黄芪 15 克、党参 12 克；肾虚腰痛者，加菟丝子 12 克、山茱萸 12 克、枸杞子 10 克；气滞者，加柴胡 10 克、香附 12 克；兼血瘀者，加鸡血藤 15 克、川牛膝 6 克、红花 10 克。每日 1 剂，水煎，分 2 次服，1 个月为 1 个疗程。张秀梅以上方加减治疗 34 例虚性闭经患者。结果：治愈 18 例（53%），好转 12 例（35.3%），

① 张引儒.八珍益母丸加减治疗气血虚弱型闭经 42 例[J].内蒙古中医药,2014,33(24):10.
② 周丽琼.调经汤治疗闭经 96 例[J].实用中医药杂志,2013,29(12):1007.
③ 蒋庆科,等.温肾通经汤加减治疗闭经 60 例[J].实用中医药杂志 2011,27(12):829.
④ 宁秀艳.补阳还五辨证加减治疗继发子宫性闭经疗效观察[J].河北中医,2011,33(7):1018-1019.
⑤ 张焱,等.四二五合方治疗流产后继发性闭经的临床观察[J].北京中医药,2008,27(10):804-805.

无效 4 例(11.7%),总有效率 88.3%。①

20.益香调经汤　益母草 30 克、急性子 15 克、制香附 20 克、当归 15 克、赤芍 15 克、川芎 10 克、丹参 15 克、红花 10 克、桃仁 10 克、泽兰叶 10 克、白术 12 克、菟丝子 15 克、杜仲 15 克、枸杞子 15 克、甘草 6 克。随症加减:若经闭日久,气血亏虚,症见头昏心悸、神疲乏力、面色不华、唇舌色淡、脉细弱者,加党参 15 克、黄芪 15 克、阿胶 15 克,酌减益母草、香附用量,去桃仁、红花、泽兰叶;若患者痰浊壅盛,症见形体肥胖、胸闷脘痞、舌体胖嫩、苔白滑腻、脉滑者,加苍术 15 克、砂仁 6 克、法半夏 12 克以燥湿健脾、启宫化痰。上方常规中药煎法,2 日 1 剂,每日 3 次,每次 200 毫升,1 个月为 1 个疗程。杨长春等以上方加减治疗 60 例继发性闭经患者。结果:服药 1 个疗程治愈 38 例(63%),显效 18 例(30%),无效 4 例(7%)。总有效率 93%。②

21.信通丹贴脐　鹿茸 6 克、巴戟天 30 克、肉苁蓉 30 克、紫河车 30 克、熟地黄 30 克、益母草 30 克、黄芪 40 克、当归 30 克、人参 30 克、山楂 30 克、鸡内金 30 克、香附 30 克。上药共为细末,瓶装备用。临用时取药末 10 克,以酒调和成团,纳入脐中,外盖纱布,胶布固定,3 天换药 1 次,10 次为 1 个疗程,10 个疗程后统计疗效。庞保珍等以上方治疗 122 例闭经患者。结果:痊愈 74 例,显效 30 例,有效 10 例,无效 8 例,总有效率 93.44%。③

22.通经五物汤(彭静山经验方)　当归 15 克、川芎 15 克、僵蚕 20 克、丹参 25 克、五灵脂 15 克。养血活血调经。适用于血虚、血瘀经闭,症见月经不行,面色萎黄,神疲乏力,纳呆,或小腹疼痛拒按,旁连胁痛,胃脘闷胀,兼有白带者。④

23.朱良春经验方　生半夏 30 克、生山楂 30

克、刘寄奴 20 克、鸡内金 20 克、当归 15 克、生白芍 15 克、熟地黄 15 克、炒白芥子 15 克、川芎 10 克、生姜 10 克。每日 1 剂,水煎服。温化痰湿,祛瘀通经。适用于闭经证属寒痰瘀血胶结者,症见闭经,喜食辛辣,体肥多脂,四肢不温,纳差便溏,白带量多,舌胖大,苔白腻,脉濡缓。⑤

24.益肾通经汤(夏桂成经验方)　柏子仁 10 克、丹参 10 克、熟地黄 10 克、川续断 10 克、泽兰叶 10 克、川牛膝 10 克、炒当归 10 克、赤芍 10 克、白芍 10 克、茺蔚子 15 克、生茜草 15 克、炙鳖甲(先煎)9 克、山楂 10 克。每日 1 剂,水煎服。补肾宁心,活血通经。适用于肾虚性闭经,症见闭经较久,或青春期月经失调渐致闭经,或转变环境,或用脑过度、紧张所致闭经,形体清瘦,头晕心悸,腰膝酸软,夜寐多梦,或胸闷心烦,带下甚少,舌红少苔,或苔有裂纹,脉细弦带数。赵瑞以上方治疗 32 例人流术后闭经患者,见效后继续调治 1～3 个月。结果:治愈 18 例,占 53.3%;好转 9 例,占 28.1%;无效 5 例,占 15.6%。总有效率 84.4%。⑥

25.陈大年经验方　① 开二汤:姜半夏 4.5 克、陈皮 6 克、茯苓 12 克、苍术 6 克、香附 9 克、川芎 9 克、青皮 6 克、莪术 6 克、槟榔 6 克、生姜 3 片、木香 6 克、生甘草 6 克。蠲化痰浊,调气和络。适用于痰湿阻于胞宫闭经。② 柏兰汤:柏子仁 9 克、泽兰 9 克、卷柏 6 克、牛膝 9 克、川续断 9 克、熟地黄 9 克、当归 9 克、白芍 10 克、炙甘草 6 克。交通心肾,养血调经。适用于因心肝火旺、心气不得下通所致之闭经,症见经闭不行、心烦不寐、大便秘结、小溲短赤、舌红、脉细数等。⑦

26.瓜石汤(刘奉五经验方)　瓜蒌 15 克、石斛 12 克、玄参 9 克、麦冬 9 克、车前子 9 克、生地黄 12 克、瞿麦 12 克、益母草 12 克、牛膝 12 克、马

① 张秀梅,和岚.益经汤加减治疗虚性闭经 34 例体会[J].浙江中医药大学学报,2007,31(5):585-587.
② 杨长春,等.益香调经汤治疗继发性闭经 60 例总结[J].四川中医,2005,23(9):84.
③ 庞保珍,等.信通丹贴脐治疗闭经 122 例[J].中医外治杂志,2004,13(4):42-43.
④ 张弘.名医效方 999[M].北京:中国中医药出版社,2003:336.
⑤ 邱志济,等.朱良春融各家之长治疗闭经经验选析——著名老中医学家朱良春教授临床经验(34)[J].辽宁中医杂志,2002,29(10):583-584.
⑥ 赵瑞.益肾通经汤加减治疗人流术后闭经 32 例[J].南京中医药大学学报,1995,11(5):54.
⑦ 施杞.上海历代名医医技集成[M].上海:学林出版社,1994:649-650.

尾连 6 克。随症加减：胃热者，加黄芩、枇杷叶、大黄、生石膏；肝热者，加龙胆草、栀子、竹茹，或芦荟、木通、桑叶、菊花；血热者，加墨旱莲、藕节、白茅根；气滞者，加柴胡、川楝子、枳壳、木香；血瘀者，加泽兰、红花、川芎、赤芍、桃仁；阴虚者，加沙参、枸杞子、白芍。养阴润燥，宽胸和胃，活血通经。适用于阴虚胃热、血枯经闭，以及同证型的其他病种。①

27. 桂仙汤（裘笑梅经验方） 淫羊藿 15 克、仙茅 9 克、肉桂末（吞）1.5 克、肉苁蓉 9 克、巴戟天 9 克、紫石英 15 克。随症加减：若肝郁气滞，加香附、小茴、延胡索、木香；血虚，加当归、丹参；肾虚腰酸，加金毛狗脊、续断、菟丝子。温阳暖宫，填精益肾。适用于肾阳不足、子宫虚寒之闭经、不孕症等。②

单　方

益母草　组成：益母草 20 克。用法用量：每日 1 剂，水煎，300 毫升分 3 次服用，且于饭后 1 小时服用，直到月经到来停止服用，月经规律期的前 1 周开始服用，共服用 3 个月经周期。临床应用：何宝玲选取 18 例继发性闭经患者，以上法治疗，其中完全治愈 15 例，好转 2 例，未治愈 1 例，总有效率 90%。③

中　成　药

1. 安坤种子丸　组成：菟丝子、淫羊藿、当归、白芍等（甘肃省中医院院内制剂，甘 11012097）。功效：滋阴补肾，化瘀生精，温阳化气。临床应用：刘迎萍等将 62 例卵巢储备功能下降闭经患者随机分为治疗组和对照组各 31 例。对照组服戊酸雌二醇、黄体酮胶囊，治疗组在对照组基础上加服安坤种子丸。观察 FSH、LH、E_2、抗缪勒管激素（AMH）变化及伴随症状改善、停药后月经恢复等情况。结果：两组 FSH 均降低（$P<0.05$）；E_2、AMH 升高，治疗组优于对照组（$P<0.05$）；LH 呈下降趋势，变化小，两组对比差异无明显统计学意义（$P>0.05$）；症状改善、停药后月经恢复情况治疗组较对照组明显好转。治疗后 3 个月，即患者停药后 3 个月，对照组中有 17 例患者月经周期恢复，存在月经量少普遍症状；治疗组有 26 例月经周期正常，经量较闭经前增多，不适症状轻微，与对照组相比，停药后改善月经有明显优势。月经恢复的总有效率对照组为 54.83%；治疗组 83.87%。④

2. 逍遥通经胶囊　组成：柴胡 12 克、香附 10 克、熟地黄 20 克、当归 12 克、白芍 12 克、川芎 10 克、皂角刺 10 克、茯苓 15 克、淫羊藿 12 克、川楝子 12 克、女贞子 12 克、龟甲 12 克、甘草 10 克。制备方法：粉碎成细粉，过筛，混匀，煎液泛丸，干燥，即得。用法用量：每次 0.12 克，每日 2 次。临床应用：张卉等将 145 例青春期继发性闭经患者随机分为观察组 100 例与对照组 45 例。观察组给予自拟逍遥通经胶囊治疗。对照组给予常规西药治疗，用雌、孕激素人工周期疗法，每晚睡前服己烯雌酚 1 毫克，连服 30 天，最后 11 天同时服甲羟孕酮每日 10 毫克，停药 1 周检查血清激素水平的变化。两组均以 3 个月经周期为 1 个疗程。结果：观察组总有效率为 94.0%，高于对照组的 80.0%，差异有统计学意义（$P<0.05$）。⑤

3. 坤泰胶囊　组成：熟地黄、黄连、白芍、黄芩、阿胶、茯苓（贵阳新天药业有限公司生产，国药准字 Z20000083）。功效主治：健脾利湿；适用于甲亢引起的月经减少、闭经。用法用量：每次 4 粒，每日 3 次。临床应用：邹本宏选取 74 例甲亢合并月经减少、闭经的患者，随机分为观察组和对照组各 37 例。所有患者来诊后进行常规甲亢治疗，观察组给予坤泰胶囊，3 个月为 1 个疗程；

① 高益民.刘奉五老中医经验方——瓜石汤的应用[J].陕西中医，1982，3(4)：13.
② 裘笑梅.裘笑梅妇科临床经验选[M].杭州：浙江科学技术出版社，1982：187-188.
③ 何宝玲.益母草及其制剂在妇产科临床中的应用[J].北方药学，2016，13(11)：32.
④ 刘迎萍，等.安坤种子丸对卵巢储备功能下降致月经稀发患者疗效及相关激素的研究[J].中国中医药现代远程教育，2019，17(5)：106-108.
⑤ 张卉，等.自拟逍遥通经胶囊治疗青春期继发性闭经临床观察[J].临床合理用药杂志，2017，10(6A)：91-92.

对照组给予激素治疗。结果：观察组痊愈 14 例，痊愈率为 37.84%，总有效率为 91.89%；对照组痊愈 6 例，痊愈率为 16.22%，总有效率为 81.08%。观察组痊愈率与总有效率均明显高于对照组，具有统计学差异（$P < 0.05$）。[1]

4. 河车大造胶囊　组成：紫河车（人体胎盘）、熟地黄、龟甲、牛膝、黄柏、杜仲、人参、天冬、麦冬（黄山市天目药业有限公司生产）。源自明代张景岳所著《景岳全书》中古方丸剂改良成新胶囊剂。功效：滋阴清热，补肾益精。临床应用：任青玲选取 35 例卵巢早衰闭经患者，予河车大造胶囊口服 3 个月，分析其疗效并比较治疗前后激素水平的变化。结果：治愈率为 37.14%，有效率为 34.29%，总有效率为 71.43%，无 1 例妊娠；治疗后有效患者雌激素水平较服药前明显上升，经统计学分析，有显著性差异（$P < 0.05$）。[2]

5. 仙乐雄胶囊　组成：淫羊藿、熟地黄、人参、鹿茸、牛鞭、狗鞭等（芜湖市第二制药厂生产）。用法用量：每次 2 粒，每日 3 次，服至月经来潮停服，至月经干净后续服。临床应用：王璇随机选取 47 例卵巢早衰闭经患者，均予仙乐雄胶囊口服。3 个月为 1 个疗程。结果：显效 7 例，占 14.9%；有效 37 例，占 78.7%；无效 3 例，占有 6.4%。总有效率 93.6%。[3]

① 邹本宏,等.坤泰胶囊治疗甲亢引起月经减少、闭经临床观察[J].辽宁中医药大学学报,2016,18(12)：201-204.
② 任青玲,等.河车大造胶囊治疗卵巢早衰闭经 35 例临床观察[J].药学与临床研究,2008,16(4)：297-299.
③ 王璇.仙乐雄胶囊治疗卵巢早衰闭经 47 例临床观察[J].基层中药杂志,1999,13(4)：55.

多囊卵巢综合征

概　述

多囊卵巢综合征(PCOS)是以持续性无排卵、高雄激素或胰岛素抵抗为特征的内分泌紊乱症候群，是青春期及育龄期女性最常见的一种内分泌紊乱性疾病，以生殖功能障碍和糖代谢异常并存为特征。

发病特征和并发症如下：(1)生殖功能障碍，临床表现为高雄激素血症、排卵障碍、多囊卵巢、促性腺激素异常等。(2)糖代谢异常，包括胰岛素抵抗、高胰岛素血症、血糖增高、肥胖、脂质代谢紊乱等。(3)远期并发症，包括子宫内膜癌、乳腺癌、糖尿病、高血压、心血管疾病。

临床表现主要由于各种内分泌代谢障碍所致，并表现出高度的异质性。临床上以卵巢功能障碍为显著标志，主要表现为月经紊乱、稀发或闭经，多毛，痤疮，黑棘皮，肥胖，不孕，双侧卵巢多囊样改变等。

妇科检查：外阴阴毛较长而浓密，可布及肛周、腹股沟及腹中线；阴道同创；子宫体大小正常或略小；双侧或单侧卵巢增大，较正常卵巢大1～3倍，呈圆形或椭圆形，但质坚韧。也有少数患者卵巢并不增大。

本病治疗后，多毛、肥胖等症状得到改善，排卵性月经恢复，育龄期妇女得以受孕并通过积极的保胎治疗完成妊娠。但复发率高，难以根治。

依据其表现本病多属中医"月经后期""闭经""崩漏""癥瘕""不孕症"等范畴。内在为肝脾肾三脏功能失调，以痰湿为主，且二者互为因果作用于机体而致病，故临床以虚实夹杂证多见。辨治分青春期和育龄期两阶段。青春期重在调经，以调畅月经为先，恢复周期为根本；育龄期以助孕为要。

辨　证　施　治

1. 痰湿型　症见经期淋沥不尽或者月经后期甚至闭经，月经量少，体胖，少汗，带下清稀，腰膝酸软，小便频数，大便黏或者大便烂，舌淡胖苔白，脉沉细或沉滑。

(1)苍附导痰丸加减　茯苓20克、薏苡仁20克、石菖蒲15克、苍术15克、当归15克、陈皮10克、半夏10克、枳实10克、胆南星10克、香附10克、甘草6克、生姜3片。随症加减：兼脾虚，加白术、党参；兼血瘀，加川芎、五灵脂等。嘱患者在月经干净后始服，每日1剂，早晚各温服1次，月经期间停药。临床观察：黄碧波将85例多囊卵巢综合征痰湿型患者随机分为研究组42例与对照组43例。两组均予西药治疗，研究组加服苍附导痰丸。结果：研究组总有效率为92.86%，高于对照组的79.07%；研究组治疗后的FSH、T、LH水平均较对照组有所改善；研究组1年内妊娠率为45.24%，而对照组为23.26%，组间差异有统计学意义($P<0.05$)。[①]

(2)加味苍附导痰汤　淫羊藿30克、仙茅15克、当归10克、川芎10克、黄芪15克、茯苓20克、炒苍术20克、炒白术20克、厚朴10克、陈皮10克、法半夏10克、香附10克、石菖蒲10克、布渣叶15克。于非月经期，加用中药包(吴茱萸30克、桂枝30克、艾叶30克、菟丝子30克、法半夏

---

① 黄碧波.苍附导痰丸加减治疗痰湿型多囊卵巢综合征导致不孕的效果探究[J].中国继续医学教育,2017,9(22)：194－196.

20 克)热敷治疗,热敷神阙、关元、气海穴,每日热敷 30 分钟,一直到月经来潮停止贴敷。临床观察:陈思暖等将 40 例肾虚痰湿型多囊卵巢综合征患者随机分为对照组 18 例与治疗组 22 例。对照组采用达英-35 治疗,治疗组在对照组基础上加用加味苍附导痰汤联合中药包热敷治疗。治疗 3 个月,观察治疗后两组临床疗效、体重指数、血清性激素水平、症状评分、卵巢体积大小及排卵情况的变化。结果:治疗后对照组有效率为 83.34%,治疗组有效率为 90.9%,治疗组有效率明显高于对照组(P<0.05);治疗后两组卵巢体积明显小于治疗前(P<0.05),且排卵率明显提高(P<0.05);与对照组治疗后比较,治疗组卵巢体积明显缩小(P<0.05),排卵率明显高于对照组(P<0.05)。①

(3) 苍附导痰汤加减　苍术 20 克、香附 20 克、茯苓 20 克、枳实 10 克、陈皮 10 克、胆南星 10 克、法半夏 10 克、白术 20 克、薏苡仁 20 克、山药 20 克、熟地黄 10 克、菟丝子 20 克、鹿角胶 20 克、当归 10 克、川芎 10 克、甘草 3 克。每日 1 剂,水煎早、晚分服。临床观察:杜妍妍选取 60 例多囊卵巢综合征痰湿阻滞患者,予苍附导痰汤加减联合达英-35 于月经第 5 天开始,连续服用 21 天,达英-35 每日 1 片,连续治疗 3 个月经周期,观察治疗前后的月经情况、中医症状、B 超下卵巢卵泡变化及性激素水平变化情况。结果:患者经治疗后中医证候、基础性激素、月经周期、经量、多囊卵巢变化均获得改善。②

2. 气滞血瘀型　症见经期延后,量小不顺,经期腹痛且拒按,或者闭经,不孕,胁肋胀痛,舌质暗紫或见瘀斑,脉沉涩者。方用膈下逐瘀汤:炒五灵脂、桃仁、当归、川芎、牡丹皮、红花、赤芍、香附、乌药、延胡索、枳壳、甘草。随症加减:症见经血色暗淡质稀,经后期血量小或闭经,面色晦暗或有斑,腰膝酸软,耳鸣耳聋,足跟痛,性欲减弱,舌淡苔薄,尺脉沉弦细,为肾虚血瘀型,上方加川续断、杜仲;症见月经量小,经期后延或闭经,带下过多,

不孕,头痛晕,胸闷,肥胖,体毛多,舌质暗胖苔厚腻,脉濡滑,为痰湿血瘀型,上方加莱菔子、薏苡仁;症见闭经,经期稀至或经期紊乱,行经量小,崩漏,不孕,体毛浓密,生痤疮,经前胸胁乳房胀痛或溢乳,便秘,苔薄且黄,脉弦洪数,为肝郁血瘀型,上方加栀子、柴胡。全部药材加入 500 毫升凉水浸泡 30 分钟后煎至 250 毫升,再次煎煮,两次药汁合于一处,分早晚 2 次口服。临床观察:姜晓琳等将 68 例多囊卵巢综合征气滞血瘀证患者随机分为观察组和常规组各 34 例。常规组予 PCOS 常规治疗,观察组加服膈下逐瘀汤化裁。结果:治疗结束时,观察组临床治愈率为 58.82%,总有效率为 97.06%,而常规组临床治愈率为 29.41%,总有效率为 76.47%。观察组临床疗效明显优于常规组(P<0.05)。③

3. 肝郁血热型　症见颜面处、前胸及后背等处痤疮,可见黑色或白色粉刺、突起样丘疹、脓疱,甚至结节、囊性包块和瘢痕疙瘩等皮肤损伤;乳房经前不适或疼痛,月经失调,色暗红或有血块,经期腹痛;胸胁胀闷不舒,灼热,性情急躁易怒,口苦或干,舌质红,苔黄稍腻;脉弦或弦数,大便结。方用丹栀逍遥散加减:牡丹皮 15 克、栀子 15 克、土当归 10 克、柴胡 10 克、云白芍(青羊参)10 克、土炒白术 15 克、白茯苓 15 克、薄荷(后下)6 克、生甘草 6 克。随症加减:油脂多,舌苔腻者,加薏苡仁 30 克、土茯苓 10 克;肝郁热盛,痤疮红肿热痛者,加黄芩 10 克、金银花 15 克、蒲公英 15 克;痤疮伴丘疹,脓点者,加夏枯草 15 克、皂刺 10 克;肺热盛者,加桑白皮 15 克、连翘 10 克、黄芩 10 克;痤疮瘙痒重者,加白鲜皮 15 克、蛇床子 15 克;气机不畅,经前期乳房胀痛不适者,加川楝子 10 克、枳壳 10 克;痛经者,加益母草 15 克、香附 10 克。每日 1 剂。临床观察:邓丽玲等将 80 例多囊卵巢综合征肝郁血热型患者随机分为研究组与对照组各 40 例。对照组予西药,研究组予丹栀逍遥散。结果:皮损疗效比较,服药 2 个月后两组患者痤疮症状

① 陈思暖,温天燕.加味苍附导痰汤合中药包热敷治疗肾虚痰湿型多囊卵巢综合征 22 例[J].中国民族民间医药,2017,26(11):98-101.
② 杜妍妍.苍附导痰汤加减联合达英-35 治疗痰湿型多囊卵巢综合征的临床研究[J].世界最新医学信息文摘,2015,15(A5):143-144.
③ 姜晓琳,张立德,等.膈下逐瘀汤对多囊卵巢综合征患者内皮功能及内分泌值的影响[J].辽宁中医杂志,2017,44(6):1178-1180.

均有明显改善。其中研究组临床治愈29例,有效9例,无效2例,总有效率95.0%;对照组临床治愈19例,有效11例,无效10例,总有效率75.0%。研究组总有效率显著优于对照组(P<0.05)。性激素水平测定对比,所有入选患者治疗前均有明显血清T升高,服药2个月后,两组血清T水平均降低,研究组降低效果明显优于对照组(P<0.05)。[1]

经 验 方

1. 滋肾清热利湿化瘀方　知母10克、山茱萸10克、丹参10克、桃仁10克、薏苡仁15克、白芥子10克、黄柏10克、玄参10克、甘草6克。每日早晚各1次,每次1包,开水冲服。梁瑞宁等将50例PCOS患者随机分为中药组与安慰组各25例。中药组采用滋肾清热利湿化瘀方颗粒剂,安慰组采用安慰颗粒剂。观察两组患者治疗3个月后自主排卵、毛发及痤疮评分、血清性激素及糖脂代谢指标变化。结果:经过3个月治疗后,共有48例患者(中药组25例,安慰组23例)完成试验。中药组发生月自主排卵率(44.00%)显著高于安慰组(17.39%,P<0.01)。中药组治疗后痤疮评分及血清睾酮(T)水平较治疗前均有降低(P<0.01),且中药组降幅大于安慰组(P<0.05)。[2]

2. 补肾调经汤　当归15克、川芎15克、熟地黄15克、白芍药15克、茯苓15克、丹参15克、菟丝子15克、黄芪15克、枸杞子(单包)10克、山药25克。每日1剂,水煎2次,分早晚服用。洪莲等将100例PCOS患者随机分为对照组和观察组各50例。两组均给予相同的西药(炔雌醇环丙孕酮片+氯米芬胶囊)调节月经及促排卵治疗,观察组同时给予补肾调经汤口服。两组均连续治疗3个月,观察两组卵巢超声影像学及预后情况。结果:观察组排卵率及妊娠率分别为82.00%、52.00%,高于对照组的64.00%、28.00%,两组比较差异有统计学意义(P<0.05);观察组总有效率为90.00%,高于对照组的74.00%,两组比较差异有统计学意义(P<0.05)。[3]

3. 黄连温胆汤合少腹逐瘀汤加减　枳实10克、姜半夏10克、党参15克、陈皮10克、茯苓15克、黄连5克、苍术10克、竹茹10克、延胡索10克、没药10克、当归10克、川芎10克、香附10克、生蒲黄10克、淫羊藿10克、五灵脂10克。每日1剂,水煎2次,分早晚饭后30分钟温服。周雨禾等将100例痰瘀互结证PCOS患者随机分为对照组和观察组各50例。所有患者给予生活方式干预,并口服枸橼酸氯米芬(CC)胶囊促排卵。对照组口服桂枝茯苓丸,每次6克,每天2次;观察组予黄连温胆汤合少腹逐瘀汤加减口服,每天1剂。两组疗程均为6个月经周期。结果:观察组临床疗效总有效率为93.62%,高于对照组的78.26%(P<0.05);观察组排卵率为75.38%,高于对照组的63.60%(P<0.01);观察组临床妊娠率23.40%,高于对照组的10.87%,但两组差异无统计学意义(P>0.05)。[4]

4. 二术二陈汤加减　苍术15克、麸炒白术15克、法半夏10克、陈皮10克、茯苓20克、甘草片5克、香附10克、川芎10克、党参片20克、石菖蒲10克、荷叶20克、枳实10克、茵陈15克、瓜蒌20克、红曲10克。每日1剂,水煎2次,分早晚2次温服。李雪娇等将140例脾虚痰湿证PCOS患者随机分为对照组和观察组各70例。两组均口服盐酸二甲双胍片,每次500毫克,每天3次。对照组口服越鞠二陈丸,每次0.5克,每天3次;观察组内服二术二陈汤加减,每日1剂。两组疗程均为24周。结果:观察组脾虚痰湿证评分低于对照组(P<0.01),卵巢体积小于对照组(P<0.01);观察组LH、T、E_2、硫酸脱氢表雄酮(DHEAS)水平均

① 邓丽玲,杨正望,等.80例丹栀逍遥散加减治疗多囊卵巢综合征高雄激素血症痤疮(肝郁血热型)的临床观察[J].中国计划生育和妇产科,2016,8(12):58-61.
② 梁瑞宁,等.滋肾清热利湿化瘀方对肾阴虚型多囊卵巢综合征患者自主排卵月经的影响[J].中国中西医结合杂志,2021,41(2):1-5.
③ 洪莲,林诗彬,等.补肾调经汤治疗对多囊卵巢综合征患者卵巢超声影像学及瘀后的影响[J].中华中医药学刊,2021,39(11):186-188.
④ 周雨禾.等.黄连温胆汤和少腹逐瘀汤加减治疗痰瘀互结证多囊卵巢综合征致排卵障碍的临床疗效[J].中国实验方剂学杂志,2021,27(16):96-101.

低于对照组(均 $P<0.01$);观察组患者 BMI 正常率为 49.23%,高于对照组的 30.30%($P<0.05$);观察组患者血脂正常率为 93.85%,高于对照组的 81.82%($P<0.05$);观察组患者血糖正常率为 96.92%,高于对照组的 86.36%($P<0.05$)。①

5. 益精补肾方 菟丝子 15 克、泽兰 15 克、桑寄生 15 克、川牛膝 15 克、川续断 15 克、枸杞子 15 克、益母草 15 克、赤芍 15 克、丹参 15 克、鸡血藤 15 克、女贞子 10 克、蒲黄 10 克、当归 10 克。每日 1 剂,水煎分 2 次服用。杜晓静等将 180 例 PCOS 患者随机分为对照组和研究组各 90 例。对照组在 PCOS 基础治疗上予以炔雌醇环丙孕酮片和二甲双胍治疗,研究组在对照组的基础上加用益精补肾方治疗。两组均治疗 3 个月经周期。结果:研究组患者治疗后其 LH、FSH、T 和血清内脂素水平较对照组明显降低,E_2 明显升高($P<0.05$);研究组患者治疗后其糖代谢指标均较治疗前明显改善($P<0.05$);研究组临床总有效率(88.89%)明显高于对照组(77.78%)($P<0.05$);研究组患者治疗后其排卵率(92.22%)和妊娠率(77.71%)均明显高于对照组的 83.33%、62.33%($P<0.05$);研究组的不良反应发生率(3.33%)较对照组(11.11%)低($P<0.05$)。②

6. 补肾调冲方 熟地黄 20 克、枸杞子 15 克、菟丝子 15 克、覆盆子 10 克、淫羊藿 10 克、肉苁蓉 10 克、巴戟天 10 克、续断 10 克、仙茅 10 克、牛膝 15 克、制何首乌 15 克、当归 12 克。每日 1 剂,水煎 2 次,分早晚饭后服用。郗玉玲等将 100 例 PCOS 患者随机分为观察组和对照组各 50 例。对照组采取炔雌醇环丙孕酮片＋来曲唑进行治疗,观察组在对照组的基础上给予补肾调冲方治疗。两组总疗程均为 6 个月经周期。结果:观察组内脂素、瘦素、睾酮、促黄体生成激素、卵泡刺激素、LH/FSH、丙二醛水平以及流产率显著低于对照组($P<0.05$);脂联素、雌二醇、超氧化物歧化酶、谷胱甘肽过氧化物酶水平,排卵率及妊娠率水平显著高于对照组($P<0.05$)。③

7. 疏肝补肾汤 熟地黄 15 克、柴胡 15 克、山药 15 克、山茱萸 10 克、当归 10 克、茯苓 10 克、牡丹皮 10 克、菟丝子 10 克、枸杞子 10 克、续断 10 克、巴戟天 10 克、制香附 10 克、川芎 10 克、白芍 10 克、肉苁蓉 15 克、甘草 3 克。每日 1 剂,水煎 2 次,分早晚温服。徐彩炎等将 96 例 PCOS 患者随机分为研究组和对照组各 48 例。对照组予枸橼酸氯米芬胶囊治疗,研究组予疏肝补肾汤与双丹养血胶囊治疗。3 个月经周期为 1 个疗程,连续 3 个疗程。结果:研究组排卵率为 77.08%,低于对照组的 81.25%,但两组差异无统计学意义($P>0.05$);研究组受孕率为 72.92%,高于对照组的 41.67%,两组差异有统计学意义($P<0.05$)。④

8. 俞氏清肝方 当归 24 克、白芍 24 克、郁金 12 克、玫瑰花 12 克、丹参 30 克、生山楂 30 克、川牛膝 15 克、枸杞子 15 克、桑椹 15 克、熟地黄 15 克、醋龟甲 6 克、黄芩 9 克、皂角刺 12 克、夏枯草 15 克、海藻 15 克、石菖蒲 15 克。每日 1 剂,早晚 2 次分服,经期停服。俞瑾等将 175 例肝经湿热型 PCOS 患者随机分为治疗组 86 例和对照组 89 例。治疗组、对照组分别给予俞氏清肝方和达英-35 药物治疗连续 3 个月,并于治疗后随访 3 个月。结果:治疗组的临床总有效率为 75.68%,显著高于对照组的 50.98%($P<0.05$);与对照组比较,治疗后治疗组患者经前乳胀症状、口干口苦、大便秘结症状减轻($P<0.05$),游离睾酮(FT)水平升高,性结合球蛋白(SHBG)及胰岛素曲线下面积(IAUC)水平降低($P<0.05$)。⑤

9. 何氏加减瓜石汤(何嘉琳经验方) 葛根

① 李雪娇,等.二术二陈汤加减对脾虚痰湿证多囊卵巢综合征患者的调理作用[J].中国实验方剂学杂志,2021,27(8):101-106.
② 杜晓静,王文立,等.益精补肾方结合二甲双胍及炔雌醇环丙孕酮片治疗多囊卵巢综合征的临床效果分析[J].中国医院药学杂志,2021,41(1):37-41.
③ 郗玉玲,邓智健,等.补肾调冲方在多囊卵巢综合征中的辅助治疗作用及机制研究[J].中国现代应用药学,2020,37(18):2249-2253.
④ 徐彩炎,翟建军,等.疏肝补肾汤联合双丹养血胶囊治疗多囊卵巢综合征对卵巢储备功能和受孕功能的影响[J].中华中医药学刊,2020,38(1):225-228.
⑤ 俞瑾,俞超芹,等.俞氏清肝方治疗肝经湿热型多囊卵巢综合征随机对照研究[J].中国中西医结合杂志,2019,39(3):282-287.

30克、石斛12克、天花粉10克、鸡内金15克、白芥子10克、川牛膝15克、五味子5克。随症加减：面部痤疮、口苦者，加黄芩、黄连；便秘口臭者，加制大黄；血虚失濡，合用四物汤；瘀血阻滞者，加丹参、泽兰、桃仁、红花。滋水育肾，养阴生津，化瘀调经。适用于多囊卵巢综合征证属真阴不足，灼液成痰，症见月经先后不定期，甚至闭经，量少色红质稠，咽中有痰，口干喜饮，或有口苦，或面部痤疮，或大便秘结，舌质红绛，苔黄腻，脉弦细滑者。①

10. 地黄丸合芎归二陈汤加减　熟地黄30克、山茱萸10克、山药15克、牡丹皮10克、泽泻10克、茯苓15克、川芎15克、当归10克、法半夏10克、陈皮10克、丹参15克、柴胡10克、香附10克。随症加减：肝肾阴虚者，加女贞子20克、墨旱莲20克；阴虚内热者，加知母10克、黄柏10克；肾阳虚者，加菟丝子15克、淫羊藿10克；脾虚湿浊者，加白术15克、苍术12克。每日1剂，煎煮2次，混合药液至400毫升，每次200毫升，分早晚2次温服。刘玉兰等将120例肾虚血瘀型多囊卵巢综合征高雄激素血症患者随机分为对照组与观察组各60例。对照组口服炔雌醇环丙孕酮片，从月经第5天开始服用，每日1次，连续服用21天，停药，待月经来潮。观察组采用地黄丸合芎归二陈汤加减治疗。两组疗程均为3个月经周期。结果：观察组月经恢复率为86.67%，高于对照组的68.33%；观察组患者排卵恢复率为78.33%，高于对照组的56.67%（$P<0.05$）；观察组BBT双相率为80%，高于对照组的60%（$P<0.05$）。②

11. 补肾健脾汤　党参20克、茯苓15克、白术15克、当归15克、熟地黄20克、肉苁蓉15克、淫羊藿15克、鹿角霜10克、枸杞子15克、青皮5克、陈皮10克、炙甘草6克、白芥子10克。用水熬制，取300毫升药汁于早晚口服。王晓聪等将

70例多囊卵巢综合征患者随机分为观察组与对照组各35例。对照组患者使用西药治疗，观察组患者在对照组的基础上加用补肾健脾汤治疗。结果：观察组治疗总有效率为97.14%，对照组治疗总有效率为80.00%，组间比较，差异显著（$P<0.05$）。③

12. 加味补中益气汤1　人参10克、黄芪10克、白术30克、甘草6克、当归10克、升麻3克、柴胡3克、陈皮10克、茯苓15克、半夏10克。每日1剂，水煎服。李成刚等以上方治疗40例肥胖型多囊卵巢综合征患者。结果：治疗后临床症状改善情况，痊愈5例（12.5%），显效12例（30%），有效18例（45%），无效5例（12.5%），总有效率87.5%。④

13. 健脾利湿方　党参20克、白术15克、茯苓15克、丹参12克、陈皮12克、制大黄9克、鸡血藤20克、车前子9克、女贞子15克。随症加减：排卵期，选加鳖甲15克、路路通10克；月经期，去女贞子、鸡血藤，加川芎9克、当归6克。采用新绿药颗粒剂，每剂药分成2格，每次1格，温开水早晚冲服。陈萍等将66例多囊卵巢综合征脾虚痰湿型患者随机分为中西药组与西药组各33例。两组均采用达英-35口服，中西药组另给予健脾利湿方，3个月经周期为1个疗程。观察两组患者在治疗前与停药后第1个月经周期及第6个周期临床症状、超声检查及内分泌激素的变化。结果：西药组脱落2例，中西药组脱落1例。两组患者月经周期正常率，在停药第1个周期后，中西药组为62.5%，西药组为67.74%，两组治疗前后比较均有统计学意义（$P<0.01$），两组间比较差异无统计学意义（$P>0.05$）；停药6个周期后，月经周期正常率中西药组为46.88%，西药组为22.58%，两组间比较差异有统计学意义（$P<0.05$），中西药组优于西药组。⑤

14. 健脾化痰汤　白术15克、陈皮20克、苍术15克、太子参20克、丹参15克、当归15克、黄

① 赵宏利,等.何嘉琳妇科临证实录[M].北京：中国医药科技出版社,2018：20-21.
② 刘玉兰,宋春侠,等.地黄丸合芎归二陈汤加减治疗肾虚血瘀型多囊卵巢综合征高雄激素血症[J].中国实验方剂学杂志,2018,24(18)：180-185.
③ 王晓聪,等.补肾健脾汤治疗多囊卵巢综合征临床观察[J].光明中医,2018,33(2)：220-222.
④ 李成刚,周丽,等.加味补中益气汤治疗肥胖型多囊卵巢综合征临床疗效观察[J].湖北医药学院学报,2018,37(2)：136-139.
⑤ 陈萍,等.健脾利湿方药治疗多囊卵巢综合征脾虚痰湿型临床观察[J].光明中医,2017,32(12)：1730-1733.

芪 20 克、石菖蒲 20 克、菟丝子 20 克、淫羊藿 20 克、砂仁 15 克。每日 1 剂,水煎早晚各 200 毫升口服。程越以上方治疗 98 例多囊卵巢综合征患者,连续治疗 90 天为 1 个疗程。观察临床症状、月经周期、不良反应。治疗 1 个疗程,判定疗效。结果:显效 30 例,有效 47 例,无效 21 例,总有效率 78.57%。①

15. 龙贝川汤 续断 10 克、桑寄生 10 克、茯苓 15 克、浙贝母 10 克、当归 10 克、泽兰 10 克、薏苡仁 20 克。随症加减:胸闷气短,加石菖蒲 10 克、南星 10 克;便干,加桃仁 6 克;心悸,加远志 10 克;痤疮严重,加百部 5 克、木蝴蝶 5 克、紫花地丁 5 克;肥胖者,加白术 10 克、大腹皮 20 克、冬瓜皮 20 克;经血淋沥不尽或经期延长者,加茜草炭 10 克、蒲黄炭 10 克、三七 3 克。每日 1 剂,分 2 次口服。张璇等以上方加减治疗 66 例肾虚痰瘀型 PCOS 伴有月经后期患者,观察治疗前及治疗 6 个月后临床症状积分及生化指标的变化。结果:治愈 4 例,有效 52 例,总有效率 84.87%。②

16. 大柴胡汤 柴胡 15 克、黄芩 9 克、芍药 9 克、半夏 9 克、枳实 9 克、生姜 15 克、大黄 6 克、大枣 4 粒。每日 1 剂,分 2 次早晚各服 1 次。罗向群等将 80 例多囊卵巢综合征患者随机分为中医组与西药组各 40 例。中医组采用大柴胡汤联合肾经推拿,隔日 1 次,每次 30 分钟,10 次为 1 个疗程,共 3 个疗程;西药组口服达英-35,每日 1 片,连服 21 天,停药 7 天后开始下一个疗程,连续服用 3 个疗程。于治疗前后评价患者性激素水平和临床疗效。结果:治疗前两组基线齐同;治疗后两组血清 LH、T 和 LH/FSH 均较治疗前有所降低,差异具有统计学意义($P<0.05$),而且中医组血清 LH、T、LH/FSH 均低于西药组,差异有统计学意义($P<0.05$);此外,中医组治疗后血清 E_2 和 P 较治疗前有所提高,差异具有统计学意义($P<0.05$),但与西药组治疗后血清 E_2、P 水平相比较

差异无统计学意义($P>0.05$);临床疗效比较,中医组显效率 22.9%,总有效率 88.6%,西药组显效率 15.2%,总有效率 81.8%,两组间比较无统计学差异($P>0.05$)。提示两种治疗的疗效相近。③

17. 首乌僵芪汤 何首乌 10 克、炙僵蚕 10 克、黄芪 15 克、山药 12 克、鬼箭羽 15 克、葛根 15 克、菟丝子 10 克、制香附 10 克。随症加减:月经过少,加当归 10 克、川芎 6 克、鸡血藤 20 克;经行不畅,加蒲黄 10 克、牡丹皮 10 克、益母草 20 克;胸胁胀痛,加郁金 10 克、延胡索 10 克、王不留行 15 克;头晕耳鸣、腰膝酸软,加山茱萸 9 克、鸡血藤 20 克等。每日 1 剂,常规水煎 200 毫升,早晚分服。王利红等将 78 例多囊卵巢综合征肾虚痰瘀证患者随机分为对照组与治疗组各 39 例。对照组采用炔雌醇环丙孕酮片(达英-35)治疗,治疗组在对照组基础上加首乌僵芪汤加减治疗。连续服药 30 天为 1 个疗程,共服用 3 个疗程。结果:总有效率治疗组为 87.2%,对照组为 74.4%。④

18. 补肾化瘀方 巴戟天 15 克、炙淫羊藿 15 克、桑寄生 30 克、白术 15 克、茯苓 10 克、当归 10 克、川芎 10 克、红花 11 克、桃仁 10 克、泽兰 10 克、枳实 15 克。随症加减:痰浊内存,加胆南星 15 克、薏苡仁 15 克、茯苓 10 克;瘀血阻滞,加丹参 15 克、鸡血藤 15 克、全蝎 10 克、赤芍 10 克;气虚,加党参 20 克、黄芪 15 克。每日 1 剂,水煎分服。王贵霞以上方加减治疗 42 例肾阳虚型多囊卵巢综合征月经不调患者。连续治疗 3 个月。结果:经治疗显效 30 例(71.43%),有效 10 例(23.81%),无效 2 例(4.76%),总有效率为 95.24%。⑤

19. 归道方 熟地黄 15 克、白芍 15 克、茯苓 15 克、白术 15 克、枸杞子 15 克、山药 15 克、菟丝子 15 克、当归 10 克、山茱萸 10 克、杜仲 10 克、薄荷 10 克、柴胡 10 克、甘草 3 克、煨姜 3 克。每日 1 剂,水煎早晚温服。杨正望等将 60 例多囊卵巢综合征患者随机分为治疗组与对照组各 30 例。治

① 程越.健脾化痰汤治疗多囊卵巢综合征 98 例临床观察[J].实用中医内科杂志,2017,31(7):27-28.
② 张璇,等.龙贝川汤治疗肾虚痰瘀型多囊卵巢综合征伴经后期临床观察[J].北京中医药,2017,36(4):356-358.
③ 罗向群,等.大柴胡汤联合肾经推拿治疗多囊卵巢综合症的随机对照研究[J].中国妇幼健康研究,2017,28(S2):29-30.
④ 王利红,等.首乌僵芪汤治疗多囊卵巢综合征肾虚痰瘀证的临床研究[J].中医药导报,2016,22(11):73-74.
⑤ 王贵霞,等.补肾化瘀方治疗肾阳虚型多囊卵巢综合征月经不调 42 例[J].西部中医药,2016,29(6):71-72.

疗组采用归道方口服治疗,对照组采用口服炔雌醇环丙孕酮片治疗。疗程3个月。结果:治疗组总有效率为86.7%,对照组为63.3%,治疗组疗效优于对照组($P<0.05$)。[1]

20. 芪精丹兰汤 黄芪、太子参、苍白术、黄精、葛根、丹参、薏苡仁、菟丝子、山楂、茯苓、淮山药、佩兰、鬼箭羽、肉苁蓉、僵蚕。每日1剂,水煎300毫升,袋装并密封,每袋150毫升,早晚各1次,每次150毫升,饭后温服。赵海凤将96例痰湿肥胖型多囊卵巢综合征内分泌紊乱患者随机分为对照组43例与观察组53例。对照组采用二甲双胍治疗,观察组采用芪精丹兰汤治疗。对比两组治疗效果。结果:观察组治疗后性激素水平、BMI较治疗前明显降低,且中医证候积分低于对照组,BBT有效率为74.01%,高于对照组的44.21%,差异有统计学意义($P<0.05$)。[2]

21. 加味桃红四君子汤 桃仁15克、红花15克、党参25克、炒白术15克、茯苓15克、鹿角霜15克、当归15克、香附15克、杜仲15克、炙甘草6克。每日1剂,水煎早晚分服。李顺景等将66例多囊卵巢综合征患者随机分为治疗组与对照组各33例。对照组采用达英-35治疗,治疗组在对照组治疗的基础上加服加味桃红四君子汤治疗。结果:治疗后治疗组有效率为93.94%,对照组有效率为75.76%,两组比较,差异有统计学意义($P<0.05$)。[3]

22. 补肾化痰祛瘀方 仙茅10克、淫羊藿10克、苍术10克、制半夏10克、菟丝子20克、续断15克、当归10克、刘寄奴12克、丹参15克、山楂15克、泽泻15克、薏苡仁20克、草决明20克、布渣叶15克。每日1剂,水煎内服,每日2次。刘舒婷等将70例肥胖型多囊卵巢综合征患者随机分为治疗组与对照组各35例。治疗组采用自拟补肾化痰祛瘀中药方治疗,对照组采用二甲双胍治疗。比较两组患者治疗3个月后在临床疗效、

体重指数(BMI)、血清性激素(LH、FSH、T)、空腹血糖(FPG)、空腹胰岛素(FINS)、不良反应等方面的差异。结果:治疗前后组内比较,所有观察指标均较治疗前明显改善($P<0.05$);治疗后,两组比较,治疗组BMI、LH、FSH、T指标均较对照组有统计学差异($P<0.05$);总有效率治疗组为80%,对照组为57.1%,两组总有效率比较,差异有统计学意义($P<0.05$)。[4]

23. 调经固冲汤 菟丝子10克、杜仲15克、淫羊藿20克、丹参10克、当归15克、山楂10克、茯苓8克、山茱萸15克、法半夏15克、柴胡10克。月经第5天开始服用,每日1剂,清水煎服,早晚2次分服。元奎昌等将52例多囊卵巢综合征所致不孕患者随机分为治疗组与对照组各26例。对照组患者采用克罗米芬(氯米芬)治疗;治疗组在对照组治疗的基础上采用调经固冲汤治疗。治疗3个疗程(30天为1个疗程)。结果:治疗结束后治疗组临床总有效率为92.30%,与对照组临床总有效率69.23%对比,差异具有统计学意义;治疗组患者性激素水平下降,与治疗前对比差异具有统计学意义,对照组与治疗前对比差异具有统计学意义,治疗组患者性激素水平下降明显优于对照组,差异具有统计学意义;治疗结束后治疗组患者月经周期、子宫内膜厚度(Em)、成熟卵泡排卵和卵泡发育明显改善,与对照组对比差异具有统计学意义;治疗组患者与对照组患者妊娠情况对比,差异具有统计学意义;治疗结束后治疗组患者胰岛素抵抗指数与对照组对比,差异具有统计学意义,两组患者与治疗前对比差异均具有统计学意义。治疗和观察期间,治疗组患者头晕、呕吐1例,对照组患者出现2例恶心、头痛,1例卵巢过度刺激综合征。[5]

24. 六味地黄丸合逍遥散加减 熟地黄10克、山药12克、山茱萸10克、茯苓10克、牡丹皮10克、泽泻10克、柴胡6克、当归10克、白芍10

① 杨正望,等.归道方治疗肾虚肝郁型多囊卵巢综合征临床研究[J].湖南中医药大学学报,2016,36(7):58-61.
② 赵海凤.芪精丹兰汤对痰湿肥胖型多囊卵巢综合征内分泌紊乱的影响[J].实用妇科内分泌杂志,2016,3(8):147-148.
③ 李顺景,等.加味桃红四君子汤治疗青春期多囊卵巢综合征临床研究[J].中医学报,2016,31(7):1033-1035.
④ 刘舒婷,等.补肾化痰祛瘀方治疗肥胖型多囊卵巢综合征35例临床观察[J].中国民族民间医药,2015,24(22):60-61.
⑤ 元奎昌,等.调经固冲汤联合克罗米芬治疗多囊卵巢综合征所致不孕的临床观察[J].中药药理与临床,2015,31(6):175-177.

克、白术 10 克、甘草 6 克。随症加减：若面部痤疮者，加夏枯草 10 克；若胸闷呕恶，形体肥胖者，去熟地黄 10 克，加制半夏 6 克、苍术 10 克、陈皮 6 克；大便秘结者，去山药 10 克、白术 10 克，加制大黄(后下)5 克、肉苁蓉 10 克；若大便稀溏者，去熟地黄 10 克、泽泻 10 克，加苍术 10 克、炒谷芽 10 克；若月经稀发，经量少，经色暗淡者，加川牛膝 15 克、红花 10 克、艾叶 6 克。头汁加水 500 毫升，大火煮开后改文火煎煮 30 分钟，约煎汁 200 毫升；二汁加水 300 毫升，大火煮开后改文火煎煮 20 分钟，约煎汁 150 毫升，两次药汁混合后，分早晚 2 次，餐后 30 分钟服用。李翠云以上方加减治疗 16 例多囊卵巢综合征患者。结果：显效 7 例，有效 8 例，无效 1 例，治疗总有效率为 93.7%。①

25. **五积散** 白芷 10 克、川芎 10 克、炙甘草 10 克、茯苓 10 克、赤芍 10 克、炒当归 10 克、桂枝 10 克、姜半夏 10 克、陈皮 12 克、枳实 12 克、生麻黄 12 克、苍术 30 克、厚朴 15 克、桔梗 15 克、干姜 6 克。每日 1 剂，水煎煮，取汁 500 毫升分上、下午于餐后服用。刘琼将 80 例痰湿型多囊卵巢综合征患者随机分为观察组与对照组各 40 例。观察组采用五积散，对照组采用口服二甲双胍治疗。观察并比较两组疗效。结果：治疗前各指标的比较显示两组之间的差异无统计学意义($P > 0.05$)，具有可比性，两组治疗后 BMI、腰臀比(WHR)、TG、TC、FSH、LH、T、FBG、INS 均较治疗前显著降低($P < 0.05$)，高密度脂蛋白(HDL)较治疗前显著升高($P < 0.05$)，说明两种治疗方案都有效，治疗后观察组各指标改善均显著优于对照组($P < 0.05$)；治疗后两组中医证候评分均较治疗前显著降低($P < 0.05$)，且观察组中医证候评分显著低于对照组($P < 0.05$)；总有效率观察组为 92.5%，对照组为 75.0%，观察组总有效率显著高于对照组($P < 0.01$)。②

26. **加味补中益气汤 2** 党参 15 克、茯苓 15 克、陈皮 9 克、黄芪 20 克、甘草 3 克、柴胡 5 克、当归 9 克、炒白术 15 克、升麻 5 克、清半夏 9 克、巴戟天 5 克、淫羊藿 10 克、胆南星 10 克。每日 1 剂，水煎服。月经周期第 5 天或撤退出血第 5 天开始服，连服 10 剂。服药期间嘱患者自测基础体温，连续治疗 3 个周期。陈华以上方治疗 22 例多囊卵巢综合征患者，并配合神阙艾灸治疗，艾灸于月经周期第 10 天开始，每日艾灸神阙 1 次，每次 30 分钟，连灸 7 天，采用艾条直接灸，以皮肤感温热舒适能耐受为度。结果：基本治愈 13 例，有效 8 例，无效 1 例，治疗后妊娠 5 例，总有效率 94%。③

27. **右归丸加减** 熟地黄 30 克、山药 15 克、枸杞子 15 克、菟丝子 15 克、杜仲 15 克、鹿角胶 15 克、淫羊藿 15 克、苍术 15 克、当归 10 克、山茱萸 10 克、紫河车 10 克、半夏 10 克、肉桂 6 克、附子 6 克。加水 750 毫升，煎取 200 毫升。于月经周期第 3 天开始，每日 1 剂，服至下次月经来潮，共 3 个周期。汤华涛等以上方治疗 32 例肾阳亏虚型多囊卵巢综合征不孕患者。结果：治愈 18 例，显效 12 例，无效 2 例，总有效率 93.8%。④

28. **补肾软坚方** 龟甲 12 克、生地黄 12 克、熟地黄 12 克、当归 12 克、白芍 12 克、青蒿 12 克、鳖甲 9 克、枸杞子 12 克、覆盆子 12 克、淫羊藿 12 克、制香附 9 克、桃仁 9 克、丹参 12 克、莪术 12 克、虎杖 9 克、石菖蒲 12 克、远志 12 克、炙甘草 9 克。取上药 1 剂，水煎 2 次，最后取汁 200 毫升，每日分早晚各 1 次温服。宋知理将 58 例 PCOS 无排卵症患者随机分成治疗组与对照组各 29 例。治疗组采用补肾软坚方治疗，对照组用克罗米芬治疗。均治疗 3 个月经周期。观察两组临床疗效、中医证候改善情况、血清性激素水平的变化等。结果：治疗组和对照组疾病疗效总有效率分别为 72.4%、69.0%，两组疾病疗效差异无统计学意义($P > 0.05$)；治疗组中医证候疗效有效率为

① 李翠云.六味地黄丸合逍遥散治疗多囊卵巢综合征 16 例[J].中国中医药现代远程教育，2015,13(22)：33-34.
② 刘琼.五积散对多囊卵巢综合征痰湿型患者糖脂代谢及生殖激素的影响[J].中药材，2014,37(8)：1502-1504.
③ 陈华.加味补中益气汤配合神阙艾灸治疗多囊卵巢综合征 22 例[J].中国中医药现代远程教育，2014,12(12)：36-37.
④ 汤华涛，等.右归丸加味治疗肾阳亏虚型多囊卵巢综合征不孕 32 例[J].中国民间疗法，2013,21(3)：37.

93.1％,对照组为75.9％,两组疗效比较差异有统计学意义($P<0.05$)。[1]

中 成 药

1. **养阴舒肝胶囊**　组成:柴胡、郁金、白芍等。功效:滋阴养肝,疏肝解郁,健脾养血。用法用量:月经第5天开始,每次4粒,每日3次。临床应用:罗鹏等随机将100例多囊卵巢综合征伴不孕患者分为对照组和观察组各50例。对照组患者从月经第5天开始口服枸橼酸氯米芬胶囊,每日每次50毫克;观察组在对照组基础上另给予养阴舒肝胶囊口服治疗。两组均持续治疗3个月经周期。结果:治疗后观察组月经失调总有效率为76.00％、妊娠率为68.00％,明显高于对照组的50.00％、40.00％;两组药物不良反应发生率相比较无显著差异。[2]

2. **红花逍遥片**　组成:红花、当归、甘草、茯苓、白术、竹叶、柴胡、白芍、皂角刺、薄荷(江西普正制药有限公司生产)。功效:疏肝解郁,滋肝补血,健脾祛湿,活血化瘀,肝脾并治。用法用量:每次3片,每日3次。临床应用:刘光虹选取144例多囊卵巢综合征患者,将其随机分为对照组和治疗组各72例。对照组患者口服炔雌醇环丙孕酮片,每次1片,连服21天,停用7天后开始下一个疗程。治疗组患者在对照组的基础上口服红花逍遥片。两组患者均连续治疗3个月。结果:对照组总有效率为72.22％,显著低于治疗组的91.67％,两组比较差异具有统计学意义($P<0.05$)。[3]

3. **痰脂消颗粒**　组成:苍术15克、茯苓30克、泽泻25克、菟丝子30克、淫羊藿15克等(北京康仁堂药业有限公司生产)。用法用量:上述中药协定处方均做成免煎颗粒剂,口服,每次1包,每日2次,连续治疗3个月。临床应用:许金榜等选取60例PCOS胰岛素抵抗患者随机分为两组,对照组30例给予二甲双胍口服(每次500毫克,每日3次)以及对症支持治疗,治疗组30例患者在对照组治疗的基础上加服痰脂消颗粒。疗程均为3个月。结果:治疗组患者的临床显效率为82.8％,明显高于对照组的56％($P<0.05$)。[4]

4. **麒麟丸**　组成:何首乌、墨旱莲、淫羊藿等(广东太安堂药业股份有限公司生产)。功效:益气养血,补肾填精。用法用量:每次6克,每日3次。临床应用:桑军霞选取110例多囊卵巢综合征患者作为研究对象,随机分为观察组和对照组各55例。对照组采用枸橼酸氯米芬胶囊口服治疗,开始时间为每月月经周期的第5天,连续服用5日,每次50毫克,每日1次,1个月为1个疗程。观察组在对照组基础上口服麒麟丸治疗。两组治疗时间均为6个月。结果:观察组患者周期排卵恢复正常50例,排卵率90.91％;对照组患者周期排卵恢复正常36例,排卵率65.45％,观察组患者排卵率比对照组高,两组对比差异明显($P<0.05$)。观察组患者妊娠20例,妊娠率36.36％,对照组患者妊娠8例,妊娠率为14.55％,观察组患者妊娠率比对照组高,两组对比差异明显($P<0.05$)。[5]

5. **坤泰胶囊**　组成:熟地黄、黄连、白芍、黄芩、阿胶、茯苓(贵阳新天药业股份有限公司生产,国药准字Z20000083)。功效:清热宁心,滋阴补肾。用法用量:每次4粒,每日3次。临床应用:胡英选取180例多囊卵巢综合征患者,将其随机分为观察组与对照组各90例。观察组口服坤泰胶囊3个月后进行促排卵治疗,对照组仅给予克罗米芬治疗。结果:观察组排卵率为82.22％,妊娠率40.00％;对照组排卵率为55.56％,妊娠率为26.67％。[6]

① 宋知理,等.补肾软坚方治疗多囊卵巢综合征无排卵症临床观察[J].上海中医药杂志,2010,44(8):47-50.
② 罗鹏,等.养阴舒肝胶囊对多囊卵巢综合征伴不孕患者卵巢血流动力学和妊娠结局的影响[J].中药药理与临床,2018,34(2):109-111.
③ 刘光虹.红花逍遥片联合炔雌醇环丙孕酮治疗多囊卵巢综合征的疗效观察[J].现代药物与临床,2017,32(7):1305-1309.
④ 许金榜,林莺,等.痰脂消颗粒联合二甲双胍治疗肥胖型多囊卵巢综合征伴胰岛素抵抗的临床观察[J].中华中医药学刊,2017,35(6):1431-1434.
⑤ 桑军霞.麒麟丸搭配枸橼酸氯米芬治疗多囊卵巢综合征的临床疗效[J].甘肃科技,2017,33(10):106-107.
⑥ 胡英.坤泰胶囊对多囊卵巢综合征不孕妇女促排卵作用及性激素的影响[J].辽宁中医杂志,2017,44(11):2338-2340.

6. 妇科再造胶囊　组成：香附、茯苓、当归、熟地黄、黄芪、党参、阿胶、白芍等（贵阳德昌祥药业有限公司生产，国药准字 Z20050639）。功效：补肝益肾，养血调经，暖宫止痛。用法用量：每次 6 粒，每日 1 次。临床应用：巫建华选取 68 例 PCOS 患者作为受试对象，随机分成观察组和对照组各 34 例。对照组应用炔雌醇环丙孕酮片治疗，观察组再对照组基础上应用妇科再造胶囊。结果：两组治疗前在血清睾酮、LH、FSH 以及治疗后的 LH、FSH 水平均相当，差异无统计学意义（$P>0.05$）；观察组治疗后的血清睾酮水平显著优于对照组（$P<0.05$）；观察组患者取得的临床总有效率为 94.1%，显著较对照组 73.5% 高，差异有统计学意义（$P<0.05$）；在治疗后，观察组中月经正常来潮恢复率为 91.2%，高于对照组的恢复率 70.6%，差异有统计学意义（$P<0.05$）。[1]

7. 山楂消脂胶囊　组成：山楂、大黄（佛山市中医院研制）。功效：活血化瘀，消脂降糖。用法用量：每次 0.7 克，每日 3 次。临床应用：余璟玮将 99 例 PCOS 患者随机分成治疗组 50 例和对照组 49 例。治疗组患者连续口服山楂消脂胶囊加二甲双胍片 3 个月，对照组则单纯口服二甲双胍片 3 个月进行治疗。对比两组临床疗效。结果：经治疗后，两组的 BMI、体脂分布指数（PBF）及 WHR 均分别较治疗前下降，治疗组的 BMI 及 WHR 的下降程度较对照组明显，差异具有统计学意义（$P<0.05$）；治疗组的空腹血糖（FPG）、空腹胰岛素（FINS）、餐后 2 小时血糖（2hPG）、餐后 2 小时胰岛素（2hINS）及胰岛素抵抗指数（HOMA-IR）均较治疗前明显下降，差异具有统计学意义（$P<0.05$）；而对照组仅有 FPG、FINS 及 HOMA-IR 较治疗前明显下降，差异具有统计学意义（$P<0.05$）；同时，治疗组的下降幅度较对照组明显，治疗效果明显

优于对照组，差异具有统计学意义（$P<0.05$）。[2]

8. 丹栀逍遥丸　组成：当归、芍药、茯苓、白术、柴胡、牡丹皮、栀子、甘草。功效：清热养血，疏肝健脾。用法用量：餐后 0.5 小时口服，每日 1 次。临床应用：陈体辉将 68 例肝郁火旺型多囊卵巢综合征患者随机分为试验组与对照组各 34 例。对照组患者给予复方醋酸环丙孕酮口服治疗，试验组在对照组基础上加用丹栀逍遥丸口服治疗。结果：试验组患者的周期排卵率 91.11% 与排卵率 75.11% 明显高于对照组患者的周期排卵率 78.89% 与排卵率 58.38%，差异均有统计学意义（$P<0.05$）。[3]

9. 妇科千金胶囊　千斤拔、单面针、金樱根、穿心莲、功劳木、党参、当归、鸡血藤。功效：祛瘀生新，散结止痛，活血解毒。用法用量：每日 3 次，每次 2 粒。临床应用：张意茗等将 210 例多囊卵巢综合征不孕患者随机分为单一用药组 112 例和联合用药组 98 例。单一用药组予炔雌醇环丙孕酮片（达英-35）治疗，联合用药组使用达英-35 与妇科千金胶囊。共服 8 日，治疗后进行促排卵疗效对比。结果：联合用药组的妊娠率（30.6%）高于单一用药组（25.0%），但两组的有效排卵率和妊娠率无明显差异（$P>0.05$）。[4]

10. 调经促孕丸　组成：桑寄生、仙茅、淫羊藿、鹿茸等（陕西金像制药有限公司生产）。功效：温肾健脾，活血调经。用法用量：每次 5 克，每日 2 次。临床应用：贾翠敏选择 120 例脾肾阳虚型多囊卵巢综合征不孕患者，将其随机分为观察组和对照组各 60 例。观察组予调经促孕丸加艾灸神阙穴，对照组口服氯米芬胶囊。评定两组治疗 3 个月经周期后受孕率、基础体温、B 超检查排卵情况。结果：观察组在改善脾肾阳虚，降低体重指数，促进排卵和妊娠等方面均优于对照组。[5]

① 巫建华.妇科再造胶囊用于多囊卵巢综合症患者的疗效观察[J].实用妇科内分泌杂志,2017,A4(1)：178-179.
② 余璟玮,等.山楂消脂胶囊治疗多囊卵巢综合症胰岛素抵抗的疗效观察[J].中医临床研究,2016,8(11)：15-17.
③ 陈体辉.丹栀逍遥丸辅治肝郁化火型多囊卵巢综合征患者促排卵疗效观察[J].临床合理用药,2015,8(1A)：79-80.
④ 张意茗,等.妇科千金胶囊辅助治疗多囊卵巢综合征的临床分析[J].中国医学工程,2014,22(6)：139,142.
⑤ 贾翠敏.中药加艾灸治疗脾肾阳虚型多囊卵巢综合症不孕 60 例临床观察[J].中医临床研究,2012,4(16)：47-48.

痛　经

概　述

痛经指妇女正值经期或经行前后，出现周期性小腹疼痛，或伴腰骶酸痛，甚至剧痛昏厥，影响正常工作及生活的疾病。亦称"经行腹痛"。痛经分为原发性和继发性。

本病临床特征为伴随月经周期而发作，表现为小腹疼痛，或伴腰骶酸痛。原发性痛经无盆腔器质性病变，也称功能性痛经。继发性痛经可由子宫内膜异位症、子宫腺肌病、盆腔炎性疾病或宫颈狭窄等引起。

原发性痛经多见于青春期少女，初潮后1～2年发病。继发性痛经多见于育龄期妇女。正值经期或经期前后7天内下腹疼痛明显，以致影响正常工作、生活。疼痛多呈阵发性，或呈胀痛或伴下坠感。疼痛常可放射至腰骶部、肛门、阴道及大腿内侧。痛甚者可伴面色苍白，出冷汗，手足发凉，恶心呕吐，甚至晕厥等。下腹部有轻压痛，无肌紧张，无反跳痛。原发性痛经在发作时做双合诊或肛腹诊检查可有子宫压痛，但无严重的宫颈剧痛和附件增厚、压痛。

原发性痛经经及时、积极、准确辨证治疗，常能痊愈。继发性痛经，病情复杂，病程缠绵，难获速效，但经辨证施治，并坚持治疗，也可取得较好减轻疼痛的作用，或有治愈之机。

本病属中医"痛经"范畴。有关痛经的记载最早见于《金匮要略·妇人杂病脉证并治》："带下，经水不利，少腹满痛，经一月再见者，土瓜根散主之。"指出瘀血内阻而致经行不畅，少腹胀痛，以及周期性再出现的痛经特点，并用活血化瘀的土瓜根散治疗。《诸病源候论·妇人杂病诸候》首立

"月水来腹痛候"，认为"妇人月水来腹痛者，由劳伤血气，以至体虚，受风冷之气客于胞络，损伤冲任之脉"，为研究痛经的病因病机奠定了理论基础。《妇人大全良方》认为痛经有因于寒者、有气郁者、有血瘀者，病因不同，治法各异。《景岳全书·妇人规》言："经行腹痛，证有虚实。实者或因寒滞，或因血滞，或因气滞，或因热滞；虚者，有因血虚，有因气虚。然实痛者，多痛于未行之前，经通而痛自减；虚痛者，多痛于既行之后。或血去而痛未止，或血去而痛益甚。大都可按、可揉者为虚，拒按、拒揉者为实。"详细归纳了本病的常见病因，且提出了根据疼痛时间、性质、程度辨虚实的见解。其后《傅青主女科》《医宗金鉴·妇科心法要诀》进一步补充了肝郁化火、寒湿、肝肾亏虚为患的病因病机，以及宣郁通经汤、温脐化湿汤、调肝汤、当归建中汤等治疗方药。

辨 证 施 治

1. 寒凝血瘀型　症见月经期间或者是月经前后小腹部有明显的冷痛感，得温则舒，经血颜色呈红褐色，有瘀块，伴形寒肢冷，舌质紫暗，舌苔白，脉搏沉且紧。

（1）加味温经汤　桂枝12克、吴茱萸12克、川芎15克、当归15克、赤芍12克、白芍30克、炙甘草12克、牡丹皮15克、麦冬15克、炮姜6克、法半夏10克、党参15克、阿胶10克、延胡索15克、蒲黄15克。每日1剂，水煎300毫升，早晚各1次服用。临床观察：万安霞等选择102例寒凝血瘀型原发性痛经患者，随机分为中药组和西药组各51例。西药组服用布洛芬缓释胶囊治疗，中药组给予加味温经汤治疗。分别治疗3个月经周

期后开始停药,观察治疗3个月经周期后及停药3个月后患者的痛经评分及临床疗效。结果:治疗3个月经周期后和停药3个月后,两组的痛经积分均较治疗前明显下降($P<0.05$,$P<0.01$),且中药组下降较西药组显著($P<0.05$)。临床疗效方面,治疗3个月经周期,总有效率中药组为94.1%,西药组为72.5%;停药3个月随访,总有效率中药组为92.2%,西药组为62.7%。中药组总有效率均高于西药组($P<0.05$)。[1]

(2) 温经汤加减1 党参15克、当归10克、白芍15克、牡丹皮10克、川芎10克、桂枝6克、吴茱萸3克、姜半夏10克、甘草4克、香附10克。随症加减:气虚者,加黄芪;面色无华、舌质淡红者,加阿胶、鸡血藤;痛经发作时,加延胡索、小茴香;月经色暗、有血块,加蒲黄、五灵脂;乳房胀痛者,加乌药、青皮;腰酸痛不适,加杜仲、续断;便溏者,加怀山药、茯苓;胃脘冷痛、纳少者,加砂仁。每日1剂,每剂药煎2次,将两次药液混合,早晚分服。从经前1周开始服药,至月经第3天为1个疗程(约10天)。连服2个月经周期后,停药观察。配合隔姜灸疗法,生姜切片,厚度约为0.3厘米,直径0.3厘米,用针扎孔,置于神阙及关元穴,患者取仰卧位,大艾炷点燃于姜片中心施灸,至皮肤潮红湿润。每穴施灸5~30分钟,以患者痛经程度适度施灸。临床观察:黄纡寰将80例寒凝血瘀型痛经患者随机分为观察组及对照组各40例。对照组给予口服布洛芬缓释胶囊治疗,每日2次,每次1粒。观察组施以温经汤加减联合隔姜灸治疗,并随访3个月。结果:观察组总有效率95%,显著高于对照组的70%($P<0.01$)。[2]

(3) 少腹逐瘀汤 小茴香10克、干姜10克、延胡索15克、当归15克、川芎10克、没药15克、肉桂10克、赤芍15克、蒲黄15克、五灵脂15克。每日1剂,水煎服,早晚各1次,每次150毫升温服。同时经前1周配合艾灸疗法,取神阙穴、三阴

交穴、关元穴、气海穴,使用艾条,每个穴位艾灸20分钟,每日1次,灸处微微泛红晕为止,月经来潮停止。临床观察:刘金凤将60例寒凝血瘀型痛经患者随机分为对照组和治疗组各30例。治疗组采用少腹逐瘀汤配合艾灸进行治疗。对照组口服布洛芬缓释胶囊进行治疗,患者月经来潮前2~3天服用,持续服用6~7天,每次0.3克,每天2次。两组均以1个月经周期为1个疗程,持续治疗3个月经周期。结果:治疗组总有效率94%,对照组总有效率73%,两组总有效率比较差异具有统计学意义($P<0.05$)。[3]

(4) 温经汤加减2 吴茱萸20克、当归20克、肉桂20克、川芎15克、蒲黄15克、牡丹皮15克、白芍15克、益母草15克、干姜15克、甘草10克、党参10克。随症加减:出现血块、经血量少色暗等症状,加益母草20克、泽兰叶10克;出现瘀血腹痛症状,加五灵脂15克;出现腰酸剧烈症状,加杜仲20克、川续断10克。每日1剂,水煎熬提取汁液口服,每次150毫升。在经前1周应用此种方法施治,于经期停止。经前1周除了选择温经汤加减疗法施治外,配合艾灸方法施治,取双侧三阴交穴、关元穴以及神阙穴进行艾灸,每穴20分钟,每日1次。临床观察:张瑞霞将88例寒凝血瘀型原发性痛经患者分为对照组与观察组各44例。对照组应用布洛芬缓释胶囊施治,观察组应用温经汤加减联合艾灸疗法施治。治疗周期为3个月。结果:观察组总有效率97.73%,优于对照组的70.45%($P<0.05$)。[4]

(5) 少腹逐瘀汤加减1 干姜15克、小茴香15克、延胡索15克、没药15克、川芎10克、当归15克、赤芍15克、蒲黄(包煎)15克、肉桂15克、五灵脂15克。随症加减:形寒肢冷者,加附子6克、细辛3克、巴戟天15克;疼痛严重者,加艾叶6克、吴茱萸15克;乳房胀痛者,可酌情加乌药6克、香附15克;肢体沉重者,可酌加苍术10克、茯

① 万安霞,明琳琳.加味温经汤治疗寒凝血瘀型原发性痛经临床观察[J].湖南中医药大学学报,2018,38(7):798-800.
② 黄纡寰.温经汤加减联合隔姜灸治疗寒凝血瘀型痛经的临床观察[J].光明中医,2018,33(15):2202-2204.
③ 刘金凤.少腹逐瘀汤配合艾灸治疗寒凝血瘀型痛经的临床观察[J].中医临床研究,2018,10(18):68-70.
④ 张瑞霞.温经汤加减联合艾灸治疗寒凝血瘀型原发性痛经的临床疗效观察[J].中国实用医药,2017,12(36):138-139.

苓 15 克、羌活 8 克等。水煎服，分早晚 2 次服用。临床观察：张金花将 200 例痛经寒凝血瘀证患者随机分为治疗组与对照组各 100 例，治疗组予少腹逐瘀汤加减，对照组予西药止痛。3 个月经周期为 1 个疗程。结果：治疗组总有效率 96.00%，显著高于对照组的 79%。[1]

（6）温经汤　党参 15 克、川芎 12 克、赤芍 15 克、当归 15 克、巴戟天 10 克、桂枝 10 克、吴茱萸 6 克、延胡索 15 克、川楝子 10 克、牡丹皮 10 克、蒲黄 15 克、香附 15 克、甘草 6 克。随症加减：恶心呕吐明显，加姜半夏、砂仁；腰酸，加杜仲、川续断、牛膝；腹胀，加乌药、木香；手足不温，加小茴香、补骨脂；乏力、头晕，加黄芪、鸡血藤；经前乳胀，加柴胡、橘核。每日 1 剂，水煎取汁 400 毫升，分 2 次服。临床观察：梅慧将 80 例寒凝血瘀型原发性痛经患者随机分为两组，对照组 38 例给予消炎痛片（吲哚美辛片）治疗，治疗组 42 例给予温经汤加减治疗。治疗 3 个月经周期为 1 个疗程。治疗 2 个疗程后，对比两组的临床疗效。结果：治疗组显效 21 例，有效 17 例，无效 4 例，总有效率 90.5%；对照组显效 12 例，有效 12 例，无效 14 例，总有效率 63.2%。两组疗效差异有统计学意义（$P < 0.05$）。[2]

（7）少腹逐瘀汤加减 2　细辛 3 克、干姜 6 克、小茴香 6 克、吴茱萸 6 克、肉桂 6 克、当归 10 克、川芎 10 克、土鳖虫 10 克、白芷 10 克、五灵脂 10 克、赤芍 15 克、生蒲黄 15 克、延胡索 15 克。将上述药物用水煎煮后去渣取汁，每日 1 剂，分 3 次服下。此方应于月经来潮前 5 天开始服用，并连续服用 7 天。随症加减：患者寒冷疼痛的症状若较为严重，可在此方中加入艾叶；患者血瘀的症状若较为严重，可在此方中加入熟大黄、炮姜；患者若存在乳房胀痛和腹胀的症状，可在此方中加入青皮、川楝子、乌药；患者若存在恶心、呕吐的症状，可在此方中加入法半夏；患者若存在腰部酸

胀、疼痛的症状，可在此方中加入杜仲、桑寄生；患者在月经干净后，可同时服用桂枝茯苓胶囊、乌鸡白凤丸进行治疗。临床观察：李红选取 95 例寒凝血瘀型原发性痛经患者，随机分为治疗组 50 例和对照组 45 例。对照组使用布洛芬，治疗组使用少腹逐瘀汤加减。均治疗 3 个月经周期。结果：治疗组治疗的总有效率为 92%，对照组治疗的总有效率为 77.78%（$P < 0.01$）。[3]

（8）少腹逐瘀汤加减 3　川芎 10 克、炮姜 10 克、延胡索 10 克、五灵脂 15 克、白芍 10 克、小茴香 10 克、蒲黄 15 克、桂枝 10 克、当归 30 克、炙没药 6 克、九香虫 10 克、土鳖虫 10 克、乌药 10 克、细辛 3 克。随症加减：兼胃气上逆而恶心呕吐者，加半夏、生姜以降逆止呕；兼肝郁不疏而乳房胀痛者，加香附、郁金以疏肝解郁、活血止痛；兼寒湿阻滞而肢体酸重者，加苍术、茯苓以散寒除湿止痛。于经前 7 天开始服用，每日 1 剂，水煎服，早晚分服。临床观察：郭秀丽等将 46 例寒凝血瘀型痛经患者随机分为两组，治疗组 23 例予少腹逐瘀汤加减，对照组 23 例予布洛芬缓释片。3 个月经周期后观察疗效。结果：治疗组治愈率为 91.3%，对照组为 65.2%（$P < 0.01$）。[4]

（9）少腹逐瘀汤加减 4　小茴香 20 克、干姜 20 克、延胡索 15 克、当归 30 克、川芎 15 克、肉桂 15 克、没药 10 克、赤芍 15 克、蒲黄 20 克、五灵脂 10 克。随症加减：寒凝重者，加乌药、艾叶以温经散寒；血瘀重者，加三棱、莪术以破血逐瘀；伴腹胀、乳房胀痛者，加柴胡、枳实以疏肝解郁；恶心呕吐者，加半夏、代赭石以降逆止呕；腰部痛者，加桑寄生、续断以温肾散寒。每日 1 剂，分 2 次口服。经行前 1 周开始，至经行结束为 1 个疗程，连服 3 个疗程。临床观察：于海等以上方加减治疗 52 例痛经寒凝血瘀证患者，治疗 3 个月经周期后评定疗效。结果：治愈 19 例，好转 29 例，无效 4 例，总有效率 92.3%。[5]

[1] 张金花.少腹逐瘀汤治疗寒凝血瘀证痛经的 100 例疗效观察[J].中医临床研究,2016,8(36)：37-38.
[2] 梅慧.温经汤治疗寒凝血瘀型原发性痛经疗效观察[J].广西中医药,2014,37(4)：26-27.
[3] 李红.用少腹逐瘀汤治疗寒凝血瘀型原发性痛经的疗效观察[J].求医问药(下半月),2013,11(6)：44-45.
[4] 郭秀丽,夏阳.少腹逐瘀汤加减治疗寒凝血瘀型痛经 46 例[J].吉林中医药,2013,33(9)：916-917.
[5] 于海,李秀文.少腹逐瘀汤加减治疗寒凝血瘀型痛经 52 例[J].中医药信息,2012,29(6)：69-70.

（10）痛经Ⅱ号方加减　吴茱萸、艾叶、小茴香、桂枝、延胡索、乌药、乳香等。每日1剂，水煎服，早晚分服。临床观察：宋李冬等将70例寒凝血瘀型痛经患者随机分为治疗组和对照组各35例。治疗组采用痛经Ⅱ号方口服结合脐部用外敷方（乌药、延胡索、吴茱萸、生蒲黄等），将上述药末装入纱布袋中，用物理方法加温至适宜温度后置于脐部，用胶布覆盖固定，外敷5～6小时后取下，每于经行前一天使用，连续5天。对照组口服月月舒痛经宝颗粒，温开水冲服，每次1袋（10克），每日2次，于月经前5天开始服用，持续至月经来3天后停服。两组均治疗3个月经周期。结果：治疗组总有效率为94.29%，对照组总有效率为85.71%（P<0.05）。①

（11）少腹逐瘀汤加减5　小茴香、干姜、延胡索、五灵脂、没药、川芎、当归、蒲黄、肉桂、赤芍。随症加减：有血块者，加桃仁、牛膝、红花；四肢不温者，加附子、吴茱萸、乌药；腰骶酸痛明显者，加杜仲。经前服5剂，连服2～3个月经周期。临床观察：华晓威以上方加减治疗38例痛经寒凝血瘀证患者。结果：痊愈20例，好转15例，无效3例，总有效率92.1%。②

（12）少腹逐瘀汤加减6　小茴香3克、干姜6克、延胡索9克、当归9克、川芎9克、肉桂3克、赤芍6克、蒲黄9克、五灵脂6克、片姜黄9克。随症加减：经期腹痛伴大血块排出或血块量多，加三棱9克、莪术9克以加强破血行瘀之功；经期腹痛伴恶心呕吐，加半夏9克、姜竹茹9克以和胃降逆；经期腹痛冷痛较剧，加艾叶6克、吴茱萸6克以温经散寒；经期腹痛伴腹胀、乳房胀痛，加青皮9克、乌药9克、川楝子6克以理气行滞。每日1剂，水煎分2次温服。经前1周起口服，至经净停服，连服3个月经周期，停药后观察3个月经周期。临床观察：葛华选取95例原发性痛经寒凝血瘀型患者，随机分为治疗组52例和对照组43例。

治疗组以少腹逐瘀汤加减口服，对照组以月月舒痛经宝颗粒口服。结果：治疗组总有效率94.23%，对照组总有效率79.07%，两组比较差异显著（P<0.05）。③

2. 气滞血瘀证　症见经期或行经前1～2日，小腹胀痛拒按，甚者伴恶心、呕吐；经量少或行经不畅，颜色紫暗，有血块，血块排出后腹痛减轻，经期结束疼痛消失；舌质紫暗或瘀点，苔白；胸闷胁胀；脉弦或弦滑。

（1）调经活血汤　柴胡10克、枳壳10克、桔梗10克、夏枯草10克、山慈菇10克、川芎10克、青皮10克、陈皮10克、川贝母10克、制乳香6克、制没药6克、当归15克。随症加减：血瘀明显者，加桃仁10克、泽兰10克；气滞明显者，加木香10克、制香附10克。每日1剂，分3次服用。临床观察：何清邻将120例气滞血瘀型原发性痛经患者随机分为观察组63例与对照组57例。观察组予调经活血汤加减治疗，对照组予西药（布洛芬）止痛治疗。均治疗3个月经周期。结果：临床疗效总有效率观察组93.7%，对照组80.7%，差异有统计学意义（P<0.05）。④

（2）疏肝化瘀汤加减　郁金9克、柴胡9克、乌药9克、香附12克、当归9克、白芍12克、延胡索12克、五灵脂12克、生蒲黄9克、茯苓12克、炙甘草6克。每日1剂，水煎服，每剂2次。临床观察：庄惠琴等将77例气滞血瘀型痛经患者随机分为观察组39例与对照组38例。对照组给予七制香附丸治疗，观察组给予疏肝化瘀汤治疗。治疗周期均为3个月。结果：观察组总有效率为87.2%，显著高于对照组的68.4%，差异有统计学意义（P<0.05）。⑤

（3）血府逐瘀汤　桃仁15克、红花12克、肉桂12克、白芍12克、生地黄12克、川芎12克、赤芍12克、柴胡20克、香附20克、当归20克、蒲黄20克。上方加水600毫升，文火水煎服，每次100

① 宋李冬,胡苹,等.痛经Ⅱ号方治疗寒凝血瘀型痛经临床研究[J].上海中医药杂志,2011,45(10)：56－58.
② 华晓威.少腹逐瘀汤加减治疗寒凝血瘀型痛经[J].长春中医药大学学报,2010,26(3)：398.
③ 葛华.少腹逐瘀汤加减治疗原发性痛经52例[J].吉林中医药,2007,27(11)：28.
④ 何清邻.调经活血汤治疗气滞血瘀型原发性痛经临床观察[J].新中医,2018,50(8)：128－130.
⑤ 庄惠琴.疏肝化瘀汤治疗气滞血瘀型原发性痛经的临床疗效观察[J].中国当代医药,2016,23(12)：119－121.

毫升,早晚温服。临床观察:王超以上方治疗 96 例痛经气滞血瘀证患者。结果:治愈 45 例,有效 32 例,无效 19 例,总有效率 80.20%。①

(4) 加减膈下逐瘀汤 1　五灵脂(炒)6 克、当归 9 克、川芎 6 克、桃仁(研泥)9 克、牡丹皮 6 克、赤芍 6 克、乌药 6 克、延胡索 3 克、香附 4.5 克、红花 9 克、枳壳 4.5 克、小茴香 1.5 克、肉桂 3 克、干姜 3 克、甘草 9 克。每日 1 剂,水煎服。于月经前 7 天开始服用,连服 7 天。临床观察:陈洪芳将 60 例痛经气滞血瘀证患者随机分为治疗组和对照组各 30 例。治疗组给予加减膈下逐瘀汤,对照组给予布洛芬。两组均连服 3 个月经周期。结果:总有效率治疗组为 93.33%,对照组为 70.00%,比较差异有统计学意义($P < 0.05$);治疗后治疗组痛经症状评分、VAS 评分[(2.29±1.68)、(1.46±0.91)分]均低于对照组[(5.83±1.05)、(2.66±1.49)分],比较差异均有统计学意义(均 $P < 0.05$)。②

(5) 小柴胡汤加减 1　柴胡 15 克、黄芩 10 克、党参 10 克、香附 10 克、甘草 6 克、赤芍 15 克、当归 15 克、川芎 10 克、蒲黄 10 克、五灵脂 10 克、川牛膝 10 克等。月经前开始服,连服 5 剂,每日 1 剂,水煎分 3 次服,连服 3 个月经周期为 1 个疗程。临床观察:冯海泉将 36 例气滞血瘀型原发性痛经患者随机分为治疗组和对照组各 18 例。治疗组口服小柴胡汤加减,对照组口服布洛芬。均服 1 个疗程。结果:治疗组总有效率为 94.44%,对照组总有效率 77.78%($P < 0.05$)。③

(6) 膈下逐瘀汤加减　当归 10 克、川芎 10 克、赤芍 10 克、桃仁 10 克、红花 10 克、枳壳 10 克、延胡索 10 克、五灵脂 10 克、牡丹皮 10 克、乌药 10 克、香附 15 克、甘草 10 克、淫羊藿 10 克、仙茅 10 克、杜仲 10 克、赤芍 15 克、白芍 15 克。每日 1 剂。临床观察:许志芃等将 116 例痛经气滞

血瘀证患者随机分为治疗组 60 例与对照组 56 例。治疗组与对照组分别口服中药膈下逐瘀汤加味与吲哚美辛片。连续治疗观察 3 个月经周期。结果:治疗组总有效率 93.33%,对照组总有效率为 42.85%,两组总有效率经统计学处理,差异有显著性意义($P < 0.05$)。④

(7) 小柴胡汤加减 2　柴胡 12 克、黄芩 10 克、党参 10 克、半夏 10 克、川芎 10 克、当归 10 克、炮姜 3 克、甘草 6 克。随症加减:痛甚者,加桃仁、川牛膝或失笑散;胁肋胀痛者,加川楝子、延胡索;小腹胀痛者,加乌药、香附;背部亦胀痛者,加乌药、羌活;伴乳房胀者,加麦芽、青皮、路路通、川楝子;甚而结硬块疼痛者,加甲片、王不留行;伴腰骶痛者,加杜仲、怀牛膝;隐痛、面黄乏力者,重用党参、当归,加鸡血藤;冷痛者,加桂枝、艾叶、附子,减黄芩;热痛者,加丹参、牡丹皮、生地黄、赤芍,去炮姜。经期前 1 周开始服药,连服 5 剂,每日 1 剂,水煎,2 次分服。治疗 2 个月经周期。临床观察:谢慧明等以上方加减治疗 38 例痛经气滞血瘀证患者。结果:治愈(疼痛消失,连续 3 个月经周期未见复发)25 例,好转(疼痛减轻或消失,但仅能维持 3 个月以下)11 例,未愈(疼痛未见改善)2 例,总有效率为 94.7%。⑤

(8) 加减膈下逐瘀汤 2　当归 10 克、赤芍 15 克、红花 10 克、枳壳 20 克、延胡索 9 克、五灵脂 10 克、黑胡椒 3 克、牡丹皮 15 克、香附 12 克、益母草 15 克。每日 1 剂,水煎服,经期服用。临床观察:万仪辉以上方治疗 486 例痛经气滞血瘀证患者。结果:痊愈 290 例,占 59.69%;好转 162 例,占 33.33%;无效 34 例,占 7.00%。⑥

3. 气血虚弱证　症见经时或经后小腹绵绵作痛或小腹空坠,喜按或月经推后,经量少,经色淡,质稀,面色无华,神疲乏力,舌质淡,苔薄白,脉弦细弱等。

---

① 王超.血府逐瘀汤治疗气滞血瘀型痛经 96 例[J].中国中医药现代远程教育,2016,14(5):59-61.
② 陈洪芳.加减膈下逐瘀汤治疗气滞血瘀型原发性痛经临床评价[J].社区医学杂志,2014,12(5):30-31.
③ 冯海泉.小柴胡汤加减治疗气滞血瘀型原发性痛经疗效观察[J].湖北中医杂志,2013,35(12):44.
④ 许志芃,等.膈下逐瘀汤加味治疗膜样痛经 60 例疗效观察[J].浙江中医杂志,2005(8):344-345.
⑤ 谢慧明,等.小柴胡汤加减治疗气滞血瘀型痛经 38 例[J].江西中医药,2003(7):36.
⑥ 万仪辉.加减膈下逐瘀汤治疗痛经 486 例[J].成都中医学院学报,1993,16(4):24-25.

（1）八珍汤　当归15克、川芎15克、白芍15克、熟地黄30克、人参15克、白术15克、茯苓15克、甘草15克。每日1剂，水煎服。临床观察：周春玉等选取103例痛经气血虚弱证患者分为两组，对照组53例给予孕激素治疗，试验组50例在对照组治疗基础上给予八珍汤治疗。结果：两组患者经期小腹坠胀、乳房胀痛、腰酸临床症状评分均降低（$P<0.05$），与对照组相比，试验组患者临床症状评分较低（$P<0.05$）；两组患者疼痛VAS评分降低（$P<0.05$），与对照组相比，试验组的VAS疼痛评分较低（$P<0.05$）。[1]

（2）圣愈汤加减　黄芪、人参、白芍、熟地黄、当归、川芎。临床观察：潘丽娟以上方治疗30例痛经气血虚弱证患者，其中年龄为20～29岁、30～39岁、40～49岁各10例，合为年龄组30例；病情程度为轻度、中度和重度各10例，合为病情组30例；病程为<6个月、病程6～12个月、病程>12个月各10例，合为病程组30例。三组均根据患者症状，辨证施治，以圣愈汤为主方加减，分别服药2个周期，1个周期为10天，在经期第5天开始服用。观察患者治疗前后的临床症状及伴随症状改善情况。结果：年龄组3个年龄段患者各痊愈7例，每个年龄组的痊愈率为70%。病情轻的患者痊愈8例，痊愈率为80%；病情中度及重度患者各痊愈7例，痊愈率为70%。病程为<6个月与病程>12个月患者痊愈各7例，痊愈率为70%，病程6～12个月痊愈8例，痊愈率为80%。[2]

4.肝肾亏损证　症见经期或经后小腹隐痛，月经量少色淡，质稀，腰部酸困，头晕耳鸣，手足抽搐，舌质淡红，苔薄白，脉沉细或弦细。方用调肝汤加减：山药15克、阿胶（烊化）9克、当归10克、炒白芍10克、山茱萸15克、盐巴戟天10克、杜仲15克、续断15克、香附10克、延胡索10克、甘草6克。每日2次，每次100毫升，每次行经前3天开始服用，每日1剂。临床观察：刘筱茂将76例

痛经肝肾亏损证患者随机分为治疗组和对照组各38例。治疗组根据月经周期服用调肝汤加味，对照组服用定坤丹治疗。两组均治疗3个月经周期，观察其临床疗效。结果：治疗组总有效率为86.8%，对照组为57.9%，两组临床疗效比较，差异有统计学意义（$P<0.05$）。[3]

5.朱南孙分4型

（1）气滞型　方用加味四物汤：当归、川芎、熟地黄、白芍、川楝子、制香附、延胡索、广郁金。其治疗应在先兆期，于经前3天左右服至经期，经后则以调补为主。发育不良者，可予左归丸、右归丸、乌鸡白凤丸或十全大补丸等调理。

（2）气滞血瘀型　方用加味没竭散：蒲黄、赤芍、三棱、莪术、青皮、生山楂、乳香、没药、血竭粉。一般于经前7天起服，为防经量过多，可于经期在上方中酌情加减，蒲黄、山楂炒炭用，去三棱、莪术，加参三七粉、炮姜炭，或加仙鹤草、益母草通涩并举，祛瘀生新。出血经久，气血耗损，则于行经后调补气血。

（3）血热瘀阻型　方用银翘红酱解毒汤合失笑散加减：红藤、败酱草、蒲公英、牡丹皮、赤芍、川楝子、延胡索、桃仁、红花、乳香、没药、失笑散。此型痛经一般需连续服药。

（4）寒邪凝滞型　方用艾附暖宫丸加减：香附、艾叶、当归、川芎、赤芍、白芍、熟地黄、小茴香、桂枝。在临经初期小腹疼痛经行不畅时用药。[4]

经　验　方

1.当归芍药散加减　当归10克、白芍20克、川芎10克、白术10克、茯苓30克、泽泻20克。随症加减：若少腹冷痛，加肉桂、干姜5克；少腹刺痛，加桃仁10克、红花10克；少腹胀痛，加郁金10克、香附10克；少腹隐隐作痛，加黄芪20克、党参20克。上药煎半小时，取汁150毫升，每日1剂，

① 周春玉,等.八珍汤治疗气血虚弱型痛经的临床研究[J].中国中医药现代远程教育,2017,15(19)：60-62.
② 潘丽娟.浅析圣愈汤治疗气血虚弱型痛经的临床效果[J].山东医学高等专科学校学报,2014,36(1)：34.
③ 刘筱茂.调肝汤加味治疗肝肾亏虚型原发性痛经的临床观察[J].光明中医,2017,32(17)：2505-2506.
④ 黄晖,朱南孙.朱南孙辨治痛经之要诀[J].天津中医学院学报,1988(1)：25-27.

分 2 次煎煮,温服,月经前 7 天开始口服中药,服至月经来潮后 1～2 天。1 个月经周期为 1 个疗程,连续服用 3 个疗程。张越将 76 例原发性痛经患者随机分为治疗组与对照组各 38 例。治疗组采用中药汤剂当归芍药散治疗,对照组采用口服布洛芬缓释胶囊方法治疗。结果:治疗组的总有效率为 89.47%,对照组总有效率为 76.32%,治疗组疗效较对照组更优(P<0.05)。①

2. 消癥止痛汤　木香 15 克、丁香 15 克、三棱 12 克、莪术 12 克、枳壳 10 克、青皮 10 克、川楝子 10 克、茴香 10 克、桂枝 10 克、茯苓 10 克、牡丹皮 10 克、桃仁 10 克、赤芍 10 克。加入适量清水用武火煎煮后改用文火煎 30～40 分钟即可,行经前 7 天开始服用,每日 1 剂,分 2 次温服,以连续服用 7 天为 1 个疗程,经期停服,连续治疗 3 个月经周期。杨志琴选取 56 例子宫内膜异位症所致痛经患者,症见经前下腹胀痛,经行痛剧,痛引腰骶,痛甚昏厥,腹痛拒按,经行不畅,夹有血块,块下痛减,肛门坠胀,经前乳房胀痛,胸闷不舒,性交疼痛,舌紫暗,边尖有瘀斑,苔薄白,脉弦,随机分为治疗组与对照组各 28 例。对照组口服孕三烯酮胶囊治疗,治疗组在对照组的基础上加用消癥止痛汤治疗。结果:治疗组总有效率为 96.43%,对照组为 75.00%,两组差异具有统计学意义(P<0.05)②

3. 逐瘀化膜方(蔡小荪经验方)　当归尾 10 克、川芎 6 克、土牛膝 10 克、桂枝 3 克、赤芍 10 克、延胡索 12 克、花蕊石 15 克、制香附 10 克、制没药 6 克、桃仁 10 克、失笑散 12 克。随症加减:如兼气虚少力者,可加党参、白术;有气滞腹胀者,加乌药;胀痛较甚者,加乳香;腹冷者,可加艾叶;经量尚畅者,当归尾可易全当归,以养血调经;经血极不畅者,可加三棱;如下膜仍如块状而不碎者,可加益母草。以上诸药可酌情增减。活血祛瘀,化膜定痛。适用于膜样痛经。在经行期间,子

宫内膜成管形或三角形,在未排出之前小腹剧痛,不亚于子宫内膜异位症,一般膜块排出后痛势即减。苔薄微腻,或边偏紫,脉弦或紧或涩。③

4. 潮舒煎剂(褚玉霞经验方)　当归 15 克、川芎 10 克、赤芍药 10 克、红花 15 克、丹参 30 克、泽兰 15 克、香附 15 克、延胡索 15 克、乌药 12 克、肉桂 6 克、全蝎 6 克、川牛膝 15 克。随症加减:疼痛剧烈,月经后期,经量少,伴见面色青白、手足不温甚则冷汗淋漓者,为寒邪凝闭阳气,加吴茱萸 5 克、小茴香 10 克(或加制附子、细辛);若痛而胀者,加木香 5 克、枳壳 10 克;伴腰骶酸痛、头晕耳鸣者,加续断 30 克、杜仲 15 克;伴肢体困重、苔厚腻者,加苍术 12 克、茯苓 15 克。月经前 3 天开始服用(既往疼痛重者于经前 5～7 天开始服用),每日 1 剂,分早晚 2 次饭后温服,月经第 3 天停服。活血化瘀,温经止痛。适用于寒凝血瘀之痛经,症见经前或经期小腹冷痛拒按,得热则舒,月经量少,或见后期,经色紫暗有块,伴畏寒喜暖,形寒肢冷,舌暗苔白,脉沉紧。④

5. 温经散寒汤(蔡小荪经验方)　当归 10 克、川芎 10 克、赤芍 12 克、白术 12 克、紫石英 20 克、葫芦巴 6 克、五灵脂 12 克、金铃子 10 克、延胡索 10 克、制香附 12 克、小茴香 6 克、艾叶 6 克。随症加减:如受寒重者,可加吴茱萸、桂枝之品;血瘀重者,加桃仁、红花之类。经行腹痛开始每日 1 剂,早晚各服 1 次。温经化瘀,散寒止痛。适用于寒湿搏于冲任所致痛经,症见经前或经时小腹拧痛或抽痛,凉而沉重感,按之痛甚,得热痛减,经行量少,色暗有血块,畏寒便溏,苔白腻,脉沉紧。⑤

6. 桃红四物汤　当归 20 克、熟地黄 10 克、川芎 10 克、白芍 15 克、桃仁 15 克、红花 15 克、益母草 30 克、甘草 10 克。随症加减:若痛经患者属于寒凝血瘀型,则加桂枝 10 克、党参 15 克、干姜 10 克、延胡索 10 克、白术 15 克;若痛经患者属于气滞血瘀型,则加郁金 10 克、柴胡 15 克、香附 10

① 张越.当归芍药散治疗原发性痛经的临床观察[J].北方药学,2018,15(2):87.
② 杨志琴,白红艳.消癥止痛汤治疗子宫内膜异位症所致痛经 56 例临床疗效观察[J].四川中医,2018,36(1):149－151.
③ 黄素英.海派中医流派传承系列海派中医蔡氏妇科[M].上海:上海科学技术出版社,2018:244－245.
④ 孙红,王祖龙.褚玉霞妇科脉案良方[M].北京:中国协和医科大学出版社,2018:172.
⑤ 张丰强,等.首批国家级名老中医效验秘方[M].北京:中国医药科技出版社,2017:215.

克、枳壳 10 克;若痛经患者属于气血虚弱型,则加黄芪 20 克、党参 10 克、山药 12 克、茯苓 12 克。上述药方每日 1 剂,加 4 碗(中等大小)水煎煮,煮成 1 碗水,分早晚 2 次服下,于患者月经来潮前 15 天开始服用,连服 15 天,直至月经来潮停止服用,共服用 3 个月经周期。王金香等将 65 例子宫腺肌症患者随机分为观察组 33 例与对照组 32 例。对照组患者采用常规西药治疗(布洛芬缓释胶囊),观察组患者采用桃红四物汤加减治疗。观察并记录两组患者临床疗效,治疗前后视觉模拟评分、血清 Ca125 值变化情况,分析比较。结果:观察组接受治疗后,痊愈 12 例,总有效率 87.88%;对照组治愈仅 1 例,总有效率 53.13%。两组比较差异有统计学意义($P<0.05$)。①

7. 温肾暖宫通经汤 桂枝 10 克、乌药 10 克、黑附片 10 克、当归 15 克、丹参 15 克、益母草 15 克、延胡索 15 克、桃仁 10 克、红花 10 克、白芍 15 克、香附 10 克、枳壳 10 克、甘草 6 克。每日 1 剂,加水煎至 300 毫升,分早晚 2 次服用。于月经前 1 周开始服用,月经来潮后 2 天停止使用,1 个月经周期为 1 个疗程,连续治疗 3 个疗程。丁琅娟等将 60 例原发性痛经患者随机分为观察组与对照组各 30 例。对照组采用布洛芬缓释胶囊进行治疗,每次 0.3 克,每日 2 次,早晚各 1 次,饭后口服,入组后第 1 个月经周期第 1 天开始,疼痛缓解后停止使用,1 个月经周期为 1 个疗程,连续治疗 3 个疗程。观察组口服自拟温肾暖宫通经汤治疗。结果:对照组有效率为 80%,观察组有效率为 93.3%。两组有效率比较,差异有统计学意义($P<0.05$)。②

8. 宣郁通经汤 当归 15 克、九香虫 15 克、土鳖虫 15 克、酒白芍 15 克、白芥子 9 克、川楝子 9 克、牡丹皮 6 克、栀子 6 克、吴茱萸 6 克、郁金 6 克、延胡索 5 克、徐长卿 5 克、柴胡 3 克、香附 3 克、黄芪 3 克、炙甘草 3 克。随症加减:月经量少,血液颜色发紫,夹伴血块者,加桃仁 10 克、赤芍 15

克;月经量多,有血块者,加益母草 20 克;痛经甚者,加川牛膝 10 克、皂角刺 15 克;腰骶、肛门胀痛者,加制没药 5 克、制乳香 5 克、川牛膝 10 克。中药免煎颗粒,于月经周期行经前 7 天开始服用,每日 1 剂,分 2 次温服,7 天为 1 个疗程,经期停服,连续治疗 3 个月经周期。魏玲等将 98 例子宫内膜异位症痛经患者随机分为对照组与治疗组各 49 例。对照组采用血府逐瘀胶囊治疗,治疗组采用宣郁通经汤加减治疗。均治疗 3 个月经周期,比较两组疗效。结果:总有效率治疗组为 93.88%,对照组为 77.75%,两组差异具有统计学意义($P<0.05$)。结论:与血府逐瘀胶囊比较,宣郁通经汤改善子宫内膜异位症痛经效果更为显著。③

9. 逐瘀脱膜汤 丹参 20 克、赤芍 20 克、白芍 20 克、肉桂 10 克、延胡索 15 克、三棱 10 克、莪术 10 克、益母草 15 克、木香 10 克、续断 10 克、杜仲 15 克、香附 15 克、郁金 25 克。加水煎取 300 毫升,分 3 次口服。吴红将 80 例原发性痛经患者随机分为研究组与对照组各 40 例。对照组采用口服布洛芬缓释片治疗,研究组采用逐瘀脱膜汤加减治疗。两组均连续治疗 9 天。结果:治疗后的临床总有效率比较,对照组及研究组分别为 87.5%、97.5%,两组比较差异具有统计学意义($P<0.05$)。逐瘀脱膜汤加减治疗原发性痛经的临床效果显著。④

10. 补肾逐瘀汤 菟丝子 30 克、桑寄生 15 克、怀牛膝 15 克、巴戟天 15 克、当归 10 克、赤芍 10 克、川芎 10 克、地黄 10 克、桃仁 10 克、红花 10 克、延胡索 15 克、香附 10 克、川牛膝 15 克。每日 1 剂,煎取药液 400 毫升,分 2 次早晚温服。于月经来潮前 1 周开始服用,直至经行痛止。治疗 3 个月经周期为 1 个疗程,于每个月经周期后观察疗效。周芬敏等将 72 例原发性痛经患者随机分为对照组与观察组各 36 例。对照组采用血府逐瘀片进行治疗,每次 6 粒,每日 2 次,月经来潮前 1

① 王金香,等.桃红四物汤治疗子宫腺肌症痛经的临床疗效观察[J].世界中医药,2017,12(8):1771-1773,1777.
② 丁琅娟,洪海.温肾暖宫通经汤治疗原发性痛经 60 例疗效观察[J].中国中医药科技,2017,24(3):355-356.
③ 魏玲,等.宣郁通经汤与血府逐瘀胶囊治疗子宫内膜异位症痛经疗效观察[J].四川中医,2017,35(12):173-175.
④ 吴红.逐瘀脱膜汤加减治疗原发性痛经 40 例疗效观察[J].国医论坛,2017,32(5):39-40.

周开始口服直至经行痛止,治疗 3 个月经周期为 1 个疗程。治疗组采用患者补肾逐瘀汤进行治疗。结果:治疗组有效率为 84.84%,明显高于对照组的 75.76%($P<0.05$)。结论:补肾逐瘀汤对原发性痛经有较好的治疗效果,可明显改善患者的症状,提高其生活质量。[1]

11. 加味没竭汤(朱南孙经验方) 生蒲黄(包)20 克、三棱 12 克、莪术 12 克、炙乳香 3 克、炙没药 3 克、生山楂 12 克、青皮 6 克、血竭粉(冲服)2 克。随症加减:月经过多者,则蒲黄、山楂炒用,去三棱、莪术,加三七粉、炮姜炭、仙鹤草以通涩并用、祛瘀生新;偏寒者,酌加艾叶、小茴香、炮姜;热瘀互结者,酌加蒲公英、紫花地丁、败酱草、大血藤。活血化瘀,行气止痛。适用于经行期间子宫内膜未排出之前小腹剧痛、腹胀,膜块排出后痛势即减,对气滞血瘀所致的女性膜样痛经、原发性痛经以及子宫内膜异位症、盆腔炎等实证痛经均有显著疗效。[2]

12. 温经止痛方 生蒲黄 18 克、全当归 12 克、赤芍 9 克、白芍 9 克、鸡血藤 18 克、制香附 9 克、延胡索 12 克、吴茱萸 9 克、葫芦巴 9 克、刘寄奴 9 克、乌药 6 克、艾叶 6 克。随症加减:经量偏少者,加益母草、泽兰;腹泻者,加怀山药、炮姜炭;腹胀者,加木香;腰酸者,加川续断、杜仲。温经散寒,活血化瘀止痛。适用于经来偏少,小腹冷痛,畏寒肢冷,大便欠实,腹部喜按喜暖,舌淡苔薄白,脉细弦或紧。[3]

13. 清热化瘀方 生地黄 12 克、蒲公英 15 克、大红藤 15 克、牡丹皮 9 克、赤芍 9 克、延胡索 9 克、败酱草 15 克、刘寄奴 12 克。随症加减:腰酸者,可加川续断、杜仲;痛甚者,可加生蒲黄、炙乳香、炙没药;瘀热重者,可加金银花、青蒿、黄柏;经行量少者,酌加丹参、茜草、益母草、泽兰;发热者,可加柴胡、黄芩;大便不畅者,可加全瓜蒌;胸闷者,可加郁金、川楝子;湿热甚者,可加薏苡仁、茯

苓。清热解毒,凉血活血止痛。适用于经前或经期下腹疼痛拒按,或兼腰酸,经色暗红或有血块,质稠或夹有较多黏液,平素小腹隐痛或有不适感,白带量多黏稠,舌质红苔黄腻,脉弦滑或滑数。[4]

14. 益气活血止痛汤(丁启后经验方) 炙黄芪 30 克、熟地黄 15 克、当归 15 克、香附 15 克、白芍 15 克、炙甘草 6 克、延胡索 15 克、乌药 15 克、吴茱萸 6 克、生蒲黄(包煎)15 克、五灵脂(包煎)15 克、小茴香 10 克。随症加减:如小腹冷痛明显,加桂枝、艾叶;痛时手脚冰凉,恶心欲吐,加法半夏、干姜;大便稀溏或腹泻,加益智仁、肉豆蔻、砂仁;痛在月经将净或经净后,加阿胶、鹿角胶;腰膝酸软,加巴戟天、金毛狗脊。对原发性痛经,于经前 1 周开始服用益气活血止痛汤,服至经来,经净后该方去吴茱萸、生蒲黄、五灵脂、小茴香,加阿胶、枸杞子、党参等益气养血之品调理。益气养血,活血调经,温经止痛。适用于原发性通经,症见月经量渐少,经来色暗,有小血块,小腹胀坠痛,可牵至腰骶,或月经将净或经净后出现下腹或腰际疼痛,小腹及阴部空坠不适;伴见面色无华,少气懒言,纳谷不香,神疲乏力,四末不温,头晕眼花,心悸健忘。舌胖淡暗,苔薄白,脉沉细无力。[5]

15. 莪术佛手散(姚寓晨经验方) 莪术 12 克、全当归 15 克、大川芎 12 克、赤芍 10 克、川牛膝 15 克、马鞭草 30 克、王不留行 12 克、路路通 15 克、台乌药 10 克、制香附 10 克。理气化瘀,活血通经。适用于气滞血瘀痛经。[6]

16. 祛湿清经方 薏苡仁 15~24 克、苍术 10 克、川牛膝 15 克、醋延胡索 10 克、红藤 15 克、乌药 8 克、乳香 6 克。每日 1 剂,水煎 2 次取 300 毫升,早晚空腹各服 1 次。月经前 7 天开始服用,连服 14 天。徐婷花将 120 例湿热下注型原发性痛经患者随机分为治疗组与对照组各 60 例。两组在年龄、病程等基本资料方面差异无统计学意义。治疗组采用口服祛湿清经方。对照组痛经时口服

① 周芬敏,等.补肾逐瘀汤治疗原发性痛经临床疗效观察[J].四川中医,2017,35(9):191-193.
②~④ 朱南孙.海派中医朱氏妇科[M].上海:上海科学技术出版社,2016:96-97.
⑤ 丁丽仙.丁启后妇科经验[M].北京:中国中医药出版社,2014:194-195.
⑥ 姚石安,等.现代名老中医珍本丛刊:姚寓晨妇科证治选萃[M].北京:人民军医出版社,2014:134.

吲哚美辛片,每次25毫克,每日3次。两组疗程均为3个月经周期。结果:疗效总有效率治疗组为93.33%,对照组为68.33%(P<0.05)。①

17. 温经活血方 当归15克、川芎12克、小茴香10克、延胡索12克、川楝子15克、乳香12克、没药10克、桂枝10克、五灵脂15克、蒲黄15克。每日1剂,水煎分早、中、晚3次口服。翟婷婷等将100例寒凝血瘀型痛经患者随机分为治疗组与对照组各50例。治疗组采用自拟温经活血汤加减治疗,对照组采用吲哚美辛片治疗。结果:治疗组总有效率为88%,优于对照组的62.0%,两组比较差异有统计学意义(P<0.05)。②

18. 红花当归汤 当归10克、赤芍15克、炒白芍12克、桃仁10克、红花6克、炒川芎12克、台乌药6克、制香附12克、炒枳壳10克、甘草3克、五灵脂15克。随症加减:气滞血瘀型患者,加香附、枳壳、姜黄、木香等;寒湿凝滞型患者,加小茴香5克、肉桂5克、干姜5克、乌药5克;气血虚弱型患者,加黄芪8克、党参5克、山药3克;若兼有乳房胀痛、头痛等症,可加柴胡10克、郁金10克;夹有血块,则加蒲黄15克、乳香6克;若平时有腰酸、带下、少腹疼痛,并每逢月经期加重,加红藤12克、紫花地丁12克、蒲黄15克,待月经干净后继服七制香附丸、失笑散或少腹逐瘀汤14天以巩固疗效。易世娟将96例原发性痛经患者随机分为实验组与对照组各48例。实验组采用红花当归汤加减治疗。对照组服用非类固醇抗炎药治疗。两组均以1个月为1个疗程,2个疗程后比较疗效。结果:术后初期总有效率,实验组与对照组相比差异不明显,无统计学意义(P>0.05);2个疗程后实验组总有效率为95.5%,高于对照组的90.0%,差异有统计学意义(P<0.05)。红花当归汤具有温经散寒、祛瘀止痛之效,治疗原发性痛经临床疗效确切。③

19. 红藤方 红藤、败酱草、桃仁、薏苡仁、牡丹皮、丹参、香附、延胡、莪术等。随症加减:卵巢巧克力囊肿致痛经,加猪苓、赤石脂或血竭;有子宫肌腺瘤者,加白花蛇舌草、莪术、山楂;慢性盆腔炎痛经腹胀者,加木香、川楝子或枳壳;带下黄者,加土茯苓、茵陈等;伴有经行发热者,在经前加荆芥、防风、金银花;盆腔郁血症痛经,加赤石脂、红花或益母草等;宫腔粘连而致痛经,去败酱草,加乳香、没药、红花或莪术、乌药、小茴香等;若偏瘀热者,加连翘、蒲公英;偏寒凝者,加桂枝活血通络;原发性痛经经量偏少,去败酱草,加桂枝、紫苏梗;量多者,去败酱草,加艾叶、木香或肉桂、木香、淫羊藿等。④

20. 养血调经方(班秀文经验方) 当归9克、川芎6克、白芍12克、熟地黄12克、香附9克、艾叶5克、延胡索9克、吴茱萸2克、乌药9克、益智仁9克、大枣9克。温暖肝肾,养血调经。适用于痛经,症见经行之时,寒凝血瘀,少腹、小腹疼痛剧烈,头晕,剧时呕吐,唇面发青,肢凉汗出,脉弦细。⑤

21. 刘尚义经验方 当归10克、川芎10克、吴茱萸2克、小茴香10克、桂枝10克、桃仁20克、佛手10克、郁金5克、莪术10克。每日1剂,水煎服。温经散寒,活血化瘀。适用于痛经证属寒湿凝滞者,症见受凉后,每次月经痛彻腰骶,得温痛减,手足冰冷,伴有月经色暗,夹血块,白带量多清稀,舌淡,苔白,脉涩紧。⑥

22. 李祥云经验方 ① 痛经散:参三七15克,肉桂粉30克,失笑散60克。上药研末共装胶囊,每次4.5克,每天2次,口服。温经散寒,活血止痛。适用于寒凝或气滞血瘀所致的痛经。② 温经止痛方:当归9克、川芎4.5克、熟地黄12克、附子9克、桂枝4.5克、红花9克、香附12克、延胡索12克、小茴香4.5克、白芷9克。随症加减:月经不畅,加丹参9克、益母草15克;痛经剧,加羌活9

① 徐婷花.祛湿清经方治疗湿热下注型原发性中度痛经60例[J].福建中医药,2013,44(1):46-47.
② 翟婷婷,等.温经活血方治疗寒凝血瘀型痛经50例疗效观察[J].湖南中医杂志,2013,29(10):63-64.
③ 易世娟.红花当归汤治疗原发性痛经48例[J].河南中医,2012,32(12):1659-1660.
④ 束兰娣,等.戴德英治疗妇科痛证的经验[J].中华中医药学刊,2012,30(5):1006-1008.
⑤ 卢祥之.国医大师班秀文经验良方赏析[M].北京:人民军医出版社,2012:38.
⑥ 贾敏,等.橘井春回:刘尚义学术思想和医疗经验[M].北京:高等教育出版社,2011:125.

克、独活 9 克；腹冷痛，加艾叶 4.5 克、紫石英 12 克；经行夹血块，加桃仁 9 克、月月红 6 克；月经过多，去红花，加艾叶 4.5 克、阿胶 9 克；腹胀痛，加川楝子 12 克、乌药 9 克。活血祛瘀，温经止痛。适用于寒凝血瘀之痛经，经行不畅，小腹冷痛；促排卵，促进子宫发育。[1]

23. 香鹿消痛汤　炒九香虫 6 克、桂枝 6 克、鹿角片 10 克、制延胡索 10 克、当归 10 克、川芎 10 克、三棱 10 克，丹参 15 克、赤芍 15 克、红藤 20 克。随症加减：若小腹痛剧，加红豆杉 10 克；若月经量少者，加益母草 15 克、红花 6 克；若月经量多者，加花蕊石 15 克、炒山楂 10 克；若倦怠无力，加黄芪 30 克、党参 30 克；若热象较重者，去桂枝，加牡丹皮 10 克。每日 1 剂，水煎服。经净后 7 天服用至月经第 2 天为 1 个疗程，连服 3 个疗程。蔡宇萍等选取 71 例肾虚血瘀型子宫内膜异位症痛经患者，所有患者近 6 个月内均未接受激素治疗，将其随机分为治疗组 39 例与对照组 32 例。治疗组中轻度痛经 11 例，中度痛经 20 例，重度痛经 8 例；对照组中轻度痛经 9 例，中度痛经 17 例，重度痛经 6 例。经比较两组在年龄、病程、临床症状上差异无显著性意义（$P>0.05$），具有可比性。对照组服用散结镇痛胶囊，每次 1.6 克，每日 3 次，于月经来潮第 3 天开始服药，连服 3 个月经周期。治疗组服用香鹿消痛汤加减。结果：总有效率治疗组为 89.74%，对照组为 68.75%（$P<0.05$）。[2]

24. 暖宫定痛方　当归 15 克、红花 10 克、泽兰 10 克、五灵脂 10 克、延胡索 10 克、没药 10 克、白芍药 30 克、川楝子 10 克、艾叶 10 克、小茴香 10 克、肉桂 10 克、荔枝核 10 克。每日 1 剂，水煎取汁 400 毫升，分早晚 2 次口服。郭娜等将 125 例寒凝血瘀型原发性痛经患者随机分为治疗组 65 例与对照组 60 例。对照组采用延胡索止痛滴丸，治疗组予上方治疗。结果：治疗组总有效率为 95.39%，对照组为 78.33%，两组比较差异有统计

学意义（$P<0.05$），治疗组疗效优于对照组。[3]

25. 许润三经验方　方一：党参 15 克、当归 30 克、川芎 10 克、生蒲黄 15 克、五灵脂 10 克、益母草 20 克、枳实 15 克、赤芍 15 克、三七粉 3 克。方二：生黄芪 50 克、三七粉 3 克、赤芍 10 克、川芎 10 克、莪术 10 克、蒲公英 20 克、白人参 30 克、鹿角片 20 克、藏红花 3 克。[4]

26. 痛经煎（王子瑜经验方）　肉桂 10 克、沉香末（吞）3 克或广木香 10 克、醋延胡索 10 克、琥珀末（吞）3 克、生蒲黄 10 克、五灵脂 10 克、细辛 6 克。随症加减：若偏寒甚，小腹冷痛剧烈、呕吐、出冷汗者，加干姜 10 克、吴茱萸 6 克；胀甚，加制香附 10 克、乌药 10 克；血块多，加桃仁 10 克。上药加冷水浸泡 30 分钟，煎煮 20 分钟，细辛稍迟些再放。过滤取药汁约 350 毫升，经前服用。温经散寒，行气化瘀，止痛。适用于痛经。[5]

27. 逐瘀调经汤（夏桂成经验方）　当该 10 克、赤芍 10 克、五灵脂 10 克、三棱 10 克、莪术 10 克、益母草 15～30 克、肉桂（后下）3 克。随症加减：腰酸明显者，加川续断 10 克、杜仲 10 克、金毛狗脊 10 克，必要时亦可加入制附片 6～9 克、艾叶 10 克，加强温阳补肾的作用，以促子宫内膜之化解和脱落；神疲乏力，小腹作坠，大便偏溏者，加白术 10 克、黄芪 15 克、党参 15 克、煨木香 5 克，以健脾益气、温运中阳，亦有助于子宫内膜脱落；腹痛剧烈，胀痛拒按者，加延胡 10 克、炙乳没各 6 克、景天三七 10 克，以增强化瘀止痛之力；经量过多，头晕心慌者，加炒蒲黄（包煎）6 克、血竭粉（分吞）6 克、花蕊石 15 克，以增强化瘀止血的作用；胸闷烦躁、舌苔黄腻者，加制苍术 10 克、炒柴胡 5 克、炒牡丹皮 10 克、钩藤 15 克，以清除肝经湿热；若烦热口渴，大便干燥者，可加枳壳 10 克、大黄（后下）6 克，以增强逐瘀脱膜的功用，达到迅速缓解病情之目的。逐瘀通脉，化脱子宫内膜。适用于血瘀性痛经、血瘀性出血痛证，如膜样性痛经、

① 李祥云工作室.龙华名医临证录：李祥云学术经验撷英［M］.上海：上海中医药大学出版社，2010：78－79.
② 蔡宇萍，等.香鹿消痛汤治疗子宫内膜异位症痛经 39 例观察［J］.浙江中医杂志，2010，45（3）：193.
③ 郭娜，等.暖宫定痛方治疗寒凝血瘀型原发性痛经 65 例疗效观察［J］.河北中医，2009，31（3）：348－349.
④ 李仁杰，等.许润三教授运用补法治疗痛经经验［J］.中国中医急症，2009，18（11）：1830－1831.
⑤ 中国中医药报社.中国当代名医名方录（修订本）［M］.北京：北京科学技术出版社，2008：343.

子宫内膜脱落不全性月经过多。①

28. 痛经方（门成福经验方） 肉桂 6 克、三七 3 克、香附 15 克、蒲黄 15 克、五灵脂 30 克、延胡索 15 克。上药共为细末水冲服，于行经前 7～10 天开始服用，每日 2 次，每次 2 克。适用于寒凝气滞型痛经，症见经前少腹冷痛，经量少，色暗有块，苔白，脉沉涩。②

29. 脱膜散加减方（夏桂成效验方） 肉桂（后下）5 克、五灵脂 10 克、三棱 10 克、莪术 10 克、川续断 10 克、延胡索 10 克、牡丹皮 10 克、杜仲 10 克、益母草 30 克。随症加减：若小腹冷痛明显者，加艾叶 9 克、吴茱萸 3 克；小腹胀痛明显者，加制香附 9 克、台乌药 6 克；出血特多者，加血竭（冲服）6 克、炒蒲黄（另包）8 克。补肾温阳，逐瘀脱膜。适用于肾虚瘀浊证的膜样性痛经，症见经行腹痛，量多，色红，有大血块，块下则痛减，头晕耳鸣，胸闷，乳胀，腰俞或腰骶酸楚，小腹冷痛，脉象沉细，舌质淡红，苔白腻者。③

30. 徐志华经验方 ① 痛经散：当归 10 克、白芍 10 克、牡丹皮 10 克、香附 10 克、郁金 10 克、乌药 10 克、川芎 5 克、莪术 10 克、延胡索 10 克、红花 10 克、川楝子 10 克。随症加减：若痛剧难忍者，加制乳没各 5 克。理气活血，逐瘀止痛。适用于气滞血瘀所致经行腹痛，拒按，胸胁乳房胀痛，块下痛减，舌紫暗，脉弦者。② 温胞饮：当归 10 克、赤芍 10 克、川芎 6 克、生蒲黄（包）10 克、延胡索 10 克、莪术 10 克、炒苍白术各 10 克、肉桂 3 克、白芥子 10 克、制香附 10 克、干姜 6 克、云茯苓 10 克。随症加减：若腰酸者，加川续断。温经散寒，化瘀利湿。适用于寒湿凝滞所致经行腹痛，得热痛减，畏寒，苔白腻，脉沉紧者。④

31. 活血理气止痛减方（王云铭经验方） 当归 15 克、川芎 9 克、赤芍 15 克、桃仁 15 克、红花 9

克、五灵脂 9 克、生蒲黄（包煎）9 克、延胡索 9 克、没药 6 克、肉桂 2 克、香附 9 克。活血行瘀，理气止痛。适用于气滞血瘀证痛经，症见经前或经期小腹胀痛重坠，拒按，经量少，经行不畅，经色紫暗，有血块，块下则腹痛减轻，胸胁作胀，舌质紫暗或正常者。⑤

32. 痛经方（许润三效验方） 当归 10 克、川芎 10 克、生蒲黄 10 克、生五灵脂 10 克、枳壳 10 克、制香附 10 克、益母草 10 克。适用于气滞血瘀所引起之痛经。随症加减：子宫后倾，加生艾叶 5 克；宫颈狭小，加柞木枝 15 克；子宫内膜异位症，加血竭 3 克、三七粉 3 克；膜样痛经，加丹参 20 克、䗪虫 10 克；夹寒，加肉桂 5 克；体弱，加党参 15 克。⑥

33. 痛经汤（戴德英经验方） 红藤 15 克、败酱草 30 克、赤芍 10 克、桃仁 10 克、牡丹皮 10 克、莪术 10 克、夏枯草 9 克、牡蛎（先煎）30 克、香附 10 克、炙甘草 3 克。适用于瘀热夹杂之痛经，如子宫内膜异位症、慢性盆腔炎伴包块者。⑦

34. 理气活血方（叶漳深经验方） 制香附 9 克、延胡索 9 克、川楝子 9 克、桃仁 9 克、当归 9 克、白芍 9 克、泽兰叶 15 克、红花 6 克。随症加减：痛而小腹胀甚者，加乌药 9 克、青皮 9 克；小腹冷痛而苔白脉紧者，加肉桂 4 克、干姜 2 克，以温经祛寒；若小腹有热感而大便秘结、小便短赤、舌红苔黄、脉数者，加生地黄 15 克、牡丹皮 9 克、制大黄 6 克，以清热凉血化瘀。每日 1 剂，煎 2 汁，分 2 次半空腹服，其中间隔 3～4 小时，痛甚者每日 2 剂。在经痛时服，经止即停，下期再服。理气活血，祛瘀止痛。适用于实证痛经，症见月经将来而腹痛，经行不畅，色紫暗或有血块。⑧

35. 乌药汤（陈大年经验方） 乌药 6 克、砂仁（后下）3 克、木香 6 克、延胡索 9 克、香附 9 克、吴茱萸 9 克、桂心 3 克、当归 9 克、白芍 9 克、生姜 3

① 中国中医药报社.中国当代名医名方录(修订本)[M].北京：北京科学技术出版社,2008：343－344.
② 门成福.门成福妇科经验精选[M].北京：军事医科出版社,2005：332.
③ 张弘.名医效方 999[M].北京：中国中医药出版社,2003：338.
④ 张弘.名医效方 999[M].北京：中国中医药出版社,2003：339.
⑤ 张弘.名医效方 999[M].北京：中国中医药出版社,2003：342.
⑥ 刘炎.江浙沪名医秘方精粹[M].北京：北京医科大学中国协和医科大学联合出版社,1996：138.
⑦ 刘炎.江浙沪名医秘方精粹[M].北京：北京医科大学中国协和医科大学联合出版社,1996：142.
⑧ 施杞.上海历代名医方技集成[M].上海：学林出版社,1994：617－618.

片、炙甘草6克。理气止痛,散寒祛瘀。适用于因涉寒、淋雨、涉水或因过食生冷而致胞宫寒凝血瘀之痛经,症见经前或经行时小腹冷痛喜按、喜热,经行量少、色淡,或兼有小血块,畏寒,舌边或有瘀点,苔白,脉沉紧。[1]

36. 加减艾附暖宫丸(朱小南经验方) 陈艾6克、制香附9克、当归6克、续断9克、白芍6克、熟地黄9克、煨木香4.5克、台乌药6、川楝子9克、黄芪9克、肉桂2.4克。随症加减:如经水夹有瘀块,可加山楂、青皮、红花、枳壳等以使化瘀行滞而止痛。养血温经,理气止痛。适用于胞宫虚寒、冲任气滞的痛经。[2]

37. 胡溙魁经验方 ①养血温经汤:当归12克、川芎6克、熟地黄12克、桂枝9克、艾叶5克、泽兰12克、茺蔚子12克、乌药10克、制香附12克、吴茱萸6克。适用于血虚寒滞型痛经。②祛瘀化癥汤:三棱12克、莪术12克、当归10克、赤芍10克、丹参10克、桃仁10克、川牛膝12克、血竭3克、香附12克、延胡索12克、海藻12克、昆布12克、瓦楞子12克。适用于瘀滞型痛经,如子宫内膜异位症、巧克力囊肿、膜样痛经、输卵管狭窄等症。[3]

38. 蔡柏春经验方 ①调经活血方:当归9克、丹参6克、赤芍6克、牛膝9克、炒白术6克、制香附9克、制乳香3克、制没药3克、五灵脂9克、蒲黄9克、桂心3克、延胡索9克。活血调经。适用于妇女经来少腹拘急,痛甚拒按,经行不畅,色紫有块,块下痛减,脉涩,舌暗苔腻。②温经逐寒方:当归9克、白芍9克、牛膝9克、制香附9克、煨木香3克、吴茱萸3克、紫苏梗4.5克、小茴香3克、肉桂3克、淡干姜3克。温经止痛。适用于妇女经行不畅,少腹冷痛,面白唇青,畏寒便溏,脉沉紧或迟,舌苔腻白。[4]

39. 热性痛经方(沈仲理经验方) 当归10

克、川芎12克、赤芍12克、生地黄12克、红藤30克、败酱草20克、金铃子10克、炒五灵脂12克、炙乳没各5克。先将上药用清水浸泡30分钟,再煎煮30分钟,每剂煎2次。经行腹痛开始每日1剂,早晚各服1次。清热消肿,行瘀止痛。适用于经行腹痛,往往于经行第1天腹痛甚剧,或见血块落下则痛减,舌质红,苔薄黄,脉弦或弦数。症见膜样痛经,腹痛剧烈兼见呕吐者,加服辅助方:川黄连5克、川贝母粉10克、公丁香5克、肉桂3克,4味共研细末,分成5包,每日1包,分2次冲服,吐止即停服。平日可加服逍遥丸,每次服6克,每日2次。[5]

40. 化膜汤(朱南孙经验方) 血竭末(另吞)3克、生蒲黄(包煎)15克、五灵脂10克、生山楂9克、刘寄奴12克、青皮6克、赤芍9克、熟大黄炭4.5克、炮姜炭4.5克、参三七末(分吞)3克。随症加减:膜样痛经治当逐瘀脱膜为主,使用上方加娑罗子、路路通、丝瓜络;乳癖结块者,加炙甲片、昆布、王不留行;经期泄泻者,加焦白术、怀山药、芡实;经少欠爽者,加三棱、莪术、丹参;痛经甚者,加炙乳香、炙没药;情志抑郁、胸闷不舒者,加越鞠丸、沉香曲、四制香附丸;口干便燥者,加生地黄、牡丹皮、当归、桃仁、月季,或用瓜蒌仁、火麻仁;腹部有冷感者,加炒小茴、制香附、淡吴茱萸、艾叶;腰膂酸楚者,加金毛狗脊、川续断、桑寄生。每月经前服用,服7~10剂。一般3个月至半年左右痛经缓解,内膜呈碎片状脱落而告痊愈。化膜行滞,散瘀止痛。适用于膜样痛经。徐斌超以上方加减治疗30例膜性痛经患者,连服3个月经周期为全疗程。结果:痊愈13例,显效10例,有效3例,总有效率86.7%;无效4例,占13.3%。[6]

41. 田七痛经散(罗元恺经验方) 蒲黄0.275克、醋炒五灵脂0.3克、田七0.3克、延胡索0.3克、川芎0.3克、小茴香0.3克、木香0.2克、冰片

① 施杞.上海历代名医方技集成[M].上海:学林出版社,1994:650-651.
② 施杞.上海历代名医方技集成[M].上海:学林出版社,1994:684.
③ 施杞.上海历代名医方技集成[M].上海:学林出版社,1994:917-918.
④ 施杞.上海历代名医方技集成[M].上海:学林出版社,1994:952-953.
⑤ 沈仲理.热性痛经方[J].中医杂志,1989(1):44.
⑥ 徐斌超.化膜汤治疗30例膜性痛经[J].上海中医药杂志,1987(1):34-37.

0.025 克。每小瓶 2 克药粉或每克药粉分装胶囊 3 粒。活血化瘀,行气散寒止痛。适用于痛经,症见经前或经后小腹冷痛或绞痛,月经常后期,经色淡暗有小血块,痛甚则面青肢冷,呕吐,唇舌淡或淡薄,苔白或白润,脉沉弦或弦缓或弦迟。张玉珍等以上方治疗 251 例痛经患者,连续服药 3 个月经周期。结果:251 例患者中属气滞血瘀型 173 例,有效 159 例;寒凝血滞型 47 例,有效 42 例;瘀热壅阻型 16 例,有效 13 例;气血虚弱型 15 例,有效 10 例。①

42. 裘笑梅经验方 ① 调经定痛散:当归 9 克、白芍 9 克、川芎 4.5 克、生地黄 15 克、川楝子 9 克、延胡索 9 克、广木香 9 克、乌药 9 克、乳香 4.5 克、没药(去油)4.5 克。活血疏肝,理气祛瘀。适用于经行气滞腹痛。宜在经行前 3～5 天开始,服至经转第二天或经净后止。② 活血祛瘀化癥汤:三棱 9 克、红花 6 克、五灵脂 6 克、生蒲黄 9 克、苏木屑 9 克、当归 9 克、川芎 3 克、赤芍 9 克、花蕊石 12 克、乳香 3 克、没药 3 克、炙鳖甲 12 克、台乌药 9 克、木香 9 克。活血祛瘀,软坚化癥。适用于痛经(膜样痛经)、癥瘕、积聚。②

单 方

1. 香芍饮 组成:当归、白芍、炙甘草。用法用量:每次 1 包,每日 1 次,饭后温服,月经第 1 天开始口服,连服 3 天。患者于入组后第 1 个月经周期开始服用,1 个经期为 1 个疗程,连续服用 3 个疗程。临床应用:陈志霞等将 100 例气滞血瘀型原发性痛经患者随机分为治疗组与对照组各 50 例。治疗组服用香芍饮煎剂进行治疗,对照组口服布洛芬缓释胶囊进行治疗。结果:治疗组的中医证候疗效总有效率为 84.0%,显著高于对照组的 44.0%(P<0.05)。③

2. 吴茱萸(脐疗) 组成:吴茱萸。用法用量:吴茱萸研为粗粉加醋调成糊状敷于神阙穴,每 24 小时换药 1 次。临床应用:卞莹将 112 例原发性痛经患者随机分为治疗组 60 例和对照组 52 例。治疗组经前 1 周采用吴茱萸脐疗;对照组经期出现腹痛症状时开始服用颠茄片,每次 5 毫克,每 8 小时 1 次,直到症状缓解。结果:连续治疗 3 个月经周期后,总有效率治疗组为 75%,对照组为 48%(P<0.05);对照组有 10 例患者出现口干、面部潮红等不适,治疗组未见明显不良反应。④

3. 白芥子(外敷) 组成:白芥子。制备方法:细末备用,取 0.5～1 克,加入等量面粉,用沸水调匀,制成饼状。用法用量:趁热敷脐上,用胃安膏固定。于月经来潮前 5 天贴第 1 次,月经始潮或感腹痛时贴第 2 次,一般贴 3 个小时。2 个月经周期为 1 个疗程。临床应用:聂永新以上法治疗 62 例气滞血瘀、寒湿凝滞型痛经患者,配合内服方(桂枝 6 克、当归 12 克、川芎 9 克、沉香 6 克、延胡索 12 克、三七 3 克),水煎服,于月经来潮前 5 天始服至经止,每日 1 剂,早晚空腹温服。另设单纯服药组 48 例。结果:总有效率治疗组为 98.1%,对照组为 86.5%,两组比较有显著性差异(P<0.05)。⑤

中 成 药

1. 八珍胶囊 组成:党参、熟地黄、当归、川芎、茯苓、炒白术、甘草(国药准字 Z20044532)。功效:补气生血,养血益气。用法用量:于月经第 5 天开始服用,每次 3 粒,每日 2 次,至月经来潮停药。1 个月经周期为 1 个疗程,3 个疗程后观察疗效。临床应用:丁爱娟等以上方治疗 32 例气血虚弱型痛经患者,疗效显著,总有效率为 90.63%。⑥

2. 血竭胶囊 组成:龙血竭,辅料为淀粉、羟

---

① 张玉珍,罗颂平.田七痛经散(胶囊)治疗痛经 251 例临床小结[J].新中医,1985(1):20-22.
② 裘笑梅.裘笑梅妇科临床经验选[M].杭州:浙江科学技术出版社,1982:188-189.
③ 陈志霞,黄健玲,等.香芍饮治疗气滞血瘀型原发性痛经临床疗效观察[J].四川中医,2016,34(4):106-108.
④ 卞莹.吴茱萸脐敷治疗女大学生原发性痛经 60 例[J].中国中医药现代远程教育,2014,12(13):37.
⑤ 聂永新.白芥子贴敷神阙穴治疗痛经[J].中医杂志,1998,39(4):199.
⑥ 丁爱娟,等.八珍胶囊治疗气血虚弱型痛经的临床观察[J].实用中西医结合临床,2016,16(7):16,22.

甲基淀粉钠、乳糖（国药准字 Z10983108）。功效主治：活血化瘀，温经散寒，止血；适用于气滞血瘀型痛经。用法用量：每日 3 次，每次 6 粒，饭后半小时温开水送服，10 天为 1 个疗程。临床应用：李莉等共列入 70 例气滞血瘀型痛经患者，治疗组 35 例采用血竭胶囊，对照组 35 例予妇科千金片。结果：治疗组临床总有效率为 97.2%，明显高于对照组的 74.3%，两组临床总有效率比较差异显著，有统计学意义（$P<0.05$）。[1]

3. 痛经灵胶囊　组成：桃仁、红花、白芍、当归、丹参、肉桂、花椒、高良姜、甘草、香附（江苏颐海制药有限责任公司生产）。功效主治：疏通气血，温经散寒，化瘀除滞；适用于治疗青春期原发性痛经，青春期未婚或年轻妇女凡在经期或经前经后（1 周内）见周期性下腹疼痛，伴有腰腹酸痛、恶心呕吐、坐卧不宁、冷汗淋漓、面色苍白、四肢不温、肛门坠痛等症状，并影响正常工作、学习及生活。用法用量：经前每次 4 粒，每日 3 次，服用 5 天，继续服用至经后 5 天。临床应用：王明闯等共列入 162 例青春期原发性痛经患者，随机分为治疗组和对照组各 81 例。治疗组服用痛经灵胶囊，对照组口服三七痛经胶囊。结果：治疗组总有效率 96.3%，优于对照组的 76.5%，两组比较差异有统计学意义（$P<0.01$）。[2]

4. 五加生化胶囊　组成：刺五加、当归、川芎、桃仁、炮姜、甘草。功效主治：祛瘀活血，温经止痛；适用于青春期少女、未婚未育年轻妇女的原发性痛经。用法用量：每次 6 粒，每日 2 次，连服至经净。临床应用：沙海林将 72 例痛经患者随机分为研究组和对照组各 36 例，两组患者一般资料无显著性差异（$P>0.05$），具有可比性。研究组经前 7 天开始服用五加生化胶囊，治疗 3 个周期，痛剧者经期予复方氨林巴比妥 2 毫升肌内注射。对照组经期予复方氨林巴比妥 2 毫升肌内注射。结果：研究组总有效率为 94.4%，对照组总有效率

为 69.4%（$P<0.05$）。[3]

5. 灵通胶囊　组成：延胡索、五灵脂、乳香、没药、吴茱萸（上海中医药大学附属曙光医院制剂室制备）。功效主治：活血化瘀，温经止痛；适用于气滞血瘀所致痛经。用法用量：每次 2 粒，痛经发作时温水服用 1 次。临床应用：蒋健等共选取 125 例原发性痛经患者，随机分成灵通胶囊组和安慰剂组，经过揭盲可知灵通胶囊组和安慰剂组分别纳入 62 例和 63 例，服用方法相同，共治疗 1 个月经周期。结果：失访脱落 7 例。灵通胶囊组 59 例，完全缓解 7 例，基本缓解 14 例，显著缓解 20 例，部分缓解及未缓解 18 例，总有效率为 69.49%；安慰剂组 59 例，完全缓解 0 例，基本缓解 0 例，显著缓解 12 例，部分缓解及未缓解 47 例，总有效率为 20.34%。灵通胶囊组总有效率明显高于安慰剂组，差异有统计学意义（$P<0.01$）。[4]

6. 桂枝茯苓胶囊　组成：桂枝、茯苓、牡丹皮等。功效主治：活血，化瘀，消癥；适用于瘀血阻络所致血块、经闭、痛经等。临床应用：李泽荣将 98 例原发性痛经患者按照中医辨证分型分为气滞血瘀型组 30 例、寒凝血瘀型组 25 例、湿热瘀阻 23 例和气血虚弱组 20 例，分别观察 4 组采用桂枝茯苓胶囊治疗后的止痛效果。结果：桂枝茯苓胶囊治疗原发性痛经各型均有良好止痛效果，对气滞血瘀型的疗效最佳（$P<0.05$）。[5]

7. 坤宁颗粒　组成：当归、白芍、熟地黄、川芎、香附、益母草、延胡索、三棱、桂皮、陈皮[上海海虹实业（集团）巢湖今辰药业有限公司生产]。功效：补血活血，行气止痛。用法用量：每月行经前 5 天开始服药，服至月经来潮 1～2 天，疼痛缓解后即停药。临床应用：孔苏南等选取 120 例痛经患者，随机分成治疗组和对照组各 60 例。两组一般资料差异无统计学意义。治疗组采用益坤宁颗粒内服，对照组内服吲哚美辛片，观察两组疗效。结果：治疗组总有效率为 94%，对照组为

① 李莉，等.血竭胶囊治疗气滞血瘀型原发性痛经的临床研究[J].陕西中医，2016,37(7)：792-793.
② 王明闯，王忠民，等.痛经灵胶囊治疗青春期原发性痛经的临床观察[J].世界中西医结合杂志，2015,10(3)：375-377.
③ 沙海林.五加生化胶囊治疗痛经 36 例[J].实用中西医结合临床，2014,14(9)：47-48.
④ 蒋健，等.灵通胶囊治疗原发性痛经随机双盲对照临床研究[J].中国中西医结合杂志，2014,34(4)：439-441.
⑤ 李泽荣.桂枝茯苓胶囊治疗原发性痛经临床观察[J].基层医学论坛，2013,17(34)：4606-4607.

60%,两组差异有显著性($P<0.05$)。①

8. 疏肝活血胶囊 组成:柴胡、当归、川芎、醋白芍、延胡索、制香附、炒五灵脂、蒲黄、延胡索、陈皮、甘草(河南省濮阳市中医医院院内制剂,濮药准字0500420)。功效主治:疏肝理气,活血调经;适用于痛经,症见每次行经期间,或经期前后,小腹持续性疼痛,或痛引腰骶,剧痛难忍,或伴有面色苍白、恶心呕吐、出冷汗或腹泻、四肢不温等症状。用法用量:每次5粒,每日3次。临床应用:库玉花等共纳入360例痛经患者,分为观察组270例和对照组90例。观察组服用疏肝活血胶囊,对照组服用延胡索止痛片。结果:观察组总有效率为97.2%,对照组总有效率为72.2%,两组疗效比较差异具有统计学意义($P<0.05$)。②

9. 钩丹胶囊 组成:肉桂10克、泽兰15克、丹参10克、香附10克、鸡血藤30克、延胡索30克、续断30克、钩藤15克(三九制药厂生产)。功效主治:养血活血,祛瘀止痛,解郁除烦;适用于青春期痛经。用法用量:每日3次,于月经前7天开始服。临床应用:傅宝君等共纳入160例气滞寒凝血瘀型痛经患者,分为治疗组和对照组各80例。治疗组给予钩丹胶囊口服,对照组给予痛经宝颗粒口服。均连服3个月经周期。结果:总有效率治疗组为87.50%,对照组为75.00%,两组比较有显著性差异($P<0.05$)。③

10. 七制香附丸 组成:香附、当归、川芎、熟地黄、阿胶、益母草、延胡索、山茱萸、艾叶等。功效主治:开郁顺气,调经养血;适用于气滞血瘀所致痛经、月经错后,白带量多,体倦食少,症见行经前后小腹胀痛,月经量少,经色紫暗有块,烦躁易怒,经前双乳胀痛,舌质暗淡有瘀点,脉沉弦弱。用法用量:口服,一次6克,一日2次。④

11. 延胡索止痛颗粒 组成:延胡索(醋制)、白芷。功效主治:理气,活血,止痛;适用于气血凝滞引起的经期腹痛、经行头痛,症见经行前或经期小腹胀痛拒按,伴双乳胀痛,舌边有瘀点,苔薄白或微黄,脉弦或弦涩。用法用量:开水冲服,一次1袋,一日3次。⑤

12. 得生丸 组成:益母草、柴胡、木香、川芎、当归、白芍。功效主治:养血化瘀,调经止痛;适用于气滞血瘀所致的痛经,如月经量少有血块、经行后期或前后不定、经行小腹胀痛,症见月经量少有血块,经行后期或前后不定,经行小腹胀痛,或有癥瘕痞块,舌质暗,脉弦涩。用法用量:口服,一次1丸,一日2次。⑥

13. 女金丸 组成:当归、白芍、川芎、熟地黄、肉桂、益母草、香附(醋制)、延胡索(醋制)、阿胶、鹿角霜、白术(炒)、甘草等。功效主治:益气养血,理气活血,止痛;适用于气血两虚、气滞血瘀所致的痛经,症见经行腹痛,月经提前,月经错后,月经量多,神疲乏力。用法用量:口服,水蜜丸一次5克,大蜜丸一次1丸,一日2次。⑦

14. 妇女痛经丸 组成:延胡索(醋制)、五灵脂(醋炒)、丹参、蒲黄(炭)。功效主治:活血,调经,止痛;适用于气血凝滞所致小腹胀疼、经期腹痛,症见经前或经期小腹胀痛拒按,经血量少,行而不畅,血色紫暗有块,块下痛减,乳房胀痛,胸闷不舒,舌质紫暗或有瘀点,脉弦。用法用量:口服,一次50粒,一日2次。⑧

15. 艾附暖宫丸 组成:艾叶炭、香附、吴茱萸、肉桂、当归、川芎、白芍、地黄、炙黄芪、续断。功效主治:理气养血,暖宫调经;适用于血虚气滞、下焦虚寒所致子宫虚寒,经行小腹冷痛喜热,腰酸,带多清稀,症见经行错后,经量少有血块,小腹冷痛坠胀疼痛,经行小腹冷痛喜热,腰膝酸痛,乏力,面黄,舌质暗淡有瘀斑,脉沉细或弦细。用

① 孔苏南,等.益坤宁颗粒治疗原发性痛经60例临床观察[J].安徽医药,2013,17(4):679-680.
② 库玉花,等.疏肝活血胶囊治疗痛经的临床研究[J].中国医药指南,2012,10(21):616-618.
③ 傅宝君,等.钩丹胶囊治疗青春期痛经80例观察[J].实用中医药杂志,2011,27(3):156-157.
④ 张婷婷.妇产科中成药合理应用手册[M].北京:人民卫生出版社,2009:44.
⑤ 张婷婷.妇产科中成药合理应用手册[M].北京:人民卫生出版社,2009:45.
⑥~⑦ 张婷婷.妇产科中成药合理应用手册[M].北京:人民卫生出版社,2009:46.
⑧ 张婷婷.妇产科中成药合理应用手册[M].北京:人民卫生出版社,2009:46-47.

法用量：口服，小蜜丸一次9克，大蜜丸一次1丸，一日2—3次。①

16. 月月舒（痛经宝颗粒）　组成：肉桂、三棱、五灵脂、红花、丹参、莪术、延胡索、木香。功效主治：温经化瘀，理气止痛；适用于寒凝气滞血瘀所致痛经，少腹冷痛，经色暗淡，症见妇女经期腹痛，少腹冷痛，月经不调，经色暗淡，或夹有血块，块下痛减，舌质暗淡，脉沉涩。用法用量：温开水冲服，一次1袋，一日2次，于月经前一周开始，持续至月经来3天后停服，连续服用3个月经周期。②

17. 复方鹿参膏　组成：鹿胎、鹿角胶、熟地黄、人参、当归、川芎、白芍、白术、茯苓、甘草。功效主治：养血益气，调经温寒；适用于阳虚寒盛所致痛经，症见经期或行经之前小腹冷痛，喜温，经量少，经色淡，或如黑豆汁，兼有小血块，手足不温，舌质暗淡，脉沉涩。用法用量：口服，一次10克，一日2次，烊化后，用黄酒或温开水送服。③

18. 温经养血合剂　组成：吴茱萸、当归、川芎、白芍、党参、桂枝、阿胶、牡丹皮、甘草、生姜、姜半夏、麦冬。功效主治：温经散寒，养血祛瘀；适用于冲任虚寒、瘀血阻滞引起的痛经、崩漏、不孕等，症见经期或行经之前小腹冷痛，喜温，经量少，经色淡，手足不温，舌质淡，脉沉细。用法用量：口服，一次10～20毫升，一日3次。④

19. 当归片　组成：当归。功效主治：补血活血，调经止痛；适用于气血虚弱所致的行经下腹隐痛，月经量少、月经提前或错后，症见经期或经后小腹隐痛，经水量多，色淡质稀，行经腹痛，面色无华，肢体乏力，舌淡，苔薄，脉虚弱。用法用量：口服，一次1丸，一日2次。⑤

20. 妇康片　组成：益母草、延胡索（醋制）、阿胶、当归、人参、熟地黄、白芍（酒制）、川芎、白术（炒）、茯苓、甘草（蜜制）。功效主治：补气，养血，调经；适用于疲乏无力，心慌气短，行经腹痛，经血不畅，症见月经期腹痛，小腹及阴部有空坠感，腹

痛喜按，经水量少，经色淡质稀薄，伴气短乏力，头晕眼花，面色苍白，舌淡红，脉细弱。用法用量：口服，一次5片，一日2次。⑥

21. 妇科白凤片　组成：乌鸡（去毛、爪、肠）、艾叶、牛膝（盐制）、柴胡、干姜、白芍（酒炒）、牡丹皮等。功效主治：补气养血；适用于气血虚弱型痛经，症见经后1～2日，或经期小腹隐隐作痛，或小腹、阴部下坠，痛而喜按喜揉，月经量少，色淡质稀，神疲乏力，面色少华，食少便溏，舌质淡，脉沉弱。用法用量：片剂，口服，一次5片，一日3次；口服液，一次10毫升，一日2次。⑦

22. 六味地黄丸　组成：熟地黄、山药、山茱萸、茯苓、牡丹皮、泽泻。功效主治：滋阴补肾；适用于肾阴亏组所致的痛经，症见经净后一二日小腹绵绵作痛，腰部酸胀，头晕耳鸣，腰膝酸软，骨蒸潮热，盗汗遗精，消渴，舌淡红，苔薄白或薄黄，脉细弱。用法用量：口服，水蜜丸一次6克，小蜜丸一次9克，大蜜丸一次1丸，一日2次；口服液，一次10毫升，一日2次。⑧

23. 加味逍遥散　组成：柴胡、当归、白芍、白术、茯苓、甘草、牡丹皮、栀子、薄荷。功效主治：祛风除痰，温经止痛，疏肝和脾；适用于肝郁血虚、肝脾不和所致痛经，症见经净后一两日内小腹绵绵作痛，两胁胀痛，头晕目眩，倦怠食少，脐腹胀痛，舌淡红，苔薄白或薄黄，脉细弱。用法用量：口服，一次1丸，一日2次。⑨

24. 妇科十味片　组成：当归、川芎、白芍、熟地黄、生白术、甘草、赤芍、香附、延胡索、红枣。功效主治：疏肝理气，养血调经；适用于肝郁血虚所致的痛经，症见经期小腹痛，月经量少或夹有血块，色暗，经前或经期胸胁乳房胀痛，舌质淡有瘀斑，脉弦细。用法用量：口服，一次4片，一日3次。⑩

25. 痛经宝颗粒　组成：红花、当归、肉桂、三棱、莪术、丹参、五灵脂、木香、延胡索（河南省宛西制药股份有限公司生产，国药准字Z41021972）。

① 张婷婷.妇产科中成药合理应用手册[M].北京：人民卫生出版社,2009：47.
②～③ 张婷婷.妇产科中成药合理应用手册[M].北京：人民卫生出版社,2009：48.
④～⑥ 张婷婷.妇产科中成药合理应用手册[M].北京：人民卫生出版社,2009：49.
⑦～⑩ 张婷婷.妇产科中成药合理应用手册[M].北京：人民卫生出版社,2009：50.

功效主治：温经化瘀，理气止痛；适用于寒凝气滞血瘀型痛经。临床应用：贾英以上方治疗 56 例原发性痛经寒凝气滞血瘀患者，其中轻度 15 例，中度 31 例，重度 10 例。结果：治愈 10 例，占 17.86%；显效 27 例，有效 16 例，无效 3 例。总有效率为 94.64%。[1]

26. 加味没竭片　组成：莪术、乳香、没药、三棱、徐长卿、延胡索、五灵脂、血竭、生蒲黄。用法用量：从月经前 1 周起至经行 1~2 天服加味没竭片，每次 4 片，每日 3 次，饭后服。临床应用：廖维等将 103 例原发性痛经患者随机分成两组，治疗组 79 例服加味没竭片，对照组 24 例在经前 1 天至经行 1 天用吲哚美辛栓（消炎痛栓）1 粒纳肛。两组均治疗 3 个月为 1 个疗程。结果：治疗组有效率为 96%，近期治愈率为 67%，疗效显著优于对照组（$P<0.01$）；且治疗组治疗后血浆黏度显著下降（$P<0.05$），尿 PGE2/PGF2α 比值显著上升（$P<0.01$）。[2]

① 贾英.痛经宝颗粒治疗原发性痛经 56 例[J].现代中医药,2008,28(5)：28 - 29.
② 廖维,等.加味没竭片治疗原发性痛经疗效观察[J].实用中医药杂志,2002,18(2)：10 - 11.

经前期紧张综合征

概　述

经前期紧张综合征（PMTS）是指在月经前周期性发生的影响妇女日常生活和工作、涉及躯体精神及行为的症候群。月经来潮后可自然消失。该病一般在月经前7～14天周期性出现一系列症状，行经后即消失。其发生原因虽不十分明确，但内分泌紊乱、植物神经功能失调和大脑皮层功能一时性障碍是其主要病理基础。临床症状体征有如下几个。（1）躯体症状：头痛、乳房胀痛、腹部胀痛、肢体浮肿、体重增加、运动协调功能减退。（2）精神症状：易怒、焦虑、抑郁、情绪不稳定、疲乏及饮食、睡眠、性欲改变。（3）行为改变：思想不集中、工作效率低、意外事故倾向，容易有犯罪行为或自杀意图。

本病症状及体征均伴随月经周期反复发作，轻者不需药物治疗，重者可能会影响工作和学习，导致月经失调、不孕等疾病，甚至精神失常。

本病属中医"月经前后诸证"范畴，在历代医书中也不乏对此病的论述，多散见于"经行发热""经行身痛""经行浮肿"等篇目之中。其发病机理为经前经期阴血下注胞宫，全身阴血相对不足，阴虚则阳亢，阴阳失于平衡，因而出现一系列症状。

辨　证　施　治

1. 王忠民分3型

（1）肝郁气滞型　治宜疏肝解郁、调畅气血。药用柴胡、枳壳、降香、炒白芍、当归、川芎、赤芍、玫瑰花、青皮、佛手、制香附、丹参等。随症加减：倘若乳房肿痛显著，伴有结节，太息频作，上方加路路通、橘核、夏枯草；如头昏脑胀，舌干口苦，大便秘结，加炒栀子、野菊花、黄芩；假若失眠健忘，情绪压抑，嗜睡明显，加合欢花、石菖蒲、远志；如果痛经明显，经色紫暗，夹有血块，佐桃仁、红花、月季花。

（2）肾精亏虚型　治宜补益先天、填精益髓。药用熟地黄、桑椹、巴戟天、肉苁蓉、女贞子、续断、枸杞子、制首乌、山药、茯神、枳壳、合欢花等。随症加减：倘若伴胸闷不舒、太息频作，上方加柴胡、降香、郁金；若四肢乏力，动辄气喘，心悸怔忡，加太子参、刺五加、红景天；若心慌意乱，失眠严重，健忘失聪，加炒酸枣仁、合欢花、远志。

（3）痰瘀阻滞型　治宜化痰除湿、活血化瘀。药用半夏、陈皮、茯苓、枳壳、薏苡仁、泽兰、猪苓、蔓荆子、白芷、丹参、石菖蒲、益母草等。随症加减：如果胸闷不舒，太息频作，两胁作胀，上方加瓜蒌、郁金、佛手；若心悸怔忡，失眠严重，头晕目眩，上方加炒酸枣仁、百合花、远志；若腰膝酸软，头晕耳鸣，性欲淡漠，加川续断、杜仲、淫羊藿；凡见月经色暗有块，忽多忽少，腹部刺痛，佐川芎、赤芍、桃仁。①

2. 肝郁气滞证

症见焦虑易怒和（或）抑郁悲伤，胸胁胀痛，小腹胀痛，乳房胀痛，头痛，肢体肿胀，口苦咽干；嗳气、反酸，咽有梗阻感，舌暗红或边有瘀点，脉弦或弦细。

（1）柴胡加龙骨牡蛎汤　柴胡15克、半夏10克、生姜5克、人参10克、桂枝10克、茯苓15克、大黄8克、龙骨20克、牡蛎20克、大枣8枚。随

① 苏庆洋，王忠民.王忠民教授辨证论治重症经前期紧张综合征经验[J].世界中西医结合杂志,2019,14(8)：1095－1098.

症加减：若阴虚偏重，加熟地黄 10 克、石斛 10 克；阳虚偏重，加菟丝子 10 克、党参 10 克；痰湿重，加薏苡仁 20 克、苍术 10 克；病程久，加丹参 15 克、鸡血藤 20 克；头痛、眩晕较甚，加天麻 15 克、钩藤 15 克；烘热自汗出，加白芍 15 克；若心烦多怒，加栀子 10 克、竹叶 10 克；若少寐多梦，加黄连 5 克、阿胶 10 克；若乏力倦怠，加黄芪 20 克。除了生大黄后下，其余加水 800 毫升，煮取 400 毫升，后纳大黄，更煮一、二沸，取清液，去药渣。临床观察：连永祥选取 90 例经前期紧张综合征肝郁气滞证患者，随机分为中药针刺组和单纯针刺组各 45 例。两组均于月经前 14 天起开始接受常规针刺治疗，取穴太冲（双）、合谷（双）、三阴交（双）、血海穴（双）。每 2 日 1 次，共 7 次。患者取仰卧位常规消毒针刺，采用快速进针、平补平泻的手法。若腹胀疼痛者，加关元穴、内关穴；肝血亏虚者，加足三里、阴陵泉；肝火旺盛者，加行间。中药针刺组在此基础上服用中药柴胡加龙骨牡蛎汤加减。结果：中药针刺组的 SDS 以及 SAS 评分比单纯针刺组下降更明显（$P<0.05$）。[1]

（2）柴胡疏肝散加减　柴胡 10 克、白芍 25 克、枳壳 15 克、川芎 10 克、当归 15 克、香附 25 克、陈皮 10 克、合欢皮 15 克、甘草 6 克。随症加减：头痛重，加葛根、钩藤；失眠，加酸枣仁、柏子仁；乳房、胸胁痛，加川楝子、王不留行；烦躁发热、口干苦，加牡丹皮、栀子、黄连、麦冬；面部痤疮，加夏枯草、连翘、金银花；面浮睑肿，加茯苓、车前子、益母草；阴虚，加女贞子、枸杞子、生地黄、熟地黄；腰痛，加续断、桑寄生。每日 1 剂，水煎 2 次，取汁 400 毫升，早晚分服。临床观察：邵淑霞等以上方加减治疗 60 例经前期紧张综合征肝郁气滞证患者。结果：痊愈 36 例，显效 12 例，好转 9 例，无效 3 例，总有效率为 95%。[2]

3. 气滞血瘀证　方用血府逐瘀汤加减：桃仁 20 克、红花 15 克、当归 15 克、生地黄 15 克、川芎 10 克、赤芍 10 克、牛膝 15 克、桔梗 10 克、柴胡 10 克、枳壳 10 克、甘草 10 克。随症加减：肝郁气滞、乳房胀甚者，重用柴胡、枳壳，加芍药；血虚头痛，加人参、白术、白芍；浮肿者，去当归、生地黄，加茯苓、桂枝；脾虚泄泻者，去生地黄、枳壳，加茯苓、白术、山药。每于月经前 10 天开始服用，每日 1 剂，分 2 次服用。临床观察：李园春等以上方加减治疗 52 例经前期紧张综合征气滞血瘀证患者。结果：显效 35 例，有效 14 例，无效 3 例，总有效率为 94.2%。[3]

4. 心肝火旺证　方用丹栀逍遥散加减：牡丹皮 12 克、栀子 9 克、白芍 15 克、当归 12 克、茯苓 12 克、焦白术 10 克、郁金 12 克、青陈皮 12 克、醋柴胡 12 克、制香附 10 克、炙甘草 6 克。每日 1 剂，水煎分早晚 2 次服。临床观察：窦荣华以上方治疗 60 例经前期紧张综合征心肝火旺证患者。结果：痊愈 51 例，好转 8 例，无效 1 例，总有效率为 98.33%。[4]

5. 脾肾阳虚证　症见头昏耳鸣，形寒肢冷，腰酸乏力，脘腹饱胀，经期推迟，量少色淡，舌红，苔薄白，脉细弱。方用肾气丸合右归丸加减：熟地黄、山药、山茱萸、泽泻、茯苓、牡丹皮、桂枝、杜仲、菟丝子、肉桂、当归。每 3 日 2 剂，30 日为 1 个疗程。临床观察：曹跃龄等以上方治疗 15 例经前期紧张综合征脾肾阳虚证患者。结果：治愈 7 例，好转 8 例，总有效率为 100%。[5]

6. 肝肾阴虚证　症见烦躁、易怒、失眠、头晕、头痛、乳房胀痛、经来量少、关节酸痛、水肿、腹胀。方用一贯煎加减：生地黄 20 克、当归 20 克、枸杞子 15 克、麦冬 15 克、北沙参 12 克、川楝子 12 克。临床观察：华明珍以上方治疗 36 例经前期紧张综合征肝肾阴虚证患者。结果：显效率 72.2%，好转率 27.8%，全部有效。[6]

① 连永祥.柴胡加龙骨牡蛎汤治疗肝郁气滞型经前综合征的临床研究[D].广州：广州中医药大学，2016.
② 邵淑霞，等.柴胡疏肝散加味治疗经前期紧张综合征 60 例[J].吉林中医药，2007,27(7)：33.
③ 李园春，等.血府逐瘀汤加减治疗中年女性经前期紧张综合症 52 例体会[J].中外医疗，2010,29(33)：118.
④ 窦荣华.丹栀逍遥散加减治疗经前期综合症 58 例[J].国医论坛，2004,19(5)：21.
⑤ 曹跃龄，等.中西医结合治疗经前期紧张综合征[J].云南中医学院学报，2000,23(3)：54-55.
⑥ 华明珍.一贯煎加味治疗经前期紧张综合征 36 例[J].陕西中医，1992,13(5)：201-202.

经　验　方

1. 疏肝开郁方（蔡小苏经验方）　炒当归 10 克、炒白术 10 克、云茯苓 12 克、柴胡 5 克、白芍 10 克、广郁金 10 克、淮小麦 30 克、青陈皮各 5 克、川楝子 10 克、生甘草 3 克。随症加减：如兼头痛或胀者，加生石决明、白蒺藜；有低热者，加黑栀子、牡丹皮；乳胀痛结块明显者，加蒲公英、夏枯草、甲片、橘叶、橘核选用；大便秘结者，加全瓜蒌、玄明粉；兼痰滞者，加制胆南星、白芥子、海藻、枳壳等。疏肝理气，缓急开郁。症见每逢经前约 1 周甚至半月，乳房作胀或胀痛，或乳头触痛，或烦躁欠安，易怒易郁，有时乳胀结块，经来即胀痛渐消，结块变软，苔薄，质边红，脉弦。有周期性发作者称经前紧张证。①

2. 何氏调中汤（何嘉琳经验方）　党参 30 克、麦冬 10 克、五味子 10 克、山茱萸 10 克、当归 12 克、川芎 10 克、益母草 30 克、熟地黄炭 10 克。随症加减：脾虚便溏者，加怀山药、炒白术、炒白扁豆；腰膝酸软，加菟丝子、金毛狗脊。补气化瘀，和营止汗。适用于经前期综合征、产后汗出过多等属气血亏虚，营卫不调者。②

3. 化瘀清窍汤（褚玉霞经验方）　当归 15 克、川芎 20 克、赤芍 15 克、生地黄 18 克、红花 15 克、柴胡 12 克、枳壳 12 克、白芷 10 克、藁本 10 克、菊花 10 克、蔓荆子 10 克、细辛 3 克。随症加减：若伴身痛者，加桂枝 6 克、鸡血藤 30 克以活血通络；若伴月经量少，或恶露不绝、小腹疼痛剧烈者，加益母草 30 克、延胡索 15 克；若伴肢体浮肿者，加大腹皮 30 克、泽兰 12 克。月经前 5 天开始服用，每日 1 剂，月经第 3 天停服，分早晚 2 次饭后温服。养血化瘀，通窍止痛。适用于经行、产后血瘀型头痛，症见经期、经期前后，或产后出现明显的头痛，痛如锥刺，疼痛呈周期性，经后自止。疼痛部位或在巅顶，或在头部一侧，或在两侧太阳穴；或伴有小腹疼痛，胸闷不适，舌暗或边尖有瘀点，脉细涩或弦涩。③

4. 金橘消胀汤（朱小南经验方）　香附 9 克、合欢皮 9 克、娑罗子 9 克、路路通 9 克、广郁金 3 克、焦白术 3 克、乌药（炒）3 克、陈皮 3 克、枳壳（炒）3 克。于临经前有胸闷乳胀时开始服用，直至经来胀痛消失为 1 个疗程，如此连续服用 3～4 个疗程。行气开郁，健脾和胃。适用于经前胸闷、乳房胀痛，症见食欲不振，泛泛欲吐，伴小腹胀痛，舌淡而胖，苔薄白，脉象弦细。④

5. 张灿玾经验方　当归 10 克、白芍 15 克、白术 15 克、茯苓 10 克、柴胡 10 克、薄荷 3 克、陈皮 10 克、制半夏 15 克、广木香 6 克、青皮 6 克、橘叶 6 克、生甘草 6 克、生姜 3 片。每日 1 剂，水煎服。调肝理脾，理气活血。适用于经前吐泻证属肝脾不和者。⑤

6. 逍遥散加减 1　炒柴胡 15 克、当归 10 克、白芍 10 克、炒白术 10 克、茯苓 12 克、甘草 6 克、青皮 8 克、陈皮 6 克、钩藤 10 克、香附 10 克。随症加减：若乳房胀痛为主，加路路通 15 克、王不留行 15 克；乳房胀痛有结节者，加橘核 15 克、夏枯草 15 克、甲片 15 克；若肝郁化火致头痛者，加菊花 15 克、黄芩 15 克；若肢体肿胀者，加泽兰 15 克、泽泻 15 克；若狂躁不安者，加磁石 30 克、琥珀 25 克、石菖蒲 15 克。经前 14 天开始服用，至下次月经来潮为 1 个疗程，共服 3～6 个疗程。佘序华将 90 例经前期紧张综合征患者随机分为治疗组 50 例与对照组 40 例。治疗组采用逍遥散加减治疗，对照组口服谷维素、维生素 B_6。结果：总有效率治疗组为 94%，对照组为 62.5%（$P < 0.01$）。⑥

7. 舒肝解郁汤　香附 10 克、郁金 10 克、白术 10 克、乌药 10 克、陈皮 6 克、路路通 10 克、合欢皮

① 黄素英.海派中医流派传承系列海派中医蔡氏妇科[M].上海：上海科学技术出版社,2018：250.
② 赵宏利,等.何嘉琳妇科临证实录[M].北京：中国医药科技出版社,2018：240.
③ 孙红,等.褚玉霞妇科脉案良方[M].北京：中国协和医科大学出版社,2018：178-179.
④ 袁立霞,等.读经典学名方系列：妇科病名方[M].北京：中国医药科技出版社,2013：64.
⑤ 张灿玾.国医大师张灿玾[M].北京：中国医药科技出版社,2011：264.
⑥ 佘序华.逍遥散加减治疗经前期紧张综合征 50 例[J].广西中医学院学报,2008,11(2)：33-35.

12克、炙甘草5克、枳壳10克、当归10克。随症加减：乳胀结节有块，加王不留行、炮甲片；乳胀有块、灼热感，加海藻、昆布、蒲公英、栀子、川楝子；口干口苦、心烦不宁，加川黄连、酸枣仁、麦冬、龙骨；风疹瘙痒，加白鲜皮、乌梅、防风、黄芩，去白术；面部痤疮，去白术，加夏枯草、大黄、连翘、金银花；腹胀隐痛，加炒艾叶、泽兰等。水煎服，每次150毫升，每日2次，饭后服。李松林以上方加减治疗30例经前期紧张综合征患者。结果：总有效率90%。[1]

8. 经轻方　柴胡、川芎、赤芍等。随症加减：夹瘀者，加川红花10克、桃仁10克；夹湿者，加黄芩10克、茵陈10克；化热者，加夏枯草12克。患者从月经第8～14天开始服药，每日1剂，每天3次，至下一月经来潮停服，连续服用3个周期，随访2个月经周期。陈淑涛等以上方加减治疗32例肝郁型经前期综合征患者，总有效率为96.87%。[2]

9. 当归白芍散　白芍30克、当归10克、川芎10克、白术10克、泽泻10克、茯苓10克、郁金10克、丹参15克、菟丝子15克、麦芽15克、甘草6克。随症加减：头痛重，加葛根、钩藤；失眠，加柏子仁；便秘，加瓜蒌仁、何首乌；情绪抑郁，酌加浮小麦、珍珠母、百合；浮肿甚者，加黄芪、淫羊藿。每日1剂，水煎2次，取汁400毫升，早晚分服，7～14天为1个疗程，2个疗程后观察疗效。经前用药至经期停服。张宁海以上方加减治疗36例经前期紧张综合征患者，总有效率92%。[3]

10. 经前康　柴胡9克、生白芍20克、茯苓12克、焦白术12克、香附12克、当归12克、郁金12克、泽兰12克、炒酸枣仁30克、生龙骨30克、生牡蛎30克、陈皮12克、甘草9克。随症加减：情志抑郁、焦虑、心烦易怒者，加牡丹皮12克、焦栀子12克；乳房有触痛性结节者，加橘核20克、荔枝核20克、夏枯草12克、浙贝母12克、皂角刺9克；腹泻甚者，重用茯苓至30克，另加薏苡仁30

克、党参20克、车前子20克；经前水肿较甚者，加猪苓12克、泽泻20克；如阴虚火旺，症见经前心烦易怒、头晕、头胀、手足心热、颧红、舌红少苔者，可加生地黄12克、熟地黄12克、知母12克、麦冬15克、牡丹皮12克；瘀血较甚，症见经前或经期头痛如裂，少腹疼痛，月经量少，夹有黑色血块，可加桃仁12克、红花12克、益母草30克、月季花18克；如肝血不足，心神失养，症见烦躁易怒、善悲欲哭者，可加甘草12克、淮小麦30克、大枣7枚。每剂中药约加水300毫升，浸泡2小时以上，用武火煎熬15分钟，文火煎熬30分钟，装袋密封备用，每袋约180毫升，每日2次，早晚各服1袋。王君等将180例经前期紧张综合征患者随机分为治疗组120例与对照组60例。治疗组按上方加减治疗，对照组采用镇静、利尿及性激素治疗。两组均治疗3个月经周期为1个疗程，1个疗程结束后评定疗效。结果：治疗组总有效率为97.5%，对照组总有效率为88.3%($P<0.05$)。[4]

11. 舒肝宁神汤　柴胡12克、香附9克、枳壳9克、青皮9克、当归18克、川芎9克、白芍9克、郁金9克、白术12克、炙甘草6克、茯苓10克、酸枣仁18克、远志6克。随症加减：气滞血瘀，加桃仁9克、红花9克；肝火亢盛，加龙胆草12克、栀子10克、黄芩10克、牡丹皮10克、大黄15克。每日1剂，水煎服，早晚分服。于经前15天开始服用，服至月经来潮停药，连续用药3个月经周期为1个疗程。管恩兰等以上方加减治疗68例经前期紧张综合征患者，总有效率97%。[5]

12. 协定处方免煎剂　醋柴胡、白芍、郁金、橘叶、丝瓜络、炒枣仁、合欢皮、茯苓、生龙齿。每次1包（20克），每日3次，连用12天为1个疗程；或经前连服12天，每次1包，每日3次。朱梅等将246例经前期紧张综合征患者随机分为治疗组166例与对照组80例。治疗组采用协定处方免煎剂治疗。对照组采用复方维生素B$_6$胶

①　李松林.舒肝解郁汤加味调治经前期紧张综合征30例[J].中国民间疗法,2006,14(11):34-35.
②　陈淑涛,等.经轻方治疗肝郁型经前期综合征32例疗效观察[J].山东医药,2006,46(32):29.
③　张宁海.当归芍药散加味治疗经前期紧张综合征36例[J].陕西中医,2004,25(11):986-987.
④　王君,尹红梅.经前康治疗经前期紧张综合征120例[J].山东中医杂志,2004,23(9):524-525.
⑤　管恩兰,等.舒肝宁神汤治疗经前期紧张综合征68例[J].中国临床医生,2004,32(3):57-58.

囊口服,每次 1 粒,每日 3 次,连用 12 天为 1 个疗程;或经前连服 12 天,每次 1 粒,每日 3 次。两组疗程均为 3 个月经周期。结果:总有效率治疗组为 98.80%,对照组为 61.25%,两组比较差异显著($P<0.001$)。①

13. 逍遥散加减2 柴胡 10 克、当归 10 克、白芍 15 克、云茯苓 15 克、郁金 15 克、橘核 15 克、丹参 15 克、白术 12 克、薄荷 5 克、青皮 9 克、甘草 6 克。随症加减:乳房胀痛有块不能触衣者,加鲜橘叶、王不留行、夏枯草、川楝子、全瓜蒌、麦芽;肝郁化火出现口苦咽干,目胀生眵,情绪不宁不能自制,舌边红,脉弦滑数者,加牡丹皮、栀子、郁金、天花粉、龙胆草;头痛明显者,加钩藤、刺蒺藜、地龙;眠差多梦者,加酸枣仁、大枣、龙齿、夜交藤;肝郁脾虚者,加山药、大枣。于每次月经前 14 天开始服用,至月经结束,连续服用 3 个月经周期。杨晓红等以上方加减治疗 40 例经前期紧张综合征患者,总有效率 95%。②

14. 贯叶连翘合剂 贯叶连翘、当归、川芎、芍药、茯苓、泽泻、白术、香附、生麦芽、益母草。随症加减:月经提前、量多者,加女贞子、墨旱莲;经前乳胀者,加八月札、凌霄花;经前头痛者,加葛根、白芷;经前浮肿者,加车前子、大腹皮;经前泄泻者,加木香、炮姜;经前烦躁者,加紫苏子、珍珠母;经前口疮者,加天花粉、人中白;经前发热者,加青蒿、白薇;经前失眠者,加酸枣仁、合欢皮。每日 1 剂,水煎分早晚 2 次服用。月经前 1 周始。曾真等将 55 例经前期紧张综合征患者随机分为治疗组 35 例与对照组 20 例。治疗组 PMTS 患者服用贯叶连翘合剂水煎剂,与对照组服用安宫黄体酮、溴隐亭等西药的 PMTS 患者比较。治疗 1 个月为 1 个疗程,两组均连续服用 3~6 个疗程。结果:治疗组对该病获得良好效果,有效率 91.40%,明显优于对照组的 75.00%($P<0.05$)。③

15. 疏肝健脾汤 柴胡 10 克、郁金 10 克、白芍 10 克、青皮 10 克、陈皮 10 克、炒谷芽 10 克、炒麦芽 10 克、木香 6 克、当归 15 克、党参 15 克、炒山药 15 克、白术 12 克、茯苓 12 克、甘草 5 克。随症加减:乳房胀痛者,加枳壳、川芎、川楝子;发热者,加生地黄、牡丹皮;头痛者,加川芎、白蒺藜;身痛者,加鸡血藤、桑白皮;吐衄者,加川牛膝、黄芩、栀子;口糜者,加玉竹、生地黄;烦躁潮热者,加地骨皮、银柴胡;畏寒怕冷者,加干姜、肉桂;浮肿者,加桑白皮、薏苡仁。每日 1 剂,每剂煎 2 次,每次取汁 150 毫升,两次煎汁混合,分早晚 2 次口服。于月经前 10 天开始服药至月经干净,连服 2~3 个月经周期。李霞以上方加减治疗 58 例经前期紧张综合征患者,总有效率为 94.8%。④

16. 逍遥散加减3 柴胡 9 克、茯苓 9 克、焦白术 9 克、香附 9 克、生白芍 20 克、当归 2 克、郁金 12 克、甘草 6 克、薄荷 6 克、生姜 7 片。于月经前 7~14 天开始服药(视症状出现早晚而定),每日 1 剂,早晚分服,至行经之日止。病情较轻的可用逍遥丸,每日 2 次,每次 6 克。病情较重者,在月经过后开始服逍遥丸,待经前症状明显加重时,再改用汤剂治疗。7~14 天为 1 个疗程。王君等以上方治疗 62 例经前紧张综合征患者,总有效率为 98%。⑤

17. 经前安泰汤 香附 12 克、柴胡 12 克、当归 12 克、白芍 12 克、茯苓 12 克、生麦芽 30 克、泽兰 15 克、白术 10 克。于月经来潮前 10 天开始服药,每日 1 剂煎服,至月经来潮时停服,连续用药 2~3 个月经周期。傅赛萍等以上方治疗 228 例经前期紧张综合征患者。结果:痊愈(各种经前期异常征象消失,情绪稳定,一般情况好,停药 3 个月以上不复发)153 例(占 67.1%),显效(就诊时主诉症状明显减轻,停药后能正常学习、工作和生活)42 例(占 18.4%),有效(就诊时主诉症状减轻,治疗 3 个月经周期后仍需继续用药治疗)27 例(占 11.8%),无效(主诉症状无减轻,需改用其他

① 朱梅,刘琨,等.疏肝安神法治疗经前期紧张综合征的临床研究[J].中国医药学报,2003,18(5):286-288.
② 杨晓红,等.逍遥散加减治疗经前期紧张综合征 40 例[J].实用中医药杂志,2003,19(3):124-125.
③ 曾真,等.贯叶连翘合剂治疗经前期紧张综合征——55 例临床资料分析[J].中成药,2001,23(2):108-110.
④ 李霞.疏肝健脾汤治疗经前期紧张综合征 58 例[J].安徽中医学院学报,1999,18(4):41.
⑤ 王君,等.逍遥散加减治疗经前期紧张综合征 62 例[J].陕西中医,1997,18(6):242.

方药治疗)6例(占 2.6%)。总有效率为 97.4%。①

18. 陈大年经验方 ① 安志汤:生石决明(先煎)30 克、炒甘菊 4.5 克、炒远志 4.5 克、姜半夏 4.5 克、炒白芍 4.5 克、炒牡丹皮 4.5 克、带芯连翘 9 克、煅龙骨(先煎)9 克、双钩藤(后下)9 克、赤茯苓 9 克、白蒺藜 9 克、炒当归 9 克、炒竹茹 4.5 克。适用于营血不足、肝阳上越之经前期紧张综合征,症见经前烦躁易怒而喜疑,夜寐不安,头晕头痛,舌苔中根黄腻,脉细弦。② 龙栀清热汤:龙胆草 3 克、焦栀子 9 克、蔓荆子 9 克、大丹参 9 克、制香附 9 克、泽泻 9 克、茺蔚子 9 克、桑寄生 9 克、炒牡丹皮 4.5 克、炒赤芍 4.5 克。适用于冲海有热、肝火内炽上扰之经前期紧张综合征,症见经前头痛似刀劈,齿浮龈肿,口唇破裂,舌尖红苔薄腻,脉弦数。②

19. 乳胀方(朱小南经验方) 香附 9 克、合欢皮 9 克、娑罗子 9 克、路路通 9 克、广郁金 3 克、焦白术 3 克、炒乌药 3 克、陈皮 3 克、炒枳壳 3 克。适用于经前期肝胀。③

20. 唐吉父经验方 ① 解郁方:柴胡 9 克、当归 9 克、白芍 12 克、夏枯草 12 克、娑罗子 12 克、露蜂房 12 克、广郁金 9 克、香附 9 克、川楝子 12 克、王不留行子 12 克。适用于经前期乳房胀痛。② 清解方:柴胡 9 克、当归 9 克、白芍 12 克、牡丹皮 6 克、黑栀子 12 克、夏枯草 12 克、川芎 9 克、香附 9 克、八月札 12 克、玫瑰花 6 克。适用于经前期肝经郁热诸症。④

中 成 药

1. 舒尔经颗粒 组成:当归、白芍、赤芍、香附(醋制)、延胡索(醋制)、陈皮、柴胡、牡丹皮、桃仁、牛膝、益母草等。用法用量:开水冲服,每次 10 克,每日 3 次,经前 3 日开始至月经行经后 2 日止,连用 3 个月。期间忌辣、生冷和海鲜。临床应用:刘玉英以上方治疗 36 例经前期综合征患者,总有效率 91.67%。⑤

2. 当归地黄合剂 组成:熟地黄、菟丝子、五味子、当归、炒白芍、醋柴胡、醋郁金、龙胆草、生黄芪、茯苓、生牡蛎、炙甘草(河南省宛西制药股份有限公司生产)。功效主治:滋肾养肝,疏肝健脾,养血安神;适用于经前抑郁不乐、精神紧张、情绪波动、烦躁易怒或见头痛、失眠、乳房胸腹胀痛者。用法用量:每次 1 包,以开水 100～150 毫升冲开,早晚温服。月经第 20 天开始服,连服 1 周,3 个周期观察疗效。临床应用:陈永哲将 200 例经前期综合征患者随机分为治疗组和对照组各 100 例。治疗组按上述方法治疗,对照组口服逍遥丸和六味地黄丸。结果:治疗组总有效率为 96%,对照组总有效率为 75%。⑥

3. 血府逐瘀胶囊 组成:桃仁(炒)、红花、赤芍、川芎、枳壳(麸炒)、柴胡、桔梗、当归、地黄、牛膝、甘草(天津市第五中药厂生产)。适用于月经来潮前 7～14 天全身乏力,易疲劳,精神紧张,忧郁,烦躁,失眠,头痛,乳房肿胀,钝性腰背痛及盆腔沉重感,浮肿,体重增加,胃肠功能紊乱,随月经周期出现,行经后即消失者。用法用量:每次 6 粒,每日 2 次。临床应用:陈珊以上方治疗 52 例经前期紧张综合征患者,总有效率为 96.1%。⑦

4. 经前平颗粒 组成:白芍、香附、川楝子、柴胡、川芎、枳壳、豆蔻、半夏(姜制)等(山东中医药大学实验药厂生产)。用法用量:每次 15 克,温开水送服。临床应用:乔明琦等采用多中心、随机分组、双盲双模拟对照法,观察 303 例经前期综合征肝气逆证患者,其中治疗组 202 例,对照组 101 例,另设 100 例为开放治疗组,共计 403 例。治疗组用经前平颗粒,对照组用逍遥丸,各组均连

① 傅赛萍,等.经前安泰汤治疗经前期紧张综合征 228 例[J].陕西中医,1997,18(6):241.
② 刘炎.江浙沪名医秘方精粹[M].北京:北京医科大学中国协和医科大学联合出版社,1996:131.
③ 刘炎.江浙沪名医秘方精粹[M].北京:北京医科大学中国协和医科大学联合出版社,1996:132.
④ 施杞.上海历代名医方技集成[M].上海:学林出版社,1994:791-792.
⑤ 刘玉英.舒尔经颗粒治疗经前期综合征疗效观察[J].中国民间疗法,2012,20(4):41-42.
⑥ 陈永哲.当归地黄合剂治疗经前期综合征 100 例[J].中国中医药科技,2009,16(2):149-150.
⑦ 陈珊,等.血府逐瘀胶囊治疗经前期紧张综合征 52 例[J].北京中医,2003,22(6):60.

续用 2 个月经周期。结果：治疗组的临床愈显率为 77.72%，总有效率为 96.04%，随访 3 个月经周期愈显率为 83.64%，总有效率为 95.76%，与对照组比较，均有显著性差异，治疗组显著优于对照组（$P<0.05$）；治疗组年龄、病程、病情与总疗效的关系经 Ridit 分析，年龄、病程与疗效无显著性差异；病情轻度与中度、重度患者疗效比较，有显著性差异（$P<0.05$）。[1]

① 乔明琦，等.经前平颗粒多中心、随机双盲双模拟对照治疗经前期综合征肝气逆证 403 例[J].中国新药杂志，2002,11(5)：389－392.

绝 经 综 合 征

概　述

绝经综合征指妇女绝经前后出现性激素波动或减少所致的一系列躯体及精神心理症状，以月经改变、血管舒缩症状、精神神经症状、泌尿生殖道症状、心血管疾病、骨质疏松为特征。

临床症状体征如下。（1）近期症状：月经紊乱、血管舒缩症状、自主神经失调、精神神经症状。（2）远期症状：泌尿生殖道症状、心血管疾病、骨质疏松、阿尔茨海默病。（3）体征：内外生殖器官有不同程度的萎缩。

本病持续时间长短不一，配合积极治疗可痊愈。长期失治可能会导致高血压、冠心病、骨质疏松等。

本病属中医"绝经前后诸证"。古代无此病名，散见于"年老血崩""脏躁""百合病"等病证。《黄帝内经》云："女子七七，肾气渐衰，任脉虚，太冲脉衰少，天癸竭。"《金匮要略·妇人杂病脉证并治》言："妇人脏躁，喜悲伤欲哭……甘麦大枣汤。"

辨　证　施　治

1. 肝肾阴虚证　症见月经先后无定期或停经，潮热汗出，心烦急躁，口干，失眠多梦，大便干结，舌红少苔，脉细数等。

（1）六味地黄丸合栀子豉汤加减　熟地黄 10 克、山药 10 克、山茱萸 10 克、牡丹皮 9 克、泽泻 10 克、茯苓 10 克、栀子 9 克、淡豆豉 9 克、制龟甲 9

克、炒酸枣仁 20 克、百合 15 克。随症加减：腰酸困明显者，加杜仲、牛膝；口干者，加沙参、麦冬、石斛；头晕者，加天麻、钩藤；汗出后畏寒怕冷者，加肉桂、淫羊藿；双目干涩者，加枸杞子、菊花；焦躁不安、情绪波动较大者，加甘麦大枣汤。1 个月为 1 个疗程，服用 2 个疗程。临床观察：王伟将 72 例绝经综合征肝肾阴虚证患者随机分为治疗组和对照组各 36 例，对照组用尼尔雌醇片 2 毫克，每月 2 次；谷维素 20 毫克，每日 3 次。1 个月为 1 个疗程，服用 2 个疗程。治疗组用六味地黄汤合栀子豉汤加减治疗。结果：治疗组和对照组的总有效率分别为 94.4%、77.8%，治疗组明显高于对照组，差异有统计学意义（$P < 0.05$）。[①]

（2）左归丸合二至丸加减　熟地黄 20 克、山药 15 克、枸杞 10 克、女贞子 10 克、墨旱莲 10 克、山茱萸 6 克、菟丝子 10 克、龟甲 10 克、鳖甲 15 克、黄柏 10 克、知母 10 克。随症加减：对于睡眠质量差的患者，加夜交藤 15 克、酸枣仁 15 克；对于出汗多的患者，加浮小麦 15 克、五味子 6 克；对于腰痛症状较严重的患者，加金毛狗脊 15 克。每日 1 剂，分早晚 2 次服用。临床观察：许蓉蓉将 86 例肝肾阴虚型绝经患者分为西医组和中医组各 43 例。西医组患者使用戊酸雌二醇片/雌二醇环丙孕酮片进行治疗，中医组患者使用左归丸合二至丸加减进行治疗。结果：中医组的总有效率为 100%，西医组总有效率为 79.07%，二者相比差异有统计学意义（$P < 0.05$）。[②]

（3）更年方加减　百合 15 克、知母 9 克、黄柏 9 克、生地黄 15 克、郁金 12 克、山茱萸 6 克、巴戟

① 王伟.六味地黄汤合栀子豉汤加减治疗绝经综合征肝肾阴虚型 36 例临床观察[J].基层医学论坛,2016,20(14)：1963-1964.
② 许蓉蓉.用左归丸合二至丸加减方治疗肝肾阴虚型绝经前后诸证的效果探析[J].当代医药论丛,2016,14(21)：94-95.

天 10 克、枸杞子 12 克、淮小麦 30 克、夜交藤 15 克、酸枣仁 9 克、炙甘草 5 克。每日 1 剂,水煎 400 毫升,分早晚 2 次,饭后温服。临床观察:冯静华等选取 60 例绝经综合征肝肾阴虚证患者,随机分为治疗组和对照组各 30 例。治疗组予更年方,对照组予六味地黄丸。结果:治疗后两组中医证候积分和 KMI 积分均较治疗前显著降低($P<$ 0.01),且治疗组低于对照组($P<0.05$,$P<0.01$);治疗后两组 FSH 水平较治疗前降低($P<0.01$),且治疗组低于对照组($P<0.05$);两组 LH、E_2 水平较治疗前升高($P<0.01$),且治疗组高于对照组($P<0.05$)。[1]

(4) 滋肾养肝汤 熟地黄 10 克、白芍 10 克、枸杞子 10 克、山药 10 克、山茱萸 6 克、菟丝子 10 克、鹿角片 6 克、炙龟甲 10 克、川牛膝 10 克、酸枣仁 10 克、钩藤 10 克、牡丹皮 6 克。每日 1 剂,早晚 2 次。临床观察:汤海霞选取 65 例绝经综合征肝肾阴虚证患者,随机分为治疗组 35 例与对照组 30 例。治疗组予滋肾养肝汤口服,对照组予谷维素片口服。结果:治疗组总有效率 91.43%,明显高于对照组的 83.33%,两组总有效率比较具有显著性差异($P<0.05$),且治疗组较对照组能明显减少 Kupperman 积分($P<0.05$)。[2]

2. 陈学奇分 4 主症

(1) 以潮热出汗、骨蒸潮热为主症 肝肾阴虚证,方用秦艽鳖甲汤加减;肝火上炎的实证,方用龙胆泻肝汤、丹栀逍遥散加减;虚实夹杂证,肝肾阴虚夹痰、火、瘀,方用当归六黄汤加减。

(2) 以心烦急躁、失眠、头晕为主症 心肾不交证,方用天王补心丹加减;心脾两虚证,方用归脾丸加减;肝火上炎、肝郁化热证,方用龙胆泻肝汤、丹栀逍遥散加减;肝阳上亢证,方用羚角钩藤汤、天麻钩藤饮加减;肝郁气滞证,方用柴胡疏肝散加减;虚实夹杂证,方用三黄泻心汤合柴胡疏肝散、甘麦大枣汤等加减。

(3) 以全身关节酸痛为主症 脾肾亏虚、营卫失和证,方用黄芪当归桂枝汤加减;风寒型实证,方用麻黄附子细辛汤加减;虚实夹杂证以肾虚夹风寒湿瘀为主者,方用左归饮或右归饮合独活寄生汤、少腹逐瘀汤加减。

(4) 以崩漏为主症 肝肾阴虚证,方用陈氏滋水涵木汤加减;肝火上炎证,方用丹栀逍遥散加减;虚实夹杂证见肝肾亏虚、气滞血瘀者,方用左归饮合黑蒲黄散加减。[3]

3. 郭霞珍分 2 型

(1) 肾虚型 方用二仙汤化裁:鹿角霜、淫羊藿、巴戟天、当归、知母、黄柏。温肾阳,益肾精,以达平阴阳、调冲任之效。适用于缓解绝经前后诸证。

(2) 气滞血瘀型 治宜疏肝理气、活血通络。方用血府逐瘀汤加减:柴胡、枳壳、当归、川芎、赤芍、生地黄、川牛膝、桔梗、桃仁、红花。

随症加减:若要健脾和胃、行气导滞、泄热燥湿,使气机运行条达,常用炒谷芽、炒麦芽、青皮、陈皮、砂仁、淡豆豉、炒栀子;强调扶助人体正气在治疗以虚证为主的绝经前后诸证中的重要作用,重用黄芪;由于绝经前后诸证患者,常有肝气郁结引起的急躁易怒、情绪抑郁、善太息等症状,故多予玫瑰花代茶饮;本病以肾虚为主,而累及他脏,故常配合耳环石斛代茶饮,以补五脏虚劳。临床观察:于晓等以上方加减治疗 1 例绝经患者,疗效满意。[4]

4. 蔡小荪分 2 型

(1) 肝气郁结型 治宜疏肝理气、缓急开郁。方用疏肝开郁方:炒当归 10 克、炒白术 10 克、云茯苓 12 克、柴胡 5 克、白芍 10 克、广郁金 10 克、淮小麦 30 克、青皮 4.5 克、陈皮 4.5 克、川楝子 10 克、生甘草 3 克。

(2) 心肾不交、心火上炎型 治宜滋水益肾、清心降火。方用坎离既济方:生地黄 12 克、川黄连 2 克、柏子仁 9 克、朱茯苓 12 克、天冬 9 克、麦冬 9 克、炙远志 4.5 克、九节菖蒲 4.5 克、龙齿 12

① 冯静华,宋李冬,等.更年方治疗肝肾阴虚型绝经综合征疗效观察[J].上海中医药杂志,2014,48(4):59-61.
② 汤海霞."滋肾养肝汤"治疗肝肾阴虚型绝经综合征 35 例临床观察[J].江苏中医药,2014,46(8):43-44.
③ 张旻轶,陈学奇.陈学奇治疗围绝经期综合征经验[J].浙江中医杂志,2016,51(4):273-274.
④ 于晓,等.郭霞珍平调扶正舒肝和胃治疗绝经前后诸证经验[J].北京中医药,2016,35(12):1151-1153.

克、五味子 3 克、淮小麦 30 克。

临床观察：金毓莉等以上方辨证治疗 1 例绝经患者，疗效满意。①

5. 肾阴虚证 症见月经紊乱，月经提前量少，崩或漏，经色鲜红或停经，潮热，汗出，情绪波动大。

（1）知柏地黄汤加味 知母 10 克、黄柏 10 克、牡丹皮 10 克、茯苓 10 克、泽泻 10 克、熟地黄 10 克、山药 15 克、山茱萸 15 克、淫羊藿 5 克、仙茅 5 克、炙甘草 5 克、浮小麦 20 克、牡蛎 20 克、女贞子 15 克。每日 1 剂，早晚饭后半小时口服。临床观察：刘迎萍等将 92 例绝经综合征肾阴虚证患者分为治疗组和对照组各 46 例。治疗组按上述方法治疗。对照组睡前服用艾司唑仑 2.5 毫克，每日 1 次；谷维素口服 20 毫克，每日 3 次。结果：治疗组总有效率为 95.7%，高于对照组的 82.6%，两组总有效率比较有统计学意义（$P<0.05$）。②

（2）左归丸合二至丸 熟地黄、炒山药、枸杞子、山茱萸、川牛膝、菟丝子、鹿角胶、龟甲胶、女贞子、墨旱莲。随症加减：失眠，加夜交藤、茯神、柏子仁；腰膝酸痛，加杜仲、牛膝。每剂用煎药机熬好，分成 4 小包，每日服 3 次，每次 1 包。临床观察：黄波以上方加减治疗 64 例绝经综合征肾阴虚证患者。结果：临床痊愈 40 例，显效 8 例，有效 8 例，无效 8 例，总有效率为 87.5%。③

6. 肾阳虚证 症见经断前后面色晦暗，精神萎靡不振，形寒肢冷，腰膝酸冷，经量或多或少、色淡或暗、有块，面浮肢肿，夜尿多或尿频失禁，或带下清稀，舌淡或胖嫩边有齿印，苔薄白，脉沉细无力。方用右归丸加减：熟地黄 15 克、山茱萸 10 克、枸杞子 20 克、附子 10 克、肉桂 10 克、干姜 10 克、鹿角胶（烊化）10 克、杜仲 15 克、菟丝子 15 克、党参 15 克、白术 10 克、山药 10 克、当归 15 克、炙甘草 10 克。每日 1 剂，水煎分 2 次温服。临床观察：张金钊选取 160 例绝经综合征肾阳虚证患者，

随机分为治疗组 100 例和对照组 60 例。治疗组予右归丸加减，对照组予西药。结果：治疗组总有效率 94%，高于对照组的 81.67%，两组总有效率比较有统计学意义（$P<0.05$）。④

经 验 方

1. 逍遥二仙汤 北柴胡 10 克、郁金 10 克、当归 10 克、茯神 10 克、白芍 15 克、麸炒白术 15 克、合欢花 15 克、仙茅 10 克、淫羊藿 10 克、巴戟天 10 克、女贞子 10 克、甘草片 5 克、黄连 3 克、墨旱莲 20 克。随症加减：烦躁易怒，加淡豆豉 10 克、栀子 10 克；睡眠不安，加远志 10 克、百合 10 克；食后腹胀，大便时干时稀，加人参 10 克、厚朴 10 克。每日 1 剂，水煎分 2 次服。周雨禾等将 108 例围绝经期综合征情绪障碍（肾虚肝郁证）患者随机分为观察组和对照组各 54 例。观察组口服逍遥二仙汤加减，每日 1 剂；对照组口服疏肝解郁胶囊，每次 2 粒，每天 2 次。两组疗程均为 12 周。结果：观察组临床疗效高于对照组（$P<0.05$）；两组患者观察期间均没有发现与服用中药相关的不良反应。⑤

2. 疏肝补肾活血汤 生地黄 20 克、熟地黄 20 克、枸杞子 15 克、山茱萸 10 克、沙参 10 克、麦冬 10 克、当归 10 克、川楝子 10 克、北柴胡 10 克、白芍 10 克、丹参 10 克、郁金 10 克、川芎 10 克、香附 10 克、浮小麦 30 克、甘草片 5 克、大枣（掰）5 克。随症加减：烦躁易怒，加玫瑰花 10 克、栀子 10 克；睡眠不安，加茯神 15 克、远志 15 克；头晕耳鸣，加天麻 10 克、石决明 15 克；腰酸膝软，加桑寄生 30 克、杜仲 10 克、续断 10 克。每日 1 剂，水煎分 2 次服。周松晶等将 112 例围绝经期综合征肾虚肝郁兼血瘀证患者随机分为观察组和对照组各 56 例。观察组口服疏肝补肾活血汤，每日 1 剂；对照组口服妇科养荣胶囊，每次 4 粒，每天 3 次。两组

① 金毓莉，张婷婷，等.蔡小荪辨治绝经综合征经验[J].河南中医，2015，35(5)：948-950.
② 刘迎萍，柳树英，等.知柏地黄汤加味治疗绝经综合征 46 例[J].西部中医药，2012，25(11)：95-96.
③ 黄波.左归丸合二至丸治疗肾阴虚型围绝经期诸症 64 例[J].现代医药卫生，2008，24(3)：404-405.
④ 张金钊.右归丸加味治疗妇女更年期综合征 100 例[J].国医论坛，2005，20(5)：32.
⑤ 周雨禾，马宏博，等.逍遥二仙汤加减治疗围绝经期综合征情绪障碍的临床疗效[J].中国实验方剂学杂志，2021，27(21)：144-149.

疗程均为 12 周。结果：观察组临床疗效、中医证候疗效均明显高于对照组（均 $P<0.05$）。[1]

3. 贞坤合欢饮　女贞子、远志、珍珠粉、合欢花、黄精、丹参、淡竹叶、浮小麦、地骨皮、白术。每日 1 剂，早晚温服。刘银芝将 60 例围绝经期综合征心肾不交证患者随机分为贞坤合欢饮治疗组与坤泰胶囊对照组各 30 例。口服给药，4 周为 1 个疗程，共治疗 8 周。结果：治疗组总有效率为 96.67%，对照组总有效率为 80%，治疗组疗效优于对照组（$P<0.05$）；两组中医证候量表评分比较，治疗组评分均值标准差（MSD）由（33.73 ± 4.96）分降到（11.67 ± 3.58）分，对照组 MSD 由（32.70 ± 5.98）分降到（19.13 ± 5.87）分，治疗组更能降低中医证候量表评分（$P<0.05$），尤其在减轻潮热汗出、头晕耳鸣、记忆力减退、心烦不宁、烦躁不安这五个单项症状方面疗效更好（$P<0.05$）；两组改良 Kupperman 量表评分比较，治疗组评分 MSD 由（29.80 ± 5.36）分降到（10.00 ± 3.81）分，对照组评分 MSD 由（32.40 ± 5.08）分降到（20.00 ± 5.17）分，治疗组评分降幅较对照组明显（$P<0.05$），且在感觉异常、疲劳乏力、潮热汗出、失眠、泌尿系症状这五个单项症状方面，治疗组作用更明显（$P<0.05$）；血清性激素水平比较，治疗后两组血清 FSH、LH 水平均下降，组内和组间比较差异均明显（$P<0.05$），说明治疗组在降低 FSH、LH 水平方面比对照组更好；两组患者治疗后 E_2 水平均上升，治疗组 E_2 的 MSD 由（20.66 ± 6.73）分升高到（38.78 ± 8.66）分，对照组 E_2 的 MSD 由（19.69 ± 6.40）分升高至（28.06 ± 6.65）分，两组的 E_2 水平升高均显著（$P<0.05$），组间比较 E_2 水平有显著性差异（$P<0.01$）。[2]

4. 妇科调经 4 号方　仙茅、淫羊藿、山茱萸、山药、巴戟天、鹿角霜、茯苓、泽泻、熟地黄、知母、黄柏、金樱子、麦冬、五味子、生地黄、当归、川芎、丹参、桃仁、牛膝等。滋肾养肝，水火相济。王丹丹等以上方治疗 1 例绝经综合征患者，疗效满意。[3]

5. 加味麦味地黄汤　熟地黄、山茱萸、泽泻、山药、茯苓、牡丹皮、麦冬、五味子、煅龙骨、煅牡蛎等。水煎取汁 300 毫升，每次 150 毫升，每日 2 次，口服。曹亚丽等将 72 例绝经前后诸证患者随机分为治疗组与对照组各 36 例。治疗组予加味麦味地黄汤，对照组予更年安胶囊。结果：治疗组总有效率为 94.4%，对照组总有效率为 75%。[4]

6. 坎离既济方（蔡小荪经验方）　生地黄 12 克、川黄连 2 克、柏子仁 9 克、朱茯苓 12 克、天冬 9 克、麦冬 9 克、炙远志 4.5 克、九节菖蒲 4.5 克、龙齿 12 克、五味子 3 克、淮小麦 30 克。随症加减：如兼头痛或胀者，加生石决明、白蒺藜；头晕乏力，加枸杞子、桑椹；夜间口干甚，加沙参。滋水益肾，清心降火。适用于围绝经期心烦意乱、时悲时怒、夜不安寐，烘热潮汗者，证属心肾不交、心火上炎。[5]

7. 清心平肝汤（裘笑梅经验方）　黄连 3 克、麦冬 9 克、白芍 9 克、白薇 9 克、丹参 9 克、龙骨 15 克、酸枣仁 9 克。煎服汤药每日 1 剂，1 剂煎 2 次，早晚温服。连续服药 1 个月为 1 个疗程。清心平肝。适用于妇女围绝经期综合征，症见烘热汗出、口干、失眠、心悸心慌等。[6]

8. 开瘀消胀汤（吕承全经验方）　郁金 10 克、三棱 10 克、莪术 10 克、丹参 30 克、川大黄 10 克、肉苁蓉 10 克、巴戟天 10 克。每周服 6 剂，水煎服。一般服用 1 个月可明显见效，治疗 3 个月左右瘀胀即可消退。开郁散结，消肿除胀。适用于围绝经期特发性水肿、高脂血症、甲状腺功能减退症、冠心病等，症见外形丰腴、肢体瘀胖，早晨面部肿胀，手瘀肿而无力，中午胸胁满闷，心慌气短，下午腰腿酸困，瘀肿加重，尚有心中懊憹，善怒、善悲、善太息，五心烦热，面部烘热，烦躁出汗，头晕

① 周松晶,韩平,等.疏肝补肾活血汤治疗围绝经期综合征肾虚肝郁兼血瘀证的临床疗效[J].中国实验方剂学杂志,2021,27(13)：83-88.
② 刘银芝.贞坤合欢饮治疗围绝经期综合征心肾不交证的临床疗效观察[D].北京：北京中医药大学,2019.
③ 王丹丹,马卫东.何成瑶教授治疗绝经综合征经验拾萃及病案举隅[J].中西医结合心血管电子杂志,2018,6(27)：182.
④ 曹亚丽,等.赵继福加味麦味地黄汤治疗绝经前后诸证的疗效观察[J].中西医结合心血管病电子杂志,2018,6(3)：147,150.
⑤ 黄素英.海派中医流派传承系列海派中医蔡氏妇科[M].上海：上海科学技术出版社,2018：251-252.
⑥ 张丰强,等.首批国家级名老中医效验秘方[M].北京：中国医药科技出版社,2017：227-228.

耳鸣,月经失调,性欲减退等,脉多沉细涩,亦可有弦、滑之脉象,舌质多淡胖,苔白腻或腻或微黄。注意事项:服用上方的同时,要调情志,保持心情舒畅,并忌食辛辣、油腻食物,宜食清淡食品。①

9. 益肾汤(凌绥百经验方) 沙参 20 克、熟地黄 20 克、山药 20 克、枸杞子 20 克、菟丝子 20 克、五味子 15 克、女贞子 15 克、桑椹子 15 克、当归 10 克、茺蔚子 20 克、柏子仁 12 克、夜交藤 20 克。随症加减:若肾偏阴虚,去当归,加麦冬 15 克、知母 15 克、龟甲 20 克;偏阳虚,去茺蔚子、柏子仁,加山茱萸 10 克、附子 10 克、肉桂 5 克;心肾不交,加远志 10 克、朱砂 10 克;肝肾阴虚,去当归、五味子、菟丝子,加石决明 15 克、墨旱莲 15 克、夏枯草 15 克、珍珠母 15 克。每日 1 剂,每剂用水 800 毫升,大火煮沸,慢火煎煮 15 分钟,煎 2 次,1 日服 3 次,空腹温服。益肾补阴,养血安神,滋水涵木,平肝潜阳。适用于妇女围绝经期综合征,症见月经异常(经期量不规则),精神倦怠,头晕耳鸣,健忘失眠,情志不舒,烦躁易怒,心悸多梦,面部浮肿,手足心热,汗多口干,尿频,便溏等。②

10. 平调汤 熟地黄 9 克、山药 12 克、茯苓 12 克、牡丹皮 12 克、泽泻 9 克、柴胡 6 克、当归 15 克、白芍 9 克、肉苁蓉 9 克等。免煎中药颗粒每次加 100 毫升温开水,完全溶解后给予患者口服,每日 2 次,口服。连服 56 天为 1 个疗程。张翠英等将 140 例围绝经期综合征患者随机分为治疗组和对照组各 70 例。治疗组采用平调汤治疗。对照组采用更年宁心胶囊治疗,每次 4 粒,加温水至 100 毫升,完全溶解后给予患者口服,每天 2 次。疗程同治疗组。结果:治疗组、对照组总有效率分别为 97.14%、77.14%,两组比较差异有统计学意义($P < 0.05$)。③

11. 滋水清肝饮 熟地黄、当归身、白芍、酸枣仁、山药、山茱萸、牡丹皮、云茯苓、泽泻、柴胡、栀子。随症加减:若患者阴虚偏重,加二至丸补肾养阴;若患者阳虚偏重,加杜仲、菟丝子、淫羊藿等温肾扶阳,若加之腰背冷痛,再加牛膝、续断、川椒等补肾化瘀止痛、强腰脊;若患者潮热盗汗,加石斛、银柴胡清虚热;失眠者,加柏子仁、合欢花、夜交藤清心解郁安神;腹胀明显,加枳壳、槟榔消胀通气;梅核气者,加厚朴、半夏缓解咽部不适;经前乳房胀痛,抑郁不舒甚者,加郁金、合欢皮等宣发郁怒;头晕目眩甚者,加白蒺藜、天麻、钩藤等缓解头痛头晕;耳鸣甚者,加珍珠母、石决明、龟甲重镇安神。韩聪以上方加减治疗 1 例绝经患者,疗效满意。④

12. 二仙汤 仙茅 15 克、淫羊藿 15 克、巴戟天 15 克、当归 12 克、黄柏 9 克、知母 9 克、熟地黄 15 克、山药 30 克、龟甲 9 克。每日 1 剂,水煎服,分早晚服用,连续服用 3 个月。康建颖等将 236 例围绝经期综合征患者随机分为对照组与观察组各 118 例。对照组和观察组均常规采用口服雌激素治疗,应用克龄蒙(戊酸雌二醇片/雌二醇环丙孕酮片),前 11 天服用白色药片(戊酸雌二醇 2 毫克),后 10 天服用橙红色药片(戊酸雌二醇 2 毫克,雌二醇环丙孕酮 1 毫克),均每日 1 片,连续 21 天为 1 个疗程,共治疗 3 个疗程。观察组还加用二仙汤进行治疗。结果:观察组痊愈 78 例,显效 31 例,有效 7 例,总有效率为 92.37%;对照组痊愈 74 例,显效 25 例,有效 16 例,总有效率为 83.90%。⑤

13. 麻黄细辛附子汤 麻黄 6 克、黑附片 6 克、细辛 3 克、桂枝 10 克、生白芍 10 克、当归 10 克、丹参 10 克、鸡内金 10 克、淫羊藿 12 克、巴戟天 12 克。水煎,每日 1 剂,早晚分服,连服 4 周为 1 个疗程,治疗 2 个疗程。冯艳霞等以上方治疗 42 例绝经患者。结果:痊愈 9 例,显效 12 例,有效 15 例,无效 6 例,总有效率为 85.7%。⑥

① 张丰强,等.首批国家级名老中医效验秘方[M].北京:中国医药科技出版社,2017:229-230.
② 张丰强,等.首批国家级名老中医效验秘方[M].北京:中国医药科技出版社,2017:230-231.
③ 张翠英,等.中药"平调汤"治疗围绝经综合征 140 例临床观察[J].世界中医药,2017,12(3):533-535.
④ 韩聪.焦安钦教授活用滋水清肝饮治疗绝经前后诸证经验举要[J].中国民族民间医药,2017,26(16):67-68.
⑤ 康建颖,等.二仙汤治疗围绝经期综合症患者的临床疗效及对性激素的影响[J].健康研究,2017,37(3):321-323.
⑥ 冯艳霞,等.麻黄附子细辛汤加味治疗绝经前后诸证 42 例[J].实用中医药杂志,2017,33(4):370.

14. **赵继福经验方** 熟地黄 25 克、山茱萸 20 克、泽泻 15 克、山药 20 克、茯苓 20 克、牡丹皮 10 克、麦冬 15 克、五味子 10 克、远志 15 克、酸枣仁 25 克、煅龙骨 50 克、煅牡蛎 50 克、当归 15 克、白芍 25 克。滋阴清虚热；适用于肝肾阴亏所致的各种疾患。曹亚丽等以上方治疗 1 例绝经患者，疗效满意。①

15. **更年清** 紫草 30 克、淮小麦 30 克、瘪桃干 30 克、糯稻根 30 克、女贞子 12 克、桑椹子 12 克、墨旱莲 18 克、合欢皮 12 克、夜交藤 18 克。郭慧宁等将 98 例绝经前后诸证患者随机分为治疗组 50 例与对照组 48 例。治疗组使用更年清，对照组服用治疗更年期临床常用中成药更年安片。结果：两组经过 8 周的治疗，治疗组总有效率 90%，高于对照组的 75%（$P < 0.01$）。②

16. **二至丸合二仙汤加减** 当归 15 克、黄柏 10 克、知母 15 克、巴戟天 15 克、淫羊藿 15 克、仙茅 15 克、女贞子 15 克、墨旱莲 15 克。随症加减：若患者有明显出汗，则加生牡蛎 15 克、生龙骨 15 克；失眠者，加茯神 15 克、远志 15 克；腰背冷痛者，加杜仲 15 克、桑寄生 15 克。每日 1 剂，水煎服，每日 2 次。夏添将 132 例绝经综合征肾阴阳俱虚证患者随机分为对照组 65 例和观察组 67 例。对照组予以雌激素治疗，观察组予以二至丸合二仙汤联合雌激素治疗，比较两组的疗效。结果：观察组无效 4 例，有效 18 例，痊愈 45 例，有效率为 94.03%；对照组无效 20 例，有效 27 例，痊愈 18 例，有效率为 69.23%。两组比较差异有统计学意义（$P < 0.05$）。治疗后观察组的血 LH、FSH、E_2 水平均优于对照组（$P < 0.05$）。③

17. **滋阴清热宁心安神方** 女贞子 15 克、墨旱莲 15 克、夜交藤 15 克、黄芪 15 克、制首乌 9 克、当归 9 克、青蒿 9 克、鳖甲 9 克、地骨皮 9 克、白术 9 克、防风 9 克、银柴胡 9 克、白芍 12 克、生地黄 12 克、熟地黄 12 克、合欢花皮 12 克、煅龙骨

30 克、煅牡蛎 30 克、浮小麦 30 克。随症加减：若出现双目干涩，加枸杞子、菊花、关沙苑；若头痛、眩晕较甚者，加天麻、钩藤、珍珠母。龙燕等将 65 例绝经综合征患者随机分为治疗组 33 例与对照组 32 例。对照组采用口服克龄蒙（戊酸雌二醇片/雌二醇环丙孕酮片），每日 1 片，连续服用 21 天，按照药品标示，从开始起顺时针方向，先服 11 片白片，然后再连续服用 10 片浅橙红色片。治疗组以滋阴清热宁心安神方治疗。两组均以 21 天为 1 个疗程，中断 7 天后再进行下一个疗程，并连续服用至少 3 个疗程。结果：治疗组总有效率为 93.94%，对照组总有效率为 78.18%，差异有统计学意义（$P < 0.05$）。④

18. **徐经世经验方** 川芎 10 克、香附 10 克、柴胡 10 克、白芍 10 克、石斛 10 克、益母草 10 克、刘寄奴 10 克、合欢皮 15 克、覆盆子 15 克、葛根 10 克、谷芽 15 克、麦芽 15 克。每日 1 剂，水煎服。疏肝醒脾，安神止汗。适用于肝郁脾虚型绝经综合征，症见月事紊乱，3～4 月一行，量少，色暗，夹少许血块，经前乳房胀痛，时有情绪低落，易疲劳，口干口苦，喜温饮，偶有尿急，睡眠欠佳，饮食尚可，大便调和，舌红，苔薄，脉细弦。⑤

19. **参麦黄连阿胶汤（丁启后经验方）** 太子参 15 克、麦冬 15 克、生地黄 15 克、五味子 10 克、黄连 12 克、黄芩 10 克、阿胶珠 15 克、白芍 15 克、酸枣仁 15 克、柏子仁 15 克、鸡子黄 2 枚、甘草 6 克。随症加减：如手足心热，夜间盗汗，加龟甲、鳖甲；心悸心慌，加大枣，甘草易炙甘草；耳鸣头晕，加钩藤、天麻；大便干结难解，加肉苁蓉、郁李仁、火麻仁；小便黄少，加玉竹、淡竹叶。滋阴降火，清热除烦，养阴益气，宁心安神。适用于心肾不交、阴虚火旺之绝经期失眠证，症见难以入睡，或夜间易惊醒，多梦健忘，口干心烦，咽干口燥，神疲无力，头晕心悸，手足心热，烘热汗出，腰膝酸痛，常有月经紊乱，白带量少，舌尖红，苔薄黄少津，

① 曹亚丽，等.赵继福治疗绝经前后诸证经验介绍[J].实用妇科内分泌杂志(电子版),2016,3(1):46,48.
② 郭慧宁，等.海派名医胡国华治疗绝经前后诸证经验总结[J].光明中医,2016,31(23):3399-3401.
③ 夏添.二至丸合二仙汤联合雌激素治疗肾阴阳两虚型围绝经期综合征的疗效观察[J].中国医药指南,2016,14(29):192.
④ 龙燕，等.滋阴清热宁心安神方治疗绝经综合征的疗效观察[J].实用妇科内分泌电子杂志,2015,2(6):151-152,158.
⑤ 李艳、张国梁，等.名老中医徐经世从肝论治围绝经期综合征经验探析[J].辽宁中医杂志,2015,42(2):258-259.

脉细数。[1]

20. 绝经消肿方（丁启后经验方）　黄芪 15 克、防己 15 克、炒白术 12 克、薏苡仁 15 克、白茅根 15 克、茯苓皮 12 克、赤小豆 15 克、冬瓜皮 12 克、生姜皮 10 克、甘草 6 克。随症加减：气虚明显，重用黄芪，加党参；腹胀纳呆，加大腹皮、木香、砂仁；腰痛，加杜仲、补骨脂；肿胀明显，加桂枝、通草、丝瓜络、泽泻；舌暗紫有瘀斑，加丹参、川芎、益母草。益气健脾，行水消肿。适用于绝经前后或绝经期面浮肢肿证。以身体沉重，活动不利，晨起面部皮肤有绷紧感或四肢肿胀，查尿常规及肾功能无异常为特点，伴神疲嗜睡，舌胖，苔白，脉细缓。[2]

21. 清肝明目汤（丁启后经验方）　石斛 15 克、麦冬 15 克、生地黄 15 克、熟地黄 15 克、白芍 15 克、当归 15 克、桑椹 15 克、黑芝麻 15 克、决明子 12 克、枸杞子 15 克、肉苁蓉 15 克、菟丝子 15 克、菊花 15 克、密蒙花 15 克、青葙子 15 克、甘草 6 克。随症加减：如心烦不宁，睡眠不好，加莲子心、酸枣仁、夜交藤；头晕耳鸣，腰膝酸软，加钩藤、龟甲、桑寄生、杜仲；夜间盗汗，加龟甲、鳖甲、地骨皮、糯稻根。滋养肝肾，清肝明目。适用于绝经综合征妇女因肝肾阴亏，肝血不足，目睛失养所致眼睛干涩疼痛或眼胀畏光，视力下降，有飞蚊感或有遮影，常伴见手心烦热，两颧潮红，头晕耳鸣，口干口苦，睡眠不实，腰膝酸软等症。[3]

22. 更年方　百合 15 克、知母 9 克、黄柏 9 克、生地黄 15 克、郁金 12 克、山茱萸 6 克、巴戟天 10 克、枸杞 12 克、淮小麦 30 克、夜交藤 15 克、酸枣仁 9 克、炙甘草 5 克。每日 1 剂，水煎 400 毫升，分早晚 2 次，饭后温服。冯静华等将 60 例肝肾阴虚型绝经综合征患者随机分为治疗组与对照组各 30 例。治疗组采用更年方治疗。对照组采用口服六味地黄丸，每日 3 次，每次 8 粒。两组均服药 2 个月为 1 个疗程。结果：治疗后两组中医证候积分和 KMI 积分均较治疗前显著降低

（$P < 0.01$），且治疗组低于对照组（$P < 0.05$，$P < 0.01$）；治疗后两组 FSH 水平较治疗前降低（$P < 0.01$），且治疗组低于对照组（$P < 0.05$）；两组 LH、E_2 水平较治疗前升高（$P < 0.01$），且治疗组高于对照组（$P < 0.05$）。更年方治疗肝肾阴虚型绝经综合征临床疗效确切，其机制与调节性激素水平有关。[4]

23. 风引汤加减　干姜 3 克、龙骨 20 克、牡蛎 20 克、桂枝 6 克、甘草 9 克、寒水石 15 克、滑石 15 克、赤石脂 15 克、紫石英 20 克、石膏 10 克、炙大黄 5 克、鳖甲（先煎）30 克、龟甲（烊冲）15 克、白薇 15 克、糯稻根须 20 克。随症加减：肾阴虚，加墨旱莲、女贞子；肾阳虚，加淫羊藿、菟丝子；汗多，加五倍子、浮小麦；头痛，加蔓荆子、菊花；失眠，加酸枣仁、合欢皮、夜交藤；郁热，加苦参、牡丹皮、赤芍；心悸，加代赭石、琥珀；血虚，加阿胶（烊化）、当归；气虚，加黄芪、西洋参；胸闷，加瓜蒌、薤白；口干，加玉竹、麦冬；周身疼痛，加木瓜、羌活。李江慧等选取 94 例绝经综合征肝阳上亢证患者，观察组 47 例给予风引汤加减治疗，对照组 47 例给予心神安胶囊。结果：总有效率观察组为 93.62%，对照组为 80.85%，两组比较差异有统计学意义（$P < 0.05$）；观察组改善烘热汗出、烦躁易怒、眩晕耳鸣、胁肋胀满、皮肤干燥、阴道干涩、悲伤欲哭、口苦咽干等症状的疗效优于对照组（$P < 0.05$）；对照组改善腰膝酸软的症状疗效优于观察组（$P < 0.05$）；其余症状两组比较，差异无统计学意义（$P > 0.05$）；治疗后 E_2、FSH、LH 水平两组均明显改善（$P < 0.05$）；LH 治疗后组间比较，差异无统计学意义（$P > 0.05$），FSH、E_2 治疗后组间比较，差异有统计学意义（$P < 0.05$）。[5]

24. 更宁汤　熟地黄 25 克、山药 20 克、枸杞子 20 克、菟丝子 20 克、炒酸枣仁 20 克、香附 20 克、山茱萸 15 克、杜仲 15 克、茯苓 15 克、当归 15 克、盐知母 15 克、淫羊藿 15 克、柴胡 15 克、郁金

① 丁丽仙.丁启后妇科经验[M].北京：中国中医药出版社,2014：197.
② 丁丽仙.丁启后妇科经验[M].北京：中国中医药出版社,2014：197-198.
③ 丁丽仙.丁启后妇科经验[M].北京：中国中医药出版社,2014：198.
④ 冯静华,宋李冬,等.更年方治疗肝肾阴虚型绝经综合征疗效观察[J].上海中医药杂志,2014,48(4)：59-61.
⑤ 李江慧,等.风引汤治疗肝阳上亢型绝经综合征 47 例[J].西部中医药,2014,27(12)：68-70.

15 克、生龙骨 30 克、生牡蛎 30 克。每日 1 剂，水煎分 2 次服，12 周为 1 个疗程，共治 1 个疗程。杜冠华等将 110 例绝经综合征患者随机分为治疗组 56 例与对照组 54 例。治疗组采用口服更宁汤，对照组采用口服替勃龙片 1.25 毫克，每日 1 次，12 周为 1 个疗程。结果：治疗后两组 K 评分均显著下降，与治疗前比较差异非常显著（$P<0.01$）；停药 4 周时，治疗组仍低于治疗前（$P<0.01$）；治疗后及停药 4 周两组间比较，有显著性或非常显著性差异（$P<0.05$，$P<0.01$）；治疗组治疗前后及停药 4 周时 E_2 水平均无明显变化（$P>0.05$），对照组仅治疗后 E_2 水平较治疗前上升（$P<0.05$）；两组治疗前后及停药 4 周时 FSH 水平均无明显变化（$P>0.05$）；治疗组治疗前后子宫内膜厚度无明显变化（$P>0.05$），对照组治疗后子宫内膜厚度增加（$P<0.05$），与治疗组比较，差异有显著性意义（$P<0.05$）。治疗期间两组患者肝肾功能、血尿常规等均未出现异常。对照组出现阴道出血 6 例、乳房胀痛 7 例、子宫内膜增厚≥5 毫米者 2 例。更宁汤能明显改善绝经综合征症状，安全性好，患者依从性高。[1]

25. 益肾健脾方　干地黄 10 克、白术 15 克、淮山药 15 克、山茱萸 9 克、茯苓 15 克、牡丹皮 10 克、泽泻 12 克、钩藤（后下）10 克、莲子心 3 克、炒枣仁 15 克、浮小麦 15 克。每日 1 剂，水煎服。韩月等以上方治疗 45 例绝经综合征患者，治疗 3 个月，分别测定患者治疗前后外周血 T 淋巴细胞亚群水平、血清性激素水平、骨密度水平、潮热汗出次数以及改良 Kupperman 绝经前后症状评分。结果：治愈 6 例，显效 14 例，有效 17 例，无效 8 例，总有效率为 82.22%。[2]

26. 二仙汤合逍遥丸　仙茅 15 克、淫羊藿 12 克、巴戟天 12 克、当归 5 克、知母 12 克、黄柏 9 克、熟地黄 15 克、柴胡 9 克、白芍 15 克、白术 9 克。随症加减：潮热汗出者，加生龙骨、生牡蛎以滋阴潜阳敛汗；失眠者，加柏子仁 15 克、合欢皮 12

克以养心解郁安神；头晕目眩、耳鸣严重者，加制首乌 12 克、黄精 15 克、肉苁蓉 12 克以滋肾填精益髓；头痛眩晕较重者，加天麻 9 克、钩藤 12 克、珍珠母 30 克以平肝息风潜阳；月经量多或崩中漏下者，加赤石脂 12 克、补骨脂 12 克以温肾固冲止崩；腰背冷痛明显者，加川椒 6 克、鹿角霜 12 克以补肾助阳，温补督脉；肌肤面目浮肿者，加泽泻 9 克、冬瓜皮 12 克。每日 1 剂，煎 2 次取汁 200 毫升，分 2 次口服。滋肾扶阳，养血柔肝。杨声等将 150 例绝经患者随机分为治疗组 80 例与对照组 70 例。治疗组予上方加减，对照组采用补佳乐 1 毫克，每日 1 次，口服，以补充雌激素，改善睡眠与情绪。有月经者，从月经第 5 天开始服用，连用 21 天，下次月经第 5 天开始重复用药。无月经者，连服 21 天，停药 7 天，再进行下一个疗程。每半年检查 1 次子宫内膜及双侧乳房情况。结果：治疗组总有效率为 96.2%，对照组总有效率为 88.8%（$P<0.05$）。[3]

27. 更年康汤　熟地黄 15 克、何首乌 10 克、女贞子 10 克、酸枣仁 12 克、墨旱莲 10 克、山茱萸 10 克、生龙骨 15 克、生牡蛎 15 克、枸杞子 10 克、胡黄连 9 克。随症加减：失眠多梦者，加夜交藤 12 克、鸡子黄 10 克、茯神 10 克；阴虚火旺者，加生地黄 10 克、知母 9 克、黄柏 9 克；肝郁者，加川楝子 12 克、香附 10 克、白芍 12 克。每日 1 剂，水煎服，15 天为 1 个疗程。若未痊愈，停药 7 天后开始第 2 个疗程，最多治疗 4 个疗程。隆利娟将 80 例绝经综合征患者随机分为治疗组与对照组各 40 例。治疗组用更年康汤加减治疗。对照组分别行两法治疗：绝经者行雌孕激素连续序贯法，以 28 日为 1 个治疗周期，结合雌激素不间断应用，每日用 0.625 毫克，每日 1 次，用至 15 天加孕激素甲羟孕酮 10 毫克，周期之间不间断；围绝经期行雌孕激素周期序贯法，以 28 天为 1 个治疗周期，第 1～21 日每天给予结合雌激素 0.625 毫克，第 11～21 日内给予孕激素甲羟孕酮 10 毫克，第

① 杜冠华，等.更宁汤治疗绝经综合征 56 例疗效观察[J].新中医，2014，46(6)：135-137.
② 韩月，卢苏.益肾健脾方对绝经综合征患者内分泌及免疫功能的影响[J].河南中医，2014，34(11)：2172-2173.
③ 杨声，等.二仙丹合逍遥丸治疗绝经前后诸证 80 例[J].福建中医药大学学报，2013，23(5)：58-60.

22~28日停药,孕激素用药结束后,可发生撤药性出血,连续用药3个月后停药。结果:治疗组痊愈35例,有效3例,无效2例,总有效率为95%;对照组痊愈15例,有效15例,无效10例,总有效率为75%。两组总有效率比较有显著性差异($P<0.05$),治疗组疗效明显优于对照组。①

28. 加味二仙汤 仙茅、淫羊藿、巴戟天、当归、炒黄柏、炒知母、熟地黄、女贞子、旱莲草、制香附、枳壳、合欢皮等。每日1剂,水煎服,早晚各1次。治疗4周为1个疗程,共治疗3个疗程后进行疗效评定,治疗期间停用其他治疗药物。宋玉玲等以上方治疗60例绝经综合征患者。结果:总有效率为91.6%,能提高雌二醇水平,与治疗前比较有显著性差异($P<0.05$)。②

29. 更年膏 生地黄150克、当归100克、白芍100克、制何首乌100克、麦冬60克、女贞子100克、知母100克、黄柏50克、川芎60克、蒺藜100克、地骨皮100克、五味子60克、五倍子100克、麻黄根100克、浮小麦100克、牡丹皮100克、合欢皮100克、黄连100克、栀子60克、柴胡60克、丹参100克、珍珠母200克、石决明200克、生龙骨200克、生牡蛎200克、酸枣仁100克、远志60克、龟甲胶250克、蜂蜜300克。上药除后2味水浸10小时,煎3次取汁沉淀去渣,浓缩与后2味如法收膏。每日2次分早饭前、晚睡前服,每次1汤匙。1剂为1个疗程,1个疗程后统计疗效。高午等以上方治疗60例肝肾阴虚型绝经前后诸证患者,总有效率为100%。③

30. 补肾安坤汤 仙茅9克、淫羊藿12克、巴戟天12克、当归12克、炒知母30克、炒黄柏30克、熟地黄12克、女贞子15克、制香附12克、枳壳12克、炒续断15克。每日1剂,水煎服,早晚分服,连服4周为1个疗程,观察2个疗程。王宪等以上方治疗48例绝经患者。结果:痊愈30例,

占62.5%;显效11例,占22.9%;有效4例,占8.3%;无效3例,占6.3%。总有效率93.7%。④

31. 养血清肝方 石决明、当归、白芍、牡丹皮、绿梅花、枸杞子、生地黄、牛膝、龙齿、天冬、浮小麦、炙甘草。随症加减:耳鸣甚者,加石菖蒲、煅磁石;汗出量多者,加糯稻根、瘪桃干;潮热明显者,加桑叶、菊花;阴道干涩者,加葛根、肉苁蓉、淫羊藿;月经量多、淋沥不净者,去牛膝,加阿胶、墨旱莲;头痛眩晕者,加天麻、钩藤;心烦易怒者,加郁金;失眠者,加夜交藤、合欢皮等。每日1次,水煎早、晚温服。30剂为1个疗程。严宇仙以上方加减治疗50例绝经患者。结果:治愈(症状消失,停止治疗3个月未见复发者)34例,好转(症状基本消失,停止治疗4周未复发者)9例,有效(治疗后症状改善或个别主症消失,停药1周未复发者)3例,无效(症状无改善,甚至加重者)4例。总有效率为92%。⑤

32. 更年方(李祥云经验方) 知母9克、黄芩9克、黄柏9克、菊花9克、淮小麦30克、生铁落(先煎)45克、枸杞子9克、首乌12克、生地黄12克、熟地黄12克、肉苁蓉12克。随症加减:汗出,加龙骨30克、牡蛎30克;烘热,加青蒿9克、白薇12克;大便秘结,加玄参12克、麻仁丸9克;头晕,加女贞子9克、钩藤12克;心悸怔忡,加远志9克、石决明15克;口干,加麦冬9克、石斛12克。补肾滋阴,养心清热。适用于更年期综合征;手术后、放、化疗后汗出烘热;卵巢早衰之烘热、心烦。⑥

33. 坎离交泰汤 黄连9克、盐知母10克、炙百合30克、麦冬12克、菟丝子15克、淫羊藿15克、生龙骨30克、生牡蛎30克、炒酸枣仁15克、浮小麦30克、川牛膝15克、肉桂3克、生甘草6克。随症加减:若面部烘热或潮红明显者,加钩藤(后下)12克、天冬12克;若头晕、头痛著者,加天麻12克、珍珠母30克;耳鸣者,加磁石(先煎)

① 隆利娟.更年康汤加减治疗绝经综合征40例观察[J].实用中医药杂志,2011,27(11):749.
② 宋玉玲,等.加味二仙汤治疗绝经综合征60例临床观察[J].内蒙古中医药,2011,30(15):6-7.
③ 高午,等.更年膏治疗肝肾阴虚型绝经前后诸证60例[J].河北中医,2011,33(4):536-537.
④ 王宪,刘金星.补肾安坤汤治疗绝经前后诸证48例[J].陕西中医学院学报,2011,34(2):51-52.
⑤ 严宇仙.何氏女科养血清肝方治疗绝经前后诸证50例[J].中国中医药科技,2010,17(4):351.
⑥ 李祥云工作室.龙华名医临证录:李祥云学术经验撷英[M].上海:上海中医药大学出版社,2010:80.

30 克;汗出多者,加山茱萸 15 克;失眠多梦、情绪不宁突出者,加柏子仁 15 克、夜交藤 15 克、合欢皮 15 克;伴胸闷、心悸、气短者,加丹参 30 克、太子参 15 克、五味子 12 克;大便干燥者,加制首乌 15 克、肉苁蓉 15 克;大便稀溏者,加炒白术 15 克、补骨脂 12 克。上方水煎 2 次,取汁 400 毫升,每日早晚各服 1 次。1 个月为 1 个疗程,观察 1～2 个疗程。刘蓉等以上方加减治疗 30 例绝经患者。结果:主要症状及部分患者的 E_2、LH、FSH 值有不同程度的改善。该方对绝经前后诸证有较好的疗效,提示该方具有滋阴补肾、清心泻火、交通心肾、调理阴阳的作用。①

34. 加味黄连阿胶汤　黄连 10 克、黄芩 10 克、白芍 30 克、阿胶 15 克、鸡子黄 1 枚、枣仁 15 克、煅龙齿 15 克、煅牡蛎 40 克、炙龟甲 12 克、浮小麦 30 克、生地黄 20 克。随症加减:烦躁易怒者,加牡丹皮 10 克、栀子 10 克;心烦失眠、夜寐不安较剧者,加合欢皮 10 克、夜交藤 15 克;面赤潮热明显者,加地骨皮 12 克。先煎煅龙牡和龟甲半小时以上,然后入除阿胶、鸡子黄外诸药,煮取 200 毫升药液,内胶一半量烊尽,再内鸡子黄 1 枚,温服,每日 2 次,7 天为 1 个疗程。邹迎春以上方加减治疗 78 例绝经期综合征患者。以 3 个疗程作为疗效统计标准。结果:服本方最短者 1 个疗程,最长者 3 个疗程,其中治愈 48 例,随访 1 年无复发;有效 27 例,无效 3 例。总有效率为 96.2%。②

35. 庞氏更年安汤(庞清治经验方)　黄柏 12 克、知母 10 克、杭菊花 12 克、蝉蜕 8 克、石菖蒲 12 克、酸枣仁 12 克、郁金 12 克、车前草 30 克、云茯苓 30 克、焦山楂 15 克、枳壳 10 克、小麦 30 克、大枣 5 枚、甘草 6 克。随症加减:肝火甚,口苦躁怒,酌加栀子、龙胆草、黄芩等,但此大苦大寒之品,得效则止;湿浊明显,酌加玉米须、泽泻、猪苓、佩兰等,重者可去知母,并酌加薏苡仁、山药、白术等健脾之品;气血郁滞,酌加柴胡、青皮、薄荷、合欢皮、

丹参、川芎等;更年期心脏病,酌加丹参、五加皮、五味子、麦冬等;血压高,酌加钩藤、夏枯草等并加利尿之品;便秘,加草决明;失眠重,酌加合欢皮、柏子仁、夜交藤、珍珠母等;月经紊乱过多,则先按崩漏辨治,然后再治本病。清热祛湿,解郁安神,兼以补脾。适用于绝经前后诸证。③

36. 滋肾清心汤(夏桂成经验方)　钩藤 15 克、牡丹皮 10 克、莲子心 5 克、怀山药 10 克、山茱萸 10 克、熟地黄 10 克、茯苓 10 克、紫贝齿(先煎)10 克、浮小麦(包煎)30 克。随症加减:烘热加剧,发作较频者,加黄连 3 克、炙龟板(先煎)15 克、炙鳖甲(先煎)15 克、炙地骨皮 10 克;出汗多者,加白芍 10 克、五味子 6 克、煅牡蛎(先煎)20 克;眩晕明显者,加石决明(先煎)15 克、煨天麻 6 克、白蒺藜 10 克;伴浮肿者加车前子(包煎)10 克、泽泻 10 克、泽兰 10 克;烦躁失眠者,加炒栀子 10 克、炙龟板(先煎)15 克、炒酸枣仁 6 克、龙齿(先煎)10 克;伴痰多者,加胆南星 10 克、竹沥 1 匙、炙远志 6 克;精神忧郁,情绪低落,悲伤欲哭者,加广郁金 9 克、合欢皮 10 克、娑罗子 10 克;健忘显著者,加制首乌 10 克、炙龟板(先煎)15 克、墨鱼 15 克、枸杞子 15 克等;伴痰浊者,加茯苓 10 克、陈胆南星 10 克、炙远志 6 克;皮肤风燥者,加麦冬 6 克、玄参 15 克、鳖甲胶(炖冲溶入)10 克、龟板胶(炖冲)10 克、枸杞子 10 克。滋肾清心,安定心神。适用于阴虚火旺型绝经前后诸证。④

37. 温肾宁心汤(夏桂成经验方)　淫羊藿 9 克、仙茅 9 克、肉桂(后下)3～5 克、党参 15 克、炒白术 10 克、连皮茯苓 10 克、钩藤 15 克、牡丹皮 12 克、紫贝齿(先煎)10 克、黄连 3 克、广木香 5 克、川续断 10 克。温肾健脾,清肝宁心。适用于肾阳虚更年期综合征。随症加减:腹胀便溏者,加煨木香 5 克、砂仁(后下)3 克、煨姜 5 克;胃脘胀痛,纳食欠佳者,加陈皮 6 克、高良姜 3 克、制香附 6 克、娑罗子 9 克;浮肿明显者,加制苍术 10 克、炒枳壳

① 刘蓉,张晓峰.坎离交泰汤治疗绝经前后诸症 30 例[J].陕西中医学院学报,2009,32(3):44,56.
② 邹迎春.加味黄连阿胶汤治疗绝经期综合症 78 例[J].南华大学学报(医学版),2009,37(5):611,628.
③ 马惠荣.妇科疾病[M].北京:中国中医药出版社,2009:247.
④ 张弘.名医效方 999[M].北京:中国中医药出版社,2003:364.

10克、荷叶5克;神疲乏力明显者,加党参10克、炙升麻3克、炙甘草6克;腰酸体寒者,加杜仲10克;肌肉骨节酸痛,加鸡血藤15克、骨碎补10克、干地龙10克、杜仲10克、牛膝10克;骨质疏松,骨刺作痛者,加龟板15克、牛膝10克、骨碎补10克、杜仲10克、金毛狗脊10克。[①]

38. 育肾潜阳方(王云铭效验方) 熟地黄30克、干山药15克、山茱萸15克、牡丹皮9克、茯苓15克、泽泻9克、菊花15克、生龙骨20克、生牡蛎20克、白芍15克、珍珠母30克。补益肝肾,育阴潜阳。适用于肾阴亏虚、肝阳上亢型经断前后诸证,症见头痛头晕,心烦易怒,忧郁,耳鸣,盗汗,口干,纳呆,腰酸痛,月经量少,色鲜红或暗红,舌质红,少苔,脉象细数者。[②]

39. 健脾升清饮 炒党参30克、生黄芪30克、炒白术15克、茯苓12克、炙升麻9克、全当归15克、制首乌5克、五味子10克、柴胡10克、木香6克、酸枣仁20克、北秫米10克。每日1剂,水煎,分2次服。20天为1个疗程,共服2个疗程。薛静燕将92例绝经患者随机分为治疗组62例与对照组30例。治疗组按上述方法采用健脾升清饮治疗。对照组采用更年安片(江西贵溪制药厂生产),每次5片,每日3次,口服,疗程观察同治疗组。结果:治疗组总有效率为95.2%,对照组总有效率为83.3%,两组比较差异有显著性(P<0.05)。[③]

40. 更年宁汤(于己百经验方) 黄芩10克、生地黄15克、苦参15克、百合15克、炙甘草10克、炒麦芽15克、大枣6克、麦冬15克、黄连10克、牡丹皮10克、栀子10克、白薇15克、炒酸枣仁30克。补肾养阴,清心宁神,交通心肾,平肝潜阳。适用于更年期综合征,症见潮热汗出,情绪变化,头晕头痛,心悸失眠,记忆力减退,腰酸腿痛,月经紊乱等。随症加减:潮热、烘热较重,加青蒿15克、龟板12克;汗出较多,加生龙牡各30克、浮

小麦15克、桑叶30克;顽固失眠,加茯神15克、石菖蒲15克,或僵蚕12克、天竺黄10克、姜黄12克;头晕头胀,加菊花12克、蔓荆子12克;腰酸腿痛,加川续断30克、桑寄生20克、金毛狗脊30克、牛膝15克、白芷12克;足胫浮肿,加茯苓30克、泽泻20克;月经量多,加小蓟20克、侧柏炭30克、阿胶10克、海螵蛸15克。[④]

41. 更年期方 偏阴虚证,方用更年期Ⅰ号方:生地黄15克、麦冬12克、酸枣仁15克、山茱萸15克、钩藤10克、茯苓15克、合欢皮12克、女贞子12克、墨旱莲15克、煅牡蛎18克。偏阳虚证,方用更年期Ⅱ号方:黄芪15克、党参15克、淫羊藿10克、仙茅10克、续断10克、制附片8克、炒枣仁12克、合欢皮12克、茯苓15克、山茱萸15克。随症加减:心火旺盛、烦躁失眠者,加牡丹皮、莲心;肝肾阴虚、肝阳上亢者,加龟甲、石决明;肝气郁结、胸闷不适者,加服逍遥丸;皮肤瘙痒者,加蝉蜕、防风;浮肿者,加防己、泽泻;月经量多或淋沥不尽者,加失笑散或归脾丸。每日1剂,水煎服,煎汁2遍,早晚分服,服药4~8周。朱方红以上方加减治疗50例绝经前后诸证患者,属心肾不交偏阴虚证者38例,偏阳虚者12例。结果:服药4周29例,4~8周21例。治愈23例,占46%;好转21例,占42%;未愈6例,占12%。总有效率为88%。[⑤]

单 方

单味葛根颗粒 组成:葛根。用法用量:每次1袋(相当于葛根饮片10克),每日3次,温水冲服。临床应用:刘春艳将57例已确诊为围绝经期综合征的患者随机分为两组。治疗组28例给予单味葛根颗粒;对照组29例给予强力脑清素片(更年康),每次3片,每日2次,早晚各1次,温水送服。连续治疗3个月后,比较两组患者临床症

① ~ ② 张弘.名医效方999[M].北京:中国中医药出版社,2003:365.
③ 薛静燕.健脾升清饮治疗绝经前后诸证62例[J].南京中医药大学学报(自然科学版),2002,18(3):186-187.
④ 于己百,等.中国百年百名中医临床家丛书于己百[M].北京:中国中医药出版社,2001:129-130.
⑤ 朱方红.补肾宁心法治疗绝经前后诸证[J].福建中医药,1996,27(6):21-22.

状的改善情况以及血清 FSH、LH 和 E_2 水平的变化情况。结果：治疗 1 个疗程后，治疗组显效 8 例，有效 18 例，无效 2 例，总有效率为 92.9%；对照组显效 4 例，有效 16 例，无效 9 例，总有效率为 69.0%。经统计学处理，有显著性差异（$P<0.05$）；治疗组与对照组治疗后症状总积分比较，有统计学意义（$P<0.05$），尤其是在改善心悸、烘热出汗、关节肌肉痛和阴道干涩症状方面治疗组明显优于对照组（$P<0.05$）。①

中成药

1. **坤泰胶囊** 组成：熟地黄、黄连、白芍、阿胶、黄芩、茯苓。功效主治：滋阴降火，安神除烦，调节阴阳；适用于月经紊乱、潮热出汗、心悸眩晕、腰膝酸软、头痛失眠以及情绪波动巨大者。用法用量：每日 3 次，每次 4 例。临床应用：杨世珍将 40 例绝经综合征患者随机分为观察组和治疗组各 20 例。治疗组予口服坤泰胶囊；观察组口服戊酸雌二醇，每日 1 次，每次 1 毫克。两组均治疗 3 个月，治疗期间患者每个月均要来院进行 1 次复查，主要检查患者的尿常规、肝功能、肾功能等。结果：治疗 30、60、90 天，观察组的治疗总有效率分别为 45%、55%、70%，均低于治疗组的 80%、85%、95%，差异具有统计学意义（$P<0.05$）。②

2. **仙河更年颗粒** 组成：仙茅 9 克、淫羊藿 9 克、紫河车 3 克、杜仲 15 克、山药 12 克、熟地黄 15 克、枸杞子 12 克、山茱萸 9 克、甘草 6 克（广州一方制药生产）。功效主治：补肾温阳，兼顾滋阴；适用于肾阳虚绝经综合征，临床以少腹冷痛、腰背酸软、四肢冷痛、心悸失眠、情绪失控等多见。临床应用：兰叶平等将 60 例阳虚型绝经综合征患者随机分为治疗组和对照组各 30 例。对照组服用右归饮颗粒（熟地黄 15 克、枸杞子 12 克、山药 12 克、山茱萸 9 克、附子 6 克、肉桂 6 克、杜仲 15 克、

甘草 6 克）。治疗组服用仙河更年颗粒。两组患者均用温开水将药物颗粒冲溶 400 毫升，每日 1 剂，早晚分服。两组均连续服药 4 周。结果：治疗组的总有效率为 90%，高于对照组的总有效率 80%（$P<0.05$）。③

3. **更舒颗粒** 组成：熟地黄、龟甲胶、黄柏、知母、白芍（通化万通药业股份有限公司生产）。功效主治：调肝益肾，滋阴降火；适用于绝经综合征（绝经前后诸症）中医辨证属肝肾阴虚证者，症见烘热汗出、头晕耳鸣、腰膝酸软或足跟痛、少寐多梦、急躁易怒、阴部干涩或皮肤瘙痒等。用法用量：颗粒每次 1 袋，每日 3 次；片剂每次 6 片，每日 3 次；均口服。临床应用：闫颖等将 480 例绝经综合征肝肾阴虚证患者分为两组，试验组 360 例，剔除 0 例，脱落 10 例；对照组 120 例，剔除 1 例，脱落 9 例。试验组口服更舒颗粒及更年安片模拟药，对照组口服更年安片及更舒颗粒模拟药。8 周为 1 个疗程。结果：疾病疗效的 FAS 分析结果，试验组总显效率为 58.1%，对照组为 38.7%，差异有显著性意义（$P<0.01$）。中医证候疗效的 FAS 分析结果，试验组临床痊愈率为 14.2%，总显效率为 52.5%，总有效率为 95.8%；对照组临床痊愈率为 1.7%，总显效率为 24.4%，总有效率为 84.0%，差异均有统计学意义（$P<0.01$）。非劣效检验结果显示试验组疗效非劣于对照组。更舒颗粒治疗女性绝经综合征安全有效。④

4. **妇科养荣胶囊** 组成：黄芪、麦冬、熟地黄、杜仲、当归、茯苓、山药、益母草、川芎、艾叶、白芍、阿胶等 16 味（西安阿房宫药业有限公司生产）。用法用量：每次 4 粒，每日 3 次，口服，1 个月为 1 个疗程。症状较轻的服用 1 个疗程，症状重的服用 2 个疗程。临床应用：王岩以上方治疗 48 例围绝经期综合征患者，选用改良 Kupperman 评分法和放射免疫 RIA 法评定治疗前、后临床症状积分及血清雌二醇（E_2）、促卵泡激素（FSH）、

① 刘春艳.单味葛根颗粒治疗围绝经期综合征的临床观察[D].哈尔滨：黑龙江中医药大学,2010.
② 杨世珍.坤泰胶囊治疗绝经综合征 20 例临床效果及预后分析[J].中国实用医药,2018,13(8)：124-126.
③ 兰叶平,刘宏奇.仙河更年颗粒治疗肾阳虚型绝经综合征 60 例临床研究[J].山西职工医学院学报,2016,26(5)：53-54.
④ 闫颖,等.更舒颗粒治疗绝经综合征肝肾阴虚证Ⅲ期临床研究[J].天津中医药,2015,32(9)：537-541.

黄体生成素(LH)水平的变化情况。结果：治疗前平均积分为(23.81±5.29)分,治疗后积分降至(12.73±2.06)分,治疗前后比较有显著性差异($P<0.05$);治疗前 E_2 降低,FSH、LH 升高,治疗后 E_2 升高,FSH、LH 降低,治疗前后性激素水平比较有显著性差异($P<0.05$)。[1]

5. 更年安片　组成：地黄、熟地黄、制何首乌、玄参、麦冬、茯苓、泽泻、牡丹皮、珍珠母、磁石、钩藤、首乌藤、五味子、浮小麦、仙茅。功效主治：滋阴清热,除烦安神;适用于肾阴虚所致的绝经前后诸证,如更年期综合征,症见妇女经断前后,烘热汗出,眩晕耳鸣,腰酸腿软,急躁易怒,心胸烦闷,手足心热,失眠多梦,心悸口渴。舌红苔少,脉细数。用法用量：口服,一次 6 片,一日 2～3 次。[2]

6. 更年乐片　组成：淫羊藿、人参、鹿茸、制何首乌、补骨脂、桑椹、续断、白芍、牡蛎、熟地黄等。功效主治：养心养肾,调补冲任;适用于心肾阴虚型更年期综合征,症见绝经前后夜寐不安,心悸,耳鸣,多疑善感,烘热汗出,烦躁易怒,腰背酸痛。用法用量：口服,一次 4 片,一日 3 次。[3]

7. 金匮肾气丸　组成：车前子、地黄、茯苓、附子、桂枝、牡丹皮、牛膝、山药、山茱萸、泽泻。功效主治：温补肾阳,化气行水;适用于肾虚所致围绝经期水肿,腰膝酸软,小便不利等,症见绝经前后,水肿,腰膝酸软,小便不利,畏寒肢冷。用法用量：口服,水蜜丸一次 4～5 克(20～25 粒),一日 2 次。[4]

8. 五子衍宗丸　组成：枸杞子、菟丝子(炒)、覆盆子、五味子(蒸)、车前子(盐炒)。功效主治：补肾益精;适用于肾虚精亏所致的更年期综合征,症见绝经前后,水肿,腰膝酸软,腰痛,尿后余沥。用法用量：口服,小蜜丸一次 9 克,一日 2 次。[5]

9. 坤宝丸　组成：何首乌(黑豆酒制)、地黄、枸杞子、女贞子(酒制)、墨旱莲、龟甲、覆盆子、菟丝子、南沙参、麦冬、石斛、当归、白芍、鸡血藤、赤芍、地骨皮、白薇、知母、黄芩、桑叶、菊花、珍珠母、酸枣仁(炒)。功效主治：滋补肝肾,养血通络;适用于肝肾阴虚所致的绝经前后诸证,症见妇女绝经前后,月经紊乱,潮热多汗,失眠健忘,心烦易怒,头晕耳鸣,咽干口渴,四肢酸楚,关节疼痛,手足心热,头痛,两胁胀痛,心悸,舌红苔少,脉弦细略数。用法用量：口服,一次 50 粒,一日 2 次,连续服用 2 个月或遵医嘱。[6]

10. 杞菊地黄丸　组成：枸杞子、菊花、熟地黄、山茱萸(制)、牡丹皮、山药、茯苓、泽泻。功效主治：滋肾养肝;适用于肝肾阴亏所致的围绝经期综合征,症见经断前后,眩晕,腰酸耳鸣,目涩畏光,视物昏花。用法用量：口服,一次 1 丸,一日 2 次,连续服用 2 个月或遵医嘱。[7]

11. 更年女宝片　组成：刺五加、赤芍、当归、牡丹皮。功效主治：补肾益脾,补肝益血,凉血活血;适用于肝肾阴虚所致更年期综合征等,症见经断前后,面容不润,精神萎靡,周身困倦,乏力少气,胸闷烦躁,发热多汗,口干舌燥,腰膝酸软,食欲不振。用法用量：口服,每片 0.5 克,每次 4 片,每天 2～3 次。[8]

12. 更年康　组成：刺五加、鹿茸、五味子等。功效主治：扶正固本,益气健脾,补肾安神;适用于肝肾阴虚不足所致围绝经期综合征,症见经断前后,精神萎靡,腰膝酸软,食欲不振,体弱无力,面容不润,乏力少气,口干舌燥。用法用量：口服,一次 3 片,一日 3 次,连续服用 2 个月或遵医嘱。[9]

13. 更年舒心胶囊　组成：熟地黄、黄芩、黄连、白芍、阿胶、茯苓。功效主治：滋阴清热,安神

① 王岩.妇科养荣胶囊治疗围绝经期综合征 48 例[J].陕西中医学院学报,2010,33(2)：36－37.
② 张婷婷.妇产科中成药合理应用手册[M].北京：人民卫生出版社,2009：52.
③ 张婷婷.妇产科中成药合理应用手册[M].北京：人民卫生出版社,2009：53.
④～⑤ 张婷婷.妇产科中成药合理应用手册[M].北京：人民卫生出版社,2009：54.
⑥～⑦ 张婷婷.妇产科中成药合理应用手册[M].北京：人民卫生出版社,2009：55.
⑧ 张婷婷.妇产科中成药合理应用手册[M].北京：人民卫生出版社,2009：55－56.
⑨ 张婷婷.妇产科中成药合理应用手册[M].北京：人民卫生出版社,2009：56.

除烦;适用于阴虚火旺证所致的绝经前后诸证,症见妇女经断前后,潮热面红,自汗盗汗,心烦不宁,失眠多梦,头晕耳鸣,腰膝酸软,手足心热,舌红苔少,脉细数。用法用量:口服,一次 4 粒,一日 3 次,4 周为 1 个疗效。[①]

14. 乌灵胶囊　组成:乌灵菌粉。功效主治:补肾健脑,养心安神;适用于心肾不交所致围绝经期综合征,症见经断前后,失眠,焦虑,抑郁,健忘,神疲乏力,腰膝酸软,脉细或沉无力。用法用量:口服,一次 3 粒,一日 3 次,或遵医嘱。[②]

15. 人参归脾丸　组成:人参、白术(麸炒)、茯苓、炙黄芪、当归、龙眼肉、酸枣仁(炒)、远志(去心甘草炙)、木香、炙甘草、蜂蜜。功效主治:益气补血,健脾养心;适用于心阴虚、气血不足所致围绝经期综合征,症见绝经前后,心悸,失眠,食少乏力,面色萎黄,月经量少,色淡。舌淡,苔薄,脉细或沉无力。用法用量:口服,一次 1 丸,一日 2 次,或遵医嘱。[③]

16. 补心丸　组成:丹参、五味子(蒸)、石菖蒲、安神膏。功效主治:养心安神;适用于心血不足、虚火内扰所致的围绝经期综合征,症见经断前后,心悸怔忡,失眠多梦,腰酸腿软,口干咽燥,或见口舌生疮。舌红而干,少苔或无苔,脉细无力。用法用量:口服,一次 15 丸,一日 3 次,或遵医嘱。[④]

17. 养血安神片　组成:仙鹤草、熟地黄、首乌藤、墨旱莲、地黄、鸡血藤、合欢皮。功效主治:滋阴养血,宁心安神;适用于阴虚血少所致的围绝经期综合征,症见经断前后,多思善虑。舌淡白,苔薄,脉细。用法用量:口服,一次 5 片,一日 3 次。[⑤]

18. 舒神灵　组成:首乌藤、郁金、丹参、香附(醋制)、北合欢、百合、龙骨(煅)、牡蛎(煅)、五味子、人参、炙甘草。功效主治:疏肝理气,解郁安神;适用于心肾阴虚、肝郁气滞所致更年期综合

征,症见绝经前后,精神忧郁,情绪不稳,善疑多虑,失眠,胸闷,咽中似异物梗塞不适,多咳痰,体胖乏力,嗳气频作,腹胀不适,舌淡,苔白腻,脉弦滑。用法用量:口服,一次 3~6 粒,一日 2~3 次。[⑥]

19. 龟甲养阴片　组成:龟甲、覆盆子、鳖甲、车前子、石决明、菟丝肉、山药、桑椹、地黄、山楂、牡丹皮、泽泻、龙骨、牡蛎、丹参、紫贝母、熟地黄、制何首乌、珍珠母、牛膝、枸杞子、金毛狗脊、五味子、当归、女贞子、茯苓。功效主治:滋肾养肝,平肝潜阳;适用于肝肾阴虚火旺所致更年期综合征、动脉硬化、冠心病等,症见经断前后,烘热汗出,胁痛,头晕耳鸣,腰膝酸软,五心烦热,烦躁易怒,舌质红,少苔,脉细弦数。用法用量:口服,一次 8~10 片,一日 3 次。[⑦]

20. 龙凤宝胶囊　组成:淫羊藿、白附片、肉苁蓉、党参、黄芪、牡丹皮、竹片、玉竹、山楂。功效主治:补气温阳,健脾益气;适用于脾肾阳虚所致绝经前后诸证,症见妇女经断前后,面色晦暗,精神萎靡,形寒肢冷,腰膝腿冷,纳呆腹胀,大便溏薄,面浮肢肿,夜尿多,或带下清稀,舌淡胖嫩,苔薄白,脉沉细无力。用法用量:口服,一次 4 粒,一日 3 次,4 周为 1 个疗程。[⑧]

21. 仙灵骨葆胶囊　组成:淫羊藿、续断、补骨脂、地黄、丹参、知母。功效主治:滋补肝肾,活血通络,强筋壮骨;适用于肾阳虚所致绝经前后诸证,症见经断前后,经行量多,经色暗淡,精神萎靡,面色晦暗,腰背冷痛,足膝酸软,乏力,小便清长,夜尿频数。舌淡或胖,边有齿痕,苔薄白,脉沉细数。用法用量:口服,一次 3 粒,一日 2 次。[⑨]

22. 右归丸　组成:熟地黄、附子(炮附片)、肉桂、山药、山茱萸(酒制)、菟丝子、鹿角胶、枸杞子、当归、杜仲(盐炒)。功效主治:温补肾阳,填精止遗;适用于肾阳虚所致更年期综合征,症见绝经前后腰酸畏寒,面色㿠白,纳少便溏,四肢肿胀,

① 张婷婷.妇产科中成药合理应用手册[M].北京:人民卫生出版社,2009:56.
②~③ 张婷婷.妇产科中成药合理应用手册[M].北京:人民卫生出版社,2009:57.
④ 张婷婷.妇产科中成药合理应用手册[M].北京:人民卫生出版社,2009:57-58.
⑤~⑥ 张婷婷.妇产科中成药合理应用手册[M].北京:人民卫生出版社,2009:58.
⑦ 张婷婷.妇产科中成药合理应用手册[M].北京:人民卫生出版社,2009:59.
⑧~⑨ 张婷婷.妇产科中成药合理应用手册[M].北京:人民卫生出版社,2009:60.

月经量少色淡,苔薄,脉沉细弱。用法用量:口服,一次1丸,一日3次。①

23.强骨胶囊　组成:骨碎补总黄酮。功效主治:补肾,壮骨,强筋,止痛;适用于围绝经期骨质疏松症、原发性骨质疏松症、骨量减少患者的肾阳虚证候,症见经断前后,腰背四肢酸痛,畏寒肢冷或抽筋,下肢无力,夜尿频多等。用法用量:饭后温开水送服,一次1粒,一日3次,3个月为1个疗程。②

24.人参鹿归丸　组成:人参、鹿茸(去毛,酥油制)、补骨脂(盐炒)、巴戟天(甘草水制)、当归、杜仲、菟丝子(盐炒)、炙黄芪、牛膝、黄柏等。功效主治:滋肾生精,益气,补血;适用于肾精不足,气血两亏所致更年期综合征,症见经断前后,目暗耳聋,腰腿酸软,面色㿠白,纳少便溏,四肢肿胀,月经量少色淡,苔薄,脉沉细弱。用法用量:口服,一次1丸,一日1~2次。③

①~③　张婷婷.妇产科中成药合理应用手册[M].北京:人民卫生出版社,2009:61.

高泌乳素血症

概　述

高泌乳素血症是一类由多种原因引起的、以血清泌乳素(亦叫催乳素,PRL)升高及其相关临床表现为主的下丘脑-垂体轴生殖内分泌紊乱综合征,是临床上常见的、可累及生殖、内分泌和神经系统的一类疾患的统称。常见病因如下。(1)生理性:PRL在女性月经周期的黄体期达峰值,卵泡期水平低,妊娠足月时、分娩后均显著升高。此外,在应激状况下泌乳素分泌显著增加,高蛋白饮食、运动、紧张和性交活动、哺乳、乳头刺激和睡眠障碍均可导致血清泌乳素水平升高。(2)药理性:凡是干扰多巴胺合成、代谢、重吸收或阻断多巴胺与受体结合的药物,均可引起高泌乳素血症,但一般低于4.55纳摩尔/升。(3)病理性:主要见于下丘脑-垂体疾病、系统性疾病、异位泌乳素生成等原因。(4)特发性:特发性高泌乳素血症指血清泌乳素升高,通常<4.55纳摩尔/升,垂体、中枢神经和系统检查阴性,而伴有泌乳、月经稀发、闭经等症状。发病可能与泌乳素分子存在异型结构相关,病程具有自限性。

临床主要症状如下。(1)月经失调:包括各种月经紊乱,从月经少、稀发到闭经,其中以闭经为多见。青春期前或青春期表现为原发闭经,生育期后为继发性闭经。(2)不孕:异常升高的PRL抑制排卵,导致不孕,轻度升高的PRL引起黄体功能不足,导致流产。(3)溢乳:通常表现为双侧乳房流出或可以挤出非血性、乳白或透明液体,量多少不一。次要症状如下。(1)头痛、眼花及视觉障碍:增大的垂体腺瘤致周围的脑组织及视交叉受压以及脑脊液回流障碍,导致头痛、眼花及视觉障碍。(2)低雌激素状态:由于卵巢功能受抑制,出现潮热、出汗等血管舒缩症状,乳房缩小、阴道干燥、性功能低下等改变。(3)其他症状:20%～30%的高催乳素血症患者伴有多毛、痤疮,少数患者尚可有肥胖。体格检查应挤压乳房了解泌乳情况,全身检查要注意视力、视野改变,有无多毛、肥胖、高血压、胸壁病变等。

西医主要以溴隐亭治疗为主,虽然有一定疗效,但不良反应较大,且停药后易复发。中医治疗以辨证论治为特点,可提高患者治愈率,减轻西药不良反应,降低停药后复发率,但是中医对辨证分型及疗效判定缺乏统一标准,研究方法欠规范,基础理论及临床科研不够深入,缺乏流行病学研究。

中医无此疾病名称,根据其临床症状,本病属中医"月经不调""闭经""头晕""不孕""乳泣""阳痿""不孕"等范畴。本病病机与多囊卵巢综合征或闭经相似,中医临床部分参见"多囊卵巢综合征"或"闭经"。

经　验　方

1. 补肾疏肝汤　熟地黄15克、菟丝子15克、肉苁蓉12克、牛膝15克、柴胡10克、白芍12克、麦芽30克、茯苓10克、白术12克、白蒺藜10克、甘草6克。每日1剂,分2次温服,3个月为1个疗程。董姻男等将120例高泌乳素血症患者随机分为观察组和对照组各60例。观察组给予补肾疏肝汤口服,对照组给予溴隐亭口服。两组患者均连续治疗3个月后观察疗效。结果:对照组治愈17例,有效38例,无效5例,总有效率91.7%;观察组治愈19例,有效37例,无效4例,总有效率93.3%。两组患者疗效比较,差异无统计学意义（$P > 0.05$）；观察组在治疗过程中未发现不良反应，对照组中有 8 例患者出现体位性低血压、恶心、头晕、呕吐等不良反应，发生率为 13.3%，两组差异有统计学意义（$P < 0.05$）。[1]

2. 百灵调肝汤加味 当归 12 克、赤芍 12 克、川牛膝 12 克、通草 9 克、川楝子 9 克、瓜蒌 10 克、皂角刺 10 克、枳实 9 克、青皮 9 克、王不留行 12 克、白术 12 克、茯苓 12 克、山药 12 克、甘草 9 克。每日 1 剂，常规煎煮 2 次，分早晚温服。崔丽敏等将 90 例高泌乳素血症性不孕女性患者随机分为对照组和观察组各 45 例。对照组患者接受甲磺酸溴隐亭片治疗，观察组患者在对照组的基础上采用百灵调肝汤加味治疗。两组均连续治疗 3 个月。结果：与对照组比较，观察组患者治疗后肝郁脾虚证症状评分和血清 PRL 水平下降更明显，血清 LH、FSH、E_2 水平升高更明显，差异均有统计学意义（均 $P < 0.05$）；观察组和对照组的临床总有效率分别为 95.56%、77.78%，差异有统计学意义（$P < 0.05$）；在随访 6 个月内，观察组和对照组的妊娠率分别为 46.67%、22.22%，复发率分别为 10%、46.15%，差异均有统计学意义（均 $P < 0.05$）。[2]

3. 孙氏化通汤 炒麦芽 30 克、茯苓 20 克、丝瓜络 15 克、炒决明子 15 克、丹参 12 克、浙贝母 10 克、白术 10 克、香附 9 克、姜半夏 9 克、川芎 9 克、当归 9 克、甘草 6 克。随症加减：行经期，加马鞭草 15 克、茺蔚子 15 克以活血通经；经后期，加赤芍 12 克、牡丹皮 9 克、牛膝 10 克以通调冲任；经前期，加锁阳 12 克、淫羊藿 10 克、菟丝子 15 克以温补肾阳。每日 1 剂，水煎 2 次，分早晚温服。卢丽芬等将 125 例痰瘀互阻型高泌乳素血症患者随机分为治疗组 62 例和对照组 63 例。对照组给予口服溴隐亭治疗，治疗组采用孙氏化通汤治疗。两组均连续治疗 3 个月。结果：综合疗效比较，总有效率治疗组为 81.67%，对照组为 86.67%，两组

差异无统计学意义（$P > 0.05$）；中医证候疗效比较，总有效率治疗组 88.33%，对照组为 71.67%，两组差异有统计学意义（$P < 0.05$）；两组患者血清 PRL 治疗前后组内比较有显著性差异（$P < 0.01$），组间比较无差异（$P > 0.05$）；不良反应发生率治疗组为 6.67%，对照组发生率 33.33%，两组差异有统计学意义（$P < 0.05$）；停药后治疗组复发率为 14.58%，对照组为 40.00%，两组差异有统计学意义（$P < 0.05$）。[3]

4. 疏肝健脾方 柴胡 9 克、生麦芽 15 克、当归 12 克、白芍 12 克、茯苓 12 克、白术 12 克、牛膝 12 克、甘草 6 克。每日 1 剂，早晚 2 次分服。门玉娟将 80 例高泌乳素血症不孕症患者随机分为对照组和观察组各 40 例。对照组予溴隐亭治疗，观察组予疏肝健脾方联合溴隐亭治疗。两组均连续治疗 3 个月。结果：观察组有效率为 95.0%，明显高于对照组的 77.5%（$P < 0.05$）；治疗后，两组中医症状计分及血清 PRL 水平均明显降低（均 $P < 0.05$），血清 E_2 水平均明显升高（均 $P < 0.05$），且观察组中医症状计分及血清 PRL 水平均明显低于对照组（均 $P < 0.05$），血清 E_2 水平明显高于对照组（$P < 0.05$）；观察组排卵率、妊娠率均明显高于对照组（均 $P < 0.05$）；观察组治疗期间不良反应发生率明显低于对照组（$P < 0.05$）；停药 3 个月、6 个月，观察组复发率均明显低于对照组（均 $P < 0.05$）。[4]

5. 疏肝解郁抑乳汤 麦芽 30 克、白芍 15 克、白术 15 克、泽兰 15 克、牛膝 15 克、柴胡 10 克、当归 10 克、茯苓 10 克、川芎 10 克。每日 1 剂，早晚温服。徐杰等将 64 例高泌乳素血症患者随机分为对照组和观察组各 32 例。对照组给予甲磺酸溴隐亭片治疗，观察组在对照组的基础上给予自拟疏肝解郁抑乳汤治疗。以 1 个月为 1 个疗程，连续用药 3 个疗程。结果：治疗后两组月经紊乱、闭经、溢乳、婚后不孕病例数较治疗前明显减少

① 董姻男，等.自拟补肾疏肝汤治疗高泌乳素血症 60 例疗效观察［J］.中国中医药科技，2022，29（3）：475－477.
② 王小琴，等.百灵调肝汤加味治疗对高泌乳素血症性不孕肝郁脾虚证患者性激素水平的影响［J］.中国妇幼保健，2021，36（2）：368－371.
③ 卢丽芬，等.孙氏化通汤治疗痰瘀互阻型高泌乳素血症 60 例［J］.海峡药学，2020，32（12）：103－105.
④ 门玉娟.疏肝健脾方联合溴隐亭治疗高泌乳素血症不孕症的疗效及安全性评价［J］.现代中西医结合杂志，2020，29（2）：189－192.

（$P<0.05$），且治疗后观察组上述情况的病例数明显少于对照组（$P<0.05$）；治疗后，两组患者乳房胀痛、小腹胀痛、心烦易怒、胸闷不适症状积分均较治疗前明显降低（$P<0.05$），且观察组患者症状积分明显低于对照组（$P<0.05$）；两组患者治疗1个月、2个月、3个月后血清PRL水平较治疗前均明显降低（$P<0.05$，$P<0.05$），且观察组各治疗时间段血清PRL水平明显低于同期对照组（$P<0.05$）；对治疗3个疗程后两组血清PRL水平正常的患者随访3个月，观察组复发率为14.3%，明显低于对照组的40.0%（$P<0.05$）。[1]

6. 降催乳素方　当归、赤白芍、川芎、熟地黄、柴胡、茯苓、郁金、橘叶核、牡丹皮、生麦芽、川楝子、制鳖甲。随症加减：肝木横逆犯胃乘脾，有纳食不佳、气虚乏力等表现，常合六君子汤加减；气虚乏力明显者，加黄芪，太子参以健脾益气，尤其善用黄芪补气，用量15～60克不等；面浮肢肿、痰湿偏重或肥胖者，加冬瓜皮、车前草、泽泻、生薏苡仁等祛湿泄浊；肝肾"乙癸同源"，肝肾阴虚者，常合六味地黄汤或二至丸加减；合并肾阳虚者，加菟丝子、淫羊藿、巴戟天、肉苁蓉等温肾壮阳；胸闷不舒者，加薤白、全瓜蒌以宽胸行气；合并子宫肌瘤者，加石见穿、鬼箭羽、三棱、莪术等活血散结。戚灵霞等以上方加减治疗1例高泌乳素血症患者，疗效满意。[2]

7. 柴郁桑寄生汤　柴胡4克、续断8克、当归8克、泽兰8克、郁金6克、香附6克、桑寄生8克、甘草4克。每日1剂，水煎分服，4周为1个疗程，经期停服，治疗3个疗程。祁莲芳将90例高泌乳素血症月经后期患者随机分为观察组与对照组各45例。两组均采用溴隐亭口服治疗，于经期第14日开始服用，首日服用1.25毫克，每日增加1.25毫克，增加至每次2.5毫克，每日2次，直至月经来潮。观察组在此基础上加服柴郁桑寄生汤。两组均治疗3个疗程，观察两组治疗前后血清学指标

改善情况、月经恢复情况、溢乳症状改善情况。结果：血清泌乳素水平治疗前后比较，差异有统计学意义（$P<0.05$），且随着治疗时间的延长，差异愈加明显；月经恢复正常情况、溢乳症状改善情况观察组优于对照组，且随着治疗时间的延长改善越明显，差异均有统计学意义（$P<0.05$）；不良反应发生率观察组为2.2%，对照组为13.3%，两组比较差异有统计学意义（$P<0.05$）。[3]

8. 加味玉烛散（蔡小荪经验方）　当归9克、生地黄9克、白芍9克、大川芎6克、生大黄（后下）9克、玄明粉（冲服）4.5克、怀牛膝9克、鸡血藤12克、车前子15克、广郁金9克、生甘草3克、生麦芽30克。随症加减：如有乳房胀痛，下腹胀甚拒按，带下黏腻，头痛目糊伴有垂体腺瘤，为痰瘀阻络，可加石菖蒲4.5克、凌霄花9克；如伴有精神抑郁、胸闷胁痛、乳胀、经前为甚、下腹作胀，为肝郁气滞，可加柴胡4.5克、白茯苓12克；合并有甲状腺功能不全或甲状腺结节，可加夏枯草9克、蒲公英15克、橘叶9克、橘核9克清热散结；如溢乳症较重，生麦芽可重用至60克。养血泻火，清胞络结热。适用于高催乳素血症之经后期，甚或闭阻不行。[4]

9. 调经抑乳方（褚玉霞经验方）　炒麦芽120克、薄荷（后下）10克、柴胡12克、青皮12克、白芍30克、甘草5克。随症加减：若有乳房硬结，加夏枯草20克、橘核15克；胀甚者，加陈皮12克；如伴情志抑郁、闷闷不乐者，加合欢皮15克、醋香附15克；若见心烦易怒、口苦口干者，加牡丹皮15克、栀子12克；若伴小腹胀痛者，加川楝子10、延胡索15克。经前疼痛者，月经前7天开始服用，每日1剂，月经来潮停服；经期疼痛者，月经前3天开始服用，每日1剂，月经第3天停服。分早晚2次饭后温服。疏肝理气，通经抑乳。适用于肝气郁滞所致的经行乳房胀痛、高催乳素血症等，症见患者经前或经期乳房胀满疼痛，或乳头痒痛，甚

① 徐杰,等.疏肝解郁抑乳汤治疗高泌乳素血症肝郁型患者的疗效观察[J].中国中医药科技,2019,26(2)：260-262.
② 戚灵霞,张晓甦.张晓甦教授治疗高催乳素血症经验微探[J].西部中医药,2019,32(7)：51-53.
③ 祁莲芳.柴郁桑寄生汤联合溴隐亭治疗高催乳素血症月经后期45例[J].西部中医药,2018,31(8)：93-95.
④ 黄素英.海派中医流派传承系列海派中医蔡氏妇科[M].上海：上海科学技术出版社,2018：252.

者疼痛不可触衣,如火烧火燎;或可触诊到乳房肿大,乳房硬结;常伴经行不畅,血色暗红,或有血块,小腹胀痛;或胸闷胁痛,精神抑郁,时叹息;苔薄白,脉弦。或内分泌检查可见PRL升高。①

10. **加味当归芍药散** 当归12克、白芍15克、柴胡9克、香附12克、川芎9克、茯苓10克、白术15克、泽泻9克、炒麦芽50克、神曲9克、丹参9克、浙贝母12克。每日1剂,水煎,饭后温服,早晚2次。刘琛将60例高泌乳素血症患者随机分为治疗组与对照组各30例。对照组采用口服溴隐亭,每次2.5毫克,饭中服用,每日2次。治疗组服用加味当归芍药散。两组均3个月为1个疗程。结果:两组均对溢乳、月经稀少、闭经、乳房胀痛的临床症状改善明显,治疗前后有显著性差异($P<0.05$);两组间对乳房胀痛的治疗改善显然有差异($P<0.05$),且治疗组效果更好;两组均可显著降低PRL水平($P<0.01$),治疗组可有效改善FSH、E_2、LH水平($P<0.05$);治疗后的两组间FSH、E_2、LH水平具有显著性差异($P<0.05$)。②

11. **逍遥散加减汤1** 柴胡15克、当归15克、白芍35克、白术15克、茯苓20克、炮姜6克、薄荷6克、炙甘草6克、炒麦芽68克、白芥子18克、神曲18克、怀牛膝12克。随症加减:体胖痰湿阻滞者,加半夏9克、陈皮12克、全瓜蒌15克;溢乳严重者,加重炒麦芽的用量,可达80克;肝气郁结重者,可加郁金12克、香附15克。于月经干净后口服,每次200毫升,早晚各1次,经期停药,1个疗程定为1个月经周期,连服3个疗程。发现妊娠则中止服药。杜晓萍等将70例肝郁脾虚型高泌乳素血症患者随机分为治疗组与对照组各35例。治疗组采用自拟逍遥散加减汤治疗。对照组采用口服甲磺酸溴隐亭片,以小剂量开始,每次1.25毫克,每日1次,如无不良反应3天后改为每日2次,之后就保持此剂量。1个疗

程为28天,连服3个疗程,发现怀孕时停止服药。结果:两组各项积分都有改善,差异有统计学意义($P<0.05$),但治疗组在改善乳房胀痛、溢乳、月经周期、头晕目眩等症状方面疗效显著优于对照组($P<0.01$);总证候积分指数,治疗组为83.12%,对照组为75.35%;与治疗前相比,两组治疗后PRL、LH、E_2数值均下降($P<0.05$),在改善E_2数值方面,治疗组显著好于对照组($P<0.05$),两组在改善FSH数值方面,治疗前后无差别,无统计学意义($P>0.05$);两组总有效率比较,差异有统计学意义($P<0.05$)。逍遥散加减汤对于高泌乳素血症疗效好、安全可靠。③

12. **加味玉烛散** 当归9克、生地黄9克、白芍9克、川芎6克、生大黄(后下)9克、玄明粉(冲服)4.5克、怀牛膝9克、鸡血藤12克、车前子15克、广郁金9克、生甘草3克、生麦芽30克。随症加减:如有乳房胀痛,下腹胀甚拒按,带下黏腻,头痛目糊伴有垂体腺瘤,为痰瘀阻络,可加石菖蒲4.5克、凌霄花9克;如伴有精神抑郁,胸闷胁痛,乳胀、经前为甚,下腹作胀,为肝郁气滞,可加柴胡4.5克、白茯苓12克,取逍遥散之意,疏肝健脾,淡渗利湿;如月经后期,量少渐闭,溢乳量少质清,乳房稍胀,神疲乏力,头晕耳鸣,腰膝酸软,性欲淡漠,妇科检查见生殖器官萎缩,属肾虚肝旺,可予以制黄精12克、淫羊藿12克、肉苁蓉9克补益肾精,滋水涵木;合并有甲状腺功能不全或甲状腺结节,可加夏枯草9克、蒲公英15克、橘叶9克、橘核9克清热散结;如小便淋沥不畅,还可加瞿麦12克、泽泻12克利水通淋;大便以每日排稀软便2~3次为度,可适当加枳实9克、番泻叶6克增强通便之功效;如溢乳症较重,生麦芽可重用至60克。金毓莉等以上方加减治疗1例高催乳激素血症患者,疗效满意。④

13. **归肾丸加减方** 柴胡10克、白芍15克、山药20克、菟丝子30克、熟地黄20克、山茱萸

① 孙红,等.褚玉霞妇科脉案良方[M].北京:中国协和医科大学出版社,2018:180-181.
② 刘琛.加味当归芍药散治疗高泌乳素血症的临床研究[J].中国中医药现代远程教育,2017,15(12):92-94.
③ 杜晓萍,黄海波.自拟逍遥散加减汤治疗肝郁脾虚型高泌乳素血症的临床研究[J].内蒙古中医药,2017,36(13):1-3.
④ 金毓莉,等.蔡小荪教授辨治高催乳激素血症临证经验[J].时珍国医国药,2016,27(3):731-732.

15 克、当归 15 克、茯苓 10 克、杜仲 15 克、桑寄生 15 克、牡丹皮 12 克、郁金 15 克、生麦芽 60 克、川续断 10 克、白术 15 克、党参 15 克、仙茅 10 克、淫羊藿 15 克。每日 1 剂,分早晚各 200 毫升,于月经周期第 5 天开始服用,经期停服。张娜将 60 例肝郁肾虚型高泌乳素血症患者随机分为治疗组与对照组各 30 例。治疗组采用自拟归肾丸加减方。对照组采用甲磺酸溴隐亭片,第 1 周每次 1.25 毫克,每日 1 次,每晚临睡前口服;第 2 周开始每次 2.5 毫克,每日 3 次,每晚临睡前口服。两组均连续治疗 3 个月,若发现怀孕则停药,治疗结束后随访 6 个月。结果:治疗组痊愈 6 例,显效 8 例,有效 12 例,无效 4 例,有效率为 86.67%;对照组痊愈 2 例,显效 4 例,有效 18 例,无效 6 例,有效率为 80.00%。两组对比,差别有统计学意义($P < 0.05$)。归肾丸加减方治疗高泌乳素血症疗效肯定,安全可靠,能有效改善临床症状。[1]

14. 健脾活血汤　党参 20 克、白术 15 克、茯苓 15 克、干姜 12 克、黄连 10 克、红花 15 克、当归 15 克、白芍 15 克、炒麦芽 30 克。每日 1 剂,水煎服,分早晚 2 次温服。李顺景将 80 例高泌乳素血症患者随机分为治疗组与对照组各 40 例。对照组采用甲磺酸溴隐亭片,根据 PRL 的浓度、月经的情况和病情调整甲磺酸溴隐亭片的用量,从每次 1.25 毫克,每日 2 次,逐渐增至每次 5 毫克,每日 2 次不等。定期复查血中 PRL 的浓度,维持在 25 纳克/毫升以下且月经规律。治疗组在对照组治疗基础上加服自拟健脾活血汤。两组均以 4 周为 1 个疗程,共治疗 3 个疗程。结果:治疗组有效率为闭经 93.33%,溢乳 92.31%,不孕 91.67%;对照组有效率为闭经 66.67%,溢乳 73.33%,不孕 50.00%。治疗组治愈率及有效率较对照组有显著提高,差别有统计学意义($P < 0.05$)。[2]

15. 逍遥散加减汤 2　当归 15 克、柴胡 15 克、茯苓 15 克、白芍 20 克、炒白术 10 克、生麦芽 60

克、炙甘草 5 克。每日 1 剂,水煎分早晚 2 次温服,月经期停药。1 个月为 1 个疗程,共治 3 个疗程。停药后 6 个月复查。刘福珍等将 102 例高泌乳素血症患者随机分为中药组 32 例、中西药结合组 37 例与西药组 33 例。中药组采用逍遥散加减汤治疗。中西药结合组在中药组的基础上加用溴隐亭治疗,第 1 周每晚睡前 1.25 毫克;第 2 周每次 1.25 毫克,每日 2 次;第 3 周,每天晨服 1.25 毫克,每晚服 2.5 毫克;第 4 周后每次服 2.5 毫克,每日 2 次。1 个月为 1 个疗程,共治 3 个疗程。停药 6 个月复查。西药组仅用溴隐亭治疗,方法与剂量和中西药结合组相同。结果:总有效率中药组为 90.63%,中西药结合组为 94.59%,西药组为 90.91%,三组总有效率两两比较,差异无统计学意义($P > 0.05$);停药 6 个月,复发率中药组为 18.75%,中西药结合组为 27.03%,西药组为 69.69%,中药组、中西药结合组复发率均低于西药组($P < 0.05$);中药组、中西药结合组、西药组对闭经、溢乳现象均有显著改善作用;月经稀少改善率中西药结合组为 95.65%,西医组为 72.22%,两组比较,差异有统计学意义($P < 0.05$);不孕改善率中西药结合组为 71.43%、中药组为 25.00%、西医组为 16.67%,中西药结合组疗效优于中药组、西医组($P < 0.05$)。[3]

16. 清肝益肾方　牛膝 15 克、茯苓 12 克、山茱萸 10 克、牡丹皮 12 克、柴胡 10 克、熟地黄 15 克、龙胆草 10 克、栀子 10 克、赤芍 10 克、菟丝子 15 克、枸杞子 12 克、麦芽 60 克。每日 1 剂,用水 1 000 毫升煎煮,早晚分服。李宇青等将 85 例高泌乳素血症不孕患者随机分为治疗组 45 例与对照组 40 例。对照组采用溴隐亭,初始剂量为每日 1.25 毫克,用药 3 天后剂量改为 2.5 毫克,逐渐增加至每日 5 毫克,每日最大剂量不可大于 7.5 毫克,分 2~3 次用药。持续治疗 3 个月为 1 个疗程。治疗组在对照组的基础上加用清肝益肾方治疗。结果:总有效率治疗组为 91.11%,对照组为

① 张娜.归肾丸加减方治疗肝郁肾虚型高泌乳素血症 30 例[J].中医研究,2016,29,(7):22 - 25.
② 李顺景.健脾活血汤联合西药治疗高泌乳素血症 40 例[J].中医研究,2016,29(8):24 - 26.
③ 刘福珍,等.逍遥散加减汤治疗高泌乳素血症临床研究[J].新中医,2016,48(6):153 - 155.

70.00%（$P<0.05$）。[1]

17. 丹栀逍遥散加味 牡丹皮 10 克、栀子 10 克、当归 10 克、白芍 10 克、薄荷 3 克、柴胡 6 克、甘草 6 克、白术 10 克、茯苓 10 克、生姜 3 克。随症加减：经期（月经周期 1~7 天），加续断 10 克、泽兰 10 克、益母草 10 克、五灵脂 10 克、炒麦芽 60 克；经后期（月经周期 8~14 天），加玄参 10 克、麦冬 10 克、生地黄 10 克、山茱萸 10 克、熟地黄 10 克、炒麦芽 60 克；经间排卵期（月经周期 15~21 天），加五灵脂 10 克、紫石英 10 克、红花 10 克、续断 10 克、炒麦芽 60 克；经前期（月经周期 22~28 天），加鹿角片 10 克、乌药 6 克、艾叶 10 克、炒麦芽 60 克。每日 1 剂，水煎取汁 400 毫克，分早晚 2 次温服。1 个月经周期为 1 个疗程，连服 3 个疗程，发现怀孕则停止服药。黄丽慧将 60 例高催乳素血症患者随机分为治疗组与对照组各 30 例。治疗组采用丹栀逍遥散加味。对照组采用甲磺酸溴隐亭片 1.25 毫克，每日 1 次，若无不良反应 3 天后改为每日 2 次，以后即维持此剂量。1 个月经周期为 1 个疗程，连服 3 个疗程，发现怀孕时则停止服药。结果：总有效率治疗组为 86.7%，对照组为 83.3%；妊娠率治疗组为 46.15%，对照组为 20%（$P<0.05$）。[2]

18. 抑乳汤 山茱萸 16 克、淮山药 18 克、杜仲 20 克、茯苓 15 克、当归 10 克、红花 10 克、赤芍 15 克、牛膝 16 克、枸杞 20 克、枳壳 12 克、柴胡 12 克、炒麦芽 12 克、夏枯草 10 克、半夏 10 克。制成浓缩口服液 2 包，每包 100 毫升，每次 1 包，每日 2 次。连续治疗 3 个月为 1 个疗程。刘昕等将 120 例高催乳素血症患者随机分为中药组与对照组各 60 例。中药组采用中药抑乳汤。对照组采用溴隐亭片治疗，第 1 周 1.25 毫克口服，同餐或睡前服用，每日 1 次；第 2 周 1.25 毫克口服，每日 2 次；第 3 周 1.25 毫克每日晨服，2.5 毫克每晚服；第 4 周以后 2.5 毫克口服，每日 2 次。两组均以

3 个月为 1 个疗程，治疗 1 个疗程后观察疗效与安全性。结果：总有效率中药组为 96.67%，对照组为 80.00%，中药组总有效率明显高于对照组（$P<0.05$）。[3]

19. 益肾降乳汤 菟丝子、枸杞子、干地黄、当归、白芍、麦冬、生麦芽、川牛膝。从月经第 5 天，每日 1 剂，水煎取汁 300 毫升，分早晚 2 次服用，连服用 25 剂，3 个月为 1 个疗程。补肾益气，柔肝调经；适用于高催乳激素血症肾气虚，冲任失调，气血紊乱之病机。冯英培将 30 例肾气虚型高催乳激素血症患者随机分为治疗组与对照组各 15 例。治疗组采用益肾降乳汤连续治疗 2 个疗程，停药观察，另于停药 3 个月后观察远期疗效。对照组采用西药溴隐亭，第 1 周睡前服用 1.25 毫克，第 2 周于早饭时加服 1.25 毫克，疗程及远期疗效观察同治疗组。两组疗程均为 6 个月。比较两组患者的临床疗效及中医临床证候积分的变化情况。结果：1 个疗程后、2 个疗程后及停药 3 个月后，治疗组证候积分改善程度均优于对照组（$P<0.05$ 或 $P<0.01$）；停药 3 个月后，治疗组有效率优于对照组（$P<0.05$）。总有效率治疗组为 86.67%，对照组为 60.00%。[4]

20. 益气活血抑乳方（丁启后经验方） 黄芪 30 克、丹参 15 克、当归 12 克、川芎 12 克、大枣 10 个、橘核 12 克、泽兰 12 克、刘寄奴 12 克、桃仁 12 克、鸡内金 12 克、虎杖 12 克、红花 12 克、川牛膝 12 克、月季花 12 克、生麦芽 60 克。随症加减：如脾胃气虚明显，并见纳谷不香，食后腹胀，大便稀溏，选加党参、炒白术、炒苍术、扁豆、茯苓、木香、砂仁、法半夏、神曲等健脾开胃、行气消食；如扪及乳房有结节或包块，选加大贝母、荔枝核、橘核、桃仁、皂角刺、瓦楞核；乳汁自溢明显，重用生麦芽剂量；经来小腹疼痛明显，块下痛减，加生蒲黄、五灵脂、延胡索、乌药等。益气养血，通利胞脉，退乳消胀。适用于高泌乳素血症，症见月经量少或稀发，

① 李宇青，等.清肝益肾方合溴隐停治疗高泌乳素血症不孕 45 例［J］.福建中医药，2016，47(3)：47-48.
② 黄丽慧.丹栀逍遥散加味治疗高催乳素血症 30 例观察［J］.实用中医药杂志，2015，31(11)：1002-1003.
③ 刘昕，等.抑乳汤治疗高催乳素血症 60 例［J］.江西中医药，2014，45(4)：25-26.
④ 冯英培.益肾降乳汤治疗肾气虚证高催乳激素血症临床观察［J］.中医药临床杂志，2014，26(3)：239-240.

月经色暗,有小血块,乳房胀痛,经前加重,胀甚时有乳汁自溢,乳汁淡黄清稀,可扪及乳房有结节或包块。伴面色萎黄,神倦肢软,头晕气短,心情抑郁,纳谷不香,舌胖暗有瘀点,脉沉细弦或沉涩。[1]

21. **仙麦芍甘汤配合穴位敷贴** 仙麦芍甘汤:淫羊藿 30 克、麦芽 60 克、白芍 30 克、菟丝子 30 克、牛膝 15 克、山楂 20 克、柴胡 10 克、郁金 15 克、黄芪 20 克、石菖蒲 20 克、陈皮 20 克、甘草 5 克。按普通中药常规水煎服(取水 500 毫升浓煎至 150 毫升)。每日 1 剂,早晚分服,1 个月为 1 个疗程,经期停药。配合穴位敷贴法:采用代温灸膏(湖南飞鸽制药厂生产)贴敷关元、中极、子宫、卵巢、三阴交、夹脊穴,每日贴敷时间大于 8 小时,每日更换 1 次,月经干净第 5~14 天贴敷,10 天为 1 个疗程,经期停敷,观察 3 个疗程。段祖珍等将 60 例高催乳素血症患者随机分成治疗组与对照组各 30 例。治疗组口服仙麦芍甘汤配合穴位敷贴疗法。对照组口服溴隐亭,由小剂量每日 1.25 毫克开始,3 天后改为每日 2.5 毫克,逐渐增量至每日 5 毫克,最大剂量每日不超过 7.5 毫克,分 2~3 次服用,1 个月为 1 个疗程,连续观察 3 个疗程。服药期间,一旦发现妊娠立即停药。比较两组主要临床症状、BBT、性激素变化及不良反应与复发情况。结果:治疗组与对照组的有效率分别是 90.0%、86.7%,两组 PRL 均较治疗前显著降低,FSH、E_2 均较治疗前显著提高,患者临床症状明显改善。[2]

22. **疏肝调冲化痰汤** 麦芽 60 克、炒白芍 20 克、当归 15 克、僵蚕 10 克、香附 10 克、浙贝母 10 克、牛膝 10 克、炙甘草 5 克、全蝎 2 克。随症加减:治疗 1 个月后,去全蝎;经前期,倍当归,加益母草 20 克、桃仁 10 克、红花 10 克;经后期,加黑大豆 20 克、龟甲胶 10 克、鹿角胶 10 克;经间期,加路路通 10 克、皂角刺 10 克;阴虚火旺者,加玄参 10 克、生地黄 10 克;阳气亏虚者,加党参 10

克、淫羊藿 10 克、菟丝子 10 克。每日 1 剂,分 2 次温服。发现怀孕者,立即停药。每 30 天复查血清 PRL,恢复正常者改用隔日 1 剂,共治疗 3 个月,随访 6 个月后统计疗效。许金珠等以上方加减治疗 50 例特发性高催乳素血症患者。结果:治愈(PRL 恢复正常,临床症状、体征消失)30 例,显效(PRL 下降>1/2,伴随症状、体征明显改善)9 例,有效(PRL 下降>1/5,伴随症状、体征有所改善)6 例,无效(PRL 下降不明显,伴随症状、体征改善不明显)5 例。总有效率为 90%。其中 PRL 1 个月恢复正常者 12 例,2 个月恢复正常者 11 例,3 个月恢复正常者 7 例,随访 6 个月内复发者 2 例。[3]

23. **甘麦消乳汤** 生甘草 15 克、大枣 15 克、柴胡 15 克、枳壳 15 克、神曲 15 克、茯苓 15 克、郁金 15 克、小麦 100 克、生麦芽 100 克、杭芍 30 克、当归 12 克、胆南星 6 克。随症加减:肝郁肺热,湿热互结,月经稀发,量少者,加生地黄 20 克、枸杞 20 克、鸡血藤 20 克、益母草 20 克、川芎 15 克、栀子 10 克、地骨皮 12 克;肝郁肾虚,痰瘀胶结,闭经者,加白芥子 15 克、桃仁 15 克、红花 15 克、石菖蒲 20 克、水蛭 15 克;肝郁脾肾两虚,痰热蕴结者,加败酱草 30 克、蒲公英 30 克、淫羊藿 15 克、仙茅 15 克、肉苁蓉 20 克、制首乌 20 克;肝郁心肾不交,痰湿阻滞者,加珍珠母 20 克、鸡血藤 20 克、制首乌 20 克、益母草 20 克、法半夏 15 克、陈皮 10 克;伴大便秘结者,加槟榔 20 克;大便稀者,加黄连 6 克、木香 6 克;痤疮重者,加枇杷叶 20 克、桑白皮 12 克、牡丹皮 12 克。2 日 1 剂,水煎服,每日 3 次,每次 100~150 毫升。治疗期间,患者应保持心情平静,树立信心,坚持治疗,饮食合理,忌生气。郭芸等以上方加减治疗 62 例高泌乳素血症患者。结果:治愈 26 例,占 41.94%;有效 28 例,占 45.16%;无效 8 例,占 12.90%。总有效率 87.10%。[4]

① 丁丽仙.丁启后妇科经验[M].北京:中国中医药出版社,2014:193-194.

② 段祖珍,等.仙麦芍甘汤配合穴位敷贴治疗高催乳素血症 30 例疗效观察[J].中医药导报,2010,16(2):11-13.

③ 许金珠,等.疏肝调冲化痰汤治疗特发性高催乳素血症 50 例[J].浙江中医杂志,2009,44(11):812.

④ 郭芸,等.甘麦消乳汤治疗高泌乳素血症 62 例临床疗效观察[J].实用中西医结合临床,2008,8(3):38-39.

24. 抑乳调经方 柴胡9克、香附9克、白芍9克、当归9克、枳实10克、川椒10克、仙茅10克、炒山楂12克、女贞子12克、山萸15克、黄精15克、川牛膝15克、生地黄15克、炒麦芽30克。每日1剂，水煎服，分早晚，饭前温服。1个月为1个疗程，连服1～3个疗程。于服药前后查血清催乳素、肝功能、肾功能、血常规、尿常规、心电图，所有病例均不加用对PRL有影响的西药。在服药期间患者应调情志，尽量保持心情舒畅，忌食辛辣之品。董淑君等以上方治疗40例高泌乳素血症患者。结果：痊愈15例，有效19例，无效6例，总有效率85%。①

25. 疏肝益肾回乳汤 生地黄15克、熟地黄15克、山茱萸10克、白芍10克、当归10克、柴胡10克、牡丹皮10克、丹参10克、川牛膝10克、益母草10克、女贞子15克、淮山药15克、生麦芽50～60克。每日1剂，水煎服，每日2次，经期停服。1个月为1个疗程，连用3个疗程。1个疗程结束后复查血清PRL。服药治疗期间患者应怡情志，忌忿怒，勿紧张，禁辛辣。杨晓红等以上方治疗86例高泌乳素血症患者。结果：痊愈40例，有效38例，无效8例，总有效率90.70%。②

26. 柴芍二仙汤 柴胡10克、仙茅10克、炙甘草10克、白芍30克、淫羊藿30克、川牛膝15克、炒麦芽60克。每日1剂，加清水400毫升，浸泡30分钟，先用武火煮开，后用文火煎取药液150毫升，复煎取药液，将2次药液混匀，分早晚2次温服。1个月为1个疗程，共治3个疗程。停药后6个月复查。王臻以上方治疗30例高泌乳素血症患者。结果：痊愈21例，好转6例，无效3例，总有效率90%。除LH、P 2项指标外，E_2、PRL、FSH等指标治疗前后比较，有显著性或非常显著性差异（$P<0.05$，$P<0.01$）。③

27. 消癖汤 玄参、夏枯草、猫爪草、白芍、莪术、柴胡、青皮、炒麦芽、生牡蛎等。随症加减：月经前期，加川楝子、王不留行；月经期，加益母草、红花；月经后期，加菟丝子、淫羊藿；气虚证，加黄芪；血瘀之象，加延胡索；阴虚，加生地黄；心烦甚，加服竹叶。制成汤剂，每袋200毫升。每次1袋，每日2次，饭后服。罗雪冰等将281例高泌乳素血症患者随机分成治疗组216例与对照组65例。治疗组用中药消癖汤加减治疗，连续服药1个月为1个疗程，共观察3个疗程。对照组用溴隐停治疗，初次剂量1.25毫克，每日2次，饭后服，1周后加至每日5毫克，连续服用1个月为1个疗程，共观察3个疗程。观察血中泌乳素和相关激素水平及临床症状体征变化情况。结果：治疗组、对照组总有效率分别为94.9%、95.4%，两组血清PRL均较治疗前显著降低，FSH、E_2均较治疗前显著提高。说明中药消癖汤有溴隐停相同作用，但无不良反应。④

28. 清肝潜冲汤 龟甲（先煎）15克、夏枯草15克、白芍15克、天花粉15克、牡丹皮12克、枳壳12克、柴胡10克、甘草3克、桑寄生30克、麦芽60～100克。随症加减：月经先期者，加生地黄15克；月经量少者，加川红花6克；月经后期、闭经者，白芍易赤芍，加益母草30克、川牛膝20克；BBT单相低平，未排卵者，加炮甲片15克、丹参18克；有垂体微腺瘤或乳癖（乳腺囊性增生）者，选加三棱12克、红条紫草15克；黄体功能不足需助孕或安胎者，去牡丹皮，加菟丝子20克、何首乌30克。以清水800毫升入药，加鸡蛋1只（先连壳，待蛋熟后去壳再放入药中），药汁煎至180毫升，后纳红糖30克，待溶后温服。每日1剂，催经者空腹热服，留渣再煎服。治疗3个月经周期为1个疗程。龙福珍以上方加减治疗42例高泌乳素血症合并月经失调、闭经、不孕、溢乳、经行乳房胀痛等患者。结果：已恢复正常月经者28例，已怀孕或已生育者15例，止溢乳2例，经行乳房胀痛消失者30例。总有效率月经不调为79.4%，闭经

① 董淑君，等.抑乳调经方治疗高催乳素血症40例[J].陕西中医，2006，27(6)：683.
② 杨晓红，等.疏肝益肾回乳汤治疗高泌乳素血症86例[J].四川中医，2005，23(12)：72.
③ 王臻.柴芍二仙汤治疗女性高泌乳素血症30例疗效观察[J].新中医，2005，37(7)：41－42.
④ 罗雪冰，等.消癖汤治疗高催乳素血症216例[J].上海中医药杂志，2004，38(10)：36－37.

为 100%，经行乳胀为 71.4%，不孕为 83.3%，溢乳为 50.0%，PRL 异常为 16.6%，表明清肝潜冲汤治疗高催乳素血症在调经、助孕、止溢乳诸方面均有较好的疗效，而降 PRL 则疗效不理想。[1]

单　方

生麦芽　组成：生麦芽 120 克。制备方法：加 800 毫克水浸泡半小时，煮沸后继续小火煎煮 20 分钟。用法用量：每日 1 剂，取汁 500 毫克代茶饮。临床应用：姜喜迎将 70 例高泌乳素血症患者随机分为观察组与对照组各 35 例。两组均用溴隐亭治疗，每次 1.25 毫克，每日 1 次。观察组加用生麦芽。两组均治疗 4 周。结果：治疗后两组 PRL 水平均低于治疗前，且观察组低于对照组（$P<0.05$）；观察组不良反应发生率低于对照组（$P<0.05$）。[2]

中　成　药

1. 益麦桃红颗粒　组成：益母草 20 克、炒麦芽 30 克、桃仁 10 克、红花 10 克、当归 10 克、川芎 10 克、熟地黄 15 克、白芍 15 克、菟丝子 15 克、枸杞 15 克、牛膝 10 克、甘草 5 克。用法用量：将以上药方按汤剂相当量以颗粒剂形式装袋备用，每日 1 剂，分 2 次冲服，自月经周期第 7 天起（月经稀发或闭经患者纳入后）开始服药，连服 7 天停 1 天，服至月经来潮时停药，月经干净后继续服药。临床应用：黄志源等将 60 例服用抗精神病药所致高泌乳素血症患者随机分为治疗组和对照组各 30 例。治疗组予自拟益麦桃红颗粒治疗。对照组予溴隐亭口服治疗初始剂量 1.25 毫克，每日 1 次，如无不良反应 3 天后改为 2.5 毫克，每日 1 次，服用 3 天后再改为 2.5 毫克，每日 3 次，均为餐中服药。当血清泌乳素降至正常后可酌情减量，最小维持

量为每日 2.5 毫克。两组均治疗 1 个月后评定临床疗效。观察治疗前后泌乳素水平的变化和临床症状改善情况，评定其疗效及副反应。结果：益麦桃红颗粒与溴隐亭均能显著降低抗精神病药所致高泌乳素血症患者血清泌乳素水平，两组在统计学上无统计学差异（$P>0.05$），两组临床有效率无统计学差异。[3]

2. 桂附地黄丸　组成：肉桂、附子、熟地黄、山茱萸、牡丹皮、茯苓等（北京同仁堂科技发展股份有限公司生产）。用法用量：每日 2 次，每次 1 粒。临床应用：陈莉茹将 116 例药物性高泌乳素血症患者随机分为对照组和观察组各 58 例。对照组给予溴隐亭治疗，第 1 周每次 1.25 毫克，每日 2 次，第 2 周开始每次 2.5 毫克，每日 2 次，连续服用 2 个月。观察组在溴隐亭基础上加用桂附地黄丸，连续服用 2 个月。结果：观察组治疗有效率为 89.66%，高于对照组 77.59%，但两组差异无统计学意义；治疗后，观察组血清 PRL 水平和 PANSS 得分分别为（37.15 ± 3.56）纳克/毫克、（50.27 ± 4.53）分，均明显低于对照组的（45.68 ± 3.92）纳克/毫克、（58.64 ± 5.16）分；治疗后，观察组血清 E_2 和 P 水平分别为（179.4 ± 9.1）皮摩尔/升、（49.72 ± 4.92）纳摩尔/升，均明显优于对照组（142.6 ± 8.5）皮摩尔/升、（40.59 ± 4.83）纳摩尔/升，观察组 13.79% 患者发生不良反应，低于对照组的 22.41%，但两组差异无统计学意义。[4]

3. 丹栀逍遥胶囊　组成：柴胡 12 克、茯苓 12 克、白芍 12 克、白术 12 克、当归 10 克、薄荷 100 克、牡丹皮 10 克、栀子 10 克、甘草 3 克（陕西方舟制药有限公司生产）。用法用量：每次 3~4 粒，早晚 2 次。临床应用：赵海鸣等将 99 例高泌乳素血症患者随机分为丹栀逍遥胶囊组、联合治疗组和溴隐亭组各 33 例。丹栀逍遥胶囊组予以丹栀逍遥胶囊。溴隐亭组开始时每晚睡前服用溴隐亭 1.25 毫克，2~4 周剂量增加到 2.5 毫克，均为

---

① 龙福珍.清肝潜冲汤治疗高催乳素血症 42 例疗效观察[J].新中医,1997,29(9)：16-18.
② 姜喜迎,等.麦芽联合溴隐亭治疗抗精神病药物所致高泌乳素血症疗效观察[J].实用中医药杂志,2020,36(3)：308-309.
③ 黄志源,等.自拟益麦桃红颗粒治疗抗精神病药所致高泌乳素血症临床研究[J].中医药通报,2018,17(3)：54-56,38.
④ 陈莉茹,等.桂附地黄丸治疗药物性高催乳素血症的临床效果观察[J].中药药理与临床,2017,33(3)：206-207.

每日 1 次。联合治疗组为上述两药联用,用法用量同单药。患者月经期停药,半个月为 1 个疗程,共治疗 3 个疗程。观察患者临床症状改善情况及血清相关性激素水平。结果:丹栀逍遥胶囊组、联合治疗组和溴隐亭组总有效率分别为 93.9%、97.0% 和 90.0%,三组比较差异无统计学意义。[①]

4. 坤泰胶囊 组成:熟地黄、黄连、白芍、黄芩、阿胶、茯苓(贵阳新天药业股份有限公司生产,国药准字 Z20000083)。用法用量:口服,每次 4 粒,每日 3 次。功效:益气补血,疏肝泄热。临床应用:丘小霞等将 40 例高泌乳素血症患者随机分为观察组和对照组各 20 例。观察组用坤泰胶囊治疗;对照组用溴隐亭治疗,由小剂量每日 1.25 毫克开始,渐增加至每日 2.5~7.5 毫克,血 PRL 降至正常后减量。30 天为 1 个疗程,连服 3~6 个疗程。比较两组体内血 PRL 水平。结果:停药时,观察组血 PRL 与对照组相比无显著差异($P>0.05$);两组有效率相比无显著差异($P>0.05$);停药 3 个月后,观察组血 PRL 低于对照组($P<0.05$);两组用药时,观察组不良反应发生率低于对照组($P<0.01$)。[②]

5. 抗泌颗粒 组成:牡丹皮 9 克、炒栀子 10 克、柴胡 10 克、生麦芽 60 克、白芍 12 克、当归 9 克、黄芩 9 克、川牛膝 10 克等。用法用量:制成颗粒,每袋 10 克,每次 10~20 克,每日 3 次,开水冲服,1 个月为 1 个疗程,连服 3 个月。临床应用:盖德美将 60 例高泌乳素血症患者随机分为治疗组和对照组各 30 例。治疗组予抗泌颗粒。对照组予溴隐亭,初次剂量 1.25 毫克,每日 2 次,饭后即服;3 天后酌情维持每日 2.5 毫克,渐增每日 2~3 次服用。观察患者治疗前后的症状改善、药物不良反应,观察抗泌颗粒对性腺激素及子宫、卵巢血流动力学的影响。结果:治疗组治愈 11 例,显效 14 例,无效 5 例,总有效率为 83%;对照组治愈 12 例,显效 16 例,无效 4 例,总有效率为 90%。抗泌颗粒可有效降低血清泌乳素水平,症状改善明显。两组总有效率比较无显著性差异,但抗泌颗粒的不良反应、停药后的复发率明显低于溴隐亭组。抗泌颗粒对治疗火郁痰滞型高泌乳素血症有着良好的疗效。[③]

6. 乙癸宝口服液 组成:柴胡、白芍、当归、熟地黄、紫河车(北京市酒仙桥医院制剂室自制)。功效:疏肝解郁,滋补肾精。用法用量:每次 1 支,每日 3 次,于月经周期第 5 日开始服用,连服 15 日停药,下一月经周期第 5 日再重复以上治法,2 个月经周期复查 1 次 PRL。临床应用:王为向以上方治疗 26 例高泌乳素血症患者,全部患者均给予 2 个月经周期治疗。结果:显效 23 例(其中包括 5 例治疗后妊娠但未复查 PRL 者),好转 1 例,无效 2 例,总有效率为 92.3%。2 例无效患者 PRL 值略有上升,余均明显下降,从治疗前的(2.67 ± 0.78)纳摩尔/升下降到治疗后(0.78 ± 0.12)纳摩尔/升,经统计学处理,治疗前后 PRL 值有显著性差异($P<0.05$),并且随着 PRL 值的下降,患者症状和体征也明显改善或消失。24 例有效患者中有 11 例妊娠,妊娠率 45.8%,1 例闭经者月经来潮,6 例经前乳胀乳痛得到改善,2 例溢乳消失。[④]

① 赵海鸣,等.丹栀逍遥胶囊联合溴隐亭治疗高泌乳素血症临床研究[J].世界临床药物,2015,36(5):345-348.
② 丘小霞,蒋秋燕,等.坤泰胶囊治疗高催乳素血症的临床观察[J].中医药信息,2010,27(4):67-69.
③ 盖德美.抗泌颗粒治疗高泌乳素血症临床观察[J].现代中西医结合杂志,2010,19(26):3313-3314.
④ 王为向.乙癸宝口服液治疗高泌乳素血症 26 例[J].河北中医,2003,25(3):187-188.

早发性卵巢功能不全

概　述

早发性卵巢功能不全(POI)指女性在 40 岁以前出现的卵巢功能减退,主要表现为月经异常、FSH 水平升高(间隔＞4 周,连续 2 次＞25 国际单位/升)、雌激素波动性下降。人群中的发病率为 1％～5％,并有增加趋势。女性的卵巢功能减退是一个逐步进展的过程,本病是卵巢功能减退到一定阶段时所发生的疾病状态,如果不加以重视及治疗,将会进一步发展成为卵巢早衰（POF）,FSH 升至 40 单位/升以上,雌二醇水平继续下降,并出现闭经及围绝经期相关症状的综合征,是本病的终末阶段。本病对女性的身心健康和家庭和谐都有极大的影响,所以早发现、早诊断、早治疗尤为重要。早发性卵巢功能不全由欧洲人类生殖与胚胎学会（ESHRE）于 2016 年初次提出,根据卵巢早衰的诊断标准,将作为诊断标准之一的 FSH 阈值由 40 单位/升下调到 25 单位/升,关口的前移就是为使 40 岁以前卵巢功能衰退的患者得到早期重视。

本病的常见病因包括遗传因素、医源性因素、感染因素、免疫因素、代谢因素、环境因素等。目前,半数以上的患者病因不明确,又称为特发性早发性卵巢功能不全。

在临床症状方面,会出现月经方面的改变。月经期的紊乱,通常情况下会表现为月经后期,月经稀发,部分患者会出现突发性的闭经;还表现为生殖功能低下,雌激素低下,卵巢功能低下导致稀发排卵,从而引起不孕。另外,卵巢早衰还会出现一些雌激素低下的伴随症状,比如性欲低下、阴道分泌物减少、性交疼痛、潮热盗汗等。

由于本病的发病机制尚不明确,目前尚无有效的方法恢复卵巢功能。一般采用激素补充治疗,另外还有免疫治疗、干细胞治疗等;针对有生育要求的有促排卵治疗、生育力保存、低温保卵、赠卵移植及卵巢移植等方法。

中医无“卵巢早衰”的病名,根据疾病特点,可归属于“闭经”“经水断绝”“血枯”“经断前后诸证”“不孕症”等范畴。中医认为卵巢早衰由七情致病、六淫所伤、先天不足、金刃药食所伤导致。多数医家认为卵巢早衰多责之于肾气亏虚、肾精不足,脏腑功能失常、气血失调、胞宫胞脉损伤。病机以肾虚为主,且与五脏相关,其中与心、脾、肝关系密切,情志致病尤不可忽视。在临证治疗上主张整体观念,辨证论治。早发性卵巢功能不全与卵巢早衰为同一个疾病的不同发展阶段,故二者在中医病因病机及辨证论治方面大致相似。

辨　证　施　治

1. 肾气虚型　主症:行经后出现月经延后甚至闭经,月经量少或点滴即净,经色暗淡,腰膝酸软或隐痛不适。次症:伴有神疲气短乏力,头晕耳鸣,小便清长或频数,性欲减退。舌质淡,苔薄白,脉细或沉细。

（1）毓麟珠(农本方)加减　熟地黄 20 克、菟丝子 15 克、当归 10 克、川芎 10 克、白芍 10 克、人参 10 克、白术 10 克、茯苓 10 克、鹿角霜 10 克、杜仲 10 克、甘草 6 克、川椒 3 克。开始服用时间为月经周期第 5 天,每天 1 剂,每次开水冲 100～150 毫升温服,早晚各 1 次,经期停药,连续服用 3 个月经周期。并宣教患者作息规律,劳逸结合,心情舒畅。临床观察:李善霞等将 60 例肾气虚型 POI

患者随机分为实验组和对照组各 30 例。实验组采用毓麟珠（农本方）治疗；对照组采用雌孕激素序贯治疗，患者予口服戊酸雌二醇片＋黄体酮胶囊。结果：实验组和对照组的总有效率分别为 83.3％、70.0％，两组比较差异有统计学意义（$P<0.05$）。毓麟珠能明显改善肾气虚型 POI 患者的临床症状，降低 FSH 和 LH 水平，提高 E_2 水平，并能增加卵巢基础窦卵泡数及子宫内膜厚度。[1]

（2）益宫养胞汤　菟丝子 30 克、覆盆子 20 克、枸杞子 15 克、杜仲 15 克、女贞子 10 克、桑椹子 10 克、熟地黄 10 克、鹿角霜 10 克、当归 10 克、党参 10 克、山药 10 克、甘草 6 克。临床观察：蓝凯玲将 90 例肾虚型 POI 患者随机分为治疗组 A、治疗组 B、对照组各 30 例，分别予益宫养胞汤联合克龄蒙、益宫养胞汤、克龄蒙治疗。3 个月后随访 3 个月。结果：① 治疗组 A 改善 FSH、LH 和 E_2 水平的疗效最佳，对照组改善 FSH 水平的疗效次之，治疗组 B 改善 FSH 水平的疗效最差。② 三组治疗前后 AMH 数值差异均无统计学意义（均 $P>0.05$）。③ 三种治疗方法均可改善月经后期等月经不调症状，治疗组 A 疗效最佳，治疗组 B 疗效次之，但治疗组 A 和治疗组 B 的疗效相差不大（$P>0.05$）；对照组改善月经不调的疗效最差，治疗组 A 和治疗组 B 的疗效与对照组相差较大（$P<0.05$）。④ 三种治疗方法均能改善腰膝酸软、头晕耳鸣、面色晦暗、性欲减退和夜尿频多等中医症状，治疗组 A 和治疗组 B 的疗效相当，且均优于对照组（$P<0.05$）。⑤ 治疗组 A、治疗组 B、对照组中医证候疗效总有效率分别为 96.42％、89.66％、75.86％，治疗组 A 疗效最佳，治疗组 B 次之，对照组最差。⑥ 治疗组 A、治疗组 B、对照组疾病综合疗效总有效率分别为 89.29％、86.21％、68.97％，治疗组 A 和治疗组 B 的临床疗效相似，治疗组 B 的综合疗效明显优于对照组（$P<0.05$）。[2]

2. 肾阴阳两虚型　主症：月经稀发或停闭，月经期正常或缩短，月经量正常或偏少，腰膝酸软、烘热汗出、汗出后怕风。次症：经色淡暗或质稀，阴道干涩，胸闷心悸，失眠多梦，头晕耳鸣，神疲乏力，夜尿频多，性欲减退，易怒或抑郁。舌淡，苔薄白，脉沉细。

（1）补肾助巢方　熟地黄 15 克、淫羊藿 9 克、黄柏 10 克、黄精 10 克、巴戟天 10 克、菟丝子 10 克、山药 15 克、莲子 10 克、桑椹 10 克、西洋参 5 克、知母 10 克、百合 10 克、月季花 5 克、肉苁蓉 10 克、佛手 10 克、桔梗 10 克。[3]

（2）益肾安坤汤　炙淫羊藿 12 克、盐知母 30 克、盐黄柏 30 克、酒仙茅 9 克、制巴戟天 12 克、酒女贞子 15 克、熟地黄 12 克、盐续断 15 克、当归 12 克、醋香附 12 克、麸炒枳壳 12 克。[4]

3. 肾虚血瘀型　主症：月经量逐渐减少，甚至闭经。次症：头晕耳鸣，失眠多梦，腰膝酸软，潮热颧红，五心烦热，阴道干涩，性欲减退。舌红少苔，脉细弱。

（1）仙车复巢饮　淫羊藿 30 克、紫河车 3 袋（天江颗粒，3 克/袋，每日 2 次，与中药汤剂冲服）、巴戟天 25 克、枸杞子 15 克、菟丝子 20 克、山药 15 克、党参 25 克、丹参 15 克、鸡血藤 15 克、当归 15 克、香附 15 克、郁金 15 克、龙骨 20 克、牡蛎 15 克、炙甘草 10 克。[5]

（2）四二五合方加减　当归 10 克、川芎 10 克、白芍 10 克、熟地黄 12 克、覆盆子 10 克、菟丝子 20 克、枸杞子 20 克、车前子 10 克、五味子 9 克、仙茅 10 克、淫羊藿 15 克、牛膝 12 克。随症加减。每日 1 剂，每剂中药加水文火煎至 300 毫升，分 3 次温服，经期停药。临床观察：许红英将 100 例早发性卵巢功能不全患者随机分为实验组和对照组各 50 例。实验组给予中药四二五合方加减治疗，对照组予以戊酸雌二醇联合黄体酮周期治疗。两组均连续治疗 3 个月，并随访 3 个月经周

① 邓丽敏，李善霞，等.应用毓麟珠"从气论治"肾虚型早发性卵巢功能不全的临床观察[J].辽宁中医杂志，2021,48(8)：116－119.
② 蓝凯玲.益宫养胞汤治疗肾虚型早发性卵巢功能不全性月经后期的临床研究[D].南宁：广西中医药大学，2020.
③ 唐旖旎.补肾助巢方治疗早发性卵巢功能不全肾阴阳两虚证的临床观察[D].长沙：湖南中医药大学，2021.
④ 邓国婧.益肾安坤汤治疗肾阴阳两虚型早发性卵巢功能不全的临床研究[D].济南：山东中医药大学，2020.
⑤ 闻鑫.仙车复巢饮联合人工周期治疗肾虚血瘀型早发性卵巢功能不全的临床观察[D].哈尔滨：黑龙江中医药大学，2021.

期。结果：中医证候积分实验组明显下降，对照组无明显变化，两组比较差异有统计学意义（$P<0.05$）；实验组患者血清 FSH、LH 较前明显降低，E_2、AMH 较前升高，对照组患者血清 FSH、LH 较前略降低，E_2、AMH 无明显改善，两组比较差异具有统计学意义（$P<0.05$）。治疗过程中患者未出现不良反应。[①]

（3）补肾活血方加减　熟地黄 12 克、山药 10 克、山茱萸 10 克、菟丝子 10 克、枸杞子 10 克、当归 10 克、白芍 10 克、川芎 6 克、丹参 10 克、香附 10 克、川牛膝 10 克、炙甘草 6 克。每日 1 剂，水煎取汁 300 毫升，早晚分服，连续治疗 3 个月经周期。临床观察：钟伟萍将 40 例肾虚血瘀型早发性卵巢功能不全患者随机分为治疗组和对照组各 20 例。治疗组给予补肾活血方口服，对照组给予雌孕激素序贯疗法治疗。两组均连续治疗 3 个月经周期。结果：治疗组月经停闭时间、经色暗或色紫有块、腰酸膝软、头晕耳鸣、经期小腹刺痛、面色及唇甲色泽、潮热汗出、烦躁易怒、倦怠乏力积分和总积分均明显降低（均 $P<0.05$），对照组仅月经停闭时间、潮热汗出积分和总积分均明显降低（均 $P<0.05$）；治疗组经色暗或色紫有块、腰酸膝软、头晕耳鸣、经期小腹刺痛积分和总积分均明显低于对照组（均 $P<0.05$）；治疗后两组患者血清 FSH、LH 水平及 FSH/LH 均明显降低（均 $P<0.05$），血清 E_2 水平均明显增高（均 $P<0.05$），其中治疗组血清 FSH 水平明显低于对照组（$P<0.05$）；两组总体疗效比较差异无统计学意义（$P>0.05$），两组治疗期间均未见明显不良反应。[②]

（4）补肾活血调经汤加减　熟地黄 25 克、酒黄精 15 克、怀牛膝 10 克、红花 5 克、石斛 10 克、益母草 15 克、巴戟天 10 克、枸杞子 15 克、山茱萸 15 克、淫羊藿 10 克、菟丝子 10 克、香附 10 克、甘草 6 克。患者于首诊当天开始服用，每日 1 剂，早

晚 2 次温服，每个周期连续治疗 28 天，连续治疗 3 个周期。临床观察：姜帆将 60 例肾虚血瘀证早发性卵巢功能不全患者随机分为治疗组和对照组各 30 例。治疗组用补肾活血调经汤加减治疗，对照组用芬吗通（雌二醇片、雌二醇地屈孕酮片复合包装）治疗。两组均连续治疗 3 个月经周期。结果：两组在中医证候积分及临床综合疗效上比较差异均有统计学意义（$P<0.05$）；两组患者治疗后血清 FSH 水平均较前降低，血清 E_2 水平较前升高，差异均有统计学意义（$P<0.05$）。[③]

（5）活血滋肾方加减　墨旱莲 10 克、女贞子 10 克、菟丝子 10 克、熟地黄 15 克、党参 10 克、白芍 10 克、肉苁蓉 10 克、鸡血藤 15 克、当归 10 克、淫羊藿 10 克、何首乌 10 克、甘草 10 克。临床观察：曾富玲将 63 例免疫性卵巢早衰患者随机分为试验组 32 例和对照组 31 例。试验组服用活血滋肾方加减，对照组服用克龄蒙（戊酸雌二醇/雌二醇环丙孕酮片），治疗 3 个月。结果：两组治疗后症状积分比治疗前均明显降低（$P<0.05$），试验组治疗后症状积分下降更为显著（$P<0.05$）；治疗 3 个月后两组患者 FSH、LH 下降，E_2、AMH、抑制素 B（INHB）升高，其中试验组改善更为显著（均 $P<0.05$）。[④]

4. 心肾不交型　主症：月经周期紊乱（停经、稀发），经量少，色暗红，质稠。次症：腰膝酸软，头晕耳鸣，烘热汗出，焦虑烦躁。兼症：五心烦热，口干口苦，失眠多梦等。舌质红，苔少，脉细数。

（1）滋肾清心汤　熟地黄 10 克、炙龟板 10 克、枸杞子 10 克、山茱萸 10 克、莲子心 5 克、茯苓 10 克、茯神 10 克、炙远志 10 克、丹参 10 克、钩藤 15 克、合欢皮 10 克、淫羊藿 10 克。[⑤]

（2）天王补心丹　生地黄 45 克、酸枣仁（炒）30 克、柏子仁 25 克、当归 20 克、五味子 20 克、麦冬 20 克、天冬 20 克、人参 15 克、茯苓 15 克、玄参 15 克、丹参 15 克、桔梗 15 克、远志 15 克、黄连 25

① 许红英，等.四二五合方对早发性卵巢功能不全的疗效观察［J］.中国继续医学教育，2019，11（26）：139-142.
② 钟伟萍，等.补肾活血方治疗肾虚血瘀型早发性卵巢功能不全疗效观察［J］.现代中西医结合杂志，2019，28（23）：2518-2522.
③ 姜帆.补肾活血调经汤治疗早发性卵巢功能不全肾虚血瘀证临床观察［D］.长沙：湖南中医药大学，2019.
④ 曾富玲，等.活血滋肾方治疗肾虚血瘀型免疫性卵巢早衰临床观察［J］.中国中西医结合杂志，2019，39（5）：536-541.
⑤ 李林晚.滋肾清心法联合雌孕激素序贯疗法治疗心肾不交型早发性卵巢功能不全的临床研究［D］.南京：南京中医药大学，2021.

克、肉桂15克。①

5. 气血两虚型 症见女性40岁前月经稀发或停经4个月及以上，并伴潮热出汗、生殖道干涩灼热感、性欲减退、骨质疏松、情绪和认知功能改变；有至少2次且2次检查间隔4周以上，血清卵泡刺激素（FSH）＞25单位/升和（或）雌二醇（E_2）水平＜25皮克/毫升，促黄体生成素（LH）正常或升高，血清抗缪勒管激素（AMH）≤1.1纳克/毫升；经阴道超声检查提示双侧卵巢体积较正常偏小，双侧卵巢直径为2～10毫米窦状卵泡数（AFC）＜5个；并伴头晕乏力、食欲不振、面色不华、爪甲不荣、舌淡、苔少或薄白、脉虚弱无力。方用当归补血汤：黄芪30克、鸡血藤30克、薏苡仁30克、薏苡仁30克、女贞子20克、枸杞子20克、太子参20克、山药20克、白术20克。②

6. 肾虚肝郁型 主症：月经周期延后，甚则经闭不行；经期缩短，经量渐少，色淡暗，质稀，伴有血块。次症：腰膝酸软，烘热汗出，乳房胀痛，抑郁易怒，失眠多梦。舌淡暗，苔薄白，脉沉弦。

（1）**益经汤加减** 熟地黄30克、炒白术30克、山药15克、酒当归15克、炒白芍9克、酸枣仁9克、牡丹皮6克、沙参9克、柴胡6克、杜仲10克、人参10克。随症加减：肾阳虚明显者，加巴戟天10克、紫石英（先煎）15克；肾阴虚明显者，加墨旱莲15克、女贞子15克；脾虚泄泻者，加白术15克、砂仁3克；血虚失眠者，加酸枣仁15克、合欢皮10克。每日1剂，水煎，早晚分服，经期停服。临床观察：罗超将60例肝郁肾虚型早发性卵巢功能不全患者随机分为治疗组和对照组各30例。治疗组于月经干净后第1天开始服用益经汤（经期停服），对照组于月经周期第1天开始口服芬吗通，3个月经周期为1个疗程，1个疗程后比较两组的临床疗效。结果：总有效率对照组为73.33%，治疗组为93.33%，两组比较差异有统计学意义（P＜0.05）；治疗后两组中医证候积分及血

清FSH、LH水平均明显降低，血清E_2、AMH水平及卵巢窦卵泡数均明显升高，与同组治疗前比较差异有统计学意义，且治疗组对各项指标的改善作用更明显（均P＜0.05）。③

（2）**加味桂仙汤** 紫石英15克、白芍15克、菟丝子15克、女贞子15克、淫羊藿12克、巴戟天12克、潼蒺藜12克、当归10克、柴胡10克、香附10克、生甘草9克、仙茅6克、肉桂1.5克。每日1剂，水煎后早晚分服，经期停服，连续服用3个月。临床观察：李慧等将81例肾虚肝郁型卵巢早衰患者随机分为中药组28例、西药组26例和中西药组27例，分别给予加味桂仙汤、芬吗通和加味桂仙汤联合芬吗通治疗。三组疗程均为3个月。结果：总有效率中西药组为96.3%，中药组为82.1%，西药组为73.1%，中西药组总有效率高于西药组，差异有统计学意义（P＜0.05）；三组中医症状积分均较治疗前降低，差异均有统计学意义（P＜0.05）；中西药组中医症状积分低于中药组、西药组（P＜0.05）；中药组中医症状积分低于西药组（P＜0.05）；三组FSH、LH、E_2水平均较治疗前改善，差异均有统计学意义（均P＜0.05）；中西药组在改善以上3项性激素水平方面，效果均优于西药组和中药组（P＜0.05），在E_2水平的改善方面，西药组优于中药组（P＜0.05）。三组治疗过程中均未发现明显不良反应。④

（3）**补肾疏肝方** 熟地黄15克、淫羊藿15克、菟丝子15克、当归10克、白芍10克、柴胡10克、香附10克、山药15克、紫河车6克、枸杞子10克、泽泻10克。水煎服，每日1剂，早晚分服，连续用药21天。临床观察：马平兰将120例肾虚肝郁型卵巢早衰患者随机分为中药组、西药组和中西医结合组各40例。西药组采用激素替代疗法治疗，中药组采用补肾疏肝方治疗，中西医结合组采用补肾疏肝方联合激素替代疗法治疗。比较三组患者的临床疗效及治疗前后中医证候积分、激

① 谈勇.中医妇科学［M］.北京：中国中医药出版社，2016.

② 徐艺，等.当归补血颗粒治疗气血虚弱型早发性卵巢功能不全的临床观察［J］.实用妇科内分泌电子杂志，2021，8(10)：42-46.

③ 罗超.益经汤治疗肝郁肾虚型早发性卵巢功能不全30例临床观察［J］.甘肃中医药大学学报，2020，37(2)：61-66.

④ 李慧，等.加味桂仙汤联合芬吗通治疗肾虚肝郁型卵巢早衰临床研究［J］.新中医，2020，52(1)：115-118.

素水平及超声指标变化情况。结果：三组患者治疗后FSH、LH水平低于本组治疗前，E_2水平高于治疗前，且中西医结合组激素水平改善优于西药组和中药组，差异均有统计学意义（均$P<0.05$）；三组患者治疗后卵巢体积、窦状卵泡个数及子宫内膜厚度大于本组治疗前，且中西医结合组优于西药组和中药组，差异具有统计学意义（$P<0.05$）。[1]

（4）毓坤汤　熟地黄10克、鹿角霜10克、菟丝子10克、枸杞子10克、山茱萸6克、淫羊藿10克、仙茅10克、香附10克、郁金10克、川芎6克、当归6克、白芍10克、丹参10克、鸡血藤15克、百合10克、酸枣仁10克。临床观察：成欣将84例肾虚肝郁型早发性卵巢功能不全患者随机分为A组、B组和C组各28例。A组予毓坤汤联合克龄蒙治疗，B组予克龄蒙治疗，C组予毓坤汤治疗。三组均完成3个治疗周期后评价其疗效。结果：总有效率A组为88.9%，B组为65.4%，C组为57.1%，三组疾病疗效差异有统计学意义（$P<0.05$）。毓坤汤联合克龄蒙能明显改善肾虚肝郁型早发性卵巢功能不全患者的中医证候，疗效优于单药克龄蒙及毓坤汤。[2]

（5）益肾养卵汤　熟地黄10克、山药20克、山茱萸10克、茯苓20克、陈皮12克、柴胡10克、赤芍10克、桂枝10克、当归10克、白芍10克、菟丝子20克、枸杞子10克。随症加减：如患者眠差多梦明显，加钩藤10克；如畏寒肢冷明显，加淫羊藿10克。临床观察：许晓露将114例早发性卵巢功能不全患者随机分为治疗组A 35例、治疗组B 36例和对照组36例，分别予益肾养卵汤＋人工周期疗法、益肾养卵汤、人工周期疗法，治疗3个月。结果：治疗组A治愈2例，占5.7%；显效16例，占45.7%；有效13例，占37.1%；无效4例，占11.4%。总有效率为88.6%。治疗组B治愈2例，占5.6%；显效11例，占30.6%；有效19例，占52.8%；无效4例，占11.1%。总有效率为88.9%。

对照组治愈0例数；显效6例，占16.7%；有效14例，占38.9%；无效16例，占44.4%。总有效率为56.6%。[3]

7. 肝肾阴虚型　主症：闭经，腰膝酸软，烦躁易怒。兼症：烦热盗汗，健忘不寐，头晕目眩，阴道干燥，口燥咽干。舌质红，少苔，脉细数。

（1）加味桑椹汤加减　桑椹20克、百合15克、当归15克、熟地黄15克、白芍15克、淫羊藿10克、肉苁蓉10克、甘草6克。临床观察：王文朋将60例卵巢早衰患者随机分为对照组和治疗组各30例。对照组口服克龄蒙治疗，治疗组给予加味桑葚汤治疗。以上药物统一采用北京康仁堂中药配方颗粒，于三餐餐后半小时各服用1次，每次以150毫升温开水冲化调匀后服用。月经第5天开始服用，连服21天，停药7天后开始下一个周期。两组患者均以3个用药周期为1个疗程，共治疗2个疗程。结果：对照组有效率为66.67%，治疗组有效率为86.67%，两组有效率比较，差异具有统计学意义（$P<0.05$）；治疗组中医证候积分低于对照组，差异有统计学意义（$P<0.05$）；两组患者治疗后FSH、LH水平低于治疗前，E_2水平高于治疗前，治疗组治疗后FSH、LH水平低于对照组治疗后，E_2水平高于对照组治疗后（均$P<0.05$）。[4]

（2）尤氏四子方　熟地黄10克、桑椹10克、枸杞子10克、覆盆子10克、沙苑子10克、玉竹10克、巴戟天10克、石斛10克、黄精10克、山药15克、鸡血藤15克、大血藤15克、玳玳花10克、香附10克、百合花10克、甘草6克。每日1剂，水煎服，分早晚口服，21天为1个疗程。临床观察：潘赛梅将60例卵巢早衰患者予尤氏四子方治疗，通过对生殖内分泌水平检测（FSH、LH、E_2）、彩超及临床症状进行治疗前后对比分析。结果：两组临床症状、内分泌检查与治疗前比较均有明显改善（均$P<0.01$）；两组改善月经来潮情况方面

① 马平兰，等.补肾疏肝方联合激素替代疗法治疗肾虚肝郁型卵巢早衰40例[J].河南中医，2019，39（4）：603-607.
② 成欣.毓坤汤联合克龄蒙治疗肾虚肝郁型早发性卵巢功能不全的临床观察[D].太原：山西省中医药研究院，2019.
③ 许晓露.益肾养卵汤治疗肾虚肝郁血瘀型早发性卵巢功能不全的临床观察[D].南宁：广西中医药大学，2018.
④ 王文朋，方毅，等.加味桑葚汤治疗卵巢早衰30例[J].河南中医，2020，40（7）：1074-1076.

疗效明显($P < 0.01$),但对照组明显优于治疗组($P < 0.01$);两组均可延缓子宫及卵巢萎缩($P < 0.05$),在增加子宫大小方面,治疗组优于对照组($P < 0.05$);两组治疗后均能降低 FSH、LH 水平,增加 E_2 水平($P < 0.01$),两组比较,降低 FSH、LH 疗效相当($P > 0.05$),对照组升高 E_2 优于治疗组($P < 0.01$)。[1]

(3)早衰方 炙鳖甲 10 克、枸杞子 10 克、川续断 10 克、淮山药 10 克、熟地黄 10 克、炒当归 10 克、山茱萸 10 克、茯苓 10 克、菟丝子 10 克、丹参 10 克、红花 6 克、牡丹皮 10 克。临床观察:秦玉洁将 60 例肝肾阴虚型卵巢早衰患者随机分为治疗组和对照组各 30 例。治疗组服用中药早衰方治疗,每日 1 剂,早晚分服。对照组用克龄蒙激素替代疗法。3 个月经周期为 1 个疗程,连续治疗 2 个疗程。以中医证候积分、血清雌二醇(E_2)、促卵泡生成素(FSH)、黄体生成素(LH)为观察指标,评价早衰方的有效性和安全性。结果:治疗组和对照组的总有效率分别为 86.67%、76.67%。两组自身治疗后中医证候积分均有所降低,差异有统计学意义($P < 0.05$),组间比较无统计学差异($P > 0.05$);两组治疗前后血清激素(E_2、FSH、LH)水平均有显著改善($P < 0.05$),治疗组更具优势($P < 0.05$);两组组内治疗前后自身对照潮热汗出、阴道干涩、烦躁易怒等症状均有显著差异($P < 0.05$),组间比较,潮热汗出症状有显著差异($P < 0.05$),而烦躁易怒、阴道干涩、失眠多梦等其余症状无显著差异($P > 0.05$)。结论:中医早衰方对卵巢早衰患者施治,能明显改善潮热汗出、烦躁易怒、阴道干涩、失眠多梦、头晕心悸等一系列围绝经期的不适症状和体征,同时能改善患者的血清内分泌水平,降低患者血清中的 FSH、LH 水平,升高 E_2 水平。[2]

(4)左归丸 熟地黄 24 克、山药 12 克、枸杞子 12 克、山茱萸 12 克、川牛膝 9 克、菟丝子 12 克、鹿角胶 12 克、龟板胶 12 克。[3]

8. 脾肾两虚型 主症:闭经,月经稀发或频发。次症:头晕耳鸣,神疲乏力,腹胀纳呆,腰膝酸软,性欲减退,烦躁易怒,阴道干涩,烘热汗出,注意力不集中,或小便频数。舌淡苔薄,脉细或缓。

(1)补肾方 紫石英(先煎)15 克、菟丝子 15 克、党参 15 克、女贞子 15 克、覆盆子 15 克、补骨脂 15 克、续断 15 克、桑椹子 15 克、当归 15 克、熟地黄 15 克、制首乌 15 克、北沙参 15 克、白术 20 克、薏苡仁 15 克、甘草 5 克等。[4]

(2)调经方 当归 15 克、熟地黄 15 克、赤芍 15 克、川芎 10 克、丹参 15 克、桃仁 10 克、党参 15 克、香附 15 克、枳壳 10 克、桂枝 15 克、苏木 15 克、台乌药 10 克、川牛膝 15 克、泽兰 15 克、甘草 5 克等。[5]

9. 肾精亏虚证 症见月经初潮较迟,月经后期或无定期,经量少、色暗,甚至闭经,腰膝酸软,头晕耳鸣,健忘脱发,舌淡红,苔薄白,脉细弦或细弱或沉弱。方用二仙汤:墨旱莲 15 克、女贞子 15 克、仙茅 15 克、淫羊藿 15 克、巴戟天 15 克、知母 15 克、黄柏 10 克、当归 15 克。随症加减:出汗明显,加生龙骨 15 克、生牡蛎 15 克。[6]

10. 阴虚火旺型 主症:月经量逐渐减少,甚至闭经;烘热汗出,腰膝酸软,胸闷,失眠多梦;经量或多或少,色鲜红或暗红,无血块。次症:头晕耳鸣,烦躁不安,神疲乏力,阴道干涩。舌红少苔,脉细数。方用养阴清心汤:麦冬 10 克、白芍 10 克、水牛角 30 克、珍珠粉 1 克、太子参 10 克、炙龟板 10 克、钩藤 10 克、茯苓 10 克、茯神 10 克、生地黄 10 克、莲子心 5 克。[7]

11. 肾阳虚型 主症:40 岁前闭经,经断前后

① 潘赛梅.尤氏四子方治疗 POF(肝肾阴虚型闭经)的临床观察[D].长沙:湖南中医药大学,2014.
② 秦玉洁."早衰方"治疗肝肾阴虚型卵巢早衰的临床研究[D].南京:南京中医药大学,2013.
③ 胡颖,等.左归丸加减治疗卵巢早衰的系统评价[J].中华中医药杂志,2013,28(8):2305-2310.
④ 龚雪.张良英经验方结合激素治疗脾肾两虚型 POI 的临床研究[D].昆明:云南中医药大学,2019.
⑤ 龚雪.张良英经验方结合激素治疗脾肾两虚型 POI 的临床研究[D].昆明:云南中医药大学,2019.
⑥ 林霞,等.补肾二仙汤联合雌孕激素治疗卵巢早衰临床研究[J].新中医,2019,51(7):170-172.
⑦ 陈维骏.养阴清心汤治疗阴虚火旺型早发性卵巢功能不全的临床观察[D].南京:南京中医药大学,2017.

月经紊乱,量少或多;腰膝酸软;性欲减退。次症:精神疲乏,头晕耳鸣,畏寒肢冷,夜尿多,面色淡暗或有暗斑。舌淡,苔薄白,两尺脉沉弱。

(1) 右归丸加减　熟地黄 20 克、山茱萸 15 克、山药 15 克、杜仲 15 克、鹿角片 15 克、枸杞子 15 克、当归 10 克、菟丝子 30 克、附子 6 克、肉桂 6 克。随症加减:月经量少者,加大血藤、鸡血藤、益母草;脾虚食少者,加党参、黄芪、白术;心烦失眠者,加炒酸枣仁、五味子、炒栀子;潮热汗出者,加北沙参、玉竹、石斛、浮小麦、炒海螵蛸等。每日 1 剂,分早晚 2 次服用。同时配合金凤丸治疗。临床观察:郭艳玲将 74 例肾阳虚型卵巢早衰患者随机分为中药组(右归丸加减联合金凤丸)和西药组(克龄蒙)各 37 例。治疗 3 个月和 6 个月后进行对比。结果:临床总有效率中药组为 83.78%,西药组为 75.68%,两组临床疗效比较无统计学意义($P > 0.05$);两组治疗 3 个月后、治疗 6 个月后与治疗前相比,中医证候总积分明显下降,差异均有统计学意义(均 $P < 0.05$);治疗 6 个月后两组间的中医证候总积分比较,差异有统计学意义($P < 0.01$);两组治疗 3 个月后、治疗 6 个月后与治疗前相比,FSH、LH 水平下降,E_2 水平升高,差异均有统计学意义(均 $P < 0.05$);治疗 6 个月后两组间 FSH、LH 和 E_2 水平比较,差异有统计学意义($P < 0.05$);中药组有 2 例患者妊娠,西药组无 1 例妊娠;中药组患者在治疗过程中未出现任何不良反应,西药组有 6 例患者出现不良反应。[1]

(2) 张氏补肾方(促卵泡汤+排卵汤+大温汤)加减　促排卵汤:柴胡 10 克、赤芍 10 克、菟丝子 15 克、香附 15 克、当归 10 克。排卵汤:刘寄奴 15 克、柴胡 10 克、苏木 10 克、牛膝 10 克、女贞子 15 克等。大温汤:党参 10 克、桂枝 10 克、阿胶 10 克、当归 10 克、川芎 10 克、杭芍 12 克、生姜 6 克等。临床观察:奚海珍将 100 例卵巢早衰患者随机分为中西结合治疗组 34 例、西药对照组 33 例和中药对照组 33 例。中西结合治疗组采用张氏

补肾方(促卵泡汤+排卵汤+大温汤)联合西药人工周期疗法治疗,西药对照组单纯予西药人工周期治疗,中药对照组单纯予中药治疗。3 个月经周期为 1 个疗程。结果:中西结合治疗组在改善月经相关症状、卵巢功能围早衰期所致更年期症状 kupperman 症状评分及性激素 FSH、FSH/LH 水平升高,E_2 水平低下以及子宫内膜厚度方面优于单纯西药治疗或中药治疗($P < 0.01$);在改善中医临床症状方面与中药对照组相近,但均优于西药对照组($P < 0.05$);在改善卵巢体积与西药对照组或中药对照组对比差异无统计学意义($P > 0.05$)。张氏补肾方(促卵泡汤+排卵汤+大温汤)联合西药人工周期疗法,在治疗改善月经相关症状、卵巢功能围早衰期所致更年期症状、改善体内性激素水平尤其是对 FSH 及 E_2 的调节及子宫内膜厚度方面明显优于单纯西药或者单纯中药治疗组,治疗卵巢早衰的疗效显著,且远期疗效佳,对卵巢功能的恢复具有肯定作用。[2]

经　验　方

1. 补肾养肝汤　当归 15 克、熟地黄 20 克、菟丝子 20 克、女贞子 20 克、淫羊藿 10 克、丹参 10 克、桃仁 10 克、柴胡 10 克、郁金 10 克。每日 1 剂,装成 200 毫升小袋,服用时放开水里面浸泡,经期第 5 天开始温服,早晚各 1 次,连续服药 21 天为 1 个周期,共治疗 3 个周期。邓梅兰等将 80 例卵巢早衰患者随机分为对照组和观察组各 40 例。对照组口服戊酸雌二醇片治疗。观察组采用补肾养肝汤+穴位埋线治疗,穴位埋线取穴:中脘、气海、关元、胃俞、肝俞、肾俞、脾俞、子宫、三阴交、足三里、天枢,埋线每个周期 1 次,合计 3 次。结果:观察组的总有效率高于对照组($P < 0.05$)。治疗后,两组腰膝酸软、性欲减退、带下量少及观察组潮热汗出评分均低于治疗前($P < 0.05$),但对照组潮热汗出评分与治疗前比较,差异无统计学

---

① 郭艳玲.右归丸加减联合金凤丸治疗肾阳虚型卵巢早衰的临床观察[D].长沙:湖南中医药大学,2015.
② 奚海珍.中西医结合疗法对卵巢早衰的临床疗效观察[D].天津:天津医科大学,2014.

意义($P>0.05$);观察组治疗后各证候评分均低于对照组($P<0.05$)。治疗后,两组血清 FSH、LH 水平均低于治疗前,E_2 水平均高于治疗前,且观察组均优于对照组,差异均有统计学意义($P<0.05$)。治疗后,两组子宫内膜厚度与卵巢体积较治疗前均改善,且观察组改善程度均优于对照组,差异均有统计学意义($P<0.05$)。观察组不良反应发生率低于对照组($P<0.05$)。观察组遵医行为、按时用药(治疗)、按量用药(治疗)、定期复查依从性均高于对照组($P<0.05$)。[1]

2. 补肾养肝膏方　生地黄、熟地黄、山药、山茱萸、茯苓、川续断、桑寄生、菟丝子、杜仲、陈皮、炒白术、佛手、玫瑰花、鸡血藤、砂仁、当归、炙甘草、白芍、川芎、川牛膝、怀牛膝、胎盘粉、知母、黄柏、黄连、炒酸枣仁、谷芽、麦芽、神曲、鹿角胶、龟板胶、阿胶。孙艳敏将 90 例卵巢早衰患者随机分为对照组和治疗组各 45 例。对照组予以口服克龄蒙(戊酸雌二醇片/雌二醇环丙孕酮片)治疗,月经周期第 5 天开始口服,21 天作为 1 个疗程,停药 7 天,再进入下一个疗程,共治疗 3 个疗程;治疗组在此用药基础上加用补肾养肝膏方,月经周期第 5 天开始服药,21 天为 1 个疗程,停药 7 天,再进入下一个疗程连续服用 3 个疗程。结果:AMH 基因突变位点基因型以及等位基因频率治疗组与对照组存在明显差异,差异有统计学意义($P<0.05$);对照组 FMR1 基因突变的 CCG 序列重复次数要高于治疗组,差异有统计学意义($P<0.05$);治疗组的总有效率高于对照组($P<0.05$);治疗组评分低于对照组($P<0.05$);治疗前后两组患者平均 E_2、FSH 以及 LH 水平比较差异无统计学的意义($P>0.05$)。[2]

3. 当归桂枝汤　当归 12 克、川芎 2 克、人参 12 克、白芍 12 克、牡丹皮 12 克、阿胶 12 克、半夏 12 克、甘草 12 克、桂枝 12 克、生姜 12 克、吴茱萸 18 克、麦冬 18 克。每日 1 剂,水煎取药汁 100 毫升,月经期停用 3 天。万妮娅等将 130 例卵巢早衰患者随机分为联合组与对照组各 65 例。对照组服用戊酸雌二醇和黄体酮胶囊治疗,联合组在对照组的基础上采用当归桂枝汤+针灸治疗。温针灸:患者仰卧位,取穴关元、足三里,采用 0.3 毫米×40 毫米毫针直刺,有针感后留针 30 分钟。针柄上放置 2 厘米的艾条段,针刺部位的皮肤上放置纸片以防烫伤。两组均治疗 4 个月后评定疗效。结果:联合组的总有效率显著高于对照组($P<0.05$);治疗后,两组血清 E_2 提升,LH 和 FSH 降低,且联合组 E_2 提升程度高于对照组,LH、FSH 减低程度高于对照组($P<0.05$);两组卵巢收缩期 PSV 提升,RI、PI 减低,且联合组 PSV 提升程度高于对照组,RI、PI 减低程度高于对照组($P<0.05$)。[3]

4. 当归芍药散　当归 15 克、白芍 30 克、茯苓 15 克、白术 15 克、泽泻 10 克、川芎 6 克。随症加减:肝郁重者,加川楝子 9 克、柴胡 12 克;肝郁化火者,加牡丹皮 10 克、栀子 10 克;血瘀者,加桃仁 10 克、红花 10 克;肾阳虚者,加仙茅 10 克、淫羊藿 10 克;肾阴虚者,加生地黄 10 克、女贞子 10 克。药物和剂量可随症加减,不拘泥于原方。王亚静将 90 例肝郁脾虚型卵巢储备功能下降患者随机分为治疗组 60 例(治疗组 A 30 例,治疗组 B 30 例)和对照组 30 例。治疗组 A 予当归芍药散加减联合克龄蒙治疗,治疗组 B 予当归芍药散加减治疗,对照组予克龄蒙治疗。从月经第 5 天开始服药,连服 21 天后停药,停药后 7 天内若月经来潮,则月经第 5 天继续下一周期治疗;若月经未来潮,则停药 7 天后继续下一周期治疗。3 个月经周期为 1 个疗程,连续治疗 3 个疗程。结果:(1)三组基础 FSH、LH、E_2 的值均较治疗前降低,差异有统计学意义($P<0.01$),FSH/LH 比值变化差异无统计学意义($P>0.05$)。治疗组 A 与治疗组 B 对比基础 E_2 值降低,差异有统计学意义($P<0.01$)。治疗组 A 与对照组对比基础 E_2 值降低,差异有统计学意义($P<0.01$)。治疗组 B 与对照

① 邓梅兰,等.补肾养肝汤联合穴位埋线治疗卵巢早衰的临床研究[J].中国医学创新,2022,19(15):83-87.
② 孙艳敏,等.补肾养肝膏方对卵巢储备功能减退患者激素水平及临床症状的影响[J].时珍国医国药,2021,32(7):1668-1671.
③ 万妮娅,等.温针灸联合当归桂枝汤治疗卵巢早衰临床疗效及对卵巢血流状态的影响[J].湖北中医药大学学报,2021,23(3):87-89.

组对比基础 E_2 值降低,差异无统计学意义($P>$ 0.05)。治疗组 A、治疗组 B 和对照组的基础 FSH、LH 值以及 FSH/LH 比值均降低,但组间比较差异无统计学意义(均 $P>0.05$)。(2)三组的 AMH 水平变化差异无统计学意义($P>0.05$)。治疗组 A、治疗组 B 与对照组的组间 AMH 水平变化差异无统计学意义($P>0.05$)。(3)三组的窦卵泡计数均较前提高,差异有统计学差异($P<$ 0.01)。治疗组 A 与治疗组 B 对比窦卵泡计数提高,但差异无统计学意义($P>0.05$),治疗组 A 与对照组相比窦卵泡计数提高,差异有统计学差异($P<0.01$),治疗组 B 与对照组相比窦卵泡计数提高,差异有统计学差异($P<0.01$)。(4)治疗后三组的月经不调(主要症状)积分均较治疗前降低,差异有统计学差异($P<0.01$)。治疗组 A 与治疗组 B 对比月经不调(主要症状)积分均下降,差异有统计学差异($P<0.01$),治疗组 A 与对照组对比月经不调(主要症状)积分均下降,差异有统计学差异($P<0.01$),治疗组 B 与对照组对比月经不调(主要症状)积分均下降,差异有统计学差异($P<0.05$)。(5)治疗后三组的中医症状总积分均较治疗前降低,差异有统计学差异($P<0.01$)。治疗组 A 与治疗组 B 对比中医症状总积分均下降,差异有统计学差异($P<0.01$),治疗组 A 与对照组对比中医症状总积分均下降,差异有统计学差异($P<0.01$),治疗组 B 与对照组对比中医症状总积分均下降,差异有统计学差异($P<0.01$)。(6)治疗组 A 有 3 例患者临床痊愈,治疗组 B 有 2 例患者临床痊愈,对照组无患者临床痊愈。治疗组 A、治疗组 B、对照组的治疗效果有显著性差别($P<0.01$)。治疗组 A 与治疗组 B 对比,治疗效果差异无统计学意义($P>0.05$),治疗组 A 与对照组对比,疗效差异有统计学意义($P<0.01$),治疗组 B 与对照组对比,疗效差异有统计学意义($P<0.01$)。[1]

5. 滋肾温阳汤 菟丝子 10 克、熟地黄 10 克、

鹿角胶 10 克、巴戟天 10 克、肉苁蓉 10 克、女贞子 10 克、覆盆子 10 克、补骨脂 10 克、炙甘草 10 克、墨旱莲 12 克、党参 20 克、黄芪 20 克。根据患者症状加减应用,每日 1 剂,分 2 次服用,每次 200 毫升,10 天为 1 个周期,至下次月经周期再服用。1 个月经周期为 1 个疗程,共治疗 3 个疗程。徐珊将 90 例肾虚血瘀型卵巢储备功能下降患者随机分为对照组和观察组各 45 例。对照组采用口服克龄蒙治疗,观察组在对照组的基础上加用滋肾温阳汤。结果:观察组疗效优于对照组($P<$ 0.05);治疗后,两组中医症状评分较治疗前均降低($P<0.001$),且观察组明显低于对照组($P<$ 0.001);两组血清 FSH、LH 水平较治疗前明显降低($P<0.05$),E_2 水平较治疗前明显升高($P<$ 0.05),且观察组血清 FSH、LH、E_2 水平均低于对照组(均 $P<0.05$);两组治疗后卵巢窦卵泡数(AFC)、卵巢动脉收缩期峰值流速(PSV)明显升高($P<0.05$),且观察组 AFC、PSV 高于对照组($P<0.001$);两组 TLR1、TLR2 表达率较治疗前均显著下降($P<0.05$),且观察组明显低于对照组($P<0.05$)。治疗期间,观察组和对照组患者均未出现明显不良反应。[2]

6. 朱氏调经方 党参 20 克、丹参 20 克、当归 20 克、黄芪 20 克、淫羊藿 15 克、巴戟天 15 克、熟地黄 12 克、菟丝子 12 克、覆盆子 12 克、紫河车粉 3 克。煎制成每包 250 毫升水煎液,每次 1 包,每日 2 次,分别于早晚餐后半小时服用。月经尚规则的患者连续服用 6 个月经周期,月经期不停药;月经周期紊乱者连续服用 6 个月。眭瑾等将 122 例肾虚血瘀型 POI 患者随机分为中药组 60 例和西药组 62 例。中药组给予朱氏调经方口服,西药组给予雌二醇片/雌二醇地屈孕酮片口服。两组均连续治疗 6 个月经周期。结果:治疗后,中药组患者的卵巢动脉血流 RI 较治疗前明显降低($P<$ 0.01)、PSV 较治疗前明显升高($P<0.01$),西药组患者的卵巢动脉血流 PSV 较治疗前亦明显升高

① 王亚静.当归芍药散加减治疗肝郁脾虚型卵巢储备功能下降的临床研究[D].南宁:广西中医药大学,2021.
② 徐珊,等.滋肾温阳汤联合克龄蒙治疗卵巢储备功能下降 45 例[J].山东中医杂志,2021,40(1):48-52,64.

（$P<0.01$），且中药组患者的卵巢动脉血流 RI 下降幅度明显大于西药组（$P<0.05$）；治疗后，两组患者的中医证候评分较治疗前均明显降低（$P<0.01$），且中药组患者的中医证候评分降低幅度大于西药组（$P<0.01$）；治疗后，中药组患者的中医证候疗效总有效率为 88.33%，西药组为 69.35%，中药组的疗效优于西药组（$P<0.05$）；治疗后，两组患者的 FSH 水平较治疗前均明显降低（$P<0.01$），E_2、AMH 水平较治疗前均明显升高（$P<0.01$，$P<0.05$），但组间各激素水平比较，差异均无统计学意义（$P>0.05$）。[1]

7. 滋肾温阳汤 菟丝子 10 克、熟地黄 10 克、鹿角胶 10 克、巴戟天 10 克、肉苁蓉 10 克、女贞子 10 克、覆盆子 10 克、补骨脂 10 克、炙甘草 10 克、墨旱莲 12 克、党参 20 克、黄芪 20 克。徐珊等将 90 例肾虚血瘀型卵巢储备功能下降患者随机分为对照组和观察组各 45 例。对照组采用口服克龄蒙治疗，观察组在对照组治疗的基础上加用滋肾温阳汤。根据患者症状加减应用，每日 1 剂，分 2 次服用，每次 200 毫升，10 天为 1 个周期，至下次月经周期再服用。1 个月经周期为 1 个疗程，共治疗 3 个疗程。结果：观察组疗效优于对照组（$P<0.05$）；治疗后，两组中医症状评分较治疗前均降低（$P<0.01$），且观察组明显低于对照组（$P<0.01$）；两组血清 FSH、LH 水平较治疗前明显降低（$P<0.05$），E_2 水平较治疗前明显升高（$P<0.05$），且观察组血清 FSH、LH、E_2 水平均低于对照组（$P<0.05$）；两组治疗后 AFC、PSV 明显升高（$P<0.05$），且观察组 AFC、PSV 高于对照组（$P<0.01$）；两组 TLR1、TLR2 表达率较治疗前均显著下降（$P<0.05$），且观察组明显低于对照组（$P<0.05$）。治疗期间，两组患者均未出现明显不良反应。[2]

8. 补肾益冲抗衰汤 熟地黄 12 克、巴戟天 12 克、当归 12 克、鹿角片（先煎）12 克、龟甲（先煎）12 克、牛膝 12 克、芜蔚子 12 克、灵芝 15 克、枸杞子

15 克、菟丝子 15 克、怀山药 15 克、淫羊藿 15 克、太子参 15 克、丹参 15 克、知母 10 克、黄柏 10 克、紫河车（研粉吞）6 克。随症加减：属阴虚发热类型，应加用牡丹皮 12 克、女贞子 12 克、墨旱莲 12 克；脾阳虚者，加炙黄芪 15 克、淡附片 10 克；夹有瘀阻者，应加桃仁 15 克、红花 15 克、鸡血藤 15 克；肝郁者，应加柴胡 10 克、郁金 12 克、制香附 12 克；伴有痰阻者，应加胆南星 6 克、海藻 10 克、石菖蒲 10 克。每日 1 剂，分早晚间服用，月经期间停止服用。1 个疗程为 3 个月，患者需要治疗 2 个疗程。樊银欢将 100 例肝肾阴虚型卵巢早衰患者随机分为实验组和对照组各 50 例。对照组采取雌孕激素（补佳乐片）治疗，实验组在对照组的基础上给予补肾益冲抗衰汤治疗。结果：实验组有效率高于对照组（$P<0.05$）；治疗前实验组症状积分、月经积分与对照组比较差异较小（$P>0.05$），治疗后实验组症状积分、月经积分均低于对照组（$P<0.05$）；实验组治疗前 FSH、LH、E_2 指标与对照组比较差异较小（$P>0.05$），治疗后实验组 FSH、LH、E_2 指标均优于对照组（$P<0.05$）。[3]

9. 还经煎 熟地黄 12 克、山茱萸 12 克、山药 12 克、当归 12 克、黄精 12 克、巴戟天 12 克、淫羊藿 12 克、丹参 12 克、炒白芍 12 克、菟丝子 10 克、川芎 6 克。随症加减：气血不足，加党参 15 克、黄芪 15 克、阿胶（烊化）10 克；肝郁气滞，加柴胡 6 克、香附 10 克、郁金 9 克；脾虚，加党参 15 克、炒白术 12 克、茯苓 12 克；阴虚，加北沙参 15 克、百合 12 克。每日 1 剂，常规水煎煮 2 次，取药液 400 毫升，分早晚 2 次温服。3 个月为 1 个疗程。何晓霞将 100 例肾精不足证卵巢早衰患者随机分为对照组和观察组各 50 例。两组均给予复方戊酸雌二醇片、黄体酮软胶囊治疗，对照组加用六味地黄丸口服，观察组加用还经煎内服。两组疗程均为 3 个月。结果：两组临床疗效比较，差异有统计学意义（$P<0.05$），观察组疗效优于对照组；治疗后两组患者月经评分、KI 评分、肾精不足证评均较

① 眭瑾,董莉.朱氏调经方对肾虚血瘀型 POI 患者卵巢血供的改善作用[J].上海中医药杂志,2021,55(11)：50－53,73.
② 徐珊,等.滋肾温阳汤联合克龄蒙治疗卵巢储备功能下降 45 例[J].山东中医,2021,40(1)：48－52,64.
③ 卢晔.补肾益冲抗衰汤治疗肝肾阴虚型卵巢早衰的临床研究[J].人人健康,2020,(14)：703.

治疗前显著下降($P<0.01$)，且观察组上述各项评分均低于对照组（均$P<0.01$）；治疗后两组患者E_2水平明显升高（$P<0.01$），FSH明显降低（$P<0.01$），且观察组两项指标改善较对照组更显著（均$P<0.01$）。[1]

10. 尤氏卵巢早衰方　熟地黄15克、黄精10克、怀牛膝10克、红花10克、石斛10克、香附10克、橘叶15克、莲子15克、山药15克、百合10克、月季花10克、菟丝子10克、桑椹子10克、枸杞子10克、覆盆子10克、淫羊藿10克、巴戟天10克、益母草10克、甘草5克。每日1剂，每个月经周期第5天开始服药，连续服药21剂，连续服用3个月经周期。周紫琼将79例肾虚血虚型卵巢早衰患者随机分为治疗组40例和对照组39例。对照组给予人工周期疗法（即补佳乐＋黄体酮胶囊）治疗，治疗组给予尤氏卵巢早衰方治疗。两组均治疗3个月经周期。结果：治疗组月经症状改善的有效率优于对照组，两组差异有统计学意义（$P<0.01$）；治疗组中医证候改善情况的有效率高于对照组，两组比较差异有统计学意义（$P<0.01$）；治疗3个月后，两组患者卵巢体积均增大，子宫内膜厚度均增厚，但治疗组子宫血流状况明显高于对照组，阻力指数显著降低，两组之间的差异均有统计学意义（$P<0.01$）；停药3个月后，两组E_2水平均明显升高（$P<0.05$），血清FSH、LH水平均明显降低（均$P<0.05$），且治疗组的各项激素改善情况均优于对照组（$P<0.05$）。[2]

11. 填精补肾养血疏肝方　醋龟甲30克、葛根30克、菟丝子20克、熟地黄15克、虎杖15克、紫河车15克、合欢皮15克、丹参15克、女贞子12克、陈皮10克。每日1剂，水煎服，经期停止后服药，15天为1个疗程，治疗6个疗程。刘枚将84例卵巢早衰患者随机等分为观察组与对照组各42例。对照组予人工周期法治疗，观察组在此基础上予填精补肾养血疏肝方内服与中药外敷联合治

疗。外敷方：生艾叶100克、透骨草100克、鸡血藤30克、菟丝子15克、柴胡10克、桂枝10克、当归10克、红花10克、路路通10克。上药装入布袋用水蒸30分钟后在下腹部热敷，每日2次。经期停止后用药，治疗15次为1个疗程，治疗6个疗程。结果：观察组的总有效率显著高于对照组（$P<0.05$）；观察组患者治疗后的子宫内膜厚度、子宫体积、卵巢体积显著大于对照组（$P<0.05$）；观察组患者治疗后的FSH、LH水平显著低于对照组，E_2水平显著高于对照组（$P<0.05$）；观察组患者治疗后的CD4＋、CD4＋/CD8＋水平显著高于对照组，CD8＋水平显著低于对照组（$P<0.05$）。[3]

12. 补肾调冲方（蔡小荪经验方）　熟地黄20克、山茱萸10克、怀山药15克、枸杞子15克、黄精15克、菟丝子15克、甘草3克、当归10克、川牛膝15克、益母草15克、泽兰10克。每日1剂，水煎分早晚2次服用。康建华等将40例卵巢早衰患者随机分为对照组和观察组各20例。对照组给予激素序贯疗法，观察组在对照组的基础上给予补肾调冲方结合脐灸疗法。脐灸疗法：经间期艾灸神阙穴位，每日1次，每次30分钟，经期休息。两组均治疗6个月。结果：观察组的总有效率（95.00％）优于对照组（70.00％），两组比较差异有统计学意义（$P<0.05$）；观察组E_2水平均较治疗前明显提高，且明显高于同期对照组，两组差异具有统计学意义（$P<0.05$）；观察组的不良反应发生率（5.00％）低于对照组（35.00％），两组比较差异有统计学意义（$P<0.05$）。[4]

13. 巢衰复元汤　黄芪25克、制黄精25克、半夏15克、丹参15克、白术15克、菟丝子15克、当归15克、山药15克、补骨脂15克、枸杞子15克、肉苁蓉15克、陈皮10克、枳实10克、茯苓10克、紫河车10克、郁金10克、柴胡6克、黄连6克。每日1剂，将上述药物加水500毫升并浸泡1小时，使用武火煮沸后改为文火继续煎0.5小时，

① 何晓霞.还经煎治疗肾精不足证卵巢早衰临床研究[J].新中医,2020,52(20)：102-104.
② 周紫琼,等.尤氏卵巢早衰方治疗肾虚血虚型卵巢早衰的临床疗效研究[J].中医临床研究,2020,12(29)：103-106.
③ 刘枚.填精补肾养血疏肝方联合中药外敷治疗卵巢早衰的临床研究[J].中医临床研究,2019,11(10)：59-61.
④ 康建华,等.蔡小荪补肾调冲法结合脐灸治疗卵巢早衰观察[J].光明中医,2019,34(12)：1802-1804.

滤出药液并加入适量水再次煎煮,最后将两次药液混匀,分别于早晚饭后服用。连续治疗28天为1个疗程,共接受治疗3个疗程。徐铭将90例卵巢早衰患者随机分为治疗组和对照组各45例。两组均给予安宫黄体酮治疗,在此基础上对照组采用雌激素治疗,治疗组采用巢衰复元汤治疗。结果:治疗后两组中医证候积分与治疗前相比明显降低,治疗组低于对照组($P<0.05$);治疗组总有效率(86.67%)高于对照组(68.89%),两组差异有统计学意义($P<0.05$);治疗后两组FSH、PRL、LH水平与治疗前相比明显降低,治疗组低于对照组,而两组E_2水平与治疗前相比明显升高,治疗组高于对照组(均$P<0.05$);治疗后两组子宫内膜厚度、MOD、PSV与治疗前相比明显升高,治疗组高于对照组($P<0.05$);治疗组不良反应发生率(8.89%)稍低于对照组(13.33)%,两组差异无统计学意义($P>0.05$)。①

14. **益五合方** 当归10克、川芎10克、白芍15克、香附12克、覆盆子10克、车前子10克、五味子10克、白术15克、丹参20克、菟丝子20克、枸杞子20克、熟地黄10克、茺蔚子15克、益母草15克。随症加减:腰酸肢冷者,加仙茅、淫羊藿、紫河车;纳差气短、大便不爽者,加党参、黄芪;夜尿频数者,加金樱子、益智仁;多梦者,加柏子仁、酸枣仁、夜交藤、合欢皮等。每日1剂,水煎取汁450毫升,早中晚饭后1小时各150毫升温服。雷露等将60例肾虚型卵巢早衰患者随机分为观察组和对照组各30例。对照组予人工周期疗法(戊酸雌二醇片联合黄体酮胶囊)治疗,观察组在人工周期疗法的基础上加服益五合方。结果:两组患者治疗后血清E_2水平高于同组治疗前,且观察组高于对照组;两组患者治疗后血清FSH、LH水平低于同组治疗前,且观察组低于对照组,两组差异均有统计学意义(均$P<0.05$)。两组患者治疗后子宫内膜厚度、窦卵泡数及卵巢体积较治疗前均

明显上升,且观察组较对照组改善更明显,两组差异具有统计学意义($P<0.05$)。两组患者治疗后中医证候积分低于同组治疗前,且观察组低于对照组,两组差异具有统计学意义($P<0.05$)。观察组有效率为93.33%,对照组有效率为76.67%,两组患者临床疗效比较差异具有统计学意义($P<0.05$)。②

15. **门成福经验方** (1)月经期,方用生化汤加味,选用当归、川芎、炒桃仁、炙甘草、益母草、丹参、香附等活血通经之品,因势利导促进经血的排出。(2)经后期,方用圣愈汤合五子衍宗丸加女贞子、桑椹、黄精等补肾填精之品,促进卵泡发育及内膜增生。(3)排卵期,选用香附、川牛膝、路路通等以利于卵子的排出。(4)经前期,选用续断、菟丝子、杜仲、巴戟天等,以达到阴中求阳之效。③

16. **圣愈汤联合五子衍宗丸** 菟丝子、枸杞子、覆盆子、五味子、车前子、熟地黄、当归、川芎、白芍、党参、黄芪。随症加减:若偏肾阴虚者,可选加女贞子、山茱萸、麦冬、玄参等养阴生津之品;若偏肾阳虚者,选加巴戟天、肉苁蓉、鹿角胶等补肾助阳之品;若偏脾虚者,去熟地黄,选加炒白术、山药、茯苓等益气健脾之品;若偏肝郁者,选加柴胡、郁金、香附等疏肝解郁之品;若偏虚热者,去淫羊藿,选加黄柏、知母、地骨皮等清热泻火之品。④

17. **滋阴疏肝汤** 山药30克、熟地黄15克、龟板15克、女贞子15克、墨旱莲15克、乌药15克、杜仲15克、菟丝子15克、枳壳15克、竹叶15克、柴胡15克、当归10克、香附10克、甘草6克。每日1剂,水煎服100毫升,连续治疗3个周期。刘莉莉将96例卵巢储备功能减退不孕不育患者随机分为治疗组与对照组各48例。对照组给予黄体酮胶囊治疗,观察组给予滋阴疏肝汤联合黄体酮胶囊治疗。结果:治疗组与对照组总有效率分别为95.83%、81.25%,治疗组的总有效率显著低于对照组($P<0.05$);治疗组的FSH、LH均较治疗前显著降低,E_2水平较治疗前显著升高($P<$

① 徐铭,等.巢衰复元汤与安宫黄体酮联合治疗对卵巢早衰患者血清卵泡刺激激素、催乳素和卵巢储备功能的影响[J].中国妇幼保健,2019,34(10):2319-2323.
② 雷露,等.益五合方联合人工周期疗法治疗肾虚型卵巢早衰临床研究[J].河南中医,2019,39(3):364-367.
③~④ 白慧敏,等.门成福治疗卵巢早衰的经验[J].四川中医,2019,37(2):13-15.

0.05),治疗组的 FSH、LH 水平显著低于对照组,E₂ 水平显著高于对照组($P<0.05$);治疗组比对照组的 PI、OAV、AFC 值均较治疗前升高,RI 较治疗前降低($P<0.05$),且治疗组的 PI、OAV、AFC 值均高于对照组,RI 值低于治疗后对照组($P<0.05$);治疗组与对照组的中医证候积分均较治疗前降低($P<0.05$),且治疗组显著低于对照组($P<0.05$)。[①]

18. 补肾调肝活血方 龟板胶 15 克、鹿角胶 15 克、熟地黄 10 克、山茱萸 10 克、女贞子 10 克、淫羊藿 10 克、补骨脂 10 克、菟丝子 10 克、香附 10 克、玫瑰花 10 克、当归 10 克、水蛭 3 克、甘草 6 克。将上述 1 剂药物加水 800 毫升常规煎煮至 500 毫升,分早晚饭后 2 次温服,每日 1 剂,3 个月为 1 个疗程。黄文玲将 134 例卵巢早衰患者随机分为对照组与观察组各 67 例。对照组给予戊酸雌二醇治疗,观察组在对照组的基础上给予补肾调肝活血方治疗。共持续治疗 2 个疗程。结果:观察组的总有效率为 94.03%,优于对照组的 77.61%,两组差异有统计学意义($P<0.05$);与治疗前相比,治疗后两组中医症状积分、CD8＋水平及血清 FSH、LH 水平均下降,而子宫内膜厚度、子宫体积、卵巢体积及 CD4＋、CD4＋/CD8＋水平及血清 E₂ 水平均升高,且观察组上述指标在治疗后均优于对照组,两组差异有统计学意义(均 $P<0.05$);两组不良反应发生率比较差异无统计学意义($P>0.05$)。[②]

19. 抗衰汤 黄芪 30 克、党参 20 克、枸杞子 20 克、牡丹皮 20 克、肉苁蓉 20 克、菟丝子 15 克、龟板 15 克、白芍 15 克、当归 15 克、桂枝 10 克、甘草 10 克。上药加水煎煮 60 分钟,滤后取汁 300 毫升,每日 1 剂,早晚分 2 次温服,21 天为 1 个疗程。孙阿梅等将 500 例卵巢早衰患者随机分为观察组与对照组各 250 例。对照组采用激素补充疗法,观察组在对照组的基础上给予抗衰汤治疗。

两组均连续治疗 3 个疗程。结果:治疗后观察组总有效率为 92.40%,显著高于对照组的 80.80%,两组差异有统计学意义($P<0.05$);治疗后两组血清 E₂ 水平较治疗前显著升高,且观察组显著高于对照组,两组差异有统计学意义($P<0.01$);治疗后两组血清 LH、FSH 水平较治疗前显著下降,且观察组显著低于对照组,两组差异有统计学意义($P<0.05$ 或 $P<0.01$);与治疗前比较,治疗后两组 OV 增大、FN 及子宫内膜厚度增大,PSV 加快,且观察组均显著优于对照组,两组差异有统计学意义($P<0.01$);治疗期间观察组不良反应发生率(22.00%)显著低于对照组(38.00%),两组差异有统计学意义($P<0.05$)。[③]

20. 参芪地黄汤 熟地黄 30 克、知母 15 克、黄柏 10 克、龟板 30 克、女贞子 20 克、北沙参 20 克、山茱萸 10 克、夜交藤 30 克、桑椹子 20 克、丹参 20 克、淫羊藿 15 克。每日 1 剂,水煎煮 300 毫升,分 2 次服用。臧娅将 104 例卵巢早衰患者随机分为对照组与观察组各 52 例。对照组采取戊酸雌二醇片/雌二醇环丙孕酮片治疗,观察组在对照组基础上予参芪地黄汤治疗。两组均治疗 2 个月经周期。结果:观察组总有效率(96.15%)高于对照组(80.77%),两组差异有统计学意义($P<0.05$);治疗后,观察组血清 E₂、FSH 水平高于对照组,两组差异有统计学意义($P<0.05$)。[④]

21. 十补丸加味 熟地黄 25 克、山药 15 克、山茱萸 15 克、泽泻 12 克、茯苓 12 克、牡丹皮 12 克、肉桂 9 克、五味子 9 克、白附片(先煎)6 克、鹿茸 3 克、人参 12 克、干姜 9 克、白术 12 克、甘草 9 克。每日 1 剂,水煎煮,早晚各取药液 200 毫升温服。熊晓莉等将 122 例卵巢早衰患者随机分为对照组和观察组各 61 例。对照组采用雌孕激素序贯疗法,口服戊酸雌二醇片,每次 1 克,每天 1 次,连续治疗 21 天,最后 10 天加黄体酮胶丸,每次 200 毫克,每天 1 次。观察组在对照组的基础上内

---

① 刘莉莉,等.滋阴疏肝汤联合黄体酮胶囊治疗卵巢储备功能减退不孕不育 48 例[J].环球中医药,2018,11(5):775-777.

② 黄文玲.补肾调肝活血方与戊酸雌二醇联合治疗卵巢早衰患者的疗效及对免疫功能、卵巢储备功能的影响[J].中国妇幼保健,2018,33(24):5915-5919.

③ 孙阿梅,等.抗衰汤联合激素补充疗法治疗卵巢早衰对妇女内分泌及卵巢功能的影响[J].世界中医药,2018,13(4):882-884,888.

④ 臧娅.参芪地黄汤联合戊酸雌二醇片/雌二醇环丙孕酮片对卵巢早衰的临床疗效[J].河南医学研究,2018,27(17):3136-3137.

服十补丸加味治疗。两组均连续治疗 6 周。结果：观察组脾肾阳虚证症状各指标评分均明显低于对照组（均 $P<0.01$）；治疗后 3 周和 6 周，观察组 Kupperman 评分均明显低于对照组（均 $P<0.01$）；观察组患者血清 FSH 和 LH 水平均低于对照组，E_2 水平高于对照组（$P<0.01$）；观察组患者临床总有效率为 88.33%，高于对照组的 71.19%（$P<0.05$）；治疗后，观察组外周血 Treg 水平显著高于对照组，Th17 低于对照组（$P<0.01$）；观察组治疗后血清中 IL-6、IL-21、IFN-γ 水平均明显低于对照组，TGF-β1 多于对照组（$P<0.01$）。[1]

22. 逍遥散加味 柴胡 10 克、当归 15 克、白芍 15 克、茯苓 10 克、香附 15 克、熟地黄 15 克、菟丝子 30 克、淫羊藿 15 克、生甘草 6 克。每日 1 剂，常规煎煮 400 毫升，早晚分服。2 个月经周期为 1 个疗程。葛盛等将 64 例肝郁肾虚型卵巢早衰患者随机分为对照组和观察组各 32 例。对照组给予克龄蒙（戊酸雌二醇片/雌二醇环丙孕酮片）治疗，观察组在对照组的基础上加用逍遥散加味口服治疗。两组均以 2 个月经周期为 1 个疗程，共治疗 3 个疗程。结果：观察组总有效率明显高于对照组（$P<0.05$）；观察组中医证候积分明显低于对照组（$P<0.05$）；治疗后，两组血清 FSH、LH 均出现不同程度的下降（均 $P<0.05$），而两组 E_2、IgG、IgM、IgA 水平均出现不同的升高（均 $P<0.05$），观察组血清指标改善更加明显（$P<0.05$）；治疗后两组子宫内膜厚度、AFC 均较治疗前增加（均 $P<0.05$），观察组增加程度更为显著（$P<0.05$）；两组不良反应发生率比较无明显差异（$P>0.05$）。[2]

23. 滋癸益经汤（张玉珍经验方） 菟丝子、女贞子、枸杞子、杜仲、淫羊藿、巴戟天、熟地黄、白芍、当归、丹参、柴胡、香附、党参、炙甘草、玉竹。随症加减：心情烦躁或闷闷不乐，加郁金或合欢花；大便溏薄，以制首乌易熟地黄，或加砂仁、陈皮；烘热汗出，加珍珠母、山茱萸滋阴潜阳；口干舌红，加葛根清阳明胃火，并活血通经。[3]

24. 连方经验方 （1）月经前半期，方用二至天癸方加减（女贞子、枸杞子、墨旱莲、当归、菟丝子、白芍、川芎、甘草等）以补肾精、养气血，滋阴重阳，使阴阳转化，从而促进卵泡发育。（2）月经后半期，方用二仙调经方加减（仙茅、淫羊藿、续断、杜仲、川芎、当归、甘草等）以调冲任，补肾助阳，激发阳气，由此来恢复肾-天癸-冲任-胞宫生殖轴的正常运行。随症加减：如患者闭经久而不孕则心情抑郁不疏，日久则可郁而化热，灼伤阴血，出现潮热汗出，虚烦易怒，腰酸胁痛等症状，此为肝肾阴虚之象，在二至天癸方基础上酌加疏肝养阴清热之品，如生地黄、当归、牡丹皮、知母、柴胡等；若患者身体羸弱，倦怠乏力，少气懒言，月经量少色淡，此为后天之本亦虚，加用归脾汤以养气血，补脾虚，充实后天之本；若患者闭经已久有血瘀之象，出现月经量少色暗有血块，胸胁小腹刺痛，舌暗有瘀斑，则加用桃红四物汤以养血活血，促进卵巢血流。[4]

25. 大补阴丸加减 熟地黄 30 克、知母 15 克、黄柏 10 克、龟板 30 克、女贞子 20 克、北沙参 20 克、淫羊藿 15 克、丹参 20 克、桑椹子 20 克、夜交藤 30 克、山茱萸 10 克、黄精 30 克。每日 1 剂，煎煮 2 次，取药液 250 毫升，每次 125 毫升，分早晚 2 次温用。徐晖等将 120 例卵巢早衰患者随机分为对照组和观察组各 60 例。对照组采用克龄蒙（戊酸雌二醇片、雌二醇环丙孕酮片）治疗，观察组在对照组基础上加用大补阴丸加减治疗。两组患者均以 2 个月经周期为 1 个疗程，共治疗 2 个疗程。结果：治疗后两组患者 Kupperman 评分和肾阴虚证评分均显著下降，两组差异有统计学意义（$P<0.01$），治疗后观察组 Kupperman 评分和肾阴虚证评分均低于对照组，两组差异有统计学意义（$P<0.01$）；治疗后观察组 FSH 和 LH 水平

① 熊晓莉,等.十补丸加味治疗脾肾阳虚型卵巢功能早衰的疗效及作用机制[J].中国实验方剂学杂志,2018,24(7):223-227.
② 葛盛,等.逍遥散加味对肝郁肾虚型卵巢早衰患者的卵巢储备功能及免疫指标的影响[J].现代中西医结合杂志,2018,27(5):509-512.
③ 刘昱磊,等.张玉珍中西医结合分阶段治疗卵巢早衰经验介绍[J].新中医,2017,49(10):187-189.
④ 宁桂君,等.连方治疗卵巢早衰所致不孕的经验[J].湖北中医杂志,2016,38(10):27-28.

低于对照组,两组差异有统计学意义(P<0.01),E₂水平高于对照组,两组差异有统计学意义(P<0.01);治疗后两组患者 MOD 和子宫内膜厚度均较治疗前增加,观察组增加更为显著,两组比较差异有统计学意义(P<0.01),治疗后两组患者 PSV 较治疗前增多,治疗后观察组 PSV 多于对照组,两组差异有统计学意义(P<0.01);治疗后观察组 CD3+和 CD4+水平高于对照组,CD8+水平低于对照组,两组差异有统计学意义(P<0.01);未发现与中药相关不良反应,两组均没有严重不良事件发生。①

26. 归肾丸加减 熟地黄 25 克、山药 10 克、山茱萸 12 克、菟丝子 10 克、鹿角胶 12 克、龟甲胶 12 克、茯苓 12 克、当归 9 克、白芍 10 克、枸杞子 12 克。每日 1 剂,水煎煮,分早晚 2 次内服,月经期停服。张丽梅等将 116 例卵巢早衰患者随机分为对照组和综合组各 58 例。对照组口服结合雌激素片,每次 1 片,每天 1 次,连服 20 天;第 16~20 天加服安宫黄体酮片,每次 4 片,每天 1 次。综合组在对照组的基础上采用归肾丸加减治疗。两组均以 20 天为 1 个疗程,连续治疗 3 个疗程。结果:治疗后综合组中医症状各指标积分均明显低于对照组(P<0.01);临床总有效率综合组为 94.83%,对照组为 81.03%,综合组明显高于对照组(P<0.05);综合组治疗后患者血清 FSH 和 LH 水平均明显低于对照组,E₂水平显著高于对照组(P<0.01);治疗后综合组血清 GDF-9 和 BMP-15 水平均明显高于对照组,两组比较差异有统计学意义(P<0.01)。②

27. 坤安煎剂 女贞子 15 克、墨旱莲 30 克、枸杞子 20 克、淫羊藿 30 克、杜仲 20 克、北沙参 15 克、知母 15 克、地骨皮 15 克、黄柏 10 克、山茱萸 10 克、煅龙骨 30 克、煅牡蛎 30 克、黄芪 30 克、茯苓 15 克、丹参 30 克、酸枣仁 30 克。每剂煎至 200 毫升,每次 100 毫升,分早晚 2 次服用。2 个月经周期为 1 个疗程,杜文霞将 106 例卵巢早衰

患者随机分为对照组和观察组各 53 例。对照组采用激素替代疗法(戊酸雌二醇片/雌二醇环丙孕酮片)治疗,观察组采用坤安煎剂治疗。两组均治疗 2 个疗程。结果:治疗后第 1、2 个疗程两组 Kupperman 评分均逐渐下降(P<0.05);第 2 个疗程结束时,观察组 Kupperman 评分低于对照组(P<0.05),观察组治疗后 Kupperman 评分下降幅度多于对照组(P<0.05);治疗后观察组 FSH 和 LH 水平低于对照组(P<0.05),E₂水平高于对照组(P<0.05);治疗后两组 MOD、AFC 和 PSV 均较治疗前有所增加(P<0.05),观察组增加更为显著(P<0.05);两组治疗后 PI 和 RI 均降低(P<0.05),观察组下降更为明显(P<0.05);对照组出现胃肠反应、乳腺胀痛、乳腺增生等不良反应,观察组有胃肠道反应和肝功能异常,对照组不良反应发生率为 45.55%,高于观察组的 10%(P<0.05)。③

28. 仙菟河车方 淫羊藿 15 克、菟丝子 15 克、紫河车 3 克、丹参 20 克、当归 15 克、赤芍 10 克、白芍 10 克、生地黄 10 克、熟地黄 10 克、川芎 10 克、山茱萸 10 克、葫芦巴 15 克、柴胡 10 克。每日 1 剂,水煎,早晚分服,连续服用 3 个月。吴嫣等将 60 例肾虚肝郁型卵巢早衰患者随机分为治疗组和对照组各 30 例。对照组予戊酸雌二醇片与安宫黄体酮,治疗组予仙菟河车方配合电针治疗。电针:针刺取穴气海、关元、气门、子宫、三阴交(双侧)、太冲、太溪;常规针刺深度,得气后加用电针仪疏密波电刺激,每次 20 分钟,隔天 1 次,15 次为 1 个疗程(1 个月经周期),共治疗 3 个疗程。两组疗程均为 3 个月。结果:治疗组和对照组的临床总有效率分别为 76.67%、63.33%,组间临床疗效比较,两组差异有统计学意义(P<0.05);治疗组在降低 FSH、LH 水平方面优于对照组(P<0.05),而在升高 E₂水平方面不如对照组显著(P<0.05);治疗组改良 Kupperman 评分下降程度更甚于对照组(P<0.05);治疗组子宫内

① 徐晖,等.大补阴丸加减联合克龄蒙对卵巢早衰患者卵巢储备功能和免疫功能的影响[J].中医学报,2016,31(9):1365-1368.
② 张丽梅,等.归肾丸加减治疗卵巢早衰肾阴虚证的临床分析[J].中国实验方剂学杂志,2016,22(11):170-173.
③ 杜文霞.坤安煎剂与激素替代疗法治疗卵巢早衰的疗效对比[J].重庆医学,2016,45(17):2394-2396.

膜增厚程度较对照组更甚($P<0.05$)。[①]

29. 温胞饮 巴戟天 10 克、补骨脂 10 克、菟丝子（布包）20 克、杜仲 15 克、当归 10 克、熟地黄 10 克、山茱萸 10 克、怀牛膝 15 克、龟板胶 10 克、鹿角胶 10 克、党参 15 克、白术 10 克、山药 15 克、芡实 10 克、丹参 10 克、鸡血藤 15 克、制香附 10 克、肉桂（后入）3 克。随症加减：如服药后腹胀便溏，去当归、熟地黄，加陈皮 10 克、砂仁（后下）3 克、神曲 10 克；面浮足肿，加黄芪 15 克、防己 10 克。每日 1 剂，经期停服。3 个月为 1 个疗程。蔡美穗将 150 例肾阳虚型卵巢早衰患者随机分为治疗组和对照组各 75 例。治疗组予温胞饮加减配合人工周期疗法，对照组仅应用人工周期疗法。观察两组患者的相关临床指标变化情况。结果：治疗组治愈 50 例，有效 23 例，无效 2 例，总有效率 97.33%；对照组治愈 40 例，有效 22 例，无效 13 例，总有效率 82.67%。两组总有效率比较差异明显，具有统计学意义（$P<0.05$）。[②]

30. 补肾通经方 当归 15 克、肉苁蓉 15 克、巴戟天 15 克、泽兰 15 克、淫羊藿 15 克、鹿角霜 15 克、白芍 15 克、鸡血藤 30 克、煅磁石 30 克、熟地黄 12 克、川芎 12 克、香附 18 克、龟甲 10 克。随症加减：精血亏虚严重者，加紫河车 12 克；阴虚火旺者，加知母 15 克、盐黄柏 15 克；失眠多汗者，加酸枣仁 15 克、制远志 15 克。先用上方治疗，月经来潮后分期治疗，经后期加生地黄 12 克，经前期加菟丝子 12 克。每日 1 剂，分 2 次早晚服用。连用 21 天为 1 个疗程，有月经周期者于周期第 5 天进入疗程，共 6 个疗程。刘敏等将 107 例卵巢早衰患者随机分为治疗组 56 例和对照组 51 例。对照组给予人工周期疗法，治疗组在对照组的基础上给予补肾通经方加中药外敷（基本方：当归 15 克、川芎 15 克、透骨草 12 克、桂枝 12 克、艾叶 12 克、木香 12 克、红花 9 克。优质中药饮片制成粗粉末后装入布袋，用前隔水蒸 30 分钟，趁热置于

少腹部，敷 40 分钟。每日 2 次，每剂可连用 10 天，10 天后停 7 天后重复）。连用 6 个月经周期，注意阴道出血以及炎症时停用。随访结束时观察两组临床疗效和血清 E_2、FSH、LH 水平。结果：治疗组总有效率为 91.07%，对照组总有效率为 62.45%，两组比较有显著性差异（$P<0.05$）；半年后，治疗组 E_2、FSH、LH 改善明显，与对照组治疗后比较均有显著性差异（均 $P<0.05$）。[③]

31. 二仙汤加减 淫羊藿 15 克、知母 12 克、山茱萸 15 克、黄柏 12 克、山药 30 克、益母草 10 克、生地黄 15 克、仙茅 12 克、龟甲 15 克、女贞子 12 克、鳖甲 15 克、当归 12 克、牛膝 15 克。随症加减：失眠、多梦者，加柏子仁 30 克、酸枣仁 30 克；乏力者，加黄芪 30 克、太子参 30 克；顽固失眠、多梦者，加酸枣仁 30 克；心烦易怒者，加炒栀子 15 克、牡丹皮 10 克。每日 1 剂，水煎服，早晚分服。20 天为 1 个疗程，2 个疗程后复查。李翠云将 98 例卵巢早衰患者随机分为观察组和对照组各 49 例。观察组给予二仙汤加减治疗，对照组给予雌激素片、醋酸甲羟孕酮片治疗。结果：观察组治疗后 FSH、LH 值均下降，E_2 值上升；总有效率观察组为 95.91%，对照组为 83.67%，两组比较差异有统计学意义（$P<0.05$）；观察组无不良反应，对照组有 7 例发生不良反应（17.07%），两组比较差异有统计学意义（$P<0.05$）；观察组无复发，对照组有 7 例复发（14.28%），两组比较差异有统计学意义（$P<0.05$）。[④]

32. 补肾调冲方 五味子 6 克、川芎 6 克、当归 10 克、肉苁蓉 10 克、巴戟天 10 克、菟丝子 15 克、黄精 15 克、紫石英 15 克、熟地黄 15 克。每日 1 剂，水煎，取汁 200 毫升，分早晚 2 次温服。毕殿红将 100 例卵巢早衰患者随机分为研究组和对照组各 50 例。对照组口服倍美力加安宫黄体酮进行治疗，研究组采取中药补肾调冲方进行治疗。连续治疗 3 个月为 1 个疗程，两组患者均连续治

① 吴嫣,等.仙菟河车方配合电针治疗肾虚肝郁型卵巢早衰的临床观察[J].上海中医药杂志,2016,50(7)：59-62.
② 蔡美穗.温胞饮配合人工周期疗法治疗肾阳虚型卵巢早衰 75 例[J].中国中医药现代远程教育,2016,14(18)：55-57.
③ 刘敏,等.补肾通经方加中药外敷治疗卵巢早衰疗效观察[J].陕西中医,2015,36(7)：785-786.
④ 李翠云.二仙汤加减治疗卵巢早衰 98 例疗效分析[J].实用中医药杂志,2015,31(7)：603-604.

疗 3 个疗程。结果：研究组和对照组的治疗总有效率分别为 96%、92%，两组差异无统计学意义（$P>0.05$）；研究组治愈率为 72%，显著高于对照组的 44%，两组差异具有统计学意义（$P<0.05$）；研究组的不良反应发生率显著低于对照组，两组差异具有统计学意义（$P<0.05$）。[1]

33. 河车柴术汤 紫河车 15 克、菟丝子 30 克、淫羊藿 12 克、黄柏 10 克、枸杞子 15 克、女贞子 10 克、醋柴胡 12 克、延胡索 12 克、川楝子 10 克、白术 12 克、山药 10 克、党参 15 克。每日 1 剂，水煎服，每剂分 3 次服用，7 天为 1 个疗程。张华军将 160 例卵巢早衰患者随机分为治疗组和对照组各 80 例。对照组仅采用西药治疗，治疗组在对照组的基础上采用河车柴术汤治疗。结果：两组的总有效率、激素（FSH、LH、E_2）含量、子宫内膜厚度进行比较，差异均有统计学意义（均 $P<0.05$）。[2]

34. 温肾化痰中药 鹿角胶 10 克、淫羊藿 10 克、当归 10 克、黄芩 10 克、枳实 10 克、法半夏 10 克、茯苓 10 克、陈皮 10 克、丹参 10 克、紫河车 10 克、续断 20 克、菟丝子 15 克、白芍 15 克、川芎 6 克、桂枝 6 克、细辛 3 克。每日 1 剂，早晚分 2 次温服。1 个月为 1 个疗程。洪良等将 126 例脾肾阳虚型卵巢早衰患者随机分为对照组和观察组各 63 例。对照组予性激素替代疗法，观察组在此基础上辅以温肾化痰中药治疗。两组均连续治疗 3 个疗程。结果：治疗后两组多数患者月经来潮，月经量逐渐增多，主要症状不同程度地得以改善；两组血清 FSH、LH 水平均降低（$P<0.01$），E_2 水平均增高（$P<0.01$）；观察组血清 FSH、LH 水平均低于对照组（$P<0.05$），E_2 水平高于对照组（$P<0.05$）；观察组、对照组的有效率分别为 90.32%、75.00%，两组比较有统计学差异（$P<0.05$）。[3]

35. 祛瘀益肾汤 生地黄 12 克、山药 10 克、山茱萸 12 克、熟地黄 12 克、鹿角胶 15 克、补骨脂

10 克、白芍药 10 克、川芎 10 克、桃仁 10 克、红花 10 克、甘草 8 克。随症加减：夜寐甚差、彻夜失眠，加远志 10 克、首乌藤 30 克、柏子仁 10 克；胸闷不舒、时欲叹气，加香附 10 克、郁金 10 克、合欢皮 10 克；出汗过多、口渴咽干，加生牡蛎 30 克、覆盆子 12 克、五味子 10 克。每日 1 剂，水煎取汁 300 毫升，分早晚 2 次服，经期停服。王艳梅将 90 例卵巢早衰患者随机分为对照组和治疗组各 45 例。对照组予雌激素加醋酸甲羟孕酮治疗，治疗组在对照组的基础上加用祛瘀益肾汤治疗。两组均治疗 6 个月。结果：治疗组总有效率为 86.67%，对照组总有效率为 66.67%，治疗组疗效优于对照组（$P<0.05$）；两组治疗后 FSH、LH 均降低（$P<0.05$），E_2、INHB 均升高（$P<0.05$）；治疗组治疗后 FSH、LH 降低优于对照组（$P<0.05$），E_2、INHB 升高优于对照组（$P<0.05$）；两组治疗后子宫内膜厚度、双侧卵巢体积和双侧窦卵泡数均升高（$P<0.05$），且治疗组升高优于对照组（$P<0.05$）。[4]

36. 抗衰复巢汤 菟丝子 15 克、山药 15 克、甘草 15 克、当归 15 克、鸡血藤 15 克、紫河车 15 克、肉苁蓉 15 克、枸杞子 15 克、何首乌 15 克、牡丹皮 15 克、黄精 15 克、黄芪 25 克。随症加减：失眠者，可加酸枣仁 15 克、夜交藤 15 克；心烦易怒者，可加郁金 15 克、小柴胡 15 克、合欢皮 15 克；出汗者，可加煅牡蛎 30 克、浮小麦 30 克、煅龙骨 30 克。每日 1 剂，水煎服。王晓红将 80 例卵巢早衰患者随机分成实验组 42 例和对照组 38 例。对照组采取激素补充疗法进行治疗，实验组采取抗衰复巢汤联合激素补充法进行治疗。结果：实验组总有效率为 90.48%，对照组总有效率为 71.05%，两组比较差异具有统计学意义（$P<0.05$）。[5]

37. 补肾调经方 熟地黄 20 克、山药 15 克、山茱萸 10 克、枸杞子 15 克、菟丝子 15 克、续断 15 克、当归 10 克、川牛膝 15 克、益母草 15 克、茯苓

① 毕殿红.观察中药补肾调冲方治疗卵巢早衰的疗效[J].实用妇科内分泌电子杂志,2015,2(4):27-28.
② 张华军,等.河车柴术汤联合西药治疗卵巢早衰临床观察[J].湖北中医药大学学报,2015,17(2):37-39.
③ 洪良,等.温肾化痰中药辅治脾肾阳虚型卵巢早衰 63 例观察[J].浙江中医杂志,2015,50(3):199-200.
④ 王艳梅.中西医结合治疗卵巢早衰 45 例疗效观察[J].河北中医,2015,37(3):379-381.
⑤ 王晓红.抗衰复巢汤与激素补充疗法结合治疗卵巢早衰的临床观察[J].中国现代药物应用,2015,9(20):134-136.

10克、牡丹皮10克。随症加减：潮热出汗者，加黄芪15克、白术10克、女贞子15克、墨旱莲15克；畏寒肢冷者，加巴戟天15克、肉桂6克、仙茅10克、淫羊藿10克；夜尿频数者，加补骨脂10克、五味子5克、覆盆子10克；心烦多梦者，加夜交藤10克、合欢皮15克、柏子仁10克等。每日1剂，水煎成200～300毫升，分2次服，经期停止服药，28天为1个疗程，共治疗6个疗程。徐碧红将96例卵巢早衰患者随机分成三组各32例，中药组给予补肾调经方治疗，西药组给予激素替代治疗（HRT），中西药组给予补肾调经方加激素替代治疗。治疗结束后随访3个月。结果：中药组、西药组、中西药组的总有效率分别为83.3%、70.0%、93.3%，三组间比较差异有统计学意义（$P<0.05$）；治疗结束时、停药3个月，中药组和中西药组的临床症状积分均优于西药组（$P<0.05$，$P<0.01$）；治疗结束时、停药3个月，中药组和中西药组改善血E_2、FSH、LH和FSH/LH水平均优于西药组（$P<0.05$，$P<0.01$）；中西药组在月经改善情况、改善时间优于中药组、西药组（$P<0.05$），中药组和中西药组复发率低于西药组（$P<0.05$）。[1]

38. **温肾助阳益气养血方** 黄芪60克、龟板胶12克、鹿角胶12克、熟地黄15克、山茱萸15克、当归15克、菟丝子10克、肉苁蓉10克、淫羊藿15克、香附10克、水蛭3克、巴戟天12克、鸡血藤30克、灵芝20克、枸杞子12克、怀山药30克、肉桂4克、怀牛膝15克、炙甘草30克。水煎至2袋，每袋250毫升，每次1袋，每天2次，连续21天。崔骞将96例肾阳虚卵巢早衰患者随机分为治疗组和对照组各48例。治疗组采用温肾助阳益气养血方配合人工周期疗法治疗，对照组采用西药人工周期疗法进行治疗。两组均于下次月经来潮第5天开始续服药，进入下一个周期治疗，连续服用3个月经周期。结果：治疗组总有效率（85.42%）高于对照组（66.67%），两组比较有统计学差异（$P<0.05$），且治疗组在改善中医症状方面

明显优于对照组（$P<0.05$）。[2]

39. **中药序贯周期疗法** 自月经周期第5天至第14天，采用滋补肝肾的方剂如下：何首乌18克、熟地黄18克、女贞子15克、益母草15克、覆盆子12克、沙苑子12克、黄芩12克、枸杞子10克、陈皮10克、紫河车6克；自月经周期第15天至24天，采用疏肝理气方剂如下：柴胡10克、制附片10克、香附10克、山茱萸10克、白术15克、茯苓15克、山药15克、菟丝子15克、熟地黄15克、淫羊藿15克、夜交藤15克、白芍20克、牡蛎20克。连服3个月经周期为1个疗程。毛卉将90例卵巢早衰患者随机分为对照组和治疗组各45例。治疗组采用中药序贯周期疗法，对照组采用激素替代疗法。结果：治疗组总有效率为82.22%，对照组总有效率为73.33%，两组比较差异有统计学意义（$P<0.05$）；治疗组Kupperman评分低于对照组，但差异无统计学意义（$P>0.05$）；停药3个月后，治疗组Kupperman评分低于对照组，且差异有统计学意义（$P<0.05$）；两组治疗后，FSH差异有统计学意义（$P<0.05$），E_2差异无统计学意义（$P>0.05$），停药3个月后，FSH和E_2差异均有统计学意义（均$P<0.05$）。[3]

40. **左归丸加减** 熟地黄、山茱萸、枸杞子、山药、当归、龟板胶、川牛膝、鹿角胶、菟丝子、女贞子、柴胡、香附、白芍、甘草。每日1剂，分2次口服，每次150毫升，连服23天。李花等将120例卵巢早衰患者随机分为治疗组、西药组和中药组各40例。治疗组予左归丸加减联合安宫黄体酮治疗，西药组予雌激素联合安宫黄体酮治疗，中药组单予左归丸加减治疗。均以1个月为1个疗程，连续治疗3个疗程，比较三组临床疗效。结果：总有效率治疗组为85.0%，西药组和中药组分别为67.5%、72.5%，治疗组优于西药组和中药组（$P<0.05$）；治疗组对血清性激素中E_2、FSH、LH水平及子宫内膜厚度的改善均优于中药组和西药组，差异有统计学意义（$P<0.05$）；

① 徐碧红,等.补肾调经方对卵巢早衰患者生殖轴的影响[J].中国实验方剂学杂志,2014,20(21)：221-224.
② 崔骞,等.温肾助阳益气养血方配合人工周期疗法治疗肾阳虚型卵巢早衰疗效观察[J].中国中西医结合杂志,2013,33(12)：1642-1644.
③ 毛卉.中药序贯周期疗法治疗卵巢储备功能低下及卵巢早衰45例[J].陕西中医,2013,34(10)：1338-1339.

三组在卵巢体积的改善方面差异无统计学意义（$P>0.05$）。[1]

41. 抗衰序贯疗法 经行第 1 天服健脾益气滋阴补血之抗衰 1 方：黄芪 10 克、当归 10 克、白芍 10 克、北沙参 10 克、麦冬 10 克、女贞子 15 克、阿胶珠 10 克、山茱萸 10 克、黄连 5 克、淮山药 10 克、广郁金 10 克、生栀子 10 克、知母 10 克、黄柏 10 克、怀牛膝 10 克、青皮 6 克、炙甘草 5 克。经行第 16 天加服益肾壮阳活血之抗衰 2 方：仙茅、淫羊藿、巴戟天、桂枝、制附子、鸡血藤、益母草。服至经潮，每日 1 剂，浓煎取汁 600 毫升，均分 3 次于饭后半小时顿服，3 个月为 1 个疗程，观察 2 个疗程。徐美炎将 120 例卵巢早衰患者随机分为治疗组和对照组各 60 例。治疗组采用抗衰 1 方和抗衰 2 方序贯疗法治疗，顺应月经生理的阴阳消长。对照组用西药人工周期疗法（己烯雌酚每次 1 毫克，每天 1 次，连续服用 23 天，于服己烯雌酚药第 17 天开始每晚加服安宫黄体酮片 10 毫克，共服 7 天，停药 7 天。在人工周期治疗 1 个周期后，不论有无撤退性出血，再同法进行第 2 个周期，依次同法进行下一个周期的治疗。共治疗 6 个月）。结果：两组在治疗前后 FSH、E_2 变化具有显著性差异（均 $P<0.05$）；治疗组治疗前后 LH 有显著性差异（$P<0.05$），治疗组 E_2 上升没有对照组明显（$P<0.05$）；两组总有效率有显著性差异（$P<0.01$）。[2]

42. 补肾调冲汤 巴戟天 10 克、菟丝子 20 克、熟地黄 15 克、鹿角霜 10 克、山药 15 克、枸杞子 10 克、山茱萸 10 克、制首乌 10 克、当归 10 克、川芎 10 克、紫河车 10 克、香附 10 克。随症加减：烦躁失眠者，加夜交藤、酸枣仁、远志；烘热汗出者，加浮小麦、知母、黄柏；腰膝酸软者，加杜仲、川续断；经前 1 周加鸡血藤、益母草、川牛膝等活血引血下行之品。每日 1 剂，水煎 2 次，每次取汁 300 毫升，二煎相合分 2 次服。祝晔将 42 例卵巢

早衰患者随机分成治疗组和对照组各 21 例。治疗组予补肾调冲汤加西药人工周期疗法治疗，对照组予西药人工周期疗法治疗。观察两组治疗后临床疗效及血清激素水平变化。结果：治疗组和对照组的总有效率分别为 90.5%、57.1%，两组比较有显著性差异（$P<0.05$）；治疗 3 个月后两组血清激素水平均有显著性变化（$P<0.05$），组间比较血清 FSH、E_2 差值均有显著性差异（$P<0.05$），LH 差值无统计学意义（$P>0.05$）。[3]

43. 中药内服外用方 内服基本方：炙龟板、熟地黄、菟丝子、女贞子、紫河车、淫羊藿、丹参、合欢皮、柴胡等。随症加减：兼脾虚者，去当归、龟板，加党参、莲肉等；兼有阳虚，加巴戟天、鹿角霜、鹿角片或鹿角胶等；烘热汗出明显，加知母、黄柏、生龙牡；失眠，加酸枣仁、百合。每日 1 剂，水煎服。如症状明显减轻，可每周服用 3～5 剂。外用基本方：当归、川芎、菟丝子、透骨草、桂枝、红花、木香、艾叶，结合辨证用药。将中药装入布口袋，用前隔水蒸 20～30 分钟，趁热敷于腹部患处 30～60 分钟，每日 1～2 次，10 次为 1 个疗程，停 3～7 天再敷，每剂药可连用 10 次。阴道出血及急性炎症期停用。[4]

44. 补肾养肝汤 熟地黄 12 克、山茱萸 12 克、白芍药 12 克、鹿角霜 12 克、当归 12 克、茯苓 12 克、炒白术 12 克、丹参 12 克、枸杞子 12 克、麦冬 12 克、菟丝子 15 克、淫羊藿 15 克、炙甘草 6 克。随症加减：潮热重者，加白薇、知母；失眠重者，加炒酸枣仁、柏子仁；心烦易怒重者，加郁金、柴胡。每日 1 剂，水煎服，每日 3 次。张蕾对 45 例肝肾不足、气血虚弱的 POF 患者（治疗组）从肝肾入手，用补肾养肝汤养肝益肾、调补气血、活血通经治疗，并与同期雌孕激素序贯疗法（HRT）治疗的 45 例（对照组）作对照，以 3 个月为 1 个疗程，连续治疗 1～2 个疗程，治疗后作阴道超声、内分泌检查及临床症状评估。结果：治疗组总有效

① 李花，等.左归丸加减联合安宫黄体酮治疗卵巢早衰 40 例疗效观察[J].湖南中医杂志，2013，29(11)：59－61.
② 徐美炎，等.自拟抗衰序贯疗法治疗卵巢早衰临床分析[J].现代中西医结合杂志，2012，21(2)：165－166.
③ 祝晔，等.补肾调冲汤配合西药治疗卵巢早衰疗效观察[J].湖北中医杂志，2012，34(12)：15－16.
④ 周佩云，等.蔡连香教授采用中药内服外用治疗卵巢早衰经验[J].中华中医药杂志，2010，25(10)：1613－1615.

率为80.0％,对照组总有效率为83.4％,两组疗效无显著性意义($P＞0.05$)。[1]

单 方

葛根素片 组成:野葛根提取物(0.33克/片)。用法用量:1次1片,每天1次。临床应用:张金慧等随机选取抗卵巢抗体(AoAb)阳性的卵巢早衰患者40例,采用葛根素-安宫黄体酮序贯治疗,于每个周期的19～28天加安宫黄体酮10毫克口服,每天1次,28天为1个周期。结果:治疗后患者的Kupperman评分、ANA转阴率、AoAb转阴率和AoAb浓度均降低(均$P＜0.05$);治疗后CD8＋T细胞数明显增加,而CD3＋、CD4＋T淋巴细胞,CD4＋/CD8＋比值,CD19＋B淋巴细胞数明显减少或降低,差异均有统计学意义(均$P＜0.05$);Kupperman评分改变与AoAb,CD3＋、CD4＋T淋巴细胞数,CD19＋B淋巴细胞数,AANA变化正相关($P＜0.05$),与CD8＋T细胞计数负相关($P＜0.05$)。[2]

中 成 药

1. 坤泰胶囊 组成:茯苓、白芍、黄芩、黄连、熟地黄、阿胶。功效主治:滋阴清热,安神除烦。适用于绝经期前后诸证,阴虚火旺者症见潮热面红、自汗盗汗,心烦不宁,失眠多梦,头晕耳鸣,腰膝酸软,手足心热;妇女卵巢功能衰退更年期综合征见上述表现者。用法用量:每次2克,每日3次口服。临床应用:桂素梅将88例卵巢早衰患者随机分为实验组和对照组各44例。两组均用激素替代法治疗,实验组加用坤泰胶囊治疗。两组均治疗6个月。结果:总有效率实验组高于对照组($P＜0.05$);治疗后实验组E_2、AMH高于对照组($P＜0.05$),LH、FSH低于对照组($P＜0.05$);治

疗后实验组TC、TG、LDL－C低于对照组($P＜0.05$),HDL－C高于对照组($P＜0.05$);治疗后3个月、6个月实验组Kupperman评分低于对照组($P＜0.05$)。[3]

2. 滋肾育胎丸 组成:党参、白术、人参、何首乌、菟丝子、枸杞子、熟地黄、寄生、杜仲、鹿角霜、巴戟天、续断、阿胶、艾叶(广州白云山中一药业有限公司生产,5克/袋,国药准字Z44020008)。功效主治:补肾健脾,益气培元,养血安胎,强壮身体;适用于脾肾两虚、冲任不固所致的滑胎。用法用量:每次1袋,每天3次。临床应用:杨敬红等将80例40岁以下女性卵巢早衰患者随机分为观察组和对照组各40例。对照组给予戊酸雌二醇片治疗,观察组给予戊酸雌二醇片联合滋肾育胎丸治疗。两组均持续治疗2个月。结果:治疗后,观察组总有效率明显高于对照组($P＜0.05$);观察组心情急躁、潮热汗出、腰膝酸痛、失眠等症状缓解时间较对照组明显缩短($P＜0.05$);治疗后,两组Kupperman评分明显降低($P＜0.05$),且观察组明显低于对照组($P＜0.05$);两组子宫内膜厚度、卵泡个数增加,双侧卵巢体积明显增大($P＜0.05$),且观察组改善较多($P＜0.05$);两组患者血清FSH、LH水平明显降低,血清E_2水平明显升高($P＜0.05$),且观察组改善较多($P＜0.05$)。[4]

3. 四物合剂 组成:当归、川芎、白芍、熟地黄(四川新斯顿制药股份有限公司生产,国药准字Z51022267)。功效主治:调经养血;适用于血虚所致的面色萎黄、头晕眼花、心悸气短及月经不调。用法用量:每天3次,每次10～15毫升。临床应用:刘佳将164例卵巢早衰患者随机分为观察组和对照组各82例。对照组给予己烯雌酚、醋酸甲羟孕酮治疗,观察组在对照组基础上加用四物合剂。两组均治疗6个周期。结果:观察组总有效率为92.68％,对照组总有效率为81.71％,两组比较差异有统计学意义($P＜0.05$);治疗后,两

① 张蕾.补肾养肝汤治疗卵巢早衰45例[J].四川中医,2009,27(11):89-90.
② 张金慧,等.葛根素在卵巢早衰患者中的免疫调节作用[J].中国临床医学,2016,23(6):816-819.
③ 桂素梅.坤泰胶囊联合激素替代法治疗卵巢早衰临床观察[J].实用中医药杂志,2021,37(9):1570-1572.
④ 杨敬红,等.滋肾育胎丸联合戊酸雌二醇治疗女性卵巢早衰的疗效及其对血清雌激素水平的影响[J].重庆医学,2020,49(22):3803-3806.

组 FSH、LH 水平均较治疗前降低，E_2 水平均较治疗前提升，差异均有统计学意义（$P<0.05$）；观察组 FSH、LH 水平比对照组下降更明显，E_2 水平比对照组上升更明显，差异均有统计学意义（$P<0.05$）。[1]

4. 地贞颗粒　组成：地骨皮、女贞子、墨旱莲、合欢皮、郁金、五味子、沙苑子、甘草（天圣制药集团股份有限公司生产）。功效主治：滋补肝肾，宁心安神；适用于肝肾同源，肝肾两虚，精血不足，冲任失养。用法用量：每次 1 包，每天 3 次，以温开水冲服。2 个月为 1 个疗程，连续治疗 3 个疗程。临床应用：罗彩娥等将 80 例卵巢早衰患者采用地贞颗粒联合穴位埋线治疗，穴位埋线选关元、气海、足三里、三阴交等穴，根据患者的伴随症状随症加减，肝气阻滞者加太冲、期门、间使；肾虚不足者加肾俞、太溪；痰湿阻滞者加丰隆、中脘；经行不畅者加蠡沟；气滞血瘀者加血海、太冲。2 周埋线 1 次，月经期间不埋线，待经净后埋线，疗程为 3 个月经周期。结果：治愈 26 例，其中 16 例成功怀孕，好转 41 例，无效 13 例。总有效率 83.75%。[2]

5. 妇科养荣胶囊　组成：当归、阿胶、熟地黄、白术、川芎、白芍、香附、益母草、杜仲、艾叶、麦冬、黄芪、茯苓、甘草（国药准字 Z20050381）。功效主治：补肾疏肝，益气养血，活血通经；适用于气血不足，肝郁不舒，月经不调，头晕目眩，血漏血崩，贫血身弱及不孕症。用法用量：每次 4 粒，每日 3 次，连服 21 日为 1 个疗程，连续服药 3 个疗程。临床应用：戴凌虹等将 120 例卵巢早衰患者随机分为联合用药组和单纯西药组各 60 例。单纯西药组采用口服戊酸雌二醇片＋地屈孕酮片人工周期方案治疗，联合用药组采用妇科养荣胶囊联合口服戊酸雌二醇片＋地屈孕酮片人工周期方案治疗。结果：联合用药组治疗后潮热出汗、情绪波动、疲乏、头痛、骨关节痛、皮肤蚁走感、心悸、性生活症状评分改善情况均显著优于单纯西药组（$P<0.05$）；治疗后联合用药组子宫内膜厚度显著高于单纯西药组（$P<0.05$）；联合用药组患者治疗后窦卵泡数量较治疗前显著增加（$P<0.05$），单纯西药组治疗前后变化无显著性差异（$P>0.05$）；两组患者治疗后 E_2 水平均较治疗前显著增加（$P<0.05$），而治疗后联合用药组 E_2 水平显著高于单纯西药组（$P<0.05$），两组患者治疗后 FSH、LH 均较治疗前显著降低（$P<0.05$），但治疗后组间无显著性差异（$P>0.05$）；联合用药组总有效率为 83.33%，单纯西药组总有效率为 66.67%，联合用药组治疗后总有效率显著高于单纯西药组（$P<0.05$）。[3]

6. 河车大造丸　组成：紫河车、熟地黄、天冬、麦冬、杜仲、牛膝、龟甲、黄柏（安徽省黄山市天目药业有限公司生产，0.35 克/粒，国药准字 Z20000015）。功效主治：滋阴清热，补肾益肺；适用于肺肾两亏，虚劳咳嗽，骨蒸潮热，盗汗遗精，腰膝酸软。用法用量：每日 3 次，每次 3 粒，30 天为 1 个疗程，共服用 3 个疗程，月经期间停服。临床应用：储继军等将 41 例卵巢早衰患者随机分为治疗组 21 例和对照组 20 例。对照组口服克龄蒙，治疗组加服河车大造胶囊。每个疗程 21 天，共 3 个疗程。治疗前后分别观察两组临床疗效，检测 FSH、LH 和 E_2 水平。结果：治疗组总有效率（85.7%）显著高于对照组（55%）（$P<0.05$）；与治疗前比较，两组治疗后血清 FSH 水平均显著降低（$P<0.05$），E_2 水平均显著升高（$P<0.05$），LH 水平无明显变化（$P>0.05$）；两组治疗前后血清 FSH 降低值和 E_2 升高值比较，差异均无统计学意义（均 $P>0.05$）。[4]

7. 还少胶囊　组成：熟地黄、牛膝、枸杞子、山茱萸、褚实子、杜仲、肉苁蓉、石菖蒲、巴戟天、五味子、远志、山药、茯苓、小茴香、大枣。功效主治：温肾补脾，养血益精；适用于脾肾虚损，腰膝酸痛，阳痿遗精，耳鸣目眩，精血亏耗，肌体瘦弱，食欲减

[1]　刘佳.四物合剂辅助治疗卵巢早衰临床研究[J].新中医，2019，51(2)：175-177.

[2]　罗彩娥，等.地贞颗粒配合穴位埋线治疗卵巢早衰临床观察[J].湖北中医杂志，2017，39(8)：28-29.

[3]　戴凌虹，等.妇科养荣胶囊联合雌孕激素人工周期序贯治疗卵巢早衰的临床疗效分析[J].中国妇幼健康研究，2017，28(5)：567-569，579.

[4]　储继军，等.河车大造胶囊联合克龄蒙治疗卵巢早衰临床观察[J].安徽中医药大学学报，2015，34(3)：26-28.

退，牙根酸痛。临床应用：张华等将 100 例卵巢早衰患者分为治疗组和对照组各 50 例。治疗组采用中药治疗（还少胶囊，每次 5 粒，每天 3 次，连服 30 天，有月经来潮者，月经来潮后改为月经第 5 天服药。气滞血瘀者，予血府逐瘀丸；寒凝血瘀者，予少腹逐瘀颗粒；肝阴虚者，予调经养颜胶囊；气血两虚者，予养血饮口服液；痰湿阻滞者，予苍附导痰丸）。对照组采用西药治疗（口服戊酸雌二醇片，每次 1 毫克，每天 1 次，每经过 21 天的治疗后须停药 10 天；口服醋酸甲羟孕酮片，每次 4 毫克，每天 1 次）。两组以 1 个月为 1 个疗程，疗程结束后评定疗效。结果：对照组和治疗组的总有效率分别为 80%、94%，两组间比较差异有统计学意义（$P<0.05$）。[1]

8. 右归丸 组成：熟地黄、附子（炮附片）、肉桂、山药、山茱萸（酒炙）、菟丝子、鹿角胶、枸杞子、当归、杜仲（盐炒）（北京同仁堂股份有限公司生产）。功效主治：温补肾阳，填精止遗；适用于肾阳不足，命门火衰，腰膝酸冷，精神不振，怯寒畏冷，阳痿遗精，大便溏薄，尿频而清。用法用量：每次 1 丸，每天 3 次，饭前半小时开水冲服。临床应用：丁青等将 60 例卵巢早衰肾虚证患者随机分为治疗组和对照组各 30 例。治疗组采用右归丸联合 HRT 疗法治疗，对照组采用单纯 HRT 疗法。两组均以 3 个月经周期为 1 个疗程，治疗 1 个疗程。结果：两组患者治疗前后临床疗效及血清激素水平均有显著性变化（$P<0.05$），中医证候积分比较，治疗组显著优于对照组（$P<0.05$）；治疗组和对照组的总有效率分别为 90.0%、73.33%，两组比较差异有统计学意义（$P<0.05$）。[2]

9. 六味地黄丸 组成：熟地黄、酒山茱萸、牡丹皮、山药、茯苓、泽泻（广州白云区和记黄埔中药有限公司生产，国药准字 Z44023205）。功效主治：滋阴补肾；适用于肾阴亏损，头晕耳鸣，腰膝酸软，骨蒸潮热，盗汗遗精，消渴。用法用量：每次 6 克，每天 2 次，以 3 个月为 1 个疗程。临床应用：杜丹等将 62 例卵巢早衰患者随机分为治疗组 32 例和对照组 30 例。治疗组用六味地黄丸联合西药激素替代治疗，对照组单用西药激素替代治疗。观察两组临床疗效并检测血清 E_2、FSH、LH 水平的变化。结果：两组患者血清 E_2 均明显上升，与治疗前比较，均有显著性差异（均 $P<0.05$）；血清 FSH 明显下降，其中治疗组疗效显著，与治疗前比较有非常显著性差异（$P<0.01$）；两组血清 LH 在治疗后均有所下降，治疗前后有显著性差异（$P<0.05$），但两组治疗后血清激素水平比较差异无显著性（$P>0.05$）；治疗组和对照组总有效率分别为 81.2%、56.7%，两组比较有显著性差异（$P<0.05$）。[3]

10. 抗卵衰冲剂 组成：熟地黄、山药、山茱萸、茯苓、泽泻、牡丹皮、女贞子、墨旱莲、仙茅、淫羊藿、紫河车、菟丝子、桃仁、红花、川芎、当归、香附、赤芍、柴胡、知母、黄柏、黄芪等（河北省中医院制剂室提供，9 克/袋）。用法用量：每次 1 袋，每天 3 次。临床应用：韩连玉等将 152 例卵巢早衰患者随机分为中西医结合组 58 例、人工周期组 58 例和中药组 36 例。中西医结合组采用抗卵衰冲剂与人工周期方案治疗；人工周期组仅用西药人工周期方案治疗；中药组仅采用抗卵衰冲剂治疗。三组疗程均为 3 个月。结果：中西医结合组、人工周期组、中药组的有效率分别为 89.7%、70.7%、72.2%，三组疗效差异有统计学意义（$P<0.01$）；三组治疗后血清 FSH、E_2 组间差异均有统计学意义（$P<0.05$），但 LH 组间差异无统计学意义（$P>0.05$）；治疗后三组患者子宫内膜厚度间差异有统计学意义（$P<0.01$）。三组患者均无明显不良反应。[4]

① 张华，等.还少胶囊为主治疗卵巢早衰 50 例疗效观察[J].湖南中医杂志，2014，30(10)：60-61.
② 丁青，等.右归丸联合激素替代治疗卵巢早衰肾虚证临床研究[J].中华中医药杂志，2014，29(12)：4056-4058.
③ 杜丹，等.六味地黄丸联合激素替代治疗卵巢早衰的临床研究[J].中华中医药学刊，2013，31(12)：2738-2740.
④ 韩连玉，等.中西医结合治疗卵巢早衰 58 例疗效观察[J].中国全科医学，2008，11(2B)：343-344.

月 经 不 调

月 经 先 期

概 述

月经提前7天以上,甚至10余天一行,连续3个周期以上者,称为"月经先期",亦称"经期超前""经行先期""经早""经水不及期"等。

本病临床特征为周期缩短(不足21天)且连续出现3个月经周期及以上。常伴有月经过多,严重者可发展为崩漏。育龄期妇女罹患本病,可难以受孕,或易于流产,因此应及时予以治疗。

临床常见有血热病史或平素嗜食辛辣,或有情志内伤等病史。月经提前来潮,周期不足21天,并且连续出现3个月经周期及以上,经期基本正常,可伴有月经过多。一般无明显盆腔器质性病变,多属有排卵型黄体不健之功能失调性子宫出血病;有盆腔炎体征者,应属盆腔炎症引起的月经先期。

本病如治疗得当,预后较好。若伴经量过多、经期延长者,进一步可发展为崩漏,使病情反复难愈,故应积极治疗。

本病属中医"月经病·月经不调"范畴。本病始见于《金匮要略方论》。该书"卷下"篇云:"带下经水不利,少腹满痛,经一月再见者,土瓜根散主之。"《妇人大全良方·调经门》指出本病病机是由于"过于阳则前期而来",《普济本事方·妇人诸疾》进一步提出:"阳气乘阴则血流散溢……故令乍多而在月前。"后世医家多宗"先期属热"之说,如朱丹溪有"经水不及期而来者,血热也"的见解。《万氏妇人科·调经章》分别将"不及期而经先行"

"经过期后行""一月而经再行""数月而经一行"等逐一辨证论治,为月经先期作为一个病症开创了先例。《景岳全书·妇人规》对本病的病因、辨证、论治做了较全面的阐述,提出气虚不摄也是导致月经先期的重要发病机理,指出"若脉证无火而经早不及期者,乃其心脾气虚,不能固摄而然"。《傅青主女科·调经》也提出"先期而来多者,火热而水有余也",并根据经血量的多少以辨血热证之虚实,有临床参考价值。

辨 证 施 治

1. 阴虚血热证 症见月经周期提前,量少,色鲜红,质稠;手足心热,咽干口燥,两颧潮红,潮热盗汗,心烦不寐,口舌糜烂;舌质红,少苔,脉细数。

(1) 两地汤加减1 生地黄30克、地骨皮10克、麦冬15克、玄参30克、白芍15克、阿胶(烊化)10克、女贞子10克、墨旱莲10克、枸杞10克、桑椹10克、桔梗10克、石斛10克。随症加减:肝经郁热者,加栀子15克、钩藤15克;心烦不寐者,加火麻仁20克、酸枣仁(炒)20克;合并痤疮者,加金银花20克、连翘20克。水煎2次,两煎混合,早晚各服1次,每月月经干净后连服15剂,连续服用3个月。临床观察:孟延兵选择符合诊断标准的40例阴虚血热型月经先期患者,以上方加减配合三阴交、肝俞穴刺络拔罐(选用双侧三阴交、肝俞作为放血点,每5天刺络放血1次,3次为1个疗程。常规乙醇消毒双侧三阴交、肝俞,用三棱针快速点刺7~10次,然后再在相应穴位上拔罐,留罐10分钟,出血量的多少与患者体质有关,约10~20毫升。嘱患者拔罐后4小时内局部避水避风)治疗,疗程为3个月,随访3个月,评价临床疗效。结果:经过治疗所有患者阴虚血热症状均有改善,其中治愈34例,有效4例,无效2例,总有效率为95.0%。注意事项:患者服药期间禁食辛辣刺激性食物,严禁熬夜。①

(2)两地汤加减2 生地黄15克、麦冬15克、龟甲15克、玄参10克、白芍10克、阿胶10克、地骨皮10克、女贞子20克、墨旱莲20克。随症加减:肾虚,加仙茅15克、淫羊藿30克。每日1剂,水煎服,第1煎30分钟取汁150毫升,第2煎20分钟取汁150毫升,将两次的药水混合,分2次服用。临床观察:汪海苗选取68例阴虚型月经先期的患者,按照平均分配的方法将其分为研究组和对照组各34例。研究组采用上方加减进行治疗,对照组采用口服知柏地黄丸治疗,每次3片,每日3次,3个月为1个疗程。比较两组的恢复情况。结果:研究组阴虚血热证候以及月经周期的恢复情况明显好于对照组($P<0.05$)。总有效率治疗组为82.4%,对照组为52.9%。注意事项:服药期间患者应该禁食辛辣、过分油腻的食物。②

(3)两地汤加味 生地黄15克、地骨皮15克、玄参15克、麦冬15克、白芍20克、阿胶(烊化)10克。随症加减:酌加山药30克、枸杞子20克、何首乌30克,滋肾以生精血;手足心热,加白薇15克、鳖甲30克;眠差,加夜交藤30克;口干渴,加石斛15克;腰酸,加杜仲30克、续断30克。每日1剂,煎服2次,每次取汁150~200毫升,经净后即服12剂,再加仙茅10克、淫羊藿30克,服5~7剂至月经来潮,月经期改用桃红四物汤加川牛膝10克、鸡血藤15克引血下行,每日1剂,连服4剂。临床观察:张晓丹以上方加减治疗106例月经先期量少患者。结果:治愈41例,好转56例,未愈9例,总有效率为91.51%。③

(4)两地汤加减3 生地黄12克、玄参10

克、白芍10克、麦冬10克、阿胶(烊化)12克、地骨皮12克、龟甲(先煎)15克。随症加减:手足心热甚者,加白薇12克,地骨皮增加至20克;月经量少者,加山药15克、何首乌12克。临床观察:孙蓉选取92例月经先期阴虚血热证患者,按初诊次序将入选患者随机分为治疗组和对照组各46例。治疗组予上方加减,对照组口服知柏地黄丸,每日3次,每次1丸,治疗方法同治疗组,3个月为1疗程。结果:总有效率治疗组为89.13%,对照组为84.78%。④

(5)两地汤加减4 龟甲15克、玄参10克、麦冬10克、墨旱莲10克、栀子10克、牡丹皮6克、白薇6克、生地黄12克、地骨皮12克。均在月经来潮前3~4天开始服用,一般服6剂,若月经仍未来潮,则继续服药,直至经行。服药期间停用其他中西药物。临床观察:唐以华以上方治疗60例月经先期血热证阴虚血热证患者,治疗3个月经周期后判断疗效。结果:共有50例患者月经周期恢复正常,无效的10例患者均属病程较长者。总有效率为83.33%。⑤

2.肾气虚证 症见每20余日经行1次,经行量中等,色鲜红,无血块,经期正常。经行伴有腰酸痛,平素胸闷心烦、急躁易怒,时有汗出,时感胃部不适,纳差眠可,大便常不成形。舌红无苔,边有齿痕,脉弦数。治宜清热平肝、固涩冲任。方用固阴煎加减:人参9克、熟地黄15克、山药15克、山茱萸12克、远志9克、甘草6克、五味子9克、菟丝子9克。临床观察:张冬雪以上方治疗1例月经病,效果满意。⑥

3.阳盛血热证 症见月经周期提前,或伴经量过多;经色红或深红,经质正常或稠;头晕面赤;心烦口渴,喜冷饮;便结,小便黄短;舌质红,少苔或薄黄;脉数。方用清经散加减:炒牡丹皮10克、地骨皮15克、白芍10克、熟地黄10克、青蒿6

① 孟延兵.两地汤加减配合刺络拔罐治疗阴虚血热型月经先期40例总结[J].湖南中医杂志,2018,34(1):65.
② 汪海苗.两地汤加减治疗阴虚型月经先期的临床研究[J].世界最新医学信息文摘,2017,17(61):103.
③ 张晓丹.两地汤加味治疗月经先期量少106例临床观察[J].中医临床研究,2015,7(25):63-64.
④ 孙蓉.两地汤加减治疗阴虚血热型月经先期临床观察[J].湖北中医杂志,2015,37(5):39.
⑤ 唐以华.两地汤加减治疗月经先期60例[J].浙江中医药杂志2001(8):345.
⑥ 高璐,刘卉.加味固阴煎治疗月经病的临证体会[J].光明中医,2017,32(21):3083-3084.

克、茯苓 3 克、黄柏 2 克。随症加减：经血量多夹块者，加白茅根、藕节；伴乳房胀痛、郁热者，加栀子、川楝子；口干舌燥者，加玄参、麦冬；腰膝酸软，头晕耳鸣者，加菟丝子、续断、枸杞子。每日 1 剂，水煎服，早晚各服 1 次，经期停服，服药期间监测 BBT。临床观察：陶慧娟将 52 例血热型月经先期患者随机分为治疗组 32 例和对照组 20 例。治疗组以上方加减治疗，对照组给予黄体酮胶囊，每日 2 次，每次 2 粒，共 10 天，月经来潮停用药物。治疗 1 个疗程后比较两组疗效。结果：治疗组有效 29 例，总有效率为 90.6%；对照组有效 19 例，总有效率为 95.0%；远期总有效率治疗组为 84.4%，对照组为 55%。两组比较，差异有统计学意义（$P<0.05$）。[①]

4. 脾气虚证 症见月经提前 8～10 天，量多，色淡红，质清稀，伴面色萎黄，神疲乏力，气短懒言；脘腹胀满，食后尤甚；腰膝酸软，便溏；食少纳呆，睡眠正常。

（1）补中益气汤加减 人参、黄芪、白术、升麻、柴胡、当归、陈皮、甘草。随症加减：食少纳呆者，加砂仁、山药、茯苓；两胁胀痛者，加延胡索、川楝子、木香、香附；经行腹痛，经血夹血块者，加益母草、蒲黄、三七；腰膝酸软，头晕耳鸣者，加杜仲、续断、紫河车、山茱萸、鹿角霜、菟丝子、钩藤、决明子；血量多，加茜草、血余炭、侧柏叶、紫石英、煅龙骨、煅牡蛎；两颧潮红，加生地黄、知母、女贞子、墨旱莲；心烦失眠，加夜交藤、栀子。临床观察：温雯等以上方加减治疗 1 例脾气虚月经先期患者，疗效满意。[②]

（2）归脾汤加减 党参、白术、黄芪、当归、甘草、茯神、远志、酸枣仁、木香、龙眼肉、生姜、大枣。随症加减：血量多，加茜草、血余炭、侧柏叶；冲任不固，加紫石英、煅龙骨、煅牡蛎；阴虚，加生地黄、知母、女贞子、墨旱莲；失眠心烦，加夜交藤、栀子；肾虚，加杜仲、续断、紫河车、山茱萸；肝郁，加木

香、香附。临床观察：韩鸿雁等以上方加减治疗 34 例月经先期脾气虚证患者。结果：治愈（月经周期恢复正常能维持 3 个月以上）22 例，好转（月经周期恢复正常，但不能维持 3 个月以上）10 例，未愈（月经周期未见变化）2 例。总有效率 94.1%。[③]

5. 肝郁血热证 症见烦躁易怒，月经提前，两乳胀痛，头胀头痛，神疲乏力，腹胀食少，脉弦细等。方用丹栀逍遥散加减：柴胡、当归、白芍、白术、茯苓、甘草、薄荷、生姜、牡丹皮、栀子。每日 12 克，早晚各 6 克，10 天为 1 个疗程。临床观察：李占平等以上方治疗 40 例月经先期肝郁血热证患者。结果：治愈 17 例，占 42.5%，好转 23 例，占 57.5%，总有效率 100%。[④]

经 验 方

1. 二至清经方（褚玉霞经验方） 生地黄 18 克、白芍药 15 克、牡丹皮 12 克、黄芩 12 克、栀子 12 克、茯苓 15 克、女贞子 15 克、墨旱莲 15 克、续断 30 克、山药 30 克。随症加减：若见出血量多、倦怠乏力、气短懒言等症，为失血伤气，加黄芪 30 克、党参 15 克；若伴经行腹痛、经血夹瘀血块者，加益母草 15 克；伴小便黄、大便燥结之热盛者，加黄柏 10 克；伴烦躁易怒、经前乳房胀痛者，加柴胡 12 克、钩藤 10 克。非经期服用，每日 1 剂，分早晚 2 次饭后温服。清热凉血，养阴调经。适用于月经先期、经间期出血之血热证，症见月经周期提前，或 2 次月经中间阴道出血，量或多或少，色红，质稠；伴心烦、面红、口燥咽干、手足心热；舌质红，苔黄，脉数。[⑤]

2. 柴芍调经汤（朱南孙经验方） 柴胡 6 克、白芍 12 克、女贞子 12 克、墨旱莲 10 克、麦冬 10 克、地骨皮 10 克、白茅根 12 克、香附 10 克、地榆 10 克。清热养阴，调气理血。适用于因血热所致之月经先期、经血量多或非时出血（少量）。每日 1

① 陶慧娟.清经散治疗血热型月经先期 32 例[J].山东中医药大学学报，2012，36(1)：48-49.
② 温雯，等.补中益气汤加味治疗脾气虚月经先期探析[J].辽宁中医药大学学报，2012，14(6)：121-122.
③ 韩鸿雁，等.归脾汤加减治疗少女月经先期 34 例[J].长春中医药大学学报，2009，25(3)：402.
④ 李占平，等.加味逍遥丸治疗月经先期 40 例[J].武警医学，2002，13(4)：222-223.
⑤ 孙红，等.褚玉霞妇科脉案良方[M].北京：中国协和医科大学出版社，2018：167.

剂,水煎服,每剂分 2 次服用,早饭前及晚饭后 1 小时各温服 1 次。随症加减:因实热者,可酌加牡丹皮、青蒿、黄柏;虚热,宜以生地黄、地骨皮为主,配滋阴壮水及阿胶等养血柔印之品自可收功;郁热者,可以本方与丹栀逍遥散合参化裁治之。①

3. 参芪调经汤(张琪经验方) 太子参 15 克、山药 15 克、白术 9 克、黄芪 15 克、枸杞子 12 克、川续断 10 克、石莲 10 克、乌贼骨 15 克。先将药物用冷水适量浸泡,迄浸透后煎煮,始煎温度较高些,煎至沫少可用慢火煎半小时左右,以此法将两次所煎之药液混匀,量以一茶杯(250 毫升)为宜。每日 1 剂,每剂分 2 次服用,早饭前及晚饭后 1 小时各温服 1 次。平补脾肾,调经固冲。适用于月经先期、月经量多、腹痛、气短、乏力、血红蛋白偏低者。此方宜于因过劳、忧思、饮食失调、房事不节等先天不足或后天失养所发生的月经先期、月经量多属虚象者。②

4. 逍遥散 甘草 4.5 克、当归 9 克、茯苓 9 克、白芍 9 克、白术 9 克、柴胡 9 克、薄荷 6 克、生姜 6 克。随症加减:对于肝郁气滞较甚者,加香附、郁金、陈皮以疏肝解郁;血虚者,加熟地黄以养血;肝郁化火者,加牡丹皮、栀子以清热凉血。每日 1 剂,水煎服。联合针灸治疗,取三阴交(双)、太冲(双)、血海(双)、气海、中极、关元、地机(双)、肝俞(双)、期门(双)、内关(双)等穴,平补平泻,以患者产生酸麻胀痛之感为度,每日 1～2 次,每次留针 30 分钟。甘地等将 136 例肝郁脾虚型月经不调的患者随机分为常规组与治疗组各 68 例。常规组采用单纯的性激素类化学药物治疗,根据患者出现的月经不调的相应症状和化验指标服用相应的药物。如口服炔诺酮片每次 5.00 毫克(8 片),每 8 小时 1 次,连用 3 天,血止后,改为每 12 小时 1 次,7 天后改为每次 3.75 毫克(6 片)维持,连续服用约 2 周;醋酸甲羟孕酮片,每日口服 4～8 毫克(2～4 片),连服 5～10 天;雌二醇片/雌二醇地屈

孕酮片,每日口服 1 片,28 天为 1 个疗程,前 14 天,每日口服 1 片白色片(内含雌二醇 1 毫克);后 14 天,每日口服 1 片灰色片(内含雌二醇 1 毫克和地屈孕酮 10 毫克)。治疗组在此基础上加用上述方法治疗。比较两组患者治疗 1 个疗程后的临床疗效。结果:治疗组的治疗有效率为 97.1%,明显高于常规组的 88.2%,组间比较,差异均有统计学意义($P<0.05$)。治疗组不良反应的发生概率为 11.8%,明显低于常规组的 22.0%,两组间比较,差异有统计学意义($P<0.05$)。③

5. 三地滋阴饮 生地黄 20 克、熟地黄 15 克、地骨皮 12 克、牡丹皮 10 克、鳖甲(先煎)10 克、枸杞子 15 克、墨旱莲 20 克、女贞子 15 克、白茅根 10 克、玄参 10 克、葛根 9 克、当归 15 克。每日 1 剂,清水煎煮,取汁 200 毫克,分早晚 2 次口服。治疗 4 周为 1 个疗程,连续治疗 2 个疗程。倪惠玲将 98 例月经先期(阴虚血热证)患者随机分为观察组与对照组各 49 例。观察组采用上方治疗。对照组口服己烯雌酚片 0.25 毫克,每日 1 次,连续使用 21 天;黄体酮注射液 10 毫克,肌内注射每日 1 次,连续使用 5 天。两组均治疗 8 周。结果:经治疗后,观察组临床痊愈 23 例,占 46.94%;显效 18 例,占 36.73%;有效 7 例,占 14.29%;无效 1 例,占 2.04%;总有效率为 97.96%。对照组痊愈 12 例,占 24.49%;显效 13 例,占 26.53%;有效 16 例,占 32.65%;无效 8 例,占 16.33%;总有效率为 83.67%。两组效果比较,观察组明显优于对照组,差异有统计学意义($P<0.05$)。④

6. 养阴益气汤 生地黄 12 克、熟地黄 9 克、黄芩 12 克、黄柏 12 克、白芍 12 克、山药 15 克、续断 15 克、炙甘草 9 克、炙黄芪 30 克、淫羊藿 12 克、菟丝子 30 克、五味子 12 克、制远志 9 克、石斛 12 克。每日 1 剂,水煎,早晚温服。于经期第 7 天开始服用,服 6 剂,停 1 天,共服 18 剂为 1 个疗程,连续 3 个疗程。李娅男等以上方治疗 40 例气

---

① 张丰强,等.首批国家级名老中医效验秘方[M].北京:中国医药科技出版社,2017:192.
② 张丰强,等.首批国家级名老中医效验秘方[M].北京:中国医药科技出版社,2017:193.
③ 甘地,甘子义,等.逍遥散加减联合针灸治疗肝郁脾虚型月经不调[J].临床军医杂志,2017,45(4):401-404.
④ 倪惠玲.三地滋阴饮治疗月经先期(阴虚血热证)疗效观察[J].实用妇科内分泌杂志,2016,3(13):151-153.

阴两虚型月经先期患者。结果：痊愈 28 例,好转 10 例,无效 2 例,总有效率 95%。注意事项:禁辛辣刺激性饮食,保持饮食清淡,情绪稳定。①

7. 调经汤　柴胡 6 克、女贞子 15 克、白芍 12 克、墨旱莲 15 克、麦冬 10 克、制香附 10 克、地骨皮 10 克、牡丹皮 10 克、栀子 10 克、甘草 10 克等。每日 1 剂,早晚分服。毕连宝等将 60 例肝郁血热型月经先期的患者随机分为对照组与治疗组各 30 例。对照组采用西药常规治疗,治疗组采用自拟调经汤加减治疗。结果:对照组总有效率为 93.3%,治疗组总有效率为 86.7%。两组数据比较,差异有统计学意义($P<0.05$)。②

8. 温经汤　吴茱萸 6 克、桂枝 6 克、姜半夏 6 克、阿胶 6 克、生姜 6 克、炙甘草 6 克、炒白芍 10 克、当归 10 克、川芎 10 克、党参 10 克、牡丹皮 10 克、大枣 10 克、麦冬 20 克。黄蒙宇等以上方治疗 40 例冲任虚寒型月经先期患者,按年龄、病情、病程进行分组,统计疗效与年龄、病情程度、病程的相关性。其中轻度 17 例,中度 10 例,重度 13 例。结果:治疗前后,患者各中医症状积分比较,差异均有统计学意义($P<0.05$)。随着年龄增大,疗效下降。治疗总有效率轻度组(94.12%)比中度组(80.00%)、重度组(76.92%)高,差异均有统计学意义($P<0.05$);中度组治疗总有效率比重度组高,差异有统计学意义($P<0.05$)。治疗总有效率<6 月组(93.33%)比 6~12 月组(87.50%)、>12 月组(82.35%)高,差异均有统计学意义($P<0.05$);6~12 月组的治疗总有效率比>12 月组高,差异有统计学意义($P<0.05$)。③

9. 疏肝解郁调经养血法　柴胡 10 克、川芎 10 克、白芍 10 克、香附 10 克、枳壳 10 克、陈皮 12 克、甘草 6 克、当归 12 克、路路通 12 克、郁金 10 克、益母草 15 克。每日 1 剂,水煎服,分 2 次服

用,治疗 3~6 个疗程。穆巍将 180 例月经先期的患者随机分为治疗组与对照组各 90 例。治疗组采用疏肝解郁调经养血治疗法,对照组予以常规西医治疗,包括己烯雌酚每日 0.25 毫克,连续使用 20 天;黄体酮肌内注射每日 10 毫克,连续使用 5 天。结果:治疗组总有效率为 93.3%,对照组为 64.4%,两组比较差异有统计学意义($P<0.05$)。④

10. 补中益气汤加减　黄芪、党参、白术、陈皮、升麻、女贞子、墨旱莲、芡实、乌贼骨、炙甘草。益气固冲,健脾养肾。⑤

11. 两地汤加减　生地黄、玄参、白芍药、麦冬肉、地骨皮、阿胶。滋阴清热。⑥

12. 知柏地黄汤加减　知母 12 克、黄柏 12 克、熟地黄 30 克、茯苓 15 克、牡丹皮 10 克、泽泻 10 克、地骨皮 10 克、阿胶珠 10 克、当归炭 10 克、白芍 10 克、山药 15 克、山茱萸 15 克、续断片 15 克、菟丝子 15 克、荆芥炭 6 克。每日 1 剂,水煎分 2 次服。马惠芹将 60 例月经先期患者随机分为治疗组与对照组各 30 例。对照组于月经来潮前 5~7 天开始口服己烯雌酚,每次 0.25 毫克,每日 1 次,连服 7 天,共 3 个月经周期。治疗组在对照组的基础上加服知柏地黄汤。结果:治疗组总有效率为 93.3%,对照组总有效率为 76.66%。经统计学处理,两组间存在显著性差异($P<0.01$)。⑦

13. 清海汤加减　桑叶 30 克、牡丹皮 15 克、槐米 12 克、紫草 12 克、生地黄 12 克、地骨皮 15 克、生白芍 20 克、玄参 12 克、玉竹 20 克、生甘草 6 克。随症加减:若经量增多,经色淡,神疲肢倦,或小腹空坠,舌淡脉细弱者,加党参、黄芪;若经量多,面红口干,心胸烦躁,大便干结,溺短赤,舌红苔黄脉数者,加焦栀子、仙鹤草、藕节炭等;若经色

① 李娅男,刘金星.养阴益气汤治疗气阴两虚型月经先期 40 例[J].实用中医药杂志,2016,32(4):337.
② 毕连宝,于笑艳.自拟调经汤治疗月经先期 60 例临床观察[J].内蒙古中医药,2016(4):41.
③ 黄蒙宇,等.温经汤治疗冲任虚寒型月经先期疗效观察[J].新中医,2015,47(3):165-166.
④ 穆巍.疏肝解郁调经养血治疗 90 例月经先期的疗效[J].临床医药文献杂志,2015,2(4):656-657.
⑤~⑥ 姜丽娟,张良英,等.国家级名医张良英教授诊治妇科疾病学术经验(二)——月经先期[J].中国中医药现代远程教育,2014,12(20):21-22.
⑦ 马惠芹.知柏地黄汤联合己烯雌酚治疗月经先期 30 例[J].光明中医,2014,29(9):1990-1991.

紫暗有块,小腹刺痛,舌暗红或舌尖边有瘀斑,脉弦者,加制大黄、三七、益母草等;兼见胸胁乳房胀痛,心烦易怒,舌红苔薄,脉弦数者,加栀子、夏枯草、制香附等。每日1剂,水煎分2次温服,于经期第7～10日开始服,7～10天为1个疗程。贾文惠以上方加减治疗85例月经先期患者,同时保持饮食清淡,情绪稳定。根据病程长短连续服1～3个疗程,观察6个月。结果:显效67例,有效14例,总有效率为95.29%。①

14. 班秀文经验方 党参15克、当归身9克、白术9克、熟地黄15克、炙黄芪15克、白芍15克、云茯苓5克、远志3克、五味子5克、肉桂(后下)2克、陈皮2克、益母草9克、炙甘草5克。双补气血,以生经源。适用于经行超前,量少,色淡,经中少腹、小腹胀痛,腰痛如折,脉虚细,苔薄白,舌质淡,月经不调。②

15. 先期汤 生地黄15克、墨旱莲15克、续断15克、山药15克、牡蛎30克、牡丹皮10克、生白芍10克、黄芩10克、地骨皮10克。随症加减:经色淡质稀,经期伴有腰酸腿痛,倦怠乏力,舌质淡红,脉沉缓等,证属脾肾不足,加菟丝子15克、覆盆子15克、生黄芪30克、阿胶10克;经前头疼、头晕,伴烦躁易怒,舌红脉细弦,证属血热肝旺,加桑叶20克、栀子10克;小腹发胀,腰酸,带下量多,舌红,苔薄黄腻,脉滑,证属湿热蕴结,加黄柏10克、椿根皮15克、忍冬藤15克等。月经第5天始服,每日1剂,连服5～10剂,多则15剂。月经周期正常后,再每次经后服5～10剂,3个月经周期为1个疗程。张建英以上方加减治疗60例月经先期患者,经1个疗程的治疗后评价疗效。结果:经治疗后,显效58例,有效2例,无效0例,有效率100%,显效率96.67%。③

16. 清热安宫汤 女贞子25克、墨旱莲20克、地骨皮12克、生白芍12克、柴胡6克、椿根皮15克、黄芩炭9克、益母草9克、香附9克。每日1剂,水煎分2次温服,于经期第7～10日始服,7～10天为1个疗程,根据病程长短连续服1～3个疗程。李录花以上方治疗32例经筛选抽取的虚热夹瘀型月经先期患者,观察6个月。期间患者保持饮食清淡,情绪稳定。结果:痊愈15例,有效17例,总有效率为100%。④

17. 归脾汤 党参、白术、黄芪、当归、甘草、茯神、远志、酸枣仁、木香、龙眼肉、生姜、大枣。随症加减:血量多,加茜草、血余炭、侧柏叶;冲任不固,加紫石英、煅龙骨、煅牡蛎;阴虚,加生地黄、知母、女贞子、墨旱莲;失眠心烦,加夜交藤、栀子;肾虚,加杜仲、续断、紫河车、山茱萸;肝郁,加木香、香附。韩鸿雁等以上方加减治疗34例少女月经先期患者。结果:治愈(月经周期恢复正常能维持3个月以上)22例,好转(月经周期恢复正常,但不能维持3个月以上)10例,未愈(月经周期未见变化)2例。总有效率为94.1%。⑤

18. 加味保阴煎 生地黄15克、熟地黄12克、白芍12克、炒黄芩12克、炒黄柏12克、山药15克、炒续断15克、炙甘草12克、炙黄芪30克、菟丝子30克、远志12克、五味子12克、淫羊藿12克。每日1剂,水煎服,早晚分服,服药6天停药1天,24剂为1个疗程,连续服用3个疗程。滋阴益气,清热凉血,补肾益精血。盛文贞等以上方治疗64例符合月经先期诊断的患者。结果:经3个疗程的治疗,痊愈39例,占63.9%;好转18例,占29.5%;无效4例,占6.6%。总有效率为93.4%。注意事项:忌食辛辣、烟酒等动血之品,多食清淡而富有营养的食物。⑥

19. 凉血清海汤 桑叶30克、牡丹皮15克、槐米10克、紫草10克、生地黄10克、地骨皮15克、生白芍20克、玄参10克、玉竹20克、生甘草3克。随症加减:经量增多,经色淡,神疲肢倦,或

① 贾文惠.清海汤加减治疗月经先期85例[J].光明中医,2012,27(7):1328-1329.
② 卢祥之.国医大师班秀文经验良方赏析[M].北京:人民军医出版社,2012:18.
③ 张建英.自拟先期汤治疗月经先期60例临床观察[J].浙江中医药大学学报,2011,35(3):360-364.
④ 李录花.自拟清热安宫汤治疗虚热夹瘀型月经先期32例[J].中国中医药现代远程教育,2010,8(15):166.
⑤ 韩鸿雁,等.归脾汤加减治疗少女月经先期34例[J].长春中医药大学学报,2009,25(3):402.
⑥ 盛文贞,等.加味保阴煎治疗气阴两虚型月经先期61例[J].甘肃中医,2009,22(10):35.

小腹空坠,舌淡脉细弱者,加党参 25 克、黄芪 25 克;经量多如崩,面红口干,心胸烦躁,大便干结,溺短赤,舌红苔黄脉数者,加焦栀子 10 克、仙鹤草 15 克、藕节炭 15 克;经色紫暗有块,小腹刺痛,舌暗红或舌尖边有瘀斑,脉弦者,加制大黄 10 克、三七 10 克、益母草 15 克;兼见胸胁乳房胀痛,心烦易怒,舌红苔薄,脉弦数者,加栀子 10 克、夏枯草 15 克、制香附 12 克。每日 1 剂,水煎分 2 次温服,于经期第 7～10 日始服,7～10 天为 1 个疗程,根据病程长短连续服 1～3 个疗程,观察 6 个月。同时保持饮食清淡,情绪稳定。陈宏以上方加减治疗 167 例月经先期患者。结果:显效 135 例,有效 25 例,无效 7 例,总有效率 95.81%。[1]

20. 三黄四物汤　黄连 6 克、大黄 5 克、黄芩 10 克、当归 10 克、川芎 10 克、白芍 15 克、熟地黄 10 克。随症加减:症见手脚心发热者,加天花粉 10 克、石斛 10 克;小便短赤者,加淡竹叶 10 克、连翘 10 克;失眠者,加牡丹皮 10 克、石决明 15 克、龙骨 15 克、牡蛎 15 克;头昏、耳鸣者,加蝉蜕 10 克、桔梗 10 克;气虚者,加沙参 10 克、人参 10 克;病情严重、气血极虚者,加参附汤(人参 10 克、附子 10 克)煎服;善后治疗,用八珍汤加味(菟丝子 10 克、枣皮 10 克、桑椹 10 克、肉苁蓉 15 克)。每日 1 剂,水煎,分 3 次口服。唐吉莲以上方加减治疗 80 例月经先期患者。结果:痊愈 72 例,有效 6 例,无效 2 例,有效率为 97.5%。注意事项:治疗期间,忌食辛辣厚味之品。[2]

21. 养血调肝汤　当归 10 克、白芍 15 克、熟地黄 12 克、茯苓 12 克、党参 15 克、黄芪 15 克、甘草 6 克。从月经第 1 天开始口服养血调肝汤,每日 1 剂,每个月经周期服药 3 周,连续服用 3 个月经周期。并通过对患者用药前后肝肾功能的检测,对养血调肝汤的安全性进行评价。程慧莲等以上方治疗 36 例气血虚弱型月经先期患者。结果:养血调肝汤治疗月经先期中,治疗前后周

期、经色质、少气懒言、自汗及失眠各症状进行自身前后的差值比,有显著差异(均 $P < 0.01$)。神疲乏力和头晕眼花的症状进行自身前后的差值比,无显著差异。痊愈 9 例(25%),显效 24 例(66.7%),有效 2 例(5.6%),无效 1 例(2.8%),总有效率为 97.2%。[3]

22. 安冲调经汤(刘奉五经验方)　山药 15 克、炙甘草 6 克、白术 9 克、石莲 9 克、川续断 9 克、椿白皮 9 克、生牡蛎 30 克、熟地黄 12 克、海螵蛸 12 克。平补脾肾,调经固冲。适用于脾肾不足,夹有虚热所引起的月经先期、月经频至,或轻度子宫出血。[4]

23. 徐志华经验方　① 先期饮:当归 10 克、白芍 10 克、生地黄 10 克、川芎 5 克、黄芩 10 克、黄连 5 克、知母 10 克、黄柏 10 克、牡丹皮 10 克、栀子 10 克、地榆 10 克。清热凉血调经。适用于血热所致月经先期,量多,色鲜红,质黏稠者。随症加减:若经水偏多者,牡丹皮、栀子、地榆、黄柏炒之,去川芎;口干咽燥者,加天花粉;经行不畅者,加丹参;大便干结者,加大黄。② 柴芍二丹归芍散:柴胡 5 克、黄芩 10 克、白芍 10 克、牡丹皮 10 克、当归 10 克、川芎 6 克、炒白术 10 克、茯苓 10 克、泽泻 10 克、丹参 10 克。疏肝和脾,凉血调经。适用于郁热所致月经先期,量时多时少,色紫红,质黏稠者。随症加减:若经量偏多者,去川芎、牡丹皮、黄芩炒之,加七叶一枝花;心烦胁满者,去白术,加栀子;口干喜饮者,加天花粉。③ 清经汤:北沙参 10 克、麦冬 10 克、黄精 10 克、玉竹 10 克、炒生地黄 10 克、炒白芍 10 克、女贞子 10 克、墨旱莲 10 克、牡丹皮 10 克、栀子 10 克、当归 10 克。养阴清热调经。适用于虚热所致月经先期,量少,色鲜红,质黏稠者。随症加减:若虚热甚者,加鳖甲、知母;虚烦不寝者,加炒酸枣仁、生龙牡;头晕耳鸣者,重用白芍;经行不畅者,加丹参。④ 双补汤:党参 10 克、山药 10 克、茯苓 10 克、莲子肉 10

① 陈宏.凉血清海汤治疗月经先期 86 例[J].中国中医急症,2009,18(11):1891.
② 唐吉莲.三黄四物汤治疗月经先期 80 例[J].河南中医,2009,29(6):588-589.
③ 程慧莲,等.养血调肝汤治疗气血虚弱型月经先期 36 例临床疗效观察[J].四川中医,2008,26(10):81-83.
④ 北京中医医院,北京市中医学校.刘奉五妇科经验[M].北京:人民卫生出版社,2006:91.

克、芡实 10 克、补骨脂 5 克、肉苁蓉 10 克、山茱萸 10 克、五味子 5 克、菟丝子 10 克、覆盆子 10 克、巴戟天 10 克。健脾益肾，固冲调经。适用于气虚所致月经先期，量或多或少，色淡或淡暗，质稀薄者。随症加减：若月经量多者，加炙黄芪、升麻炭；经期延长者，加血余炭；小腹空坠者，加炒枳壳；难眠多梦者，加炒酸枣仁；腰膝酸冷者，加杜仲。[1]

24. 王云铭经验方 ① 清热凉血方：生地黄 30 克、牡丹皮 9 克、地骨皮 15 克、黄柏 9 克、白芍 15 克、青蒿 9 克、茯苓 15 克。清热凉血。适用于月经先期血热实证，症见经期赶前，下血量多，血色深红或紫黑成块，质黏，心胸烦闷，舌苔薄黄，脉象滑数有力者。随症加减：若腹痛者，加延胡索 9 克、川楝子 9 克。② 益气摄血方：党参 30 克、黄芪 30 克、阿胶（另烊化入）15 克、白术 9 克、炒当归 6 克、远志 9 克、炒酸枣仁 15 克、棕榈炭 15 克、地榆炭 30 克、陈皮 9 克、甘草 9 克。益气摄血。适用于月经先期气虚证，症见经期赶前，经色浅淡，量多，质清稀，倦怠气短，脉象缓弱者。[2]

25. 三黄忍冬藤汤（裘笑梅经验方） 黄连 4.5 克、黄芩 9 克、黄柏 9 克、忍冬藤 15 克、贯众 12 克。清热凉血止血。适用于血热所致月经先期、量多或崩漏。[3]

26. 清肝调经方（蔡小荪经验方） 当归 9 克、生地黄 12 克、地骨皮 9 克、牡丹皮 9 克、柴胡 4.5 克、制香附 9 克、白芍 9 克、黄芩 9 克、泽泻 9 克、白术 9 克。疏肝清热，滋阴养血。适用于月经先期，或经前淋沥，乳胀，郁闷不欢，脉细弦，舌质偏红。随症加减：阴虚烦热，柴胡改银柴胡，加炙龟板 9 克、炒知母 6 克、炒黄柏 6 克；肝郁头痛，去柴胡，加白蒺藜 9 克、生石决明 15 克、怀牛膝 9 克；经期延长，加煅牡蛎 30 克、墨旱莲 15 克；脘腹胀痛，加广木香 3 克、青陈皮各 4.5 克、金铃子 9 克；

先期量多，加白薇 9 克、墨旱莲 15 克、侧柏叶 9 克、生地榆 12 克；先期腹痛，加延胡索 12 克、金铃子 9 克、青陈皮各 4.5 克；后期量多，加炮姜炭 3 克、牛角腮 9 克、海螵蛸 12 克；后期腹痛，加小茴香 3 克、木香 3 克、艾叶 3 克；腰脊酸楚，加金毛狗脊 12 克、川续断 12 克、桑寄生 12 克；经前乳胀，加逍遥丸 9 克、金铃子 10 克、川郁金 9 克；血虚眩晕，加女贞子 9 克、枸杞子 9 克、白蒺藜 9 克；大便溏泻，加白术 9 克、补骨脂 9 克、煨诃子 6 克。[4]

27. 益气养阴汤（蔡小荪经验方） 炒潞党 12 克、炒白术 10 克、炒当归 10 克、生地黄 10 克、丹参 6 克、白芍 10 克、炙龟板 10 克、熟女贞 10 克、墨旱莲 12 克、仙鹤草 10 克。益气养阴，调理冲任。适用于气阴不足，月经先期量多；或气虚不摄，阴虚火旺，月经先期量多，口干喜饮，疲惫乏力，舌淡红苔少，脉细略数者。随症加减：腹胀甚者，加制香附；腰酸者，加杜仲、川续断。[5]

28. 清肝调经方（蔡柏春经验方） 生地黄 12 克、当归 9 克、地骨皮 9 克、柴胡 3 克、黄芪 4.5 克、牡丹皮 6 克、制香附 9 克、白芍 9 克、泽泻 9 克、白术 6 克、茯苓 12 克。清肝热，调经。适用于妇女肝热所致的月经不调，症见月经先期脉数而洪，经血紫者。[6]

中 成 药

1. 坤泰胶囊 组成：熟地黄、茯苓、黄连、白芍、阿胶、黄芩等（贵阳新天药业股份有限公司生产，国药准字 Z20000083）。功效：滋阴清热，交通心肾，调节阴阳平衡。用法用量：每次 4 粒，每日 3 次，口服，经来停用。临床应用：陈东方以上方治疗 60 例阴虚血热型月经先期患者，3 个月经周期为 1 个疗程，2 个疗程后评价疗效。结果：显效

① 张弘.名医效方 999[M].北京：中国中医药出版社，2003：315-317.
② 张弘.名医效方 999[M].北京：中国中医药出版社，2003：318-319.
③ 张弘.名医效方 999[M].北京：中国中医药出版社，2003：319.
④ 黄素英，等.中国百年百名中医临床家丛书——蔡小荪[M].北京：中国中医药出版社，2002：9-10.
⑤ 黄素英，等.中国百年百名中医临床家丛书——蔡小荪[M].北京：中国中医药出版社，2002：12-13.
⑥ 施杞.上海历代名医方技集成[M].上海：学林出版社，1994：952.

56 例,有效 4 例,无效 0 例,总有效率为 100%。①

2. 参茜固经颗粒　组成:升麻、党参、白术、生地黄、白芍、女贞子、墨旱莲、生蒲黄、生槐米、大小蓟等。功效主治:益气养阴,清热凉血,祛瘀生新,活血止血;适用于气阴两虚、热迫血行所致的月经先期、月经过多、崩漏,症见月经先期而行,量多,色红,或夹有血块,神疲肢倦,气短懒言,手足心热,咽干口燥,小腹隐痛,纳少,便溏,舌淡红,苔薄白,脉细弱。用法用量:温开水冲服,一次 50 克,一日 2 次,经前一周开始服用。②

3. 乌鸡白凤丸　组成:乌鸡(去毛爪肠)、鹿角胶、鳖甲(制)、牡蛎(煅)、桑螵蛸、人参、黄芪、当归、白芍、续断(醋制)、天冬、甘草、地黄、熟地黄、川芎、银柴胡、丹参、山药、芡实(炒)、鹿角霜。功效主治:补气养血,调经止带;适用于气血两虚所致的心慌气短、疲乏无力、月经先期、腰腿酸软、白带量多、崩漏带下,症见经水先期,经量少或量多,经色淡质稀,腰膝酸软,肢体乏力,心烦易怒,舌质淡,脉虚弱。用法用量:口服,水蜜丸一次 6 克,小蜜丸一次 9 克,大蜜丸一次 1 丸,一日 2 次。③

4. 补中益气丸　组成:黄芪(炙)、党参、白术(炒)、当归、陈皮、升麻、柴胡、甘草(蜜制)。功效主治:补脾益气,摄血调经;适用于脾气虚所致月经先期、经后调治,症见月经周期提前,或量多,色淡红,质清稀,神疲肢倦,气短懒言,小腹空坠,纳少便溏,舌淡红,苔薄白,脉细弱。用法用量:温开水送服,一次 6 克,一日 2 次。④

5. 归脾丸　组成:党参、白术(炒)、炙黄芪、炙甘草、茯苓、远志(制)、酸枣仁(炒)、龙眼肉、当归、木香、大枣(去核)、蜂蜜。功效主治:益气健脾,养血安神;适用于心脾两虚所致月经先期、月经过多、崩漏、贫血等,症见月经超前,量少色淡,或淋沥不止,心悸怔忡,健忘失眠,虚热盗汗,失眠多梦,头昏头晕,肢倦乏力,面色萎黄,食欲不振,舌淡红,苔薄白,脉细弱。用法用量:温开水送服,大蜜丸一次 1 丸,一日 3 次。⑤

6. 当归丸　组成:当归、炙黄芪(蜜制)。功效主治:养血补气,调经止痛;适用于血虚所致月经先期、月经量多、痛经,症见月经先期而行,经水量多,色淡质稀,行经腹痛,面色无华,肢体乏力,舌淡,苔薄,脉洪大而虚,重按无力。用法用量:口服,一次 10～20 丸,一日 2 次。⑥

7. 固经丸　组成:黄芩、黄柏、香附、黄檗、芍药、樗皮、龟甲、泽兰、炮姜、香附。功效主治:滋阴清热,固经止带;适用于阴虚血热,月经先期,经血量多、色紫黑,白带量多,症见月经先期,经水过期不止,或下血过多,血色深红或紫黑黏稠,手足心热,腰膝酸软,或小腹疼痛,舌红,脉弦数。用法用量:口服,一次 6 克,一日 2 次。⑦

8. 三黄丸　组成:黄连、黄芩(炒)、大黄(制)。功效主治:泻火解毒;适用于实热型月经先期伴有便秘、带下量多色黄等症,症见月经先期,经色深红,经质黏稠,或伴量多,烦躁口干,大便干结,小便短黄,苔黄,舌质红,脉数。用法用量:口服,一次 6～9 克,一日 3 次。⑧

9. 丹栀逍遥丸　组成:牡丹皮、栀子(炒焦)、柴胡(酒制)、白芍(酒炒)、当归、白术(土炒)、茯苓、薄荷、炙甘草。功效主治:疏肝解郁,清热调经;适用于肝郁化火所致妇女月经先期,症见月经先期,经色紫红,有血块,或伴经量多,胸闷胁胀,乳房及少腹胀痛,心烦急躁,或口苦咽干,苔微黄,舌红,脉弦数。用法用量:口服,一次 6～9 克,一日 2 次。⑨

10. 龙胆泻肝丸　组成:龙胆、柴胡、黄芩、栀子(炒)、泽泻、木通、车前子(盐炒)、当归(酒炒)、

① 陈东方,等.坤泰胶囊治疗阴虚血热型月经先期 60 例[J].实用中医药杂志,2015,31(3):198.
② 张婷婷.妇产科中成药合理应用手册[M].北京:人民卫生出版社,2009:1-2.
③ 张婷婷.妇产科中成药合理应用手册[M].北京:人民卫生出版社,2009:2.
④ 张婷婷.妇产科中成药合理应用手册[M].北京:人民卫生出版社,2009:3.
⑤～⑥　张婷婷.妇产科中成药合理应用手册[M].北京:人民卫生出版社,2009:4.
⑦～⑧　张婷婷.妇产科中成药合理应用手册[M].北京:人民卫生出版社,2009:5.
⑨　张婷婷.妇产科中成药合理应用手册[M].北京:人民卫生出版社,2009:6.

地黄、炙甘草。功效主治：清肝利湿调经；适用于肝经湿热所致月经先期，带下量多等，症见月经提前，经色紫红，有血块，或伴经量多，胸闷胁胀，乳房胀痛，心烦急躁，或口苦咽干，苔薄黄，舌红，脉弦数。用法用量：口服，一次 3～6 克，一日 2 次。①

11. 大补阴丸　组成：熟地黄、知母（盐炒）、黄柏（盐炒）、龟甲（制）、猪脊脑。功效主治：滋阴清热调经；适用于阴虚火旺所致月经先期，症见月经先期，色红，或伴经量增多，两颧潮红，潮热盗汗，手足心热，耳鸣，口干咽燥，苔少，舌红少津，脉细数。用法用量：口服，水蜜丸一次 6 克，一日 2～3 次；大蜜丸一次 1 丸，一日 2 次。②

12. 当归龙荟丸　组成：当归（酒炒）、龙胆（酒炒）、芦荟、青黛、栀子、黄连（酒炒）、黄芩（酒炒）、黄柏（盐炒）、大黄（酒炒）、木香、麝香。功效：疏肝解郁，清热凉血，通便。临床应用：情志不遂，肝郁化火所致月经先期，月经过多。辨证要点：月经提前，经量过多或兼经期延长，经色鲜红或紫黑，质浓稠，有瘀块，伴有面色红赤，心烦急躁，口苦咽干，食欲不振，大便干结，小便短赤，舌红苔黄，脉弦数等。用法用量：口服，一次 6 克，一日 2 次。③

13. 葆宫止血颗粒　组成：煅牡蛎、白芍、地黄、侧柏炭、金樱子、仙鹤草、椿根皮、大青叶、三七、柴胡（青海油田职工总医院制剂）。功效：收敛固摄，固冲止血，滋阴清热。用法用量：每次 1 袋，每日 3 次，温开水冲服。临床应用：唐浩志选取 100 例月经先期患者为治疗组，经来后即开始服用葆宫止血颗粒，连服 2 周。同时选取 60 例月经先期患者为对照组，采取西医止血治疗。结果：治疗组总显效率、总有效率分别为 84％、93％，对照组分别为 30％、53％，组间比较有极显著性差异（$P<0.001$）。④

14. 调经胶囊　组成：续断、滑石、檀香、全瓜蒌、生蒲黄等（每粒含生药 0.5 克，江苏省泰州市中医院制剂）。功效：益肾，清热，理气，化瘀。用法用量：每次 6 粒，每日 3 次，饭后服。一般在估计月经来潮前 5 天开始服用，直至月经来潮时或正常月经周期结束前停药。若气虚明显者，可与归脾丸一并服用；肾水匮乏者可加服六味地黄丸。临床应用：赵燕宁等以上方治疗 84 例月经先期患者，治疗 3 个月经周期后判断疗效，服药期间停用其他中西药物。结果：痊愈（月经周期为 25 天以上，停药 3 个周期未再复发，同时经期、经量亦恢复正常）40 例，有效（治疗期间月经周期恢复正常，经期、经量均随之好转，停药后 3 月内又复发）35 例，无效（治疗前后无变化）9 例，总有效率 89.4％。⑤

15. 清经颗粒　组成：以古方"清经散""二至丸"为基础加减而成（每包含生药 25 克）。功效：清热凉血，滋肾养阴，调经止血。用法用量：清经颗粒每次 1 包，每日 2 次，经净后开始服用，每周期 15 天为 1 个疗程，连服 2 个疗程。临床应用：杨家林等以上方治疗 100 例血热型月经先期患者。结果：痊愈 52 例，显效 32 例，有效 9 例，无效 7 例，总显效率为 84.0％，总有效率为 93.0％。治疗后月经周期平均延长（7.85±3.56）天。其中 40 例伴月经过多者，29 例经量恢复正常。⑥

月 经 后 期

概 述

月经周期延长 7 天以上，甚至 3～5 个月一行，连续出现 3 个周期以上，称为"月经后期"，亦称"经行后期""月经延后""经迟"等。

本病的主要特点是月经周期超过 35 日以上而在 6 个月以内，关键是经期、经量正常。月经后

① 张婷婷.妇产科中成药合理应用手册［M］.北京：人民卫生出版社，2009：6.
②～③ 张婷婷.妇产科中成药合理应用手册［M］.北京：人民卫生出版社，2009：7.
④ 唐浩志，等.葆宫止血颗粒治疗月经先期及月经过多临床观察［J］.中国实用医药，2008，3（2）：91.
⑤ 赵燕宁，等.调经胶囊治疗月经先期 84 例［J］.黑龙江中医药，2004（5）：17.
⑥ 杨家林，等.清经颗粒治疗月经先期 100 例临床观察［J］.成都中医药大学学报，1996，19（3）：18－19.

期如伴经量过少,常可发展为闭经。青春期月经初潮后1年内或围绝经期,周期时有延后而无其他证候者,不作病论。

临床症状体征如下。(1)月经周期延后7天以上,甚至3~5个月一行,可伴有经量及经期的异常,连续出现3个月经周期以上。(2)妇科检查可见子宫大小正常或略小。(3)辅助检查:① 尿妊娠试验阴性。② B超检查了解子宫及卵巢情况。③ BBT低温相超过21天;生殖激素测定提示卵泡发育不良或高泌乳素、高雄激素、FSH/LH比值异常等。

本病常与月经量少兼见,如治疗及时得当,预后较好,否则可发展为闭经。育龄妇女若月经后期、量少,常可导致不孕。

本病属中医"月经病·月经不调"范畴。始见于《金匮要略·妇人杂病脉证并治》温经汤条下谓"至期不来"。《妇人大全良方·调经门》引王子亨所言"过于阴则后时而至",认为月经后期为阴盛血寒所致。《丹溪心法·妇人》中提出"血虚""血热""痰多"均可导致月经后期的发生,并指出相应的方药,进一步丰富了月经后期的内容。薛己、万全、张景岳等更提出了"脾经血虚""肝经血少""气血虚弱""气血虚少""气逆血少""脾胃虚损""痰湿壅滞"及"水亏血少,燥涩而然""阳虚内寒,生化失期"等月经后期的发病机理,并提出补脾养血、滋水涵木、气血双补、疏理肝气、导痰行气、清热滋阴、温经活血、温养气血等治法和相应的方药,使本病在病因、病机、治法、方药等方面渐臻完善。

辨 证 施 治

1. 血寒证

(1)实寒证 症见月经周期延后、月经量少、经期腹痛、闭经;经血色黑有血块;舌质紫暗,或有瘀点;脉沉紧,或结,或涩;伴有面色青白,四肢欠温;腹部畏寒喜暖。方用温经汤(《妇人大全良方》)加减:肉桂、人参、当归、川芎、莪术等。每日1剂,每剂先加水500毫升浸泡1小时,待煮沸后文火煎煮30分钟,滤出药液,药渣再加入1倍量水,煎煮20分钟,2次滤液合并,分2次口服。临床观察:王晓松等以上方治疗8例月经后期血寒证实寒证患者。1个月经周期为1个疗程,共服用3个月经周期。观察期间不可服用与本病证相关的其他中草药及西医药物。治疗后于第4个月经周期中第11~13天中任选1天行彩色多普勒超声检查。观察治疗效果,并应用彩色多普勒超声测定治疗前后患者卵巢及子宫动脉血流参数,包括收缩期峰值流速(PSV)、阻力指数(RI)与搏动指数(PI)。结果:临床治愈3例,有效3例,有效率75%。经温经汤治疗后,患者子宫、卵巢动脉PSV显著升高($P<0.01$),RI、PI显著降低($P<0.01$,$P<0.05$)。①

(2)虚寒证 症见行经时小腹冷痛,经量中等、色暗,质稠夹有血块,平素白带较多、质清稀,腰背酸痛,纳可,二便调,舌质暗,苔薄白。

① 温经汤加减1 吴茱萸10克、当归15克、川芎12克、白芍12克、麦冬15克、党参15克、姜半夏12克、牡丹皮12克、阿胶(烊化)12克、桂枝6克、炙甘草6克、生姜2片。随症加减:排卵后期,可配伍仙茅、淫羊藿、巴戟天、肉苁蓉、鹿角片等补肾助阳。每日1剂,水煎2次,取汁400毫升,2次分服,连服1个月经周期为1个疗程。临床观察:应慧群以上方加减治疗50例月经后期血寒证虚寒证患者。结果:经治疗3个疗程后,显效(治疗3个周期后月经周期恢复正常,经期、经量亦正常,其他主要症状消失或减轻,停药3个月经周期未复发)38例,有效(治疗3个周期后月经后期有所改善,但偶尔延后超过7天,其他症状减轻)8例,无效(治疗3个周期后月经周期无改善)4例,总有效率92%。②

② 温经汤加减2 当归15克、麦冬15克、党

① 王晓松,成秀梅,等.温经汤对月经病实寒证患者卵巢及子宫血流动力学的影响[J].中华中医药杂志,2017,32(2):861-863.
② 应慧群.加减温经汤治疗月经后期50例[J].山东中医杂志,2009,28(3):159.

参 15 克、白芍 12 克、川芎 12 克、姜半夏 12 克、牡丹皮 12 克、阿胶 12 克、桂枝 10 克、吴茱萸 10 克、炙甘草 6 克、生姜 3 片，红糖为引。随症加减：经行腹痛者，加苏木、制没药、益母草以加强其行气活血之功效；嗳气、腹胀、乳房胀痛者，加青皮、全瓜蒌之类以助姜半夏行降逆和胃之力；腰背酸痛者，加杜仲、续断之类；白带多者，加白扁豆、车前子之类以除带化湿。以上诸药每日 1 剂，水煎服，在月经过后的 2 周左右连服 3 剂为宜。临床观察：徐继先以上方加减治疗 40 例月经后期血寒证虚寒证患者。结果：痊愈 28 例，其中有月经恢复正常 2 个月以上，有在治疗期间受孕得子者；症状明显减轻者 7 例，服药后腹痛症状减轻，月经周期恢复正常，但有时偶有反复；在 5 例无效中有 2 例未坚持治疗。总有效率 87.5%。[1]

2. 痰湿证　症见烦躁易怒，胸胁胀痛，四肢清冷，小腹冷痛，带下量多，五心烦热，咽干口燥等。

（1）归芎二陈汤加味　陈皮、半夏、茯苓、甘草、生姜、川芎、当归。临床观察：王彩娥等以上方治疗 50 例月经后期痰湿证患者。对患者进行辨证分析后，以上方配合针刺治疗，观察其临床疗效。结果：治愈 26 例，好转 18 例，无效 6 例，总有效率为 88.0%。[2]

（2）苍附导痰汤加减　苍术 20 克、香附 20 克、枳壳 20 克、半夏 15 克、陈皮 15 克、茯苓 15 克、胆南星 10 克、神曲 10 克、生姜 15 克、甘草 10 克。临床观察：连丽娟以上方加减治疗 20 例月经后期痰湿证患者，治愈 11 例，好转 8 例，未愈 1 例，总有效率为 95%。[3]

3. 肝郁血瘀证　症见情绪欠佳、易烦躁，经前一周及经期乳房胀刺痛，经期错后，量少，经色暗红伴有血块，小腹部胀痛，精神抑郁，胸闷不舒，舌质暗或有瘀斑，舌苔薄，脉弦。治宜疏肝理气活血。方用乌药汤配红花逍遥颗粒。红花逍遥颗粒：当归、白芍、白术、茯苓、红花、皂角刺、竹叶、

柴胡、薄荷、甘草等。每次 2 袋，每日 3 次。乌药汤加减通瘀煎：乌药 10 克、木香 12 克、香附 15 克、青皮 10 克、泽泻 10 克、山楂 10 克、炙甘草 5 克。随症加减：胸闷严重者，加川芎 12 克、枳壳 10 克；腹痛剧烈者，加延胡索 10 克、肉苁蓉 15 克。每日 1 剂，水煎服，分 2 次服。月经前 2 周服。连服 3 个疗程。临床观察：闫梅等以上方加减治疗 78 例月经后期肝郁血瘀证患者，1 个月为 1 个疗程。结果：治疗 3～4 个疗程，治愈 50 例，显效 10 例，有效 12 例，无效 6 例，总有效率为 90%。注意事项：禁辛辣、生冷等食物。保持心情舒畅。[4]

4. 血虚证　症见月经周期错后，色淡暗，质清稀，月经期大致正常。全身症状包括腰膝酸软，头晕耳鸣，足跟作痛，或小腹空冷痛，夜尿多。舌苔薄白，脉沉细。

（1）大补元煎　人参 10 克、山药 15 克、杜仲 15 克、熟地黄 30 克、酒当归 15 克、酒白芍 15 克、山茱萸 15 克、枸杞子 10 克、菟丝子 15 克、茯苓 10 克、陈皮 10 克、甘草 3 克。随症加减：若月经量偏少者，加紫河车、肉苁蓉、丹参养精血以行经；若带下量多者，加鹿角霜、金樱子、芡实固涩止带；若月经错后过久者，加肉桂、牛膝以温经活血，引血下行。每日 1 剂，水煎分早晚温服，与人工周期同时使用。临床观察：索素兰将 20 例肾虚型月经后期患者随机分为治疗组和对照组各 10 例。对照组给予人工周期治疗戊酸雌二醇片，每次 1.0 毫克，于月经周期第 5 天开始口服，每晚 1 次，连服 21 天，至服药第 11 天加用黄体酮胶囊，每次 100 毫克，每日 2 次，口服。两药同时用完。停药后 3～7 天阴道流血，于出血第 5 天重复使用。治疗组在对照组用药基础上加服大补元煎加减治疗。两组均以 3 周为 1 个疗程，连续治疗 2～4 个疗程。结果：治疗组治愈 5 例，显效 3 例，有效 1 例，无效 1 例，有效率为 90.0%；对照组治愈 1 例，显效 2 例，

①　徐继先.温经汤治疗月经后期 40 例[C]//中华中医药学会.全国张仲景学术思想及医方应用研讨会论文集.2001：586-588.
②　王彩娥，李云君.芎归二陈汤加味配合针刺治疗痰湿型月经后期 50 例[J].按摩与康复医学，2017,8(22)：61-62.
③　连丽娟.苍附导痰汤加减治疗痰湿型月经后期疗效观察[J].北方药学，2015,12(6)：48.
④　闫梅，等."乌药汤配红花逍遥颗粒"治疗肝郁血瘀型月经不调的经验总结[J].临床医药文献杂志，2016,3(39)：7875.

有效 2 例,无效 5 例,有效率为 50.0%。两组对比,差别有统计学意义(P<0.05)。[1]

(2)人参养荣汤加减 人参 30 克、当归 30 克、陈皮 30 克、黄芪 30 克、白术 30 克、桂心 30 克、炙甘草 30 克、白芍 15 克、熟地黄 15 克、远志 15 克、茯苓 20 克、五味子 20 克、生姜 3 片、枣子 2 枚。每日 1 剂(双煎),每日 2 次,两月后复诊,未痊愈者继用本方,均不用其他西药服药。临床观察:韩梅以上方治疗 36 例月经后期血虚证患者,痊愈 34 例,占 94.4%;显效 2 例。总有效率 100%。[2]

5. 肾虚证 症见月经周期延后 7 天以上,甚至 3~5 个月一行,连续出现两个月经周期以上,并且伴有腰腿酸软、头晕耳鸣、神疲乏力、带下清稀、胸胁或乳房胀痛、烦躁易怒或抑郁、舌淡苔薄白、脉沉弦等。方用当归地黄饮合乌药汤加减:当归 20 克、熟地黄 15 克、山茱萸 12 克、山药 12 克、杜仲 12 克、怀牛膝 10 克、乌药 12 克、制香附 10 克、木香 10 克、紫河车 8 克、鹿角片 10 克、甘草 6 克。连续治疗 3 个月经周期,并随访 3 个月。临床观察:杨冬梅等以上方治疗 52 例月经后期肾虚证患者,治疗后血清性激素水平及窦卵泡数(AFC)较治疗前明显改善,调经总有效率 84.6%。[3]

经 验 方

1. 橘黄汤(褚玉霞经验方) 化橘红 15 克、炒白术 10 克、天竺黄 10 克、姜半夏 10 克、浙贝母 10 克、茯苓 15 克、丹参 30 克、大腹皮 30 克、香附 15 克、枳壳 12 克、山药 30 克、甘草 6 克。随症加减:痰多痰稠、咳吐不畅者,加白芥子 6 克、海浮石 10 克;带多者,加白扁豆 15 克、苍术 10 克;肢体浮肿者,加泽泻 15 克、椒目 5 克;腹胀腹痛者,加延胡索 15 克、泽兰 15 克;腰酸者,加杜仲 15 克;闭经日久,舌质紫暗者,加三棱 15 克、莪术 15 克。非经期服用,每日 1 剂,分早晚 2 次饭后温服。化痰

除湿,理气化瘀,调理冲任。适用于痰湿阻滞所致的月经后期、闭经等,症见月经延后,经量少,色淡质黏腻,甚则月经停闭;或伴形体肥胖,胸闷泛恶,神疲倦怠,纳少痰多;或带下量多,色白;苔腻,脉滑。[4]

2. 理血补肾调经汤(梁剑波经验方) 柴胡 6 克、白芍 10 克、赤芍 10 克、泽兰 10 克、益母草 10 克、鸡血藤 10 克、怀牛膝 10 克、刘寄奴 10 克、苏木 10 克、生蒲黄 10 克、女贞子 10 克、覆盆子 10 克、菟丝子 10 克、枸杞子 10 克。月经期服药:月经第 1 天开始连服 3~4 剂。中期服药:月经第 13 天开始连服 3~4 剂,若月经错后或稀发,则采用服药 3 剂,停药 7 天,再服 3 剂,以后停药 7 天再服。同时配合基础体温,如果基础体温超过 36.6℃,连续 3 天就停药。等月经来潮后,再按第 1 种方法服药。如果不来月经,仍按基础体温的测定序贯服药。如果基础体温连续上升 15~20 天,有可能是怀孕,则应化验,如为妊娠则服保胎药,以预防流产。本方将活血化瘀药与补益肝肾之品熔为一炉,因此,在应用时需辨清虚实轻孰重,偏于虚者应减去刘寄奴、苏木、赤芍、泽兰;血虚,加当归、熟地黄、阿胶;肾阳虚,加补骨脂、鹿角霜、山茱萸、巴戟天等。疏肝理血,补肾益精。适用于月经不调,月经错后,或卵巢功能低下不排卵者。[5]

3. 归芍地黄汤加减 熟地黄 20 克、淮山药 20 克、牡丹皮 10 克、当归 10 克、山茱萸 10 克、茯苓 15 克、泽泻 15 克、白芍 15 克、菟丝子 15 克、女贞子 15 克。随症加减:排卵期,加丹参 15 克、赤芍 15 克;黄体期,加杜仲 15 克、巴戟天 15 克、淫羊藿 10 克;经前期,加香附 10 克、郁金 15 克、益母草 15 克。于月经第 5 天开始服用,每日 1 剂,煎汤取汁 200 毫升,分早晚 2 次服用,30 天为 1 个疗程,连用 3 个疗程。李芳等以上方加减治疗 38 例符合肾虚型月经后期诊断标准的患者,观察治

① 索素兰.大补元煎联合西药治疗肾虚型月经后期 10 例[J].中医研究,2016,29(3):28-30.
② 韩梅.人参养荣汤加减治疗血虚型月经后期 36 例[J].黑龙江中医药,2006(4):22.
③ 杨冬梅,等.当归地黄饮合乌药汤加减对卵巢储备功能下降月经后期相关因素的影响[J].四川中医,2014,32(3):78-79.
④ 孙红,等.褚玉霞妇科脉案良方[M].北京:中国协和医科大学出版社,2018:170-171.
⑤ 张丰强,等.首批国家级名老中医效验秘方[M].北京:中国医药科技出版社,2017:194.

疗前后患者临床症状、月经周期、经量的变化及血清性激素的变化。结果：治疗3个疗程后，治愈15例(39.47%)，显效10例(26.31%)，有效9例(23.68%)，无效4例(10.52%)，总有效率为89.47%。患者月经周期、月经量均有显著改善，腰酸或痛、头晕耳鸣等症状亦有明显改善，治疗前后比较经卡方检验有统计学意义($P<0.05$)。患者FSH明显降低，血清E_2显著升高，LH亦有一定程度改善，三项指标治疗前后比较均有统计学意义($P<0.05$)。[1]

4. 安奠二天汤 人参20克、熟地黄15克、白术15克、山药20克、山茱萸12克、炙甘草10克、杜仲15克、枸杞15克、扁豆15克、菟丝子12克、茯苓12克、当归15克、牛膝10克。每日1剂，煎药取汁约200毫升，早中晚分服。于月经周期第5天开始服用，经期停用，1个月经周期为1个疗程，连服3个疗程。周琼等将60例月经后期患者随机分为治疗组与对照组各30例。治疗组予上方，对照组用"定坤丹"成药，月经周期第5天开始服用，每次1丸，每日2次，1个月经周期为1个疗程，连服3个疗程。结果：治疗组治愈9例，显效8例，有效9例，无效4例，总有效率为86.7%；对照组治愈8例，显效7例，有效10例，无效5例，总有效率为83.3%。两组比较，有统计学意义($P<0.05$)，说明治疗组疗效优于对照组。[2]

5. 参苓白术散加减 党参15克、茯苓20克、白术25克、白扁豆12克、山药20克、陈皮15克、砂仁9克、薏苡仁9克、法半夏5克、甘草5克。随症加减：见头晕心悸、胸闷泛恶者，重用党参，加苍术、佩兰、泽泻；见腹泻便溏者，加莲肉、芡实、肉豆蔻；见心烦易怒、经前胸乳小腹胀痛者，加柴胡、郁金、延胡索、川楝子、乌药、益母草；见腹胀、纳呆食少者，加木香、山楂、神曲、麦芽；见腰酸、耳鸣、盗汗者，加杜仲、续断、菟丝子、炙鳖甲；经血量少者，加当归、白芍、川芎、枳壳；见带下量多、形体

肥胖者，加车前子、决明子、白果、乌贼骨。每日1剂，水煎服，分早、中、晚3次口服。月经后半个月开始服用，月经血止则停药，为1个用药疗程。一般连续服用3个月经周期。刘志超以上方加减治疗49例月经后期痰湿型患者，达到促排卵、恢复正常月经周期的效果。结果：治愈28例，占57.15%；好转17例，占34.69%；无效4例，占8.16%。总有效率为91.84%。[3]

6. 益肾延衰汤 熟地黄24克、山茱萸30克、山药30克、党参15克、当归24克、菟丝子30克、杜仲30克、枸杞子15克、鹿角胶(烊化)11克、制何首乌30克、丹参12克、川牛膝30克、炙甘草6克。每日1剂，水煎400毫升，分早晚2次温服，每次200毫升，连服4周为1个疗程。嘱月经期停药，治疗期间随症状表现在本方基础上加减用药及调整中药用量。患者治疗1~3个疗程后观察疗效。谢丽娜等以上方治疗38例绝经过渡期月经后期患者。结果：月经恢复正常水平，并持续6个月以上者23例；月经量增多、周期缩短、腰酸等症状有所改善者10例；上述临床症状无明显改善者5例。[4]

7. 桃红四物汤加减 桃仁、红花、当归、熟地黄、白芍、川芎。随症加减：月经过少者，加丹参、三棱、莪术、生蒲黄等活血药物，也可配王不留行、鸡血藤等以通络；小腹胀痛甚者，加莪术、延胡索等行滞止痛药；胸胁乳房胀痛者，加香附、乌药、柴胡、郁金、川楝子等疏肝解郁、理气通络药物。每日1剂，常规方法水煎，早晚各服1次，每次服用100毫升左右，温服。第1个疗程于就诊时开始服药，服用7天。第2个疗程于下次月经来潮前1周开始服药，服用7天。第3个疗程服药方法同第2个疗程。连续3个疗程，3个疗程结束后观察疗效。王琪等以上方加减治疗42例气血瘀滞型月经后期患者。结果：治愈30例，3个疗程月经来潮周期正常，伴随症状消失；显效6例，其中5

① 李芳，等.归芍地黄汤加减治疗肾虚型月经后期疗效观察[J].山西中医，2015,31(3)：36,38.
② 周琼，等.安奠二天汤加味治疗月经后期30例临床观察[J].北方药学，2013,10(3)：17-18.
③ 刘志超.参苓白术散加减治疗痰湿型月经后期49例[J].中国中医药现代远程教育，2013,11(22)：109-110.
④ 谢丽娜，吕美.益肾延衰汤治疗绝经过渡期月经后期38例[J].广西中医药，2013,36(1)：34.

例患者在3个疗程期间月经均延后,延后时间<10天,伴随症状减轻;2例在第1个疗程月经来潮,第2至3个疗程月经延后>7天;1例在第1、2个疗程后月经来潮周期正常,第3个疗程结束后月经延后>7天;6例无明显好转。治愈率71.43%,总有效率达85.71%。[1]

8. 调肝汤加味 山药25克、阿胶30克、当归20克、白芍15克、山茱萸12克、巴戟天12克、甘草9克、柴胡12克、香附15克、菟丝子12克。煎汤取汁200毫升。早晚分服,月经周期第5天开始服用,经期停用,1个月经周期为1个疗程,连服3个疗程,停药后电话随访,治疗期间不用任何其他药物。杨晶以上方治疗40例月经后期患者3个月,观察治疗前后临床症状、月经周期及血清 E_2、FSH、LH等变化。结果:经统计分析,上述观察对象中治愈17例(42.50%),显效11例(27.50%),有效7例(17.50%),无效5例(12.50%),总有效率为87.50%。[2]

9. 归肾丸加减 (1)卵泡期:药用当归12克、熟地黄15克、杜仲12克、菟丝子15克、枸杞子12克、山茱萸12克、山药18克、茯苓10克、墨旱莲15克、女贞子15克。月经干净后第1天开始服药,每日1剂,共服5剂。滋肾益阴,养精填髓。(2)排卵期:药用当归12克、熟地黄15克、杜仲12克、菟丝子15克、枸杞子12克、山茱萸12克、山药18克、茯苓10克、鸡血藤10克、香附10克、丹参15克。在月经干净后第12天起服药,每日1剂,连服4剂。滋肾补阳,调气活血。(3)黄体期:药用当归12克、熟地黄15克、杜仲12克、菟丝子15克、枸杞子12克、山茱萸12克、山药18克、茯苓10克、鹿角霜15克、巴戟天10克、淫羊藿10克。在月经干净后的第22天服药,每日1剂,连服5剂。补肾温阳,调理冲任。(4)月经期:药用当归15克、熟地黄15克、赤芍10克、川芎10克、桃仁9克、红花6克、香附15

克、丹参10克。在月经的第1天服药,每日1剂,连服5剂。以上为1个疗程。自月经干净后按上述周期用药,每日1剂,水煎早晚分服。理气活血,调理冲任。随症加减:烦躁易怒者,加柴胡6克、白芍10克;疲惫乏力,气虚者,加党参12克、生黄芪15克;偏气滞者,加乌药10克、木香9克;小腹冷痛者,加艾叶3克、吴茱萸3克、延胡索12克;月经量少者,加益母草15克,当归易为20克;经血色暗夹较大血块者,加生蒲黄20克;偏痰湿者,加半夏10克、茯苓15克;夜寐欠佳者,加酸枣仁15克、夜交藤30克。谷少华以上方加减治疗64例月经后期患者。结果:治愈34例,占53.13%;显效20例,占31.25%;无效10例,占15.63%。总有效率为84.37%。[3]

10. 班秀文经验方 ① 疏肝活血桃红汤:当归9克、川芎6克、生地黄12克、赤芍9克、桃仁6克、红花2克、益母草9克、柴胡5克、香附9克。疏肝理气,活血化瘀。适用于经行错后,乳房及少腹胀痛,月经不调。② 养血调经方:当归身12克、川芎3克、茯苓12克、法半夏9克、益母草9克、素馨花5克、陈皮3克、甘草3克。健脾疏肝,养血调经。适用于经行错后,色紫黑有块,淋沥不畅,少腹隐痛,月经不调,冲任亏损,痰湿郁滞。③ 疏解治本调经方:鸡血藤30克、菟丝子20克、枸杞子10克、车前子10克、覆盆子10克、五味子5克、益母草9克、苏木9克、三棱5克、当归12克、当归12克。补肾养血,活血化瘀。适用于经行错后,色红,有紫块,小腹胀痛剧烈。[4]

11. 阳和汤 熟地黄30克、白芥子(炒,研粉)6克、鹿角胶9克、肉桂(去皮,研粉)3克、姜炭2克、麻黄2克、生甘草3克。随症加减:伴气血虚弱者,加制首乌30克、川芎15克、熟地黄15克;伴瘀血阻滞者,加三棱15克、莪术15克、红花15克;伴寒凝腹痛者,加炮姜10克、香附15克。每日1剂,水煎温服,每日3次。服药3剂后,停药

① 王琪,等.桃红四物汤加减治疗气血瘀滞型月经后期42例[J].光明中医,2012,27(1):64.
② 杨晶.调肝汤加味治疗月经后期临床疗效观察[J].北方药学,2012,9(10):16.
③ 谷少华.归肾丸加减治疗月经后期64例临床观察[J].中医临床研究,2012,4(24):69-70.
④ 卢祥之.国医大师班秀文经验良方赏析[M].北京:人民军医出版社,2012:1,5,9-10.

观察1周,此为1个疗程,若月经仍未至,继续服用3剂,停药后再观察1周,连续治疗3个月经周期观察其疗效。秦苗等以上方加减治疗30例月经后期患者,根据患者发病情况,经服药2~4个周期不等。结果:治愈3例,显效19例,有效5例,无效3例,总有效率为90%。第1个疗程服药期间月经即至的患者为3例,随访停药3个月经周期亦未复发;停药后1周的观察期内,月经来潮者为19例;第2个疗程,停药后1周的观察期内,月经来潮者为5例;服药2个疗程,月经仍未至的患者为3例。①

12. 八珍汤加味 黄芪30克、当归15克、熟地黄30克、白芍15克、赤芍12克、白术15克、川芎10克、党参20克、山药20克、茯苓15克、枸杞子15克、女贞子15克、鸡血藤膏20克、泽兰15克、益母草15克、丹参20克、香附10克、牛膝20克、甘草7克、生三七粉(兑药汁服)5克。随症加减:伴腰酸耳鸣者,加枸杞子20克;面色萎黄、乏力、舌淡白、脉弱者,改用炙黄芪40克、炙甘草10克;伴少腹冷痛、畏寒、舌淡苔白、脉沉细者,改白芍、香附为炒品;乳胀、心烦者,加炒柴胡12克、枳壳15克;体肥多痰者,去熟地黄,加苍术15克、枳壳15克。每日1剂,水煎服,至经行。每个月行经前后1周续服2~3个月,再停药。李雪琳等以上方加减治疗30例月经后期患者。结果:服药1剂后月经来潮3例,服2剂后月经来潮16例,服3剂后月经来潮者6例,服3剂后5~7天方来潮3例,服3剂1周后月经仍不潮2例。治愈12例,好转15例,未愈3例,总有效率为90.0%。②

13. 蔡氏周期疗法 (1)经后期(月经干净后至排卵前)用育肾通络方:云茯苓12克、淫羊藿12克、制黄精12克、生地黄10克、熟地黄10克、路路通10克、怀牛膝10克、降香片3克。随症加减:排卵功能欠佳者,加麦冬12克、细辛1克;形体肥胖者,加白芥子3克、石菖蒲10克、焦枳壳5

克;烦躁易怒者,加柴胡6克、白芍10克;疲惫乏力、气虚者,加炒潞党参12克、生黄芪15克。益肾填精,滋阴通络。(2)经间期、经前期(排卵期至月经来潮前)用育肾培元方:云茯苓12克、淫羊藿12克、生地黄10克、熟地黄10克、仙茅10克、巴戟天10克、肉苁蓉10克、鹿角霜10克、紫石英(先煎)30克。随症加减:基础体温未上升或上升欠佳者,酌加菟丝子12克、紫河车(吞服)6克、石楠叶15克;阴虚者,加女贞子10克、炙龟甲10克。育肾培元,益精助阳。(3)经期(月经来潮的时期)用四物调冲方:炒当归10克、川芎10克、白芍10克、生地黄10克、制香附10克、怀牛膝10克。随症加减:小腹冷痛者,加艾叶3克、吴茱萸3克、延胡索12克;月经量少者,加益母草15克,当归易为20克;经血色暗夹较大血块者,加生蒲黄20克。理气活血,调理冲任。张利运用上述疗法治疗符合纳入标准的32例月经后期患者,2个疗程后评定疗效。结果:治愈12例(其中妊娠3例),占37.5%;好转15例,占46.9%;未愈5例,占15.6%。总有效率为84.4%。③

14. 逍遥散加减 柴胡15克、白芍15克、茯苓12克、白术10克、当归12克、甘草3克、香附10克、丹参15克、三七6克。随症加减:肝郁气滞较甚者,加枳壳、延胡索、川芎;若经量较多者,可去当归、丹参;经量过少者,加鸡血藤、川芎;肝郁化热者,加牡丹皮、栀子;血虚者,加熟地黄。段玮玮以上方加减治疗36例气滞型月经后期患者。结果:临床治愈30例,显效3例,有效2例,总有效率为97.22%。④

15. 调经汤 枸杞子20克、当归15克、熟地黄20克、山药15克、续断15克、杜仲20克、白芍20克、甘草10克。随症加减:血虚型,对子宫内膜厚度<0.5厘米的患者,加党参15克、黄芪20克、阿胶15克、紫河车15克;经后期型(子宫内膜厚度0.5~0.7厘米间者),加巴戟天10克、鹿角胶

① 秦苗,等.阳和汤治疗月经后期的临床研究[J].山西医药杂志,2011,40(10):1008-1009.
② 李雪琳,等.八珍汤加味治疗月经后期30例[J].实用中医药杂志,2011,27(4):247.
③ 张利.蔡氏周期疗法治疗月经后期32例疗效观察[J].山西中医,2011,27(6):21-22.
④ 段玮玮.逍遥散加减治疗气滞型月经后期36例[J].杏林中医药,2010,30(7):588-589.

10克、丹参15克、茯苓15克;排卵期型(子宫内膜厚度在0.8~1.0厘米之间的患者),加丹参15克、红花10克、淫羊藿12克、车前子15克;经前期型(子宫内膜厚度>1.0厘米者),加川芎10克、急性子30克、鸡血藤30克、牛膝15克。李晓杰等以上方加减辨证治疗32例月经后期患者。结果:32例月经后期患者服药3~5个月经周期,治疗总有效率为90.63%。[①]

16. **温经摄血汤** 熟地黄30克、炒白芍30克、川芎15克、炒白术15克、柴胡12克、续断9克、肉桂1.5克、五味子3克。(1)经前期或月经逾期未至,BBT单相:方用基础方加益母草30克、川牛膝12克、刘寄奴30克、桂枝4.5克。一直服至月经来潮,若经行不畅,可继续服用。(2)经后期:方用基础方加当归12克、女贞子12克、枸杞子15克、制首乌12克、菟丝子20克、山药30克、桃仁9克、红花9克。一般服7~14剂。(3)经间期:方用基础方加淫羊藿15克、菟丝子20克、肉苁蓉12克、制香附12克、益母草15克、丹参12克、泽兰9克。一般服至经前期。随症加减:形体肥胖者,酌加石菖蒲12克、茯苓30克、制半夏12克;夜寐欠安者,加炒酸枣仁15克、合欢皮30克;小腹冷者,酌加艾叶6克、吴茱萸6克;痛经者,加延胡索30克、川楝子12克、炙甘草6克;头晕,神疲无力,唇甲淡白等血虚表现明显者,加阿胶9克;若见身热汗出,手心发热者,去肉桂,加黄柏9克、炙龟甲9克、淫羊藿12克。每日1剂,水煎2次,分2次服,每次服用200毫升,于月经第5天开始用药,月经期停用。张素等将76例月经后期患者随机分为治疗组57例与对照组19例。治疗组采用上方加减治疗,对照组采用醋酸甲羟孕酮治疗,每次10毫克,每日1次,连续服用5天。3个月经周期为1个疗程,共治疗2个疗程。比较两组临床疗效及复发率。结果:两组临床疗效比较,差异无统计学意义(P>0.05);治疗组6个月

后复发率(30%)较对照组低(70%),差异有统计学意义(P<0.05)。[②]

17. **补肾益精汤** 菟丝子、覆盆子、枸杞子、五味子、车前子、杜仲、桑寄生、川续断、熟地黄、芍药、当归、黄芪、党参等。随症加减:若素体肥胖多痰,当加以苍附二陈汤祛痰除湿通络;湿热较甚者,可用薏苡仁、瞿麦清热除湿通络;素性抑郁恚怒,则加炒川楝、夏枯草疏肝通络;素体阳虚,可加巴戟天、肉桂或桂枝等温阳通络。每日1剂,每剂煎2次,每次约服150毫克。3个月经周期为1个疗程。服药时间最短1个月,最长6个月。倪仲君以上方加减治疗48例月经后期、量少患者。结果:痊愈29例,显效10例,有效6例,无效3例,总有效率为93.8%。[③]

18. **少腹逐瘀汤加减** 延胡索9克、没药9克、五灵脂9克、肉桂6克、当归12克、赤芍10克、川芎10克、蒲黄(包)9克、益母草20克、牛膝10克。每日1剂,水煎至300毫升,早晚各服150毫升。临证略有加减,每次月经的第14天开始服药,2周为1个疗程。一般观察1~3个疗程,中病即止。完成3个疗程无效者,停止用药治疗。董杰等以上方治疗35例月经后期患者。结果:总体疗效,痊愈28例(80.00%),显效4例(11.43%),有效2例(5.71%),无效1例(2.86%)。总有效率为97.14%。治疗前后临床症状变化,经前腹痛,小腹或少腹固定疼痛,小腹胀痛等,经统计学分析,相同症状治疗前后疗效比较,有统计学意义(P<0.05或P<0.01),说明药物对症状有明显的治疗作用。而且,对治疗前后月经的色、质、量变化比较,有统计学意义(P<0.01),说明药物对于月经色、质、量有明显的改善作用。[④]

19. **温肾养血调经汤** 菟丝子15克、淫羊藿15克、紫石英15克、当归12克、熟地黄15克、白芍15克、川芎10克、丹参15克、鸡血藤15克、合欢皮15克、川牛膝15克、生甘草6克。随症加

① 李晓杰,黄可佳.调经汤加味治疗月经后期32例临床观察[J].辽宁中医药大学学报,2009,11(2):115.
② 张素,等.温经摄血汤治疗月经后期57例临床观察[J].上海中医药杂志,2009,43(12):47-48.
③ 倪仲君.补肾益精汤治疗月经后期、量少48例研究[J].中国现代医生,2008,46(30):107-108.
④ 董杰,等.少腹逐瘀汤加减治疗月经后期68例[J].社区中医药,2008,10(20):117.

减：若月经逾期未潮，BBT 单相，加桃仁 10 克、红花 10 克、刘寄奴 12 克、生山楂 15 克、莪术 10 克，一直服至月经来潮；行经期，加益母草 15 克、炒枳壳 15 克，一般服 3～5 剂；经后期，加枸杞子 15 克、黄精 15 克，一般服 5～7 剂；经间期，加石楠叶 15 克、香附 12 克，一般服 5～7 剂；经前期，加女贞子 15 克、香附 12 克，一般服 5～7 剂；气阴两虚者，加党参 15 克、麦冬 12 克；睡眠差者，加炒枣仁 15 克、夜交藤 15 克；小腹凉者，加小茴香 12 克、吴茱萸 6 克；腹泻者，减熟地黄、当归的用量，加炒白术 15 克。1 个月为 1 个疗程，治疗 3 个疗程评判疗效。雒挺托等以上方加减治疗 54 例肾虚血亏型月经后期患者。结果：治愈 31 例，好转 14 例，无效 9 例，总有效率为 83.33％。[1]

20. **徐志华经验方** ① 过期饮：当归 10 克、白芍 10 克、川芎 5 克、生地黄 15 克、红花 10 克、桃仁 10 克、香附 10 克、肉桂 3 克、莪术 10 克、丹参 10 克、益母草 10 克。随症加减：寒象不明显者，去肉桂；后期量少者，加鸡血藤；若以气滞为主，小腹胀痛以胀为主，或兼胸胁胀满者，加台乌药、枳壳；若痛胜于胀，以寒凝为主者，加吴茱萸、炒小茴香；痛经明显者，加制乳没。活血化瘀，理气调经。适用于瘀血阻滞所致月经后期，量少，色紫红有块，小腹胀痛者。② 芎归苍附六君汤：川芎 5 克、当归 10 克、炒苍术 10 克、香附 10 克、党参 10 克、白术 10 克、茯苓 10 克、制半夏 10 克、陈皮 5 克、甘草 5 克。随症加减：白带多者，加樗白皮；经量减少者，加鸡血藤、丹参；纳差脘闷者，加山楂、砂仁；浮肿者，去甘草，加鹿角胶；多囊卵巢者，加皂角刺、三棱、莪术。燥湿化痰，活血调经。适用于痰湿壅滞所致月经延后，量少色淡，质黏稠，形盛多痰者。[2]

21. **王云铭经验方** ① 温经行滞方：炒当归 15 克、川芎 9 克、赤芍 9 克、熟地黄 15 克、桃仁 15 克、红花 9 克、熟附子 6 克、香附 9 克、乌药 9 克。

温经行滞。适用于月经后期实寒证，症见月经后期，量少，色暗红，腹痛拒按，得温痛减，舌苔薄白，脉象沉紧者。② 活血行瘀理气方：当归 15 克、川芎 9 克、赤芍 9 克、桃仁 15 克、红花 9 克、五灵脂 9 克、生蒲黄（包煎）6 克、延胡索 9 克、没药 6 克、肉桂 3 克。活血行瘀理气。适用于月经后期血瘀证，症见经来不畅，经色紫黑有条块，色暗不鲜，腹痛拒按，舌有瘀点，脉象沉紧者。[3]

22. **补肾调经方（许润三经验方）** 淫羊藿 10 克、仙茅 10 克、紫河车 10 克、山茱萸 10 克、女贞子 20 克、当归 10 克、白芍 10 克、香附 10 克。随症加减：兼气虚者，加生黄芪、党参；兼气滞，加柴胡、青皮；兼痰湿，加半夏、益母草等。补肾，养血，调经。适用于肝肾亏虚所引起的月经后期、月经过少及闭经。[4]

23. **温宫调经方（蔡小荪经验方）** 炒当归 10 克、生熟地黄各 10 克、川芎 10 克、白芍 10 克、桂枝 3 克、淡吴茱萸 2.5 克、鹿角霜 10 克、怀牛膝 10 克、香附 10 克、熟女贞 10 克、艾叶 5 克。随症加减：小腹胀痛者，加乌药；腰酸者，加川续断、杜仲。温宫逐寒，调理冲任。适用于月经后期，经来量少，色淡或暗黑，畏冷肢清，或经来腹冷痛，舌淡苔薄，脉细者。[5]

24. **柴胡疏肝散化裁** 柴胡 15 克、赤芍 15 克、枳壳 15 克、川芎 10 克、青皮 10 克、桃仁 10 克、红花 10 克、当归 15 克、三棱 6 克、莪术 6 克、丹参 15 克、牛膝 15 克、甘草 6 克。随症加减：服药 3 剂未行经，可加大三棱、莪术用量；行经期（7 天），用疏肝行气，补血活血法（柴胡 15 克、白芍 15 克、枳壳 15 克、川芎 10 克、甘草 6 克、熟地黄 15 克、首乌 15 克、黄芪 15 克、山药 15 克、当归 15 克、枸杞子 15 克）；若经量较多，可去川芎、当归；经后期（16 天）用疏肝行气、补肾养肝法（柴胡 15 克、白芍 15 克、枳壳 15 克、青皮 10 克、香附 20 克、山药 20 克、枸杞子 15 克、续断 20 克、熟地黄

① 雒挺托,张晓峰.温肾养血调经汤循期治疗肾虚血亏型月经后期 54 例[J].陕西中医学院学报,2008,31(3)：32 - 33.
② 张弘.名医效方 999[M].北京：中国中医药出版社,2003：319 - 320.
③ 张弘.名医效方 999[M].北京：中国中医药出版社,2003：321.
④ 张弘.名医效方 999[M].北京：中国中医药出版社,2003：321 - 322.
⑤ 黄素英,等.中国百年百名中医临床家丛书——蔡小荪[M].北京：中国中医药出版社,2002：10.

15 克、枣皮 10 克、菟丝子 15 克)。糜澜以上方加减治疗 36 例月经后期患者。结果:治愈 21 例,占 58.33%;有效 13 例,占 36.11%;未愈 2 例,占 5%。总有效率为 95%。①

中 成 药

1. 八珍益母胶囊 组成:益母草、党参、白术、茯苓、甘草、当归、白芍、川芎、熟地黄(江西南昌桑海制药厂生产)。功效:健脾益气,补血调经。用法用量:每次口服 3 粒,每日 3 次。临床应用:王娅敏选取 110 例月经后期气血亏虚证患者,按随机数字表法分为治疗组和对照组各 55 例。对照组口服戊酸雌二醇片每日 1 毫克,饭后吞服,共 21 天;服用戊酸雌二醇片第 12 天起口服黄体酮胶囊,每次 100 毫克,每日 2 次,共 10 天;治疗组在对照组用药基础上予八珍益母胶囊治疗,连续服用 3 周。两组均以 3 周为 1 个疗程,连续治疗 3 个疗程。比较两组治疗前后的气血亏虚证症状评分、血清性激素(FSH、E_2、LH 及 PRL)水平和临床疗效,记录两组的不良反应发生情况。结果:治疗后,治疗组总有效率为 90.91%,高于对照组的 74.55%,差异有统计学意义($P<0.05$)。两组气血亏虚证症状(头晕眼花、神疲乏力、少气懒言、面色苍白)评分均较治疗前下降($P<0.01$);治疗组 4 项症状评分均低于对照组($P<0.01$)。两组血清 FSH、LH 及 PRL 水平均较治疗前降低,E_2 水平均较治疗前升高,差异均有统计学意义($P<0.01$);治疗组血清 FSH、LH 及 PRL 水平均低于对照组,E_2 水平高于对照组,差异均有统计学意义($P<0.01$)。治疗组不良反应发生率为 16.36%,对照组不良反应发生率为 21.82%,两组比较,差异无统计学意义($P>0.05$)。②

2. 丹归胶囊 组成:黄芪、当归、丹参、党参、枸杞子(杨凌科森生物制药有限责任公司生产,国药准字 Z20040084)。功效:益气补血,祛斑调经。用法用量:每粒 0.3 克,每次 3 粒,每日 2 次。临床应用:陈本均将 72 例气血两虚型卵巢储备功能下降性月经后期患者随机分为观察组与对照组各 36 例。观察组给予丹归胶囊治疗,对照组口服克龄蒙治疗,每片 2 毫克,每日 1 次,于患者月经第 5 天重复使用。3 个自然月经周期为 1 个疗程。比较两组治疗效果。结果:观察组患者的调经治疗总有效率为 94.44%,明显高于对照组的 77.78%,差异具有统计学意义($P<0.05$)。③

3. 红花逍遥片 1 组成:当归、白芍、白术、茯苓、红花、皂角刺、竹叶、柴胡、薄荷、甘草等。功效:疏肝理气,健脾散郁,活血化瘀,祛斑散结通络,补益气血等。用法用量:每次 4 片,每日 3 次。临床应用:刘玉玲采用随机双盲双模拟、多中心临床研究法,将 144 例月经后期患者随机分为试验组 72 例、对照组和安慰剂组各 36 例。经前 12 天(或测排卵试纸显示为阳性后 2 天)开始口服给药。试验组予红花逍遥片联合女金片模拟剂(每次 4 片,每日 2 次)。对照组予红花逍遥片模拟剂,每次 4 片,每日 3 次;女金片,每次 4 片,每日 2 次。安慰剂组予红花逍遥片模拟片,每次 4 片,每日 3 次;女金片模拟剂,每次 4 片,每日 2 次。连续服用 8 周,月经经期停药。结果:与安慰剂组相比,试验组及对照组激素水平显著改善,子宫内膜厚度和基础体温明显增高($P<0.05$);与对照组相比,试验组血清 E_2 含量显著升高,T 含量显著下降($P<0.05$)。红花逍遥片具有调节月经后期(肝郁气滞血瘀证)患者内分泌水平,增加子宫内膜厚度和基础体温等多重作用,值得临床推广应用。④

4. 红花逍遥片 2 组成:当归、白芍、白术、茯苓、红花、皂角刺、竹叶柴胡、薄荷、甘草等(江西普正制药有限公司生产,批号 110402)。用法用量:每次 4 片,每日 3 次。临床应用:裴素娟将 144 例肝郁气滞血瘀型月经后期患者按随机数字表法分

① 糜澜.柴胡疏肝散化裁治疗月经后期 36 例[J].云南中医中药杂志,2001,22(5):26.
② 王娅敏.八珍益母胶囊联合西药治疗月经后期气血亏虚证临床观察[J].新中医,2018,50(12):143-146.
③ 陈本均.丹归胶囊治疗气血两虚型卵巢储备功能下降性月经后期临床研究[J].中国实用药,2017,12(23):135-136.
④ 刘玉玲.红花逍遥片对月经后期患者激素水平及基础体温的影响观察[J].实用妇科内分泌杂志,2017,4(16):61-63.

成试验组 72 例、阳性对照组 36 例和安慰剂组 36 例。试验组患者服用红花逍遥片，阳性对照组患者服用女金片（每次 4 片），安慰剂组患者服用模拟片（每次 4 片），疗程均为 8 周，经期停药。结果：治疗后，在主要疗效（月经后期疗效）方面，试验组优于阳性对照组，但差异无统计学意义（$P>0.05$），且显著优于安慰剂组，差异有统计学意义（$P<0.05$）；在次要疗效[中医证候疗效、中医各单项证候疗效（除经色经质、烦躁易怒外）等]方面，试验组均优于阳性对照组和安慰剂组，两组比较差异具有统计学意义（$P<0.05$）。治疗期间三组患者均未见不良反应发生。总有效率试验组为 84.72％，阳性对照组为 80.56％，安慰剂组为 50.00％。[1]

5. 红花逍遥片 3 组成：柴胡、当归、白术、红花、皂角刺、茯苓、薄荷、甘草、白芍（国药准字 Z20080299）。功效：疏肝健脾，活血化瘀。用法用量：每次 2～4 片，每日 3 次。临床应用：杨甜等选取 62 例月经后期患者，随机分为红花逍遥片组和逍遥丸组各 31 例。红花逍遥片组应用红花逍遥片，20 天为 1 个疗程，连续用 3 个疗程。逍遥丸组给予逍遥丸（当归、芍药、柴胡、茯苓、白术、甘草、生姜、薄荷），每次 9 克，每日 3 次，20 天为 1 个疗程，连续用 3 个疗程。3 个疗程后观察两组治疗前后的临床症状积分及性腺激素的变化，并进行 3 个月的随访。结果：红花逍遥片组总有效率为 90.32％，逍遥丸组总有效率为 74.19％，两组总有效率比较，有统计学意义（$P<0.05$）。[2]

6. 参芪补血颗粒 组成：黄芪、党参、阿胶、白芍、当归、熟地黄、枸杞子等。功效：益气补血，滋补肝肾。用法用量：每次 10 克，每日 2 次，口服。临床应用：刘龙等共计纳入 240 例气血亏虚型月经后期患者，随机分为对照组和治疗组各 120 例。治疗组口服参芪补血颗粒药物，对照组口服

参芪补血颗粒安慰剂，每次 10 克，每日 2 次，疗程均为 3 个月。结果：总有效率治疗组为 89.09％，对照组为 35.83％。治疗组的总有效率高于对照组（$P<0.05$）。[3]

7. 木香调经胶囊 组成：木香、香附、五灵脂、延胡索、酒大黄等（河南中医学院第一附属医院药剂中心制备，豫药制字 Z04010403）。功效：疏肝理气，活血调经，兼清热除湿。用法用量：于月经周期第 5 天开始用药口服，每次 3 粒，每日 3 次，经期停服，3 个月为 1 个疗程。临床应用：李京枝等选取 60 例月经后期患者，按随机数字表法分为治疗组和对照组各 30 例。治疗组给予木香调经胶囊；对照组给予舒肝颗粒，于月经周期第 5 天开始用药，每次 1 袋，每日 2 次，经期停服，3 个月为 1 个疗程。观察治疗组与对照组治疗前、治疗后中医临床症状积分及内分泌、B 超的改变。结果：有效率治疗组为 80.0％，对照组为 63.3％。治疗组与对照组相比，有显著性差异（$P<0.05$）。[4]

8. 复方益母口服液 组成：益母草、当归、川芎等。功效主治：活血行气，化瘀止痛；适用于血瘀所致的月经后期、月经过少、痛经，症见月经后期而至，经血不畅，有血块，血色紫暗成块，可有行经腹痛及经水量少，或心悸少寐，头晕眼花，乳房胀痛，腰部酸软，舌质暗，或有瘀点，脉弦涩。用法用量：口服，一次 20 毫升，一日 2 次。[5]

9. 调经益母丸 组成：益母草、冰糖草、丹参。功效主治：调经活血；适用于血瘀所致月经错后，症见经期错后，量少，或夹血块，经色紫暗，或有行经腹痛，舌紫暗，或有瘀点，脉细弦。用法用量：口服，一次 2～4 片，一日 2 次。[6]

10. 慈航妇珍片 组成：当归、川芎、益母草。功效主治：调经补血，逐瘀生新；适用于气滞血瘀所致月经后期，症见经期错后，量少，或夹血块，经

① 裴素娟，等.红花逍遥片治疗肝郁气滞血瘀型月经后期的临床观察[J].中国药房，2016，27（2）：245－247.
② 杨甜，等.红花逍遥片治疗月经后期的临床观察[J].实用中西医结合临床，2015，15（5）：68－69.
③ 刘龙，等.参芪补血颗粒治疗气血亏虚证型月经后期 120 例[J].陕西中医，2013，34（10）：1329－1331.
④ 李京枝，等.木香调经胶囊治疗肝郁气滞型月经后期 60 例[J].中国中医药现代远程教育，2010，8（17）：25－27.
⑤ 张婷婷.妇产科中成药合理应用手册[M].北京：人民卫生出版社，2009：8.
⑥ 张婷婷.妇产科中成药合理应用手册[M].北京：人民卫生出版社，2009：9.

色紫暗,舌暗,或有瘀点,脉细弦。用法用量:口服,一次 5 片,一日 2 次。[①]

11. 定坤丹 组成:人参、鹿茸、西红花、鸡血藤膏、三七、熟地黄、当归、白术、枸杞子、黄芩、茺蔚子、川芎、鹿角霜、阿胶、延胡索等。功效主治:滋补气血,调经解郁;适用于气血两虚所致的月经后期、经行腹痛,崩漏下血,赤白带下,贫血衰弱,血晕血脱,产后诸虚,症见月经后期,经水量少,有血块,肢体乏力,或头晕,舌暗淡,脉虚涩。用法用量:口服,一次半丸至 1 丸,一日 2 次。[②]

12. 参茸白凤丸 组成:人参、鹿茸(酒制)、党参(炙)、当归(酒蒸)、熟地黄、黄芪(酒制)、白芍(酒制)、川芎(酒制)、延胡索(制)、葫芦巴(盐制)、续断(酒制)、白术(制)、香附(制)、益母草(酒制)、黄芩(酒制)等。功效主治:益气补血;适用于气虚血瘀所致的月经后期、月经过少、经行腹痛,症见月经后期,经水量少,色淡,质清稀,伴腰膝酸软,小腹绵绵作痛,神疲乏力,面色苍白或萎黄,心悸失眠,食少纳差,舌淡,苔薄白,脉细弱。用法用量:口服,水蜜丸一次 6 克,大蜜丸一次 1 丸,一日 1 次。[③]

13. 大补元煎丸 组成:党参、山药(麸炒)、熟地黄、当归、山茱萸、杜仲(盐炒)、枸杞子、甘草(蜜制)。功效主治:补血益气调经,滋补肝肾;适用于肝肾不足、气血两亏所致的月经延后,症见周期延后,量少,色淡红,质清稀,或小腹绵绵作痛,心悸少寐,面色苍白或萎黄,舌质淡红,脉细弱。用法用量:口服,水蜜丸一次 1 丸,一日 2 次。[④]

14. 八宝坤顺丸 组成:人参、白术、茯苓、熟地黄、当归、白芍、川芎、地黄、木香、沉香、橘红、琥珀、牛膝、益母草、黄芩等。功效主治:养血调经;适用于气血两虚所致的月经后期、月经过少、经行腹痛,腰腿酸痛,足跗浮肿,症见月经后期,月经量少,或点滴即净,无块,伴气短乏力,头晕眼花,面

色苍白,舌淡红,脉细弱。用法用量:口服,一次 1 丸,一日 2 次。[⑤]

15. 少腹逐瘀丸 组成:当归、蒲黄、五灵脂(醋炒)、赤芍、小茴香(盐炒)、没药(炒)、川芎、肉桂、炮姜。功效主治:活血逐瘀,祛寒止痛;适用于寒凝血瘀所致的月经后期、小腹胀痛,产后腰痛,症见月经错后 7 天以上,甚至四五十日一行,经血色暗红,有血块,月经量少,或伴有少腹疼痛,经行腰酸腹胀,畏寒肢冷,舌质紫暗,或有瘀斑、瘀点,脉沉迟。用法用量:温黄酒或温开水送服,一次 1 丸,一日 2～3 次。[⑥]

16. 艾附暖宫丸 组成:艾叶(炭)、香附(醋制)、吴茱萸(制)、肉桂、当归、川芎、白芍(酒炒)、地黄、黄芪(蜜制)、续断。辅料为蜂蜜。功效主治:理气补血,暖宫调经;适用于子宫虚寒所致月经量少、错后,症见月经延后,量少,色淡红,喜温喜按,小便清长,大便稀溏,舌淡,苔白,脉沉迟或细弱。用法用量:口服,一次 6 克,一日 2～3 次。[⑦]

月经先后无定期

概　述

月经周期提前或者错后 7 日以上,交替不定且连续发生 3 个周期以上,称为“月经先后无定期”。本病临床特征为月经周期提前或者错后 7 日以上,交替不定。月经先后无定期若伴有经量增多及经期紊乱,常可发展为崩漏。

月经先后无定期常见于功能失调性子宫出血,其发生或因卵泡早期 FSH(促卵泡激素)分泌相对不足,卵泡发育缓慢,不能按时发育成熟,排卵延后而致经期后期而至;或虽有排卵,但 LH(黄体生成素)分泌值不高,致使排卵后黄体发育不

①～② 张婷婷.妇产科中成药合理应用手册[M].北京:人民卫生出版社,2009:9.
③～④ 张婷婷.妇产科中成药合理应用手册[M].北京:人民卫生出版社,2009:10.
⑤～⑥ 张婷婷.妇产科中成药合理应用手册[M].北京:人民卫生出版社,2009:11.
⑦　 张婷婷.妇产科中成药合理应用手册[M].北京:人民卫生出版社,2009:12.

全,过早衰退,月经提前而至;或者是月经周期中不能形成 LH/FSH 高峰,不排卵,月经紊乱,可表现为月经先后不定。

本病若及时诊治,重视调养护理,可以痊愈。如果治疗不及时,或者调护不当,可能会发展成崩漏或闭经,所以应当及早积极治疗。

本病属中医"月经病·月经不调"范畴。《备急千金要方·月经不调》言"妇人月经一月再来或隔月不来"。宋代《圣济总录·杂疗门·妇人血气门》则称为"经水不定"。明代万全《万氏妇人科·调经章》提出"进行或前或后"的病名,并指出"悉从虚治,加减八物汤主之"。《景岳全书·妇人规·经脉类》则将本病称为"经乱",分为"血虚经乱"和"肾虚经乱",较详细地论述了病因病机、治法、方药、预后和调养。

辨 证 施 治

1. 肝郁肾虚型　症见月经先后无定期,或闭经数月,来则月经量多,经期延长,或者月经 10 余天一行,经量减少,平时腰膝酸软,经前乳房胀痛,心烦易怒,舌暗红,苔白,脉弦细。治宜补肾疏肝、理血调经。

(1) 定经汤加减 1　当归 30 克、白芍 30 克、菟丝子 30 克、熟地黄 15 克、山药 15 克、茯苓 9 克、黑荆芥 9 克、柴胡 6 克。随症加减:经末及经后,加枸杞子 15 克、山茱萸 15 克;月经中期,加香附 10 克、丹参 15 克、仙灵脾 10 克、仙茅 10 克;月经前期,加淫羊藿、仙茅以维持黄体功能;经期,加桃仁 9 克、红花 6 克、益母草 15 克、牛膝 15 克、泽兰 12 克、郁金 9 克。每日 1 剂,水煎服 150 毫升,每日 2 次,口服。临床观察:胡守萍等以上方加减治疗 42 例月经先后无定期肾虚证患者。另设对照组 38 例予雌孕激素序贯疗法,每晚睡前服用己烯雌酚 1 毫克,连续 20 日后,加用黄体酮注射液 10 毫克,停药 3~7 天,发生撤药性出血。结果:

治疗组总有效率为 88.1%,高于对照组的 71%,差异有统计学意义($P<0.05$)。[1]

(2) 定经汤加减 2　柴胡 10 克、炒荆芥 10 克、当归 10 克、白芍 10 克、山药 10 克、茯苓 10 克、菟丝子 30 克、熟地黄 20 克。随症加减:兼血瘀者,酌加丹参、益母草、香附;肝郁化热者,酌加杜仲、续断、金毛狗脊;带下量多者,酌加鹿角霜、金樱子。每日 1 剂,水煎服,于每次月经干净后开始服药,直至下次月经来潮,连续治疗 3 个月经周期。临床观察:杨冬梅等以上方加减治疗 36 例月经先后无定期肾虚证患者,总有效率为 88.9%。[2]

2. 肝郁证　治宜疏肝解郁、健脾和营。方用逍遥散:柴胡 12 克、当归 20 克、白芍 12 克、白术 20 克、茯苓 15 克、甘草 6 克、生姜 15 克、大枣 15 克。随症加减:肝郁气滞,加益母草、延胡索;肝郁化热而经多,加牡丹皮、栀子,减当归、生姜;肝郁木不疏土而纳呆、脘闷者,加厚朴、陈皮。以上药混合加水浸泡 30 分钟,煎 3~5 次后混匀分 3~5 次服,每日 1 剂,每月月经前 10 天开始服用,连服 7 剂为 1 个疗程。连服 2 个疗程。临床观察:王作端等以上方加减治疗 20 例月经先后无定期肝郁证患者。结果:治愈 17 例,好转 2 例,无效 1 例,有效率 95%。[3]

经 验 方

1. 理平调经汤　柴胡 10 克、当归 15 克、白芍 15 克、郁金 10 克、泽兰 15 克、苍术 10 克、菟丝子 30 克、甘草 6 克。随症加减:月经期,加益母草、香附;月经后期,加枸杞子、熟地黄、生地黄;月经间期,加怀牛膝、枳壳;月经前期,加肉苁蓉、淫羊藿。每日 1 剂,水煎服。治疗前、后行安全性检查。治疗连续 3 个月经周期。谢爱泽等以上方加减治疗 69 例肝郁型月经先后无定期患者。结果:痊愈 18 例,显效 25 例,有效 14 例,无效 12 例,总

① 胡守萍,等.定经汤加减治疗肝郁肾虚型月经先后无定期 42 例[J].内蒙古中医药,2010,29(11):47.
② 杨冬梅,夏阳.定经汤加减治疗月经先后不定期 36 例[J].新中医,2008(4):84-85.
③ 王作端,等.逍遥散治疗妇女月经病 76 例治验[J].云南中医中药杂志,2003,24(3):27-28.

有效率为 82.61%。[1]

2. 补肾调经汤　熟地黄、川牛膝、当归、白芍、川芎、菟丝子、枸杞子、党参、淫羊藿、盐知母、益母草、酒五味子、醋香附、炒枳壳、炙甘草。中药清水浸泡 30 分钟,中火煮开后,文火再煮 40 分钟,取药汁 200 毫升,药渣中加入温水,重复上述步骤,两次药液混匀,均分 2 份,早晚 200 毫升,饭后半小时服药。刘欣茹将 60 例肾虚型月经先后不定期患者随机分为治疗组与对照组各 30 例。治疗组按上述方法治疗,对照组采用妇科再造胶囊,每日 2 次,每次 6 粒。结果:总有效率治疗组为 93.33%,对照组为 66.67%,组间比较差异有统计学意义(P<0.05),治疗组优于对照组。[2]

3. 四子养通汤　菟丝子 15 克、覆盆子 15 克、女贞子 15 克、补骨脂 15 克、熟地黄 12 克、凌霄花 12 克、茯苓 12 克、玫瑰花 3 克、黄芪 15 克、当归 10 克、鹿角胶 10 克、葛根 9 克、升麻 6 克、柴胡 6 克。随症加减:腰痛明显者,加续断、杜仲;经行腹痛、经血夹瘀块者,加蒲黄、三七;经期乳房胀痛甚者,重用玫瑰花,加瓜蒌、郁金。每日 1 剂,水煎 400 毫升,早晚饭后各服 1 次,服 6 天停 1 天,治疗 3 个月为 1 个疗程。牛向卓等将 168 例月经先后不定期患者随机分为治疗组 100 例与对照组 68 例。治疗组采用上方加减治疗,对照组采用加味逍遥丸(柴胡、当归、白芍、白术、茯苓、牡丹皮等)6 克,每日 2 次。结果:治疗组总有效率 94%,对照组总有效率 79.41%,两组比较,差异有统计学意义(P<0.05)。[3]

4. 疏肝益肾汤　柴胡 9 克、香附 9 克、当归 15 克、白芍 15 克、丹参 15 克、枸杞子 15 克、菟丝子 15 克、杜仲 9 克、熟地黄 15 克、山药 15 克、茯苓 12 克、白术 9 克、甘草 6 克。每日 1 剂,水煎服,连续治疗 3 个周期。韩艳丽等将 573 例月经先后不定期患者随机分为治疗组 523 例与对照组 50 例。对照组于月经第 5 天起给予戊酸雌二醇(拜耳医药保健有限公司生产)口服,每次 1 毫克,每日 1 次,连服 21 天;服药第 12 日起加用黄体酮胶丸口服,每次 200 毫克,每日 2 次,连用 10 天。连续治疗 3 个月经周期。治疗组在对照组基础上同时采用上方治疗。结果:治疗组临床疗效优于对照组,两组比较差异有统计学意义(P<0.05)。[4]

5. 补养冲任方(班秀文经验方)　当归身 9 克、川芎 5 克、白芍 9 克、何首乌 15 克、艾叶 6 克、菟丝子 12 克、党参 12 克、制附子(先煎)9 克、蛇床子 3 克、吴茱萸 2 克、炙甘草 5 克。温肾暖肝,补养冲任。适用于经行紊乱,前后不定,量多少不一,经行腹疼痛剧烈,经色紫暗。[5]

6. 段富津经验方　当归 20 克、川芎 15 克、白芍 15 克、香附 15 克、郁金 15 克、枳壳 15 克、丹参 10 克、白术 20 克、威灵仙 15 克、砂仁 15 克。疏肝解郁,调经补脾。适用于月经先后不定期证属肝郁脾虚者,症见经水先后无定期,行则量少即止,隔几日又复行,或月半方至,胸闷不舒,腹胀,纳谷不香,周身关节酸楚,苔白,脉虚弦。每日 1 剂,水煎服。[6]

7. 疏肝解郁养血方(王云铭经验方)　当归 15 克、白芍 15 克、熟地黄 15 克、菟丝子 20 克、干山药 15 克、茯苓 9 克、炒荆芥穗 6 克、柴胡 6 克。疏肝解郁养血。适用于月经先后无定期肝气郁滞证,症见经期先后不定,量或多或少,经前小腹两侧痛,经行不畅,情志抑郁,善太息,口苦,脉象弦涩者。每日 1 剂,水煎服。[7]

8. 加味调气汤　薤白 10 克、桔梗 10 克、杏仁 10 克、枳壳 10 克、柴胡 10 克、当归 10 克、白芍 10 克、薄荷 3～4 克。随症加减:胸胁胀闷不舒甚者,

① 谢爱泽,等.理平调经汤治疗肝郁型月经先后无定期的临床研究[J].广西医科大学学报,2016,33(4):648-650.
② 刘欣茹.补肾调经汤治疗肾虚型月经先后不定期的临床研究[D].济南:山东中医药大学,2016.
③ 牛向卓,胡筱娟.四子养通汤治疗月经先后不定期疗效观察[J].实用中医药杂志,2016,32(9):861.
④ 韩艳丽,等.疏肝益肾汤治疗月经先后不定期临床观察[J].中医药导报,2015,21(6):103-104.
⑤ 卢祥之.国医大师班秀文经验良方赏析[M].北京:人民军医出版社,2012:23.
⑥ 胡晓阳,李冀,等.段富津教授治疗月经病验案举隅[J].中医药信息,2008,25(3):25-26.
⑦ 张弘.名医效方 999[M].北京:中国中医药出版社,2003:315.

去枳壳,加枳实 10 克、郁金 10 克、合欢花 10 克、青皮 8 克;经行乳胀者,加瓜蒌 10 克、香附 10 克;经行小腹胀痛有块者,酌加醋香附 15～20 克、益母草 15～20 克、延胡索 20 克、蒲黄 10 克;气郁化火者,加黄芩 10 克、栀子 10 克、龙胆草 10 克;头晕目眩,舌红口干者,加生龙牡各 30 克、白蒺藜 10 克。水煎 2 次,共取汁约 500 毫升,早晚各 250 毫升温服,每周期前 3 天开始服药,每日 1 剂,连服 4 天,在下个月经周期前 3 天连服 4 剂,3～4 个月经周期为 1 个疗程。任惠梅等以上方加减治疗 57 例月经先后不定期患者,总有效率为 94%。[①]

9. **加味八珍汤(蔡小苏经验方)** 炒当归 10 克、生熟地黄各 10 克、川芎 6 克、白芍 10 克、炒潞党 12 克、炒白术 10 克、云茯苓 12 克、炙甘草 3 克、制香附 10 克、益母草 10 克、大枣 7 枚。养血益气,调理冲任。适用于月经先后不定期。[②]

10. **逍遥散** 柴胡 10 克、白芍 15 克、茯苓 12 克、白术 10 克、薄荷 6 克、当归 12 克、甘草 3 克,可选加丹参 10 克、益母草 15 克、蒲黄 10 克等。每日 1 剂,水煎服,20 剂为 1 个疗程,月经前后 1 周及月经期服药。曾雪英等以上方治疗 6 例月经先后无定期肝郁证患者。结果:临床显效 5 例,无效 1 例,疗效满意。[③]

中 成 药

1. **逍遥丸(颗粒)** 组成:柴胡、当归、白芍、白术(炒)、茯苓、薄荷、生姜、甘草(炙)。功效主治:疏肝健脾,养血调经;适用于因肝郁血虚脾弱所致的月经先后不定期、胸闷不舒、胸胁胀痛、头晕目眩、食欲减退,症见经期紊乱,经前烦躁易怒,乳房胀痛,头痛目眩,口燥咽干,神疲食少,或经期腹痛,腹胀便溏,舌淡,脉弦而虚。用法用量:口服,一次 8 丸,一日 3 次。[④]

2. **妇科得生丸** 组成:益母草、柴胡、木香、

川芎、当归、白芍。功效主治:解郁和肝,化瘀调经;适用于气血凝滞所致的经期提前或错后,行经腹痛,胸满肋痛,倦怠食少,或可用于子宫肌瘤、子宫内膜异位症表现为月经先后不定期,症见经行后期或前后不定,月经量少有血块,经行小腹胀痛,或有癥瘕痞块,舌质暗,脉弦涩。用法用量:口服,一次 1 丸,一日 2 次。[⑤]

3. **四制香附丸** 组成:香附、川芎、当归(炒)、白芍(炒)、熟地黄、白术(炒)、泽兰、陈皮、黄柏、炙甘草。功效主治:理气,补血,调经;适用于血虚气滞所致的经期提前或错后,症见月经周期先后不定,经量或多或少,经色紫红有块,或经行不畅,或乳房、少腹胀痛,脘闷不舒,善叹息,嗳气食少,舌暗红,苔薄白或薄黄,脉弦。用法用量:口服,一次 9 克,一日 2 次。[⑥]

4. **女金丸** 组成:当归、白芍、川芎、熟地黄、党参、白术(炒)、茯苓、甘草、肉桂、益母草、牡丹皮、没药(制)、延胡索(醋制)、藁本、白芷、黄芩、白薇、香附(醋制)、鹿角霜、阿胶等。功效主治:调经养血,理气止痛;适用于气血两虚、气滞血瘀所致的月经先后不定期,经量多,伴有痛经,小腹胀痛,腰腿酸痛,症见经行先期或后期,量多或量少有血块,经行小腹胀痛,或有癥瘕,舌质暗,脉弦涩。用法用量:口服,水蜜丸一次 5 克,大蜜丸一次 1 丸,一日 2 次。[⑦]

月 经 过 少

概 述

月经过少指月经周期正常,月经量明显减少,少于平时正常月经量的 1/2,或不足 20 毫升,或行经持续时间少于 2 天,甚或点滴即净,连续 2 个周期或以上。月经过少可逐渐发展为闭经、不孕,影

① 任惠梅,等.加味调气汤治疗月经先后不定期 57 例[J].陕西中医,2003,24(5):402-403.
② 黄素英,等.中国百年百名中医临床家丛书——蔡小苏[M].北京:中国中医药出版社,2002:11.
③ 曾雪英,唐治丽.逍遥散加减治疗月经不调 58 例[J].湖南中医学院学报,1996(4):19-20.
④～⑤ 张婷婷.妇产科中成药合理应用手册[M].北京:人民卫生出版社,2009:13.
⑥～⑦ 张婷婷.妇产科中成药合理应用手册[M].北京:人民卫生出版社,2009:14.

响患者的生殖健康,给患者造成精神压力。

月经过少在月经异常疾病中的发生率约为8.8%。可见于卵巢性激素分泌不足,无排卵,或手术创伤、炎症、粘连等原因导致子宫内膜对正常量雌激素不产生反应等。此外,一些不良的生活习惯和环境因素也可引起月经过少。妇科检查一般无明显异常,或子宫略小。

本病如不及时调治,可发展成闭经,影响受孕。同时长期经量过少可给病人带来心理压力,因此应积极调治。经量过少除因妇科原因导致外,也有机体受病的反映,因此应积极找寻原因,注意有无癥瘕病,以便审因论治。

本病属中医"月经病·月经不调"范畴。中医认为月经过少病因有虚有实,虚者多因肾虚、脾虚、血虚、肝肾阴虚,实者多因气滞、血瘀。《证治准绳·女科·调经门》言"经水涩少,为虚为涩";《血证论·经血》提到"经行太少,以及干枯淡薄,诸虚证犹杂出难言,审系肾中天癸之水不足者";《万氏妇人科·经水多少》中提出"瘦人经水来少者,责其血虚少也";《妇科要旨》云"妇人无子,皆由经水不调,经水所以不调者,皆由内有七情之伤";《古今医鉴卷十一》曰"经水过少属冲任之脉血虚,有因脾肾虚损,有因劳伤身而不同";《傅青主女科·上卷·调经》云"经水出诸肾,肾中水足则经水多,肾中水亏则经水少"。

辨 证 施 治

1. 肾虚血瘀证 症见经行量少,经色暗淡或夹血块;经行腹痛,腰膝酸软,神疲乏力,足跟痛,头晕耳鸣,性欲淡漠;舌暗淡或舌边有瘀点、瘀斑,苔薄,脉沉弱或沉涩。方用益肾调经汤加减:熟地黄 15 克、牛膝 15 克、紫河车 10 克、菟丝子 10 克、当归 10 克、益母草 15 克、鸡血藤 15 克、路路通 10 克、香附 10 克、乌药 10 克、泽兰 10 克、续断 10 克、小茴香 10 克、赤芍 10 克、月季花 10 克、甘

草 5 克。由煎药机煎成每包 100 毫升,于月经的第 5 天开始服药,每次 1 包,每日 2 次,早晚温服,连服 21 天。临床观察:尹卓颖等将 60 例月经过少肾虚血瘀证患者分为对照组和治疗组各 30 例。对照组予西医常规治疗,戊酸雌二醇片于月经第 5 天开始口服,每晚 1 片,连服 21 天;最后 10 天加服黄体酮胶囊,每次 1 片,早晚各 1 次,连服 3 个月。治疗组予上方治疗。两组均以 21 天为 1 个疗程,连续治疗 3 个月经周期。结果:总有效率治疗组为 93.33%,对照组为 83.33%,组间比较,差异有统计学意义($P<0.05$)。[1]

2. 气血两虚证 症见月经量过少、色淡红或暗红,或有血块,体倦乏力,头晕心悸,寐差多梦,胃纳稍差,或有便秘、大便不调,面色不华,或面有暗斑等;舌质淡红或淡而暗红,苔薄白,或薄黄不燥;脉细弱,或兼细弦或细滑。方用补气养血调经汤加减:炙黄芪 20 克、党参 10 克、炒白术 10 克、炙甘草 9 克、当归 10 克、川芎 12 克、熟地黄 10 克、白芍 10 克、鸡血藤 30 克、黑芝麻 10 克、枸杞子 10 克、女贞子 10 克、大枣 10 克、益母草 30 克、红花 10 克。每日 1 剂,全部颗粒剂以 300 毫升左右开水冲化,分早晚 2 次口服(实在不便分 2 次服者亦可 1 次服尽),1 个月为 1 个疗程,一般治疗 4 个疗程,经期如无特殊情况者可照常服药,如病情较轻治疗 2 个疗程而治愈者,疗程自动结束。临床观察:姚廷周等将 532 例月经过少气血两虚证患者分为治疗组和对照组各 266 例。对照组给予八珍益母颗粒,每次 1 袋(6 克)。治疗组以上方治疗,每日 2 次,1 个月为 1 个疗程,一般治疗 4 个疗程,经期如无特殊情况者可照常服药。结果:治疗组患者总有效率为 97.74%,高于对照组的 82.33%。[2]

3. 肾虚证 症见月经周期正常,经量明显少于既往,经期不足 2 天,甚或点滴即净;经色淡暗,质稀,腰酸腿软,头晕耳鸣,小便频数,舌淡,苔薄,脉沉细。

① 尹卓颖,林洁.益肾调经汤治疗月经过少肾虚血瘀证 30 例临床观察[J].湖南中医杂志,2020,36(6):45-47.
② 姚廷周,等.补气养血法治疗气血两虚型月经过少效果观察[J].临床合理用药杂志,2020,13(5A):76-77.

（1）滋肾育胎丸加减 党参、续断、杜仲、白术等。临床观察：谷风等将60例月经过少肾虚证患者随机分为中药观察组和西药对照组各30例。西药对照组予补佳乐（戊酸雌二醇片）口服，每次1毫克，每日1次，连续服用21天；服用戊酸雌二醇片至第17天加服黄体酮胶囊，每次100毫克，每日2次，连服5天。中药观察组予滋肾育胎丸，每次5克，每日3次，淡盐水或蜂蜜水送服。两组药物（除黄体酮外）均于月经第5天开始服用、连续服用21天。结果：观察组总有效率为93.3%，对照组总有效率76.7%。[1]

（2）归肾丸加减1 菟丝子15克、杜仲10克、枸杞子15克、山茱萸10克、当归10克、熟地黄10克、山药20克、茯苓10克。随症加减：小腹冷，夜尿多，手足不温者，加益智仁10克、淫羊藿10克以温补肾阳；五心烦热，颧红口干者，加女贞子10克、白芍15克、龟甲10克以滋补阴血；面色苍白者，加黄芪15克、鸡血藤10克以益气养血；伴经行涩少、色紫暗，有血块者，加桃仁10克、红花10克以活血祛瘀。每日1剂，水煎400毫升，早晚饭后2次温服，3个月经周期为1个疗程。临床观察：李美娟以上方加减治疗28例月经过少肾虚证患者。结果：治愈18例，显效6例，有效2例，无效2例，总有效率92.86%。[2]

（3）归肾丸加减2 杜仲15克、枸杞子15克、山药15克、山茱萸15克、当归15克、熟地黄20克、茯苓10克、菟丝子15克。随症加减：肾阳虚者，加淫羊藿15克、巴戟天10克、鹿角霜10克；肾阴虚者，加女贞子15克、墨旱莲15克。每日1剂，水煎300毫升，每次150毫升，分早晚2次温服，于月经周期第5天开始服，至下次月经来潮停药。共治疗3个月。临床观察：何惠娟将68例月经过少肾虚证患者分为试验组38例和对照组30例。试验组选用上方加减治疗，对照组采用西药戊酸雌二醇片治疗，月经周期第5天开始

口服，每日1次，连服21天后撤退性出血，共治疗3个月。结果：总有效率治疗组为94.9%，对照组为50%。[3]

（4）金凤丸加减 淫羊藿、仙茅、益母草、阿胶、肉桂、女贞子、鹿茸、人参、何首乌。每日1次，每次10粒。月经来潮第1天开始服，连续服12天。1个月为1个疗程，连续服药3个月。临床观察：刘小丽等以上方治疗81例月经过少肾虚证患者。结果：经第1～3疗程治疗后，各疗程总有效率分别为87.65%、87.65%、90.12%。[4]

（5）柏子仁丸加减 柏子仁20克、牛膝15克、熟地黄20克、卷柏15克、泽兰15克、续断15克。每日1剂，水煎300毫升，早晚各1次口服，每次月经结束之后开始服药，连服20天后停药为1个疗程；连续服药观察3个疗程。临床观察：陈丽文将60例月经过少肾虚证患者随机分为治疗组和对照组各30例。对照组选用女金片，每日2次，每次4片。每次月经结束之后开始服药，连服20天后停药为1个疗程；连续服药观察3个疗程。观察组采用上方治疗。结果：观察组痊愈14例，显效10例，有效5例，无效1例，总有效率为96.7%；对照组痊愈7例，显效6例，有效15例，无效2例，总有效率为93.3%。观察组在痊愈率及总有效率方面明显优于对照组（$P<0.05$）。[5]

（6）毓宫合剂加减 当归、熟地黄、菟丝子、紫河车等。月经量少患者，从月经周期第5天开始服用，连续10天，每日1剂，早晚分服。月经周期延后者根据BBT情况调整用药方法。BBT单相，月经周期在45～60天者，于初诊后的月经来潮第5天时服用该合剂，每日2剂，早晚分服，连服15天；月经周期在60～90天者，每日2剂，早晚分服，连服20天。BBT双相，在月经来潮后第5天服用毓宫合剂，月经周期在60天以内者，每日1剂，早晚分服，连服10天；月经周期在60天以上

① 谷风，等.滋肾育胎丸治疗肾虚型月经过少患者的疗效观察及对血清VEGF水平的影响[J].中国中医药科技，2020,27(2)：173－175.
② 李美娟.归肾丸加减治疗月经过少28例[J].实用中医药杂志，2017,33(10)：1143.
③ 何惠娟.归肾丸加减治疗肾虚型月经过少病38例临床观察[J].光明中医，2016,31(6)：801－803.
④ 刘小丽，等.金凤丸治疗肾虚型月经过少81例临床观察[J].中医药导报，2013,19(10)：26－28.
⑤ 陈丽文.柏子仁丸治疗肾虚型月经过少30例[J].中国中医药现代远程教育，2012,10(2)：26－27.

者,每日 2 剂,早晚分服,连服 10 天。临床观察:杨鉴冰等以上方治疗 50 例月经过少肾虚证患者。治疗 3 个月为 1 个疗程,治疗 2 个疗程后统计结果。结果:痊愈 28 例(56%),有效 16 例(32%),无效 6 例(12%),总有效率为 88%。①

4. 肝肾阴虚证　症见月经量少,色淡暗或暗红,质稍稠或有血块,腰膝酸软,胸胁隐痛,口燥咽干;头晕目眩,耳鸣或耳聋,五心烦热,潮热盗汗,或骨蒸发热,形体消瘦,失眠健忘。舌质红、少津,少苔或无苔,脉细数。方用生血宝合剂加减:制何首乌、黄芪、女贞子、墨旱莲、桑椹、白芍、金毛狗脊。月经周期第 5 天开始口服,连服 10 天。临床观察:伍朝红等将 80 例月经过少肝肾阴虚证患者分为治疗组和对照组各 40例。对照组予妈富隆口服,治疗组加服生血宝合剂。结果:治疗组总有效率为 91.89%,对照组为 72.22%。②

5. 血虚寒凝证　症见经量逐渐减少,或伴后期,色暗质黏或清稀,或有血块,头晕眼花,心悸失眠,小腹冷痛得热则减,舌淡红苔薄白,脉沉细。方用血府逐瘀汤加减:吴茱萸 6 克、甘草 6 克、柴胡 6 克、香附 10 克、肉桂 10 克、川牛膝 10 克、白芍 10 克、当归 10 克、泽兰 10 克、红花 10 克、桃仁 10 克、车前子 10 克、生地黄 15 克、川芎 15 克。随症加减:腰膝酸软者,加枸杞子 15 克、杜仲 15 克;纳差便溏者,加鸡内金 15 克、白术 15 克、砂仁(后下)10 克。水煎取汁 400 毫升,于经期 1 周前开始早晚服用,每次 200 毫升,每日 1 剂,服用至月经第 2 天。临床观察:张倩将 80 例月经过少血虚寒凝证患者分为对照组和观察组各 40 例。对照组用戊酸雌二醇片每日 1 毫克,于经期第 5 天开始服用,连续服用 21 天。期间服用至第 11 天时加用醋酸甲羟孕酮片每次 4 毫克,每日 3 次。观察组用上方加减。结果:总有效率观察组为 92.5%,对照组为 75%。③

6. 血虚证　症见经少色淡,头晕眼花,心悸无力,面色萎黄,下腹空坠,舌质淡,脉细。

(1) 归脾芍地汤加减　黄芪、白术、熟地黄、桂圆肉、当归、酸枣仁、白芍、炙甘草、远志、党参、茯神、生姜、木香、大枣等。每日服用 1 剂,用水煎煮,早晚各 1 次就温开水服用。服药时间为月经干净后,连用 10 天,下次月经来之前服用 7 天。临床观察:张祥云将 1 060 例月经过少血虚证患者分为观察组和对照组各 530 例。对照组患者采用西医上的性激素替代法,在雌激素偏低患者月经第 5 天开始给予戊酸雌二醇片,每日 1 次,每次 1 毫克,连续服用 3 周,在服用的第 17 天肌内注射 20 毫克的黄体酮注射液,每日 1 次,连续 5 天;对于孕酮值偏低的患者则在月经第 20 天给予每日 1 次的 20 毫克的黄体酮注射液,同样连续注射 5 天。观察组患者则予上方治疗,两组患者均以 3 个月经周期为 1 个疗程。结果:总有效率对照组为 84.0%,观察组为 92.5%。④

(2) 四物汤　当归 9 克、熟地黄 12 克、白芍 9克、川芎 9 克、香附 12 克、益母草 12 克。随症加减:兼有肾虚者,加淫羊藿 9 克、紫河车 12 克、川续断 9 克;兼有血瘀者,加赤芍 9 克、鸡血藤 15克、丹参 15 克;兼有痰湿者,加白茯苓 12 克、法半夏 9 克、陈皮 6 克。每日 1 剂,水煎分 2 次服用,经期停药,连续服用 3 个月经周期。临床观察:张志谦以上方治疗 65 例月经过少血虚证患者,总有效率 89.2%。⑤

(3) 滋血汤加味　熟地黄 15 克、川芎 10 克、当归 10 克、白芍 10 克、党参 15 克、黄芪 15 克、淮山药 15 克、茯苓 10 克。随症加减:腰膝酸软者,加杜仲 12 克、续断 12 克、枸杞子 20 克;经前乳房胀痛者,加川楝子 9 克、橘叶 12 克、橘核 12 克、炒柴胡 12 克、枳壳 15 克;经行腹痛者,加小茴香 6克、没药 9 克、延胡索 9 克;体肥多痰者,去熟地黄,加半夏 20 克、厚朴 15 克、苍术 15 克、枳壳 15

① 杨鉴冰,等.毓宫合剂治疗肾虚型月经稀少 50 例临床观察[J].陕西中医学院学报,2002,25(2):23-25.
② 伍朝红,等.生血宝合剂治疗肝肾阴虚型月经过少的疗效观察[J].中医药临床杂志,2019,31(11):2152-2155.
③ 张倩.血府逐瘀汤加减治疗月经过少临床观察[J].实用中医药杂志,2019,35(12):1517-1518.
④ 张祥云.归脾芍地汤治疗血虚型月经过少患者的临床效果[J].首都食品与医药,2018,25(12):133-134.
⑤ 张志谦.四物汤加味治疗月经过少 65 例[J].河南中医,2014,34(9):1806-1807.

克。每日 1 剂,每日 2 次,服用 3 周,经期停药。临床观察:夏琴琴等将 66 例月经过少血虚证患者分为治疗组 34 例和对照组 32 例。对照组非经期口服用四物合剂,每次 10 毫升,每日 3 次。服用 3 周,经期停药。治疗组采用上方治疗连续服用 3 个月经周期后评定疗效。结果:治疗组痊愈 15 例,显效 10 例,有效 5 例,无效 4 例;愈显率和总有效率分别为 73.53% 和 88.24%。对照组痊愈 7 例,显效 8 例,有效 10 例,无效 7 例;愈显率和总有效率分别为 46.88% 和 78.13%。两组愈显率和总有效率比较均有显著性差异(P<0.05)。[1]

(4)四物汤加减 熟地黄 20 克、当归 10 克、白芍 10 克、川芎 10 克。每日 1 剂,水煎剂,早晚分 2 次口服。3 个月为 1 个疗程。临床观察:陆启滨等以上方治疗 42 例月经过少血虚证患者。结果:月经量恢复正常者 8 例(19.05%),明显增多者 10 例(23.81%),稍增多者 15 例(35.71%),总有效率为 78.57%;临床综合疗效,痊愈 8 例(19.05%),显效 15 例(35.71%),有效 13 例(30.95%),无效 6 例(14.29%),总有效率为 85.71%。[2]

7. 金季玲分 4 型

(1)血瘀型 症见经行涩少,色紫暗,有血块,伴小腹胀痛,血块排出后腹痛减轻;舌紫暗有瘀斑、瘀点,脉沉弦或沉涩。治宜活血化瘀调经。药用红花、当归、熟地黄、白芍、川芎等。随症加减:腹痛严重者,可加鸡血藤、丹参等。

(2)痰湿型 症见经行量少,色淡红,质黏稠如痰;形体肥胖,胸闷呕恶,或带多黏腻,舌淡,苔白腻,脉滑。治宜化痰燥湿调经。药用茯苓、半夏、陈皮、苍术、香附、胆南星、枳壳、生姜、神曲、川芎等。随症加减:肢体困重者,加石菖蒲、竹茹等;头晕头重者,加天麻、钩藤等。

(3)肾虚型 症见经量素少或渐少,色暗淡,质稀;腰膝酸软,头晕耳鸣,足跟痛,或小腹冷,或夜尿多;舌淡,脉沉弱或沉迟。治宜补肾益精、养血调经。药用菟丝子、杜仲、枸杞子、山茱

萸、熟地黄、山药、当归等。随症加减:伴腰膝酸软者,加金毛狗脊、续断等;伴足跟痛者,可加牛膝引血下行。

(4)血虚型 症见经来血量减少,或点滴即净,色淡,质稀;或伴小腹隐痛,头晕眼花,心悸怔忡,面色萎黄,舌淡红,脉细。治宜养血益气调经。药用黄芪、川芎、当归、白芍、人参等。随症加减:若经血点滴即止,属精血亏少,乃闭经之兆,应加枸杞子、山茱萸、丹参、何首乌等益肾养肝,活血调经。

临床观察:耿忠杰等以上述方法辨证治疗 1 例肾虚型月经过少患者,疗效满意。[3]

8. 蔡小荪分 3 期

(1)经后期 方用育肾通络方加减:云茯苓 12 克、生地黄 10 克、熟地黄 10 克、路路通 10 克、降香片 3 克、淫羊藿 12 克、制黄精 12 克、怀牛膝 10 克。随症加减:如果排卵功能不好,加麦冬、细辛;肾阳不足,加肉苁蓉、巴戟天、鹿角霜。7 剂。

(2)经前期 方用育肾培元方加减:云茯苓 12 克、生地黄 10 克、熟地黄 10 克、仙茅 10 克、淫羊藿 12 克、巴戟肉 10 克、鹿角霜 10 克、肉苁蓉 10 克、女贞子 10 克、炙龟甲 10 克。随症加减:腰酸者,加杜仲、续断;目眩者,加枸杞子;大便不爽者,可加苁蓉、麻仁;大便不实者,加菟丝子;白带较多者,加蛇床子、海螵蛸;肝肾虚损、下元衰惫者,加紫河车。12 剂。

(3)月经期 方用四物调冲汤加减:炒当归 10 克、生地黄 10 克、川芎 6 克、白芍 10 克、制香附 10 克、怀牛膝 10 克。随症加减:月经过少,加泽兰叶 15 克、益母草 20 克;如有瘀血,加生蒲黄 10~15 克、丹参 12 克;有血虚者,将当归加至 20 克;有气虚者,加四君子汤;有湿邪者,加苍术、白术、薏苡仁。7 剂。

临床观察:毕丽娟以上方加减辨证治疗 18 例月经过少患者,以 1 个月经周期为 1 个疗程,共治疗 3 个疗程。结果:痊愈 10 例,占 55.6%;好转 6 例,占

---

① 夏琴琴,等.滋血汤加味治疗月经过少 33 例临床疗效观察[J].中医临床研究,2014,6(2):83-84.
② 陆启滨,等.四物汤加味治疗血虚证月经过少 42 例临床观察[J].四川中医,2012,30(10):104-105.
③ 耿忠杰,等.金季玲教授治疗肾虚型月经过少临证经验[J].光明中医,2016,31(7):932-933.

33.3%;无效2例,占11.1%。总有效率为88.9%。[1]

9. 血瘀证 症见经闭不行,或月经量少,腹痛周期性发作,发作时下腹部疼痛或胀痛,下腹胀硬拒按,胁肋胀痛,乳房胀,舌苔黄腻,质偏瘀暗,或舌根白腻质偏红,脉弦紧。方用桃红四物汤加减:桃仁12克、红花5克、丹参9克、赤芍9克、川芎6克、生地黄12克、金银花15克、连翘15克、忍冬藤15克、败酱草12克、土茯苓12克、红藤15克、蒲公英15克、川楝子12克、生甘草6克。以上每日1剂,水煎分上下午2次分服。临床观察:丁吉丽以上方治疗30例月经过少血瘀证患者。结果:治愈23例(其中包含受孕12例),有效6例,无效4例。[2]

经 验 方

1. 妇科调经2号方 覆盆子12克、菟丝子15克、车前子(另包)12克、五味子10克、枸杞子12克、当归10克、赤芍12克、牛膝12克、枣皮12克、熟地黄10克等。每日1剂,水煎服,分早中晚3次服,每次100毫升,服至月经来潮前一天。张帆等将60例月经过少、月经后期的患者随机分为对照组与治疗组各30例。治疗组以妇科调经2号方,对照组予戊酸雌二醇片/雌二醇环丙孕酮片,在月经周期第5天开始服用,每日1次,每次1片。比较两组疗效。结果:治疗组症候疗效与改善月经方面优于对照组,两组比较有统计学意义(P<0.05)。[3]

2. 朱丽红经验方 菟丝子、熟地黄、川牛膝、制何首乌、桑椹、枸杞子、续断、当归、川芎、鸡血藤、赤芍、醋柴胡、路路通、醋三棱、醋莪术、香附、茺蔚子、益母草、炙甘草。朱丽红以上方治疗1例肾虚肝郁型月经过少患者,疗效满意。[4]

3. 抗衰调经汤 山药20克、熟地黄20克、墨旱莲15克、何首乌15克、紫河车15克、女贞子12

克、牡丹皮12克、赤芍12克、红花6克、桃仁6克、甘草6克。每日1剂,水煎服,分2次服用,早晚各1次。20天为1个疗程,间隔10天后,继续下一疗程治疗。黄日亮将79例卵巢早衰性月经过少患者随机分为参照组39例与观察组40例。参照组采用以倍美力每日0.3~0.625毫克,共持续服用25天,在用药后10天加用安宫黄体酮每日4~8毫克。此为1个疗程结束,于下次月经来潮5天,再次重复用药。观察组在此基础上加用上方治疗。两组均连续用药治疗3个疗程。结果:经过治疗后,观察组患者的FSH、E_2、LH等激素水平、子宫内膜厚度、窦卵泡数以及卵巢体积恢复情况均优于参照组,且各项指标值差异均具有统计学意义(P<0.05)。[5]

4. 滋勒调经汤 党参15克、白术(炒)10克、菟丝子10克、五指毛桃10克、桑寄生10克、当归10克、巴戟天10克、茯苓15克、黄精15克、鹿角胶(烊化,不入煎剂)6克、川芎10克、炙甘草6克、白芍15克、鸡血藤15克。随症加减:若兼有夜尿多、小腹冷痛者,加艾叶、淫羊藿等;若兼有心悸失眠者,加酸枣仁、远志等;若兼有手足心热等肾阴不足者,加生地黄、知母等。自月经周期第5日起,每日1剂,在煎煮前将一日剂量的中药饮片放入常温清水中浸泡20~30分钟,第一煎时,加入约1 000毫升水,煎煮30~40分钟,第二煎时,加入约500毫升水,煎煮25~30分钟,煎煮时先用大火,水沸后改用小火,充分煎煮后,将每次煎煮的药液混合并均匀分成两份,分上、下午2次,于饭前0.5~1小时服用,连服20日。杨美春等将60例月经过少患者随机分为观察组与对照组各30例。观察组予上方加减治疗。对照组服用乌鸡白凤丸,自月经周期第5日起,每日2次,每次1丸,连服20日。两组均以1个月经周期作为1个疗程,治疗3个疗程后进行疗效评价及症状改善评定,停药3个月后随访。结果:观察组总有效率

① 毕丽娟.蔡氏妇科周期疗法治疗月经过少18例临床疗效观察[J].辽宁中医药大学学报,2010,12(4):178-180.
② 丁吉丽.桃红四物汤加减治疗轻中度宫腔粘连48例[J].山东中医杂志,2009,28(7):470-471.
③ 张帆,等.妇科调经2号方治疗肾虚型月经过少、月经后期的临床观察[J].贵阳中医学院学报,2018,40(3):55-58.
④ 王丹,朱丽红.朱丽红教授治疗肾虚肝郁型月经过少经验总结[J].陕西中医药大学学报,2018,41(5):31-32,35.
⑤ 黄日亮.抗衰调经汤治疗卵巢早衰性月经过少40例[J].中国中医药现代远程教育,2018,16(17):112-114.

为 90.00％，显著优于对照组的 76.67％，差异有统计学意义（P＜0.05）。①

5. 补肾育宫汤　当归 15 克、熟地黄 15 克、山茱萸 20 克、枸杞子 15 克、茯苓 15 克、菟丝子 20 克、杜仲 15 克、紫河车 15 克、紫石英 15 克、鸡血藤 20 克。随症加减：月经期，去紫河车、紫石英，加活血化瘀药川芎 15 克、桃仁 10 克、红花 10 克；瘀滞重，腹痛明显者，加蒲黄 15 克、五灵脂 10 克、香附 10 克，甚者加三棱 12 克、莪术 10 克、桂枝 10 克等；经后期，加山药 15 克、何首乌 15 克、砂仁 6 克、陈皮 15 克；经间期，加急性子 15 克、皂刺 15 克、路路通 15 克、淫羊藿 15 克；黄体期，加仙茅 10 克、巴戟天 10 克、淫羊藿 15 克、肉苁蓉 15 克；肝郁者，加柴胡 15 克、白芍 12 克、香附 10 克；气虚者，加党参 15 克、黄芪 20 克；脾虚者，加党参 15 克、白术 15 克、焦三仙各 15 克；痰湿者，加清半夏 10 克、胆南星 10 克、陈皮 10 克。杨鉴冰采用中西医结合治疗 1 例月经过少患者，月经周期第 5 天（或 B 超子宫内膜≤5 毫米）起每晚口服结合雌激素（每片 0.625 毫克）1 片，连服 22 天。服用结合雌激素的第 18 天加用醋酸甲羟孕酮片（每片 2 毫克）5 片，连服 5 天，二者一起停药。在雌孕激素序贯治疗的基础上加用上方，根据 BBT 测定结果采用周期疗法（经后期、经间期、黄体期、月经期）加减治疗，3 个月经周期为 1 个疗程，疗效满意。②

6. 益经汤　熟地黄 30 克、杜仲 10 克、菟丝子 10 克、白术 30 克、山药 15 克、当归 15 克、白芍 10 克、柴胡 10 克、生枣仁 10 克、党参 15 克、沙参 6 克、牡丹皮 6 克。每日 1 剂，水煎 300 毫升，分 3 次温服。张军杰等将 60 例符合纳入标准的肾虚型月经过少患者随机分为观察组与对照组各 30 例。观察组予上方治疗。对照组采用妇科再造胶囊每次 6 粒，每日 2 次；两组均连续治疗 3 个月为 1 个疗程，经期不停药。结果：观察组有效率 96.7％，对照组有效率 86.7％，两组比较，有统计

学意义（P＜0.05）。③

7. 滋肾活血汤 1　甘草 6 克、红花 9 克、当归 10 克、山茱萸 10 克、牛膝 10 克、桃仁 10 克、丹参 10 克、紫河车 10 克、山药 15 克、杜仲 15 克、熟地黄 15 克、益母草 20 克。随症加减：患者肾虚血瘀严重者，加白芍 15 克、阿胶 15 克、黄芪 15 克、泽兰 15 克、月季花 15 克；患者小腹冷痛、形寒肢冷者，加肉桂 10 克、人参 10 克、淫羊藿 5 克；患者夜尿频者，加智仁 10 克、桑螵蛸 10 克；患者心悸失眠者，加五味子 15 克、炒酸枣仁 15 克；脾虚食少者，加鸡内金 15 克、砂仁 15 克。月经第 5 天开始服用，每日 1 剂，早晚各 1 次，指导下次月经开始停止用药，持续使用 3 个月，3 个月后统计疗效。罗小妹将 90 例子宫内膜薄致月经过少肾虚血瘀证患者随机分为对照组与观察组各 45 例。观察组患者采用上方加减治疗，对照组患者采用常规西药治疗。结果：观察组治疗总有效率为 95.56％，明显高于对照组的 82.22％（P＜0.01）。④

8. 四营煎　当归 10 克、川芎 10 克、生白芍 15 克、熟地黄 10 克、枸杞子 10 克、杜仲 15 克、续断 15 克、肉桂 3 克、益母草 10 克、丹参 15 克、赤芍 20 克、怀牛膝 10 克、葛根 10 克、紫河车 3 克、炙甘草 6 克。每日 1 剂，水煎服，早晚各 1 次。刘筱茂将 78 例疗人工流产术后月经过少患者随机分成治疗组 40 例与对照组 38 例。治疗组口服四营煎，对照组口服克龄蒙每次 1 片，每日 1 次。连续 21 天为 1 个疗程。均于月经周期第 5 天开始用药，连续治疗 3 个月经周期。结果：观察组总有效率 85％大于对照组 58％。⑤

9. 滋肾活血汤 2　牛膝 10 克、当归 10 克、山茱萸 10 克、丹参 10 克、桃仁 10 克、菟丝子 15 克、熟地黄 15 克、杜仲 15 克、山药 15 克、红花 9 克、甘草 6 克、鸡血藤 20 克、益母草 20 克。随症加减：夜尿频繁者，可加益智仁 10 克、桑螵蛸 10 克；心悸失眠者，可加炒酸枣仁 15 克、五味子 15 克；

① 杨美春，方刚，等.滋勒调经汤治疗月经过少的临床研究[J].时珍国医国药,2018,29(4)：896－897.
② 雒挺托，杨鉴冰.杨鉴冰教授治疗月经过少经验总结[J].亚太传统医药,2017,13(14)：79－80.
③ 张军杰，郑文兰.自拟益经汤加减治疗肾虚型月经过少 30 例临床观察[J].云南中医中药杂志,2017,38(11)：58－59.
④ 罗小妹.滋肾活血汤治疗子宫内膜薄致月经过少肾虚血瘀证的临床疗效观察[J].世界最新医学信息文摘,2017,17(64)：87.
⑤ 刘筱茂.四营煎治疗人工流产术后月经过少临床观察[J].实用中医药杂志,2017,33(1)：23－24.

肾虚血瘀甚者,可加泽兰 15 克、川芎 15 克、阿胶 15 克、黄芪 15 克、白芍 10 克。将其水煎取汁,早晚温服,每日 1 剂,以行经第 5 天到下次月经开始为 1 个疗程,连续治疗 3 个疗程。温钱杏将 60 例月经过少肾虚血瘀证患者随机分为对照组与观察组各 30 例。对照组采用常规西药治疗,观察组采用上方加减治疗。结果:观察组总有效率为 93.33%,对照组总有效率为 83.33%,差异有统计学意义($P<0.05$)。[①]

10. **温肾祛瘀汤合调经种玉丸** 调经种玉丸:当归 10 克、炒白芍 6 克、熟地黄 25 克、炒白术 6 克、阿胶 10 克、茯苓 6 克、丹参 8 克、续断 6 克、香附 5 克、川芎 4 克。于基础体温开始上升时服用,月经来潮则停服,每日 1 剂,分 2 次服用。温肾祛瘀汤:淫羊藿 18 克、仙茅 18 克、墨旱莲 12 克、女贞子 12 克、菟丝子 12 克、山茱萸 12 克、川牛膝 12 克、山药 18 克、巴戟天 12 克、杜仲 12 克、当归尾 6 克、丹参 18 克、生甘草 6 克、川芎 9 克。每日 1 剂,煎服法同调经种玉丸,早晚各服 100 毫升。顾萍将 90 例肾虚血瘀型月经过少患者随机分为研究组与对照组各 45 例。对照组采用调经种玉丸煎剂治疗,研究组于对照组基础上联合温肾祛瘀汤治疗,两组均治疗 2 个月。结果:研究组治疗总有效率为 93.3%,明显高于对照组的 80.0%,两组比较,有统计学意义($P<0.05$)。[②]

11. **补肾活血方** 熟地黄 15 克、当归 15 克、山茱萸 10 克、淫羊藿 10 克、山药 10 克、牡丹皮 10 克、紫河车 10 克、鹿角胶 10 克、枸杞子 15 克、仙茅 10 克、鸡血藤 15 克、赤芍 10 克。每日 1 剂,水煎分 2 次早晚分服,连续治疗 3 个月经周期。卢燕等将 48 例月经过少(肾虚血瘀型)患者随机分为观察组与对照组各 24 例。观察组采用上方治疗,对照组采用西药周期治疗。结果:观察组总有效率为 91.67%,明显高于对照组患者的 79.17%,

差异有统计学意义($P<0.05$)。[③]

12. **归芍地黄汤加味** 当归 10 克、白芍 10 克、熟地黄 10 克、山药 10 克、山茱萸 10 克、牡丹皮 10 克、茯苓 10 克、泽泻 10 克。随症加减:肾虚型,加菟丝子 10 克、枸杞子 10 克、炙鳖甲 10 克、巴戟天 10 克;血虚型,加黄芪 30 克、党参 15 克、鸡血藤 15 克;血瘀型,加桃仁 10 克、红花 10 克、五灵脂 10 克;痰湿型,加制半夏 10 克、石菖蒲 10 克。每日 1 剂,水煎,分早晚各 1 次温服,经期继用。沈雨倩将 70 例月经过少患者随机分为治疗组与对照组各 35 例,治疗组予上方加减,对照组常规采用雌孕激素序贯疗法治疗。结果:愈显率治疗组为 85.7%,优于对照组的 65.7%,两组比较,差异有统计学意义($P<0.05$)。[④]

13. **滋血益冲汤** 丹参 30 克、山药 30 克、生黄芪 20 克、白茯苓 15 克、熟地黄 20 克、白芍 20 克、川芎 15 克、当归 15 克、鸡血藤 30 克、柴胡 6 克、益母草 20 克、生甘草 6 克。随症加减:BBT 高温相偏低或欠稳定,身体肥胖,舌苔厚腻,痰湿重者,加清半夏、胆南星、苍术、香附、藿香、佩兰;畏寒者,加淫羊藿;雌激素水平偏低,BBT 曲线图像示低温相高,带下分泌少者,加阿胶、首乌、龟甲胶;雌激素水平(一),BBT 曲线图像(一)者,加桃仁、失笑散、川牛膝;腰痛乏力者,加桑寄生、山茱萸、枸杞子、薏苡仁;烦躁易怒者,加栀子、牡丹皮;便秘者,加女贞子、莱菔子;便溏者,加砂仁、苍术;失眠者,加夜交藤、合欢花、远志。上方加减化裁每日 1 剂,煎汤 200 毫升饭后 1 小时服用,4 周 1 个疗程,每次据病情调方,一般 1~2 疗程。任志刚等以上方加减治疗 42 例月经量少患者。结果:治愈 38 例,有效 3 例,无效 1 例,总有效率为 90%。[⑤]

14. **和血汤合养精通络汤** 养精通络汤:菟丝子 20 克、熟地黄 15 克、山药 10 克、山茱萸 10

① 温钱杏.滋肾活血汤治疗月经过少肾虚血瘀证临床疗效观察[J].中医临床研究,2017,9(18):41-43.
② 顾萍.温肾祛瘀汤联合调经种玉丸治疗肾虚血瘀型月经过少疗效及对性激素水平影响[J].现代中西医结合杂志,2017,26(17):1868-1870.
③ 卢燕,等.补肾活血方治疗肾虚血瘀型月经过少的临床观察[J].中国中医基础医学杂志,2016,22(11):1506-1507,1519.
④ 沈雨倩.归芍地黄汤加味治疗月经过少 35 例临床观察[J].湖南中医杂志,2016,32(7):64-65.
⑤ 任志刚,等.滋血益冲汤加减辨治月经量少 42 例之临床观察[J].内蒙古中医药,2016,35(7):28.

克、白芍 10 克、太子参 10 克、麦冬 10 克、黄芪 10 克、当归 10 克、川芎 10 克、赤芍 10 克、桃仁 10 克、红花 10 克、炙甘草 6 克。和血汤：益母草 15 克、川牛膝 12 克、当归 10 克、川芎 10 克、赤芍 10 克、三棱 10 克、莪术 10 克、制香附 10 克、月季花 5 克。每日 1 剂，分 2 次服用。月经第 5 天开始予养精通络汤，每日 1 剂，分 2 次服用，服至月经来潮。月经第 1～3 天予和血汤。随症加减：有痰湿者，加半夏、茯苓、薏苡仁；气滞者，加柴胡、栀子、荔枝核；少寐心慌者，加酸枣仁、夜交藤；情志抑郁者，加合欢皮。程红等将 70 例人工流产后月经过少患者随机分成中西医结合组 30 例、中药组 20 例与西药组 20 例。中药组采用上方加减序贯治疗。中西医结合组采用上方加减序贯治疗联合雌孕激素周期治疗。西药组采用雌孕激素治疗。疗程均为 2 个月经周期。结果：三组行经时间均有明显改善（$P<0.05$）。中西医结合组临床疗效以及行经时间和子宫内膜厚度改善程度均明显优于中药组和西药组（$P<0.05$）。中药组治疗前后性激素水平无明显变化（$P>0.05$）；而中西医结合组和西药组卵泡刺激素显著降低（$P<0.05$），黄体生成素、雌二醇、孕酮均显著升高（$P<0.05$），但两组治疗前后差值比较，差异均无统计学意义（$P>0.05$）。养血和血、养精通络中药序贯治疗联合雌孕激素周期治疗人工流产后月经过少能显著提高疗效。[1]

15. **补肾益气方**　黄芪 30 克、菟丝子 20 克、覆盆子 15 克、枸杞子 15 克、续断 15 克、杜仲 15 克、熟地黄 15 克、巴戟天 15 克、党参 15 克、茯苓 12 克、白术 12 克、白芍 12 克、当归 10 克、枳壳 10 克。共煎 300 毫升，每日 2 次，每次 150 毫升，连续治疗 3 周。钟梅等将 84 例月经过少患者随机分为观察组与对照组各 42 例。观察组采取上方治疗。对照组采用常规西医治疗，月经第 1 天服戊酸雌二醇片 2 毫克，每日 1 次，连服 11 天；第 12 天服雌二醇环丙孕酮片 1 片，每日 1 次，连服 10

天。连续治疗 3 周。结果：观察组治疗总有效率为 92.86％，明显高于对照组的 80.95％，差异有显著性（$P<0.05$）。[2]

16. **滋肾四物汤**　熟地黄 20 克、黄芪 10 克、当归 15 克、赤芍 10 克、白芍 10 克、川芎 10 克、山药 20 克、枸杞子 20 克、杜仲 10 克、香附 10 克、肉桂 6 克、鸡血藤 30 克。随症加减：兼有心悸、失眠多梦等心脾不足者，加龙眼肉、酸枣仁、茯神，或加服归脾丸；兼有手足心热、心烦不宁等阴虚内热者，加牡丹皮、青蒿，或加服知柏地黄丸；兼有四肢不温者，加巴戟天、熟附片，或加服右归丸；兼有痛经、量少色黑夹血块者，加川牛膝、延胡索，或加服血府逐瘀胶囊；兼有痰湿阻滞者，加陈皮、苍术、枳壳等。每次月经前 7～10 天开始服药，每日 1 剂，至月经来潮或经净，共治疗 6 个月经周期。李智慧以上方加减治疗 60 例月经过少患者。结果：痊愈 25 例，显效 21 例，有效 9 例，无效 5 例，总有效率为 91.67％。[3]

17. **益母胜金丹**　当归、川芎、熟地黄、白芍、丹参、白术、茺蔚子、香附、益母草等。随症加减：肾虚甚者，加菟丝子、杜仲、熟地黄、山茱萸；血瘀甚者，加桃仁、红花、莪术；痰湿甚者，加茯苓、法半夏、陈皮、胆南星；血虚甚者，加首乌、阿胶、黄芪、鸡血藤。每日 1 剂，水煎 3 次，经后开始分早中晚 3 次服用，连服 10 天，连用 3 个月经周期。任满艳等将 80 例入选月经过少患者随机分为治疗组与对照组各 40 例。治疗组采用上方加减治疗，对照组采用西药人工周期治疗即戊酸雌二醇片，于月经第 5 天开始，每次 1 毫克，每日 1 次，口服，连服 21 天，于月经第 16 天加服醋酸甲羟孕酮片 10 毫克，每日 1 次，于月经第 21 天和戊酸雌二醇片一起停服。连服 3 个月经周期。两组均连续治疗 3 个月经周期后比较疗效。结果：总有效率治疗组为 95.0％，对照组为 85.0％，两组比较，差异有统计学意义（$P<0.05$）。[4]

① 程红，等.和血汤和养精通络汤序贯治疗联合雌孕激素周期治疗人工流产后月经过少 30 例[J].安徽中医药大学学报，2016，35（4）：21－24.
② 钟梅，等.补肾益气方治疗月经过少 84 例临床观察[J].中药药理与临床，2015，31（3）：191－192.
③ 李智慧.滋肾四物汤治疗月经过少 60 例疗效观察[J].上海中医药杂志，2014，48（1）：55，66.
④ 任满艳，等.益母胜金丹治疗月经过少 40 例疗效观察[J].湖南中医杂志，2013，29（7）：61－62.

18. **定经汤** 当归10克、白芍15克、熟地黄15克、柴胡12克、茯苓15克、山药15克、菟丝子15克、荆芥穗10克。随症加减：行经期，合桃仁四物汤加减，加桃仁10克、红花5克、牡丹皮10克、鸡血藤25克、赤芍15克、郁金15克等；经后期，合当归地黄饮加减，加枸杞子15克、杜仲15克、牛膝12克、山茱萸10克、紫河车3克等；排卵期，合促排卵方加减，加女贞子15克、山药15克、金樱子15克、覆盆子15克、丹参15克等；经前期，合地黄饮子加减，加巴戟天15克、山茱萸10克、石斛15克、肉苁蓉15克、麦冬15克等；血瘀加山楂、牛膝等；兼有血寒，加吴茱萸、肉桂等；兼有血虚，加党参、黄芪、何首乌等；兼有肾虚，加杜仲、山茱萸、桑寄生等；气郁明显，加香附、郁金、醋延胡索等。连服3个月经周期，每日1剂，水煎2次，早晚分服，连续治疗3个月。喻小燕等将72例人流术后引起月经过少的患者（辨证为肾虚肝郁型）随机分成治疗组与对照组各36例。治疗组采用上方加减治疗，对照组采用西药激素治疗，观察两组临床疗效。结果：有效率治疗组为94.44%，对照组为80.55%，两组比较有显著性差异($P<0.05$)。[①]

19. **增量水车汤** 熟地黄25克、白芍15克、当归15克、川芎10克、桃仁15克、红花15克、赤芍10克、茯苓15克、香附15克、三棱15克、莪术15克、水蛭15克、紫河车10克、肉桂10克等。随症加减：肾虚型，加菟丝子25克、枸杞子15克、炒杜仲15克；血虚型，去三棱、莪术，加黄芪25克、鸡血藤25克；血瘀型或内膜增厚，加茜草15克、牡丹皮15克、苏木15克；痰湿型，加天麻15克、半夏15克、泽泻15克。每日1剂，水煎2～3次，分2次温服，经期继服。同时予中药外敷，将内服中药煎后的药渣装入棉布袋（15厘米×12厘米）中用毛巾包好，以不烫皮肤为宜，于小腹及两侧少腹部外敷，每次30分钟，每日1次，经期继用。

李顺景以上方治疗49例月经过少患者，以1个月经周期为1个疗程，治疗3个疗程。结果：痊愈29例，显效10例，有效6例，无效4例，有效率占91.8%。[②]

20. **苍术导痰汤加减** 鸡血藤30克、苍术10克、香附10克、枳壳10克、当归10克、桃仁10克、红花10克、怀牛膝10克、神曲10克、清半夏15克、茯苓15克、陈皮6克、胆南星6克、甘草3克。随症加减：若伴有体形肥胖者，加莱菔子10克、荷叶10克、厚朴6克；伴有小腹疼痛者，加赤芍15克、延胡索10克、川楝子10克、吴茱萸3克；伴有失眠者，加夜交藤30克、柏子仁6克。每日1剂，水煎服。经期停药，经净续服，连服3个月经周期后判定疗效。于海英等以上方加减治疗42例月经过少痰湿证患者，总有效率为94.12%。[③]

21. **补肾疏肝方** 炙龟甲6克、醋柴胡6克、淮山药30克、山茱萸10克、生地黄10克、牡丹皮10克、泽泻10克、炒当归10克、炒白芍10克、郁金10克。上方头煎加水400毫升，煮沸15～20分钟，取汁300毫升，二煎加水400毫升，取汁300毫升，两煎相混，分3次饭后温服，每日1剂，经前1周服用上方，经期停服，3月为1个疗程。罗福兰将60例月经过少患者随机分成Ⅰ组与Ⅱ组各30例，Ⅰ组为中医治疗组，用上方治疗，Ⅱ组为西医对照组，用克龄蒙治疗。结果：治疗组总有效率为86.7%，大于对照组的66.7%。[④]

22. **调养冲任方（班秀文经验方）** 党参15克、北黄芪12克、白术9克、云茯苓9克、当归身9克、熟地黄12克、巴戟天9克、菟丝子9克、益母草9克。温补脾肾，调养冲任。适用于月经不调，量少，色淡，夹血块，头晕头痛，脉虚细，苔薄白，舌质淡。[⑤]

23. **归肾丸加减** 熟地黄20克、山药20克、山茱萸10克、茯苓15克、当归15克、枸杞子15克、炒杜仲15克、菟丝子15克加减。滋肾水使肾

① 喻小燕，周英.定经汤加减治疗人流术后月经过少的临床观察[J].云南中医学院学报，2013，36(4)：74-76.
② 李顺景.增量水车汤治疗宫腔术后月经少49例[J].中医研究，2013，26(2)：35-37.
③ 于海英，李军.苍附导痰汤治疗月经过少[J].山西中医，2013，29(3)：3.
④ 罗福兰.自拟补肾疏肝方治疗月经过少60例疗效观察[J].云南中医中药杂志，2012，33(5)：27-28.
⑤ 卢祥之.国医大师班秀文经验良方赏析[M].北京：人民军医出版社，2012：14.

中阴平阳秘,精血俱旺,经水如常。①

24. 益经汤加减 熟地黄 15 克、白术 10 克、山药 15 克、当归 10 克、芍药 15 克、生枣仁 20 克、牡丹皮 15 克、沙参 15 克、柴胡 10 克、杜仲 15 克、党参 10 克。每日 1 剂,水煎分 2 次服,于月经第 4 天开始服,至下次月经来潮停药,连用 3 个月经周期。邬素珍以上方治疗 40 例月经过少患者,连续服药 3 个月经周期。经期用桃红四物汤加减(桃仁 10 克、红花 10 克、当归 10 克、川芎 10 克、熟地黄 15 克、赤芍 15 克、山楂 10 克、益母草 15 克、枳壳 15 克、牛膝 15 克、鸡血藤 15 克),每日 1 剂,水煎分 2 次服。结果:痊愈 12 例,显效 16 例,有效 9 例,无效 3 例,总有效率 92.5%。②

25. 段富津经验方 当归 15 克、川续断 15 克、丹参 15 克、桑寄生 10 克、柴胡 10 克、白芍 15 克、茜草 10 克、炒酸枣仁 15 克、夜交藤 20 克、香附 15 克、川芎 10 克。滋补肝肾,理气活血。适用于月经过少证属肝肾亏虚,兼有气滞血瘀者,症见形体消瘦,月经失调多年,经期错后,经行时间很短,色淡量少,夹紫暗色血块,经前乳房作胀,腰膝酸软,头晕,心悸,少寐,舌淡,苔薄黄,脉沉细。每日 1 剂,水煎服。③

26. 养血调经汤加减 党参 15 克、山药 30 克、黄芪 15 克、白茯苓 15 克、川芎 15 克、当归 10 克、白芍 10 克、熟地黄 20 克、炙甘草 6 克。随症加减:脾虚食少者,加砂仁、陈皮以行气健脾;腰脊酸软,头晕耳鸣者,加菟丝子、巴戟天、杜仲以补肾强腰;经色紫黑,有块者,加刘寄奴、净苏木以破血化瘀。每日 1 剂,水煎分 2 次温服。月经期第 2 天开始服至经前 1 天停止。27 天为 1 个疗程,连服 2 个疗程。高艳蕊以上方加减治疗 60 例月经过少患者,总有效率为 96.67%。④

27. 经少回春丹 人参 20 克、麦冬 20 克、五味子 20 克、黄芪 40 克、当归 20 克、熟地黄 30 克、鹿茸 15 克、菟丝子 40 克、丹参 30 克、香附 20 克。上药共研细末,瓶装密封备用。临用时取药末 10 克,加适量水调和成团,涂于神阙穴,纱布覆盖,胶布固定,3 天换药 1 次,10 次为 1 个疗程。庞保珍等以上方治疗 129 例月经过少患者,总有效率为 93.80%。⑤

28. 十全大补加减防(蔡柏春经验方) 熟地黄 12 克、当归 9 克、白芍 9 克、白术 6 克、制香附 9 克、黄芪 9 克、丹参 6 克、茯苓 12 克、桂枝 3 克、柏子仁 9 克。随症加减:若经量少,加牛膝、鸡血藤;眩晕心悸,加沙苑子、黄精;腹胀不适,加木香、陈皮;脾虚便溏,去熟地黄、柏子仁,加党参、山药、扁豆。补血活血调经。适用于营血不足所致的月经量少、色淡或经期错后、闭经、眩晕心悸、面色萎黄、脉虚数或沉细。⑥

中 成 药

1. 定坤丹 1 组成:红参、白术、茯苓、鹿茸、当归、熟地黄、川芎、白芍、西红花、鸡血藤膏、三七、枸杞子、黄芩、鹿角霜、阿胶、延胡索、红花、益母草、五灵脂等(山西广誉远国药有限公司生产,国药准字 Z14020656)。功效:调经活血,兼有理气健脾、补血、止血、镇痛、强壮等作用。用法用量:每次 1 丸,每日 2 次,温开水服用,连用 10 日。临床应用:程芳等将 100 例月经过少患者随机分为观察组和对照组各 50 例。对照组均于月经周期第 5 日始口服戊酸雌二醇片/雌二醇环丙孕酮片,连续服用 21 天;观察组于经前 10 日开始口服定坤丹。两组均治疗 3 个月。结果:总有效率观察组为 88.0%,对照组为 74.0%,两组比较差异有统计学意义($P<0.05$)。⑦

① 吴英华,梁学林.梁学林教授运用中医药治疗人流术后月经过少经验[J].辽宁中医药大学学报,2011,13(3):120-121.
② 邬素珍.傅青主益经汤治疗月经过少 40 例[J].光明中医,2010,25(11):2024-2025.
③ 胡晓阳,李冀,等.段富津教授治疗月经病验案举隅[J].中医药信息,2008,25(3):25-26.
④ 高艳蕊.养血调经汤治疗月经过少 60 例[J].四川中医,2001,19(12):50.
⑤ 庞保珍,等.经少回春丹贴脐治疗月经过少 129 例[J].山西中医,1996(6):23.
⑥ 施杞.上海历代名医方技集成[M].上海:学林出版社,1994:956.
⑦ 程芳,郭晓青.定坤丹治疗月经过少 50 例[J].西部中医药,2018,31(10):69-71.

2. 定坤丹2 组成:红参、鹿茸、三七、当归、香附、川芎、延胡索、柴胡、乌药等(山西广誉远国药有限公司生产,国药准字 Z14010656)。用法用量:每次 7 克,每日 2 次。临床应用:李嘉慧等选取 300 例肾虚肝郁证月经过少女性患者,随机分为对照组和观察组各 150 例。两组患者同时予雌孕激素周期治疗:月经第 5 天开始服戊酸雌二醇片每次 1 毫克,每日 1 次,共服 21 天;月经第 12 天开始加服黄体酮胶囊 100 毫克,每日 2 次,10 天为 1 个疗程。观察组在此基础上联合定坤丹治疗,连续口服 1 个月经周期;连续治疗 2 个月经周期为 1 个疗程,共服 2 个疗程。结果:治疗后观察组总有效率为 90.43%,显著高于对照组的 64.57%(P<0.05)。①

3. 养阴舒肝胶囊 组成:柴胡、白芍、熟地黄、女贞子等(广东省中医院制剂室制备,粤 Z20080139)。用法用量:口服,每日 3 次,每次 4 粒,温开水送服。临床应用:饶玲铭等将 51 例肾虚肝郁型月经过少患者随机分为治疗组 25 例和对照组 26 例。治疗组给予养阴舒肝胶囊治疗,对照组给予安慰剂治疗口服。连续服用 8 周。结果:治疗组的总有效率为 84.0%,明显优于对照组的 15.4%,两组比较差异有统计学意义(P<0.01)。②

4. 补益调经合剂 组成:党参、黄芪、熟地黄、白芍、当归、川芎、枸杞、菟丝子、鸡血藤、补骨脂、肉苁蓉、覆盆子(成都中医药大学附属医院医院制剂)。功效:补肾益精,益气养血,调经助孕。用法用量:口服,每次 20 毫升,每日 3 次。临床应用:季晓黎等选择 108 例月经过少患者,随机分为两组,治疗组 54 例采用补益调经合剂治疗,对照组 54 例采用四物合剂治疗。结果:治疗组总有效率为 87%,对照组总有效率为 70.4%。两组比较有统计学差异(P<0.05)。③

5. 八珍益母胶囊 组成:益母草、熟地黄、当归、白芍、川芎、党参、白术、茯苓、甘草。功效主治:气血双补,益气养血,活血调经;适用于气血两虚兼有血瘀所致的月经不调,主要有月经周期错后、月经量少等。用法用量:每日 3 次,每次 3 粒。临床应用:顾免澜将 50 例月经过少患者随机分成中药组和西药组各 25 例。西药组给予患者 0.625 毫克雌激素片,口服,每日服用 1 次,在月经的第 5 天开始服用,连续用药 3 周,在用药的 17 天,加用醋酸甲羟孕酮,每天 10 毫克,连续治疗 3 个月。中药组患者接受八珍益母胶囊治疗,在经期结束后服用,连续服用 3 个月。结果:中药组患者的临床总有效率为 88.00%,明显高于西药组患者的临床总有效率 64.00%,两组比较差异存在统计学意义(P<0.05)。④

6. 定坤丹3 组成:人参、鹿茸、红花、鸡血藤、三七、白芍、熟地黄、当归、白术、枸杞子、黄芩、香附、茺蔚子、川芎、鹿角霜、阿胶、延胡索(山西广誉远国药有限公司生产)。用法用量:每次 1 丸,每日 2 次,从月经第 5 天开始服药,连续服用至月经来潮。临床应用:易星星将 60 例肾虚肝郁证月经过少患者分为治疗组和对照组各 30 例。治疗组给予定坤丹口服,对照组给予戊酸雌二醇片口服,每次 1 片,每日 1 次,从月经第 5 天开始服药,连服 21 天。两组患者均连用 3 个月经周期为 1 个疗程,疗程结束 3 个月后随访。结果:治疗组总有效率为 93.33%,高于对照组的 83.33%。⑤

7. 滋肾育胎丸 组成:菟丝子、砂仁、熟地黄、人参、桑寄生、阿胶(炒)、何首乌、艾叶、巴戟天、白术、党参、鹿角霜、枸杞子、续断、杜仲(广州白云山中一药业有限公司生产)。功效主治:补肾健脾,益气培元,养血安胎;适用于脾肾两虚、冲任不固之滑胎(防治复发性流产和先兆性流产)。用法用量:从月经第 5 天始口服滋肾育胎丸每次

① 李嘉慧,等.定坤丹结合激素治疗肾虚肝郁证月经过少患者的临床疗效及对子宫内膜厚度的影响[J].世界中医药,2018,13(3):669-671,675.
② 饶玲铭,等.滋肾养肝法治疗肾虚肝郁型月经过少的临床观察[J].广州中医药大学学报,2017,34(5):654-658.
③ 季晓黎,等.补益调经合剂治疗 108 例肾虚血亏型月经过少临床疗效观察[J].时珍国医国药,2016,27(2):395-396.
④ 顾免澜.八珍益母胶囊治疗"月经过少"的临床疗效分析[J].医疗装备,2016,29(1):143-144.
⑤ 易星星,林洁.定坤丹治疗肾虚肝郁证月经过少患者 30 例临床观察[J].中国中西医结合杂志,2016,36(5):629-631.

5 克,每日 3 次,可用淡盐水或蜂蜜水送服,连服 21 天后停药。于下次月经第 5 天再次服用。临床应用:郑泳霞等将 90 例肾虚型月经过少患者随机分为中药组、西药组、中西结合组各 30 例。中药组予滋肾育胎丸,连续治疗 3 个月经周期;西药组予补佳乐+黄体酮,从月经第 5 天始口服戊酸雌二醇片每次 1 毫克,每日 1 次,连服 21 天,于月经第 17 天加服黄体酮胶囊每次 100 毫克,每日 2 次,连服 5 天,连续治疗 3 个月经周期;中西结合组予滋肾育胎丸、戊酸雌二醇片+黄体酮,从月经第 5 天始口服戊酸雌二醇片及滋肾育胎丸,于月经第 17 天起加服黄体酮胶囊,各药物服用方法与前两组相同。连续治疗 3 个月经周期。结果:中药组总有效率为 70.00%,西药组总有效率为 73.33%,中西结合组总有效率为 90.00%。①

8. 坤灵丸 组成:制香附、益母草、红花、鸡冠花、地黄、麦冬、酒制白芍、黄芪、制肉苁蓉、茯苓、厚朴、炒白术、赤石脂、甘草、白薇、五味子、木通。功效:益肾填精,逐瘀生新,养血益气。用法用量:每日 2 次,每次 15 丸口服。临床应用:宋璟等选取 60 例人流后月经过少患者,随机分为治疗组与对照组各 30 例。对照组予戊酸雌二醇片 1 毫克,于月经期第 5 天口服,每晚 1 次,连服 21 天,至服药第 11～16 天,每日加用醋酸甲羟孕酮片 10 毫克口服。停药后 3～7 天月经来潮,此为 1 周期。疗程 3 个周期。治疗组在对照组治疗的基础上予坤灵丸。结果:治疗组总有效率为 86.7%,对照组总有效率为 60%。两组比较差异有统计学意义(P<0.05)。②

9. 安坤赞育丸 组成:香附、鹿茸、阿胶、紫河车、白芍、当归、川牛膝、北沙参、没药等。功效主治:补气,养血,调经;适用于气血两亏和肝肾不足所致月经量少,症见经量素少,或反复流产

后经量明显减少,经色淡暗质薄,腰酸,或小腹冷,或夜尿多,或头晕耳鸣,舌淡白苔薄,脉细弱或沉细尺弱。用法用量:口服,一次 1 丸,一日 2 次。③

10. 鸡血藤膏 组成:鸡血藤。功效主治:补血,活血,调经;适用于肾虚血亏导致的月经量少,症见经量素少或明显减少,经色淡暗质薄,舌红少苔,脉细弱或沉细尺弱。用法用量:将膏研碎,用水、酒各半炖化服,一次 6～10 克,一日 2 次。④

11. 归肾丸 组成:熟地黄、枸杞子、山茱萸、菟丝子、茯苓、当归等。功效主治:滋阴养血,填精益髓;适用于肾虚精亏、冲任血海不足所致月经量少,症见经量素少或减少,腰膝酸软,足跟痛,或小腹冷,或夜尿多,舌淡,脉沉细或沉迟。用法用量:口服,一次 9 克,一日 2～3 次。⑤

12. 河车大造丸 组成:紫河车、熟地黄、天冬、麦冬、杜仲(盐炒)、牛膝(盐炒)、黄柏(盐炒)、龟甲(制)。功效主治:滋阴清热,补肾益肺;适用于肺肾两亏所致月经量少,症见经少色淡,腰酸膝软,足跟痛,头晕耳鸣,尿频,舌淡,脉沉细无力。用法用量:口服,水蜜丸一次 6 克,小蜜丸一次 9 克,大蜜丸一次 1 丸,一日 2 次。⑥

13. 蛤蚧补肾丸 组成:蛤蚧、淫羊藿、麻雀(干)、当归、黄芪、牛膝、枸杞子、锁阳等。功效主治:益肾,填精补血;适用于肾虚所致月经过少等,症见经少色淡,腰酸膝软,足跟痛,头晕耳鸣,尿频,或潮热盗汗,舌淡,脉沉细无力。用法用量:口服,一次 3～4 粒,一日 2～3 次。⑦

14. 驴胶补血颗粒 组成:阿胶、黄芪、党参、熟地黄、白术、当归。功效主治:滋阴补血,健脾益气,调经养血;适用于体虚血亏导致的月经量少,症见月经量少,或点滴即净,色淡,质稀,伴有面色萎黄,头晕眼花等症状,舌淡红,脉细弱。用

① 郑泳霞,罗颂平,等.滋肾育胎丸治疗肾虚型月经过少的疗效观察[J].中药材,2015,38(1):203-205.
② 宋璟,兰芳芳.坤灵丸联合雌、孕激素序贯法治疗人流后月经过少临床观察[J].中国实用医药,2011,6(10):138-139.
③ 张婷婷.妇产科中成药合理应用手册[M].北京:人民卫生出版社,2009:28.
④ 张婷婷.妇产科中成药合理应用手册[M].北京:人民卫生出版社,2009:28-29.
⑤～⑥ 张婷婷.妇产科中成药合理应用手册[M].北京:人民卫生出版社,2009:29.
⑦ 张婷婷.妇产科中成药合理应用手册[M].北京:人民卫生出版社,2009:30.

法用量：口服，一次 20 克，一日 4 次。[①]

15. **养血当归糖浆**　组成：当归、白芍、熟地黄、茯苓、甘草、党参、黄芪、川芎。功效主治：补气血，调经；适用于气血亏虚导致的月经量少，症见月经量少，或点滴即净，或行经时间短，经量涩少，经色淡无块，伴有面色萎黄，头晕眼花，心悸怔忡，舌淡红，脉细弱。用法用量：口服，一次 10 毫升，一日 3 次。[②]

16. **内补养荣丸**　组成：当归、川芎、黄芪(蜜制)、甘草、香附(醋制)、熟地黄、阿胶、白术(麸炒)、砂仁、益母草、白芍、艾叶炭、茯苓、陈皮、杜仲炭。功效主治：补气养血；适用于气血不足引起的月经量少，经期腹痛，腰酸腿软，面色无华，症见月经量少或涩少，或点滴即净，行经时间短，经色淡暗，伴有经期腹痛，腰酸，足跗浮肿，舌淡红，脉细滑。用法用量：口服，一次 2 丸，一日 2 次。[③]

17. **复方乌鸡口服液**　组成：乌鸡、黄芪、山药、党参、白术、川芎、茯苓、当归、熟地黄、白芍、牡丹皮、五味子、苯甲酸钠、蜂蜜等。功效主治：补气血，益肝肾；适用于气血两虚或肝肾两虚的月经量少，症见月经量少，或点滴即净，伴有面色萎黄，手足心汗出，头晕眼花，舌淡红，脉细弱。用法用量：口服，一次 10 毫升，一日 2 次。[④]

18. **坤顺丸**　组成：人参、白术(麸炒)、茯苓、甘草、熟地黄、当归、白芍、川芎、阿胶、地黄、木香、砂仁、香附(醋制)、乌药、沉香、化橘红、紫苏叶、琥珀、牛膝、益母草、黄芩(酒制)。功效主治：补气养血，理气调经；适用于气血不足所致月经量少，症见经量少色淡，伴小腹空痛，头晕眼花，心悸无力，面色萎黄，舌淡，脉细。用法用量：口服，一次 1 丸，一日 2 次。[⑤]

19. **调经益灵片**　组成：当归、香附、地骨皮、

人参、白芍、艾叶(炭)、牡丹皮、鳖甲、白术、川芎、茯苓、黄芪、青蒿。功效主治：开郁，调经，养血；适用于血虚气滞所致的月经量少，症见经行涩少，有血块，小腹胀痛，气短乏力，舌质紫暗，或有小瘀点，脉细或弦涩。用法用量：口服，一次 4 片，一日 2 次。[⑥]

20. **益母草膏**　组成：益母草。功效主治：活血调经；适用于血瘀所致的经水量少。辨证要点：经行涩少，经色紫暗，有血块，小腹胀痛，纳差烦闷，舌质紫暗，或有小瘀点，脉细或弦涩。用法用量：口服，一次 10 克，一日 1-2 次。[⑦]

21. **少腹逐瘀丸**　组成：当归、蒲黄、五灵脂(醋炒)、赤芍、小茴香(盐炒)、延胡索(醋制)、没药(炒)、川芎、肉桂、炮姜。功效主治：温经活血，散寒止痛；适用于寒凝血瘀所致的月经量少，月经后期，痛经，症见经来量少，行经错后，行经小腹冷痛，经血紫暗，有血块，舌暗有瘀斑。用法用量：温黄酒或温开水送服，一次 1 丸，一日 2～3 次。[⑧]

22. **活血调经片**　组成：当归、丹参、泽兰、川芎、延胡索(醋制)、香附(制)、乌药、菟丝子等。功效主治：调经活血，行气止痛；适用于气血瘀滞所致月经量少，症见经少色紫，有小血块，血块排出后痛减，舌紫暗，脉涩。用法用量：口服，一次 5 片，一日 3 次。[⑨]

23. **愈带丸**　组成：椿根白皮、白芍、良姜炭、黄柏炭。功效主治：益气调经，散寒止带；适用于气虚血亏、子宫湿寒引起的经血量少、错后、白带量多，症见月经量少，月经常后期或稀发，行经腹痛，腰酸腿软，或形体肥胖，胸闷呕恶，或带下量多，舌淡苔白腻，脉滑沉细。用法用量：口服，一次 6 克，一日 2 次。[⑩]

24. **礞石滚痰丸**　组成：金礞石(煅)、沉香、

① 张婷婷.妇产科中成药合理应用手册[M].北京：人民卫生出版社,2009：30-31.
②～③ 张婷婷.妇产科中成药合理应用手册[M].北京：人民卫生出版社,2009：31.
④～⑤ 张婷婷.妇产科中成药合理应用手册[M].北京：人民卫生出版社,2009：32.
⑥～⑦ 张婷婷.妇产科中成药合理应用手册[M].北京：人民卫生出版社,2009：33.
⑧ 张婷婷.妇产科中成药合理应用手册[M].北京：人民卫生出版社,2009：34-35.
⑨ 张婷婷.妇产科中成药合理应用手册[M].北京：人民卫生出版社,2009：35.
⑩ 张婷婷.妇产科中成药合理应用手册[M].北京：人民卫生出版社,2009：35-36.

黄芩、熟大黄。功效主治：降火逐痰；适用于实热顽痰所致月经过少，症见月经量少，形体肥胖，胸闷呕恶，咳喘痰稠，大便秘结，舌胖，苔白腻，脉滑。用法用量：口服，一次 6～12 克，一日 1 次。[①]

25. 指迷茯苓丸　组成：茯苓、枳壳（麸炒）、半夏（制）、芒硝。功效主治：燥湿和中，化痰通络；适用于痰湿阻络所致月经量少，症见月经量少，形体肥胖，胸闷呕恶，带多黏腻，舌胖，苔白腻，脉滑。用法用量：口服，一次 9 克，一日 2 次。[②]

26. 补肾调经颗粒　组成：紫河车、熟地黄、桑寄生、巴戟、白芍、当归、川芎等（重庆市中医研究院制备）。用法用量：15 克，每日 3 次。临床应用：袁萍等将 60 例人流术后月经过少患者例随机分为治疗组 40 例与对照组 20 例。治疗组予补肾调经颗粒，对照组予八珍颗粒 7 克，每日 3 次。两组均以 1 个月经周期为 1 疗程，观察 3 个疗程。在观察期间，两组患者均不使用其他影响内分泌的药物。结果：临床疗效治疗组总有效率为 97.5%，高于对照组的 65%。[③]

27. 四物颗粒　组成：当归、川芎、白芍、熟地黄（吉泰安药业有限公司生产）。用法用量：每次 5 克（相当于原生药 12.5 克），每日 3 次，连服 2 个月经周期。临床应用：赖玉琴等选取 60 例血虚证月经过少患者，随机分为四物颗粒组和四物合剂组各 30 例，并分别予以相关药物。结果：调经疗效，总显效率四物颗粒组为 50%，四物合剂组为 46.7%；中医证候疗效，总显效率四物颗粒为 66.7%，四物合剂为 56.6%。[④]

28. 四物合剂　组成：当归、川芎、白芍、熟地黄（吉泰安药业有限公司生产）。用法用量：每次 12.5 毫升（相当于原生药 12.5 克），每日 3 次，口服。临床应用：赖玉琴等选取 60 例血虚证月经过少患者，随机分为四物颗粒组和四物合剂组各 30 例，并分别予以相关药物。结果：调经疗效，总显

效率为四物颗粒组 50%，四物合剂组为 46.7%；中医证候疗效，总显效率四物颗粒为 66.7%，四物合剂为 56.6%。[⑤]

月 经 过 多

概　　述

月经过多指月经量明显增多，多出平时正常经量 1 倍以上或超过 80 毫升，但在一定时间内能自然停止，单周期、经期基本正常，连续 2 个周期或以上。

本病临床特征为经量明显多于既往，多见于生育期妇女，青春期女性也有发生，对女性身心健康极有危害。月经过多可并发贫血、继发性感染、精神负担、子宫内膜增生或腺癌等。

月经过多常见于有子宫肌瘤及子宫腺肌病病史的患者，同时常发生于产后、人工流产、上节育环、引产术后。妇科检查及 B 超盆腔检查表示内外生殖器无明显器质性病变。

若辨证准确，用药恰当，一般预后良好。若几个病症相兼出现或失治、误治，失血过多引起气血亏虚，则加重病情，严重影响身体健康或变证发展成崩漏，迁延难愈。

本病属中医"月经病·月经不调"范畴。《金匮要略·妇人杂病脉证并治》中即有"月水来过多"的论述。《女科证治准绳·卷一》提出了虚热、气虚所致月经过多的病因病机。在治疗方法方面，《女科百问》提出了阳气胜阴，月假多者用当归饮。《万氏妇人科·卷一》不但提出了血热型月经过多的病因病机，还指出了具体的治疗方剂是四物加芩连汤。《妇科玉尺》认为，体质不同，经水过多的病机不同，肥人多虚寒，而瘦人多火旺，还指出相应的治法一是温经固涩，一是滋阴清热。《圣

① 张婷婷.妇产科中成药合理应用手册[M].北京：人民卫生出版社，2009：36.
② 张婷婷.妇产科中成药合理应用手册[M].北京：人民卫生出版社，2009：37.
③ 袁萍，等.补肾调经颗粒治疗人工流产手术后月经过少临床观察[J].中国中医急症，2007，16(6)：671,678.
④～⑤ 赖玉琴，等.四物颗粒和四物合剂治疗血虚证月经过少 60 例[J].中国药业，2002，11(10)：67-68.

济总录·论室女经候不调》中记载:"室女经水过多,连绵不绝。"《医宗金鉴》载:"多清浅淡虚不摄,稠黏深红热有余,兼带时下湿热秽,形清腥秽冷湿虚。"

辨 证 施 治

1. 气虚证　症见经量明显较以往增多,月经周期经期基本正常,经色淡红,质清稀或见面色苍白,气短懒言,肢软无力,小腹空坠,舌淡、苔薄,脉细弱。

(1) 举元煎加减　人参 20 克、黄芪 30 克、白术 15 克、升麻 5 克、炙甘草 6 克。随症加减:伴失眠、多梦者,加炒枣仁 20 克、远志 10 克、合欢皮 20 克;伴见腰骶疼痛者,加杜仲 15 克、桑寄生 10 克、续断 10 克以温补脾肾,固冲止血;伴见头晕者,加首乌 10 克、天麻 6 克;伴见小腹疼痛拒按有块者,加蒲黄 10 克、五灵脂 6 克、桃仁 10 克、红花 10 克、益母草 15 克、三七粉 6 克;腹胀明显者,加香附 15 克、木香 10 克、乌药 10 克;小腹冷痛者,加艾叶 6 克、炮姜 10 克。月经期用药,每日 1 剂,水煎服,分早晚 2 次服,服用 3 个月经周期。临床观察:杜学俊将 90 例气虚型月经过多患者随机分为治疗组和对照组各 45 例。对照组采用常规西药治疗,治疗组以中药举元煎为主,再根据中医辨证分型进行加味治疗。结果:治疗组总有效率为 95.56%,高于对照组的 84.44%,两组比较差异有统计学意义(P<0.05)。[1]

(2) 补中益气汤加减 1　白术 12 克、茜草 12 克、当归 15 克、墨旱莲 15 克、党参 15 克、升麻 10 克、杜仲 10 克、炙甘草 6 克、陈皮 6 克、黄芩 20 克、柴胡 8 克。随症加减:对于脉滑、舌质红苔黄、腰腹胀痛、月经夹有血块者,加香附 10 克、黄柏 10 克、白芍 10 克、三棱 10 克、黄连 6 克、生地黄 15 克;对于脉虚弱、苔薄、舌淡、质清稀、经色淡、肢软无力、气短神倦者,加适量党参或人参;

对于脉细涩、瘀点瘀斑、舌质紫绀、腹痛、紫块者,加香附 10 克、川芎 6 克、三棱 10 克、红花 10 克、桃仁 10 克。将所有药材熬至药汁,留取 200 毫升,每日 1 剂,分 2 次服用。临床观察:李丹将 100 例月经过多患者动态随机化分为对照组和观察组各 50 例。观察组予上方加减。对照组采用常规西药治疗给予患者止血剂干预,静脉注射 0.2 克止血芳酸(氨甲苯酸),每日 1 次;口服 5 毫克肾上腺色腙片,每日 3 次。结果:观察组患者总不良反应发生率、总有效率均明显优于对照组患者(均 P<0.05)。[2]

(3) 补中益气汤加减 2　黄芪 3 克、甘草 1.5 克、人参(去芦)0.9 克、白术 0.9 克、当归身(晒干)0.6 克或 0.9 克、橘皮 0.6 克或 0.9 克、升麻 0.6 克或 0.9 克、柴胡 0.6 克或 0.9 克。随症加减:经期伴随血块多,腹痛,可加益母草 30 克、三七粉(冲服)9 克、生蒲黄 9 克以化瘀止血止痛,加生地黄炭 15 克、地榆炭 15 克、棕榈炭 15 克、生牡蛎 30 克等以固涩止血;经期伴腰骶冷、酸痛,大便溏薄者,可加补骨脂 9 克、炒续断 15 克、炒杜仲 12 克以温补脾肾,固护止血。临床观察:刘容秀以上方加减治疗 42 例月经过多气虚证患者。结果:治疗后患者均自觉月经量明显减少,每个月经周期所用卫生巾少 30 个,头晕乏力明显等症状减轻。[3]

(4) 补中益气汤加减 3　黄芪 20 克、党参 15 克、当归 15 克、白术 12 克、升麻 10 克、柴胡 8 克、墨旱莲 15 克、茜草 12 克、杜仲 10 克、陈皮 6 克、炙甘草 6 克。随症加减:若兼有面色㿠白,心悸怔忡,气短神倦,肢软无力,经色淡,质清稀,舌质淡红,苔薄而润,脉虚弱者,重用补气药,宜用人参代替党参;若兼有经色深红,稠黏或夹有血块,腰腹胀痛,舌质红,苔黄,脉滑数者,加用生地黄 15 克、黄连 6 克、白芍 10 克、黄柏 10 克、香附 10 克以清热泻火,凉血养阴;若兼有经血淋沥不断,经色紫暗,有紫块,腹痛,舌质紫绀,有瘀点瘀斑,脉细涩

① 杜学俊.举元煎加味治疗气虚型月经过多的疗效观察[J].医学信息,2018,31(4):145-146.
② 李丹.补中益气汤加减治疗月经过多的临床疗效研究[J].中国妇幼健康研究,2017,28(1):79.
③ 刘容秀.补中益气汤加减对气虚型月经过多的治疗分析[J].中国医药科学,2013,3(14):84-85.

者,加用桃仁10克、红花10克、三棱10克、川芎6克、香附10克以行气活血,化瘀止痛。每于经前1周或月经开始前2天服用,每日1剂,水煎2次,每次取汁200毫升,混匀,早晚分服,5剂为1个疗程,连用3个疗程。临床观察:马纯清将60例月经过多气虚证患者分为中药组和西药组各30例。中药组予上方加减。西医组予肾上腺色腙片5毫克口服,每日3次,氨甲苯酸0.2克加3%葡萄糖20毫升,静脉注射,每日1～2次。结果:中药组总有效率为96.7%,西药组总有效率为90%。①

(5)补中益气汤加味 黄芪40克、党参30克、白术15克、当归10克、陈皮10克、柴胡10克、升麻10克、刘寄奴12克、益母草30克、泽兰叶10克、川续断12克、蒲黄12克、山楂炭15克、甘草6克。共用3剂,水煎服。临床观察:周亚玲等以上方治疗90例月经过多气虚证患者,治愈率93.4%。②

(6)归脾汤加减 黄芪30克、人参15克、白术15克、乌贼骨15克、续断15克、山药10克、茯神10克、炙甘草10克、炮姜炭10克、艾叶炭10克、升麻6克、大枣5枚。每日1剂,水煎服。月经干净后则平时服用归脾丸,每次1丸,每日3次,3个月经周期为1个疗程。健脾益气补血以治本。临床观察:武双虎等以上方治疗32例月经过多气虚证患者,总有效率为93.75%。③

(7)补中益气汤 黄芪24克、党参15克、白术10克、升麻6克、柴胡6克、甘草6克、陈皮9克、当归10克。每2日1剂,水煎服,16天为1个疗程,每次月经来潮3天开始服药,用药3个疗程无效者终止此法治疗。临床观察:雷晓荣以上方治疗26例月经过多气虚证患者,并辅以西药,总有效率为92.31%。④

(8)加味举元煎 党参20克、炙黄芪30克、仙鹤草30克、焦白术12克、炙甘草10克、升麻10

克、川牛膝10克、生蒲黄15克、枳壳15克、茜草炭15克、益母草18克、三七粉(冲服)6克。随症加减:气虚甚,加大补气药剂量,党参30克、炙黄芪40克、升麻12克、阿胶(烊化)12克;瘀滞甚者,加大化瘀药用量,生蒲黄(包煎)15克、炒蒲黄(包煎)15克、川牛膝12克、三七粉8克;血热型,去升麻,加党参15克、川牛膝15克、仙鹤草15克、生黄芪20克、牡丹皮15克、黄柏15克、生地黄15克、墨旱莲30克、小蓟30克;气阴两虚型,去川牛膝、生蒲黄,加大党参量至30克或用人参20克、炙黄芪40克、麦冬12克、五味子12克、生地黄12克、阿胶12克;气血虚弱型,用气阴两虚型之方药,去麦冬、五味子、生地黄,加制首乌24克、鸡血藤24克、熟地黄15克、当归10克;合并子宫肌瘤者,于阴道流血减少后辨证加入消炎药,桂枝10～20克、茯苓10～20克、三棱10～20克、莪术10～20克、水蛭10～20克、浙贝母10～20克等酌情使用;合并子宫内膜炎者,酌加红藤10～30克、败酱草10～30克、焦大黄10～30克、水蛭10～30克、血竭10～30克等;合并痛经者,酌加血竭10～15克、泽兰10～15克、没药10～15克、五灵脂10～15克、延胡索10～15克、小茴香10～15克。冷水浸泡1小时,煎沸15分钟,三煎取汁400毫升,分3次饭前温服。3剂为1个疗程。临床观察:郑永新以上方加减辨证治疗237例月经过多气虚证患者。结果:治愈191例,显效21例,有效20例,无效5例。⑤

2.血瘀证 症见月经量多,色紫暗,有血块;次症为经行疼痛,或平时小腹胀痛或刺痛;舌紫暗或有瘀点,脉涩或弦。

(1)化瘀止血汤加减 大黄炭12克、炮姜炭12克、蒲黄炭(包煎)12克、炒五灵脂(包煎)12克、茜草炭12克、益母草30克、仙鹤草18克、巴戟天12克、桑螵蛸12克、海螵蛸12克、三七粉(冲服)3克。每日1剂,水煎服,早晚温服。临床观察:许晓芬等将60例月经过多血瘀证患者分为

① 马纯清.补中益气汤加减治疗月经过多疗效观察[J].中国误诊学杂志,2009,9(9):2068-2069.
② 周亚玲,樊润花.补中益气汤加味治疗月经过多临床观察[J].延安大学学报(医学科学版),2008,6(1):37.
③ 武双虎,等.归脾汤加减治疗月经量多32例[J].现代中医药,2007,27(4):36.
④ 雷晓荣.补中益气汤治疗青春期月经过多26例[J].四川中医,2002,20(1):56.
⑤ 郑永新.加味举元煎治疗月经过多及崩中237例[J].四川中医,2000,18(5):38-39.

治疗组和对照组各 30 例。对照组服用咖啡酸片 0.3 克,每日 3 次,连用到月经结束,治疗组在此基础上加服化瘀止血汤。结果:治疗组总有效率为 96.67%,对照组总有效率为 83.33%。[1]

(2) 化瘀清经方加减 熟大黄 15 克、牡丹皮 10 克、白头翁 15 克、马鞭草 3 克、生蒲黄 30 克、炒蒲黄 30 克。每日 1 剂,加水约 500 毫升,武火煮沸 20~30 分钟,煎取 2 汁,每汁取 200 毫升,食前温服。临床观察:张华山以上方治疗 45 例月经过多血瘀证患者,总有效率为 97.78%。[2]

3. 血热证 症见月经周期基本正常,经量较以往明显增多;经色深红,经质稠或有血块;心烦;口渴欲饮;便结,小便黄短;唇舌色红,舌苔黄;脉滑数。

(1) 保阴煎加减 黄芩 12 克、黄柏 12 克、川续断 10 克、生地黄 12 克、熟地黄 12 克、山药 9 克、白芍 9 克、乌贼骨 20 克、茜草 12 克、黑荆芥 15 克、甘草 6 克。随症加减:若兼见气短懒言,倦怠乏力,或心悸少寐者,乃失血伤气之象,酌加黄芪、党参、白术以健脾益气;若外感热邪化火成毒,兼见发热恶寒,少腹硬痛拒按者,选加金银花、败酱草、虎杖、红藤以清热解毒。月经期第 1 天开始服药,每日 1 剂,分 2 次煎服,连服 7 天。连用 3 个月经期后观察疗效。临床观察:冯光荣以上方加减治疗 60 例月经过多血热证患者。结果:痊愈 15 例,痊愈率为 25.0%;显效 29 例,显效率为 48.3%;有效 13 例,有效率为 21.7%;无效 3 例。总有效率为 95.0%。[3]

(2) 清热固经汤加减 栀子 10 克、黄芩 10 克、生地黄 30 克、地骨皮 30 克、炙甘草 6 克、地榆炭 10 克、藕节 10 克、棕榈炭 10 克、生龙骨(先煎) 30 克、生牡蛎(先煎) 30 克、蒲公英 30 克、败酱草 20 克、苦紫花地丁 30 克、阿胶(烊化) 10 克、七叶一枝花 20 克、龟甲 15 克。连续服药 3 个月为 1

个疗程。服药期间,忌食寒凉、辛辣之品。临床观察:安士菊等以上方治疗 35 例月经过多血热证患者,总有效率为 94.3%。[4]

(3) 犀角地黄汤合二至丸 水牛角(先煎 45~60 分钟) 20~30 克、干地黄 20~30 克、生白芍 15~30 克、牡丹皮 6~10 克、墨旱莲 10~20 克、女贞子 10~15 克、阿胶(烊化兑服) 9~15 克、海螵蛸 10~20 克、荆芥炭(研面吞服) 6~10 克、黑茜草 6~10 克。随症加减:若兼有气血虚弱,酌情加入西洋参、山药、龙眼肉等;血瘀明显,酌情加入元胡、香附、益母草等;若外感热邪化火成毒,可加入黄芩、黄柏、红藤、桃仁等。每日 1 剂,水煎服,水牛角先煎 45~60 分钟,阿胶烊化兑服,荆芥炭研面吞服。临床观察:桑谢和等以上方加减治疗 121 例月经过多血热证患者,合用西药抗纤溶药(如氨甲环酸)、抗 PG 合成药(如氟芬那酸、甲芬那酸),或视需要行内膜萎缩治疗或子宫全切。结果:痊愈 87 例(72%),显效 30 例(25%),无效 4 例(3%)。[5]

(4) 清热固经汤加减 生地黄 30 克、水牛角 30 克、牡丹皮 15 克、黄芩 10 克、栀子 10 克、黄柏 9 克、知母 10 克、石膏 15 克、麦冬 15 克、地榆 15 克、侧柏叶 15 克、贯众炭 15 克、仙鹤草 15 克、藕节 30 克。每日 1 剂。临床观察:周光英以上方治疗 20 例月经过多血热证患者。结果:治愈 16 例,显效 2 例,有效 1 例,无效 1 例,总有效率 95%。[6]

经 验 方

1. 固冲汤 五倍子 3 克、黄芪 18 克、山茱萸 24 克、白术 30 克、煅牡蛎 20 克、海螵蛸 12 克、煅龙骨 20 克、白芍 12 克、棕榈炭 6 克、茜草根 6 克。每日 1 剂,水煎 200 毫升,早晚服用 2 次,治疗 2

[1] 许晓芬,于艳红,等.化瘀止血汤联合咖啡酸片对血瘀型月经过多患者 PBAC、Hb 的影响分析[J].临床医药文献电子杂志,2018,5(63):7-8,19.
[2] 张华山.化瘀清经汤治疗月经过多 45 例[J].中国中医急症,2001,10(5):310.
[3] 冯光荣.保阴煎加味治疗月经过多 60 例临床观察[J].中医临床研究,2015,7(32):83-84.
[4] 安士菊,夏阳.清热固经汤治疗血热型月经过多 35 例临床观察[J].江苏中医药,2015,47(3):42-43.
[5] 桑谢和,等.中西医结合治疗血热型月经过多的临床体会[J].中国社区医师(医学专业),2012,14(14):220-221.
[6] 周光英.自拟清热固经汤治疗月经过多 20 例[J].现代医药卫生,2002,18(4):325.

周。曹银萍将80例功能失调性子宫出血月经过多患者随机分为对照组与观察组各40例。对照组采用单一优思明(屈螺酮炔雌醇片)治疗,每次1片,口服每日1次,治疗2周。观察组在此基础上加用上方治疗。结果:观察组功能失调性子宫出血月经过多改善率高于对照组(95%/75%),差异有统计学意义($P<0.05$);观察组治疗结束后月经开始恢复正常的周期数优于对照组,差异有统计学意义($P<0.05$)。[①]

2. **四物汤加味** 炙黄芪18克、当归15克、熟地黄15克、白芍炭12克、川芎10克、大黄炭8克、三七粉6克。随症加减:若患者气虚重,则在基本药方组成中加党参15克,炙黄芪增至24克;若血虚甚者,在基本药方组成中加龙眼肉10克、首乌15克;若瘀血重者,则可加泽兰12克、益母草12克;若兼血热者,则可加生地黄10克、牡丹皮15克。在经前的7天服用,每日1剂,水煎服,早晚温服。杨岗等将120例全麻下无痛人工流产术后即时放置宫内节育器致月经过多患者,随机分成研究组与对照组各60例。研究组采用上方加减治疗。对照组采用吲哚美辛治疗,每次25毫克,每日3次。两组患者均在每个月经周期连续治疗7天,合计治疗3个月经周期。比较两组患者临床疗效及月经量积分。结果:研究组治疗总有效率为96.7%,明显高于对照组的75%($P<0.05$)。[②]

3. **止血方** 女贞子20克、麦冬15克、白芍15克、太子参15克、墨旱莲24克、茜草10克、甘草10克、益母草15克、续断30克、补骨脂10克、五味子15克、三七10克、生地黄20克、仙鹤草20克、熟地黄20克。随症加减:出血量多,色鲜红,质黏稠,口渴心烦者,加地榆20克、马齿苋20克、水牛角30克以清热凉血,固经止血;出血量多,质稀,气短懒言者,加黄芪20克、党参15克、白术15

克以补气摄血固冲;出血量多,经色紫暗有血块,经行腹痛拒按者,加蒲黄6克、五灵脂6克以活血止血,散瘀止痛。自月经周期第3天开始服用,每日1剂,水煎,早晚分服,共服6天。蔡丽娜等以上方加减治疗30例月经过多患者。结果:患者服3剂后月经净,以上诸症好转。持续服药调理3个月经周期,诸症消失,月经量、色、质均正常。随访3个月未复发。总有效率为90%。[③]

4. **补气活血汤** 党参、生黄芪、白术、赤芍、陈皮、桂枝、茯苓、三棱、莪术、马鞭草、醋鳖甲、白豆蔻、生山楂。随症加减:经期量多或经期延长者,加茜草根、陈棕炭、仙鹤草、乌贼骨、三七粉等;肝郁气滞者,加香附、枳壳;痰湿者,加苍术、半夏、茯苓;肾虚者,加淫羊藿、仙茅、熟地黄;湿热瘀结者,加大黄、牡丹皮、冬瓜仁;血虚甚者,加阿胶、熟地黄。杨智杰等以上方加减治疗30例子宫肌瘤之月经过多患者,总有效率为83.3%。[④]

5. **加味固本止崩汤** 党参20克、黄芪30克、白术15克、升麻10克、柴胡6克、益母草30克、泽兰15克、仙鹤草15克、地榆15克、姜炭6克、熟地黄20克、炙甘草6克。月经期第1天开始服药,每日1剂,分2次煎服,连服7天。连用3个月经期后观察疗效。韩永梅以上方治疗50例月经过多患者,总有效率为94%。[⑤]

6. **益气清营汤(姚寓晨经验方)** 炙黄芪30克、太子参20克、生地黄12克、炒黄芩10克、海螵蛸30克、贯众炭15克、七叶一枝花20克。随症加减:热甚,加川黄柏炭15克、地榆炭20克;夹瘀,加莲房炭15克、三七粉3克。益气清营,止血固冲。适用于气虚营热所致的月经过多、崩漏、恶露不净。[⑥]

7. **清经二至汤** 女贞子15克、墨旱莲15克、生地黄15克、白芍15克、乌贼骨15克、茜草15克、益母草15克、地骨皮15克、炒蒲黄15克、牡

① 曹银萍.固冲汤治疗功能失调性子宫出血月经过多的疗效观察[J].实用妇科内分泌杂志,2018,5(18):22,27.
② 杨岗,等.四物汤加味治疗全麻下无痛人工流产术后月经过多效果观察[J].陕西中医,2017,38(10):1336-1337.
③ 蔡丽娜,雷福云.止血方治疗月经过多30例临床体会[J].中国民族民间医药,2016,25(1):70,72.
④ 杨智杰,等.蔡连香补气活血法治疗子宫肌瘤之月经过多临床观察[J].辽宁中医杂志,2015,42(4):705-706.
⑤ 韩永梅.加味固本止崩汤治疗月经过多50例[J].中国中医药科技,2014,21(2):193.
⑥ 姚石安,等.现代名老中医珍本丛刊:姚寓晨妇科证治选萃[M].北京:人民军医出版社,2014:131.

丹皮 15 克、黄柏 15 克、甘草 3 克。随症加减：经净后去黄柏、牡丹皮、炒蒲黄，加人参 10 克、当归 10 克、阿胶（烊化冲服）10 克。每日 1 剂，加水至 600 毫升煎至 300 毫升，每次 100 毫升，每日 3 次，月经来潮的第 1 天饭后服。王平将 100 例月经过多患者随机分为治疗组 60 例与对照组 40 例。治疗组予上方加减。对照组口服宫血宁胶囊，每次 2 粒，每日 3 次，饭后服。结果：总有效率治疗组为 95%，对照组为 75%，两组比较差异有显著性（$P<0.05$）。[①]

8. **加味逍遥散加味** 牡丹皮 12 克、炒栀子 12 克、柴胡 12 克、当归 12 克、白芍 12 克、白术 12 克、茯苓 12 克、薄荷 9 克、甘草 9 克、龙骨 18 克、煅牡蛎 18 克、珍珠母 18 克。随症加减：出血量多如注、色鲜红、质黏稠，加重炒栀子量，再加黄芩、茜草清热凉血、固经止血；口干咽燥、大便秘结，加知母、沙参、麦冬养阴生津止血、润肠通便；出血量多质稀、气短懒言，加黄芪、党参以益气升阳、固托摄血；出血量多、经色紫暗有血块或疼痛拒按，加蒲黄、五灵脂、益母草散瘀止痛、活血止血；经血量多、腹胀明显者，加香附、木香、乌药以行气活血。每日 1 剂，水煎，煎 3 次混合，分 4 次服用。于月经周期的第 4 天开始连服 5 剂，共 3 个月经周期。孙显祥以上方加减治疗 30 例月经过多患者，总有效率为 96.6%。[②]

9. **六味地黄汤加味** 熟地黄 30 克、山药 30 克、墨旱莲 30 克、益母草 30 克、山茱萸 20 克、女贞子 20 克、地骨皮 15 克、炒黄柏 15 克、麦冬 15 克、延胡索 15 克、泽泻 10 克、牡丹皮 10 克、茯苓 10 克、香附 10 克、三七粉 5 克。每日 1 剂，水煎分 3 次服。1 个月为 1 个疗程。崔红阳以上方治疗 28 例月经过多患者，总有效率为 96.4%。[③]

10. **安冲汤** 炒白术 12 克、生黄芪 12 克、生龙骨 15 克、生牡蛎 15 克、生地黄 12 克、白芍 9

克、海螵蛸 10 克、茜草 9 克、川续断 10 克。每日 1 剂，分早晚 2 次服。徐慧军等将 60 例月经过多患者随机分为治疗组与对照组各 30 例。治疗组予上方。对照组服用益宫宁血口服液，每日 3 次，每次 10 毫升。月经过多者自经量明显增多日始服，经期延长者，自出血第 5 天开始服药，直至血止，连续观察 3 个周期。结果：治疗组总有效率为 86.7%，对照组总有效率 76.7%。[④]

11. **周仲瑛经验方** 水牛角（先煎）12 克、生地黄 5 克、赤芍 10 克、牡丹皮 10 克、栀子 10 克、阿胶（烊化）10 克、墨旱莲 15 克、血余炭 10 克、紫珠草 15 克、大黄炭 4 克、龟甲（先煎）15 克、仙鹤草 15 克、茜草炭 10 克。清热凉血，化瘀止血。适用于月经过多证属瘀热阻络者，症见月经量多，下肢紫癜，心慌恶心，头昏口干，面色萎黄，舌质暗，苔黄薄腻，脉细数。每日 1 剂，水煎服。[⑤]

12. **益耳汤** 益母草 25 克、黑木耳 20 克、黑荆芥穗 10 克、炒蒲黄 10 克、五灵脂 10 克、赤芍 12 克、茜草 12 克、当归 10 克、香附 6 克、熟地黄 30 克。随症加减：月经量多者，改炒蒲黄为蒲黄炭，加阿胶（烊化）10 克、黄芪 15 克、补骨脂 10 克；兼气虚者，加党参 10 克、黄芪 10 克、怀山药 10 克、土炒白术 10 克；兼阴虚者，加黄精 10 克、女贞子 10 克、生地黄 10 克、墨旱莲 20 克；兼阳虚者，加菟丝子 20 克、淫羊藿 10 克、续断 3 克；兼血虚者，加阿胶珠 10 克、鸡血藤 10 克；兼血热者，加生地黄 10 克、牡丹皮 10 克、侧柏叶 10 克。月经来潮第 1 天开始，每日服中药 1 剂，每剂水煎 2 次，混合分早晚 2 次温服。张起华以上方加减治疗 210 例宫内节育器致月经过多患者，总有效率为 99.52%。[⑥]

13. **四物汤加减** 炙黄芪 15 克、当归 15 克、熟地黄 15 克、白芍 12 克、川芎 10 克、大黄炭 18 克、三七粉 6 克。随症加减：乏力、自汗者，加党参

① 王平.清经二至汤治疗月经过多 60 例疗效观察[J].中国社区医师(医学专业),2012,14(20):193.
② 孙显祥.加味逍遥散加味治疗月经过多 30 例[J].实用中医药杂志,2011,27(4):237.
③ 崔红阳.六味地黄汤加味治疗月经过多 28 例[J].实用中医药杂志,2010,26(4):238.
④ 徐慧军,等.安冲汤治疗月经过多经期延长的临床观察及研究[J].中华中医药学刊,2010,28(8):1696-1698.
⑤ 李培旭,郭立中,刘玉宁.周仲瑛应用反治合法治疗疑难病经验[J].中医杂志,2007,48(3):203-205.
⑥ 张起华.自拟益耳汤治疗宫内节育器致月经过多 210 例[J].中医杂志,2007,48(4):305.

12克,并增炙黄芪量为30克;头晕、心悸、失眠者,加何首乌15克、龙眼肉10克、茯神12克;经期腹痛,夹血夹瘀者,加泽兰12克、益母草15克;兼有五心烦热、口干、盗汗者,加牡丹皮10克、生地黄10克。每日1剂,水煎,早晚温服,于月经前7～10天服用,经至停药。连用3个月经周期。王霞等以上方加减治疗88例宫内置环后月经过多患者。结果:治愈69例,有效16例,无效3例。总有效率为96%。①

14. 清经散　牡丹皮10克、地骨皮12克、白芍12克、生地黄12克、青蒿9克、黄柏9克、茯苓9克。随症加减:如果出血量多如注、色鲜红、质黏稠,加地榆炭、煅牡蛎清热凉血、固经止血;若口干咽燥、大便秘结,加知母、沙参、麦冬养阴生津止血、润肠通便;出血量多质稀,气短懒言,加黄芪、党参以益气升阳、固脱摄血;出血量多、经色紫暗有血块或小腹疼痛拒按者,加蒲黄、五灵脂、益母草散瘀止痛、活血止血;经血量多,腹胀明显者,加木香、乌药以行气活血。每日1剂,水煎分2次服。于月经周期的第5天开始连续服3剂,然后于月经周期第14天开始连服3剂,如此调理3个月经周期。邵淑霞等以上方加减治疗35例月经过多患者,总有效率为97%。②

15. 活血调经汤　当归10克、丹参10克、赤芍10克、茜草10克、益母草10克、地榆10克、红花6克、生蒲黄6克、炒蒲黄6克。随症加减:偏阴虚者,加墨旱莲20克、女贞子10克、阿胶10克;偏阳虚者,加续断10克、淫羊藿10克、艾叶6克;气虚者,加黄芪15克、党参10克;血瘀者,加川牛膝10克、三七末2克。经期每日服1剂,水煎,共5剂。非经期,阴虚者,服知柏地黄丸;阳虚者,服金匮肾气丸;气虚者,服归脾丸。王月玲将106例宫内节育器致月经过多患者随机分为中药组56例与西药组50例。中药组采用上方加减治疗。对照组采用吲哚美辛25毫克口服,每日3

次,经期连服3日,同时服抗生素3～5天。两组均以3个月经周期为1个疗程。结果:中药组1个疗程治愈30例,有效21例,无效5例,总有效率91%;对照组1个疗程治愈15例,有效18例,无效17例,总有效率为66%。中药组疗效明显优于对照组。③

16. 少腹逐瘀汤　炒茴香3克、生地黄15克、炮姜9克、川芎9克、延胡索9克、阿胶15克、没药9克、赤芍10克、当归25克、炒蒲黄15克、炒五灵脂12克、焦艾12克。随症加减:气虚,加党参、黄芪;血热,加牡丹皮、焦栀;血瘀,加桃仁、红花;出血多,加地榆、棕榈炭;出血日久,加龙骨、牡蛎;放环后出血,去茴香、延胡索、没药、蒲黄、五灵脂,加益母草、桃仁。每日1剂,水煎分2次温服,直到血止。张建成以上方加减治疗146例月经过多患者。愈后以归脾汤固其善后或丹栀逍遥散调理。结果:治愈146例,总有效率为100%。④

17. 益气固经汤　党参20克、黄芪20克、白术15克、熟地黄15克、阿胶(烊化)15克、柴胡12克、升麻15克、陈皮10克、仙鹤草30克、茜草10克。随症加减:气虚明显者,党参、黄芪的用量可加至30～40克;月经夹血块多,腰腹痛甚者,加桃仁10克、三棱9克;贫血明显,重用熟地黄至30克。每日1剂,加水400毫升,煮沸20～30分钟,二煎取汁400毫升,分3次饭前温服,3剂为1个疗程,于月经来潮第3天开始服用。刘积平以上方加减治疗62例放环后月经过多患者。结果:治愈34例,好转20例,无效8例,总有效率为87.10%。⑤

18. 安宫环宁汤　蒲公英15克、败酱草15克、香附10克、川续断10克、黄柏12克、侧柏炭12克、栀子12克、赤芍12克、当归12克、茯苓10克、山楂10克、延胡索10克、熟地黄10克、五灵脂6克、蒲黄6克。随症加减:脾胃气虚者,加党参15克、黄芪15克;瘀热内结明显者,加益母草

① 王霞,等.四物汤加味治疗宫内置环后月经过多88例分析[J].中国误诊学杂志,2007,7(24):5707.
② 邵淑霞,等.清经散治疗月经过多35例[J].四川中医,2006,24(5):84.
③ 王月玲.祛瘀活血调经治疗宫内节育器致月经过多56例[J].现代中西医结合杂志,2005,14(6):756.
④ 张建成.少腹逐瘀汤治疗月经过多146例的疗效观察[J].西北人口,2004,97(3):63-64.
⑤ 刘积平.益气固经汤治疗放环后月经过多62例报告[J].右江民族医学院学报,2004(3):444.

15 克、大黄炭 10 克。每日 1 剂,水煎服,早晚分服,3 天为 1 个疗程。王晓伟等以上方加减治疗 66 例放环后月经过多患者,总有效率为 95.8%。[1]

19. 固经方(徐志华经验方) 炒地榆 10 克、墨旱莲 10 克、仙鹤草 10 克、紫珠草 10 克、拳参 10 克、大小蓟各 10 克、牡丹皮 10 克、红茜草 10 克、炒蒲黄 10 克、生地黄 10 克、白芍 10 克、当归 10 克。随症加减:大便秘结者,加大黄;心烦者,加栀子;量多不止者,加三七粉。清热凉血止血。适用于血热所致月经量多,色深红,质黏稠夹小血块。[2]

20. 益气化瘀止血汤 黄芪 30 克、熟地黄 20 克、当归 15 克、杭芍 20 克、益母草 20 克、茜草 10 克、牡丹皮 15 克、香附 15 克。随症加减:若热扰冲任,冲任不宁而月经过多、色红、质稠,心烦口渴,周期提前,去熟地黄、杭芍、当归,加黄柏 15 克、生地黄 30 克、赤芍 15 克;若气虚统摄无权,冲任失调致月经量多,色淡质稀、经期延长,气短乏力,面色少华,纳少便溏,加党参 30 克、白术 15 克、仙鹤草 30 克、炒续断 20 克;伴贫血,加阿胶 15 克、炮姜 6 克;若气滞血瘀,瘀阻冲任致月经过多,色黑有块,少腹疼痛,加桃仁 15 克、红花 6 克、炒蒲黄 15 克、延胡索 15 克;伴血行不畅,血如腐肉者,加牛膝 6 克、丹参 15 克、败酱草 20 克。每日 1 剂,水煎服,分 3 次温服,并在月经来潮后 2 天服药,服至经净停药,3 个月为 1 个疗程。顾玉凤以上方加减治疗 60 例月经过多患者。结果:治愈 42 例,好转 14 例,无效 4 例(其中 2 例因子宫肌瘤较大做子宫切除术)。一般服药 2 个月经周期见效,少部分患者服药 1 个月经周期可见效,但停药后易反复。单纯性月经过多或伴有生殖系统炎症者效果好,而伴有子宫肌瘤、内膜异位的效果次之,需服药 1~2 个疗程,方能见效。[3]

21. 经多神效丹 人参 20 克、白术 20 克、益

母草 20 克、升麻 12 克、马齿苋 30 克、三七 10 克等。上药共研细末,瓶装密封备用,临用时取药末 10 克,加水调和,涂以神阙穴,外施纱布并以胶带固定,3 天换药 1 次,10 次为 1 个疗程。庞保珍等以上方贴脐治疗 119 例月经过多患者,总有效率为 94.1%。本法对气虚、血瘀型月经过多皆有较好疗效。[4]

22. 益气固冲汤 党参 15 克、黄芪 20 克、白术 12 克、山茱萸 12 克、生地黄 12 克、熟地黄 12 克、桑寄生 15 克、续断 12 克、仙鹤草 30 克、西茜草 12 克、牡蛎 30 克、炙甘草 9 克。随症加减:腹痛甚、血块多者,加当归 12 克、香附 15 克、延胡索 12 克、黄精 12 克;头昏甚者,加首乌 20 克、白芍 15 克。用水 1 000 毫升,浸泡半小时,在用大火煎开后改用文火煎 30 分钟,滤渣取头汁后再加水 200 毫升,文火煎 20 分钟后,去渣取二汁,二汁合一,分早晚 2 次分服,连服 30 天为 1 个疗程。陆昌玲以上方加减治疗 84 例月经过多(子宫肌瘤所致除外)患者。结果:经 1~2 个疗程的治疗治愈 38 例,占 45%;好转 43 例,占 51%;无效 3 例,占 4%。临床总效率为 96%。[5]

23. 参茜固经冲剂(唐吉父经验方) 升麻 9 克、党参 12 克、白术 6 克、生地黄 12 克、白芍 9 克、女贞子 12 克、墨旱莲 12 克、生蒲黄 12 克、生槐米 12 克、大小蓟各 12 克、生山楂 12 克、茜草 12 克。适用于月经过多、子宫肌瘤及子宫内膜异位症所致的月经过多。[6]

24. 大安营煎(陈大年经验方) 当归 9 克、川芎 9 克、白芍 9 克、生地黄 12 克、牡丹皮 6 克、栀子 6 克、黄芩 9 克、川续断 12 克、秦艽 6 克、茯苓 9 克、生甘草 6 克、薄荷(后下)4.5 克。养血清热,安定营血。适用于人工流产或输卵管结扎后月经过多。本方出自宋代《素庵医要》,原治妇人经水先期,或因血热,或因郁火,或因营分受风所致。陈

① 王晓伟,等.安宫环宁汤治疗放环后月经过多[J].山东中医杂志,2003,22(7):443.
② 张弘.名医效方 999[M].北京:中国中医药出版社,2003:334.
③ 顾玉凤.益气化瘀止血汤治疗月经过多 60 例[J].时珍国医国药,2000,11(5):453.
④ 庞保珍,等.经多神效丹贴脐治疗月经过多 119 例[J].陕西中医,2000,21(12):533.
⑤ 陆昌玲.益气调冲汤治疗月经过多 84 例[J].光明中医,1999,14(81):53-54.
⑥ 刘炎.江浙沪名医秘方精粹[M].北京:北京医科大学中国协和医科大学联合出版社,1996:135.

大年扩充应用于上述病证。①

单 方

独一味胶囊　组成：独一味（主要成分是黄酮类、皂苷、甾醇、氨基酸和微量元素等）。功效：活血化瘀，止血镇痛。用法用量：每日3次，每次3粒。临床应用：王芳等将105例月经过多患者分为试验组70例和对照组35例。试验组口服独一味胶囊；对照组口服云南白药胶囊，每日4次，每次2粒。7天为1个疗程。结果：独一味胶囊能够有效治疗血瘀型月经过多，可加速止血、减少阴道流血量、缩短阴道流血时间。同时，不良反应少，安全可靠，服用方便，是月经过多的一种良好的辅助治疗药物。②

中 成 药

1. 云南红药胶囊　组成：三七、七叶一枝花、制黄草乌、紫金龙。功效：止血镇痛，活血散瘀，祛风除湿。用法用量：每次3粒，每日3次口服。临床应用：葛晓芬等采用前瞻性研究，将139例月经过多患者随机分为云南红药组90例和宫血宁组49例。云南红药组予云南红药胶囊；宫血宁组予宫血宁胶囊，每次2粒，每日3次。月经期服药10天，连续3个月经周期。结果：云南红药组治疗周期规律的月经过多有效率为80.5%，对照组宫血宁胶囊治疗后有效率为63.3%。③

2. 桂枝茯苓胶囊　组成：桃仁、茯苓、牡丹皮、桂枝等（每粒装0.31克，江苏康缘药业股份有限公司生产）。用法用量：每日3次，每次4粒，月经干净第3天开始服用，需饭后服用，经期停用，以连用3个月经周期为1个疗程。3个疗程后观察疗效。临床应用：宁维娟以上方治疗150例子宫肌瘤致月经过多患者，总有效率为94.67%。④

3. 复方益母草口服液　组成：益母草、鸡血藤（冀药制字Z20051574）。用法用量：规格为每支10毫升，月经结束后给予复方益母草口服液，每次20毫克，每日3次，服用10天。临床应用：曹冬梅将200例诊断为血瘀型月经过多的患者随机分为观察组和对照组各100例。对照组患者行经期1～5天给予氨甲环酸片，每次1克，每日3次。观察组患者予复方益母草口服液，行经期治疗方案同对照组。两组均服药2个月经周期。结果：观察组总有效率为96%，对照组总有效率为82%（$P<0.05$）。⑤

4. 致康胶囊　组成：三七、大黄、黄连、黄芩、白及、没药、珍珠、冰片、龙血竭、茜草等。功效：清热凉血，化瘀止血，消肿止痛，收敛生肌。用法用量：每次4粒，每日3次。经期服药，1个月经周期为1个疗程。临床应用：袁萍等将60例月经过多患者分为治疗组和对照组各30例。治疗组服致康胶囊，观察3个疗程。对照组服独一味胶囊，每次4粒，每日3次。经期服药，1个月经周期为1个疗程，观察3个疗程。结果：治疗组总有效率为93.33%，高于对照组的73.33%（$P<0.05$）。⑥

5. 段血流胶囊　组成：荫风轮浸膏、风轮菜浸膏（通化金马药业集团股份有限公司生产，国药准字Z20044500）。功效：凉血，止血。用法用量：每次4粒，每日3次。临床应用：孔祥华将120例上环后月经过多患者随机分为对照组和治疗组各60例。对照组采用肾上腺色腙片治疗，每次5毫克，每日3次。治疗组服用段血流胶囊。连续服用7天为1个疗程，连续观察3个疗程。结果：治疗组总有效率（91.7%）明显高于对照组（78.3%），组间比较差异有统计学意义（$P<0.05$）。⑦

① 施杞.上海历代名医方技集成[M].上海：学林出版社,1994：650.
② 王芳,等.独一味胶囊治疗月经过多临床研究[J].中国中医药信息杂志,2008,15(1)：59,92.
③ 葛晓芬,杨欣,魏丽惠,等.云南红药与宫血宁胶囊用于月经过多的疗效评价[J].中国妇产科临床杂志,2019,20(4)：329-331.
④ 宁维娟.桂枝茯苓胶囊治疗子宫肌瘤致月经过多150例临床分析[J].临床医学研究与实践,2017,2(2)：119-120.
⑤ 曹冬梅,等.复方益母草口服液治疗血瘀型月经过多100例[J].中国药业,2016,25(12)：92-94.
⑥ 袁萍,等.致康胶囊治疗月经过多30例临床观察[J].中国中医急症,2013,22(10)：1799.
⑦ 孔祥华.段血流胶囊治疗上环后月经过多的疗效观察[J].中国实用医药,2013,8(20)：175-176.

6. 宫血宁胶囊　组成：七叶一枝花。用法用量：每次月经来潮第 1 天开始服用宫血宁胶囊，每次 0.26 克，每日 3 次，连续 6 天为 1 个疗程。临床应用：李玉华选择 80 例接受放置 IUD 后 1～3 个月月经过多患者，将其随机分为观察组和对照组各 40 例。对照组上环后每次月经来潮第 1 天开始服用氨基己酸，每次 1 克，每日 3 次，观察组上环后予宫血宁胶囊。6 个疗程后对比观察两组月经量变化并进行疗效评价。结果：观察组总有效率为 92.50％，对照组总有效率为 77.50％，两组比较差异有统计学意义（$P < 0.05$）。①

7. 宫血净颗粒　组成：北刘寄奴、益母草、马齿苋、枳壳、黄芪、川续断、仙鹤草、贯众炭、茜草。用法用量：开水冲服，每次 1 袋，每日 3 次。7 天为 1 个疗程。每次月经来潮 3 天开始服药，用药 3 个疗程无效者终止治疗。临床应用：陈梅等以上方治疗 56 例月经过多患者。结果：痊愈 35 例，好转 16 例，总有效率 91.07％。②

8. 当归养血丸　组成：当归、白芍（炒）、地黄、黄芪、阿胶、牡丹皮、香附（制）、茯苓、杜仲（炒）、白术（炒）。功效主治：养血调经；适用于气血两虚的月经过多，月经提前，经期延长，伴头晕，乏力，面色少华，腰酸肢软，舌质胖，脉虚弱。用法用量：口服，一次 9 克，一日 3 次。③

9. 妇科养荣丸　组成：当归、白术、熟地黄、川芎、白芍（酒炒）、香附（醋制）、益母草、黄芪、阿胶、杜仲等。功效主治：补养气血，疏肝解郁；适用于气血不足、肝郁不舒所致月经过多，症见月经过多，先期，或行经时间延长，体倦神疲，气短懒言，食少便溏，舌质淡边有齿痕，脉沉弱等。用法用量：口服，一次 8 丸，一日 3 次。④

10. 人参归脾丸　组成：人参、白术（麸炒）、茯苓、炙黄芪、当归、龙眼肉、酸枣仁（炒）、远志（去心）、甘草（炙）、木香。功效主治：益气补血，健脾养心；适用于心脾两虚、脾不统血所致月经过多，症见经行量多，色淡红，失眠健忘，食少乏力，舌淡，苔薄，脉细弱。用法用量：口服，水蜜丸一次 6 克，小蜜丸一次 9 克，一日 2 次。⑤

11. 复方阿胶浆　组成：阿胶、人参、熟地黄、党参、山楂、蔗糖。功效主治：补气养血止血；适用于气血两虚所致月经过多、贫血，症见经行量多，色淡红，神疲肢倦，气短懒言，或心悸、怔忡，失眠健忘，食少乏力，舌淡，苔薄，脉细弱。用法用量：口服，一次 20 毫升（1 支），一日 3 次。⑥

12. 八珍颗粒　组成：党参、白芍、白术、熟地黄、茯苓、当归、川芎、甘草。功效主治：补气益血；适用于气血两亏所致月经过多，症见经行量多，面色萎黄，食欲不振，神疲肢倦，气短懒言，或心悸、怔忡，失眠健忘，舌淡，苔薄，脉细弱。用法用量：开水冲服，一次 1 袋，一日 2 次。⑦

13. 妇科止血灵　组成：熟地黄、五味子、白芍、杜仲（炭）、续断、桑寄生、山药、牡蛎（煅）、海螵蛸、地榆（炒）、蒲黄（炭）。功效主治：补肾敛阴，固冲止血；适用于肾阴不足、阴虚有热的月经过多、经期延长，症见月经量多，伴头晕耳鸣，手足心热，腰膝酸软，舌质红，脉细数。用法用量：口服，一次 5 片，一日 3 次。⑧

14. 三七片　组成：三七。功效主治：活血散瘀止血，消肿定痛；适用于血瘀型月经过多，症见经来量多，色紫暗，有血块，或伴有小腹疼痛，或月经期长，持续难净，舌有瘀点或舌质紫暗，脉细涩。用法用量：口服，一次 2～6 片，一日 3 次。⑨

15. 龙血竭胶囊　组成：龙血竭。功效主治：活血散瘀，定痛止血；适用于血瘀所致的月经量多、痛经，症见经来量多，色紫暗，有血块，或伴有小腹疼痛，或月经期长，持续难净，舌有瘀点或舌

① 李玉华.中药宫血宁胶囊治疗放置宫内节育器后月经过多的疗效[J].中国医药指南，2012，10(26)：258－259.
② 陈梅，等.宫血净颗粒治疗月经过多 56 例[J].陕西中医，2009，30(7)：775.
③～④ 张婷婷.妇产科中成药合理应用手册[M].北京：人民卫生出版社，2009：22.
⑤～⑥ 张婷婷.妇产科中成药合理应用手册[M].北京：人民卫生出版社，2009：23.
⑦ 张婷婷.妇产科中成药合理应用手册[M].北京：人民卫生出版社，2009：23－24.
⑧ 张婷婷.妇产科中成药合理应用手册[M].北京：人民卫生出版社，2009：24.
⑨ 张婷婷.妇产科中成药合理应用手册[M].北京：人民卫生出版社，2009：27.

质紫暗,脉细涩。用法用量:口服,一次4~6粒,一日3次。①

16. 云南白药胶囊 组成:三七、七叶一枝花等。功效主治:化瘀止血;适用于血瘀所致月经过多,症见经来量多,色紫暗,有血块,经行腹痛,或平时小腹胀痛,或月经期长,持续难净,舌有瘀点或舌质紫暗,脉细涩。用法用量:妇科各症用酒送服,但月经过多、崩漏用温开水送服。②

17. 葆宫止血颗粒 组成:煅牡蛎、白芍、地黄、侧柏炭、金樱子、仙鹤草、椿根皮、大青叶、三七、柴胡。功效主治:收敛固摄,固冲止血,滋阴清热;适用于月经先期及月经过多、经色鲜红、质稠、心烦口渴、舌红、脉数等血热证,无论虚实用之合宜。用法用量:每次1袋,每日3次,温开水冲服。临床应用:唐浩志将160例月经先期及月经过多患者分为治疗组100例和对照组60例。治疗组采用葆宫止血颗粒治疗,连服2周,对照组采取西医止血治疗。结果:总有效率治疗组为93%,对照组为53%,两组比较,有极显著性差异(P<0.001)。③

18. 血竭化瘤冲剂 组成:血竭、夏枯草、制大黄、贯众、昆布、马齿苋、雷公藤、焦山楂等(江阴制药厂生产)。用法用量:早晚各1袋。临床应用:傅薄等将89例子宫肌瘤月经过多患者分为治疗组59例和对照组30例。治疗组口服血竭化瘤冲剂,对照组服桂枝茯苓胶囊,每次3粒,每日3次。3个月为1个疗程,经期不停药,经量偏多经期可加服参三七3克,每日1次,服4~5天。结果:总有效率治疗组为96.61%,对照组为66.67%。④

19. 玉清妇康宁片 组成:当归、白芍、艾叶、香附、三七、党参、益母草、麦冬等(湖南怀化正好制药有限公司生产)。功效:调经养血,理气止痛。用法用量:3片,每日3次,2周为1个疗程。临床应用:郭莉萍以上方治疗30例月经过多患

者,外加灭滴灵(甲硝唑)0.4克,每日3次;肾上腺色腙片5毫克,每日3次。5天为1个疗程。结果:第1个疗程治疗后阴道流血停止27例,占90%;3例阴道流血量减少,加用第2个疗程治疗后阴道流血停止。观察行经2周期,月经恢复正常27例,占90%;3例第2次行经仍有月经过多,改用其他方法治疗。⑤

20. 益妇止血丸 组成:党参、白术、地榆炭、白芍、茜草、益母草(广州奇星药厂生产)。功效主治:补气摄血;适用于脾气虚不能固摄经血致月经过多或经期延长的妇女患者。用法用量:6克,每日3次,重症者可每日服4次。从经期第1天开始,连续服用3~5天,重症者可延至7天。临床应用:郑筱文等将414例月经过多患者分为治疗组315例和对照组99例。治疗组口服益妇止血丸,连续用药3个月经周期。对照组口服补中益气丸9克,每日3次,重症者可每日服4次。从经期第1天开始,连续服用3~5天,重症者可延至7天,连续用药3个月经周期。结果:总有效率治疗组为94.60%,对照组为44.44%。⑥

21. 驴胶补血冲剂 组成:阿胶、黄芪、党参、当归、白术等。功效主治:滋阴补血,健脾益气,调经活血;适用于久病体虚血亏气虚,特别对月经过多性贫血的气虚型效果最好。用法用量:早中晚各服1包(20克)。临床应用:蒋改苏将150例月经过多性贫血患者分为治疗组100例和对照组50例。治疗组用驴胶补血冲剂,对照组用四物汤加味(当归15克、熟地黄20克、白芍10克、香附10克、党参10克、黄芪10克、川芎3克、木香3克),水煎,早晚各服1次。两组均以2周为1个疗程,连续服用2个疗程后评定疗效。在服用上述药物期间停用与本病治疗有关的其他药物。结果:治疗组基本痊愈20例,显效49例,有效23例,无效8例;对照组基本痊愈5例,显效16例,

①~② 张婷婷.妇产科中成药合理应用手册[M].北京:人民卫生出版社,2009:27.
③ 唐浩志,等.葆宫止血颗粒治疗月经先期及月经过多临床观察[J].中国实用医药,2008,3(2):91.
④ 傅薄,等.血竭化瘤冲剂治疗子宫肌瘤月经过多59例临床观察[J].光明中医,2001,16(4):49-51.
⑤ 郭莉萍.玉清妇康宁片治疗月经过多30例[J].湖南中医杂志,2000,16(4):34.
⑥ 郑筱文,等.益妇止血丸治疗315例月经过多的临床报告[J].中药新药与临床药理,1999,10(6):336-338,380-381.

有效 22 例,无效 7 例。①

经 期 延 长

概　述

月经周期正常,经期超过 7 日以上,甚或 2 周方净者,称为"经期延长",又称"经事延长"。

经期延长通常由排卵型功能失调性子宫出血病的黄体萎缩不全、盆腔炎症、子宫内膜炎等引起。宫内节育器和输卵管结扎引起的经期延长也按本病治疗。

本病预后一般较好,虽出血时间长,但因出血量不多,故对身体影响不大。然而行经时间较长,易对生活造成不便,甚至影响受孕或发生自然流产。若合并月经过多,或持续半月不净者,有转为崩漏之势,应当重视。

本病属中医"月经病·月经不调"范畴。早在隋代《诸病源候论·妇人杂病诸候》即有"月水不断"记载,指出起病是由劳伤经脉,冲任之气虚损,不能制约经水所致。《校注妇人良方·调经门》指出"或因劳伤气血而伤冲任,或因经行而合阴阳,以致外邪而客于胞内,滞于血海固也"。《叶天士女科证治·调经》谓"经来十日半月不止乃血热妄行也,当审其妇曾吃椒姜热物过度",提出用清热补肾、养血调经之金狗汤治疗。《女科证治约旨·经候门》认为本病乃因"气虚血热妄行不摄"所致。《沈氏女科辑要笺正·淋漓不断》提出本病的转归"须知淋漓之延长即崩漏之先机"。

辨 证 施 治

1. 虚热证　症见经期延长,经血量多,血色鲜红、质稠,咽干咽燥,潮热颧红,手足心热,大便燥结,舌红苔少,脉细数。方用两地汤合二至丸加减:生地黄 30 克、玄参 30 克、麸炒白芍 15 克、麦冬 15 克、女贞子 15 克、墨旱莲 15 克、阿胶 9 克、地骨皮 9 克。临床观察:高彦利等以上方治疗 30 例经期延长虚热证患者。结果:治疗 3 个月经周期后,对 30 例患者进行 3 个月经周期的随访,总有效率为 93.3%。②

2. 脾肾阳虚证　症见月经周期正常,行经时间延长超过 7 天,甚或两周方净者,月经量多或少,经血色淡暗,质稀薄,腰膝、小腹酸胀冷痛。畏寒肢冷,食少纳呆、面色暗淡、大便溏薄。舌质暗淡,苔薄白,脉缓弱或尺脉沉弱。

(1) 右归汤加减　菟丝子 10 克、杜仲 10 克、肉桂 6 克、仙茅 10 克、巴戟天 10 克、金毛狗脊 30 克、附片 15 克、鹿角霜 10 克、补骨脂 10 克、骨碎补 10 克、熟地黄 10 克、当归 10 克、川芎 12 克、炙黄芪 20 克、党参 10 克。随症加减:经期延迟,加赤芍 10 克、泽兰 10 克;量少,加鸡血藤 30 克、红花 10 克;量多,加墨旱莲 20 克、茜草 10 克;便溏,去熟地黄,加山药 20 克。200～400 毫升开水冲溶化颗粒剂,分 2 次口服,不方便分 2 次服者亦可 1 次服尽。临床观察:姚廷周等将 130 例经期延长脾肾阳虚证患者分为治疗组 67 例和对照组 63 例。治疗组用上方加减治疗,1 个月为 1 个疗程,治疗 4 个疗程。对照组用金水宝胶囊 3 粒,每日 3 次,口服;红花逍遥颗粒 1 袋,每日 3 次,口服。1 个月为 1 个疗程,治疗 4 个疗程。结果:总有效率治疗组为 97.01%、对照组为 69.84%,两组比较,差异有统计学意义(P<0.01)。③

(2) 大补元煎加减 1　桑寄生 20 克、熟地黄 20 克、续断 20 克、杜仲 20 克、山茱萸 20 克、炒山药 15 克、白术 15 克、枸杞子 15 克、芡实 15 克、炙甘草 15 克、当归 15 克、人参 15 克、肉桂 10 克、升麻 5 克。每日 1 剂,500 毫升煎煮后取汁 250 毫升,早晚 2 次服用。治疗 10 天,连续服用 3 个月经周期。临床观察:周建中将 80 例经期延长脾肾阳虚证患者分为治疗组与对照组各 40 例。治疗

① 蒋改苏.驴胶补血冲剂治疗月经过多性贫血 100 例临床观察[J].湖南中医杂志,1997,13(3):34.
② 高彦利,等.两地汤合二至丸治疗虚热型经期延长的效果观察[J].当代医药论丛,2020,18(11):176-177.
③ 姚廷周,万治菊.右归汤加减治疗脾肾阳虚型经期延长疗效观察[J].实用中医药杂志,2019,35(6):644-645.

组予上方口服。对照组予黄体酮胶囊。结果：治疗组总有效率为92.50％，高于对照组的75.00％，对比组间差异结果显著($P<0.05$)。[①]

（3）大补元煎加减2　人参、熟地黄、杜仲、炒山药、山茱萸、桑寄生、枸杞子、当归、续断、白术、升麻、肉桂、芡实、炙甘草。自基础体温升高后第2天开始口服，每日1剂，水煎，取汁300毫升，早晚温服，连服10天，连续规范治疗3个月经周期。临床观察：姚艺将70例经期延长脾肾阳虚证患者分为治疗组和对照组各35例。治疗组口服上方，服用中药期间不加服其他药物。对照组服用黄体酮胶囊，每次1粒，每日2次，共10天。结果：治疗组和对照组临床综合疗效比较，总有效率分别为84.85％和71.88％，愈显率分别为75.76％和37.50％，存在显著性差异($P<0.05$)；治疗组和对照组中医证候疗效比较，总有效率分别为93.94％和84.38％，愈显率分别为81.82％和40.62％，存在显著性差异($P<0.05$)。[②]

3. 血瘀证　症见经行时间延长，量或多或少，经色紫暗，有块；经行小腹疼痛，拒按，舌质紫暗或有瘀点，脉弦涩。

（1）桃红四物汤加减　桃仁15克、红花15克、赤芍15克、当归15克、黄芪15克、杜仲15克、白术15克、五灵脂15克、生地黄炭25克、川芎12克、益母草20克。随症加减：小腹冷痛，超声显示子宫内膜增厚者，加入制附子15克；口干明显者，加牡丹皮15克、知母15克。将药物加入清水中浸泡半小时，大火煮开之后改小火煎煮，取400毫升药液口服，分为早晚2次用药。临床观察：汤传梅将88例经期延长血瘀证患者分为研究组和对照组各44例。对照组予黄体酮胶囊口服治疗，研究组予上方加减治疗。结果：研究组总有效率为95.35％，高于对照组的77.27％，对比组间差异有统计学意义($P<0.05$)。[③]

（2）加味桃红四物汤　桃仁15克、红花15

克、生地黄炭25克、当归15克、赤芍15克、川芎12克、益母草20克、金银花20克、黄芪15克、炒白术15克、炒杜仲15克、五灵脂15克。随症加减：若小腹发凉，内膜增厚者，加制附子15克；若口干口渴明显，因瘀而发热者，可酌情加知母15克、牡丹皮15克；如血块偏多，可加入三七粉（冲服）3克。每日1剂，水煎服，每日2次。临床观察：李顺景将120例经期延长血瘀证患者随机分为治疗组与对照组各60例。对照组口服黄体酮胶囊，治疗组服用上方加减。结果：对照组有效率为83.33％，治疗组有效率为91.66％。[④]

经 验 方

1. 补气养血调经汤　炙黄芪20克（相当于饮片含量，下同）、党参10克、炒白术10克、炙甘草9克、当归10克、川芎12克、熟地黄10克、白芍10克、鸡血藤30克、黑芝麻10克、枸杞子10克、女贞子10克、大枣10克、墨旱莲30克、茜草10克、仙鹤草20克。每日1剂，全部颗粒剂以200～400毫升开水冲化，分2次温服（不便分2次服者可1次服尽），从服药开始日算起，30天为1个疗程，一般使用4个疗程，行经期间一般无须停药，如病情较轻服用2个疗程已治愈者可不必至4个疗程。姚廷周将126例气血两虚型经期延长患者随机分为观察组与对照组各63例。对照组采用中成药八珍颗粒，每次1袋，每日2次，30天为1个疗程。观察组采用上方治疗。两组一般用药4个疗程，疗程结束后对比两组疗效。结果：观察组总有效率为95.24％，对照组总有效率为79.37％。[⑤]

2. 罗志娟经验系列方　（1）行经期：将经期延长者行经期分为前半周期与后半周期。月经前半周期可给予调经4号方（桃仁、红花、川芎、泽兰等）或血府逐瘀汤，促进经血排出；后半周期可给

---

① 周建中.大补元煎加减治疗脾肾阳虚型经期延长的临床疗效[J].实用中西医结合临床,2017,17(7)：132－134.
② 姚艺.大补元煎加减治疗脾肾阳虚型经期延长的临床观察[D].哈尔滨：黑龙江中医药大学,2016.
③ 汤传梅.桃红四物汤治疗经期延长的临床研究[J].数理医药学杂志,2018,31(1)：77－78.
④ 李顺景.加味桃红四物汤治疗经期延长的临床疗效[J].医药论坛杂志,2016,37(10)：165－166.
⑤ 姚廷周.补气养血调经汤治疗气血两虚型经期延长63例疗效总结[J].中医临床研究,2020,12(18)：128－129,144.

予桂罗氏参补汤(党参、白术、补骨脂、山药、三七、益母草、蒲黄等),或选择加用既有止血又有活血功效的止血药,如蒲黄炭、茜草,补虚止血调经,活血祛瘀。(2)经后期用调经1号方:菟丝子、枸杞子、白芍、熟地黄等。滋养阴血,养精长卵。(3)经间期用调经2号方:菟丝子、川芎、当归、覆盆子等。(4)经前期用调经3号方:菟丝子、续断、桑寄生、仙茅等。温肾阳,疏肝气。随症加减:气虚重者以举元煎加减,经期加少量益母草、泽兰、路路通,经后期加熟地、白芍、当归、阿胶、鹿角胶、菟丝子等,随着月经期推移,逐渐加入杜仲、巴戟天、淫羊藿等;气虚不甚者,可随期以调经4号方、调经1号方、调经2号方、调经3号方为主,加入党参、黄芪等益气扶正;血热甚者可给予清经散,结合周期加减,偏阴虚者加石斛、太子参清热滋阴,偏湿热者重用茯苓,加薏苡仁、黄柏;血热不甚者,可随期给予调经方随症加减;血瘀甚者可给予调经4号方或桃红四物汤合失笑散或血府逐瘀汤加减。罗志娟运用上述疗法治疗1例经期延长患者,疗效满意。[①]

3. 益母贯众汤 益母草30克、蒲黄10克、贯众10克、升麻15克、鹿衔草15克、黄芩15克、鹿角霜20克。每日1剂,早餐和晚餐时间各用水煎1次进行口服。傅宝君将96例子宫瘢痕憩室致经期延长患者随机分为治疗组与对照组各48例。治疗组采用上方治疗。对照组采用新生化颗粒,每日3次,每次2袋。两组均于月经经期第5天开始服用,连续进行7~10天的治疗。3个月经周期为1个疗程。结果:总有效率治疗组为95.83%,对照组为81.25%($P<0.05$)。[②]

4. 益气滋阴方加减 炙黄芪30克、炙龟甲20克、海螵蛸20克、党参10克、熟地黄10克、续断15克、煅牡蛎10克、白芍10克、肉苁蓉30克、艾叶10克、三七6克、小蓟10克。每日1剂,水煎取液200毫升,分早晚2次服用。自月经第5天始服用,连续服用10天。以3个月经周期为1个疗程。刘淑鹏以上方治疗180例经期延长气阴两虚证患者,根据临床病因分为排卵障碍(AUB.O)组98例和子宫内膜局部异常(AUB.E)组82例。结果:AUB.O组治疗后痊愈66例(67.35%),AUB.E组治疗后痊愈21例(25.61%),益气滋阴方对气阴两虚型排卵障碍经期延长患者效果较好,能明显改善患者孕酮水平,远期复发率较低。[③]

5. 滋清调经汤 女贞子25克、熟地黄25克、墨旱莲25克、荆芥穗15克、黄芩15克、生地黄25克、续断15克、菟丝子20克、薏苡仁25克、白芍15克、地骨皮15克、香附10克、鸡血藤25克、甘草10克。于月经干净后第3天开始服药,每日1剂,水煎,取汁300毫升,早晚温服,连服3周,至月经来潮第4天,加入免煎止血中药侧柏叶、地榆、藕节、茜草各1袋,入汤剂中。于婧将60例阴虚血热证经期延长患者随机分为治疗组与对照组各30例。治疗组用上方调理,服用中药期间不加服其他药物。对照组用女金片每片0.6克,每次4片,口服,每日2次,连服3周。记录服药前后患者的症状改善情况,进行疗效评定。结果:治疗组总有效率为90.0%,对照组总有效率为83.3%,两组总有效率比较有差异性($P<0.05$)。[④]

6. 安环汤 牡丹皮12克、炒地榆10克、马鞭草30克、生地黄10克、当归12克、赤芍10克、炒蒲黄10克、三七粉(冲服)3克、熟大黄10克、黄芩10克、阿胶(烊化)10克、山药10克、甘草10克。每日1剂,水煎早晚分服,于月经周期的第2天开始服用直至经净。刘晓莲将120例放置宫内节育器(IUD)后经期延长的患者随机分为治疗组与对照组各60例。对照组采用常规西药治疗口服广谱抗生素预防感染,并给予口服消炎痛(吲哚美辛肠溶片)25毫克,每日3次,饭后服用。治疗组采用上方治疗。两组均治疗3个月经周期。停药3个月后随访评定临床疗效。结果:

① 何海琴,罗志娟,等.罗志娟运用"三分法"治疗经期延长[J].中国中医基础医学杂志,2020,26(4):545-546,562.
② 傅宝君.益母贯众汤治疗子宫瘢痕憩室致经期延长48例临床观察[J].浙江中医杂志,2019,54(11):827-828.
③ 刘淑鹏.益气滋阴方治疗气阴两虚型经期延长患者的临床效果和对性激素水平与远期复发率影响[J].疾病监测控制,2019,13(3):207-209.
④ 于婧.滋清调经汤治疗阴虚血热证经期延长的临床观察[D].长春:长春中医药大学,2013.

治疗组临床疗效总有效率为 96.7%,对照组总有效率 61.7%。[1]

7. 桃红二丹四物汤(徐志华经验方) 桃仁 10 克、红花 10 克、牡丹皮 10 克、丹参 10 克、当归 10 克、白芍 10 克、生地黄 10 克、益母草 10 克、炒蒲黄 10 克、川芎 5 克、血余炭 5 克。随症加减:血止后常以八珍汤加山药、枸杞子、巴戟天、锁阳,调补足三阴,以补虚善后。清热化瘀,凉血止血。适用于月经期延长,漏下淋沥不净。[2]

8. 丹栀逍遥散加减 牡丹皮 10 克、焦栀子 10 克、炒柴胡 15 克、白芍 20 克、当归身 15 克、茯苓 15 克、白术 15 克、香附 15 克、生地黄 20 克、赤芍 15 克、炒地榆 15 克、白茅根 30 克、炒荆芥 10 克、仙鹤草 30 克、甘草 6 克。随症加减:若肝郁甚者,加佛手 15 克;血热甚者,重用生地黄 30 克;食少者,加炒麦芽 30 克。每日 1 剂,开水煎,每日煎 3 次服,经前 3 天或行经即开始服用,阴道流血停止即停药,连续观察治疗 3 个月经周期。赵鹏以上方加减治疗 96 例经期延长患者。结果:治愈 76 例,有效 14 例,无效 6 例,总有效率 93.75%。[3]

9. 归脾汤加减 黄芪 30 克、白术 15 克、党参 15 克、炒枣仁 15 克、当归 6 克、炒续断 15 克、仙鹤草 30 克、茜草 10 克。随症加减:兼见经色暗有块,腹痛明显者,加桃仁、益母草;伴月经量多,色红质稠者,加牡丹皮、生地黄、栀子。每次月经周期前 1 周服上 1 方,每日 1 剂,连服 1 周,3 个月经周期为 1 个疗程。王黎寒以上方加减治疗 50 例经期延长气虚证患者。结果:痊愈 38 例,好转 10 例,无效 2 例,总有效率为 96%。[4]

单 方

1. 六月雪 组成:六月雪。功效:凉血活血,

疏肝泻湿,消肿止痛。临床应用:王玉林以上方法治疗 1 例患者,效果满意。[5]

2. 鲜益母草胶囊 组成:益母草。功效:化瘀养血。用法用量:每次 3 粒,每日 3 次,口服。临床应用:徐萍将 60 例经期延长患者分为治疗组和对照组各 30 例。治疗组采用鲜益母草胶囊;对照组用妇科调经片,每次 4 片,每日 3 次,口服,于月经来潮后第 3 天后开始服药,共服 10 天,连续服用 2 个月经周期,随访 3 个月。结果:治疗组痊愈 3 例,显效 5 例,有效 15 例,无效 7 例,总有效率为 76.67%。对照组痊愈 2 例,显效 8 例,有效 15 例,无效 5 例,总有效率为 83.33%。[6]

中 成 药

1. 葆宫止血颗粒 组成:牡蛎、地黄、三七、白芍、大青叶、仙鹤草、柴胡、椿根皮、侧柏叶、金樱子(天津中盛海天制药有限公司生产,国药准字 Z20103059)。用法用量:每次 15 克,每日 2 次。临床应用:王波随机选取 60 例子宫切口憩室致经期延长的患者,按照 1∶1 比例分对照组和治疗组各 30 例。对照组以益坤宁胶囊进行治疗,每次 0.11 克,每日 3 次;治疗组予葆宫止血颗粒。两组均治疗 2 周后观察临床效果。结果:对照组总疗效 76.67% 显著低于观察组的 96.67%,差异具有统计学意义($P<0.05$)。[7]

2. 宫血合剂 组成:女贞子 30 克、墨旱莲 30 克、生地黄 10 克、山茱萸 10 克、炒白芍 15 克、煅龙骨 30 克、煅牡蛎 30 克、乌贼骨 30 克、鹿衔草 30 克、仙鹤草 30 克、蒲黄炭 10 克、苎麻根 30 克、马鞭草 30 克、炙甘草 6 克(无锡市中医医院制剂室制备)。用法用量:每次 30 毫升,每日 3 次,连续服用 7 天,共服用 3 个月经周期。临床应用:徐美

① 刘晓莲.中药治疗上环后月经期延长的疗效观察[J].内蒙古中医药,2011,30(18):5-6.
② 中国中医药报社.中国当代名医名方录(修订本)[M].北京:北京科学技术出版社,2008:350.
③ 赵鹏.丹栀逍遥散加减治疗经期延长 96 例[J].云南中医中药杂志,2004,25(6):54-55.
④ 王黎寒.归脾汤加减治疗放环后经期延长 50 例[J].云南中医中药杂志,1999,20(3):28.
⑤ 李珂熠,王叶,等.王玉林教授运用中药六月雪治疗月经病经期延长的经验总结[J].云南中医中药杂志,2018,39(7):1-2.
⑥ 徐萍.鲜益母草胶囊治疗经期延长[J].浙江中西医结合杂志,2004,14(12):47-48.
⑦ 王波.葆宫止血颗粒治疗子宫切口憩室经期延长的疗效分析[J].医学食疗与健康,2019:36-37.

玉等将 40 例上环后经期延长（阴虚瘀热型）患者随机分为治疗组与对照组各 20 例。治疗组服用宫血合剂；对照组服用地红霉素肠溶片＋卡络磺钠片。观察两组患者治疗前后月经来潮情况及中医证候的改善情况。结果：治疗组中治疗前后月经情况总积分差值为（3.05±1.05）分，对照组为（2.15±1.23）分,治疗组积分下降明显（$P<0.05$）,治疗组优于对照组。①

3. 蒲七胶囊　组成：生蒲黄 15 克、三七 10 克、生地黄 20 克、茜草 12 克、香附 15 克、升麻 15 克、蒲公英 30 克、太子参 15 克、补骨脂 15 克、白鸡冠花 20 克（百信制药厂生产）。用法用量：6 粒,每日 3 次口服。临床应用：殷艳萍等将 300 例放环后经期延长患者分为治疗组和对照组各 150 例。对照组给予宫血宁胶囊 2 粒,每日 3 次口服。治疗组给予蒲七胶囊口服。两组均于月经期第 4 天开始服药,连续服用 10 天。3 个月为 1 个疗程,治疗 1 个疗程。结果：总有效率治疗组为 83.33%,对照组为 67.33%。②

4. 八珍益母丸　组成：益母草、党参、白术（炒）、茯苓、甘草、当归、白芍（酒炒）、川芎、熟地黄。功效主治：补气血,调月经;适用于妇女气血两虚,体弱无力,月经期延长,症见经血过期不净,或量多,色淡,质稀,经期错后,伴头晕心慌,倦怠乏力,或赤白带下,舌淡,苔白,脉缓弱。用法用量：口服,水蜜丸一次 6 克,小蜜丸一次 9 克,大蜜丸一次 1 丸,一日 2 次。③

5. 补中益气丸　组成：炙黄芪、党参、炙甘草、白术（炒）、当归、升麻、柴胡、陈皮。功效主治：补中益气,升阳举陷;适用于脾胃虚弱、中气下陷所致的经期延长,症见经血过期不净,量多,色淡,质稀,倦怠乏力,气短懒言,小腹空坠,面色㿠白,体倦乏力,食少腹胀,舌淡,苔白,脉缓弱。用法用量：口服,小蜜丸一次 9 克,一日 2～3 次。④

6. 归脾丸　组成：党参、黄芪（蜜制）、白术（炒）、茯苓、龙眼肉、远志（制）、酸枣仁（炒）、当归、木香、甘草（蜜制）。功效主治：益气健脾,养血安神调经;适用于心脾两虚所致经期延长,症见经血过期不净,量多,色淡,质稀,夜寐欠安,心悸乏力,气短懒言,舌淡,苔白,脉缓弱。用法用量：用温开水或生姜汤送服,小蜜丸一次 9 克,大蜜丸一次 1 丸,劈成细块吞服,一日 3 次。⑤

7. 阿胶三宝膏　组成：阿胶、黄芪、大枣。功效主治：补气血,健脾胃;适用于气血亏虚所致经期延长,症见经期延长,经血淋沥不止,量少色淡,质清稀,神疲倦怠,纳少便溏,苔薄,舌淡,脉濡细无力。用法用量：开水冲服,一次 10 克,一日 2 次。⑥

8. 同仁乌鸡白凤丸　组成：乌鸡（去毛、爪、肠）、当归、白芍、熟地黄、人参、黄芪、丹参、鹿角、川芎、桑螵蛸等。功效主治：补气养血调经;适用于气血两亏引起的经期延长,症见经血过期不净,量少,色鲜红,质稠,行经少腹冷痛,体弱乏力,腰酸,舌红,苔少,脉细数。用法用量：口服,温黄酒或温开水送服,一次 1 丸,一日 2 次。⑦

9. 二至丸　组成：女贞子（蒸）、墨旱莲。功效主治：补益肝肾,滋阴止血;适用于肝肾阴虚内热所致经期延长,伴月经量多,症见经期延长,量少色鲜红,质稠,有时量多而有血块,咽干口燥,或见潮热颧红,或手足心热,舌红,脉细数。用法用量：口服,一次 9 克,一日 2 次。⑧

10. 归芍地黄丸　组成：当归、白芍（酒炒）、熟地黄、山茱萸（制）、山药、牡丹皮、泽泻、茯苓。功效主治：滋肝肾,补阴血,清虚热;适用于肝肾两亏、阴虚内热所致经期延长,症见经期延长,量少色鲜红,有时量多夹有血块,口干,或见潮热颧红,或手足心热,舌红,脉细数。用法用量：口服,水蜜丸一次 6 克,小蜜丸一次 9 克,大蜜丸一次 1

① 徐美玉,陆智义.宫血合剂治疗上环后阴虚瘀热型经期延长的临床观察[J].西部中医药,2014,27(9)：99－101.
② 殷艳萍,等.蒲七胶囊治疗放环后经期延长 150 例观察[J].实用中医药杂志,2014,30(2)：104－105.
③～④　张婷婷.妇产科中成药合理应用手册[M].北京：人民卫生出版社,2009：16.
⑤～⑥　张婷婷.妇产科中成药合理应用手册[M].北京：人民卫生出版社,2009：17.
⑦　张婷婷.妇产科中成药合理应用手册[M].北京：人民卫生出版社,2009：18.
⑧　张婷婷.妇产科中成药合理应用手册[M].北京：人民卫生出版社,2009：18－19.

丸,一日2～3次。①

11. 全龟胶囊　组成:乌龟。功效主治:滋阴补肾;适用于肺肾不足、阴虚内热所致经期延长,症见经期延长,量少色鲜红,心烦口干或手足心热,腰酸,舌红,脉细数。用法用量:口服,一次2粒,一日2～3次。②

12. 荷叶丸　组成:荷叶、藕节、大蓟(炭)、小蓟(炭)、知母、黄芩(炭)、地黄(炭)、栀子(焦)、白茅根(炭)、玄参、白芍、当归、香墨。功效主治:凉血止血;适用于血热所致经期延长、经行量多等,症见经期延长,量少色鲜红,舌红,脉细数。用法用量:口服,一次1丸,一日2～3次。③

13. 调经丸　组成:当归、川芎、熟地黄、白芍、茯苓、法半夏、小茴香、吴茱萸、香附、陈皮、牡丹皮、没药、延胡索、益母草、续断、黄芩、麦冬、阿胶等。功效主治:理气和血,调经止痛;适用于气郁血滞所致的经期延长,症见经期延长,量或多或少,经色紫暗,有块,行经小腹疼痛,面色萎黄,不思饮食,舌质紫暗或有瘀点,脉弦涩。用法用量:口服,一次1丸,一日2次。④

14. 益母丸　组成:益母草、当归、川芎、木香。功效主治:调气活血;适用于气滞血瘀致经期延长,症见经期延长,量或多或少,经色紫暗,有块,行经小腹疼痛,舌质紫暗或有瘀点,脉弦涩。用法用量:口服,一次9克,一日2次。⑤

15. 复方益母草膏　组成:鲜益母草、当归、川芎、地黄、红花等。功效主治:调经养血;适用于血瘀气滞引起经期延长,行经腹痛,量少色暗,症见经期延长,量少色紫暗,有块,行经腹痛,舌质紫暗或有瘀点,脉弦涩。用法用量:口服,一次10～20克,一日2～3次。⑥

16. 失笑散　组成:蒲黄(炒)、蒲黄、五灵脂(醋炒)。功效主治:祛瘀止痛;适用于瘀血阻滞所致经期延长,症见经期延长,量少色暗,有时量多而有血块,下腹胀痛拒按,舌紫或有瘀斑,脉弦。用法用量:布包煎服,一次6～9克,一日1～2次。⑦

①～②　张婷婷.妇产科中成药合理应用手册[M].北京:人民卫生出版社,2009:19.
③～④　张婷婷.妇产科中成药合理应用手册[M].北京:人民卫生出版社,2009:20.
⑤～⑦　张婷婷.妇产科中成药合理应用手册[M].北京:人民卫生出版社,2009:21.

女性生殖系统疾病

外阴白色病变

概　述

外阴白色病变包括外阴白色病损、外阴白斑或外阴营养不良，既往认为是由于血管营养失调，但是随着对该病的进一步认识，病变处并未发现上述改变，而是外阴皮肤和黏膜组织发生色素改变和变性的病变。由于硬化性苔藓及鳞状上皮细胞增生患者的外阴皮肤黏膜多呈白色，故称为外阴白色病变，属于外阴上皮内非瘤样变。

外阴白色病变的确切病因不明。可能与以下因素有关：基因、自身免疫、性激素缺乏或性激素受体下降等。外阴鳞状上皮增生可能与外阴潮湿、分泌物长期刺激导致外阴瘙痒而反复搔抓有关系。

主要症状为外阴奇痒，瘙痒时间从发病到治疗有 2～3 月之内，也有达 20 年之久，瘙痒剧烈程度不分季节与昼夜，外阴鳞状上皮增生患者感觉瘙痒更严重；如伴有滴虫性或霉菌性阴道炎，分泌物会更多；局部烧灼感、刺痛与瘙痒所致的皮肤黏膜破损或感染有关；局部有不同程度的皮肤黏膜色素减退，常有水肿、皲裂及散在的表浅溃疡。

确诊需做病理检查。预后与病理分级相关。

中医古文献中未见外阴白色病变的病名，但从症状来看，相当于中医的"阴痒""阴疮""阴蚀"。外阴白色病变主要症状为外阴奇痒难忍，如《医宗金鉴·妇人心法要诀》曰："湿热生虫阴户痒，内服逍遥龙胆方，桃仁膏合雄黄末，鸡肝切片纳中央。"《女科经纶》引徐春甫语云："妇人阴痒，多属虫蚀所为，始因湿热不已"。

辨 证 施 治

1. **肝肾阴虚证**　主症：阴部病损区皮肤瘙痒，甚者痒痛难忍或伴有干涩灼热，夜间加重，严重者可出现性交困难。舌质红少苔或苔薄黄，脉细数无力。兼症：眩晕耳鸣，五心烦热，烘热汗出，腰膝酸软，咽干口燥。

（1）白斑组方　白斑汤：鳖甲、补骨脂、覆盆子、枸杞子、蛇床子、当归、白芍、鸡血藤、鹿衔草、防风、蝉蜕、地锦草、黄柏、灵芝、沉香等。每日 1 剂，水煎 400 毫升分 2 次服。白斑外洗方：淫羊藿、补骨脂、何首乌、鸡血藤、当归、赤芍、地肤子、白鲜皮、苦参、黄柏、防风、灵芝、鹿衔草、地锦草等。每晚睡前熏洗坐浴，每次 15～20 分钟，温度以手感温热为宜。白斑膏：灵芝孢子粉、当归、何首乌、赤芍、地锦草、鹿衔草、鸡血藤、补骨脂、蛇床子、地肤子、白鲜皮、紫草、苦参等。隔天进行波姆光照射治疗 1 次，将上述中药用香油浸泡 1 周后，将其加热微火熬至药枯去渣加入医用凡士林，晾凉成膏状，外涂于已用碘伏棉球消毒后的外阴，同时配合波姆光治疗仪（大连可尔医疗设备有限公司生产，输出光波长 0.8～3.0 微米，输出光功率 1～20 瓦）光疗照射。使用时，选择红光，将功率调至 3 瓦，时间为 20 分钟，灯头距患者外阴皮肤距离 30 厘米。临床观察：李桂华等将 120 例肝肾阴虚证外阴白色病变患者分为治疗组和对照组各 60 例。治疗组予上法；对照组口服转移因子胶囊每次 6 毫克，每日 2 次。外涂重组人干扰素 a2b 凝胶（每支 5 克），每日 2 次，隔天进行波姆光照射治疗 1 次。结果：总有效率治疗组为 93.33％，对照

173

组为 81.67%。[①]

(2) 归芍首乌左归饮加减 当归 10 克、白芍 15 克、生地黄 10 克、淮山药 15 克、茯苓 10 克、山茱萸 10 克、枸杞子 10 克、首乌 24 克。随症加减：外阴瘙痒，加苦参 10 克、白芷 10 克、白鲜皮 15 克或刺蒺藜 15 克祛风除湿止痒；伴口干便结等阴虚内热证，加知母 10 克或地骨皮 15 克滋阴清热；伴月经提前量少，去当归改用丹参 15 克，或加牡丹皮 10 克、赤芍 15 克凉血活血；伴失眠心悸乏力，加太子参 30 克、麦冬 15 克、五味子 10 克。1 剂药水煎 3 次，收取 600 毫升煎液，每日 3 次，每次 100 毫升，连服 2 天，停药 1 天。再同上法煎服，1 个月服药 8 剂。1 个月为 1 个疗程，一般治疗 3～6 个疗程。临床观察：杨家林以上方加减治疗 64 例肝肾阴虚证外阴白色病变患者，总有效率为 95.31%。[②]

2. 湿热下注证 症见阴部瘙痒难忍，甚则波及后阴、大腿内侧，阴部潮红、肿胀，坐卧不安，白带异常，量多，味腥臭，色黄如脓，小便黄赤，食欲不振，胸闷不适，心烦少寐，口苦黏腻，舌质红，苔黄腻，脉弦数。方用龙胆泻肝汤加减：龙胆草 15 克、黄芩 12 克、栀子 8 克、通草 8 克、泽泻 12 克、车前子 15 克、柴胡 8 克、当归 15 克、生地黄 10 克、赤芍 15 克、丹参 10 克、花椒 15 克、牛膝 12 克、甘草 6 克。每日 1 剂，水煎约 300 毫升，分 2～3 次饭后内服。配合外洗方：苦参 20 克、黄柏 12 克、花椒 15 克、白鲜皮 10 克、地肤子 10 克、防风 12 克、丹参 15 克、黄芪 20 克、土茯苓 15 克、蛇床子 10 克、生甘草 8 克。随症加减：老年患者，加淫羊藿 12 克；脾虚甚者，加苍术 15 克、白术 10 克。上述药物 1 剂浸泡后水煎，去渣取汁约 1 000 毫升，分 2 次先熏后洗，温度适宜后可以坐浴，每次持续 30 分钟。临床观察：郭兰娇等将 180 例湿热下注证外阴白色病变患者分为对照组和观察组各 90 例。对照组给予常规西药治疗，治疗组在西药治疗基础上予龙胆泻肝汤加减内服联合外洗方治

疗。两组均以 1 周为 1 个疗程，连续治疗 4 个疗程。结果：治疗组总有效率为 92.2%，对照组总有效率为 81.1%。[③]

3. 王秀霞分 2 型

(1) 肝肾亏虚型 症见外阴皮肤黏膜脱色或变白，组织萎缩变薄、弹性极差或消失，或皲裂，或潮红，外阴瘙痒灼热、干涩灼痛，甚或房事、排尿困难，兼伴腰膝酸软困楚，两目干涩，头晕目眩，神疲乏力。舌淡苔薄，脉沉细。治宜调补肝肾、止痒止痛。方用白斑 1 号：制首乌、淫羊藿、补骨脂、白头翁、金银花、透骨草、防风、白蒺藜、川椒、蛇床子、地肤子。局部熏洗、坐浴。

(2) 肝经湿热型 症见外阴皮肤黏膜脱色或花白，组织肥厚、缺乏弹性、外阴瘙痒灼痛有破损，兼伴头晕目眩，口苦咽干，心烦不宁，便秘尿赤，兼伴带下量多，色黄如脓，稠粘臭秽。舌红，苔黄腻，脉弦滑而数。治宜泻肝清热、除湿止痒。方用白斑 2 号：苦参、白鲜皮、白花蛇舌草、茵陈蒿、白蒺藜、金银花、百部、土槿皮、鹤虱子。局部熏洗、坐浴。

临床观察：王秀霞以上方辨证治疗 30 例外阴白色病变患者，并首创干扰素疗法，以干扰素局部注射加外搽。结果：中医证候疗效总有效率为 90%。[④]

经 验 方

1. 四物苦参汤 当归 12 克、川芎 6 克、熟地黄 24 克、白芍 9 克、苦参 15 克、益母草 12 克、玄参 15 克、麦冬 9 克、蛇床子 15 克、地肤子 15 克、白鲜皮 12 克、黄柏 12 克、土茯苓 12 克、百部 9 克、花椒 9 克、龙胆草 6 克。每日 1 剂，800 毫升开水冲，熏洗外阴，早晚各 1 次，每次 15～30 分钟，连用 90 天，经期停用。宫美丽将 60 例外阴白色病变患者随机分为治疗组和对照组各 30 例。治

① 李桂华，李灵芝，等.白斑组方治疗肝肾阴虚型外阴白色病变的临床研究[J].黑龙江中医药，2018，47(2)：38-40.
② 杨家林.归芍首乌左归饮治疗外阴营养不良 64 例[J].辽宁中医杂志，2008，35(4)：507-511.
③ 郭兰娇，等.龙胆泻肝汤联合外洗方治疗难治性阴痒湿热下注证 90 例[J].河南中医，2016，36(8)：1394-1396.
④ 陈皇珍.王秀霞教授治疗外阴白色病变的临床经验总结[D].哈尔滨：黑龙江中医药大学，2010.

疗组采用自拟四物苦参汤外阴熏洗法治疗,对照组采用西医传统激素外阴病灶涂擦疗法治疗。两组治疗90天后观察疗效。结果:治疗组总有效率为90%,对照组总有效率为53.33%,治疗组疗效明显优于对照组($P<0.05$)。[①]

2. 复方蛇床子洗剂 蛇床子25克、仙茅10克、淫羊藿15克、生山楂25克、丹参20克、核桃仁20克。上药加清水煎煮至100毫升浓液,用温水清洗外阴后,取50毫升复方蛇床子洗剂加温水200毫升稀释后,经阴道冲洗器冲洗阴道,使药液保留在阴道内2~3分钟,每天2次,经期停药,治疗7天为1个疗程,共持续治疗4个疗程。姜佰凤等将89例外阴白斑患者随机分为对照组45例和研究组44例。对照组采用海普林软膏外用治疗,研究组在此基础上给予复方蛇床子洗剂治疗。两组患者在治疗期间均禁止性生活,待1个月后停药3~5天或月经干净后2~3天进行复查。结果:观察组的总有效率为97.73%,显著高于对照组的84.44%($P<0.05$);观察组的临床症状改善评分明显低于对照组($P<0.05$)。[②]

3. 滋肾养肝汤 熟地黄20克、当归10克、制首乌10克、炒白芍10克、桑椹子10克、白蒺藜10克、山药10克、荆芥10克、丹参10克、防风10克、炙甘草6克。随症加减:若兼外阴潮湿,加萆薢10克、泽泻10克;若口干、口渴,加石斛10克、沙参10克;若夜寐不安或易醒多梦,加夜交藤20克、合欢皮10克。每日1剂,水煎300毫升,早晚分2次口服。汤春琼等将100例围绝经期及绝经后期外阴白色病变患者随机分为观察组与对照组各50例。对照组采用西医治疗,观察组在对照组基础上采用上方加减治疗,疗程为3个月。结果:观察组治疗的临床有效率(90%)显著高于对照组(72%)。两组比较有统计学意义($P<0.05$)。[③]

4. 白斑膏 白鲜皮20克、菟丝子20克、苦参15克、补骨脂20克、紫河车10克、黄柏10克、百部10克、地肤子20克、当归20克、紫草10克、苍耳子10克、荆芥10克、防风10克。上述药物粉碎打粉混合,加入灭菌注射用水,妇用高效单质银抗菌凝胶适量,搅拌均匀成膏状。刘小倩选取86例外阴白色病变患者,回顾性分析用自拟中药白斑膏涂擦外阴配合TDP治疗仪局部照射治疗外阴白色病变(外阴鳞状上皮增生)患者的临床资料,按病变程度分为轻症55例及重症31例,将两组的临床疗效进行对比分析。结果:经过治疗,总有效率为96.51%,轻症治愈率为98.18%,高于重症治愈率的93.55%,两组差异有统计学意义($P<0.01$)。[④]

5. 祛白灵汤 苦参30克、白鲜皮30克、花椒20克、土荆皮20克、茵陈15克、虎杖20克、野菊花15克、白花蛇舌草10克、甘草10克。水煎后趁热熏蒸患处,降温后清洗外阴,每日早晚各1次。刘向华将150例外阴白斑患者随机分为对照组与观察组各75例。对照组采用局部封闭疗法治疗,观察组加用自拟祛白灵汤熏洗,连续治疗2个月,经期停药。结果:观察组总有效率为86.7%,对照组总有效率为73.3%。[⑤]

6. 银丹膏 蜜百部10克、黄柏6克、牡丹皮6克、白鲜皮10克、金银花10克、紫河车3克。均为颗粒剂,每日1剂,20~25毫升温水化开,以蜂蜜调稠成糊状,涂于外阴皮肤处,再配合远红外线照射15~20分钟。王越等将80例外阴白斑患者随机分为对照组与实验组各40例。对照组于月经结束后3天,采用远红外线治疗,实验组则在对照组治疗基础上加用院内自制银丹膏涂于外阴处,两组患者均连续治疗2周。疗程结束后比较治疗前后症状及体征变化,计算临床有效率以及症状积分变化。结果:治疗结束后,临床总有效率监测结果显示,实验组有效率为94.73%,高于对照组的61.54%;两组患者症状改善明显,差异

① 宫美丽.四物苦参汤外阴熏洗治疗外阴白色病变疗效观察[J].中医临床研究,2021,13(15):116-118.
② 姜佰凤,朱晓涛.复方蛇床子洗剂治疗外阴白斑临床观察[J].光明中医,2021,36(23):3996-3998.
③ 汤春琼,黄昕,等.滋肾养肝法治疗围绝经期及绝经后期外阴白色病变疗效研究[J].陕西中医,2019,40(1):18-20.
④ 刘小倩.白斑膏配合TDP治疗仪治疗外阴白色病变临床观察[J].中国中医药现代远程教育,2019,17(17):61-63.
⑤ 刘向华.自拟祛白灵汤熏洗联合局部封闭疗法治疗外阴白斑的临床观察[J].中国中医药科技,2019,26(5):792-793.

有统计学意义($P<0.05$)。[1]

7. 消白润燥洗剂 白花蛇舌草 30 克、血竭 12 克、蝉蜕 15 克、半枝莲 15 克、水红花子 30 克、葱白连根 15 克、川椒 12 克、何首乌 30 克。常金风等将收治的 86 例外阴营养不良患者随机分为治疗组 46 例与对照组 40 例。治疗组采用自拟消白润燥洗剂结合聚焦超声治疗，对照组采用聚焦超声治疗仪治疗。结果：治疗组总有效率为 91.30%，复发率为 6.25%，与对照组比较（72.50%、62.5%），差异有统计学意义($P<0.05$)。[2]

8. 祛白止痒汤 茵陈 30 克、苦参 30 克、黄柏 20 克、蛇床子 20 克、白鲜皮 15 克、川芎 15 克、蒲公英 20 克、当归 20 克、白花蛇舌草 15 克、防风 20 克、土茯苓 20 克、地肤子 15 克。水煎先熏后洗再坐浴，坐浴时间 20 分钟，每日 1 剂。李晓红等将 120 例外阴白色病变患者随机分为对照组与治疗组各 60 例。对照组采用红外光治疗仪治疗，治疗组采用上方坐浴联合红外光治疗仪治疗。结果：治疗组总有效率为 91.7%，对照组总有效率为 71.7%。两组比较有统计学差异($P<0.05$)。[3]

9. 归芍首乌左归饮 当归 10 克、白芍 15 克、首乌 24 克、熟地黄 10 克、淮山药 15 克、茯苓 10 克、山茱萸 10 克、枸杞子 10 克、刺蒺藜 15 克、白芷 10 克、苦参 10 克、白鲜皮 15 克。随症加减：痒甚者，可酌情加大白鲜皮用量，加紫荆皮增强祛风止痒之效；兼气虚者，可加黄芪益气固表，促进肌肤营养；若口干便结、五心烦热等阴虚内热证重时，可于上方加知母或地骨皮滋阴清热；月经周期提前者，用生地黄易熟地黄，丹参易当归，加赤芍凉血兼养血；失眠心悸乏力者，于上方加太子参、麦冬、五味子，益气养阴、安神宁心；伴带下量多色黄者，加薏苡仁、黄柏清利湿热。滋补肝肾，养血润燥，祛风止痒。适用于外阴白色病变证属肝肾阴虚所致的外阴瘙痒不适或阴道干涩等。杨家林等以上方加减治疗 3 例外阴白色病变患者，疗效满意。[4]

10. 梁君儿经验方 祛白止痒酊：补骨脂、淫羊藿、当归、苦参、蛇床子。补益肝肾，养血活血，祛白止痒。取处方中药材补骨脂 900 克、淫羊藿 900 克、苦参 900 克、当归 600 克、蛇床子 600 克，加入 240 升 60%乙醇溶液，搅拌，密封浸泡 10 天滤过。药渣再加入 240 升 60%乙醇溶液第 2 次浸泡 7 天，滤过，合并 2 次滤液。滤过，调节乙醇溶液使成 55%，配成 450 升，搅匀，分成每瓶 150 毫升，即得。取 1 瓶药液，加入 9 倍温水稀释后坐浴，每日 2 次，每次 15～20 分钟。祛白方：补骨脂 15 克、淫羊藿 15 克、当归 10 克、女贞子 20 克、墨旱莲 20 克、白芍 15 克、鸡血藤 15 克、山茱萸 10 克、牡丹皮 10 克、菟丝子 20 克、桑寄生 15 克。每日 1 剂。梁君儿将 60 例外阴白色病变患者随机分为中药治疗组 32 例与对照组 28 例。治疗组局部用祛白止痒酊，并内服祛白方。对照组外用 1%肤轻松软膏、2%丙酸睾丸酮鱼肝油软膏及口服维生素 E 治疗。3 个疗程后评价疗效。结果：总有效率治疗组为 100%，对照组为 92.3%。以上两方联合治疗外阴白色病变疗效肯定，且在改善外阴症状和体内 IgG 的疗效方面优于单纯西药治疗。[5]

11. 外阴白斑外洗方 1 蛇床子、苦参、白鲜皮、秦皮、地肤子、蒲公英、土槿皮、莪术、黄芩等。随症加减：破溃型多属肝经湿热下注，在基础方上加用石膏、黄柏、葛根粉以清泄湿热，加冰片以去腐生肌；增生型多属血虚日久而致血瘀，在基础方上加用三棱、莪术以理气活血逐瘀，加红花、甲片以养血润燥；萎缩型多属肝肾阴亏，在基础方上加用女贞子以养肝肾，加薄荷以清肝凉润止痒。洪家铁以上方法治疗 2 例外阴白色病变患者，疗效满意。[6]

① 王越，等.银丹膏联合远红外线外治法治疗外阴白斑临床疗效观察[J].辽宁中医药大学学报，2018，20(1)：151-153.
② 常金风，等.聚焦超声结合自拟消白润燥洗剂治疗外阴营养不良临床研究[J].中国社区医师，2017，33(8)：79，81.
③ 李晓红.祛白止痒汤联合红外光治疗外阴白色病变的临床研究[J].中医临床研究，2017，9(25)：100-101.
④ 邓琳雯.杨家林教授运用归芍首乌左归饮治疗外阴白色病变经验举隅[J].四川中医，2016，34(7)：127-128.
⑤ 胡晓霞.梁君儿教授经验方内外结合治疗外阴白色病变 60 例[J].西部中医药，2016，29(11)：104-107.
⑥ 赵文文，等.洪家铁治疗外阴白色病变经验总结[J].辽宁中医杂志，2012，39(7)：1236-1237.

12. 外阴白斑外洗方 2　蛇床子、苦参、白鲜皮、秦皮、地肤子、蒲公英、土槿皮、莪术、黄芩等。根据不同证型随证加减熏洗外阴,治疗外阴白色病变,临床疗效佳。洪家铁以上方法治疗 2 例外阴白色病变患者,疗效满意。①

13. 消白益阴汤　补骨脂 10 克、淫羊藿 10 克、当归 10 克、女贞子 20 克、墨旱莲 20 克、白芍 15 克、鸡血藤 15 克、山茱萸 10 克、牡丹皮 10 克、菟丝子 20 克、桑寄生 15 克。每日 1 次。白斑灵制剂:补骨脂、淫羊藿、当归、苦参、蛇床子。坐浴,每日 2 次。左英奇将 54 例外阴斑驳患者随机分为治疗组 28 例与对照组 26 例。治疗组采用上述方法治疗。对照组选用 1% 肤轻松软膏(醋酸氟轻松软膏)、2% 丙酸睾丸酮鱼肝油软膏局部交替外涂,每日涂 3～4 次,配合口服维生素 E,每次 50 毫克,每日 3 次。经期停药,1 个月为 1 个疗程,用 3 个疗程后评定疗效。对两组治疗后的临床症状及体征及实验室指标进行检测。结果:治疗组总有效率为 100%,对照组总有效率为 92.3%。②

14. 大补阴丸　熟地黄、龟甲、黄柏、知母。随症加减:治疗中常合二至丸加强泻火补阴之效,佐以红花、鸡血藤活血通络,既能化局部瘀血,又使精血行于局部,所谓"治风先治血,血行风自灭";再加萆薢、儿茶清解下焦湿热,白芷、地肤子祛风除湿止痒。冯志荣以上法治疗 1 例外阴白色病变患者,疗效满意。③

15. 补肾清肝方配合中药熏洗　补肾清肝方:何首乌 15 克、枸杞子 15 克、当归 12 克、白芍 12 克、淫羊藿 10 克、苦参 15 克、紫草 15 克、白花蛇舌草 15 克。每日 1 剂,水煎取汁 300 毫升分 2 次服。中药外洗方:何首乌 15 克、苦参 20 克、鹿衔草 15 克、蛇床子 20 克、黄柏 10 克、补骨脂 10 克、半枝莲 15 克、淫羊藿 10 克、紫草 15 克、地肤子 15

克、防风 10 克。每日 1 剂,水煎取汁每日 2 次熏洗,温度以手感温热为宜,每次熏洗 15～20 分钟。雷明君等以上法治疗 39 例外阴白色病变患者。3 个月为 1 个疗程,1 个疗程后统计疗效。结果:总有效率为 97.44%。④

16. 止痒消斑汤加味　威灵仙 20 克、当归 15 克、赤芍 15 克、牡丹皮 15 克、鸡血藤 15 克、白僵蚕 15 克、黄柏 15 克、皂角刺 15 克、防风 15 克、白鲜皮 15 克、白花蛇舌草 15 克、蝉蜕 10 克。加水 1 500 毫升,煎至 1 000 毫升,纱布过滤,趁热熏洗外阴,待药液温后坐浴,每日 1 次,每剂药可煎洗 2 次,治愈后每 1～2 周熏洗 1～2 次,防止复发。靳庆丰以上方治疗 38 例女阴白色病变患者,总有效率为 100%。⑤

17. 白蛇洗剂　白鲜皮 30 克、蛇床子 15 克、苦参 15 克、明矾 10 克、荆芥 15 克、防风 15 克、威灵仙 15 克、补骨脂 15 克、淫羊藿 15 克、制首乌 30 克、鸡血藤 15 克、黄柏 15 克、蒲公英 15 克、土茯苓 10 克。将以上药物水煎后趁热熏外阴,待药液温度适宜时,坐浴 20 分钟,即热熏温洗,10 天为 1 个疗程。惠筱筠等以上方治疗 21 例外阴白色病变患者,总有效率为 90.48%。⑥

18. 荆芥洗剂　荆芥 10 克、防风 10 克、苏木 10 克、艾叶 10 克、川椒 10 克、黄柏 10 克、川乌 10 克、草乌 10 克。随症加减:痒甚者,加苦参 9 克、蒲公英 9 克、茵陈 9 克;创面溃疡出血者,加柏叶 12 克、槐米 12 克;萎缩明显者,加鹿含草 9 克、淫羊藿 9 克、覆盆子 9 克。将药物倒入能加温的盆中,加水至 1 500 毫升,浸泡 30 分钟后,文火煮沸 10～15 分钟即可使用。首先用蒸气熏洗,待药液稍凉后,再用毛巾热敷外阴,而后坐于药液中,使外阴浸在药液中,每次约 20 分钟,每日 1～2 次。熏洗坐浴后用干净纱布拭干外阴。局部用醋酸氟轻松软膏外涂,药液每日 1 剂 1 煎。10 次为 1 个

① 赵文文,洪家铁.洪家铁治疗外阴白色病变经验总结[J].辽宁中医杂志,2012,39(7):1236 - 1237.
② 左英奇.外阴白斑中西医治疗的比较[J].中国卫生产业,2011,8(Z4):106 - 107.
③ 叶灵兰,冯志荣.冯志荣治疗外阴白色病变经验[J].实用中医药杂志,2010,26(3):189.
④ 雷明君,等.补肾清肝方配合中药熏洗治疗外阴白色病变 39 例[J].河北中医,2010,32(4):526 - 527.
⑤ 靳庆丰.止痒消斑汤熏洗治疗女阴白色病变 38 例[J].陕西中医,2010,31(3):272.
⑥ 惠筱筠,等.白蛇洗剂治疗外阴白色病变 21 例[J].现代中医药,2008,28(3):45 - 46.

疗程。石增兰以上方加减治疗 40 例外阴白色病变患者。结果：显效率为 100%，治愈率为 80%。①

19.北京市鼓楼中医院经验方　生地黄、熟地黄、当归、白芍、首乌、枸杞子、牡丹皮、菟丝子、续断、桑寄生、玄参、益母草（常用量）。每日 1 剂，水煎分服。适用于肝肾阴虚型外阴白色病变。②

20.山西省中医研究所经验方　丹参 30 克、当归 15 克、赤芍 15 克、紫苏 15 克、白芷 15 克、巴戟天 15 克、淫羊藿 15 克、鸡血藤 30～40 克、牡丹皮 20 克、桂枝 10～15 克。每日 1 剂，水煎分服。适用于阳虚阴寒型外阴白色病变。③

21.苏甲马鞭汤　苏木、炙鳖甲、马鞭草各 15 克，生地黄 30 克，龙胆草 9 克。每日 1 剂，水煎分服。适用于湿热性外阴白色病变。④

22.山东医学院附院外洗经验方　淫羊藿 15 克、蛇床子 15 克、益母草 24 克、苦参 15 克、莪术 12 克、三棱 12 克、荆芥 12 克、防风 12 克、农吉利 30 克、鹿衔草 30 克。水煎熏洗，每日早晚各 1 次。适用于肾虚湿热夹瘀之外阴白色病变。⑤

23.肤炎净洗剂　地肤子、蛇床子、苦参、枯矾、苍耳子。200 毫克加适量水坐浴水温 35℃～40℃，每次 30 分钟，每日 1 次，10 天为 1 个疗程，两组均治疗 3 个疗程，每周随访 1 次。余春艳等将 95 例外阴白色病变患者随机分为常规治疗组 45 例与肤炎净组 50 例。肤炎净组采用肤炎净配合常规疗法治疗，同时与 45 例外阴白色病变常规治疗组进行对照观察。结果：常规治疗组痊愈 25 例，显效 15 例，好转 5 例，痊愈率为 55.56%；肤炎净组痊愈 45 例，显效 5 例，痊愈率为 90.00%。⑥

24.龙蛇苦参汤　龙胆草 30 克、蛇床子 30 克、苦参 30 克、地肤子 30 克、百部 30 克、土茯苓 10 克、白鲜皮 10 克、黄柏 15 克、紫花地丁 15 克、花椒 10 克、白矾 10 克。将药用凉水浸泡 1 小时后用文火煎 20 分钟，第一煎取药液 800 毫升，用纱布过滤待温度适中时装入妇用冲洗器中冲洗阴道，药液保留 10～15 分钟，第 2 次煎液 1 500 毫升，先熏洗后坐浴 15～20 分钟。每日用药 1 剂，早晚各 1 次，7 天为 1 个疗程，一般用药 1～3 个疗程。李士红等以上方治疗 65 例外阴瘙痒症患者。结果：经用药治疗后痊愈 59 例，有效 6 例，总有效率为 100%。⑦

25.消斑灵散剂　制首乌 60 克、黄芪 60 克、刺蒺藜 60 克、丹参 60 克、白芷 30 克、七叶一枝花 30 克、苦参 30 克等。共研细面，制成散剂。成人每次 6 克，每日 3 次，开水送服或蜂蜜调丸服，连续服用 100 天为 1 个疗程。温苹等以上方治疗 50 例外阴白色病变患者，除 1 例不能停服抗精神病类药物及 1 例曾使用过激光治疗的患者症状不能完全消失，其余患者均在服药 10 天左右症状减轻，总有效率为 96%，其中 75% 的患者随访未复发。⑧

26.白斑Ⅰ号膏　珍珠、紫草、黄连、黄柏、青黛、秦皮、白及、儿茶、白花蛇舌草。随症加减：外阴白色病变增生型并发炎症、溃疡者，合用中药洗方Ⅰ号（白花蛇舌草、连翘、蒲公英、大青叶、地丁、金银花、鹤虱、儿茶）外洗坐浴；外阴白色病变萎缩角化瘙痒尤重者，合用中药洗方Ⅱ号（荆芥、防风、刺蒺藜、黄柏、生百部、紫草、明矾、月石）外洗坐浴；外阴白色病变脱色，合用中药洗方Ⅲ号（刺蒺藜、白头翁、覆盆子、何首乌、防风）外洗坐浴。李红梅等以临床分型配合中药外洗坐浴治疗 112 例外阴白色病变患者。结果：临床治愈率为 30.4%，显效率为 52.7%，有效率为 15.2%，无效率为 1.7%。⑨

27.李祥云经验方　①实证：苦参 9 克、黄柏

① 石增兰.荆芥洗剂熏洗治疗外阴白色病变 40 例[J].现代医药卫生,2008,24(3):404.
② 夏桂成.中医临床妇产学[M].北京:人民卫生出版社,2007:198.
③ 夏桂成.中医临床妇产学[M].北京:人民卫生出版社,2007:199.
④ 夏桂成.中医临床妇产学[M].北京:人民卫生出版社,2007:201.
⑤ 夏桂成.中医临床妇产学[M].北京:人民卫生出版社,2007:202.
⑥ 余春艳,等.肤炎净对外阴白色病变的临床疗效观察[J].中国皮肤性病学杂志,2006(6):350-351.
⑦ 李士红,等.中西医结合治疗外阴瘙痒症 65 例临床观察[J].山西中医,2004,20(4):43.
⑧ 温苹,等.中药消斑灵散剂治疗外阴白色病变 50 例[J].中医药学报,2001,29(4):14.
⑨ 李红梅,褚维娅,刘国才.白斑Ⅰ号膏治疗外阴白色病变 112 例[J].中医药学报,2000(3):35-36.

9克、泽泻9克、薏苡仁18克、六一散(包煎)9克、防风9克、茵陈12克、地龙9克、地肤子15克、白鲜皮15克、生甘草3克。随症加减:大便秘结,加栀子9克、生大黄(后下)6克;目赤肿痛,加龙胆草4.5克、夏枯草9克;烧灼样痛,加黄连3克、野菊花9克;粗糙干裂,加当归9克、赤芍9克。② 虚证:熟地黄12克、山茱萸9克、淫羊藿15克、仙茅9克、当归12克、白芍9克、益母草15克女贞子12克、墨旱莲12克、菟丝子12克、车前子(包煎)9克、枸杞子12克、潼蒺藜15克。随症加减:带下色黄,去熟地黄、山茱萸,加龙胆草4.5克、泽泻9克、木通9克;五心烦热,去淫羊藿、仙茅,加知母9克、黄柏9克;神疲乏力,加党参12克、白术10克;腰背酸楚,加杜仲12克、金毛狗脊12克。①

28. 消白汤 丹参30克、当归15克、赤芍15克、何首乌15克、牡丹皮15克、桂枝15克、白术12克、淫羊藿20克、巴戟天15克、鸡血藤30克、甘草10克。随症加减:少气无力,局部萎缩明显者,加黄芪、陈皮;局部肥厚角化较著者,加莪术、三棱;阴痒伴带下多者,加土茯苓、薏苡仁。每日1剂,水煎分2次口服,1个月为1个疗程。张红卫等将116例外阴白色病变患者随机分为对照组41例与治疗组75例。对照组以外用1%丙酸睾丸酮鱼肝油软膏为主,每日3～4次,外阴痒较重者,外用1%氢化可的松软膏,1个月为1个疗程,每月复诊1次。治疗组以口服中药为主,化斑膏外用为辅。化斑膏:苦参30克、枯矾10克、白鲜皮15克、蛇床子15克、地肤子15克、黄柏15克、补骨脂10克。共研细末过120目筛后,加入基质101单纯霜中搅均匀制成霜剂备用。先用温水将外阴洗净擦干,将化斑膏均匀涂于患处,每日2次,1个月为1个疗程,每月复诊1次。结果:治疗组总有效率89.3%,对照组总有效率63.3%。②

29. 白斑外敷方 炉甘石30克、密陀僧12

克、飞滑石15克、煅石膏9克、制南星9克、皂荚(去子筋)9克、枯矾6克、炮甲片6克。上药共为细末,用麻油或凡士林调匀,消毒处理,于每次坐浴后涂擦患处,每日1～3次。适用于肝经湿热型外阴白色病变患者。③

30. 沈仲理经验方 ① 内服方:熟地黄15克、黄芪12克、肉苁蓉12克、炙甘草9克、淫羊藿15克、石楠叶12克、阳起石30克、紫石英30克、益母草12克。水煎服。② 外敷方:炉甘石30克、密陀僧12克、煅龙骨9克、枯矾6克、煅石膏9克、炮甲片6克、飞滑石15克、制南星9克、肥皂荚(去子筋)9克。上药研细末,用麻油或凡士林调匀。于坐浴后擦于患处。每日擦2～3次。③ 外洗方:鹤虱30克、苦参15克、蛇床子15克、野菊花15克。上药水煎后滤汁入盆内坐浴,先熏后洗。重症洗时加鲜猪胆汁1枚,与药汁搅匀。每日2次,1个月为1个疗程。适用于外阴白斑。内服外用并行。外阴部干燥皲裂者加用鸡蛋黄油(熟鸡蛋黄置烧热少许芝麻油中,文火熬30分钟即成)。④

单　方

竹红菌 组成:竹红菌。临床应用:罗子华等应用15%～20%竹红菌油剂外涂加光疗观察治疗103例外阴白色病变患者,有效率为98.05%。⑤

中 成 药

1. 青黛膏 组成:青黛、石膏、滑石、黄柏(新疆医科大学中医医院制备)。功效主治:清热解毒,祛湿敛疮;适用于慢性湿疮。临床应用:黄丹丹等以上方治疗27例外阴白色病变患者,有效率为100%。⑥

① 李祥云.袖珍中医妇科处方手册[M].上海:文汇出版社,2000:234-235.
② 张红卫,等.消白汤为主治疗外阴白色病变75例[J].山东中医杂志,1997,16(11):16-17.
③ 马大正.妇产科疾病中医治疗全书[M].广州:广东科技出版社,1996:224.
④ 韦挥德,等.全国名老中医验方选集[M].广州:学术书刊出版社,1989:116.
⑤ 罗子华,等.竹红菌治疗外阴白色病变的临床观察[J].云南医药,1980(1):20-25.
⑥ 黄丹丹,郭英,等.青黛膏外涂治疗外阴白色病变临床疗效分析[J].新疆医科大学学报,2014,37(3):352-354.

2.竹红菌素软膏 组成：竹红菌（云南白药集团大理药业有限责任公司生产，国药准字Z53021281）。用法用量：清洗外阴并擦拭净外阴分泌物后，取适量竹红菌素软膏敷于病灶，涂擦后稍予按摩，然后用40瓦白炽灯距离患处20～30厘米照射，每次30～50分钟，每日1次，30天为1个疗程，月经期停用。临床应用：孙海艳等以上法观察治疗38例外阴白色病变患者。结果：经2个疗程以上治疗，治愈30例，显效3例，好转3例，无效2例，治愈率达94.74％。[1]

3.白斑丸 组成：黄芪、鸡血藤、丹参、当归、赤芍、白鲜皮、地肤子、白蒺藜、僵虫、冬青子、墨旱莲、木香、何首乌、桃仁、皂角刺等〔每粒10克，成都军区总医院制备，成制字（2006）F15001号〕。用法用量：每次1粒，口服，每日3次，连服30天为1个疗程。临床应用：刘英等将126例外阴白色病变患者随机分为单纯外阴红光雾化治疗组、单纯内服白斑丸治疗组与外阴红光雾化联合白斑丸治疗组各42例。结果：单纯外阴红光雾化治疗组有效率为85.71％，单纯内服白斑丸治疗组有效率为88.10％，联合治疗组有效率为100％。[2]

4.消斑灵胶囊 组成：何首乌、黄芪、丹参、苦参、刺蒺藜、七叶一枝花、白芷等。功效：调补肝肾，祛风活血，除湿清热。用法用量：每日3次，每次20粒，3个月为1个疗程。临床应用：霍杰等将82例外阴白色病变患者随机分为治疗组50例和对照组32例。治疗组口服消斑灵胶囊，对照组采用丙酸酮凡士林软膏每日3次局部涂擦，连用3个月。结果：治疗组总有效率为94％，对照组总有效率为75％。[3]

① 孙海艳，等.38例外阴白色病变治疗的临床分析[J].中医外治杂志,2013,22(4)：45.
② 刘英，等.外阴红光雾化配合白斑丸治疗外阴白色病变的临床疗效分析[J].西南国防医药,2011,21(10)：1094-1095.
③ 霍杰，等.口服中药治疗外阴白色病变的临床观察[J].中医药学报,2005,32(2)：16-17.

外阴及阴道炎症

非特异性外阴炎

概　述

女性的外阴部在一般性细菌（如葡萄球菌、大肠杆菌、链球菌）及粪便、阴道分泌物或其他物理、化学因素刺激下而发生的皮肤黏膜炎症，叫做非特异性外阴炎。非特异性外阴炎感染常由一个毛囊的底部起始，逐渐侵犯到附近的许多脂肪柱，如果再向四周扩展，侵入多个毛囊群，就会形成多个脓头的痈。常见的痈呈一片微微隆起，紫红色，界线不清，中央有多个脓栓，破溃后为蜂窝状，以后中央部坏死溶解，形成火山口样塌陷，内含大量脓液和坏死组织。此时正是各种病原体在和我们的机体进行着对抗，表现为外阴水肿，剧烈疼痛，淋巴结肿大，全身发热，畏寒，体温在 38.5℃ 左右，白细胞计数增高等。临床症状体征如下。（1）急性炎症：患者先感到外阴不适，继而出现瘙痒及疼痛，或有灼热感，同时可出现外阴部位（包括大、小阴唇、阴蒂）皮肤及黏膜有不同程度的肿胀充血，严重时还会形成糜烂、溃疡，或出现大片湿疹等，并伴有排尿痛、性交痛。另外，外阴部位出现毛囊炎时，也可以因脓肿的发生而使外阴高度肿胀及疼痛，进而形成疖肿。（2）慢性炎症：主要表现为外阴瘙痒、皮肤增厚、粗糙、皲裂，也可以伴有排尿痛或性交痛。

应注意个人卫生，经常换内裤，穿纯棉内裤，保持外阴清洁、干燥，以预防本病发生。

本病属中医"阴痒""阴肿""阴疮""阴痛"等范畴。本病始见于《诸病源候论》卷四十："阴肿者，是虚损受风邪所为，胞经虚而有风邪客之，风气乘于阴，与血气相搏，令气血否涩，腠理壅闭，不得泄越，故令阴肿也。"多因风邪客于阴部，腠理壅滞，或肝胆湿热下注所致。症见阴户肿痛。风邪客于阴部者，兼见阴部奇痒，治宜疏风消肿；湿热下注者，兼见阴户肿胀痒痛，带下色黄量多或有臭味，治宜清热利湿。

辨 证 施 治

肝经湿热证　症见阴部瘙痒难忍，甚则波及后阴、大腿内侧，阴部潮红、肿胀，坐卧不安，白带异常，量多，味腥臭，色黄如脓，小便黄赤，食欲不振，胸闷不适，心烦少寐，口苦黏腻，舌质红，苔黄腻，脉弦数。

（1）龙胆泻肝汤联合外洗方　龙胆泻肝汤：龙胆草 15 克、黄芩 12 克、栀子 8 克、通草 8 克、泽泻 12 克、车前子 15 克、柴胡 8 克、当归 15 克、生地黄 10 克、赤芍 15 克、丹参 10 克、花椒 15 克、牛膝 12 克、甘草 6 克。每日 1 剂，水煎约 300 毫升，分 2～3 次饭后内服。外洗方：苦参 20 克、黄柏 12 克、花椒 15 克、白鲜皮 10 克、地肤子 10 克、防风 12 克、丹参 15 克、黄芪 20 克、土茯苓 15 克、蛇床子 10 克、生甘草 8 克。随症加减：老年患者，加淫羊藿 12 克；脾虚甚者，加苍术 15 克、白术 10 克；上述药物 1 剂浸泡后水煎，去渣取汁约 1 000 毫升，分 2 次先熏后洗，温度适宜后可以坐浴，每次持续 30 分钟。临床观察：郭兰娇等将 180 例肝经湿热证非特异性外阴炎患者分为对照组和观察组各 90 例。对照组予常规西药治疗。观察组在常规西药治疗的基础上加用龙胆泻肝汤加减内服联合外洗方治疗。结果：观察组总有效率为 92.2%，明显高于对照组的 81.1%，差异具有统计学意义（$P<0.05$）。[1]

（2）龙胆泻肝汤　内服药方：龙胆草6克、柴胡6克、焦栀子12克、当归12克、生地黄12克、泽泻12克、车前子12克、百部12克、徐长卿15克、川柏皮15克、土茯苓30克，每日1剂，水煎服，分早晚2次服用。中药熏洗药方：内服药方的药渣加蛇床子15克、白矾15克、苦参15克、土槿皮15克。煎好后趁热先熏10～15分钟，然后坐浴或者洗浴20～30分钟，每日1次。1周为1个疗程，治疗3周后观察治疗效果。临床观察：綦小屏以上方治疗55例非特异性外阴炎肝经湿热证患者，并设对照组55例根据发病的原因采用相应的西药治疗。结果：治疗组总有效率为96.36%，高于对照组的78.18%，差异有统计学意义（$P<0.05$）。注意事项：治疗期间保持外阴部干净清洁，禁止食用辛辣食物，禁止性生活，用开水消毒清洗用具和内裤。[2]

（3）龙胆泻肝汤加减　龙胆草15克、栀子15克、柴胡15克、生地黄20克、车前子15克、泽泻15克、木通15克、甘草10克、当归15克、黄芩15克、香附15克、地肤子15克。每日1剂，水煎服，每日3次。临床观察：刘晓虹等以上方治疗48例非特异性外阴炎肝经湿热证患者，总有效率为93.7%。[3]

（4）仙方活命饮加味　白芷3克、贝母6克、防风6克、赤芍药6克、当归尾6克、甘草节6克、皂角刺（炒）6克、甲片（炙）6克、天花粉6克、乳香6克、没药6克、金银花9克、陈皮9克。临床观察：任青玲以上方治疗35例非特异性外阴炎肝经湿热证患者，总有效率为91.4%。[4]

经　验　方

1. 于祥兰经验方　黄柏15克、苦参15克、百部15克、马齿苋30克、白鲜皮30克、蛇床子30克、金银花10克。煎汤对患病部位进行熏蒸清洗，每日2次，每次15～30分钟。若病情反复多次发作，则在采取上述治疗方法的同时加服知柏地黄丸，每次6克，每日2次。于祥兰将116例非特异性外阴炎患者随机分为治疗组60例与对照组56例。治疗组采用中药熏洗治疗，对照组采用1∶5 000高锰酸钾溶液坐浴与红霉素软膏外涂相结合的方法治疗。结果：治疗组痊愈率及总有效率分别为56.67%、98.33%，优于对照组的32.14%、87.5%，差异有统计学意义（$P<0.05$）。[5]

2. 地锦草冲剂　地锦草15克、蛇床子15克、白鲜皮15克、土茯苓15克、黄柏25克、地肤子15克、苦参10克、甘草6克。每日1次，每次1袋。杨帆等将100例非特异性外阴炎患者随机分为治疗组与对照组各50例。对照组患者仅用西药治疗，治疗组患者在对照组的基础上加用上方。结果：经过治疗，治疗组患者总有效率和停药1个月后复发率分别为93.8%、10.4%，优于对照组的74.5%、21.2%，差异具有统计学意义（$P<0.05$）。[6]

3. 外阴止痒液　黄柏50克、苦参200克、白鲜皮180克、蛇床子200克、黄柏50克、地肤子150克、百部200克、蒲公英200克、防风100克、川椒50克。每次取200毫升"外阴止痒液"加水1 000毫升加热坐浴，温度适中，温度偏低后可再次加热（注意不能用铁器皿）；每次坐浴30分钟，坐浴后擦干外阴，涂抹"外阴止痒膏"（肤轻松软膏2支、维生素B₆软膏3支、维生素E胶丸1盒、丹参注射液10毫升）按摩外阴5～10分钟。每日2次，1周为1个疗程。张玉萍将160例就诊的慢性非特异性外阴炎患者随机分为观察组与对照组各80例。观察组采用上述方法治疗，对照组采用常规治疗方法，两组患者随访观察。结果：观察组总有效

① 郭兰娇,等.龙胆泻肝汤联合外洗方治疗难治性阴痒湿热下注证90例[J].河南中医,2016,36(8)：1394-1396.
② 綦小屏.中药龙胆泻肝汤治疗妇女外阴瘙痒症的疗效观察[J].中外医学研究,2013,11(35)：24-25.
③ 刘晓虹,等.龙胆泻肝汤加减治疗外阴痒痛48例[J].中国民间疗法,2005,13(2)：50.
④ 任青玲.仙方活命饮配外用药治疗阴疮35例[J].辽宁中医杂志,1997,24(5)：215.
⑤ 于祥兰.中药熏洗治疗非特异性外阴炎60例疗效观察[J].实用中西医结合临床,2018,18(6)：91-92.
⑥ 杨帆,刘笑梅.地锦草冲剂联合莫匹罗星软膏治疗非特异性外阴炎临床疗效观察[J].亚太传统医药,2017,13(13)：148-150.

率 97.5%，对照组总有效率 42.5%，差异有统计学意义（$P<0.05$）。[①]

4. 鲍爱利经验方 白鲜皮 30 克、野菊花 30 克、土茯苓 30 克、败酱草 15 克、黄柏 15 克、苦参 15 克、蛇床子 15 克、连翘 15 克、金银花 15 克。水煎外洗每日 2 次，治疗 7 天。鲍爱利等将 140 例非特异性外阴炎患者随机分为治疗组与对照组各 70 例。对照组采用聚维酮碘溶液外洗治疗，治疗组采用自拟中药方剂治疗。对比两组患者的临床疗效、临床症状改善情况、治疗前后的疼痛评分情况。结果：治疗组的痊愈率及总有效率分别为 52.86%、98.57%，均分别显著高于对照组的 30.00%、90.00%。[②]

5. 龙葵马齿苋洗剂 龙葵 30 克、防风 30 克、百部 30 克、马齿苋 30 克、苦参 30 克、龙胆草 20 克、黄柏 20 克、川椒 20 克、苍耳子 20 克、车前子 20 克、白鲜皮 20 克、薄荷 20 克。加 3 000 毫升水而煎汤，过滤去渣，趁热先熏后洗再坐浴，每日 2 次，每次 30 分钟。杨柳新等将 240 位非特异性外阴炎患者随机分为治疗组和对照组各 120 例。治疗组患者采用上方熏洗治疗，对照组患者局部应用抗生素治疗。结果：对照组患者总有效率为 96.7%，高于对照组的 85.8%。[③]

6. 苦参汤 苦参 30 克、白鲜皮 20 克、蛇床子 30 克、百部 30 克、枯矾 9 克、黄柏 30 克、荆芥 12 克、金银花 15 克。每日 1 剂，煎水 2 500 毫升，先熏后洗，每次 15～30 分钟，7 天为 1 个疗程。周慧将 526 例非特异性外阴炎患者随机分为观察组与对照组各 263 例。观察组以上方熏洗治疗，对照组局部应用抗生素治疗。疗程均为 7 天，比较两组患者的临床效果。结果：观察组总有效率为 96.58%，对照组总有效率为 87.83%，治疗组的疗效较对照组更优。[④]

7. 苦参熏洗液 苦参 60 克、蛇床子 45 克、川椒 45 克、土茯苓 45 克、白鲜皮 45 克、黄柏 45 克、百部 45 克、白芷 45 克。每日 1 剂，每剂煎 2 次，2 次煎药合并。陈红将 61 例非特异性外阴炎患者随机分为对照组 30 例与观察组 31 例。对照组常规治疗，观察组也按常规治疗并用苦参熏洗液熏洗。结果：观察组总有效率为 100%，治愈率为 93.5%，治疗效果明显优于对照组的 93.33%、66.77%，差异有统计学意义（$P<0.01$）。[⑤]

8. 中医洗剂 百部 30 克、白鲜皮 30 克、鹤虱子 30 克、蒲公英 30 克、紫花地丁 30 克、黄柏 30 克、地肤子 30 克、蛇床子 30 克、枯矾 10 克、苦参 30 克、龙胆草 12 克、黄柏 15 克、川椒 15 克。每日 1 剂，水煎滤清，趁热熏洗外阴，待适温后坐浴，早晚各 1 次，每次 20 分钟。沈春芳将 890 例非特异性外阴炎患者随机分为研究组与对照组各 445 例。研究组予中药洗剂熏洗外阴部，对照组予 0.1%聚维酮碘液或 1∶5 000 高锰酸钾液坐浴。结果：研究组治愈率 100%。经临床研究，两组比较有显著性差异（$P<0.01$）。[⑥]

9. 青归饮 芦荟粉（另包冲服）1 克、青黛（另包冲服）2 克、当归 10 克、黄芩 6 克、泽泻 6 克、柴胡 6 克、车前草 10 克、紫花地丁 12 克、甘草 5 克、地锦草 20 克。每日 1 剂，水煎服，10 剂为 1 个疗程。内服青归饮，配合水火丹外用。王小平等以上方治疗 65 例妇科非特异性外阴炎患者。结果：痊愈 41 例，占 68%；好转 16 例，占 23%；无效 8 例，占 12%。青归饮使患者体内病毒得到清除，外部症状缓解，从根本上解除患者的病因和症状。[⑦]

10. 陈金凤经验方 苍术 15 克、百部 15 克、蛇床子 15 克、黄柏 15 克、苦参 15 克、连翘 15 克、荆芥 10 克、枯矾 5 克、土槿皮 15 克。上药浓煎成

① 张玉萍.自拟"外阴止痒液"、"外阴止痒膏"治疗慢性非特异性外阴炎疗效观察[J].大家健康（学术版），2016,10(9)：40.
② 鲍爱利,等.自拟中药方剂治疗非特异性外阴炎的临床疗效分析[J].陕西中医，2016,37(1)：7-9.
③ 杨柳新,等.龙葵马齿苋洗剂治疗非特异性外阴炎的疗效观察[J].中国药物经济学，2014,(11)：50-51.
④ 周慧.苦参汤治疗非特异性外阴炎的临床疗效观察[J].中医临床研究，2012,4(24)：100-101.
⑤ 陈红.苦参熏洗液治疗非特异性外阴炎的疗效观察[J].护理与康复，2011,10(7)：643-644.
⑥ 沈春芳.中药洗剂治疗非特异性外阴炎 445 例临床分析[J].中外医疗，2009(33)：93.
⑦ 王小平,等.青归饮治疗妇科非特异性外阴炎 65 例[J].四川中医，2005,23(1)：75-76.

250毫升药液,对已婚妇女作阴道冲洗,每日1剂,每6次为1个疗程。严重者,除冲洗外,另嘱患者自行浸洗以增强疗效。有条件者可1天冲洗2次,效果更佳。[1]

11. 哈荔田经验方 ① 清热化湿汤:盐黄柏6克、金银花12克、瞿麦穗9克、海金沙9克、车前子12克、滑石块12克、白萹蓄9克、川草薢9克、冬葵子9克、粉甘草6克、白檀香3克、淮木通4.5克、干虎杖12克。② 水煎外洗方:蒲公英12克、吴茱萸3克、黄柏9克、蛇床子9克。每日1剂,水煎2次,分早晚分服。[2]

12. 自拟方 ① 金银花30克、红花30克、五倍子30克、蒲公英30克、鱼腥草30克、生黄柏15克、川黄连15克。水煎先熏后洗局部,每次20分钟,每日2次。适用于非特异性外阴炎。② 鹤虱30克、苦参15克、狼毒15克、蛇床子15克、归尾15克、威灵仙15克。水煎先熏后洗,每日2次,每次20分钟。适用于非特异性外阴炎。③ 黄连15克、青黛15克、芒硝15克、冰片15克。上药共研细末,搽涂外阴。适用于非特异性外阴炎。[3]

13. 外用熏洗方(黑龙江中医学院) 大青叶25克、金银花25克、黄柏50克、蒲公英50克、紫花地丁25克、苦参25克、乳香5克、没药5克、龙胆草5克、白花蛇舌草25克。煎汤趁热先熏后洗,一日2次。适用于湿热下注型外阴炎。[4]

14. 玉红膏(天津市第一妇产科医院) 当归100克、白蜡100克、甘草50克、血竭20克、轻粉20克、紫草10克、白芷25克。上药加麻油适量为膏,外敷。[5]

15. 紫黄散(黑龙江中医学院附属医院) 紫草5克、黄柏25克、黄芩25克、黄连25克、枯矾50克、硼砂50克、冰片10克、珍珠25克、仙鹤草25克、白花蛇舌草25克。上药共为极细面,外用。[6]

前庭大腺炎

概 述

病原体侵入前庭大腺而引起炎症,称为前庭大腺炎,可分为前庭大腺炎、前庭大腺囊肿和前庭大腺脓肿。常单侧发病,好发于生育年龄妇女,幼女及绝经后期妇女少见。

急性炎症发作时,病原体首先侵犯腺管,腺管呈急性化脓性炎症,腺管开口往往因肿胀或渗出物凝聚而阻塞,脓液不能外流、积存而形成脓肿,称前庭大腺脓肿。脓肿如不及时进行处理,偶可向后侧方向播散,形成直肠周围脓肿,有时甚至向直肠溃破。脓肿切开排脓后,多数脓腔可完全闭合而痊愈,但偶亦可形成瘘管,不断有少量分泌物排出,触诊时可扪到小而硬的硬结,有轻微压痛,挤压时有时可从瘘口流出脓液。有时瘘口自行封闭或狭窄,又可蓄积脓液而再次形成脓肿,亦可能反复发作,经久不愈。前庭大腺炎急性期后,由于腺管口阻塞,腺内分泌液不能排出而潴留,形成前庭大腺囊肿。

炎症多发生于一侧。初起时局部肿胀、疼痛、灼热感,行走不便,有时会致大小便困难。检查见局部皮肤红肿、发热、压痛明显。若为淋病奈瑟球菌感染,挤压局部可流出稀薄、淡黄色脓汁。当脓肿形成时,可触及波动感,脓肿直径可达5~6厘米,患者出现发热等全身症状。当脓肿内压力增大时,表面皮肤变薄,脓肿自行破溃,若破孔大,可自行引流,炎症较快消退而痊愈,若破孔小,引流不畅,则炎症持续不消退,并可反复急性发作。

保持外阴清洁是预防感染的主要方法。每日清洗外阴,不穿尼龙内裤,患外阴炎时及时治疗,在

① 崔应珉,等.中华名医名方薪传妇科病[M].郑州:河南医科大学出版社,1999:1-2.
② 崔应珉,等.中华名医名方薪传妇科病[M].郑州:河南医科大学出版社,1999:2-3.
③ 马大正.妇产科疾病中医治疗全书[M].广州:广东科技出版社,1996:190-191.
④~⑥ 黑龙江中医学院.中医妇产科学[M].北京:人民卫生出版社,1983:172.

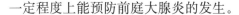

一定程度上能预防前庭大腺炎的发生。

中医论述参见"非特异性外阴炎"一节（第181页）。

辨 证 施 治

肝经湿热证 症见阴户一侧或双侧红、肿、热、痛，或结块坚硬，或兼有脓水淋沥，或伴身热微恶寒，舌苔薄黄微腻或薄白，脉滑数。

（1）仙方活命饮加味 金银花 20 克、连翘10 克、紫花地丁 20 克、归尾 10 克、赤芍 10 克、皂角刺 10 克、白芷 10 克、防风 10 克、生甘草 3 克、陈皮6 克。随症加减：带下量多或阴痒颇剧者，加炒黄柏 10 克、生薏苡仁 20 克、地肤子 10 克；外阴肿痛剧烈者，加制乳香 10 克、制没药 10 克、制香附 10克；伴尿频、急、痛者，加车前草 10 克、瞿麦 10 克。临床观察：任青玲以上方加减治疗 35 例前庭大腺炎肝经湿热证患者，总有效率为 91.4%。[1]

（2）龙胆泻肝汤加减 龙胆草 9 克、泽泻 15克、栀子 15 克、生地黄 15 克、木通 15 克、蒲公英15 克、紫花地丁 15 克、野菊花 15 克、大黄（后下）10 克、车前草 20 克、甘草 5 克。每日 1 剂，水煎服。联合外用药：大黄 30 克、野菊花 30 克、蒲公英 30 克、紫花地丁 30 克、金银花 30 克。水煎坐浴，每日 2 次。临床观察：梁雪芳以上方治疗 35例前庭大腺炎肝经湿热证患者，所有病例给药 7天作为 1 个疗程。结果：1 个疗程治愈 23 例，好转 10 例，无效 2 例，其中 2 例发展为脓肿切开排脓引流后，仍用上方治疗痊愈。[2]

（3）五味消毒饮加味 金银花 30 克、野菊花30 克、蒲公英 30 克、紫花地丁 30 克、青天葵 12克、乳香 10 克、没药 10 克、赤芍 10 克、牡丹皮 10克、甘草 6 克。随症加减：若恶寒发热（体温38℃以上）者，加柴胡 12 克、荆芥穗 10 克、黄芩15 克；欲化脓者，加黄芪 15 克；已化脓者，加冬瓜仁 30 克、生薏苡仁 30 克；大便秘结者，加大黄（后下）10 克、枳实 12 克。每日 1 剂，水煎，分 3 次服。另外用苦参 30 克、大黄 30 克、黄柏 30 克、蒲公英 30 克煎水浸洗。临床观察：李宏东以上方治疗 48 例前庭大腺炎肝经湿热证患者。结果：痊愈（症状及体征消失，经妇科检查已正常）35 例，占72.9%；好转（症状及体征减轻，经妇科检查已接近正常）11 例，占 22.9%；无效（连续治疗 7 天，症状、体征、妇科检查均无改善）2 例，占 4.2%。总有效率为 95.8%。服药最长者 11 天，最短 4 天，平均 7.5 天。[3]

经 验 方

1. 塌阴敛疮汤 白花蛇舌草 30 克、黄柏 30克、千里光 30 克、大青叶 30 克、蒲公英 30 克、紫花地丁 30 克、野菊花 30 克、金银花 30 克、苦参 30克、百部 30 克、土茯苓 30 克、地肤子 30 克、白鲜皮 30 克、冰片（另包后下）5 克。行会阴坐浴，中药坐浴每日 1 剂，7 天为 1 个疗程，治疗 1 个疗程后判定疗效，好转及无效者在自愿的情况下可进行第 2 个疗程。李洁以上方治疗 200 例湿热蕴结型阴疮患者。结果：经过 1 个疗程治疗，200 例患者中总有效率达 90.5%，除痊愈外，余下好转和无效的患者自愿进入第 2 个疗程继续治疗，除 3 例仍然无效及 1 例中途放弃治疗改为手术治疗外其余均痊愈。[4]

2. 自拟方 甘草 20 克、大黄 3 克、金银花 15克、连翘 10 克、皂角刺 10 克、赤芍 10 克、紫花地丁 10 克、生地黄 12 克、黄连 2 克。将上药用冷水浸泡 20 分钟，浓煎取汁 100 毫克口服，每日 2 次；再将鱼腥草洗净捣烂涂于患处，每日 2 次，3 天为1 个疗程。艾洁等将 50 例前庭大腺炎患者随机分为治疗组与对照组各 25 例。对照组仅口服中药内服方，治疗组同时予外用方。结果：治疗组总

① 任青玲.仙方活命饮配外用药治疗阴疮 35 例[J].辽宁中医杂志,1997,24(5):215.
② 梁雪芳.龙胆泻肝汤治疗急性前庭大腺炎 35 例[J].山西中医,1996,12(1):23.
③ 李宏东.五味消毒饮治疗急性前庭大腺炎 48 例[J].内蒙古中医药,1995(2):9-10.
④ 李洁.自拟"塌阴敛疮汤"治疗湿热蕴结型阴疮 200 例[J].深圳中西医结合杂志,2019,29(19):60-62.

有效率96%,对照组总有效率80%。两组相比有统计学差异($P<0.01$)。[1]

3. 败毒活血汤 蒲公英18克、金银花15克、白花蛇舌草15克、黄柏12克、红藤15克、虎杖15克、赤芍12克、乳香12克、没药12克。随症加减:发热时,加荆芥、六一散;小便涩,加萹蓄、萆薢;脓成,可在坐浴药汁中加皂角刺;阴痒,加地肤子、大蒜杆、紫草;带下多,加苍术、芡实。将中药置于大砂罐中加水约3000毫升,浸泡30分钟,武火煎沸后改文火煎40~60分钟,滤渣取汁500毫升,每次150毫升左右,每日3次饭后口服,其余药汁置于浅盆中趁热蹲于盆之上方熏蒸会阴,待药汁温后行会阴坐浴30分钟,直到药汁冷却。每日1次,1周为1个疗程。李洁以上方加减治疗47例前庭大腺炎患者。结果:痊愈30例,占63.8%;好转7例,占14.9%;无效10例,占21.3%。总有效率78.7%。[2]

4. 国辕经验方 当归15克、丹参15克、赤芍15克、甲片15克、三棱6克、莪术6克、柴胡3克。每日1剂,水煎分服。适用于慢性前庭大腺炎症,伴有阴痒、阴茧状者。[3]

5. 活血透脓汤 当归9克、桃仁9克、炙甲片9克、白芷9克、白蔹9克、桔梗9克、薏苡仁24克、败酱草30克、王不留行12克。每日1剂,水煎分服。适用于慢性前庭大腺炎或慢性前列腺炎。[4]

6. 外用洗剂 野菊花15克、紫花地丁30克、龙胆草15克、蒲公英30克、黄柏15克。煎汤趁热先熏后洗,每日2次。适用于急慢性前庭大腺炎或有湿疹者。[5]

7. 中药熏洗外敷 中药熏洗方:野菊花15克、紫花地丁30克、龙胆草15克、蒲公英30克、黄柏15克。将上药入锅加水1500毫升,浸泡1

小时,煮沸后用文火煨30分钟,去渣取药汁,入盆中加热水至所需量,趁热先熏蒸患处,此时熏洗液温度一般为55℃~70℃,年老者对温热的敏感性差,故以50℃~60℃为宜,以免烫伤。待水温降至39℃~41℃时再将患部浸入药液中泡洗。每日1~2次,每次20~30分钟。冬季熏洗时要保持适宜的室温,并注意保暖,月经期、孕妇禁忌熏洗坐浴。蒲公英外敷:取鲜蒲公英60克,洗净捣烂,加少量蜂蜜调匀备用。待中药熏洗后,取药适量平摊于棉纸上再贴敷于患部,敷药面积应超过肿势范围1~2厘米,每日2次,共治疗5天。方克勤将62例前庭大腺炎患者随机分为治疗组与对照组各32例。对照组采用静脉注射盐酸洛美沙星0.2克,每日2次,共治疗5天。治疗组用中药熏洗外敷。结果:治疗组有效率为93.75%,对照组有效率为76.67%。[6]

单 方

1. 蒲公英外敷 组成:鲜蒲公英60克。适用于急性前庭大腺炎有脓肿者。用法用量:上药洗净捣烂,加少许蜜糖调匀敷于患处,每日换药1次。[7]

2. 珍珠末 组成:珍珠。用法用量:每天早晚用清水洗外阴后,用珍珠末0.5克加冷开水数滴调成糊状敷于患处,每次30分钟。配合口服珍珠末,每日3次,每次2克。临床应用:吴爱民选取153例前庭大腺炎患者采用局部敷药及口服用药相结合治疗。7天为1个疗程。局部治愈后还需巩固治疗2个疗程,疗程间隔1个月,每天口服3次,每次服用1克。结果:治愈率为95.4%。[8]

3. 芒硝散 组成:芒硝60克、冰片3克。用

---

① 艾洁,等.中药内服外用治疗前庭大腺炎50例[J].中医外治杂志,2011,20(4):25.
② 李洁.败毒活血汤内外合治前庭大腺炎47例[J].中医外治杂志,2007,29(9):828.
③~④ 夏桂成.中医临床妇产学[M].北京:人民卫生出版社,2007:203.
⑤ 夏桂成.中医临床妇产学[M].北京:人民卫生出版社,2007:204.
⑥ 方克勤.中药熏洗外敷治疗前庭大腺炎32例[J].南京中医药大学学报(自然科学版),2004,20(2):121.
⑦ 夏桂成.中医临床妇产学[M].北京:人民卫生出版社,2007:204.
⑧ 吴爱民.珍珠末治疗前庭大腺炎153例[J].广西中医药,1998,21(5):29-30.

法用量：以上二药混匀，装入二层纱布制成的药袋，敷于患处，以卫生带固定，日夜使用，若被脓液或阴道分泌物污染，则更换之。10 天为 1 个疗程，月经期停用。临床应用：卞宜心以上方治疗 58 例前庭大腺炎患者，有效率 100%。[1]

前庭大腺囊肿

概　　述

因各种原因（慢性炎症、先天性腺管狭窄、损伤等）导致前庭大腺管开口部阻塞，分泌物积聚于腺腔而形成前庭大腺囊肿。

前庭大腺囊肿症状表现为阴唇肿胀疼痛；阴道前庭下外侧出现疼痛、波动感肿块；局部发热、红斑。发病多为单侧，也可双侧。在较长时间内可不出现任何症状，常在妇科检查时被发现。囊肿生长较缓慢，一般不超过鸡蛋大小；小的囊肿呈椭圆形或梭形，若囊肿小且无感染，患者可无自觉症状，较大的囊肿可引起外阴坠胀及性交不适等。检查可发现肿块占整个大阴唇中下 1/3 部位，小阴唇完全被展平，阴道口被推向健侧。前庭大腺囊肿继发感染时可形成脓肿，反复感染可使囊肿扩大。脓肿如不及时进行处理，偶可向后侧方向播散，形成直肠周围脓肿，有时甚至向直肠溃破。脓肿切开排脓后，多数脓腔可完全闭合而痊愈，但偶亦可形成瘘管，不断有少量分泌物排出，触诊时可扪到小而硬的硬结，有轻微压痛，挤压时有时可从瘘口流出脓液。有时瘘口自行封闭或狭窄，又可蓄积脓液而再次形成脓肿，亦可能反复发作，经久不愈。前庭大腺炎急性期后，由于腺管口阻塞，腺内分泌液不能排出而潴留，形成前庭大腺囊肿。

保持外阴清洁是预防感染的主要方法。每日清洗外阴，不穿尼龙内裤，定期做妇科检查，发现外阴有异常一定要及时就医。

中医论述参见"非特异性外阴炎"一节（第 118 页）。

辨 证 施 治

肝经湿热证　症见阴户一侧或双侧红、肿、热、痛，或结块坚硬或兼有脓水淋沥，或伴身热微恶寒，舌苔薄黄微腻或薄白，脉滑数。因本病的病因病机与前庭大腺炎相似，故可参见"前庭大腺炎"章节中的辨证施治相应内容。

经 验 方

自拟方　苦参 15 克、蛇床子 15 克、黄柏 15 克、艾叶 15 克、芒硝 15 克、白鲜皮 15 克。每日 1 剂，上药加水浸泡 30 分钟，大火煮开 10 分钟，中火煮 10 分钟，去药渣，药液加入熏蒸器中，控制温度在 50℃ 左右，引导患者将囊肿置于熏蒸器的上方，避免烫伤，熏蒸 20 分钟左右，早晚各 1 次。顾春波等将 82 例前庭大腺囊肿患者随机分为观察组与对照组各 41 例。对照组接受造口引流手术及术后抗感染治疗，观察组在对照组的基础上接受上述中药熏蒸治疗。两组均治疗 14 天。结果：观察组的总有效率为 95.12%，高于对照组的 80.49%（$P<0.05$）；与对照组治疗后比较，观察组治疗后疼痛、肿胀、会阴不适以及阴道分泌物增多等中医证候积分及焦虑自评量表（SAS）、抑郁自评量表（SDS）评分均较低（$P<0.05$），生理健康总评分（PCS）、心理健康总评分（MCS）评分较高（$P<0.05$）。[2]

单　　方

1. 金黄膏　组成：苍术、红花、大黄、天花粉、白芷、黄柏、天南星、姜黄、厚朴、陈皮、甘草

① 卞宜心.芒硝散外敷治疗前庭大腺炎 58 例[J].中医外治杂志,1996(6)：26.
② 顾春波,等.中药熏蒸联合造口引流术及术后抗感染治疗前庭大腺囊肿疗效观察及对患者负性情绪、生活质量的影响[J].新中医,2022,54(1)：116－119.

等。制备方法：将药材打细粉过筛加入凡士林，加热化开成液状，再加入金黄粉调制而成，约12厘米×12厘米，敷于外阴囊肿部位，膏药的面积要大于阴肿面积2厘米。用法用量：外敷后予微波治疗20分钟，后予加热复方苦参洗剂至35℃～38℃后坐浴20分钟，每天1次，7天为1个疗程。临床应用：花曼航等将68例青春期前庭大腺囊肿患者随机分为试验组和对照组各34例。试验组予囊肿抽吸术，金黄膏外敷、微波、复方苦参洗剂坐浴。对照组予囊肿抽吸术＋微波。观察两组治疗后的临床疗效。结果：试验组的总有效率为94%，优于对照组的85%（$P<0.05$）。[1]

2.金丝膏　组成：雄黄、白矾、枯矾（白矾加热煅干而成）。制备方法：取雄黄、白矾、枯矾等量研成细粉，加芝麻油、凡士林调成膏，呈金黄色，称之为金丝膏。用法用量：用温开水清洗外阴后，将金丝膏直接敷于患处，以无菌纱布敷盖、固定。每日1次，直至痊愈。临床应用：宁玲等以上方治疗33例前庭大腺炎患者，有效率为96.2%。[2]

中　成　药

复方丹参注射液　组成：丹参、降香。用法用量：于妇科检查或治疗床上取膀胱截石位，用1‰新洁尔灭或碘伏常规消毒外阴后不需麻醉，以8号针头接20毫升注射器，在囊肿最低点或原开口穿刺抽净囊液，抽净囊液后，再抽与囊液等量的0.5%灭滴灵注射液反复冲洗囊腔3～5次，直到抽出液无黏性为止。再注入为抽出液1/2量的复方丹参注射液（每支2毫升，含丹参2克、降香生药2克），拔出针头，压迫进针处3分钟。临床应用：蔡海容将122例前庭大腺囊肿患者分成治疗组62例和对照组61例。对照组患者在局部麻醉下行囊肿造口或切开引流术，术后应用抗生素抗感染及中药坐浴。治疗组按上方治疗，患者术后1周复诊，如偶有囊肿，则可重复注射1次。局部肿痛明显者应充分抗炎后才能注射，以免加重患者痛苦，导致炎症扩散。结果：治疗组一次治愈60例，治愈率为96.7%；对照组一次治愈51例，治愈率为83.6%。两组对比有显著性差异（$P<0.05$）。[3]

① 花曼航,麦立鑫.囊肿抽吸术结合金黄膏外敷＋微波、复方苦参洗剂坐浴治疗青春期前庭大腺囊肿临床观察[J].亚太传统医药,2020,16(5)：102－104.
② 宁玲,等.金丝膏治疗前庭大腺炎囊肿33例[J].山东医药,2003,43(9)：69.
③ 蔡海容.复方丹参局部注射治疗前庭大腺囊肿62例[J].四川中医,2002,20(1)：55－56.

阴 道 炎

滴虫性阴道炎

概　述

滴虫性阴道炎是由阴道毛滴虫引起,多以泡沫状黄白色稀薄液体为特征的阴道炎症,是一种主要通过性交传播的寄生虫疾病,具有传染性,是常见的性传播疾病。潜伏期为4～28日。滴虫性阴道炎的主要症状是稀薄的泡沫状白带增多及外阴瘙痒,若有其他细菌混合感染则分泌物呈脓性,可有臭味。瘙痒部位主要为阴道口及外阴,或有灼热、疼痛、性交痛等。阴道毛滴虫能吞噬精子,并能阻碍乳酸生成,影响精子在阴道内存活,可致不孕。若尿道口有感染,可有尿频、尿痛,有时可见血尿。

阴道内有滴虫存在而无炎症反应的患者称为带虫者。有学者认为滴虫单独存在时不能引起炎症,因其消耗阴道上皮细胞内糖原、改变阴道酸碱度、破坏防御机制,促进继发性的细菌感染,故常在月经期前后、妊娠期或产后等阴道 pH 改变时,引起炎症发作。

检查时见阴道黏膜充血,严重者有散在出血斑点,后穹隆有多量白带,呈灰黄色、黄白色稀薄液体或黄绿色脓性分泌物,常呈泡沫状。带虫者阴道黏膜常无异常改变。

本病属中医"带下病""阴痒"范畴。"带下"之名,首见于《黄帝内经》,如《素问·骨空论》载:"任脉为病……女子带下瘕聚。"带下有广义、狭义之分,广义带下泛指妇产科疾病而言,由于这些疾病都发生在带脉之下,故称为"带下"。如《金匮要略·心典》云:"带下者,带脉之下,古人列经脉为病,凡三十六种,皆谓之带下病,非今人所谓赤白带下也。"又如《史记·扁鹊仓公列传》记载:"扁鹊名闻天下,过邯郸,闻(赵)贵妇人,即为带下医。"所谓带下医,即女科医生。狭义带下又有生理、病理之别。正常女子自青春期开始,肾气充盛,脾气健运,任脉通调,带脉健固,阴道内即有少量白色或无色透明无臭的黏性液体,特别是在经期前后、月经中期及妊娠期量增多,以润泽阴户,防御外邪,此为生理性带下。如《沈氏女科辑要》引王孟英说:"带下,女子生而即有,津津常润,本非病也。"若带下量明显增多,或色、质、气味异常,即为带下病。《女科证治约旨》曰:"若外感六淫,内伤七情,酝酿成病,致带脉纵弛,不能约束诸经,于是阴中有物,淋沥下降,绵绵不断,即所谓带下也。"在《诸病源候论》中还有五色带下的记载,有青、赤、黄、白、黑五色名候,指出五脏俱虚损者,为五色带俱下。临床上以白带、黄带、赤白带为常见。主要病因是湿邪,如《傅青主女科》言:"夫带下俱是湿证。"湿有内外之别。外湿指外感之湿邪,如经期涉水淋雨,感受寒湿,或产后胞脉空虚,摄生不洁,湿毒邪气乘虚内侵胞宫,以致任脉损伤,带脉失约,引起带下病。内湿的产生与脏腑气血功能失调有密切的关系:脾虚运化失职,水湿内停,下注任带;肾阳不足,气化失常,水湿内停,又关门不固,精液下滑;素体阴虚,感受湿热之邪,伤及任带。总之,带下病系湿邪为患,而脾肾功能失常又是发病的内在条件;病位主要在前阴、胞宫;任脉损伤,带脉失约是带下病的核心机理。《妇人大全良方》指出:"人有带脉,横于腰间,如束带之状,病生于此,故名为带。"临床常见分型有脾虚、肾阳虚、阴虚夹湿、湿热下注、热毒蕴结五种。

辨 证 施 治

1. **脾虚证** 症见带下量多、色白或淡黄、质稀；面色萎黄，面目或四肢浮肿、神疲懒言、纳少便溏；舌质淡、有齿印、脉弦细。方用完带汤加减：山药30克、炒白术30克、党参15克、苍术15克、白芍12克、车前子12克、柴胡10克、荆芥穗10克、陈皮6克、炙甘草6克。水煎服，去渣留汁200毫升，分早晚2次服用，连续服用3周。临床观察：任爱玲将84例带下病脾虚证患者按随机数字表法分为对照组和观察组各42例。对照组给予多西环素治疗。观察组在对照组基础上联合上方治疗。结果：治疗组总有效率为92.86%，高于对照组的76.19%，组间比较差异具有统计学意义（$P<0.05$）。[1]

2. **肾阳虚证** 症见白带清冷稀薄，舌淡苔薄白，脉沉细而迟。治宜温肾培元、固摄止带。方用内补丸加减：肉苁蓉12克、菟丝子12克、白蒺藜15克、潼蒺藜15克、肉桂9克、制附子（先煎）6克、黄芪20克、桑螵蛸12克、紫菀茸10克。每日1剂，分3次口服。加用温和灸治疗，取双肾俞，双三阴交、关元穴，每日1次，每穴20分钟，以皮肤出现红晕为度，治疗3周。临床观察：王清等将70例带下过多肾阳虚证（滴虫性阴道炎、外阴阴道假丝酵母菌病及细菌性阴道炎）患者分为治疗组和对照组各35例。治疗组采用上述方法治疗。对照组予以内补丸组方煎服。结果：经过治疗，两组患者中医证候积分均显著减少（$P<0.01$），且治疗组患者中医证候积分减少幅度大于对照组，差异具有统计学意义（$P<0.05$）；治疗组患者总有效率为97.1%，愈显率为82.9%；对照组患者总有效率为91.4%，愈显率为48.6%。两组临床疗效比较差异具有统计学意义

（$P<0.05$）。[2]

3. **阴虚夹湿证** 症见带下赤白相兼、量多质稠、气味异常，伴有腰酸腹胀，面部烘热，失眠头晕，舌质红苔薄，脉细数。方用知柏地黄丸加减：知母10克、黄柏10克、生地黄20克、牡丹皮10克、泽泻15克、茯苓15克、山茱萸10克、淮山药15克、白芍10克、薏苡仁20克、海螵蛸10克、椿根皮15克、白槿花15克。水煎取汁400毫升，早晚各服1次，7天为1个疗程。临床观察：李婴以上方治疗6例滴虫性阴道炎阴虚夹湿证患者，疗效满意。[3]

4. **湿热下注证** 症见带下色白或呈黄色，量多质黏稠；阴部出现灼痛或瘙痒；外阴痛痒，尿黄，尿急，尿痛，尿频，坐立不安，纳谷不香，口苦而腻，脉弦数，舌红苔腻；兼有肝胆湿热者，胸胁胀痛，烦躁易怒，头痛口苦，大便干结。

（1）止带方加减 茯苓15克、猪苓15克、车前子15克、泽泻15克、赤芍10克、黄柏10克、栀子10克、牡丹皮5克、牛膝5克。随症加减：若黄带，则去牡丹皮、牛膝，加白扁豆15克、白术20克。上药每日1剂，水煎分服。临床观察：周亚娟以上方加减治疗28例滴虫性阴道炎湿热下注证患者，总有效率100%。[4]

（2）龙胆泻肝汤加减 龙胆草15克、栀子10克、黄芪10克、柴胡10克、生地黄15克、车前子15克、泽泻10克、木通5克、甘草5克、当归10克。临床观察：陈凤娥以上方治疗152例滴虫性阴道炎湿热下注证患者，总有效率为100%。[5]

5. **热毒蕴结证** 症见带下量多，色黄质稠，或黄绿如脓，或夹血色，气味臭秽，或浑浊如米泔，或似豆腐渣，阴部灼痛，或阴部瘙痒，或兼见发热，小腹疼痛，拒按，烦渴不欲饮，小便短黄，大便干，舌红苔黄腻，脉濡数或滑数。方用五味消毒饮加味：金银花15克、野菊花15克、蒲公英10克、紫花地丁10克、青天葵10克、泽泻10克、黄柏10克、石

① 任爱玲.经方完带汤治疗脾虚湿盛型带下病的临床疗效[J].实用中西医结合临床,2018,18(8)：46-48.
② 王清,等.内补丸联合温和灸治疗带下过多(肾阳虚型)临床研究[J].亚太传统医药,2016,12(2)：133-134.
③ 李婴.知柏地黄丸加减治疗带下病57例[J].实用中医内科杂志,2007,21(3)：75.
④ 周亚娟.止带方加减治疗湿热带下疗效观察[J].黑龙江中医药,2007(6)：40-41.
⑤ 陈凤娥.龙胆泻肝汤治疗滴虫性阴道炎152例[J].河南中医,2001,21(3)：48.

斛 10 克、郁金 10 克、土茯苓 40 克。[1]

6. 朱光分 3 型

茵陈蒿汤 茵陈 20 克、栀子 15 克、大黄 10 克、苦参 10 克、紫荆皮 15 克、蒲公英 15 克。

(1)湿热型 症见心烦,口渴不欲饮,小便黄少,舌红、苔黄腻,脉滑数。方用基础方加黄柏 15 克、苍术 10 克。

(2)热毒型 症见阴部红肿、糜烂,边界鲜明,灼热痒痛,舌红苔黄,脉弦数。方用基础方加牡丹皮 15 克、龙胆草 15 克。

(3)虚热型 症见心烦,口渴,小便黄少,舌红少苔,脉细数。方用基础方加生地黄 15 克、知母 15 克。

每日 1 剂,水煎分 3 次服,10 剂为 1 个疗程。结合 10%中药洗液(即取药液 100 毫升加开水至 1 000 毫升混匀)熏洗坐浴患处,每日 3~4 次。

临床观察:朱光等以上方辨证加减治疗 160 例阴道炎患者,其中 49 例滴虫性阴道炎患者。结果:全部 160 例患者中,痊愈 36 例,占 22.50%;显效 60 例,占 37.50%;有效 54 例,占 33.75%;无效 10 例,占 6.25%。有效率为 93.75%。[2]

经 验 方

1. 双黄洗剂 黄柏 30 克、黄连 30 克、紫花地丁 20 克、土茯苓 20 克、苦参 20 克、蛇床子 20 克。上方浸泡于约 1 000 毫升水中,然后用大火煮沸,文火煮半小时,将药液冷却至 37℃左右,利用冲洗器对阴道进行冲洗,每日 1 次,连续冲洗 7 天。吕倩将 180 例湿热下注型滴虫性阴道炎患者随机分为治疗组和对照组各 90 例。对照组给予甲硝唑栓及甲硝唑片治疗。治疗组在口服甲硝唑片基础上,采用自制双黄洗剂联合针刺八髎穴治疗。结果:治疗组的总有效率(92.2%)高于对照组(73.3%)(P<0.05);两组治疗后各症状评分均有降低,治

疗组低于对照组(P<0.05);两组治疗后细胞炎症因子水平均低于治疗前(P<0.05),治疗组明显低于对照组(P<0.05);治疗组的不良反应总发生率、复发率均低于对照组(P<0.05)。[3]

2. 龙胆泻肝汤 1 龙胆草 15 克、栀子 15 克、黄芩 15 克、车前子 15 克、泽泻 10 克、当归 10 克、柴胡 10 克。每日 1 剂,水煎服,10 天为 1 个疗程。方芳将 50 例湿热型带下病患者随机分为试验组和对照组各 25 例。对照组采取西药治疗,试验组在对照组的基础上使用龙胆泻肝汤进行治疗。比较两组患者的治疗效果。结果:试验组的总有效率为 88.00%,对照组的总有效率为 64.00%,试验组的总有效率优于对照组,两组比较差异有统计学意义(P<0.05)。[4]

3. 龙胆泻肝汤 2 龙胆草 10 克、柴胡 10 克、泽泻 10 克、车前子(包煎)15 克、栀子 10 克、黄芩 10 克、木通 8 克、当归 10 克、甘草 6 克、生地黄 15 克。随症加减:带下黄浊臭秽,加黄柏 10 克、土荆皮 8 克;阴痒阴肿严重,加地肤子 15 克、白鲜皮 10 克;热甚毒深,加半枝莲 10 克、穿心莲 10 克、白花蛇舌草 10 克、七叶一枝花 6 克;白带量多,色黄臭难闻,加土茯苓 15 克、蒲公英 10 克。每日 1 剂,水煎 500 毫升,早晚口服,连续治疗 5 天为 1 个疗程。潘玉梅等以上方治疗 37 例滴虫性阴道炎湿热下注证患者,总有效率为 91.89%。[5]

4. 完带汤和苦参汤 完带汤:白术 30 克、苍术 9 克、党参 15 克、陈皮 6 克、山药 12 克、车前子 9 克、柴胡 6 克等。将上述各味药用火煎煮,水煎取汁备用。在月经干净后 4 天开始每日口服完带汤,每日 1 剂,药煎服约 250 毫升,每日 2 次。外用苦参汤:苦参 50 克、蛇床子 50 克、百部 50 克、土茯苓 30 克、地肤子 20 克、黄柏 15 克、明矾 20 克等。每晚临睡前 30 分钟,用苦参汤(新煎)坐浴 20 分钟左右,待药液温度降至温热状态时,用其滤液冲洗阴道,每日 1 次,7 天为 1 个疗程,用药期

① 王庆侠.五味消毒饮治妇科疾患举隅[J].辽宁中医杂志,1998,25(6):268.
② 朱光,等.茵陈蒿汤治疗阴道炎 160 例[J].河南中医,2005,25(1):68-69.
③ 吕倩.双黄洗剂联合八髎穴针刺治疗湿热下注型滴虫性阴道炎 90 例[J].浙江中医杂,2021,56(6):441-442.
④ 方芳.龙胆泻肝汤治疗湿热型带下病的临床疗效观察[J].中国实用医药,2016,11(34):133-134.
⑤ 潘玉梅,等.龙胆泻肝汤治疗阴道炎 37 例临床观察[J].实用中医内科杂志,2015,29(12):51-52.

间禁止夫妻同房,待下次月经干净后 3 天来院复查,如没有痊愈再进行第 2 个疗程,一般轻者 1～2 个疗程均可痊愈,个别患者经过了第 2 个月的治疗也基本痊愈。袁蕾选择 60 例滴虫性阴道炎脾虚证患者,随机分为中药组及西药对照组各 30 例。中药组按照上述方法治疗,西药组采用内服甲硝唑,外用醋酸或乳酸等治疗,观察两组治疗后的临床疗效。结果:中药治疗组总有效率为 96.7%,明显高于西药对照组的 76.7%。注意事项:建议用药期间每天将内裤晾晒在阳光下进行消毒杀菌,连续观察 4 个月。①

5. 六神栓 麝香、冰片、蟾酥、珍珠、雄黄、人工牛黄(每粒含药净重 0.06 克)。于月经干净后第 2 日冲洗阴道后将栓剂塞入阴道深处,以后每晚置入阴道 1 枚,7 天为 1 个疗程,间隔 2 天再行下 1 个疗程,连续应用 2 个疗程。曹丽君等将 330 例滴虫性阴道炎患者随机分为治疗组 172 例和对照组 158 例。治疗组予上方治疗,对照组应用甲硝唑阴道泡腾片。结果:治疗组总有效率 100%,对照组总有效率 94.3%。②

6. 带净止痒栓 黄柏、苦参、百部、蛇床子、枯矾、川椒、儿茶、樟脑、冰片。其中儿茶、枯矾、川椒粉碎,过 100 目筛;冰片、樟脑加适量无水乙醇溶解;苦参、黄柏、百部、蛇床子加水 10 倍量,煎煮提取 2 小时,过滤,残渣再加 10 倍量水提取 2 小时,过滤,合并滤液,浓缩成稠膏,加入儿茶、枯矾、川椒细粉及冰片、樟脑无水乙醇溶液,再加适量甘油调匀,然后按药物与基质比 1∶7 比例加入已溶化好的甘油明胶中搅匀,迅速倒入已涂过液体石蜡的栓模中冷却,取出,即得。每粒含生药 1 克,每日上药 1 次,每次 1 枚。李淑敏将 300 例滴虫性阴道炎或非特异性阴道炎引起带下病的患者分为治疗组 250 例和对照组 50 例。治疗组采用净止痒栓,对照组用洁身纯以水药 9∶1 的浓度每日冲

洗阴道 1 次,7 天为 1 个疗程。结果:治疗组总有效率为 94%,对照组总有效率为 88%,治疗组效果明显高于对照组。③

7. 苦黄散(惠荣华经验方) 苦参、黄连、黄柏、百部、苍术各等分。上药研细末,置瓶中备用。患者取膀胱截石位,阴道窥器扩开阴道,先以 1‰ 新洁尔灭冲洗阴道,然后用一灭菌小棉球蘸适量苦黄散涂于阴道后穹窿及两侧壁。外阴痒者亦涂 2 克左右药粉,每日上药 1 次,7 次为 1 个疗程。清热利湿,杀虫止痒。④

8. 蒋秋燕经验方 ① 熏洗方:苦参 40 克、薏苡仁 30 克、白鲜皮 30 克、土茯苓 30 克、黄柏 15 克、金银花 15 克、鹤虱 15 克、甘草梢 15 克、苍术 10 克、萆薢 10 克、白芷 10 克、蝉蜕 4 克。每日 1 剂,水煎至 500～1 000 毫升,先熏后洗,留汤备用,每日 2～3 次。② 冲洗方:蛇床子 30 克、五倍子 10 克、枯矾 10 克、雄黄 3 克。每日 1 剂,水煎至 150～200 毫升,用注射或冲洗器冲洗阴道,然后仰卧 10～30 分钟,每晚 1 次。以上两法必须配合应用,1 周为 1 个疗程,月经期暂停用药。清热利湿,解毒杀虫,祛风止痒。⑤

9. 灭滴止痒汤(何国兴经验方) 苦参 20 克、生百部 20 克、蛇床子 20 克、地肤子 20 克、白鲜皮 20 克、石榴皮 15 克、川黄柏 15 克、紫槿皮 15 克、枯矾 15 克。上药加水 2 000～2 500 毫升煮沸 10 分钟,用干净的布滤去渣药,将药液放入干净的盆内,熏洗阴道和坐浴,最好同时用棉垫蘸盆中药液,轻轻擦洗阴道壁。每日熏洗 10～15 分钟,每日 2 次,连用 7 天为 1 个疗程。清热利湿,收敛杀虫。⑥

10. 妇炎消糖浆 党参 20 克、淮山药 20 克、覆盆子 20 克、薏苡仁 10 克、白芍 15 克、黄柏 15 克、苍术 15 克、车前仁 15 克、柴胡 6 克、陈皮 8 克、甘草 3 克。制成糖浆剂型,每瓶装量 50 毫克

① 袁蕾.内服完带汤配合外洗苦参汤治疗滴虫性阴道炎的疗效观察[J].中国社区医师(医学专业),2012,14(3):193-194.
② 曹丽君,等.中药六神栓治疗滴虫性阴道炎 172 例[J].中国中医急症,2008,17(7):1002-1003.
③ 李淑敏.带净止痒栓治疗带下病 250 例[J].陕西中医,2002,23(9):817-818,855.
④ 崔应珉,等.中华名医名方薪传妇科病[M].郑州:河南医科大学出版社,1999:5.
⑤ 崔应珉,等.中华名医名方薪传妇科病[M].郑州:河南医科大学出版社,1999:6-7.
⑥ 崔应珉,等.中华名医名方薪传妇科病[M].郑州:河南医科大学出版社,1999:7-8.

（含 1 剂量生药）。口服，每日 3 次，每次 50～100 毫克，7 天为 1 个疗程。秦正光等以上方治疗 200 例带下病患者，1 个疗程后总结比较效果。结果：显效 130 例（65％），有效 66 例（33％），无效 4 例，总有效率 98％。①

11. 成都中医学院经验方　金银花藤 100 克、蛇床子 100 克、大黄 25 克、乌梅 25 克、诃子 25 克、甘草 25 克。上药用纱布包好（防止药渣刺激局部），1 剂煎 2～3 小盆，每次一小盆坐浴，且洗阴道内，7 天为 1 个疗程。一般可连用 2 个疗程。②

12. 攻滴散（辽宁中医学院）　雄黄 25 克、枯矾 50 克、黄柏 50 克、儿茶 50 克。上药共为细面，撒于阴道内，隔日 1 次，7 次为 1 个疗程。③

13. 霉滴净丸　雄黄 10 克、玄明粉 45 克、樟脑 15 克、蛇床子 12 克、青黛 4 克、冰片 2 克、老鹳草 12 克、硼砂 9 克。上药共为细末，装"0"号胶囊，每粒重 0.52～0.58 克，每晚局部冲洗后塞入阴道 1 粒，12 天为 1 个疗程。本方对霉菌性、滴虫性阴道炎均可应用。④

单　方

仙鹤草液　组成：仙鹤草。制备方法：取仙鹤草嫩茎叶干品，制成 200％的浓缩液备用。用法用量：先用棉球蘸药汁冲洗阴道，然后用带尾棉球蘸满药液放置阴道穹窿处，3～4 小时后取出（冬天可延长至 6～8 小时后取出）。每日 1 次，连用 10 天为 1 个疗程。临床应用：张秀芝以上方治疗 198 例滴虫性阴道炎患者，总有效率 100％。⑤

中　成　药

知柏地黄丸　组成：知母、黄柏、熟地黄、山茱萸（制）、牡丹皮、茯苓、泽泻、山药（沈阳天益堂药厂生产，国药准字 Z21021403）。功效：滋阴降

火。用法用量：口服，一次 8 丸，一日 3 次。临床应用：张平玲将 90 例滴虫性阴道炎患者随机分为观察组 47 例和对照组 43 例。对照组给予甲硝唑口服，治疗 7 天，停药 21 天，为 1 个疗程。观察组在对照组基础上给予知柏地黄丸口服，治疗 21 天，停药 7 天，为 1 个疗程。两组均治疗 2 个疗程，有性伴侣者应同时开展性伴侣治疗。治疗期间，保持阴道卫生，每日温水清洗阴道，保持口腔清洁，睡前不吃甜食。结果：治疗后，观察组的 IL-4、IL-12 水平均低于对照组，两组差异有统计学意义（均 $P<0.05$）；观察组的中医证候积分为（8.05±2.21）分，阴道健康积分为（4.47±0.62）分，均低于对照组，两组差异有统计学意义（均 $P<0.05$）。⑥

外阴阴道假丝酵母菌病

概　述

外阴阴道假丝酵母菌病是由假丝酵母菌引起、以白色稠厚分泌物为特征的一种常见外阴阴道炎，曾称外阴阴道念珠菌病，最常见致病菌为白假丝酵母菌，为临床常见病，约 75％的女性一生至少患过一次。

白假丝酵母菌为条件致病菌，10％～20％非孕妇女及 30％孕妇阴道中有此菌寄生，但菌量极少，呈酵母相，并不引起症状。只有在全身及阴道局部细胞免疫能力下降，假丝酵母菌大量繁殖，并转变为菌丝相时，才出现症状。常见发病诱因有妊娠、糖尿病、大量应用免疫抑制剂及广谱抗生素。妊娠及糖尿病时机体免疫力下降，阴道组织内糖原增加，酸度增高，有利于假丝酵母菌生长。大量应用免疫抑制剂如皮质类固醇激素或免疫缺陷综合征，使机体抵抗力降低。长期应用

①　秦正光,等.妇炎消糖浆治疗带下 200 例[J].陕西中医,1995,16(12)：532-532.
②　黑龙江中医学院.中医妇产科学[M].北京：人民卫生出版社,1983：173.
③～④　黑龙江中医学院.中医妇产科学[M].北京：人民卫生出版社,1983：174.
⑤　张秀芝,等.仙鹤草液治疗滴虫性阴道炎 198 例[J].中医外治杂志,1997(4)：19.
⑥　张平玲.知柏地黄丸对滴虫性阴道炎患者炎症指标及阴道健康水平的影响[J].中国校医,2021,35(7)：557-559.

抗生素,抑制乳杆菌生长,从而利于假丝酵母菌繁殖。其他诱因有胃肠道假丝酵母菌迁移、应用避孕药、穿紧身化纤内裤及肥胖,后者可使会阴局部温度及湿度增加,易于假丝酵母菌繁殖,引起感染。

临床主要表现为外阴瘙痒、灼痛,严重时坐卧不宁,异常痛苦,还可伴有尿频、尿痛及性交痛。部分患者阴道分泌物增多。分泌物特征为白色稠厚呈凝乳或豆腐渣样,因其由脱落上皮细胞和菌丝体、酵母菌和假菌丝组成。若为外阴炎,妇科检查外阴可见红斑,水肿,常伴有抓痕。若为阴道炎,阴道黏膜可见水肿、红斑,小阴唇内侧及阴道黏膜上附有白色块状物,擦除后露出红肿黏膜面,急性期还可能见到糜烂及浅表溃疡。

中医论述参见"滴虫性阴道炎"一节(第189页)。

辨 证 施 治

1. 湿热下注证 症见阴道分泌物增多,可呈凝乳豆渣样、黄绿色或脓性,质黏稠、臭秽,外阴瘙痒、灼痛、性交痛以及尿痛、尿频、尿急,可伴下腹及腰骶酸痛、胀痛。舌质红,苔黄腻,脉滑数。妇科检查见外阴红斑水肿,常伴抓痕,阴道及宫颈黏膜充血,可附有凝乳样、豆渣样、黄色、黄绿色或脓性分泌物,宫颈可出现举摆痛,子宫及附件区可出现压痛。

(1)龙胆泻肝汤加减 龙胆草 9 克、柴胡 9 克、生地黄 9 克、白木通 9 克、泽泻 12 克、当归 12 克、甘草 6 克、金银花 20 克、连翘 13 克、板蓝根 15 克。每日 1 剂,水煎服,每日 2 次,连服 14 天。7 天为 1 个疗程。临床观察:梅菊丽将 104 例带下病湿热下注证(细菌性阴道炎及单纯型念珠菌性阴道炎)患者随机分为观察组和对照组各 52 例。对照组予西医常规治疗,观察组予上方治疗。结果:观察组总有效率高于对照组(98.08%、80.77%),

两组相比,差异有统计学意义($P<0.05$)。[1]

(2)止带方加减 1 猪苓 15 克、茯苓 15 克、车前子(另包)15 克、泽泻 15 克、茵陈 10 克、赤芍 10 克、牡丹皮 10 克、黄柏 10 克、栀子 10 克、牛膝 10 克。随症加减:若带下有臭味者,加土茯苓 10 克、苦参 10 克;若阴痒明显者,加苦参 10 克、蛇床子 10 克;若见腹痛者,可加川楝子 10 克、延胡索 10 克、败酱草 10 克、红藤 10 克。每日 1 剂,连续 7 天。临床观察:郭兰英等将 76 例外阴阴道假丝酵母菌病湿热下注证患者分为治疗组和对照组各 38 例。治疗组患者均给予止带方加味煎服。对照组患者使用 0.5 克霉唑阴道片给阴道上药,每 3 天上药 1 次,共 2 次。结果:治疗组总有效率为 94.7%,高于对照组的 71.1%,差异具有统计学意义($P<0.05$);治疗组病原体转阴有效率为 84.2%,高于对照组的 63.2%,差异具有统计学意义($P<0.05$)。[2]

(3)龙胆泻肝汤 龙胆草 15 克、栀子 15 克、黄芩 15 克、车前子 15 克、泽泻 10 克、当归 10 克、柴胡 10 克。每日 1 剂,水煎服,10 天为 1 个疗程。临床观察:方芳将 50 例湿热型带下病(细菌性阴道炎及外阴阴道假丝酵母菌病)患者随机分为试验组和对照组各 25 例。对照组采取西药治疗,试验组在对照组的基础上使用龙胆泻肝汤进行治疗。比较两组患者的治疗效果。结果:总有效率试验组为 88.00%,对照组为 64.00%,试验组总有效率优于对照组,差异有统计学意义($P<0.05$)。[3]

(4)止带方加减 2 茯苓 15 克、猪苓 15 克、车前子 15 克、泽泻 15 克、赤芍 10 克、黄柏 10 克、栀子 10 克、牡丹皮 5 克、牛膝 5 克。随症加减:若黄带,去牡丹皮、牛膝,加白扁豆 15 克、白术 20 克。上药每日 1 剂,水煎分服。临床观察:周亚娟以上方加减治疗 28 例外阴阴道假丝酵母菌病湿热下注证患者,总有效率为 100%。[4]

① 梅菊丽.龙胆泻肝汤加减治疗湿热下注型带下病的疗效及安全性分析[J].中国继续医学教育,2018,10(31):135-136.
② 郭兰英,等.止带方加味联合西药治疗外阴阴道假丝酵母菌病并支原体感染(湿热型)探讨[J].中国实用医药,2017,12(17):29-31.
③ 方芳.龙胆泻肝汤治疗湿热型带下病的临床疗效观察[J].中国实用医药,2016,11(34):133-134.
④ 周亚娟.止带方加减治疗湿热带下疗效观察[J].黑龙江中医药,2007(6):40-41.

2. 肾阳虚证 症见以白带清冷稀薄为主要特点，舌淡苔薄白，脉沉细而迟。治宜温肾培元、固摄止带。方用内补丸加减：肉苁蓉12克、菟丝子12克、白蒺藜15克、潼蒺藜15克、肉桂9克、制附子（先煎）6克、黄芪20克、桑螵蛸12克、紫菀茸10克。每日1剂，分3次口服。温和灸治疗，取双肾俞、双三阴交、关元穴，每日1次，每穴20分钟，以皮肤出现红晕为度，治疗3周。临床观察：王清等将70例带下过多肾阳虚证（滴虫性阴道炎、外阴阴道假丝酵母菌病及细菌性阴道炎）患者分为治疗组和对照组各35例。对照组予以内补丸组方煎服。治疗组采用上述方法治疗。结果：经过治疗，两组患者中医证候积分均显著减少（P＜0.01），且治疗组患者中医证候积分减少幅度大于对照组，差异具有统计学意义（P＜0.05）；治疗组患者总有效率为97.1%，愈显率为82.9%；对照组患者总有效率为91.4%，愈显率为48.6%。组间临床疗效比较差异具有统计学意义（P＜0.05）。①

3. 脾虚证 症见外阴瘙痒、灼痛、尿痛以及性交痛，部分患者阴道分泌物增多，分泌物由脱落上皮细胞和菌丝体、酵母菌及假菌丝组成，其特征为白色稠厚呈凝乳或豆腐渣样。方用完带汤加减：山药30克、白术30克、白芍15克、苍术9克、车前子9克、柴胡6克、陈皮6克、黑芥穗6克、党参6克。每日1剂，水煎热服，分早晚饭后各1次服用。临床观察：陈晨将80例外阴阴道假丝酵母菌病脾虚证患者分为观察组和对照组各40例。两组患者均采用克霉唑栓治疗，每日500毫克在外阴清洗后置入到阴道内，持续使用1周。观察组在基础治疗上加用上方口服治疗。结果：观察组总有效率为95%，高于对照组的77.5%，差异具有统计学意义（P＜0.05）；同时在复发率上，观察组显著低于对照组，半年的复发率，观察组为20%，对照组为42.5%，差异具有统计学意义（P＜0.05）。②

4. 阴虚夹湿证 症见带下量多，赤白，质稍黏无臭，阴部灼热，并可伴见头晕目眩，或面部烘热，五心烦热，失眠多梦，大便艰难，小便色黄，舌红少苔，脉细数。

（1）龙胆泻肝汤加减 车前子20克、鸡冠花15克、生地黄15克、川牛膝15克、栀子10克、当归10克、泽泻10克、苦参10克、白芷10克、黄芩9克、通草6克、柴胡6克、生甘草6克、龙胆草6克。随症加减：患者月经期，加丹参15克、益母草15克；白带较多者，加土茯苓30克、薏苡仁30克；局部灼热显著者，加忍冬藤15克、黄柏10克；阴道瘙痒显著者，加地肤子15克、白鲜皮15克。每日1剂，水煎后分早晚各服用1次，连续治疗7天。临床观察：曹俏春将100例外阴阴道假丝酵母菌病阴虚夹湿证患者分为治疗组和对照组各50例。对照组实行西医治疗，观察组则在对照组的基础上联合使用上方加减口服治疗。结果：观察组总有效率为94%，对照组为76%，比较差异具有统计学上的意义（P＜0.05）；经随访后，对照组的复发率为30%，观察组为10%，两组差异也具有统计学上的意义（P＜0.05）。③

（2）龙胆泻肝汤 龙胆草6克、生甘草6克、柴胡6克、通草6克、栀子10克、当归10克、泽泻10克、苦参10克、白芷10克、生地黄15克、川牛膝15克、鸡冠花15克、黄芩9克、车前子（包煎）20克。随症加减：经期，加益母草15克、丹参15克；白带多者，加薏苡仁30克、土茯苓30克；局部灼热明显者，加忍冬藤15克、黄柏10克、萆薢10克；阴道痒明显者，加白鲜皮15克、地肤子15克；脾虚偏重，加白术15克、茯苓15克、补骨脂15克。每日1剂，水煎后分早晚2次服用，连用7天。临床观察：邱优丽将78例外阴阴道假丝酵母菌病阴虚夹湿证患者随机分为中西医组与西医组各39例。中西医组与西医组予克霉唑栓500毫克，每晚1粒，清洗外阴后阴道上药，中西医组加服龙胆泻肝汤。结果：中西医组临床总有效率为94.87%，优于西医组的76.92%，差异有显著性意

① 王清，等.内补丸联合温和灸治疗带下过多（肾阳虚型）临床研究［J］.亚太传统医药，2016，12（2）：133-134.
② 陈晨.完带汤治疗复发性外阴阴道假丝酵母菌病的临床效果观察［J］.中医临床研究，2015，7（12）：92-93.
③ 曹俏春.龙胆泻肝汤联合克霉唑栓治疗外阴阴道假丝酵母菌感染50例［J］.中国中医药现代远程教育，2015，13（8）：67-68.

义（$P<0.05$）。①

（3）知柏地黄丸加减　知母 10 克、黄柏 10 克、生地黄 20 克、牡丹皮 10 克、泽泻 15 克、茯苓 15 克、山茱萸 10 克、淮山药 15 克、白芍 10 克、薏苡仁 20 克、海螵蛸 10 克、椿根皮 15 克、白槿花 15 克。水煎取汁，400 毫升，早晚各服 1 次，7 天为 1 个疗程。临床观察：李婴以上方治疗 3 例外阴阴道假丝酵母菌病阴虚夹湿证患者，疗效满意。②

5. 热毒蕴结证　症见带下量多，色黄质稠，或黄绿如脓，或夹血色，气味臭秽，或浑浊如米泔，或似豆腐渣，阴部灼痛，或阴部瘙痒，或兼见发热，小腹疼痛，拒按，烦渴不欲饮，小便短黄，大便干，舌红苔黄腻，脉濡数或滑数。因本病的病因病机与滴虫性阴道炎相似，故可参见"滴虫性阴道炎"章节中辨证施治相关证型（参见第 190 至 191 页）。

6. 朱光分 3 型

茵陈蒿汤　茵陈 20 克、栀子 15 克、大黄 10 克、苦参 10 克、紫荆皮 15 克、蒲公英 15 克。

（1）湿热型　症见心烦，口渴不欲饮，小便黄少，舌红、苔黄腻，脉滑数。方用基础方加黄柏 15 克、苍术 10 克。

（2）热毒型　症见阴部红肿、糜烂，边界鲜明，灼热痒痛，舌红苔黄，脉弦数。方用基础方加牡丹皮 15 克、龙胆草 15 克。

（3）虚热型　症见心烦，口渴，小便黄少，舌红少苔，脉细数。方用基础方加生地黄 15 克、知母 15 克。

每日 1 剂，水煎分 3 次服，10 剂为 1 个疗程。结合 10% 中药洗液（即取药液 100 毫升加开水至 1 000 毫升混匀）熏洗坐浴患处，每日 3～4 次。

临床观察：朱光等以上方加减辨证治疗 160 例阴道炎患者，其中 48 例霉菌性阴道炎患者。结果：痊愈 36 例，占 22.50%；显效 60 例，占 37.50%；

有效 54 例，占 33.75%；无效 10 例，占 6.25%。有效率为 93.75%。③

经 验 方

1. 加味完带汤　党参 30 克、山药 30 克、白术 30 克、白芍 15 克、苍术 15 克、车前子（包煎）15 克、陈皮 10 克、柴胡 10 克、黑荆芥穗 15 克、甘草 3 克、牡丹皮 10 克、栀子 5 克、地肤子 10 克、白鲜皮 15 克。每日 1 剂，早晚分服。李彩霞将 100 例外阴阴道假丝酵母菌病脾虚证患者分为治疗组与对照组各 50 例。两组均予硝酸咪唑栓剂，治疗组另加服加味完带汤。结果：治疗组总有效率为 96.00%，高于对照组的 77.75%，差异具有统计学意义（$P<0.05$）。④

2. 于载畿经验方　苦参 30 克、蛇床子 30 克、土茯苓 30 克、黄柏 15 克、川椒 6 克。上药水煎后熏洗外阴并做阴道灌洗，然后向阴道涂布冰硼散，每次 0.15 克，每天 1 次，10～14 次为 1 个疗程。适用于湿热下注型外阴阴道假丝酵母菌病。⑤

3. 刘敏如经验方　大黄 30 克、金银花藤 30 克、百部 30 克、薄荷 30 克、雄黄 3 克、硼砂 3 克。上药用布包煎至水 2 000 毫升分 3 次坐浴。适用于湿热下注型外阴阴道假丝酵母菌病。⑥

4. 苦参散（王淑芬经验方）　苦参 30 克、蛇床子 30 克、黄连 30 克、黄柏 30 克、川椒 10 克、枯矾 10 克、冰片 3 克。上药共为细末消毒备用。每次上药前先用 3% 小苏打液或 1:1 000 新洁尔灭洗净外阴及阴道，上药后换干净内裤，每日 1～2 次，5 次为 1 个疗程。清热燥湿，杀虫止痒，解毒止痛，防腐消肿。⑦

5. 胡达坤经验方　苦参 15 克、蛇床子 15 克、鹤虱 15 克、黄连 10 克、黄柏 10 克、川椒 10 克、枯矾 10 克、冰片 3 克。上药共研细末，储瓶备用。每次

① 邱优丽，等.龙胆泻肝汤联合克霉唑栓治疗湿热型复发性外阴阴道假丝酵母菌病临床观察[J].新中医，2015,47(2)：150－151.
② 李婴.知柏地黄丸加减治疗带下病 57 例[J].实用中医内科杂志，2007,21(3)：75.
③ 朱光，等.茵陈蒿汤治疗阴道炎 160 例[J].河南中医，2005,25(1)：68－69.
④ 李彩霞.加味完带汤联合硝酸咪康唑栓治疗外阴阴道假丝酵母菌病 50 例[J].现代中医药，2015,35(3)：43－44,51.
⑤ 夏桂成.中医临床妇产学[M].北京：人民卫生出版社，2007：207.
⑥ 夏桂成.中医临床妇产学[M].北京：人民卫生出版社，2007：208.
⑦ 崔应珉，等.中华名医名方薪传妇科病[M].郑州：河南医科大学出版社，1999：10－11.

上药前,先用 3% 小苏打液洗净外阴及阴道。另取医用消毒纱布一块,大小约 10 厘米×10 厘米,先涂上少量凡士林,再涂上药粉,后折叠成条状,临睡时纳入阴道中,清早取出。1 次未愈,可多用几次。[1]

6. 妇炎消糖浆　党参 20 克、淮山药 20 克、覆盆子 20 克、薏苡仁 10 克、白芍 15 克、黄柏 15 克、苍术 15 克、车前子 15 克、柴胡 6 克、陈皮 8 克、甘草 3 克。制成糖浆剂型,每瓶装量 50 毫克(含 1 剂量生药),口服,每日 3 次,每次 50～100 毫升,7 天为 1 个疗程。秦正光等以上方治疗 200 例带下患者,1 个疗程后总结比较结果。结果:显效 130 例,占 65%;有效 66 例,占 33%;无效 4 例。总有效率 98%。[2]

7. 成都中医学院经验方　蛤蟆草 100 克、艾叶 100 克、硼砂 150 克、小苏打 20 克。外用熏洗。[3]

单　方

天津市中心妇产科医院经验方　组成:花椒。用法用量:花椒浸泡,局部花椒水洗,涂以花椒粉,每日 1 次。一周后霉菌镜检转阴性,最快者 2 次即可转阴性。[4]

中　成　药

苦参凝胶　组成:苦参(贵州新天药业股份有限公司生产,国药准字 Z20050058)。用法用量:每支 5 克,于阴道后穹窿处,每次 2 支,每日 1 次,7 天为 1 个疗程,连用 14 天。临床应用:钟苑仪等选取 200 例确诊为妊娠期假丝酵母菌病患者,按随机数字表法将患者随机分为单乳酸菌组和联合组各 100 例。单乳酸菌组给予乳酸菌阴道胶囊治疗,联合组给予苦参凝胶联合乳酸菌阴道胶囊治疗。结果:联合组总有效率为 93%,高于单乳酸菌组的 69%,差异有统计学意义($P<0.05$)。[5]

细菌性阴道炎

概　　述

细菌性阴道炎是一种由阴道加特纳菌、其他厌氧菌以及人型支原体的混合感染,导致阴道内微生态平衡失调,引起的阴道分泌物增多、白带有鱼腥臭味及外阴瘙痒灼热的综合征。促使阴道菌群发生变化的原因仍不清楚,可能与频繁性交、反复阴道灌洗等因素有关。多发生在性活跃期妇女。10%～40% 的患者无症状,有症状者自诉有鱼腥臭味的灰白色的白带,阴道灼热感、瘙痒。

本病常可合并其他阴道性传播疾病,其临床表现可受到合并症的影响而有所不同。当合并淋球菌感染时,阴道分泌物表现为明显脓性并可出现尿痛、排尿困难等尿路刺激症状;合并滴虫感染时,可出现泡沫状阴道分泌物,瘙痒加剧,呈奇痒;合并假丝酵母菌感染时,阴道分泌物可呈现为凝乳状或豆腐渣样。

阴道分泌物检查有如下特点:(1)pH 值达 5.0～5.5,比正常高。(2)白带为灰色或灰绿色,均质,如面糊样黏稠度,可有气泡。(3)有烂鱼样恶臭。妇女月经后或性交后恶臭加重,性伴侣生殖器也可发出同样的恶臭味。

中医论述参见"滴虫性阴道炎"一节(第 189 页)。

辨　证　施　治

1. 湿热下注证　症见带下量多,色白或黄白,质黏腻,有臭气。胸闷口腻,纳差,或小腹作痛,或带下色白质黏如豆腐渣状,阴痒等。

(1)龙胆泻肝汤加减　龙胆草 9 克、柴胡 9 克、生地黄 9 克、白木通 9 克、泽泻 12 克、当归 12

① 崔应珉,等.中华名医名方薪传妇科病[M].郑州:河南医科大学出版社,1999:11-12.
② 秦正光,等.妇炎消糖浆治疗带下 200 例[J].陕西中医,1995,16(12):532.
③～④ 黑龙江中医学院.中医妇产科学[M].北京:人民卫生出版社,1983:175.
⑤ 钟苑仪,等.苦参凝胶联合乳酸菌阴道胶囊治疗妊娠期假丝酵母菌病患者的疗效及对其阴道微生态的影响[J].中国妇幼保健,2018,33(24):5704-5706.

克、甘草6克、金银花20克、连翘13克、板蓝根15克。每日1剂,水煎服,每日2次,连服14天。7天为1个疗程。临床观察:梅菊丽将104例带下病湿热下注证(细菌性阴道炎及单纯型念珠菌性阴道炎)患者随机分为观察组和对照组各52例。对照组予西医常规治疗,观察组予上方治疗。结果:观察组总有效率(98.08%)高于对照组(80.77%),两组相比,差异有统计学意义($P<0.05$)。①

(2) 止带方加味 猪苓15克、茯苓15克、车前子(包煎)10克、泽泻10克、茵陈10克、赤芍10克、牡丹皮10克、黄柏10克、栀子10克、川牛膝10克、陈皮15克。随症加减:若见带下色黄,外阴瘙痒重者,加龙胆草15克、黄芩10克;若见带下量多,色白,脘闷腹胀者,加萆薢15克、薏苡仁10克、白蔻仁15克。中药煎煮前先浸泡30分钟,待煮沸后再用中火煎煮20分钟,共煎两次,后将两次汤药混合共约300毫升,早晚分服。临床观察:郭琴琴将66例带下病湿热下注型(细菌性阴道病)患者分为治疗组与对照组各33例。对照组口服甲硝唑片,治疗组加服上方加减。结果:两组综合疗效比较,治疗组痊愈率高于对照组,差异有统计学意义($P<0.05$);治疗组可明显改善患者中医症状,优于对照组,差异有统计学意义($P<0.05$)。②

(3) 龙胆泻肝汤1 龙胆草15克、栀子15克、黄芩15克、车前子15克、泽泻10克、当归10克、柴胡10克。每日1剂,水煎服,10天为1个疗程。临床观察:方芳将50例湿热型带下病(细菌性阴道炎及外阴阴道假丝酵母菌病)患者随机分为试验组和对照组各25例。对照组采取西药治疗,试验组在对照组的基础上使用龙胆泻肝汤进行治疗。比较两组患者的治疗效果。结果:试验组总有效率为88.00%,对照组总有效率为64.00%,试验组总有效率优于对照组,差异有统计学意义($P<0.05$)。③

(4) 龙胆泻肝汤2 龙胆草10克、柴胡10克、泽泻10克、车前子(包煎)15克、栀子10克、黄芩10克、木通8克、当归10克、甘草6克、生地黄15克。随症加减:带下黄浊臭秽,加黄柏10克、土荆皮8克;阴痒阴肿严重,加地肤子15克、白鲜皮10克;热甚毒深,加半枝莲10克、穿心莲10克、白花蛇舌草10克、七叶一枝花6克;白带量多,色黄臭难闻,加土茯苓15克、蒲公英10克。每日1剂,水煎500毫升,早晚口服,连续治疗5天为1个疗程。临床观察:潘玉梅等以上方加减治疗37例阴道炎患者,总有效率为91.89%。④

(5) 龙胆泻肝汤3 龙胆草9克、黄芩9克、柴胡9克、生地黄9克、栀子8克、车前子10克、泽泻10克、川牛膝12克、黄柏12克、当归12克、金钱草15克、苦参15克、生甘草6克。每日1剂,水煎早晚分服。同时将药渣加水1 000毫升煎煮后外洗,每晚1次。临床观察:郑静飞将106例湿热下注型细菌性阴道病患者随机分为观察组与对照组组各53例。观察组给予龙胆泻肝汤口服,对照组给予甲硝唑泡腾片阴道给药。比较治疗后两组临床疗效、中医证候疗效、中医证候积分变化、阴道pH值及乳酸杆菌数量评分与药物不良反应。结果:总有效率观察组为92.45%,对照组为77.36%,两组比较,差异有统计学意义($P<0.05$)。治疗后,两组中医证候积分均明显降低($P<0.01$),观察组中医证候积分明显低于对照组($P<0.01$)。证候总有效率观察组为96.23%,对照组为83.02%,两组比较,差异有统计学意义($P<0.05$)。治疗后,两组阴道pH值明显降低,乳酸杆菌数量评分明显升高,治疗前后比较,差异有统计学意义($P<0.01$);观察组pH值明显低于对照组,乳酸杆菌数量评分明显高于对照组,两组比较差异有统计学意义($P<0.05$)。⑤

2. 热毒蕴结证 症见外阴瘙痒、灼热或刺痛,于行走、排尿及性交时加重。检查可见外阴红肿、

① 梅菊丽.龙胆泻肝汤加减治疗湿热下注型带下病的疗效及安全性分析[J].中国继续医学教育,2018,10(31):135-136.
② 郭琴琴.止带方加味治疗湿热下注型细菌性阴道病的临床观察[D].哈尔滨:黑龙江中医药大学,2017.
③ 方芳.龙胆泻肝汤治疗湿热型带下病的临床疗效观察[J].中国实用医药,2016,11(34):133-134.
④ 潘玉梅,等.龙胆泻肝汤治疗阴道炎37例临床观察[J].实用中医内科杂志,2015,29(12):51-52.
⑤ 郑静飞.龙胆泻肝汤治疗湿热下注型细菌性阴道病临床疗效及对阴道内环境改变的影响[J].新中医,2015,47(6):178-180.

有抓痕,有时可见糜烂、湿疹或溃疡形成等。

(1)五味消毒饮加减 紫花地丁 18 克、当归 12 克、牛膝 12 克、黄芩 12 克、野菊花 12 克、金银花 15 克、蒲公英 15 克、黄柏 15 克、苦参 15 克、青黛粉 12 克、艾叶 10 克、肉苁蓉 15 克。随症加减:阴痒,加白鲜皮;溃烂,加五倍子。上方 5 剂,水煎,留取药汁,一半内服,一半清洗外阴。外洗先以生理盐水清洗外阴,再以阴道冲洗器吸取药汁注入阴道,同时以消毒棉球蘸药汁涂擦外阴,每日 3 次,5 日为 1 个疗程,同时内服汤药,每日 3 次,饭后服用。临床观察:纪哲峰将 124 例细菌性阴道炎患者分成治疗组与对照组各 62 例。治疗组采用中医综合疗法治疗,对照组采用西医常规方法进行治疗。疗程结束后观察治疗效果。结果:治疗组总有效率为 96.77%,高于对照组的 87.10%,差异有统计学意义($P<0.05$)。[①]

(2)五味消毒饮加味 紫花地丁 20 克、青天葵 15 克、野菊花 20 克、金银花 20 克、蒲公英 20 克、黄柏 20 克、苦参 25 克、青黛粉 15 克、艾叶 10 克。随症加减:阴痒,加土槿皮、白鲜皮;溃烂,加五倍子、枯矾。上方 1 剂,水煎,留取药汁,先以温盐开水清洗外阴,再以注射器吸取药汁注入阴道,以消毒棉球浸药汁涂擦外阴,每日 2~3 次,7 日为 1 个疗程,1 个疗程之后,观察疗效。临床观察:宿绍敏以上方加减治疗 80 例细菌性阴道炎热毒蕴结证患者,总有效率为 92.5%。[②]

3.肾阳虚证 症见以白带清冷稀薄为主要特点,舌淡苔薄白,脉沉细而迟。治宜温肾培元、固摄止带。方用内补丸加减:肉苁蓉 12 克、菟丝子 12 克、白蒺藜 15 克、潼蒺藜 15 克、肉桂 9 克、制附子(先煎)6 克、黄芪 20 克、桑螵蛸 12 克、紫菀茸 10 克。每日 1 剂,分 3 次口服。温和灸治疗,取双肾俞、双三阴交、关元穴,每日 1 次,每穴 20 分钟,以皮肤出现红晕为度,治疗 3 周。临床观察:王清等将 70 例带下过多肾阳虚证(滴虫性阴道炎、外

阴阴道假丝酵母菌病及细菌性阴道炎)患者分为治疗组和对照组各 35 例。对照组予以内补丸组方煎服,治疗组采用上述方法治疗。结果:经过治疗,两组患者中医证候积分均显著减少($P<$ 0.01),且治疗组患者中医证候积分减少幅度大于对照组,差异具有统计学意义($P<0.05$);治疗组患者总有效率为 97.1%,愈显率为 82.9%;对照组患者总有效率为 91.4%,愈显率为 48.6%。两组临床疗效比较差异具有统计学意义($P<0.05$)。[③]

4.脾虚证 症见带下量多,色白或淡黄,质稀薄,如涕如唾,甚则臭秽。面色㿠白或萎黄,四肢疲倦,胸胁不舒,神疲懒言,气短,纳少便溏,腹胀。四肢欠温或四肢浮肿舌质淡,苔白或腻,舌体胖有齿痕,脉细缓。方用完带汤加减:山药 30 克、白术 30 克、党参 6 克、白芍 15 克、柴胡 15 克、荆芥 15 克、车前子 9 克、苍术 9 克、甘草 6 克、陈皮 6 克。随症加减:兼湿热,带下黄色者,加黄柏 15 克、龙胆草 15 克;兼有寒湿,腰痛者,加炮姜 6 克、小茴香 12 克;腰膝酸软者,加杜仲 15 克、续断 15 克;日久病滑脱者,加龙骨 15 克、牡蛎 12 克。每日 1 剂,水煎,早晚分服。7 天为 1 个疗程。临床观察:谭秀芬等将 176 例细菌性阴道炎脾虚证患者随机分为治疗组 90 例和对照组 86 例。治疗组给予上方加减治疗,对照组予双歧杆菌乳杆菌三联活菌片治疗。结果:复发率对照组为 17.44%,治疗组为 0%。两组停药 7 天后各项指标比较,差异有显著性意义($P<0.05$),治疗组优于对照组。[④]

5.阴虚夹湿证 症见带下量多,赤白,质稍黏无臭,阴部灼热,并可伴见头晕目眩,或面部烘热,五心烦热,失眠多梦,大便艰难,小便色黄,舌红少苔,脉细数。

(1)知柏地黄丸加减 知母 10 克、黄柏 10 克、生地黄 20 克、牡丹皮 10 克、泽泻 15 克、茯苓 15 克、山茱萸 10 克、淮山药 15 克、白芍 10 克、薏

① 纪哲峰.中药内服外洗治疗细菌性阴道炎 62 例[J].中医临床研究,2017,9(19):125-126.
② 宿绍敏.五味消毒饮加味外治细菌性阴道炎[J].江苏中医药,2002,23(12):49.
③ 王清,等.内补丸联合温和灸治疗带下过多(肾阳虚型)临床研究[J].亚太传统医药,2016,12(2):133-134.
④ 谭秀芬,等.完带汤加减预防细菌性阴道病复发的疗效观察[J].新中医,2011,43(5):87-88.

苡仁 20 克、海螵蛸 10 克、椿根皮 15 克、白槿花 15 克。水煎取汁 400 毫升，早晚各服 1 次，7 天为 1 个疗程。临床观察：李婴以上方治疗 20 例细菌性阴道炎阴虚挟湿证患者，疗效满意。[1]

（2）知柏地黄丸 熟地黄、山茱萸、泽泻、牡丹皮、茯苓、知母、黄柏。随症加减：若白带量多，绵绵不断，加金樱子、芡实、龙骨、牡蛎、海螵蛸以固涩止带；若脾虚湿盛，带下质稠，形体肥胖痰多，苔白腻，加半夏、石菖蒲、白芥子以祛痰燥湿；若阴中瘙痒者，加苦参、金银花、蛇床子、百部以清热解毒，杀虫止痒；若热盛者，加蒲公英、金银花、野菊花。每日 1 剂，水煎分 2 次温服，14 剂为 1 个疗程。临床观察：王佳媚等以上方加减治疗 30 例带下病阴虚挟湿证患者，总有效率为 96.7%。[2]

经 验 方

1. 六味地黄汤 熟地黄 15 克、山药 12 克、山茱萸 12 克、泽泻 10 克、茯苓 10 克、牡丹皮 10 克。每日 1 剂，水煎煮，取汁 400 毫升，分早晚服药。廖朝青等将 107 例阴虚内热型细菌性阴道炎患者随机分为参照组 53 例与治疗组 54 例。参照组采取甲硝唑片口服＋苯扎溴铵溶液外阴清洗治疗，治疗组采取甲硝唑片口服＋苯扎溴铵溶液外阴清洗＋中药六味地黄汤治疗。两组均治疗 1 个月。结果：参照组的总有效率为 83.02%，治疗组的总有效率为 96.30%（$P<0.05$）；治疗组细菌清除率（96.30%）高于参照组（83.02%），细菌再感染率（0.00%）低于参照组（7.55%）（$P<0.05$）；治疗组症状消失时间（白带减少、外阴瘙痒、阴道疼痛等）均比参照组短（$P<0.05$）。[3]

2. 加味完带汤 白术 20 克、白芍 15 克、党参 15 克、薏苡仁 30 克、白术 10 克、山药 20 克、黑荆芥穗 9 克、陈皮 6 克、车前子 10 克、甘草 6 克、茯苓 15 克、柴胡 6 克。将以上药材用水煎煮，取 400 毫升汤汁，每日 1 剂，分早晚 2 次服用。王爽将 40 例脾虚证细菌性阴道炎患者随机分为 A 组和 B 组各 20 例。A 组患者采用上方治疗，B 组患者给予常规治疗。结果：A 组的治疗总有效率为 95.0%，B 组为 65.0%，A 组的总有效率高于 B 组，对比差异具有统计学意义（$P<0.05$）。两组治疗后的中医证候积分均低于治疗前，且 A 组低于 B 组（$P<0.05$）。两组治疗后的阴道内环境指标均优于治疗前，且 A 组优于 B 组（$P<0.05$）。结论：细菌性阴道病患者行加味完带汤治疗可以改善其临床症状，纠正其阴道内环境紊乱情况，具有较佳的治疗效果。[4]

3. 苦参汤 苦参 30 克、土茯苓 20 克、苍术 20 克、黄柏 30 克、蛇床子 30 克、白鲜皮 15 克、百部 10 克、淫羊藿 20 克、生杜仲 10 克、冰片 10 克。加水 1 500～2 000 毫升，水煎 20 分钟，过滤留汁去渣，趁热熏洗外阴，待药液温时取澄清液 100～200 毫升，用阴道冲洗器冲洗阴道，再用余液坐浴外阴 20 分钟，放置保妇康栓 1 枚入阴道后穹窿。郤书颖将 120 例细菌性阴道病患者随机分为治疗组与对照组各 60 例。对照组予保妇康栓 1 枚入阴道后穹窿，每日 1 次，连用 7 天。治疗组加用苦参汤熏洗。结果：治疗组痊愈 57 例，有效 2 例，无效 1 例，临床痊愈率为 95%，总有效率为 98%；对照组痊愈 41 例，有效 15 例，无效 4 例，临床痊愈率为 68%，总有效率为 93%。两组疗效差异有统计学意义（$P<0.05$）。[5]

4. 完带汤加减 白术 30 克、山药 30 克、党参 15 克、白芍 15 克、车前子（包煎）9 克、苍术 9 克、甘草 3 克、陈皮 6 克、黑荆芥穗 10 克、柴胡 6 克。随症加减：脾虚及肾兼腰痛者，加续断 10 克、杜仲 10 克、菟丝子 10 克；兼寒凝腹痛者，加香附 10 克、

① 李婴.知柏地黄丸加减治疗妇带下病 57 例[J].实用中医内科杂志,2007,21(3)：75.
② 王佳媚,等.知柏地黄丸治疗妇人带下 30 例[J].中国民间疗法,2007,15(10)：33-34.
③ 廖朝青,等.从"滋阴补肾论"中药方六味地黄汤对细菌性阴道炎(阴虚内热型)患者疗效、阴道菌群、免疫功能影响探究[J].中华中医药学刊,2022：1-17.
④ 王爽.加味完带汤在细菌性阴道病治疗中的应用[J].继续医学教育,2019,33(10)：159-160.
⑤ 郤书颖.苦参汤熏洗联合保妇康栓治疗细菌性阴道病临床观察[J].山西医药杂志,2014,43(7)：784-785.

艾叶 10 克;带下日久,滑脱不止者,加芡实 10 克、龙骨 15 克、牡蛎 15 克、乌贼骨 15 克、金樱子 10 克。每日 1 剂,水煎服,分 2 次饭后半小时服用,经期停服,每 7 剂为 1 个疗程。刘季媛以上方加减治疗 58 例细菌性阴道炎脾虚证患者。结果:患者临床总症状的有效率为 100%,中医主症的有效率为 98.3%,中医次症的有效率为 96.6%,局部体征的总有效率为 96.6%,带下量多单个症状的有效率为 98.3%。[1]

5. 止带方 淮山药 15 克、芡实 10 克、净莲须 10 克、生薏苡仁 30 克、熟薏苡仁 30 克、金毛狗脊 10 克、白术 10 克、苍术 10 克、炒栀子 10 克、五味子 10 克、生黄芪 30 克、醋柴胡 6 克、炙甘草 6 克。随症加减:白带量多者,加乌贼骨、地骨皮;外阴瘙痒者,加蛇床子、蝉蜕;外阴疼痛不适者,加钩藤(后下)、台乌药;性交疼痛不适者,加淫羊藿、龟甲;尿频者,加车前子、茯苓;白带色黄,湿热盛者,加黄柏片、莲子心。每日 1 剂,常规水煎 2 次,取汁 500 毫升,混匀,分 2 次服。1 个月为 1 个疗程(有月经者,经期停服)。李秀霞等将 256 例复发性细菌性阴道炎患者随机分为治疗组 125 例与对照组 131 例。治疗组予上方加减。对照组采用抗宫炎片,每次 4 片,每日 3 次,口服,连服 1 个月为 1 个疗程。治疗期间,两组均禁止服用其他治疗阴道炎的中西药物。结果:治疗组治愈 69 例,好转 37 例,总有效率为 84.8%;对照组治愈 47 例,好转 42 例,总有效率为 68.8%。两组比较差异有统计学意义($P < 0.05$)。[2]

6. 易黄汤加减 山药 15 克、芡实 15 克、薏苡仁 15 克、党参 15 克、白芍 15 克、车前子 12 克、黄柏 10 克、白果 10 克、泽泻 10 克、茵陈 10 克、柴胡 10 克、荆芥 10 克。每日 1 剂,早晚各服 1 包,7 天为 1 个疗程。林洁等将 100 例细菌性阴道病患者随机分为治疗组与对照组各 50 例。治疗组采用上方治疗。对照组口服甲硝唑片,每次 0.4 克,每

日 3 次,7 天为 1 个疗程。连续 2 个疗程,经期不间断。两组患者治疗期间禁止性生活和阴道冲洗,避免全身或阴道局部使用其他抗生素。结果:治疗后临床综合症状积分治疗组与对照组的差异有显著性意义,可有效改善患者症状,降低复发率。[3]

7. 妇炎消糖浆 党参 20 克、淮山药 20 克、覆盆子 20 克、薏苡仁 10 克、白芍 15 克、黄柏 15 克、苍术 15 克、车前子 15 克、柴胡 6 克、陈皮 8 克、甘草 3 克。制成糖浆剂型,每瓶装量 50 毫克(含 1 剂量生药),口服,每日 3 次,每次 50~100 毫升,7 天为 1 个疗程。秦正光等以上方治疗 200 例带下患者。1 个疗程后总结疗效。结果:显效 130 例,占 65%;有效 66 例,占 33%;无效 4 例。总有效率为 98%。[4]

中 成 药

1. 桂枝茯苓胶囊 组成:桂枝、茯苓、牡丹皮、桃仁、白芍(江苏康缘药物股份有限公司生产,国药准字 Z10950005)。功效:活血,化瘀,消癥。用法用量:口服,一次 3 粒,一日 3 次,饭后服。临床应用:兰美英等将 80 例细菌性阴道炎伴盆腔炎患者随机分为对照组与观察组各 40 例。对照组予保妇康栓治疗,观察组在对照组的基础上口服桂枝茯苓胶囊治疗。两组均持续治疗 14 天。结果:观察组的总有效率为 92.50%,高于对照组的 77.50%($P < 0.05$);治疗后两组 TNF-α、IL-6、CRP 低于治疗前,且观察组低于对照组($P < 0.01$)。[5]

2. 苦参凝胶 组成:苦参(贵州新天药业股份有限公司生产,国药准字 Z20050058)。用法用量:每支 5 克,每晚 1 支,注入阴道深处,共 8 天。临床应用:蒋丽等将 60 例细菌性阴道炎患者随机分为对照组和研究组各 30 例。对照组单纯采用

① 刘季媛.完带汤加减治疗脾虚型带下病的临床观察[D].南京:南京中医药大学,2012.
② 李秀霞,等.自拟止带方治疗复发性细菌性阴道炎 125 例临床分析[J].四川中医,2011,29(11):86-87.
③ 林洁,等.易黄汤加减治疗细菌性阴道病 50 例疗效观察[J].新中医,2007,39(5):20-21.
④ 秦正光,等.妇炎消糖浆治疗带下 200 例[J].陕西中医,1995,16(12):532.
⑤ 兰美英,等.桂枝茯苓胶囊联合保妇康栓治疗细菌性阴道炎伴盆腔炎的临床疗效[J].临床合理用药杂志,2022,15(6):127-130.

苦参凝胶治疗,研究组采用苦参凝胶联合环丙沙星栓治疗。结果:研究组有效率为96.66%,较对照组的76.66%显著提高(P<0.05)。研究组不良发生率为6.67%,显著低于对照组的46.66%(P<0.05)。[①]

3.妇炎灵胶囊 组成:紫珠叶、苦参、樟脑、百部、蛇床子、仙鹤草等。功效:清热燥湿,杀虫止痒。用法用量:每次2粒,每日1次,每晚睡前将外阴清洁后,将妇炎灵胶囊放于阴道后穹窿处。临床应用:陈锦萍将130例细菌性阴道炎患者随机分为治疗组与对照组各65例。对照组采用盐酸克林霉素乳膏联合甲硝唑治疗,治疗组另加用妇炎灵胶囊。结果:治疗组总有效率为96.92%,明显高于对照组的83.08%,两组差异有统计学意义(P<0.05)。[②]

4.湿痒洗剂 组成:苦参30克、黄柏15克、生大黄30克、生艾叶15克、蛇床子30克、木槿皮30克、龙胆草30克、生石菖蒲30克等(四川省中医药研究院中医研究所制剂室研制)。用法用量:50毫克,阴道灌洗,每日早晚各1次。临床应用:王辉皪等将88例感染性阴道炎患者分为治疗组62例和对照组26例。对照组用洁尔阴20%稀释液100毫升阴道灌洗,每日2次。治疗组用湿痒洗剂。两组均以7天为1个疗程,连续治疗1~2个疗程。结果:有效率治疗组为88.71%,对照组为65.38%。[③]

萎缩性阴道炎

概　述

萎缩性阴道炎是因妇女绝经或卵巢去势后,体内雌激素水平降低,阴道黏膜萎缩,局部抵抗力下降,乳杆菌不再为优势菌,其他病原体(需氧菌为主)过度繁殖或入侵而引起的阴道炎症。可通过增加阴道酸度,提高阴道抵抗力。

因卵巢功能衰退,雌激素水平降低,阴道壁萎缩,黏膜变薄,上皮细胞内糖原含量减少,阴道内pH值增高,局部抵抗力降低,致病菌容易入侵繁殖引起炎症。同时,由于阴道黏膜萎缩,上皮菲薄,血运不足,使阴道抵抗力降低,便于细菌侵入繁殖引起炎症病变。

萎缩性阴道炎主要症状为阴道分泌物增多、稀薄、呈淡黄色,严重者呈脓血性白带,有臭味,外阴瘙痒或灼热感,可伴有性交痛。有时有小便失禁。感染还可侵犯尿道而出现尿频、尿急、尿痛等泌尿系统的刺激症状。妇科检查可见阴道黏膜呈萎缩性改变,皱襞消失,上皮菲薄并变平滑,阴道黏膜充血,有小出血点,有时有表浅溃疡,溃疡面可与对侧粘连,检查时可因粘连分开而出血。粘连严重时造成阴道狭窄甚至闭锁,炎性分泌物引流不畅形成阴道积脓或宫腔积脓。

中医论述参见"滴虫性阴道炎"一节(第189页)。

辨 证 施 治

1.肝肾阴虚型 症见带下量多,赤白,质稍黏无臭,阴部灼热,并可伴见头晕目眩,或面部烘热,五心烦热,失眠多梦,大便艰难,小便色黄,舌红少苔,脉细数。方用熏洗方联合知柏地黄丸加减。熏洗方:人参叶15克、野菊花15克、黄柏20克、淫羊藿15克、薄荷15克、忍冬藤15克、甘草15克、徐长卿15克。水煎,坐浴熏洗15分钟,每晚1次,持续14天。知柏地黄丸加减:熟地黄15克、山茱萸10克、山药15克、泽泻10克、牡丹皮10克、茯苓10克、知母10克、黄柏10克、当归15克、白鲜皮15克。每日1剂,水煎服,每日2次。临床观察:程丽等将60例萎缩性阴道炎患者随机分为治疗组和对照组各30例。治疗组采用上述疗法治疗,对照组局部外用雌三醇软膏治疗。两

① 蒋丽,等.苦参凝胶联合环丙沙星栓治疗细菌性阴道炎的实践与评估[J].海峡药学,2018,30(3):100-102.
② 陈锦萍.妇炎灵胶囊辅助治疗细菌性阴道炎临床效果观察[J].中国现代医药杂志,2018,20(9):44-46.
③ 王辉皪,等.湿痒洗剂治疗感染性阴道炎62例临床观察[J].四川中医,2004,22(4):52-54.

组在治疗前后检测阴道分泌物,观察临床疗效。结果:治疗组总有效率为80.0%,对照组总有效率为63.3%,两组比较差异显著($P<0.05$)。自拟熏洗方联合知柏地黄丸加减治疗肝肾阴虚型萎缩性阴道炎有效、安全。[①]

2.脾虚证 症见带下量多、色白或淡黄、质稀;面色萎黄,面目或四肢浮肿,神疲懒言,纳少便溏;舌质淡、有齿印,脉弦细。方用完带汤加减:炒白术30克、山药30克、党参15克、苍术15克、白芍12克、车前子12克、柴胡10克、荆芥穗10克、陈皮6克、炙甘草6克。水煎服,去渣留汁200毫升,分早晚2次服用,连续服用3周。临床观察:任爱玲将84例脾虚证带下病患者分为治疗组和对照组各42例。对照组予以多西环素胶囊治疗,每次0.1克,每日2次,连续治疗3周。观察组在对照组基础上联合经方完带汤治疗。结果:治疗组总有效率为92.86%,高于对照组的76.19%,两组比较差异具有统计学意义($P<0.05$)。[②]

3.湿热下注证 症见带下量多,有臭味,色黄或者呈脓性,质地黏稠。小腹作痛,纳呆胸闷,口苦口腻,小便短赤。舌红苔黄腻,脉滑数。治宜泻肝清热、除湿止痒。方用龙胆泻肝汤:龙胆草10克、柴胡10克、泽泻10克、车前子(包煎)15克、栀子10克、黄芩10克、木通8克、当归10克、甘草6克、生地黄15克。随症加减:带下黄浊臭秽,加黄柏10克、土荆皮8克;阴痒阴肿严重,加地肤子15克、白鲜皮10克;热甚毒深,加半枝莲10克、穿心莲10克、白花蛇舌草10克、七叶一枝花6克;白带量多,色黄臭难闻,加土茯苓15克、蒲公英10克。每日1剂,水煎500毫升,早晚口服,连续治疗5天为1个疗程。临床观察:潘玉梅等以上方加减辨证治疗37例湿热下注证阴道炎患者,总有效率91.89%。[③]

4.热毒蕴结证 症见外阴瘙痒、灼热或刺痛,于行走、排尿及性交时加重。检查可见外阴红肿、有抓痕,有时可见糜烂、湿疹或溃疡形成。因本病的病因病机与细菌性阴道炎相似,故可参见"细菌性阴道炎"一节中辨证施治相关证型(参见第198页至199页)。

5.肾阳虚证 症见以白带清冷稀薄为主要特点,舌淡苔薄白,脉沉细而迟。治宜温肾培元、固摄止带。因本病的病因病机与"细菌性阴道炎"相似,故可参见"细菌性阴道炎"一节中辨证施治相关证型(参见第199页)。

经 验 方

1.加味杞菊地黄丸 熟地黄15克、山茱萸15克、山药12克、泽泻9克、茯苓10克、牡丹皮10克、枸杞子12克、菊花6克、炒芡实10克、金樱子10克。每日1剂,水煎400毫升药汁,分早晚2次服用。李晓丽等将100例肝肾阴虚型萎缩性阴道炎患者随机分为治疗组和对照组各50例。对照组给予东苍洗剂治疗,治疗组在对照组的基础上联合加味杞菊地黄丸口服。7天为1个疗程,共治疗3个疗程。结果:治疗组的总有效率(96%)明显优于对照组(88%),两组比较有显著差异($P<0.05$);治疗组1个月复发率低于对照组($P<0.05$);两组治疗后中医证候积分及阴道局部症状积分均低于治疗前,且治疗组低于对照组($P<0.05$)。[④]

2.加味补肾止带汤 黄芪30克、女贞子15克、白术15克、鹿角霜12克、续断12克、当归12克、肉苁蓉10克、菟丝子10克、沙苑蒺藜10克、茯苓10克、桑螵蛸10克、乌贼骨10克、紫石英9克、白芍各9克、甘草6克、肉桂5克。每日1剂,水煎服。霍素芬将116例绝经后萎缩性阴道炎患者随机分为对照组与治疗组各58例,前者采用西医常规治疗,后者采

① 程丽,等.自制熏洗方联合知柏地黄丸加减治疗萎缩性阴道炎肝肾阴虚型的临床观察[J].内蒙古中医药,2020,39(1):43-44.
② 任爱玲.经方完带汤治疗脾虚湿盛型带下病的临床疗效[J].实用中西医结合临床,2018,18(8):46-48.
③ 潘玉梅,等.龙胆泻肝汤治疗阴道炎37例临床观察[J].实用中医内科杂志,2015,29(12):51-52.
④ 李晓丽,等.加味杞菊地黄丸联合冬苍洗剂治疗肝肾阴虚型萎缩性阴道炎100例疗效观察[J].山西中医药大学学报,2020,21(6):414-417.

用常规治疗再加用加味补肾止带汤治疗。分析两组疗效,比较各项症状的消失时间,观察症状积分和阴道pH值的变化。结果:治疗后,治疗组的总有效率为91.38%,对照组的总有效率为77.59%。①

3. 三枪汤 三枝枪9克、黄柏9克、牡丹皮9克、山药14克、熟地黄14克、金樱子14克、茯苓9克、泽泻9克、山茱萸14克。每日1剂,水煎分2次服用(早晚各1次)。贺晓菊将56例阴虚湿热型萎缩性阴道炎患者随机分为对照组与观察组各28例。对照组采用基础治疗配合倍美力软膏,观察组在对照组基础上联合三枪汤治疗,14天为1个疗程,两组均持续用药1个疗程。对比两组临床疗效。结果:观察组临床疗效为96.43%,显著高于对照组的67.86%($P<0.05$)。治疗后观察组卵泡刺激素低于对照组($P<0.05$),雌二醇水平高于对照组($P<0.05$)。结论:阴虚湿热型萎缩性阴道炎患者应用三枪汤治疗,效果显著,临床应用价值高。注意事项:在用药治疗期间,不能发生性行为。②

4. 息痒1号 女贞子20克、墨旱莲15克、苦参15克、黄柏15克、蛇床子15克、土茯苓15克、白鲜皮20克、金银花15克、蒲公英15克、马齿苋15克、滑石15克、地肤子20克、樗根皮15克。阴道冲洗,每次100毫升,每日1次。7天为1个疗程,共治疗2个疗程。桑海莉等以上方治疗116例萎缩性阴道炎患者,总有效率96.55%。③

5. 妇炎消糖浆 党参20克、淮山药20克、覆盆子20克、薏苡仁10克、白芍15克、黄柏15克、苍术15克、车前仁15克、柴胡6克、陈皮8克、甘草3克。制成糖浆剂型,每瓶装量50毫克(含1剂量生药),口服,每日3次,每次50~100毫克,7天为1个疗程。秦正光等以上方治疗200例带下患者1个疗程后总结比较结果。结果:显效130例,占65%;有效66例,占33%;无效4例。总有效率为98%。④

中 成 药

1. 滋阴合剂 组成:玄参10克、麦冬10克、桑寄生12克、枸杞子10克、地黄12克、地骨皮10克、沙苑子10克、女贞子10克、墨旱莲10克(苏药制字Z04000833)。用法用量:口服,每次20毫升,每日3次。临床应用:王莉等将60例萎缩性阴道炎患者随机分为治疗组和对照组各30例。治疗组予滋阴合剂口服,联合三黄洗剂(生大黄15克、生黄精15克、生黄柏15克、蛇床子10克、车前草10克、土茯苓15克、苦参15克、薄荷10克)外阴熏洗,用水煎煮中药约2 500毫升左右,过滤去中药渣滓,先熏蒸,后清洗外阴及阴道,每次约20分钟,每晚1次。对照组予雌三醇软膏外用。结果:治疗组总有效率为93.3%,对照组总有效率为70.0%,两组具有显著性差异($P<0.05$)。⑤

2. 复方沙棘籽油栓 组成:沙棘籽油、蛇床子、苦参、炉甘石、乳香、没药、冰片等(陕西海天制药有限公司生产,国药准字Z19991076)。功效:灭菌止痒,清热燥湿,解毒敛疮,消肿止痛,促进阴道黏膜组织再生,提高机体免疫功能,并有效改善阴道干涩作用。用法用量:每晚先对患者外阴部进行清洗,于阴道深处将复方沙棘籽油栓推入,每晚1粒。临床应用:张美兰将88例萎缩性阴道炎患者分为干预组和对照组各44例。对照组给予甲硝唑,干预组在甲硝唑治疗基础上联合复方沙棘籽油栓治疗。结果:干预组总有效率为95.5%,对照组总有效率为79.5%;干预组复发率为6.8%,对照组复发率为25%。⑥

① 霍素芬.探析加味补肾止带汤治疗绝经后萎缩性阴道炎的临床疗效[J].世界最新医学信息文摘,2019,19(56):213,216.
② 贺晓菊.三枪汤治疗阴虚湿热型萎缩性阴道炎的效果观察[J].医学理论与实践,2019,32(12):1899-1901.
③ 桑海莉,等.自拟息痒1号治疗萎缩性阴道炎116例疗效观察[J].云南中医中药杂志,2013,34(8):38-39.
④ 秦正光,等.妇炎消糖浆治疗带下200例[J].陕西中医,1995,16(12):532.
⑤ 王莉,等.“滋妇合剂”联合中药熏洗治疗萎缩性阴道炎30例临床研究[J].江苏中医药,2018,50(11):44-46.
⑥ 张美兰.复方沙棘籽油栓与甲硝唑联合治疗萎缩性阴道炎的临床效果[J].黑龙江中医药,2018(5):139-140.

3. 知柏地黄丸和复方沙棘籽油栓　知柏地黄丸：知母、黄柏、熟地黄、山药、山茱萸、牡丹皮、茯苓、泽泻(兰州佛慈制药股份有限公司生产,国药准字 Z62020887)。用法用量：每次 8 粒,每日 3 次,连续治疗 9～10 周。复方沙棘籽油栓：沙棘籽油、蛇床子、苦参、炉甘石、没药、乳香、冰片(陕西海天制药有限公司生产,国药准字 Z19991076)。用法用量：每次 1 粒,每晚阴道放置,症状比较轻的患者隔日 1 次,7 天为 1 个疗程。临床应用：赵粉琴等以上法治疗 28 例萎缩性阴道炎阴虚挟湿证患者。结果：患者临床症状缓解率为 92.85%,萎缩性阴道炎临床症状评分和阴道乳杆菌的数量比治疗前明显改善,差异有统计学意义(P<0.05)。[1]

4. 苦参软膏 1　组成：苦参(上海宝龙药业有限公司生产,国药准字 Z20030115)。用法用量：每晚睡前用温开水清洗外阴,干净纱布擦干,后仰卧于床上,臀部抬高,双腿屈曲暴露外阴,取苦参软膏 1 支,将软膏针筒前端推入阴道至针筒磨砂圈的位置(约 5 厘米深),再将针筒内的软膏轻轻挤入阴道深处,使用后将针筒慢慢退出,仰卧 5 分钟。每次 1 支。临床应用：张永萍等应用苦参软膏治疗 56 例老年性阴道炎患者,共治疗 7 天。结果：痊愈 34 例,显效 19 例,无效 3 例,总有效率为 94.6%。注意事项：治疗期间嘱患者禁用肥皂或盐水等清洗外阴,忌食辛辣。[2]

5. 苦参软膏 2　组成：苦参。用法用量：每晚阴道给予苦参软膏。临床应用：杨颜畅将 116 例老年性阴道炎患者分为治疗组 60 例与对照组 56 例。对照组每晚阴道给予倍美力软膏,连用 14 天；治疗组每晚阴道给予倍美力软膏,连用 7 天,第 8 日起每晚阴道给予苦参软膏,连用 7 天。于停药后 4～5 天和 28～30 天复诊,观察两组患者临床疗效。结果：治疗后治疗组和对照组的总有

效率分别为 95.00% 和 87.50%,治疗组优于对照组(P<0.05)。[3]

婴幼儿外阴阴道炎

概　述

婴幼儿外阴阴道炎,指婴幼儿因卵巢功能尚不健全、缺乏雌激素,外阴发育差、阴道黏膜菲薄、阴道上皮抵抗力低、阴道接近肛门等因素,受细菌感染而引起的外阴阴道炎症。常见于 5 岁以下婴幼儿,多与外阴炎并存。

临床上常由家长发现尿布或内裤上有脓性分泌物,或患儿排尿时因疼痛哭吵而就诊。临床症状主要为外阴疼痛、痒感、分泌物增多；外阴、阴蒂、尿道口及阴道口黏膜充血、水肿、并有脓性分泌物；尿布或内裤上经常有脓性干痂形成,或有稀水样的痕迹,外阴发红、水肿,甚至皮肤剥脱；局部有抓痕、出血等现象；严重者小阴唇粘连,尿流变细。检查可发现小阴唇粘连的地方较薄,比较透亮。

婴儿要保持外阴清洁和干燥。小婴儿使用尿布,选择纯棉质地最好,它柔软、透气好；不出门的时候最好不用尿不湿。大小便后及时更换尿布,每天坚持清洗外阴 1～2 次,特别要注意洗净,并轻轻拭干阴唇及皮肤皱褶处。尽量不让幼儿在地板上坐卧,尽早穿死裆裤,不穿紧身裤、化纤的高筒袜；衣服要柔软、宽松、舒适。不能忽视大小便后的清洁,特别是小便后,应用柔软卫生纸拭擦尿道口及周围,并注意小便的姿势,避免由前向后流入阴道。大便后应用清洁的卫生纸,由前方向后方擦拭,以免将粪渣拭进阴道内。此外儿童的浴盆、毛巾等要固定专人专用,避免与大人交叉感染。

①　赵粉琴,等.知柏地黄丸联合复方沙棘籽油栓治疗萎缩性阴道炎的疗效观察[J].实用妇科内分泌杂志,2016,3(3)：142-143.
②　张永萍,等.苦参软膏治疗老年性阴道炎 56 例临床观察[J].河北中医,2014,36(5)：738-739.
③　杨颜畅.苦参软膏联合倍美力软膏治疗老年性阴道炎 60 例疗效观察[J].天津药学,2013,25(4)：34-35.

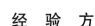

经　验　方

草芍根汤　墨旱莲 20 克、白芍 12 克、生地黄 12 克、白茅根 18 克、金银花 20 克、连翘 12 克、益母草 12 克、竹叶 6 克、木通 3 克、黄芩 9 克、黄连 3 克、牡丹皮 9 克、小蓟 30 克、地榆 12 克、赤芍 9 克、甘草 1.5 克。祛痛止血，利湿热。①

中　成　药

1. 红核妇洁洗液　组成：山楂核。制备方法：以山楂核为原料经过现代工艺精制而成。用法用量：患儿取膀胱截石位，将红核妇洁洗液按 1∶10 比例配置溶液，用稀释药液局部清洗外阴，再沿阴道缓缓插入软导管（可用小号导尿管，管口涂少量润滑油），插入深度 2～3 厘米，再用注射器抽取配置好的红核妇洁洗液 20 毫升，从软导管中缓缓注入阴道内，保留 1～2 分钟后拔管。每日 1 次，连续 5 天为 1 个疗程。间隔 3 天，可连用 3 个疗程。临床应用：周丽娜以上方治疗 30 例婴幼儿非特异性外阴阴道炎患儿。结果：患者中 18 例连续使用 1 个疗程，8 例使用 2 个疗程，4 例使用 3 个疗程。定期复查治愈 24 例，占 80％；有效 4 例，占 13％；无效 2 例，占 7％。②

2. 康复新液　组成：美洲大蠊提取物（内蒙古京新药业有限公司生产，国药准字 Z15020805）。用法用量：用棉签蘸康复新液涂于外阴，每日早晚各 1 次。临床应用：楼清清等将 63 例婴幼儿外阴阴道炎患儿随机分为治疗组 33 例与对照组 30 例。两组均用 1∶5 000 高锰酸钾溶液局部清洗坐浴 30 分钟，轻轻拭干后治疗组用康复新液，对照组用红霉素软膏涂局部。两组均每日早晚各 1 次，用药 2 周后复查。结果：治疗组总有效率为 96.97％，对照组总有效率为 70％。③

3. 经带宁胶囊　组成：虎耳草、徐长卿、连钱草、老鹳草（贵州世禧制药有限公司生产）。功效：清热解毒，除湿。用法用量：每日 3 次，每次 1 粒。临床应用：杨育菲等将 134 例婴幼儿及少女外阴阴道炎分为对照组 55 例和中药组 79 例。对照组常规治疗，中药组加用经带宁胶囊。用药时间为 7 天。结果：中药组幼儿阴道炎治愈率明显提高（63.3％），缩短治愈天数平均（9.1±4.9）天，其中 97.4％患者在 1 周内阴道炎症状明显好转，病原体检查转阴。由此表明，经带宁胶囊是较安全有效的婴幼儿阴道炎的辅助药物。④

①　李兰凤.实用中医中药与妇科临床［M］.济南：山东科技技术出版社,1999：99－100.
②　周丽娜.红核妇洁洗液治疗婴幼儿非特异性外阴阴道炎［J］.山西医药杂志,2013,42(3)：329－330.
③　楼清清,等.康复新液治疗婴幼儿外阴阴道炎的疗效观察［J］.中国医药科学,2011,1(13)：109.
④　杨育菲,等.经带宁胶囊辅助治疗婴幼儿及少女外阴阴道炎疗效观察［J］.实用预防医学,2008,15(4)：1159－1160.

宫颈炎症

急性宫颈炎

概　述

宫颈炎是妇科常见疾病之一,多见于育龄妇女,为宫颈受损伤和病原体侵袭而致,包括子宫颈阴道部炎症及子宫颈管黏膜炎症。急性宫颈炎,指子宫颈发生急性炎症,包括局部充血、水肿,上皮变性、坏死,黏膜、黏膜下组织、腺体周围见大量中性粒细胞浸润,腺腔中可有脓性分泌物。急性宫颈炎可由多种病原体引起,也可由物理、化学因素刺激或机械性子宫颈损伤、子宫颈异物伴发感染所致。主要表现为宫颈红肿、颈管黏膜水肿,常伴急性阴道炎或急性子宫内膜炎。可并发月经不调、不孕、盆腔炎、宫颈癌等。

大部分患者可以无症状。有症状患者主要表现为阴道分泌物增多,呈黏液脓性,阴道分泌物刺激可引起外阴瘙痒及灼热感。此外,可有性交痛、下腹坠痛、经间期出血等症状。若合并尿路感染,可出现尿急、尿频、尿痛。若为淋病奈瑟球菌感染,因尿道旁腺、前庭大腺受累,可见尿道口、阴道口黏膜充血、水肿以及多量脓性分泌物,常与阴道炎和子宫内膜炎同时发生。葡萄球菌、链球菌等化脓菌感染可向上蔓延导致盆腔结缔组织炎。沙眼衣原体感染所致的急性宫颈炎症状常不明显,甚至无症状。白带增多、点滴状出血或尿路刺激征是其常见症状。

妇科检查可见宫颈充血、红肿,伴颈管黏膜水肿和宫颈黏膜外翻,宫颈触痛明显,宫颈管有脓性分泌物。若为淋病奈瑟球菌感染,因尿道旁腺、前庭大腺受累,可见尿道口、阴道口黏膜充血、水肿及多量脓性分泌物。

急性宫颈炎经及时治疗多可痊愈,预后良好。若治疗不及时或治疗不彻底,病程迁延日久可形成慢性宫颈炎,甚至引发月经不调、痛经、不孕、盆腔炎等病症,亦可发展为恶性病变而危及生命。宫颈息肉摘除后,仍有可能复发。

本病属中医"带下病"范畴。"带下"之名,首见于《黄帝内经》,而"带下病"之名,首见于《诸病源候论》。带下有广义、狭义之分。广义带下泛指女性经、带、胎、产、杂病而言,由于这些疾病都发生在带脉之下,故称为"带下"。如《金匮要略·心典》云:"带下者,带脉之下,古人列经脉为病,凡三十六种,皆谓之带下病,非今人所谓赤白带下也。"狭义带下包括生理性带下和病理性带下。生理性带下是指正常女子自青春期开始,一种润泽于阴道内的无色透明、黏而不稠、无特殊气味的液体,该液体是在经期前后、月经中期及妊娠期量相对增多,这是机体肾气充盛,脾气健运,任脉通调,带脉健固的正常表现。由于多数女性的带下略呈白色,故俗称"白带"。如《沈氏女科辑要》引王孟英说:"带下,女子生而即有,津津常润,本非病也。"病理性带下即带下病,有带下的量、色、质、气味异常;或带下量少,阴道干涩;或伴全身、局部症状。正如《女科证治约旨》言:"若外感六淫,内伤七情,酝酿成病,致带脉纵弛,不能约束诸脉经,于是阴中有物,淋沥下降,绵绵不断,即所谓带下也。"带下病的主要病因以湿邪为主,主要病机是任带两脉损伤,失约或失养。治疗上重在调理任带二脉。由于带下病以湿邪为患,故其病缠绵,反复发作,不易速愈,且常并发月经不调、闭经、不孕等疾病,是女性患者中仅次于月经病的常见病。

辨 证 施 治

1. 湿热下注证　症见带下分泌增多,色味异常改变,舌苔黄腻,脉滑。

(1) 龙胆泻肝汤加减 1　龙胆草 10 克、当归 3 克、生地黄 10 克、栀子 9 克、泽泻 10 克、柴胡 5 克、土茯苓 10 克、车前子 10 克、黄芩 12 克、木通 5 克、生甘草 5 克、薏苡仁 10 克、白术 10 克。每日 1 剂,水煎分 2 次服用。临床观察:谭茗丹选择 90 例宫颈炎合并 HPV 感染患者,根据治疗方法分为观察组和对照组各 45 例。对照组给予单一保妇康栓治疗,观察组则给予保妇康栓联合龙胆泻肝汤加减治疗。结果:观察组宫颈炎合并 HPV 感染控制率为 97.78%,高于对照组的 68.89%,差异具有统计学意义($P<0.05$)。[①]

(2) 龙胆泻肝汤加减 2　龙胆草 8 克、黄芩 10 克、栀子 8 克、泽泻 8 克、当归 2 克、生地黄 8 克、柴胡 4 克、生甘草 4 克、白术 8 克、土茯苓 8 克、车前子 8 克。每日 1 剂,水煎分服,每日 2 次。临床观察:黄日亮选择 32 例宫颈炎合并 HPV 感染患者,按照随机表法分为对照组与观察组各 16 例。对照组患者采用保妇康栓进行常规治疗,观察组在对照组基础上联合龙胆泻肝汤加减治疗,观察对比两组宫颈糜烂情况、HPV 转阴情况以及阴道清洁度。结果:观察组宫颈糜烂面积缩小 15 例,对照组 10 例,存在统计学差异($P<0.05$);观察组患者 HPV 转阴 14 例,对照组 9 例,存在统计学差异($P<0.05$);观察组阴道清洁度为 100.00%,对照组为 75.00%,存在统计学差异($P<0.05$)。[②]

(3) 龙胆泻肝汤去木通加减方　龙胆草 9 克、焦栀子 9 克、柴胡 9 克、黄芩 9 克、生地黄 9 克、泽泻 12 克、当归 12 克、白木通 9 克、甘草 6 克、金银花 50 克、连翘 15 克。临床观察:牟明鸥以上方治疗 41 例带下病湿热下注患者,有效率为 90.2%。[③]

(4) 龙胆泻肝汤加减 3　龙胆草 10 克、黄芩 12 克、栀子 9 克、泽泻 10 克、木通 5 克、当归 3 克、生地黄 10 克、柴胡 5 克、生甘草 5 克、车前子 10 克、薏苡仁 10 克、白术 10 克、土茯苓 10 克。每日 1 剂,煎服,早晚各 1 次分服。临床观察:张泽华等将 50 例宫颈炎合并 HPV 感染的有性生活的患者随机分为治疗组和对照组各 25 例。对照组采用保妇康栓治疗,治疗组在对照组治疗的基础上加用龙胆泻肝汤加减治疗。观察两组治疗前后宫颈糜烂缩小程度及 HPV - DNA 转阴的情况并评定疗效。结果:总有效率治疗组为 96.0%,对照组为 76.0%,差异有统计学意义($P<0.05$)。[④]

(5) 止带方加减　黄柏 15 克、椿根皮 15 克、茯苓 12 克、泽泻 12 克、车前子 15 克、苦参 9 克、牡丹皮 9 克、红藤 15 克、蒲公英 15 克、败酱草 15 克、牛膝 15 克、赤芍 12 克。每日 1 剂,取上药加水 300 毫升,文火煎 30 分钟,取汁 150 毫升,二煎加水 200 毫升,煎 20 分钟,取汁 100 毫升,两煎混合后分 2 次饭后服。临床观察:徐萍将 74 例宫颈病变电灼术后湿热下注型病变患者分为治疗组和对照组各 37 例。两组均予宫颈创面喷洒呋喃西林粉,对照组于宫颈电灼治疗后第 3 天开始口服罗红霉素 100 毫克,每天 2 次,连服 5 天;治疗组于宫颈电灼治疗后第 3 天开始口服止带方加减。结果:治愈率治疗组为 86.5%,高于对照组的 81.1%,差异有统计学意义($P<0.05$)。[⑤]

2. 热毒蕴结证　症见尿频尿急、脓性白带、白带增多、外阴瘙痒等。

(1) 加味五味消毒饮 1　金银花 15 克、天葵子 15 克、野菊花 15 克、丹参 15 克、蒲公英 15 克、紫花地丁 15 克、山豆根 10 克、枳壳 10 克、白花蛇舌草 20 克、板蓝根 20 克、甘草 6 克。临床观察:王一平选取 80 例解脲支原体阳性宫颈炎患者,根据治疗方式不同分为研究组与对照组各 40 例。对照组给予阿奇霉素联合克拉霉素,研究组给予加味五味

① 谭茗丹.龙胆泻肝汤加减治疗宫颈炎合并 HPV 感染疗效观察[J].深圳中西医结合杂志,2018,28(9):46-48.
② 黄日亮.龙胆泻肝汤加减治疗宫颈炎合并 HPV 感染临床研究[J].光明中医,2018,33(15):2193-2195.
③ 牟明鸥.分析加减龙胆泻肝汤治疗带下病湿热下注的临床疗效[J].世界最新医学信息文摘,2017,17(70):134.
④ 张泽华,林洁.龙胆泻肝汤加减治疗宫颈炎合并 HPV 感染 25 例疗效观察[J].湖南中医杂志,2016,32(11):62-63.
⑤ 徐萍.止带方加减治疗宫颈病变电灼术后湿热下注型病变 37 例[J].福建中医药,2010,41(5):23-24.

消毒饮与阿奇霉素,并观察两组患者治疗后疗效。结果:研究组总有效率为 97.5%,对照组总有效率为 80%,两组差异有统计学意义($P<0.05$)。[①]

(2)加味五味消毒饮 2　金银花 15 克、天葵子 15 克、野菊花 15 克、丹参 15 克、蒲公英 15 克、紫花地丁 15 克、山豆根 10 克、枳壳 10 克、白花蛇舌草 20 克、板蓝根 20 克、甘草 6 克。临床观察:魏颖以上方治疗 40 例支原体感染宫颈炎患者,同时每天口服阿奇霉素 0.5 克,连续服用 1 周。总有效率为 95.00%。[②]

(3)加味五味消毒饮 3　紫花地丁 15 克、蒲公英 15 克、天葵子 15 克、山豆根 10 克、白花蛇舌草 20 克、板蓝根 20 克、野菊花 15 克、甘草 6 克、枳壳 10 克。开水煎煮后,给予患者口服,每日 1 剂,持续服用 2 周(1 个疗程)后停药。临床观察:陈晨选取 52 例解脲支原体阳性宫颈炎患者,随机将患者分为对照组和观察组各 26 例。对照组采用阿奇霉素联合克拉霉素治疗,观察组采用加味五味消毒饮与阿奇霉素联合治疗,比较两组患者的治疗效果与随访 3 个月后的疾病复发情况。结果:观察组总有效率为 96.2%,对照组总有效率为 80.8%,差异有统计学意义($P<0.05$);疾病复发率观察组为 3.8%,对照组为 23.1%,差异有统计学意义($P<0.05$);不良反应发生率观察组为 3.8%,对照组为 19.2%,差异有统计学意义($P<0.05$)。[③]

(4)五味消毒饮加减　金银花、野菊花、蒲公英、紫花地丁、紫背天葵、黄柏。每次 1 剂,每日 1 次,服用 3 周。临床观察:张户选将 120 例宫颈炎患者随机分为治疗组和对照组各 60 例。两组患者均采用微米光治疗,患者取膀胱截石位,用 0.2%碘伏常规消毒外阴、阴道和宫颈,并用无菌干棉球将宫颈表面分泌物擦拭干净,使用消毒后的阴道窥器,视宫颈糜烂程度调整治疗头照射功

率,一般在 11～16 范围内。将探头轻轻深入内窥器中,不要接触其他任何组织,然后打开治疗头手柄开关,距创面 0.5 厘米左右,垂直照射创面,照射时间视病变范围及深度灵活掌握,随时观察创面颜色变化,致改变为灰色即终止照射,一般持续数十秒至数分钟不等。术后治疗组口服上方。结果:治疗组治愈率为 88.3%,对照组治愈率为 43.3%($P<0.01$);治疗组且不良反应少,阴道流血、排液量少,症状消失快。[④]

(5)五味消毒饮加味　金银花 15 克、野菊花 15 克、蒲公英 15 克、紫花地丁 10 克、白鲜皮 10 克、石菖蒲 10 克、黄柏 10 克、赤芍 10 克、土茯苓 20 克、泽泻 10 克、白花蛇舌草 20 克、生地黄 10 克、当归尾 10 克。随症加减:气滞血瘀者,加丹参 10 克、陈皮 6 克;脾气虚者,加山药 15 克、炒白术 10 克;热毒重者,加龙胆草 10 克、车前草 10 克。每日 1 剂,水煎 2 次取汁 800 毫升,早晚分服,1 个月为 1 个疗程。临床观察:侯志霞以上方加减治疗 31 例支原体感染宫颈炎患者,治愈率为 64.52%,总有效率为 87.10%。[⑤]

经 验 方

1. 黄连汤　黄芪 20 克、当归 20 克、黄连 20 克、两面针 10 克、蒲公英 9 克。水煎服,早晚温服,每日 2 次,治疗 1 周。刘光敏将 70 例急性宫颈炎患者随机分为试验组与对照组各 35 例。对照组采用阿奇霉素分散片治疗,试验组在对照组基础上加用黄连汤治疗。对比两组患者的临床疗效、治疗前后阴道流液量及排液时间。结果:试验组患者总有效率为 85.71%,高于对照组的 62.86%($P<0.05$)。[⑥]

2. 清热解毒除湿汤 1　黄芪 12 克、当归 12 克、土茯苓 15 克、紫花地丁 15 克、黄连 15 克、两面针 10 克、蒲公英 12 克、白及 15 克、泽兰 8 克、

① 王一平.加味五味消毒饮联合阿奇霉素治疗解脲支原体阳性宫颈炎的临床疗效分析[J].实用中西医结合临床,2015,15(10):53-54.
② 魏颖.加味五味消毒饮联合阿奇霉素治疗解脲支原体阳性宫颈炎的临床疗效[J].实用中西医结合临床,2015,15(1):57-58.
③ 陈晨.加味五味消毒饮联合阿奇霉素治疗解脲支原体阳性宫颈炎的疗效观察[J].中外医学研究,2014,12(20):28-29.
④ 张户选.五味消毒饮配合微米光治疗宫颈炎 60 例[J].陕西中医,2013,34(6):711-712.
⑤ 侯志霞.五味消毒饮加味治疗支原体感染宫颈炎 31 例[J].山东中医杂志,2010,29(2):98.
⑥ 刘光敏.黄连汤联合阿奇霉素治疗急性宫颈炎效果观察[J].临床合理用药杂志,2020,13(4):31-32,35.

仙鹤草 8 克、地榆 10 克、牛膝 6 克。每日 1 剂,水煎 2 次,每次煎至剩余药汁 200 毫升,两次药汁混匀后分早晚口服,连续治疗 1 周。卢会燕等将 86 例急性宫颈炎患者随机分为观察组和对照组各 43 例。对照组患者采用常规西药治疗,观察组在此基础上加用上方治疗。结果:对照组有效率为 79.07%,观察组有效率为 95.35%,两组患者临床疗效比较,差异具有统计学意义($P<0.05$)。[1]

3. 黄连散 黄连 20 克、紫花地丁 12 克、蒲公英 10 克、地榆 10 克。随症加减:若出血明显者,加白茅根、仙鹤草;血瘀者,加红花;气虚者,加白术、黄芪。制成粉末 3 克,温水冲服,每 8 小时 1 次。兰小萍将 110 例急性宫颈炎患者随机分为观察组和对照组各 55 例。对照组予阿奇霉素,观察组另加用黄连散。患者连续用药 7 天。结果:观察组的总有效率为 96.36%,高于对照组的 76.36%($P<0.05$);观察组的阴道排液时间明显短于对照组($P<0.05$),阴道流液量少于对照组($P<0.05$)。[2]

4. 清热解毒除湿汤 2 紫花地丁 15 克、白及 15 克、黄连 15 克、黄芪 12 克、蒲公英 12 克、当归 12 克、两面针 10 克、地榆 10 克、仙鹤草 8 克、泽兰 8 克、土茯苓 15 克、牛膝 6 克。每日 1 剂,分 2 次服用,每次 200 毫升,服用 7 天。蔡亚卿将 90 例急性宫颈炎患者随机分为联合组和对照组各 45 例。对照组予阿奇霉素,联合组予阿奇霉素联合清热解毒除湿汤。结果:联合组不良反应明显低于对照组,且治疗总有效率明显更高,差异有统计学意义($P<0.05$)。[3]

5. 宫颈炎粉剂(北京中医学院) 一号糜烂粉:蛤粉、樟丹、硼砂、硇砂、乳香、没药、冰片。适用于重度宫颈炎。二号糜烂粉:一号糜烂粉去硇砂、硼砂。适用于中度宫颈炎。三号糜烂粉:蛤粉、樟丹、冰片。适用于轻度宫颈炎。根据糜烂程度,选用上述糜烂粉。先将阴道用窥器暴露宫颈,清洁分泌物,然后将药粉喷于宫颈糜烂部位,三日 1 次,10～20 次为 1 个疗程。月经期停用,治疗期间禁止性生活。[4]

6. 宫颈炎栓剂(无锡市第一人民医院) 一号栓剂:乌梅肉、甘草、轻粉、雄黄、炉甘石、松花粉、黄柏、冰片、枯矾、硼砂、四季青(浓缩 25 毫升)。上药共为细末,加蜜适量,制成钉型栓剂。上药时先用干棉球揩净阴道分泌物,后将钉型栓剂置于宫颈外口处,再用带线棉球阻塞,以防栓剂滑出,24 小时后自行取出棉球,每周上药 2 次,7 次为 1 个疗程。适用于轻度单纯型宫颈糜烂。二号栓剂:轻粉 20 克、黄丹 50 克、煅石膏 50 克、硼砂 500 克、冰片 15 克、四季青(浓缩液 25 毫升)。上药共研细末,炼蜜适量,制成钉型栓剂。上药前先用硝酸银在局部点灼,然后用本栓剂。因本方腐蚀性强,一般每周上药 1 次,1～3 次为 1 个疗程。使用时如出血多,可改为一号栓剂。同时局部用止血药。适用于中度、重度有颗粒状或乳头状增生之宫颈糜烂。注:四季青为无锡产中草药,有清热解毒作用,如无此药,可因地制宜选用其他清热解毒之药代替。[5]

7. 冰矾散(中国人民解放军 202 医院) 冰片、明矾等量,儿茶半量,蛇床子 1/10 量。上药研成极细面,加适量蜜调和制成两种类型:① 捻成直径 0.3 厘米、长 1.2 厘米的药棒,插入宫颈管。② 摊成直径 2 厘米的圆形膏药片,衬以纱布,贴宫颈表面。四号中药:硇砂 3 份、贯众 3 份、黄连 3 份、青黛 3 份。上药研末加蜜调和制成直径 2 厘米的圆形药片,以供贴用。先用 2% 硼酸液棉球涂洗宫颈管内,后于宫颈表面贴敷冰矾散或四号中药片,每周上药 1 次,8 次为 1 个疗程。治疗中无不良反应,少数患者因宫颈内有药棒,下腹坠胀,停药自愈。[6]

① 卢会燕,等.清热解毒除湿汤联合西药治疗急性宫颈炎 43 例[J].河南中医,2019,39(4):608-611.
② 兰小萍.自拟黄连散与阿奇霉素联用对患者急性宫颈炎的临床疗效评价[J].抗感染药学,2018,15(7):1212-1214.
③ 蔡亚卿.清热解毒除湿汤联合阿奇霉素治疗急性宫颈炎的临床疗效分析[J].中医临床研究,2016,8(35):119-120.
④ 黑龙江中医学院.中医妇产科学[M].北京:人民卫生出版社,1983:185.
⑤ 黑龙江中医学院.中医妇产科学[M].北京:人民卫生出版社,1983:185-186.
⑥ 黑龙江中医学院.中医妇产科学[M].北京:人民卫生出版社,1983:186.

8. 复方鸭跖草流浸膏　鸭跖草500克、蒲公英500克、山指甲500克、白背叶500克。上药加水4倍,煮至500毫升,加苯甲酸钠15克防腐即成。先用1∶5 000过锰酸钾溶液冲洗阴道,后用带线棉球蘸此药适量,带入阴道,当晚自行取出,每周上药2次,10次为1个疗程。上药2～3次后搔刮糜烂面,以达局部充血,去腐生肌,加速愈合的目的。如有颈管炎,用扎实带线棉棒,蘸上药入颈管内,再向糜烂面上药。①

单　方

紫草油(外涂)　组成:紫草200克。制备方法:将紫草200克筛去杂质,入菜油500克中炸枯,过滤,制成40%的紫草油。用法用量:常规消毒外阴,用窥阴器暴露宫颈。干棉球轻擦宫颈口分泌物,用紫草油棉球涂擦宫颈及阴道上端,间日1次,10次为1个疗程。临床应用:陈丽华以上方治疗91例宫颈炎患者。结果:治愈58例,治愈率为63.7%。②

中　成　药

1. 康妇消炎栓联合保妇康栓1　康妇消炎栓组成:苦参、紫花地丁、芦荟、穿心莲、紫草、败酱草、蒲公英、猪胆粉。功效:清热解毒,利湿散结,杀虫止痒。保妇康栓组成:莪术油、冰片(海南碧凯药业有限公司生产,国药准字Z46020058)。功效:活血化瘀,消肿止痛。临床应用:马丽将46例宫颈炎患者为研究对象,根据随机抽样法将患者分为对照组和研究组各23例。其中对照组患者接受保妇康栓治疗,研究组患者在对照组的基础上联合康妇消炎栓治疗,比较两组患者的治疗效果及用药安全性,随访3个月,比较两组患者的

复发率。结果:研究组总有效率为95.65%,较对照组的78.26%更高,两组比较存在统计学差异($P < 0.05$)。③

2. 康妇消炎栓联合保妇康栓2　康妇消炎栓组成:苦参、穿心莲、蒲公英等[葵花药业集团(伊春)有限公司生产,国药准字Z23022143]。功效:清热利湿,行气止痛等。保妇康栓组成:莪术油、冰片(海南碧凯药业有限公司生产,国药准字Z46020058)。功效:活血化瘀,消肿止痛。用法用量:两种药物都为每日1次,10日1个疗程。临床应用:向国碧将64例宫颈炎患者随机分为实验组与对照组各32例。对照组予保妇康栓,实验组在此基础上联合使用康妇消炎栓。结果:总有效率实验组为96.88%,对照组为71.88%。④

3. 康妇消炎栓联合保妇康栓3　康妇消炎栓组成:苦参、败酱草、紫花地丁、穿心莲、蒲公英、猪胆粉、新疆紫草、芦荟[葵花药业集团(伊春)有限公司生产,国药准字Z23022143]。功效主治:清热解毒,利湿散结,杀虫止痒;适用于湿热瘀结型宫颈炎。保妇康栓组成:莪术油、冰片(海南碧凯药业有限公司生产,国药准字Z46020058)。功效:活血化瘀,消肿止痛。临床应用:涂宇微将74例宫颈炎患者分为单一组和联合组各37例。单一组使用保妇康栓治疗,联合组使用保妇康栓加康妇消炎栓治疗。结果:联合组治疗总有效率为97.29%,单一组治疗总有效率为86.49%,联合组治疗总有效率明显高于单一组,差异显著($P < 0.05$);单一组阴道接触性出血消失、阴道排液及宫颈糜烂愈合时间均长于联合组,两组比较差异显著($P < 0.05$)。⑤

4. 玉清抗宫炎片　组成:广东紫珠、益母草、乌药。用法用量:口服,每次6片,每日3次,连服10天为1个疗程。临床应用:林晓宁等以上方治疗60例急性宫颈炎患者。结果:1个疗程总有效

① 黑龙江中医学院.中医妇产科学[M].北京:人民卫生出版社,1983:187.
② 陈丽华.紫草油在临床中的运用[J].医学信息(中旬刊),2010,5(5):1255.
③ 马丽.康妇消炎栓联合保妇康栓在宫颈炎治疗中的疗效分析[J].中外女性健康研究,2020(12):26-27.
④ 向国碧.康妇消炎栓联合保妇康栓治疗宫颈炎疗效分析[J].母婴世界,2019(12):113.
⑤ 涂宇微.康妇消炎栓联合保妇康栓治疗宫颈炎的临床疗效分析[J].基层医学论坛,2018,22(23):3332-3333.

率为96%,2个疗程总有效率为100%。[1]

慢 性 宫 颈 炎

概　述

慢性宫颈炎指子宫颈间质内有大量淋巴细胞、浆细胞等慢性炎细胞浸润,可伴有子宫颈腺上皮及间质的增生和鳞状上皮化生。慢性宫颈炎症可由急性宫颈炎症迁延而来,也可为病原体持续感染所致,病原体和急性宫颈炎相似。有宫颈糜烂、宫颈肥大、宫颈息肉、宫颈腺囊肿和宫颈外翻等多种表现,可引发月经不调、痛经、不孕、盆腔炎等病症,亦可发展为恶性病变而危及生命。宫颈息肉摘除后,仍有可能复发。与宫颈癌有一定关系,故应积极防治。

多数患者无症状,少数患者主要表现为持续或反复发作的阴道分泌物增多,呈乳白色黏液状,有时呈淡黄色脓性。宫颈息肉、重度宫颈糜烂患者易有血性白带或性交后出血,可伴有腰骶部疼痛、下腹坠痛,可并发月经不调、不孕、盆腔炎、宫颈癌等。

临床症状主要如下。(1)白带增多:慢性宫颈炎患者可无症状,有时白带增多可为唯一症状,呈淡黄色白带,有时可带有血丝,也可有接触性出血。偶有分泌物刺激引起外阴瘙痒不适。(2)下腹或腰骶部疼痛:为常见症状,月经期、排便时加重,可有性交痛。当炎症蔓延,形成慢性子宫旁结缔组织炎时疼痛更甚。(3)尿路刺激征:当炎症蔓延波及膀胱三角区或膀胱周围的结缔组织,可出现尿路刺激症状,尿频或排尿困难。(4)其他症状:部分患者可出现月经不调、痛经、盆腔沉重感等。体格检查可发现子宫颈呈糜烂样改变,触之易出血。或有黄色分泌物

覆盖子宫颈口或从子宫颈口流出,可有宫颈触痛。也可表现为子宫颈息肉、宫颈腺体囊肿或子宫颈肥大。

中医论述参见“急性宫颈炎”一节(第207页)。

辨 证 施 治

1. 脾虚湿盛证　主症:带下量多、色白或淡黄、质稀。次症:面色萎黄,面目或四肢浮肿、神疲懒言、纳少便溏。舌质淡有齿印,脉弦细。

(1)完带汤加减　白术(土炒)30克、山药(炒)30克、人参15克、白芍(酒炒)12克、车前子(酒炒)12克、制苍术15克、甘草6克、陈皮6克、黑芥穗10克、柴胡10克。水煎服,去渣留汁200毫升,分早晚2次服用。临床观察:任爱玲以上方治疗42例脾虚湿盛型带下病患者,有效率为92.86%。[2]

(2)补中益气汤加减　黄芪30克、人参(或党参)15克、白术10克、炙甘草8克、当归10克、陈皮6克、升麻10克、柴胡10克、生姜5克。水煎服,并给予冷冻疗法进行治疗,每7日1次。临床观察:巤昌劳以上方治疗46例脾虚型慢性宫颈炎患者,有效率为93.48%。[3]

2. 湿热下注证　症见带下量多,色黄或灰白,有臭气;外阴瘙痒,或伴烧灼感;口苦咽干;小腹作胀或疼痛;小便短少涩痛;舌质红,苔黄腻或厚腻,脉濡细略数。方用龙胆泻肝汤去木通加减方:龙胆草9克、焦栀子9克、柴胡9克、黄芩9克、生地黄9克、泽泻12克、当归12克、白木通9克、甘草6克、金银花50克、连翘15克。临床观察:牟明鸥以上方治疗41例湿热下注证带下病患者,有效率为90.2%。[4]

3. 热毒蕴结证　症见尿频尿急、脓性白带、白带增多、外阴瘙痒等。方用五味消毒饮加减:金银花、野菊花、蒲公英、紫花地丁、紫草天葵、黄柏。

① 林晓宁,等.玉清抗宫炎片治疗急性宫颈炎60例[J].中国药业,2000,9(3):47-48.
② 任爱玲.经方完带汤治疗脾虚湿盛型带下病的临床疗效[J].实用中西医结合临床,2018,18(8):46-48.
③ 巤昌劳.补中益气汤加减治疗脾虚型慢性宫颈炎临床效果分析[J].临床医药文献电子杂志,2018,5(42):92-93.
④ 牟明鸥.分析加减龙胆泻肝汤治疗带下病湿热下注的临床疗效[J].世界最新医学信息文摘,2017,17(70):134.

每日1次,每日1剂,服用3周。临床观察:张户选将120例接受微米光治疗的宫颈炎患者随机分为治疗组和对照组各60例。两组患者均采用微米光治疗,患者取膀胱截石位,用0.2%碘伏常规消毒外阴、阴道和宫颈,并用无菌干棉球将宫颈表面分泌物擦拭干净,使用消毒后的阴道窥器,视宫颈糜烂程度调整治疗头照射功率,一般在11~16范围内。将探头轻轻深入内窥器中,不要接触其他任何组织,然后打开治疗头手柄开关,距创面0.5厘米左右,垂直照射创面,照射时间视病变范围及深度灵活掌握,随时观察创面颜色变化,致改变为灰色即终止照射,一般持续数十秒至数分钟不等。术后治疗组口服配方颗粒加味五味消毒饮。结果:治愈率治疗组为88.3%,对照组为43.3%,两组比较有显著差异($P<0.01$);且治疗组不良反应少,阴道流血、排液量少,症状消失快。[1]

经 验 方

1. 养阴清热化湿汤 半枝莲15克、蒲公英15克、白茅根15克、鱼腥草15克、川牛膝15克、马齿苋15克、黄柏10克、车前子10克、栀子10克、茵陈10克、苦参10克、虎杖10克、生地黄12克、木通3克、龙胆草3克。每日1剂,水煎服,分早晚2次服用。杜娟将43例慢性宫颈炎患者随机分为研究组22例和对照组21例。对照组采用乳酸菌阴道胶囊+阿奇霉素治疗,连续服用1周。研究组采用养阴清热化湿汤+阿奇霉素治疗,2周为1个疗程,治疗2个疗程。结果:研究组的总有效率为90.91%,显著高于对照组的71.43%,两组差异有统计学意义($P<0.05$)。[2]

2. 中药外洗剂 三白草4 000克、龙胆草3 000克、地肤子3 000克、苦参3 000克、蛇床子3 000克、龙胆草3 000克、黄柏3 000克、败酱草

3 000克、百部3 000克、防风2 000克、荆芥2 000克、花椒1 000克、冰片1 000克、苯甲酸钠100克、尼泊金乙酯20克。除去苯甲酸钠及尼泊金乙酯这两种药物,将其他所有中药进行水煎,取药物浓缩汁10万毫升,并将苯甲酸钠及尼泊金乙酯与药物浓缩汁混合。每次将100毫升的药液与凉开水混合至500毫升,并采用冲洗器将混合后的药液清洗外阴及阴道深处,每天1次。杨曼生等将131例慢性宫颈炎患者随机分为西药组67例和中药组64例。西药组给予洁尔阴洗液治疗,中药组采用中药外洗治疗。7天为1个疗程,两组均治疗1个疗效。结果:中药组的总有效率(96.88%)高于西药组(85.07%),两组差异有统计学意义($P<0.05$);中药组的不良反应发生率(3.12%)低于西药组(16.42%),两组差异有统计学意义($P<0.05$)。[3]

3. 健脾化湿解毒方 芡实15克、生薏苡仁15克、土茯苓15克、黄芪15克、生山药15克、贯众10克、炒栀子10克、当归10克、黄柏10克、焦苍术10克、党参10克、龙胆草9克。患者在月经干净之后的第3天口服用药,每日1剂,需分早晚各1次服用,2周为1个疗程。丰西红将100例慢性宫颈炎合并高危型HPV感染患者随机分为干预组与常规组各50例。干预组采用上方与西药联合疗法,常规组则采用常规西医疗法。两组患者均需持续4个疗程的治疗。结果:与常规组相比,干预组患者HPV病毒实际载量指标评分与转阴率指标评分,腰酸、尿痛、白带增多、瘙痒等各项临床症状的改善指标评分,不良反应与疾病复发率指标评分等,均略占据一定临床优势,组间的数据对比差异有统计学意义($P<0.05$)。常规组总有效率为84%,观察组总有效率为98%。[4]

4. 止带方 猪苓20克、车前子15克、茵陈15克、黄柏15克、泽泻15克、茯苓10克、川牛膝10克、赤芍10克、牡丹皮10克、栀子10克。每日1

① 张户选.五味消毒饮配合微米光治疗宫颈炎60例[J].陕西中医,2013,34(6):711-712.
② 杜娟.养阴清热化湿汤联合阿奇霉素治疗慢性宫颈炎的临床效果观察[J].黑龙江科学,2022,13(4):134-135.
③ 杨曼生,等.中药外洗治疗慢性宫颈炎的临床效果观察[J].实用妇科内分泌电子杂志,2020,7(21):56-57.
④ 丰西红.健脾化湿解毒方联合西药治疗慢性宫颈炎合并高危型HPV感染的临床观察[J].中医临床研究,2019,11(33):74-75,87.

剂,加水煎煮至300毫升,早晚分服,每次150毫升,经期停药,持续治疗4个月。陈伶俐等以176例慢性宫颈炎合并高危型HPV感染患者为研究对象,按照随机数字表法分为对照组和研究组各88例。对照组给予保妇康栓治疗,研究组在此基础上加用上方,治疗期间记录药物不良反应的发生情况,评价两组的疗效。结果:治疗后,研究组总有效率为95.46%,高于对照组的85.23%,差异有统计学意义($P<0.05$)。研究组高危型HPV转阴率84.09%,对照组高危型HPV转阴率63.64%,差异有统计学意义($P<0.01$)。[①]

5. **龙胆泻肝汤加减1** 龙胆草10克、当归3克、生地黄10克、栀子9克、泽泻10克、柴胡5克、土茯苓10克、车前子10克、黄芩12克、木通5克、生甘草5克、薏苡仁10克、白术10克。每日1剂,煎服,分2次服用。谭茗丹选择90例宫颈炎合并HPV感染患者,根据治疗方法分为观察组和对照组各45例。对照组给予单一保妇康栓治疗,观察组则给予保妇康栓联合龙胆泻肝汤加减治疗。结果:治疗组宫颈炎合并HPV感染控制率为97.78%,高于对照组的68.89%,差异具有统计学意义($P<0.05$)。[②]

6. **补中益气汤加减1** 白术10克、升麻10克、柴胡10克、当归10克、陈皮6克、黄芪30克、党参15克、炙甘草8克、干姜5克。上述方药,添水熬制,去渣留汁,约取300毫升,每日2次,早、晚各1次,温服。陈晓玲将88例脾虚型慢性宫颈炎患者分成对照组和观察组各44例。对照组患者采取常规西医方法治疗,观察组患者采用补中益气汤加减治疗,比较两组临床疗效。结果:观察组总有效率为95.45%,和对照组的70.45%比较,差异有统计学意义($P<0.05$)。[③]

7. **补中益气汤** 黄芪15克、人参(党参)15克、炙甘草15克、柴胡12克、白术10克、当归10克、陈皮6克、升麻6克、生姜9片、大枣6枚。每

日取1剂药,1000~1200毫升水浸泡后煎煮至一碗水(300~400毫升),分早晚2次,温服。刘丽萍等选取65例脾虚型慢性宫颈炎患者作为研究对象,随机分为对照组32例和观察组33例。对照组予常规西药治疗,观察组增加补中益气汤治疗,对比两组临床疗效、不良反应及复发情况。结果:治疗后,观察组总有效率为93.94%,显著高于对照组的78.13%,差异有统计学意义($P<0.05$)。[④]

8. **止带方加减1** 白术15克、茯苓20克、车前子(布包煎)20克、泽泻15克、茵陈15克、赤芍10克、牡丹皮10克、黄柏10克、栀子10克、牛膝15克、紫草10克、苦参10克、板蓝根20克、土贝母15克、黄芪30克、莪术10克、甘草6克。每日1剂,每剂药物均由医院煎药室采用煎药机统一煎煮2次,混合药液至400毫升,分早晚2次温服。张明哲等将190例符合研究的中、重度慢性宫颈炎合并HPV感染患者随机分为观察组和对照组各95例,后共脱落10例。两组患者均采用LEEP术(宫颈环形电切术)。术后,对照组89例患者给予治带片口服,每次5片,每日3次;观察组91例患者采用止带方加减内服。两组患者均连续治疗4个月经周期。结果:治疗后观察组疗效优于对照组($P<0.05$);观察组糜烂面积、糜烂类型、阴道清洁度、带下的量、带下性质等临床症状、体征评分均低于对照组(均$P<0.01$)。[⑤]

9. **核异消颗粒** 黄柏2克、莪术0.3克、冰片0.6克、木贼草1.5克、半枝莲1.5克。患者于月经干净后的第3天开始阴道内纳药治疗。寇海梅等将240例宫颈糜烂患者随机分为治疗组123例与对照组117例。治疗组采用核异消颗粒局部治疗,对照组采用保妇康栓治疗,每个月经周期治疗10天,连续治疗2个周期。结果:治疗组重度宫颈糜烂治愈率显著高于对照组,两组差异有统计学意义($P<0.05$);治疗组总有效率为97.56%,显著高于对照组的88.03%,两组差异有统计学意义

① 陈伶俐,等.止带方联合保妇康栓治疗慢性宫颈炎合并高危型HPV感染临床研究[J].新中医,2019,51(1):149-152.
② 谭茗丹.龙胆泻肝汤加减治疗宫颈炎合并HPV感染疗效观察[J].深圳中西医结合杂志,2018,28(9):46-48.
③ 陈晓玲.补中益气汤加减治疗脾虚型慢性宫颈炎临床观察[J].双足与保健,2018(9):35-36.
④ 刘丽萍,等.补中益气汤联合西药治疗脾虚型慢性宫颈炎的疗效分析[J].系统医学,2018,3(1):21-23.
⑤ 张明哲,叶贵丹.止带方加减治疗慢性宫颈炎合并HPV感染LEEP术后观察[J].中国实验方剂学杂志,2017,23(17):211-216.

（$P<0.05$）；治疗组 HPV 总体转阴率为 86.99%，显著高于对照组的 77.78%，差异有统计学意义（$P<0.05$）。[①]

10. 龙胆泻肝汤加减2 龙胆草 10 克、黄芩 12 克、栀子 9 克、泽泻 10 克、木通 5 克、当归 3 克、生地黄 10 克、柴胡 5 克、生甘草 5 克、车前子 10 克、薏苡仁 10 克、白术 10 克、土茯苓 10 克。每日 1 剂，煎服，分早晚各 1 次分服。张泽华等将 50 例宫颈炎合并 HPV 感染的有性活的患者随机分为对照组和治疗组各 25 例。对照组采用保妇康栓常规治疗，治疗组在对照组治疗的基础上加用龙胆泻肝汤加减治疗。结果：治疗组总有效率为 96.0%，对照组为 76.0%，差异有统计学意义（$P<0.05$）。[②]

11. 加味五味消毒饮1 金银花 15 克、天葵子 15 克、野菊花 15 克、丹参 15 克、蒲公英 15 克、紫花地丁 15 克、山豆根 10 克、枳壳 10 克、白花蛇舌草 20 克、板蓝根 20 克、甘草 6 克。魏颖选取 80 例解脲支原体阳性宫颈炎患者，根据治疗方式不同分为研究组与对照组各 40 例。对照组给予阿奇霉素联合克拉霉素，研究组给予加味五味消毒饮联合阿奇霉素，并观察两组患者治疗后疗效。结果：两组总转阴率、复发率、总有效率比较，差异均有统计学意义（均 $P<0.05$）。结论：阿奇霉素联合加味五味消毒饮治疗解脲支原体型阳性宫颈炎，可显著改善症状，复发率低。[③]

12. 加味五味消毒饮2 紫花地丁 15 克、蒲公英 15 克、天葵子 15 克、山豆根 10 克、白花蛇舌草 20 克、板蓝根 20 克、野菊花 15 克、甘草 6 克、枳壳 10 克。用开水煎煮后，给予患者口服，每日 1 剂。陈晨选取 52 例解脲支原体阳性宫颈炎患者，随机将患者分为对照组和观察组各 26 例。对照组采用阿奇霉素联合克拉霉素治疗，观察组采用加味五味消毒饮与阿奇霉素联合治疗，比较两组患者

的治疗效果与随访 3 个月后的疾病复发情况。结果：观察组总有效率为 96.2%，对照组总有效率为 80.8%，差异有统计学意义（$P<0.05$）。观察组疾病复发率为 3.8%，对照组疾病复发率为 23.1%，差异有统计学意义（$P<0.05$）。不良反应发生率观察组为 3.8%，对照组为 19.2%，差异有统计学意义（$P<0.05$）。[④]

13. 补气益中汤加减2 白术 10 克、升麻 10 克、柴胡 10 克、当归 10 克、陈皮 6 克、黄芪 30 克、党参 15 克、炙甘草 8 克、干姜 5 克。水煎服，约取 300 毫升，每日 2 次，早晚各 1 次温服。陶丽群等将 80 例脾虚型慢性宫颈炎患者分为治疗组和对照组各 40 例。对照组予克拉霉素缓释片，对照组予补中益气汤。两组均进行 2 个月的治疗。结果：治疗组总有效率为 95.45%，对照组总有效率为 70.45%，两组总有效率比较有显著性差异（$P<0.05$）。[⑤]

14. 完带汤加味 白术 30 克、山药 30 克、人参（炖服）6 克、白芍 15 克、苍术 12 克、陈皮 10 克、车前子 10 克、焦荆芥穗 6 克、柴胡 6 克、甘草 6 克。随症加减：肾虚腰痛，加杜仲、寄生、菟丝子以固肾气；寒凝腹痛，加艾叶、香附以理气散寒；带下日久，滑脱不固，加金樱子、芡实、龙骨、牡蛎、乌贼骨以固涩止带。每日 1 剂，水煎早晚温服，10 天为 1 个疗程，服药 1～3 个疗程。周蓉芳等以上方加减治疗 98 例慢性宫颈炎患者，总有效率为 87.8%。[⑥]

15. 完带汤加减1 白术 30 克、山药 30 克、党参 15 克、白芍 15 克、车前子（包煎）9 克、苍术 9 克、甘草 3 克、陈皮 6 克、黑芥穗 10 克、柴胡 6 克。随症加减：脾虚及肾兼腰痛者，加续断 10 克、杜仲 10 克、菟丝子 10 克；兼寒凝腹痛者，加香附 10 克、艾叶 10 克；带下日久，滑脱不止者，加芡实 10 克、龙骨 15 克、牡蛎 15 克、乌贼骨 15 克、金樱子 10 克。每日 1 剂，水煎服，分 2 次饭后半小时服用，经期停服，每 7 剂为 1 个疗程，根据病情轻重使用

① 寇海梅，等.核异消颗粒治疗慢性宫颈炎合并高危型 HPV 感染疗效观察[J].山西中医，2017，33(7)：46－47，56.
② 张泽华，林洁.龙胆泻肝汤加减治疗宫颈炎合并 HPV 感染 25 例疗效观察[J].湖南中医杂志，2016，32(11)：62－63.
③ 魏颖.加味五味消毒饮联合阿奇霉素治疗解脲支原体阳性宫颈炎的临床疗效[J].实用中西医结合临床，2015，15(1)：57－58.
④ 陈晨.加味五味消毒饮联合阿奇霉素治疗解脲支原体阳性宫颈炎的疗效观察[J].中外医学研究，2014，12(20)：28－29.
⑤ 陶丽群，等.补中益气汤加减治疗脾虚型慢性宫颈炎临床观察[J].浙江中医杂志，2014，49(7)：497－498.
⑥ 周蓉芳，等.完带汤加味治疗慢性宫颈炎 98 例[J].内蒙古中医药，2013，32(29)：18－19.

1～3个疗程。刘季媛以上方加减治疗58例脾虚型带下病患者。结果：患者临床总症状的有效率为100%，中医主症的有效率为98.3%，中医次症的有效率为96.6%。①

16. 止带方加减2 黄柏15克、椿根皮15克、茯苓12克、泽泻12克、车前子15克、苦参9克、牡丹皮9克、红藤15克、蒲公英15克、败酱草15克、牛膝15克、赤芍12克。上药加水300毫升，文火煎30分钟，取汁150毫升，二煎加水200毫升，煎20分钟，取汁100毫升。两煎混匀后分2次饭后服，每日1剂。徐萍以上方治疗37例宫颈病变患者，治愈率为86.5%。②

17. 五味消毒饮加味 金银花15克、野菊花15克、蒲公英15克、紫花地丁10克、白鲜皮10克、石菖蒲10克、黄柏10克、赤芍10克、土茯苓20克、泽泻10克、白花蛇舌草20克、生地黄10克、当归尾10克。随症加减：气滞血瘀者，加丹参10克、陈皮6克；脾气虚者，加山药15克、炒白术10克；热毒重者，加龙胆草10克、车前草10克。每日1剂，水煎2次取汁800毫升，早晚分服，1个月为1个疗程。侯志霞以上方加减治疗31例支原体感染宫颈炎患者，治愈率为64.52%，总有效率为87.10%。③

18. 完带汤加减2 白术10克、苍术10克、党参10克、甘草10克、车前子10克、柴胡5克、陈皮5克、茯苓30克、山药30克、大枣30克。每日1剂，水煎服，早晚2次分服。张团昌等以上方治疗60例慢性宫颈炎患者，总有效率为95%。④

19. 子宫丸 白矾585克、乳香10.5克、没药9克、蛇床子4.2克、钟乳石13.2克、雄黄13.2克、硼砂1.2克、硇砂1.05克、儿茶10.8克、血竭7.5克、章丹46.5克、冰片1.05克、麝香1.2克。先用水2碗煮白矾数沸至略稠状，后加其余8味药，加

水三五匙，再煮10分钟，入章丹、血竭，再加水2匙煮开。使药呈黏液状时再加冰片、麝香搅拌，加水30毫升，文火煮至糊状，将药摊在石板上，制成每丸约0.9克，3～4分钟后药丸凝干。铲下保存，用时每次1丸置于子宫颈上，每周1次，4次为1个疗程。月经前后3天内不可上药。适用于湿热型子宫颈糜烂。⑤

20. 宫糜膏（国培经验方） 青黛100克、松香300克、樟脑150克、银珠25克、五倍子100克。上药制成油膏后，浸入纱布条。消毒局部，拭净分泌物，以油纱条盖敷糜烂面，用消毒大棉球填塞，隔日更换1次。孕妇禁用。治疗过程中禁止性交及盆浴，经期停用。适用于湿热型子宫颈糜烂。⑥

21. 清涤湿浊冲洗剂（尹桔垣经验方） 苦参20克、大黄20克、金银花藤20克、薄荷12克、荆芥10克、蛇床子15克、地肤子12克、芒硝12克、蒲公英15克。布包煮水，坐浴冲洗，每日2次。适用于急性宫颈糜烂，症见带下如注，质浓而有臭气。⑦

22. 参苓白术散 党参20克、白术20克、茯苓20克、薏苡仁30克、桔梗12克、陈皮10克、淮山药15克、泽泻15克、赤芍15克、牡丹皮15克、炙没药9克、甘草6克。随症加减：带下秽臭者，加鱼腥草30克、败酱草20克；下腹疼痛者，加川楝子10克、延胡索15克；赤白带下者，加炒地榆15克、乌贼骨15克。上方加水浸泡30分钟后煎煮。三煎兑匀分3次温服，每日1剂。李萍等以上方加减治疗50例慢性宫颈炎患者，有效率为98%。⑧

23. 完带汤 白术30克、山药30克、人参10克、车前子10克、苍术10克、白芍15克、陈皮6克、黑荆芥穗6克、柴胡6克、甘草6克。随症加

① 刘季媛.完带汤加减治疗脾虚型带下病的临床观察[D].南京：南京中医药大学，2012.
② 徐萍.止带方加减治疗宫颈病变电灼术后湿热下注型宫颈病变37例[J].福建中医药，2010，41（5）：23－24.
③ 侯志霞.五味消毒饮加味治疗支原体感染宫颈炎31例[J].山东中医杂志，2010，29（2）：98.
④ 张团昌，等.完带汤加减治疗慢性宫颈炎60例[J].山西中医学院学报，2008，9（3）：33.
⑤ 夏桂成.中医临床妇产学[M].北京：人民卫生出版社，2007：213.
⑥ 夏桂成.中医临床妇产学[M].北京：人民卫生出版社，2007：214.
⑦ 夏桂成.中医临床妇产学[M].北京：人民卫生出版社，2007：216.
⑧ 李萍，等.参苓白术散配合微波治疗慢性宫颈炎50例[J].四川中医，2003，21（2）：48.

减：白带偏黄者,加黄柏15克。每日1剂,早晚分煎,2次温服。周耀湘以上方加减治疗45例慢性宫颈炎患者。结果：痊愈率为80%,好转率为20%。总有效率为100%。[1]

24. 止带汤 苍术30克、薏苡仁30克、猪苓15克、泽泻15克、丹参10克、牛膝10克。郭文英等以上方治疗58例慢性宫颈炎患者,总有效率为100%。[2]

25. 治糜灵 儿茶25克、苦参25克、黄柏25克、枯矾20克、冰片5克。上药洗净烘干,共为细面,过200目筛,用时取适量香油调成糊状,先用干棉球清拭阴道后,将带线棉球蘸药糊敷贴在宫颈糜烂面上,24小时后取出,隔2日上药1次,10次为1个疗程。[3]

26. 宫颈1号粉、宫颈2号粉、外阴冲洗粉
宫颈1号粉：黄柏200克、大黄200克、黄芩200克、苦参200克、煅龙骨200克、土茯苓200克、紫草100克、冰片60克、黄连50克。宫颈2号粉：1号粉加炉甘石60克、乌贼骨50克。外阴冲洗粉：苦参200克、蛇床子150克、黄柏120克、明矾120克、地肤子120克、五倍子120克、艾叶120克、土茯苓120克、黄连40克、花椒60克。上三方分别研细末,过100目筛,贮瓶备用,先用外阴冲洗粉煎汁洗患者外阴后,暴露宫颈,用煎汁再行冲洗宫颈,用消毒棉球拭干后将药粉扑撒于宫颈糜烂面。每日1次,10次为1个疗程。宫颈1号粉可清热燥湿、消炎解毒、活血生肌、杀虫止痒;宫颈2号粉有加强收涩敛疮的作用。[4]

27. 治糜粉1号、治糜粉2号、治糜粉3号
治糜粉1号：蛤粉30克、樟丹15克、硼砂0.3克、硇砂0.3克、乳香3克、没药3克、冰片3克。治糜粉2号：1号去硇砂、硼砂。治糜粉3号：蛤粉30

克、樟丹15克、冰片2克。上三方分别研为细末,按糜烂程度取适量撒于病变部位,每日1次,10次为1个疗程。治糜粉1号适用于重度宫颈糜烂;治糜粉2号适用于中度宫颈糜烂;治糜粉3号适用于轻度宫颈糜烂。[5]

28. 宫颈炎丸 乳香9.9克、雄黄13.2克、硼砂12克、麝香12克、血竭7.5克、没药9克、冰片1.05克、硇砂1.05克、红丹46.5克、蛇床子4.2克、儿茶10.8克、钟乳石13.2克、明矾604克。制成丸重0.7～0.9克。每15日宫颈深部上药1次,每次1丸,30日为1个疗程。[6]

29. 龙胆泻肝散 车前、木通、栀子、泽泻、柴胡、龙胆草、黄柏、黄芪、生地黄、当归、败酱草。田桂芝等以上方治疗356例慢性宫颈炎患者,有效率为93.3%。[7]

单 方

1. 紫草油 组成：紫草200克。制备方法：将紫草200克筛去杂质,入菜油500克中炸枯,过滤,制成40%的紫草油。用法用量：常规消毒外阴,用窥阴器暴露宫颈。干棉球轻擦宫颈口分泌物,用紫草油棉球涂擦宫颈及阴道上端,间日1次,10次为1个疗程。临床应用：陈丽华以上方治疗91例宫颈炎患者,治愈58例,治愈率为63.7%;治疗宫颈糜烂75例,痊愈63例,显效6例,好转3例,总有效率为96%。[8]

2. 儿白粉(鲍淑芬经验方) 组成：儿茶、白及各等份。用法用量：上药共研细末,先用0.1%新洁尔灭棉球将阴道内分泌物擦净,将药物涂在宫颈糜烂处,后将干棉球塞入阴道,次日取出。适用于湿热型慢性宫颈炎。[9]

① 周耀湘.完带汤治疗慢性宫颈炎45例小结[J].中医药导报,2007,13(3)：28,44.
② 郭文英,任体祥.止带汤治疗慢性宫颈炎58例[J].云南中医中药杂志,1997(2)：17.
③ 马大正.妇产科疾病中医治疗全书[M].广州：广东科技出版社,1996：246.
④ 马大正.妇产科疾病中医治疗全书[M].广州：广东科技出版社,1996：247.
⑤ 马大正.妇产科疾病中医治疗全书[M].广州：广东科技出版社,1996：248.
⑥ 马大正.妇产科疾病中医治疗全书[M].广州：广东科技出版社,1996：252.
⑦ 田桂芝,等.龙胆泻肝散治疗慢性宫颈炎疗效观察[J].中医药信息,1989(6)：38.
⑧ 陈丽华.紫草油在临床中的运用[J].医学信息(中旬刊),2010,5(5)：1255.
⑨ 夏桂成.中医临床妇产学[M].北京：人民卫生出版社,2007：215.

中　成　药

1. 康妇消炎栓　组成：苦参、败酱草、紫花地丁、穿心莲、蒲公英、猪胆粉、新疆紫草、芦荟［葵花药业集团（伊春）有限公司生产，国药准字Z23022143］。功效主治：清热解毒，利湿散结，杀虫止痒；适用于湿热瘀结型宫颈炎。用法用量：将1粒康妇消炎栓塞肛。临床应用：涂宇微将74例宫颈炎患者分为单一组和联合组各37例。单一组使用保妇康栓治疗，联合组使用保妇康栓加康妇消炎栓治疗。结果：联合组总有效率为97.29％，单一组总有效率为86.49％，联合组治疗总有效率明显高于单一组，差异显著（P＜0.05）。单一组阴道接触性出血消失、阴道排液及宫颈糜烂愈合时间均长于联合组，差异显著（P＜0.05）。①

2. 保妇康栓　组成：莪术油、冰片。功效主治：行气破瘀，生肌止痛；适用于湿热瘀结型宫颈炎。用法用量：于患者睡前取一枚保妇康栓放置于阴道内，每日1次。临床应用：李洪霞将90例慢性宫颈炎患者分为实验组和对照组各45例。对照组予以甲硝唑片，每晚1片，可在睡前通过手套将药物放置在阴道后穹窿。实验组则在对照组的基础上加用保妇康栓治疗。对所有患者均进行为期3个月的随访观察。结果：实验组临床治疗总有效率为93.33％，明显高于对照组的77.78％，两组对比有统计学意义（P＜0.05）。②

3. 金刚藤胶囊联合复方沙棘籽油栓　金刚藤胶囊：金刚藤（湖北福人药业股份有限公司生产，国药准字Z19991031）。用法用量：每次取4粒口服，每日3次。沙棘籽油栓：沙棘籽油、蛇床子、乳香、没药、苦参、炉甘石、冰片（陕西海天制药有限公司生产，国药准字Z19991076）。用法用量：取1粒放置于阴道内，每隔24小时更换1次。

临床应用：孔美然将600例慢性宫颈炎患者随机分为对照组与治疗组各300例。对照组采用0.5克阿奇霉素＋5％生理盐水500毫升，静滴，每日1次，持续用药5天为1个疗程。治疗组采用金刚藤胶囊结合复方沙棘籽油栓治疗。两组治疗6周后观察疗效。结果：治疗组有效率为98.00％，较对照组的87.33％更高，两组比较有显著差异（P＜0.05）；治疗组治疗后的IL-6、IL-1低于对照组，IL-10高于对照组，两组对比有显著差异（P＜0.05）。③

4. 苦参凝胶（注入）　组成：苦参（贵阳新天药业股份有限公司生产，国药准字Z20050058）。用法用量：辅助治疗，每日1支，将其注入患者阴道深处。临床应用：索南措将138例宫颈糜烂患者分为观察组和对照组各69例。对照组予常规电熨疗法，观察组加用苦参凝胶。结果：观察组临床治疗总有效率95.7％，明显高于对照组的78.3％，组间对比差异明显（P＜0.05）；观察组患者复发率为2.9％，对照组患者复发率为13.0％，两组对比后差异明显（P＜0.05）。④

5. 妇科千金片　组成：千斤拔、金樱根、穿心莲、功劳叶、单面针、当归、鸡血藤、党参。功效主治：清热除湿，益气化瘀；适用于湿热瘀结所引发的带下病。用法用量：每次6片，每日3次。临床应用：郭琨钰将86例慢性盆腔炎或慢性宫颈炎患者随机分为两组，观察组43例予妇科千金片，对照组43例予常规治疗，对比两组患者的治疗有效率及用药不良反应发生率。结果：治疗总有效率观察组为95.35％，对照组为69.77％，差异具有统计学意义（P＜0.05）；不良反应发生率观察组为2.33％，对照组为23.26％，差异具有统计学意义（P＜0.05）。⑤

6. 宫必宁（栓剂）　组成：野菊花10克、青叶胆10克、香附5克、白及3克。制备方法：加水煮

① 涂宇微.康妇消炎栓联合保妇康栓治疗宫颈炎的临床疗效分析［J］.基层医学论坛，2018，22（23）：3332-3333.
② 李洪霞.甲硝唑联合保妇康栓治疗慢性宫颈炎的临床研究［J］.黑龙江医药，2018，31（4）：807-809.
③ 孔美然.金刚藤胶囊联合复方沙棘籽油栓治疗慢性宫颈炎疗效及对血清炎症因子水平的影响［J］.数理医药学杂志，2018，31（5）：729-731.
④ 索南措.苦参凝胶辅助治疗宫颈糜烂的临床疗效观察［J］.世界最新医学信息文摘，2017，17（8）：94，96.
⑤ 郭琨钰.妇科千金片治疗慢性盆腔炎和慢性宫颈炎的疗效探讨［J］.世界最新医学信息文摘，2017，17（98）：87.

沸提取两次,滤液浓缩至 2∶1(2 毫升相当于原生药 1 克),加 95% 的乙醇至含醇量达 75% 放置 12小时,过滤,滤液回收乙醇后浓缩至 1∶10,以药用明胶为基质,按栓剂常规制备方法制备成栓剂,每粒重 3 克,每粒相当于原生药 1 克。用法用量:将宫必宁栓置于宫颈处,每日 1 次,每次 1 粒,7天为 1 个疗程,一般治疗 1～2 个疗程。临床应用:汪鋆植将 316 例宫颈糜烂患者随机分为妇炎宁组 160 例与宫必宁组 156 例。两组上药前以 1∶5 000 的高锰酸钾或洁尔阴洗液冲洗干净阴道及宫颈分泌物,宫必宁组采用宫必宁栓,妇炎灵组采用将妇炎灵胶囊中药物置于消毒带线

棉球上,置于宫颈处,每次 3 粒,90 分钟后取出棉球。每天 1 次,7 天为 1 个疗程,一般治疗 1～2 个疗程,上药期间禁止坐浴及性生活,治疗期间停用其他药物。结果:宫必宁组治愈 100 例,显效 40例,无效 16 例,总有效率为 89.7%;妇炎灵组治愈82 例,显效 52 例,无效 26 例,总有效率为 83.8%。经统计学分析,宫必宁组疗效优于妇炎灵组(P<0.05)。[1]

7. 清宫散膜剂　组成:西瓜霜 24 克、青黛 24克、冰片 3 克、硼砂 36 克、炉甘石 36 克、煅石膏 48克(200 片药膜)。适用于轻、中、重度宫颈糜烂。用法用量:每次取药膜 1 片,贴于宫颈糜烂面。[2]

① 汪鋆植,等.宫必宁治疗宫颈糜烂的临床观察[J].中国中西医结合杂志,1999(4):247.
② 马大正.妇产科疾病中医治疗全书[M].广州:广东科技出版社,1996:247.

慢性盆腔炎

概　述

慢性盆腔炎是指女性内生殖器及其周围结缔组织、盆腔腹膜的慢性炎症。常为急性盆腔炎未彻底治疗，在患者体质较差的情况下，急性盆腔炎的病程可迁延及反复发作，造成慢性盆腔炎；但是亦可无急性盆腔炎症病史过程，如沙眼衣原体感染所致输卵管炎。慢性盆腔炎病情较顽固，可导致月经紊乱、白带增多、腰腹疼痛及不孕等。慢性盆腔痛为主要表现，常引起下腹部坠胀、疼痛及腰骶部酸痛，且常在劳累、长时间站立、性交后及月经前后加剧，重者影响工作。可有月经异常、全身症状等。可并发慢性盆腔疼痛、不孕、异位妊娠（主要是输卵管妊娠）、腹膜炎、败血症、肠梗阻等。往往经久不愈，并可反复发作，导致月经异常、不孕、输卵管妊娠、慢性盆腔痛等。所致的盆腔广泛粘连、输卵管损伤，输卵管防御能力下降，易造成再次感染，病情反复发作，导致慢性盆腔炎的急性发作。

临床症状主要如下。（1）慢性盆腔痛：慢性炎症形成的瘢痕粘连以及盆腔充血，常引起下腹部坠胀、疼痛及腰骶部酸痛。常在劳累、长时间站立、性交后及月经前后加剧。重者影响工作。（2）不孕及异位妊娠：输卵管粘连阻塞可致不孕和异位妊娠。急性盆腔炎后不孕发生率为 $20\%\sim30\%$ 。并随着病情的发展，不孕率呈现上升趋势。（3）月经异常：子宫内膜炎常有白带增多、月经紊乱、经血量多痛经，性感不快；盆腔淤血可致经量增多；卵巢功能损害时可致月经失调。（4）全身症状：多不明显，有时仅有低热，易感疲倦。由于病程时间较长，部分患者可出现神经衰弱症状，如精神不振、周身不适、失眠等。当患者抵抗力差时，易有急性或亚急性发作。

体征表现子宫多后倾、活动受限或粘连固定；或输卵管增粗压痛；或触及囊性包块；或子宫旁片状增厚压痛等。若为子宫内膜炎，子宫增大、压痛；若为输卵管炎，则在子宫一侧或两侧触到呈索条状的增粗输卵管，并有轻度压痛。若为输卵管积水或输卵管卵巢囊肿，则在盆腔一侧或两侧触及囊性肿物，活动多受限。若为盆腔结缔组织炎时，子宫常呈后倾后屈，活动受限或粘连固定，子宫一侧或两侧有片状增厚、压痛，宫骶韧带常增粗、变硬，有触痛。

本病属中医"热入血室""带下病""产后发热""妇人腹痛""癥瘕"等范畴。"热入血室"是古代中医文献中记载的一个病名，最早记载出于中医经典名著《伤寒论》和《金匮要略》。经过历代中医学医家的讨论和完善，现特指"妇女经期、产后或施行人流、引产术后等，在血室（子宫）空虚之际，感受外邪所致病者"。主症见下腹部或胸胁下硬满，发热恶寒，重则可有白天神志清醒，夜晚则胡言乱语，神志异常等。"热入血室"现多认为属于盆腔炎性疾病（包括子宫体炎、输卵管卵巢炎、盆腔结缔组织炎、盆腔腹膜炎）和产褥感染的范畴，常发生在宫腔操作术后和产后，也有现代研究按照"热入血室"理论治疗经期感冒、经期神志异常、产后发热、产褥期精神病、产后阴道血肿、流产后眩晕等也取得了良好的效果。妇女不在行经、妊娠及产后期间发生小腹或少腹疼痛，甚则痛连腰骶者，称为"妇人腹痛"，亦称"妇人腹中痛"。本病相当于西医学的盆腔炎、子宫颈炎、子宫肥大症及盆腔淤血症等引起的腹痛。

辨 证 施 治

1. 寒湿瘀阻证　主症：下腹冷痛或刺痛，腰骶酸胀痛或冷痛，带下量多，色白质稀。次症：经期腹痛加重，得温则减；月经量少或月经错后，经色暗或夹血块；大便溏泄，形寒肢冷；精神不振、疲乏无力。舌质淡暗或有瘀点，苔白腻，脉沉迟或沉涩。治疗以散寒除湿、化瘀、止痛为主。

(1) 少腹逐瘀汤加减1　丹参30克、薏苡仁30克、桂枝30克、赤芍20克、皂刺15克、乌药15克、白芷10克、小茴香10克、炮姜10克、延胡索10克、细辛3克、炙没药6克。随症加减：小腹冷痛甚者，加吴茱萸、炒艾叶；腰骶痛甚者，加桑寄生、续断；附件区包块者，加莪术、三棱。每日1剂，用水煎煮，头煎内服，二煎保留灌肠，将药渣热敷附件区，每日1次，每次20分钟。临床观察：王庆慧将98例寒湿凝滞型慢性盆腔炎患者随机分为观察组和对照组各49例。对照组给予常规西药妇炎康片治疗，观察组在对照组基础上加以上方治疗。结果：总有效率观察组为93.88%，对照组为77.55%，观察组优于对照组，差异有统计学意义($P<0.05$)。[1]

(2) 加味少腹逐瘀汤　小茴香10克、炒干姜5克、延胡索10克、没药10克、当归10克、川芎10克、赤芍15克、蒲黄10克、炒五灵脂10克、黄芪30克、党参15克、熟地黄30克、桑寄生20克、川续断15克、甘草6克。临床观察：符泽美等将116例慢性盆腔痛寒湿凝滞证患者随机分为对照组和观察组各58例。考虑有感染者给予盐酸左氧氟沙星胶囊，每次0.2克，每日3次，连续治疗14天。观察组内服上方治疗。对照组口服桂枝茯苓丸，每次6克，每日2次。两组患者均连续治疗3个月经周期，经期不停服。结果：观察组临床疗效总有效率为94.55%，高于对照组的81.48%，差异具有统计学意义($P<0.05$)。[2]

(3) 少腹逐瘀汤加减2　延胡索15克、当归15克、生蒲黄15克、茯苓15克、白术15克、薏苡仁15克、赤芍15克。随症加减：白带多者，可加苍术15克、小茴香20克、川芎10克、干姜10克、香附10克、肉桂10克；肿块明显者，可加三棱12克、莪术12克、五灵脂12克、没药12克；腰骶疼痛明显者，可加杜仲20克、续断15克。临床观察：洪学兰将82例寒湿凝滞型慢性盆腔炎患者随机分为治疗组与对照组各41例。对照组与观察组均给予吲哚美辛栓，睡前清洗会阴后塞入肛门，每日1次，而后根据患者的实际病情适当增加给药次数。观察组患者另采用上方治疗。两组患者均以持续治疗20天为1个疗程。结果：观察组治疗总有效率高于对照组($P<0.05$)，观察组躯体功能、心理功能、社会功能、物质生活评分高于对照组($P<0.05$)。[3]

2. 气滞血瘀证　症见少腹部胀痛或者刺痛，经行腰腹部疼痛加重，经血量多有块，瘀块排出则痛减，带下量多，婚久不孕；经前情志抑郁，乳房胀痛；舌体紫暗，有瘀斑、瘀点，苔薄白，脉弦涩。治宜活血化瘀。

(1) 膈下逐瘀汤加味1　桃仁10克、红花6克、当归10克、川芎10克、赤芍10克、柴胡10克、枳壳15克、甘草6克、白芍10克、延胡索10克、五灵脂10克、乌药10克、香附10克、佛手15克、牡丹皮10克、丹参10克。每日1剂，水煎至400毫升，分早饭和晚饭后2次温服。临床观察：黄玉英将70例气滞血瘀证慢性盆腔炎患者随机分为观察组和对照组各35例。对照组予服用奥硝唑分散片，每次1片，每日2次，早晚饭后15分钟服用；桂枝茯苓胶囊，每次3粒，每日3次，三餐后30分钟服用。观察组采用口服上方治疗，两组患者均以2周为1个疗程，连续治疗2个疗程，治疗结束后对两组中临床痊愈的患者进行为期2个

① 王庆慧.少腹逐瘀汤治疗寒湿凝滞型慢性盆腔炎的临床分析[J].中国冶金工业医学杂志,2020,37(2)：206-207.
② 符泽美,等.加味少腹逐瘀汤治疗盆腔炎性疾病后遗症-慢性盆腔痛寒湿凝滞证的临床分析[J].中国实验方剂学杂志,2018,24(10)：200-205.
③ 洪学兰.少腹逐瘀汤加减治疗寒湿凝滞型慢性盆腔炎的临床疗效[J].临床合理用药杂志,2018,11(9C)：125-126.

月随访以评估远期疗效。结果：观察组总有效率为 91.4%，对照组总有效率为 77.1%，观察组临床疗效优于对照组（$P<0.05$）；观察组病情复发率为 12.5%，对照组病情复发率为 100.0%，观察组病情复发率显著低于对照组（$P<0.05$）。[1]

（2）膈下逐瘀汤　当归 15 克、川芎 10 克、桃仁 10 克、赤芍 15 克、红花 5 克、枳壳 10 克、乌药 10 克、香附 10 克、延胡索 15 克、五灵脂 15 克、牡丹皮 10 克、甘草 5 克。随症加减：小腹坠胀或前后阴坠胀不适者，酌情加用柴胡 10 克、升麻 10 克行气升阳；郁而化热者，酌情加用栀子 10 克、郁金 10 克、夏枯草 15 克。临床观察：刘洁等将 86 例气滞血瘀证盆腔炎性疾病患者随机分为观察组和对照组各 43 例。对照组采用左氧氟沙星，每次 500 毫克，每日 1 次；甲硝唑，每次 200 毫克，每日 2 次。口服，连用 14 天。治疗组采用口服上方联合微波治疗，患者采取仰卧位，调整输出功率为 20 瓦，探头置于患者下腹部疼痛明显处正上方 3～5 厘米，以感温热为度，如患者感到过热应适当降低输出功率，每日 1 次，每次 20 分钟。10 天为 1 个疗程，共 3 个疗程。结果：治疗组总有效率 95.35%，对照组总有效率 79.07%，治疗组临床疗效明显优于对照（$P<0.05$）。[2]

（3）膈下逐瘀汤加味 2　当归 10 克、川芎 10 克、赤芍 15 克、桃仁 10 克、红花 10 克、牡丹皮 10 克、五灵脂 10 克、延胡索 10 克、制香附 10 克、炒枳壳 10 克、乌药 5 克、甲片 10 克、皂角刺 10 克、红藤 30 克、金银花藤 30 克。每日 1 剂，水煎 2 次饮服，每晚用原药煎第 3 次，去渣外用熏洗坐浴阴部 1 次。1 个月为 1 个疗程。临床观察：许戈以上方治疗 34 例慢性盆腔炎患者，总有效率 97%。[3]

3. 湿热瘀结证　主症：下腹胀痛或刺痛，痛处固定；腰骶胀痛；带下量多，色黄质稠。次症：神疲乏力，经期腹痛加重，月经量多或伴经期延长；小便黄，大便干燥或溏而不爽。舌质红或暗红，或见边尖瘀点或瘀斑，苔黄腻或白腻，脉弦滑或弦涩。治宜清热除湿、化瘀止痛。

（1）银甲丸 1　金银花 15 克、连翘 15 克、升麻 15 克、红藤 24 克、蒲公英 24 克、生鳖甲 24 克、紫花地丁 30 克、生蒲黄 12 克、椿根皮 12 克、大青叶 12 克、茵陈 12 克、琥珀末 12 克、桔梗 12 克，上药并研细末，炼蜜成 63 丸，此为 1 周量。每次 3 丸，每日 3 次。临床观察：谷蓓蓓将 81 例湿热淤结型慢性盆腔炎患者随机分为观察组 41 例和对照组 40 例。所有患者均给予抗炎及物理治疗。对照组在此基础上采用头孢曲松钠静脉滴注，每次 2.0 克，加入 250 毫升 0.9% 的氯化钠注射液中，每日 1 次；甲硝唑静脉滴注，每次 1 瓶，每日 1 次。观察组在对照组基础上加用上方治疗。7 天为 1 个疗程，对照组 2 个疗程，观察组 3 个疗程。结果：观察组总有效率为 95.12%，明显高于对照组的 80.00%，差异具有统计学意义（$P<0.05$）。[4]

（2）银甲丸加减 1　金银花 12 克、连翘 12 克、升麻 6 克、红藤 20 克、蒲公英 30 克、醋鳖甲 20 克、紫花地丁 20 克、生蒲黄 10 克、椿根 10 克、大青叶 10 克、桔梗 12 克、当归 15 克、生薏苡仁 20 克、五灵脂 9 克、升麻 6 克、路路通 12 克。每日 1 剂，常规水煎煮 2 次，取药液 300 毫升，分早晚 2 次内服。临床观察：陈芳等将 150 例湿热瘀结盆腔炎性不孕患者随机分为观察组和对照组，排除脱落案例后观察组 68 例，对照组 65 例。对照组采用口服盐酸左氧氟沙星片，每次 0.1 克，每日 3 次，疗程 14 天；观察组在对照组治疗的基础上加用上方，从术后开始，连续使用 3 个月经周期，经期停服。2 个月经周期后，两组均可试孕，连续观察 6 个月经周期，或获得妊娠，后继续随访 3 个月。结果：妊娠率观察组为 66.17%，对照组为 47.69%，比较有统计学意义（$P<0.05$）；其中观察组异位妊娠率为 2.22%，低于对照组的 12.90%。治疗后两组患者湿热瘀结证评分均较治疗前明显

① 黄玉英.膈下逐瘀汤加味治疗气滞血瘀证慢性盆腔炎疗效观察[J].广西中医药,2018,41(3)：68-70.
② 刘洁,等.膈下逐瘀汤联合微波治疗盆腔炎性疾病临床观察[J].亚太传统医药,2017,13(21)：99-100.
③ 许戈.膈下逐瘀汤加味治疗慢性盆腔炎 34 例[J].陕西中医学院学报,2001,24(1)：28-29.
④ 谷蓓蓓.银甲丸联合抗生素治疗湿热淤结型慢性盆腔炎疗效观察[J].医学理论与实践,2017,30(8)：1191-1192.

下降($P<0.01$),观察组湿热瘀结证评分低于对照组($P<0.01$)。[1]

(3)银甲丸2 金银花15克、连翘15克、升麻15克、红藤24克、蒲公英24克、鳖甲24克、紫花地丁30克、生蒲黄12克、椿根皮12克、大青叶12克、茵陈12克、琥珀末12克、桔梗12克。临床观察:靳慧阳将50例湿热瘀结证慢性盆腔炎患者随机分为观察组和对照组各25例。对照组给予头孢曲松钠,每日2克,加入0.9%氯化钠注射液100毫升静脉滴注;甲硝唑注射液,每日0.5克,加入5%葡萄糖注射液100毫升静脉滴注。治疗组在此基础上加用上方治疗。7天为1个疗程,3个疗程后评价临床疗效及不良反应。结果:治疗组总有效率为92%,对照组总有效率为80%,两组总有效率具有显著性差异($P<0.05$)。[2]

(4)清热调血汤加减1 牡丹皮、黄连、生地黄、当归、白芍、川芎、红花、桃仁、延胡索、莪术、香附。随症加减:非月经期,药用牡丹皮、黄柏、生地黄、当归、川芎、延胡索、香附、蒲公英、连翘;月经期,药用牡丹皮、当归、白芍、川芎、红花、桃仁、延胡索、莪术、香附;腹痛重者,加炒蒲黄、五灵脂、没药;带下量多味臭秽者,加椿根皮、黄柏、茵陈、土茯苓;腹胀满,加厚朴、枳实;月经过多或经期延长者,加地榆炭、荆芥炭、侧柏炭;乏力甚兼食少者,加黄芪、焦山楂、鸡内金;盆腔局部形成脓肿者,加红藤、败酱草、白芷;腰骶酸痛者,加杜仲、续断、桑寄生;有包块者,加皂角刺、三棱、莪术。临床观察:刘志超以上方加减治疗42例慢性盆腔炎患者,总有效率为95.24%。[3]

(5)仙方活命饮加味1 白芷20克、贝母20克、防风15克、赤芍20克、当归15克、皂角刺10克、甲片3克、天花粉10克、乳香10克、没药10克、金银花30克、陈皮10克、薏苡仁30克、车前子10克、甘草5克。随症加减:腹痛明显,加白芍10克、延胡索10克;腹部结块,加三棱10克、莪术

10克;舌苔黄燥、大便秘结,加大黄10克。临床观察:刘志红等将116例急性盆腔炎患者随机分为对照组和观察组各58例。观察组与对照组均卧床休息,予高热量、高蛋白质、高维生素流食或半流食,纠正电解质和酸碱失衡,高热者则物理降温,腹胀者胃肠减压;头孢曲松2.0克加入0.9%氯化钠注射液100毫升静脉注射,每日2次;盐酸多西环素100毫克加入0.9%氯化钠注射液100毫升静脉滴注,每日1次。观察组另加用上方加减治疗。7天为1个疗程,两组均治疗2个疗程。结果:总有效率观察组为93.1%,对照组总为82.76%,观察组优于对照组($P<0.05$)。[4]

(6)仙方活命饮加味2 白芷3克、川贝母6克、防风6克、赤芍药6克、当归尾6克、甘草节6克、皂角刺(炒)6克、甲片(炙)6克、天花粉6克、乳香6克、没药6克、金银花9克、陈皮9克。随症加减:热重痛甚者,加蒲公英6克、野菊花6克;气虚体乏者,去皂角刺、甲片,加黄芪6克、白术6克。每日1剂,自动煎药机煎至400毫升,每次200毫升,每日2次。临床观察:张秀焕等将60例急性盆腔炎(湿热瘀结证)患者随机分为治疗组和对照组各30例。治疗组与对照组均给予头孢哌酮及替硝唑静点抗炎治疗,治疗组另加用上方加减口服治疗。疗程均为2周。结果:观察组在腹痛消失时间、体温恢复正常时间、血白细胞恢复正常时间和总住院时间等方面与对照组相比,差异均有显著统计学意义($P<0.01$)。[5]

(7)仙方活命饮加味2 白芷20克、浙贝母20克、防风15克、赤芍15克、当归15克、皂角刺10克、甲片5克、天花粉20克、乳香10克、没药10克、金银花15克、陈皮10克、薏苡仁20克、车前子15克、生甘草10克。每日1剂,口服,每次100毫升,每日2次。临床观察:姚桂仙将120例急性盆腔炎患者随机分为对照组和治疗组各60例。治疗组与对照组均采用半卧位的姿势进行卧

① 陈芳,等.银甲丸加减治疗腹腔镜术后湿热瘀结盆腔炎性不孕[J].中国实验方剂学杂志,2016,22(16):195-198.
② 靳慧阳.银甲丸联合抗生素治疗湿热瘀结型慢性盆腔炎临床研究[J].中医临床研究,2016,8(17):79-80.
③ 刘志超.清热调血汤加减治疗慢性盆腔炎临床观察[J].中西医结合心血管病电子杂志,2016,4(20):186-187.
④ 刘志红,等.仙方活命饮加味治疗急性盆腔炎临床研究[J].河南中医,2016,36(6):1011-1013.
⑤ 张秀焕,等.仙方活命饮治疗急性盆腔炎(湿热瘀结证)的临床观察[J].中国中医急症,2015,24(8):1421-1422.

床休息;饮食上给予高热量、高蛋白质、高维生素的流食或半流食;注意补充液体,纠正电解质紊乱及酸碱失衡;高热时采用物理降温;有腹胀应行胃肠减压;给予静脉滴注头孢替坦二钠2克,每12小时1次;盐酸多西环素100毫克,静脉滴注,每12小时1次。经治疗后,临床病情改善持续24小时以上,继续用口服盐酸多西环素100毫克,每日2次。治疗组在此基础上加用上方治疗。7天为1个疗程,治疗组和对照组均进行为期2个疗程的治疗。结果:治疗组总有效率96.67%,对照组总有效率85%,治疗组的临床总有效率显著高于对照组($P<0.05$)。[1]

(8) 固经汤加减 黄柏6~12克、黄芩6~12克、黄芪15~30克、阿胶15克、地榆炭12克、蒲公英60克、红藤15克、薏苡仁20克、败酱草12克。随症加减:如见腰腿酸软、头晕耳鸣者,加续断10克、金毛狗脊10克、女贞子15克;面见色白、气短神疲、出血量多者,加大黄芪用量至30~60克、党参15克、升麻3克;腹痛拒按者,加延胡索15克、没药6克;心烦不眠者,加五味子10克、夜交藤30克;经血淋沥不断,经血色紫有血块,或小腹疼痛,舌质紫暗或有瘀点,加藕节炭15克、茜草15克、三七6克。每日1剂,水煎分2次服。临床观察:黄梅以上方治疗50例湿热型经期延长患者,有效率为92%。[2]

(9) 清热调血汤加减2 牡丹皮9克、黄连6克、生地黄10克、当归12克、白芍10克、川芎9克、红花9克、桃仁6克、莪术6克、香附9克、延胡索3克。随症加减:若月经过多或经期延长者,酌加槐花、地榆、马齿苋;带下量多有臭味者,酌加黄柏、败酱草。每日1剂,头煎加水400毫升,取汁150毫升,二煎加水300毫升,取汁150毫升,两煎混合分2次温服。临床观察:何江艳等以上方治疗60例慢性盆腔炎患者,总有效率为90%。[3]

(10) 银甲丸加减2 金银花20克、鳖甲15克、升麻10克、蒲公英12克、紫花地丁10克、茵陈10克、大青叶10克、琥珀末(冲)3克、椿根皮10克、蒲黄(包煎)9克、连翘10克、红藤20克、白花蛇舌草20克、夏枯草15克、浙贝母10克、泽兰9克。水煎200毫升,每次服用100毫升,每日2次,饭后30分钟服。临床观察:范萌将60例慢性盆腔炎湿热瘀结证患者分为治疗组32例与对照组28例。对照组口服中成药妇乐冲剂,每次12克,每日2次,饭后服用。治疗组以上方治疗。两组皆以3周为1个疗程,经期停药,连续观察3个疗程。结果:治疗组证候积分为(10.17±4.52)分,对照组为(21.74±7.31)分,差异有统计学意义($P<0.01$);治疗组痊愈率为36.7%,优于对照组的11.1%,差异也有统计学意义($P<0.05$)。[4]

(11) 仙方活命饮加减 蒲公英20克、紫花地丁20克、野菊花20克、金银花15克、白芷15克、赤芍15克、当归12克、陈皮12克、天花粉12克、防风10克、贝母10克、皂角刺10克、制乳香6克、制没药6克、甘草5克、炮甲片3克。随症加减:白带增多者,加芡实18克、白鸡冠10克;黄带,加黄柏15克、车前子15克;盆腔积液,去天花粉,加大腹皮18克;月经淋沥不尽,加地榆炭12克、鹿衔草12克;痛经,加蒲黄12克、延胡索12克;伴子宫或宫颈肥大者,加桑寄生30克、刘寄奴30克。临床观察:杨永峰等以上方治疗68例慢性盆腔炎,总有效率为98.5%。[5]

(12) 清热调血汤加减3 当归20克、川芎15克、黄连15克、香附15克、延胡索10克、蓬莪术10克。随症加减:若腰骶酸痛明显,加杜仲15克、桑寄生15克;若下腹胀痛明显,加川楝子15克、鸡血藤25克;若带下增多色黄,加黄柏15克、薏苡仁15克;若伴低热,加红藤15克、败酱草15克;小便色黄,加鱼腥草10克、黄芩10克;大便秘结,加大黄5克、桃仁10克,兼有盆腔包块,加桂枝15克、茯苓15克。每日1剂,早晚分服。临床

① 姚桂仙.仙方活命饮加味联合抗生素治疗急性盆腔炎临床研究[J].中华中医药学刊,2015,33(1):233-235.
② 黄梅.内服固经汤治疗湿热型经期延长50例临床疗效观察[J].中国民族民间医药,2013,22(12):84.
③ 何江艳,等.清热调血汤加减治疗慢性盆腔炎60例[J].中医临床研究,2012,4(22):102.
④ 范萌.银甲丸加减治疗慢性盆腔炎湿热瘀结证临床观察[J].北京中医药,2012,31(7):524-526.
⑤ 杨永峰,等.仙方活命饮加减治疗慢性盆腔炎疗效观察[J].山东中医杂志,2011,30(11):791.

观察:李宁等以上方治疗 40 例慢性盆腔炎湿热瘀结证患者。10 天为 1 个疗程,连续治疗 1~3 个疗程,经期停用,有效率 95%。①

4. 热毒壅盛证　主症:下腹剧痛、发热或伴恶寒,低热持续,带下量多色黄或脓血相兼。次症:头痛,恶心,口渴喜饮,月经不调,经色暗红夹血块,小便黄少,大便干燥。治宜清热解毒、祛湿活血化瘀。

(1)五味消毒饮合大黄牡丹汤加减 1　金银花 15 克、野菊花 6 克、蒲公英 6 克、紫花地丁 6 克、紫背天葵 6 克、大黄 12 克、芒硝 9 克、牡丹皮 9 克、桃仁 12 克、冬瓜仁 30 克。临床观察:高金鸟等将 105 例急性盆腔炎(湿毒壅盛兼血瘀证)患者随机分为对照组 52 例和联用组 53 例。联用组与对照组均给予头孢西丁钠和盐酸多西环素静脉滴注治疗。联用组另加用上方治疗。结果:联用组临床疗效的总有效率显著高于对照组(P<0.05),疾病复发情况较对照组显著降低(P<0.05)。②

(2)五味消毒饮合大黄牡丹汤加减 2　金银花 15 克、野菊花 15 克、紫花地丁 15 克、蒲公英 15 克、天葵子 10 克、连翘 10 克、牡丹皮 10 克、桃仁 10 克、冬瓜仁 10 克、薏苡仁 30 克、延胡索 10 克、川楝子 10 克、败酱草 10 克。随症加减:里急后重者,加白头翁 10 克、黄柏 9 克;尿急、尿频、尿痛者,加萹蓄 10 克、瞿麦 10 克、泽泻 1 克;带下多、有臭气者,加椿根皮 10 克、土茯苓 15 克、黄柏 9 克;若已形成脓肿则嘱患者必须住院治疗。每日 1 剂,水煎 2 次分服,药渣外敷腹部每次 30 分钟。临床观察:陈红九等将 90 例急性盆腔炎患者分为治疗组 47 例和对照组 43 例。治疗组与对照组均予氧氟沙星及甲硝唑静滴,发热者予温水物理降温。治疗组另加用上方治疗。结果:治疗组腹痛缓解时间为 8~12 小时,对照组为 13~21 小时;治疗组发热消退时间为 13~18 小时,对照组为

18~33 小时;3 天后治疗组有 43 例子宫、附件压痛缓解,对照组为 31 例。③

5. 血瘀肾虚证　主症:腰骶酸痛;小腹刺痛或冷痛,痛处难移,疼痛在劳累后加重。兼症:性交痛,面色晦暗,经行腹痛加重,经夹有血块或色紫暗,膝软无力;月经周期延后或正常,月经量少或中。舌有瘀点瘀斑或舌质暗红,脉弦涩或沉细。治宜补肾活血。

(1)温胞饮加减 1　炒白术、巴戟天、山药、人参、附子、杜仲、芡实、补骨脂、肉桂。随症加减:小腹胀痛者,可加用青皮、乌药;带下量多者,可加用车前子、苍术、草薢;形成包块者,可加炙鳖甲、三棱。每日 1 剂,水煎服,分早、晚餐后服用。临床观察:赵翠巧等将 92 例肾虚血瘀型慢性盆腔炎患者随机分为观察组和联合组各 46 例。在专业指导下停药 1 周后,治疗组与对照组均采用用盆炎净颗粒(每日早、晚餐后口服,每次 15 克)进行治疗。治疗组另加用温胞饮加减治疗。两组患者治疗周期均为 10 天。结果:联合组患者总有效率为 91.3%,明显高于对照组的 73.91%,差异具有统计学意义(P<0.05)。④

(2)温胞饮加减 2　白术、巴戟、党参、杜仲、山药、菟丝子、肉桂、莪术、丹参、赤芍、荔枝核、延胡索。随症加减:少腹胀痛,加川楝子、乌药;有包块形成,加三棱、炙鳖甲;带下量多,加苍术、车前子。每日 1 剂,每味药各 1 袋,用温开水冲服,早晚饭后半小时分服。临床观察:王晓姗将 60 例肾虚血瘀型慢性盆腔炎患者随机分为观察组和对照组各 30 例。对照组采用盆炎净颗粒,每次 15 克,早晚饭后半小时分服。治疗组服用温胞饮加减。两组均于就诊之日开始口服药物,经期停药,连服 10 天后进行疗效评定。结果:总有效率观察组为 93.33%,参照组为 76.67%,差异有统计学意义(P<0.05)。⑤

① 李宁,张红.清热调血汤加减治疗慢性盆腔炎湿热瘀结证 40 例[J].长春中医药大学学报,2008,24(1):90.
② 高金鸟,高锦丽,等.五味消毒饮合大黄牡丹皮汤加减联合西药治疗急性盆腔炎的临床疗效观察[J].中国中医基础医学杂志,2017,23(10):1422-1426.
③ 陈红九,等.中西医结合治疗急性盆腔炎[C]//中华中医药学会(China Association of Chinese Medicine).全国中医妇科第七次学术研讨会论文汇编.北京:中华中医药学会,2007:267-268.
④ 赵翠巧,等.温胞饮加减治疗肾虚血瘀型慢性盆腔炎临床疗效观察[J].亚太传统医药,2016,12(5):126-127.
⑤ 王晓姗.温胞饮加减治疗肾虚血瘀型慢性盆腔炎的临床观察[D].哈尔滨:黑龙江中医药大学,2012.

6. 气虚血瘀证　症见下腹坠胀疼痛或腰骶部胀痛,常在劳累、性交、月经前后加重,可伴低热、白带异常、月经不调、不孕;妇科检查子宫后倾,活动受限或粘连固定,附件区可触及条索状增粗或片状增粗或包块,并有压痛;B超检查可探及输卵管增粗、积液或盆腔炎性包块。患者多有急性盆腔炎病史。治宜益气健脾、化瘀散结。

(1) 复方理冲汤 1　生黄芪 15 克、党参 15 克、白术 15 克、生山药 15 克、天花粉 20 克、知母 20 克、三棱 15 克、莪术 20～40 克、生鸡内金 15 克、益母草 20 克。临床观察:张昕等将 72 例慢性盆腔炎患者随机分为治疗组和对照组各 36 例。对照组静脉滴注阿奇霉素,每次 0.5 克,溶于 500 毫升 0.9％生理盐水中;甲硝唑,每次 250 毫升。治疗组采用复方理冲汤根据患病程度加减治疗。10 天为 1 个疗程,两组均治疗 2 个疗程。结果:治疗组总治愈率为 94.44％,有效率为 72.22％;对照组总治愈率 77.78％,有效率 27.78％,差异有统计学意义(P＜0.05)。[1]

(2) 理冲汤　北黄芪 24 克、党参 24 克、白术 10 克、天花粉 15 克、知母 10 克、三棱 10 克、莪术 10 克、淮山药 10 克、鸡内金 10 克。随症加减:下腹疼痛,加延胡索 15 克、白芍 20 克、蜈蚣 2 条;白带增多,加薏苡仁 30 克、车前子 12 克;外阴瘙痒,加苦参 15 克;腹泻,去知母,重用白术 15 克。临床观察:许小清将 60 例慢性盆腔炎患者随机分为治疗组和对照组各 30 例。对照组应用头孢呋辛酯片,每次 0.25 克,每日 2 次;甲硝唑分散片,每次 0.32 克,每日 3 次。治疗组单用上方加减治疗。两组均配合微波理疗,均以 14 天为 1 个疗程。结果:总有效率治疗组为 83.3％,对照组为 60.0％,差异有统计学意义(P＜0.05)。[2]

(3) 复方理冲汤 2　知母 10 克、白术 5 克、益母草 10 克、党参 10 克。补气健脾,活血化瘀,消癥散结,行气止痛。临床观察:胡艳萍将 52 例慢性盆腔炎患者分为治疗组 30 例和对照组 22 例。对照组采用单纯用抗生素治疗。治疗组采用上方治疗,根据病情轻重加减用量,每日 1 次。2 周为 1 个疗程,2 个疗程后进行疗效比较。结果:治疗组的治愈率为 90％,对照组的治愈率为 50％,差异有统计学意义(P＜0.05)。[3]

(4) 理冲汤加减　党参 25 克、白术 15 克、黄芪 30 克、山药 25 克、三棱 15 克、莪术 15 克、败酱草 25 克、薏苡仁 25 克、牛膝 15 克、车前子 15 克、桂枝 15 克、茯苓 25 克、蜈蚣 2 条、土鳖虫 10 克、鸡血藤 50 克。随症加减:兼舌红苔黄者,加金银花 15 克、白花蛇舌草 15 克、蒲公英 15 克、紫花地丁 15 克;若带下过多、色黄、气味臭秽,小便色黄,加黄柏 10 克、黄芩 10 克;兼腰骶酸痛,月经前后加重者,加杜仲 15 克、菟丝子 15 克;下腹冷痛明显者,加香附 10 克、乌药 10 克。每付水煎取汁 300 毫升,每次取汁 150 毫升保留灌肠(灌肠前嘱患者排净大便)2 小时以上,每日 1 次,12～18 天为 1 个疗程,月经期间停用,连续 3 个疗程。临床观察:赵茜婷以上方加减保留灌肠治疗 30 例盆腔炎性疾病后遗症患者,总有效率为 93.33％。[4]

经　验　方

1. 中药灌肠方　鸭跖草 15 克、透骨草 10 克、桃仁 10 克、大血藤 15 克、鱼腥草 15 克、土茯苓 15 克、蒲公英 15 克、红花 6 克、丹参 10 克、三棱 10 克。采用颗粒制剂,每日 1 剂,用 100 毫升温开水冲调完全溶解,自月经完全干净后开始,每日 1 次。嘱患者排净大小便,将 5 号导尿管涂润滑剂后插入肛门内,深度为 15 厘米,用 50 毫升注射器抽取中药灌肠液,将药液缓慢注入肠道,嘱患者将药液保留 2 小时后再排出。杨柯莉将 121 例慢性盆腔炎所致盆腔痛患者随机分为治疗组 61 例和对照组 60 例。对照组服用宫炎平滴丸治疗,治疗

① 张昕,等.复方理冲汤治疗慢性盆腔炎的疗效分析与临床研究[J].中国医药指南,2015,13(32):194-195.
② 许小清.理冲汤加减治疗慢性盆腔炎临床观察[J].中国民族民间医药,2013,22(11):124-125.
③ 胡艳萍.中医治疗慢性盆腔炎 52 例临床观察[J].内蒙古中医药,2013,32(11):11-12.
④ 赵茜婷.理冲汤加减保留灌肠治疗盆腔炎性疾病后遗症的临床研究[D].长春:长春中医药大学,2010.

组在对照组的基础上加用中药灌肠方治疗。两组治疗15天为1个疗程，共治疗3个疗程后比较两组治疗效果、疼痛评分、中医证候评分及生活质量评分。结果：治疗组的总有效率为93.4%，对照组的总有效率为76.7%，两组差异有统计学意义（$P<0.05$）；且治疗组在缓解疼痛方面优于对照组（$P<0.01$），治疗组中医证候评分及生活质量评分均较对照组高（$P<0.01$或$P<0.05$）。[1]

2. 当归芍药散加减 白花蛇舌草30克、大血藤20克、茯苓15克、炒白芍15克、泽泻12克、麸炒白术12克、枳壳12克、柴胡10克、醋延胡索10克、川芎9克、当归9克、陈皮6克、砂仁3克。每日1剂，水煎服，早晚分服。陈文辉等将180例盆腔炎患者随机分为联合组、中药组和西药组各60例。联合组给予当归芍药散加减联合金刚藤咀嚼片治疗，中药组给予当归芍药散加减治疗，西药组给予金刚藤咀嚼片治疗。三组均连续治疗1个月。结果：有效率联合组为98.33%，中药组为95%，西药组为80%，治疗后联合组及中药组临床疗效明显高于西药组，差异有统计学意义（$P<0.05$）；联合组与中药组临床疗效比较，差异无统计学意义（$P>0.05$）。[2]

3. 益气活血化瘀汤 柴胡10克、牡丹皮10克、红花10克、赤芍10克、制大黄10克、桃仁10克、丹参10克、土茯苓15克、益母草15克、蒲黄15克、黄芪20克。上药以水煎服，取汁300毫升，分早晚2次服用。益气养血，活血通络，去除瘀滞，消炎止痛。岳丽华将80例慢性盆腔炎患者随机分为对照组与研究组各40例。研究组与对照组均采用盐酸左氧氟沙星胶囊（每次0.3克，每日2次）和替硝唑片（每次1.5克，每日2次）口服。研究组另加服益气活血化瘀汤。均以2周为1个疗程，持续治疗3个疗程。结果：对照组总有效率为80.00%，低于研究组的97.50%，差异有统计学意义（$P<0.05$）；对照组复发率高于研究组，结果

有统计学意义（$P<0.05$）。[3]

4. 通瘀盆宁汤 桃仁15克、红花15克、川芎10克、当归10克、益母草15克、王不留行15克、黄芪15克、金刚藤20克、大血藤15克、败酱草15克、连翘10克。随症加减：气虚明显者，加党参、黄精；湿热明显者，加黄柏、苍术；阳虚者，加桂枝、小茴香；肾虚者，加枸杞子、山药；少腹痛，加川楝子、延胡索；腰膝酸软，加杜仲、桑寄生。每日1剂，水煎服。活血通瘀，清热消炎。周薇萍等将88例慢性盆腔炎患者随机分为观察组与对照组各44例。观察组与对照组均采用甲硝唑口服，每次0.4克，每日3次；左氧氟沙星口服，每次0.1克，每日2次。观察组另口服通瘀盆宁汤。连续治疗21天。结果：总有效率观察组为97.5%，对照组为74.4%，差异具有统计学意义（$P<0.05$）。[4]

5. 双黄红藤汤 黄柏20克、黄连10克、红藤30克、败酱草30克、蒲公英30克、赤芍15克、半边莲15克、益母草15克、香附15克、续断15克、桃仁10克、延胡索10克等。随症加减：若肝肾两虚，可加入菟丝子、续断或杜仲等补益肝肾药；若肝郁湿热，可加入茯苓、瞿麦等；若痰瘀互结，可加入陈皮、枳实、郁金等；若血虚寒湿，可加入川芎、当归等。每晚以清水浸泡药物0.5小时，煎煮至200毫升，将其冷却到40℃左右进行灌肠，患者处于侧卧臀高位，应用一次性肛管插进肛门20厘米后注入药液，保留3小时以上；药渣以布袋包好，放置到小腹处进行热敷，可在次日早晨取走。疏肝理气，燥湿清热，温经散寒，调经利带，活血通络。此方法不必经胃肠吸收、肝脏代谢，在提高临床疗效的同时，可有效预防不良反应。张平等将48例慢性盆腔炎患者随机分为观察组与对照组各24例。对照组采用头孢菌素类、喹诺酮类抗生素、替硝唑栓等治疗。观察组采用上法治疗。经期治疗暂停，1个疗程持续1个月。结果：观察组总有效率为95.83%，高于对照组的70.83%，差异

① 杨柯莉.宫炎平滴丸与中药灌肠联合治疗盆腔炎所致慢性盆腔痛疗效观察[J].广西中医药,2022,45(2)：23-25.
② 陈文辉,等.当归芍药散加减联合金刚藤咀嚼片治疗盆腔炎疼痛程度的疗效观察[J].世界中西医结合杂志,2021,16(9)：1648-1652,1657.
③ 岳丽华.益气活血化瘀汤治疗慢性盆腔炎40例的临床观察[J].光明中医,2018,33(16)：2392-2394.
④ 周薇萍,等.通瘀盆宁汤联合西药治疗慢性盆腔炎的疗效分析[J].中国中医药科技,2018,25(2)：268,294.

有统计学意义($P<0.05$)。①

6. 盆炎汤 红花 20 克、川芎 20 克、赤芍 15 克、当归 15 克、延胡索 10 克、川楝子 10 克、肉桂 10 克、败酱草 12 克、莪术 12 克。每日 1 剂，水煎服，早晚各 1 次。活血化瘀，行气止痛。张智东将 152 例反复发作性盆腔炎患者随机分为对照组与观察组各 76 例。对照组采用常规西药抗感染治疗。观察组采用上方治疗。10 天为 1 个疗程，连续治疗 3 个疗程。结果：观察组总有效率为 90.79%，高于对照组的 72.37%，差异有统计学意义($P<0.05$)。②

7. 红藤化瘀汤 红藤 30 克、黄柏 10 克、蒲公英 30 克、牡丹皮 15 克、丹参 15 克、当归 15 克、制乳香 6 克、制没药 6 克、制香附 15 克、路路通 15 克、莪术 10 克、薏仁 15 克、桂枝 6 克。上药浓煎 150 毫升，保留灌肠，每晚 1 次；直肠特别敏感者可在初始几日在灌肠药液中加入 2% 利多卡因 5 毫升，以降低直肠的敏感性，延迟排便，尽量能保持至次日晨排便。清热利湿，化瘀通络。李晓平将 156 例盆腔炎性疾病后遗症随机分为治疗Ⅰ组 60 例、治疗Ⅱ组 50 例和对照组 46 例。对照组采用盐酸左氧氟沙星胶囊口服联合频谱治疗。频谱治疗是将频谱治疗仪（周林频谱仪 WS-301 型或 WS-311 型）的治疗头置于下腹部上方，距离身体约 10 厘米，开启后频率选择 50～60 赫兹，定时 30 分钟，每日 2 次。治疗Ⅰ组和治疗Ⅱ组均采用自拟中药红藤化瘀汤联合频谱治疗。治疗Ⅱ组另用盐酸左氧氟沙星胶囊 0.2 克口服，每日 2 次。疗程均为 15 天。结果：总有效率治疗Ⅰ组为 86.67%，治疗Ⅱ组 88.00%，均高于对照组的 63.04%，差异均有统计学意义（均 $P<0.05$）。③

8. 舒气清瘀方联合中药贴敷 舒气清瘀方：香附 9 克、延胡索 9 克、当归 9 克、川楝子 9 克、乌药 9 克、五灵脂 9 克、木香 4 克、枳壳 4 克、没药 3 克。随症加减：腰骶酸痛者，加桑寄生 30 克、生杜

仲 15 克；炎性包块者，加皂角刺 30 克、鳖甲 10 克。每日 1 剂，统一煎制成袋装饮品，每剂分为 2 袋，早晚 2 次温服。中药贴敷：透骨草 30 克、延胡索 20 克、艾叶炭 20 克、莪术 10 克、三棱 10 克、白芷 6 克。研磨成粉后加入蜂蜜调和成膏状，制成 1 厘米×1 厘米×0.5 厘米大小膏药贴，贴敷于子宫、中极、气海、肾俞、命门、膀胱俞、阿是穴，每日 1 次。内服药调理气血，祛瘀通脉，中药贴敷活血化瘀、行气止痛，激发经络之气，直达病所，配合中药内服能够标本兼治。刘丹丹等将 90 例气滞血瘀型盆腔炎患者随机分为对照组与观察组各 45 例。对照组患者给予口服甲硝唑，每次 0.2 克，每日 2 次；盐酸左氧氟沙星，每次 0.2 克，每日 2 次。2 周为 1 个疗程，休息 2 周后再进行第 2 个疗程，共治疗 2 个疗程。观察组患者采用舒气清瘀方联合中药贴敷法治疗，连续治疗 4 周。结果：观察组总有效率为 93.33%，对照组总有效率为 75.56%，两组差异具有统计学意义($P<0.05$)；两组患者治疗后中医证候积分低于同组治疗前，且观察组低于对照组，差异有统计学意义($P<0.05$)。④

9. 蒲藤慢盆康 柴胡 10 克、五灵脂（包煎）10 克、蒲公英 20 克、败酱草 15 克、红藤 30 克、枳壳 10 克、桃仁 10 克、赤芍 10 克、甘草 10 克。随症加减：伴盆腔包块者，加莪术 12 克、三棱 10 克；腹胀者，加制香附 12 克、川芎 10 克；腰疼甚者，加杜仲 10 克、桑寄生 12 克；神疲乏力者，加党参 20 克、黄芪 15 克。每日 1 剂，加水煎煮，取汁 200 毫升服用，每日 2 次，早晚各 1 次。清热解毒，利湿化浊，祛瘀止痛。刘春露等将 108 例慢性盆腔炎患者随机分为对照组与观察组各 54 例。观察组与对照组均采用西医常规治疗，观察组患者另服用上方加减。两组患者均以 4 周为 1 个疗程，共治疗 8 周。结果：观察组总有效率为 92.6%，大于对照组的 72.2%，差异具有统计学意义($P<0.05$)。⑤

① 张平，等.自拟双黄红藤汤加减灌肠外敷治疗慢性盆腔炎的临床评价[J].基层医学论坛，2018，22(32)：4581-4582.
② 张智冬.自制盆炎汤治疗反复发作性盆腔炎的临床观察[J].中国民间疗法，2018，26(10)：29-30.
③ 李晓平.红藤化瘀汤灌肠配合频谱治疗盆腔炎性疾病后遗症临床观察[J].现代中西医结合杂志，2018，27(29)：3251-3254.
④ 刘丹丹，等.舒气清瘀方联合中药贴敷治疗气滞血瘀型盆腔炎临床研究[J].河南中医，2018，38(10)：1555-1558.
⑤ 刘春露，等.自拟蒲藤慢盆康治疗慢性盆腔炎患者54例[J].中国中医药科技，2018，25(4)：542-543.

10. 红藤解毒汤　红藤 10 克、牡丹皮 10 克、赤芍 10 克、蒲公英 10 克、白芍 10 克、败酱草 10 克、生甘草 5 克、土鳖虫 5 克。每日 1 剂，水煎服，分早晚 2 次温服。清热解毒，活血祛瘀，祛风止痛。罗小华将 114 例慢性盆腔炎患者随机分为观察组与对照组各 57 例。观察组与对照组均采用药盐酸左氧氟沙星胶囊治疗，每次 0.2 克，每日 2 次；观察组另服红藤解毒汤。两组均连续用药治疗 3 个月。结果：观察组总有效率为 94.74%，高于对照组的 78.94%，差异有统计学意义（$P<0.05$）；治疗后观察组 TNF-α，IL-6 及 CRP 水平低于对照组，差异有统计学意义（$P<0.05$）；治疗后观察组盆腔积液深度、盆腔炎性包块直径均低于对照组，差异有统计学意义（$P<0.05$）；两组均未有严重不良反应。①

11. 桂枝茯苓丸加减　桂枝 15 克、茯苓 10 克、牡丹皮 10 克、赤芍 10 克。随症加减：腹痛者，加用延胡索 10 克、当归 15 克、川芎 10 克；湿热甚者，加用红藤 15 克、败酱草 10 克、金银花 20 克、紫花地丁 15 克；白带甚者，加用薏苡仁 30 克、泽泻 10 克、车前子 10 克；乏力气虚明显者，加黄芪 30 克、山药 30 克。每日 1 剂，水煎 150 毫升，每日服 3 次。清热除湿，活血化瘀。衣尚国等将 70 例慢性盆腔炎患者分为对照组和治疗组各 35 例。治疗组与对照组均口服左氧氟沙星，每次 500 毫克，每日 1 次；甲硝唑，每次 500 毫克，每日 2 次。治疗组另加口服上方。14 天为 1 个疗程。结果：治疗组总有效率为 91.43%，对照组总有效率为 80.0%，治疗组明显优于对照组，差异有统计学意义（$P<0.05$）。②

12. 化瘀止痛方灌肠　金银花、蒲公英、红花、桃仁、当归、川楝子、白芍、木香等。浓煎 100 毫升灌肠，采用一次性灌肠袋，在保留灌肠前应当让患者排便。测量灌肠药液的温度，一般以 39℃～41℃为宜；依据患者的病变部位相应采取左侧或右侧卧位，用棉垫垫高臀部 12 厘米左右，将肛门充分暴露出来；把肛管轻轻插入肛门内约 12 厘米，开始缓慢滴进药液；控制在较低的压力以便药液保留，使肠黏膜可以更充分地吸收药液；最后嘱患者尽量保留药液半小时以上，每日 1 次。15 天为 1 个疗程，经期时应当停止治疗。化瘀止痛，抵抗病菌，消除炎症，改善盆腔脏器和附近组织微循环等。檬檬将 180 例慢性盆腔炎患者随机分为观察组与对照组各 90 例。对照组采用乳酸左氧氟沙星片 200 毫克口服，每日 2 次；替硝唑片 400 毫克，每日 2 次。2 周为 1 个疗程。观察组采用上法治疗。结果：观察组总有效率为 91.1%，1 年后复发率为 18.9%；对照组总有效率为 52.2%，1 年后复发率为 61.5%。观察组明显优于对照组，差异有统计学意义（$P<0.05$）。③

13. 蔡小荪经验方　茯苓 12 克、桂枝 2.5 克、赤芍 9 克、桃仁 9 克、败酱草 20 克、红藤 20 克、生蒲黄（包煎）15 克、川楝子 9 克、延胡索 9 克、制香附 9 克、椿根皮 12 克。随症加减：慢性盆腔炎处方用药须衡量患者体质强弱，病情深浅，在攻坚破积中兼养正气，并注意调营卫，补脾胃以图邪去正复，用药常配合赤芍、牡丹皮、川楝子、延胡索等；气虚者，加党参、白术、生甘草；血虚者，加当归、生地黄、川芎、白芍。如汤药效果欠佳，可同时保留灌肠：败酱草 30 克、红藤 30 克、白花蛇舌草 20 克、制没药 6 克、延胡索 15 克、蒲公英 30 克、黄柏 9 克、牡丹皮 12 克。补肾益气，固精填髓，清热解毒，化瘀止痛。蔡小荪以上方加减治疗 1 例慢性盆腔炎患者，疗效满意。④

14. 朱氏盆炎汤加减　蒲公英、大血藤、败酱草、紫花地丁、川楝子、刘寄奴、柴胡、延胡索、桑寄生、续断。清热利湿，疏利冲任。朱南孙以上方治疗 1 例慢性盆腔炎患者，疗效满意。⑤

15. 沈仲理经验方　① 清肝凉血、滋肾束带方：生地黄 15 克、牡丹皮 9 克、煅牡蛎 30 克、红藤

① 罗小华.红藤解毒汤联合盐酸左氧氟沙星胶囊治疗慢性盆腔炎的临床效果观察[J].当代医学,2018,24(24)：88-90.
② 衣尚国,等.桂枝茯苓丸加减治疗慢性盆腔炎临床观察[J].光明中医,2018,33(8)：1077-1078.
③ 檬檬.化瘀止痛方灌肠治疗慢性盆腔炎 90 例[J].中国中医药现代远程教育,2017,15(8)：51-52.
④ 姜春雷,张婷婷,等.蔡小荪治疗妇人腹痛的经验[J].中华中医药杂志,2016,31(9)：3575-3577.
⑤ 陈瑞银,胡国华,等.朱南孙教授治疗慢性盆腔炎[J].吉林中医药,2013,33(9)：881-883.

30克、败酱草15克、炙乳香4.5克、制没药4.5克、马鞭草12克、白芷炭9克、白薇9克、生赤芍9克、橘叶9克、橘核9克、威灵仙12克。适用于腹痛带多，且有腥味，腰痛如折，经前头痛乳胀，舌胖，脉沉细。显见肾虚肝旺，湿热下注，任带不固。② 清利湿热、健脾疏肝方：川楝子12克、延胡索9克、赤芍9克、白芍9克、红藤30克、败酱草15克、金银花9克、连翘壳9克、粉萆薢6克、乌药6克、马鞭草12克、青皮4.5克、陈皮4.5克、焦六曲12克。适用于腹痛带多，腰痛如折，胸闷呕吐，苔薄腻，脉沉细。显见湿热瘀阻，冲任不利，带下不固。③ 丹栀逍遥散加减方：当归12克、柴胡9克、赤芍9克、生白术9克、桃仁9克、红花6克、川楝子9克、延胡索9克、广木香6克、威灵仙2克、金毛狗脊12克。适用于月经将来潮，经水量少，腹内胀痛更甚，头眩腰酸，胸闷泛恶，口角发出疳疮。显见肝血不足，肝火偏亢，脾胃气滞，运化乏力。①

16. 朱南孙经验方　忍冬藤30克、蜀红藤30克、大黄9克、大青叶9克、紫草根（后下）9克、牡丹皮9克、赤芍9克、川楝子9克、制延胡索9克、生甘草3克。②

17. 清热除湿方（张良英经验方）　败酱草12克、苍术10克、茯苓15克、炒黄柏12克、怀山药15克、车前子12克、连翘12克、赤芍12克、川楝子10克、枳壳10克 没药8克、甘草5克。③

18. 益肾活血通管汤（庞泮池经验方）　熟地黄9克、当归9克、川芎9克、桃仁2克、红花9克、菟丝子12克、淫羊藿9克、苁蓉9克、鹿角霜9克、制香附12克、败酱草15克。随症加减：乳房胀痛加，柴胡6克、路路通9克；少腹痛，加延胡索15克；小腹冷痛，去败酱草，加桂心6克、小茴香6克。上方用冷水2 000毫升左右，浸泡煎服2次，每次取汁200毫升，每日2次，每日1剂。补益肝肾，促排卵，养血活血，通胞脉。适用于因

盆腔炎引起输卵管阻塞性不孕症、黄体功能不全患者。④

19. 通管汤（庞泮池经验方）　当归9克、熟地黄9克、赤白芍各9克、川芎9克、桃仁2克、红花9克、生茜草9克、海螵蛸12克、制香附12克、路路通9克、石菖蒲9克、生薏苡仁2克、皂角刺9克、败酱草15克、红藤15克。随症加减：如经前期下腹刺痛，烦躁易怒，脉弦，苔薄边暗，有肝经气郁者，上方去熟地黄，加柴胡6克、郁金9克；如平素腰膝酸软，小腹隐痛，经行有块，脉细无力，舌质暗淡，肾元不足者，去红藤，加菟丝子11克、淫羊藿9克；口渴咽干，大便燥结，脉细数，舌质红，有阴虚内热者，去熟地黄，加生地黄9克、牡丹皮9克、黄芩9克；临经形寒肢冷，腹痛喜热熨，脉细舌淡有寒者，去败酱草、红藤，加桂心5克、炮姜5克、小茴香6克。活血化瘀，清障滞，通胞络。适用于因盆腔炎症引起的输卵管阻塞性不孕症（经输卵管造影明确诊断者）。⑤

20. 清经导滞汤（宋光济经验方）　柴胡6克、白芍9克、当归9克、川楝子9克、延胡索9克、红藤12克、鸡苏散12克。随症加减：乳房胀痛有块，加郁金6克、八月札12克、青皮6克、小金丹6克；月经量多，加侧柏炭9克、陈棕炭12克、十灰丸12克；卵巢囊肿，加玄参9克、浙贝母9克、牡蛎12克、夏枯草9克以清肝散结；带多色黄，加椿根皮9克、白槿花9克、黄柏3克、车前草9克。清肝解郁热，理气通络脉，消炎止痛。适用于肝经郁热、经脉壅滞的附件炎、盆腔炎、子宫内膜炎等。⑥

21. 柴枳败酱汤（刘云鹏经验方）　柴胡9克、枳实9克、赤白芍各15克、甘草6克、丹参15克、牛膝9克、三棱12克、莪术12克、红藤15克、败酱草30克、香附12克、大黄9克。随症加减：若急性发热者，可合五味消毒饮或选大小承气汤等；癥瘕久不化者，可加土鳖虫9克、鳖甲15克；黄白

①～② 杜惠芳.著名中医临床家惯用方精选2[M].沈阳:辽宁科学技术出版社,2011:115-117.
③ 周蜻,等.中医妇科常见病诊疗常规及云南名医诊治[M].昆明:云南科学技术出版社,2006:203.
④～⑤ 张弘,等.名医效方999[M].北京:中国中医药出版社,2003:348.
⑥ 张弘,等.名医效方999[M].北京:中国中医药出版社,2003:349.

带下有气味者,可选加黄柏9克、蒲公英30克、薏苡仁30克;经行腹痛拒按,加蒲黄9克、五灵脂12克;经期延长者,可选加蒲黄炭9克、茜草9克、炒贯仲15～30克等;气虚者,可加党参15克、白术9克。清热凉血,行瘀镇痛。适用于盆腔炎瘀热内结,小腹疼痛,黄白带下。[①]

22. 丹芍活血行气汤(罗元恺经验方) 丹参20克、赤芍15克、牡丹皮10克、乌药15克、川楝子10克、延胡索12克、香附9克、桃仁15克、败酱草30克、当归9克。每日1剂,药渣再煎,分2次服。随症加减:若瘀滞明显者,腹痛较剧,加五灵脂12克;偏于寒者,加小茴香10克、桂枝12克;体虚者,去桃仁,加首乌15克、鸡血藤15克。活血化瘀,行气止痛。适用于气滞血瘀型慢性盆腔炎,症见下腹坠胀疼痛,或痛连腰骶,于月经前后加重,或劳累后痛甚;多伴有带下增多,月经不调,或痛经、不孕,妇检发现少腹包块,或组织增厚、压痛,有些还可发现输卵管阻塞或积液。舌暗红,脉弦。[②]

23. 郑长松经验方 ① 蒲公英90克、金银花60克、鱼腥草60克、薏苡仁60克、益母草30克、丹参30克、败酱草30克、白芍30克、炒桃仁15克、黄芩12克、牡丹皮12克、橘核12克、三棱9克、莪术6克、生大黄(后下)9克。水煎服。② 薏苡仁30克、白芍30克、败酱草30克、玄参30克、夏枯草18克、当归15克、牡丹皮15克、昆布15克、炒桃仁15克、海藻15克、制乳没各9克、延胡索6克、川楝子9克、生栀子9克。水煎服。适用于盆腔炎证属湿浊热毒蓄积下焦。[③]

24. 清热化湿汤(蔡小荪经验方) 云茯苓12克、赤芍10克、牡丹皮12克、川桂枝3克、败酱草30克、红藤20克、鸭跖草20克、金铃子10克、延胡索10克、柴胡5克、怀牛膝10克。清热利湿,化瘀消痈。适用于急慢性盆腔炎以少腹坠胀疼痛、腰酸、赤白带下为症。[④]

25. 银翘红酱解毒汤(沈丽君经验方) 红藤30克、败酱草30克、金银花30克、连翘30克、生薏苡仁12克、炙乳没各6克、皂角刺15克、赤芍12克、制香附12克、蒲公英30克、延胡索15克、生大黄(后下)3克。每日2剂,煎4汁,隔3小时服1次。清热解毒,化瘀止痛。[⑤]

26. 清热通腑汤(王小云经验方) 黄柏20克、忍冬藤20克、虎杖20克、蒲公英15克、赤芍15克、车前子15克、薏苡仁30克、大黄(后下)9克、枳实12克、延胡索12克、川楝子12克。每日1剂,水煎2次,早晚分服。清利湿热,理气通腑。[⑥]

27. 盆腔炎汤(黎思方经验方) 生地黄12克、川芎12克、当归15克、赤芍10克、金银花15克、蒲公英15克、紫花地丁15克、牛蒡子10克、连翘10克、黄芩9克、黄连6克、栀子10克、枳壳10克、没药6克、白芷6克、浙贝母10克、大黄3克、牡丹皮9克、冬瓜仁9克。每日1剂,水煎2次,早晚分服。清热利湿,解毒祛瘀。[⑦]

28. 健脾补肾汤(丛春雨经验方) 土炒白术30克、生山药30克、酒浸巴戟15克、熟地黄15克、炒黑杜仲9克、肉苁蓉9克、酒炒白芍9克、炒五味子9克、盐水炒补骨脂3克、建莲子10粒。每日1剂,水煎2次,早晚分服。补脾肾,祛寒湿,束带脉,固冲任。[⑧]

29. 养阴清热汤(朱小南经验方) 鲜生地黄30克、红藤15克、川黄柏9克、知母9克、甘草梢4.5克、怀山药9克、牡丹皮9克、茯苓9克、山茱萸9克、樗白皮15克。每日1剂,水煎2次,早晚分服。养阴清热。[⑨]

① 张弘,等.名医效方999[M].北京:中国中医药出版社,2003:349－350.
② 张弘,等.名医效方999[M].北京:中国中医药出版社,2003:350.
③ 韦挥德,等.全国名老中医验方选集[M].广州:学术书刊出版社,1989:118.
④ 米一鹗.首批国家级名老中医效验秘方精选[M].北京:今日中国出版社,1999:336.
⑤ 崔应珉,等.中华名医名方薪传妇科病[M].郑州:河南医科大学出版社,1999:17.
⑥ 崔应珉,等.中华名医名方薪传妇科病[M].郑州:河南医科大学出版社,1999:18.
⑦ 崔应珉,等.中华名医名方薪传妇科病[M].郑州:河南医科大学出版社,1999:19.
⑧ 崔应珉,等.中华名医名方薪传妇科病[M].郑州:河南医科大学出版社,1999:20.
⑨ 崔应珉,等.中华名医名方薪传妇科病[M].郑州:河南医科大学出版社,1999:21.

30. 盆炎汤（张嘉男经验方） 柴胡9克、枳壳12克、白芍15克、赤芍15克、香附10克、丹参15克、益母草15克、川楝子10克、延胡索15克、路路通15克、甘草4克。理气止痛，活血消癥，佐以清热利湿。每日1剂，水煎分2次服，2周为1个疗程。[1]

31. 盆腔炎汤（王现图经验方） ① 内服方：党参15克、白术12克、茯苓20克、陈皮10克、苍术12克、黄柏12克、生薏苡仁30克、泽泻12克、扁豆20克、白芷10克、墓头回12克、白英30克、甘草10克。每日1剂，水煎2次，早晚分服。② 外用消炎止痒薰洗剂：苦参30克、地肤子30克、蛇床子30克、百部30克、五倍子15克、明矾10克。将以上6味药放于洗面盆中，加水半盆，熬30分钟离火，盆上盖一条毛巾，让患者坐在药盆之上，熏至出汗，候温再用药水洗阴部，用干毛巾擦干净，再用滑石粉撒在外阴部，每天早晚各1次，连用7天。健脾燥湿，清利胞热，败毒止带。[2]

32. 温阳益气汤（邢子亨经验方） 丹参18克、桃仁9克、赤芍12克、当归15克、桂枝6克、吴茱萸9克、黄芪24克、党参15克、陈皮12克、炙甘草6克。每日1剂，水煎2次，早晚分服。温阳益气，活血化瘀。[3]

33. 红藤灌肠汤（杨晓菲经验方） 红藤30克、紫花地丁30克、败酱草30克、蒲公英30克、土茯苓30克、枳实15克、枳壳15克、三棱15克、莪术15克、土鳖虫15克。上药用冷水500～600毫升浸泡30分钟，然后煎至150～200毫升，药液温度冷却到30℃左右。灌肠前先让患者排空大小便，避开经期，用14号导管插入肛门15厘米，用注射器抽吸药液从导尿管缓慢灌入，保留4小时以上。每日1次，以晚上临睡前为宜。10次为1个疗程。如1个疗程效果不明显可连续进行2～3

个疗程。清热利湿，化瘀散结。[4]

34. 外敷消癥汤（赵景明经验方） ① 外用方：血竭5克、乳香30克、没药30克、白芥子30克、莱菔子30克、桃仁15克、红花15克、麻黄15克、小茴香15克、附子45克、吴茱萸45克、冰片10克、炒食盐90克。除冰片外其余均捣为粗末，取醋1 000毫升于铁锅内煎沸后加入食盐煮10分钟，加入药末，煎炒至半干后取出，晾1天，加入冰片和匀，装入30厘米×20厘米布袋内。晚上睡前或午休时把药袋放置于小腹部，上压热水袋热敷，每日1～2次，每次热熨30分钟，1个月为1个疗程。一袋药可热熨3个月。② 口服方：寒湿凝滞型，药用当归9克、云茯苓9克、白术9克、泽泻9克、桂枝9克、赤芍18克、鱼腥草18克、乌药6克、刘寄奴12克。湿热瘀阻型，药用当归9克、川芎9克、云茯苓9克、白术9克、泽泻9克、白芍18克、鸡血藤12克、白花蛇舌草18克、蒲公英18克、刘寄奴12克、车前子12克。每日1剂，水煎服，分3次服，隔2天服药2剂，10剂为1个疗程，经期停药。活血行滞，逐瘀破积。[5]

35. 益气化瘀汤（尚云经验方） 生黄芪15～30克、失笑散（包）15克、红藤30克、桃仁10克、红花10克、牡丹皮10克、枳实10克、制大黄10克、生薏苡仁30克。上药水煎分2次服，每日1剂，一般10～20剂即可取效。益气扶正为主，佐以化瘀清热。[6]

36. 棱莪七味汤（杨锦瑞经验方） 三棱15克、莪术15克、知母15克、山药30克、天花粉20克、鸡内金（捣碎冲服）5克、鸡血藤50克。每日1剂，水煎2次，早晚分服。消瘀化积，活血止痛。[7]

37. 复方消炎丸（李华经验方） 延胡索15克、川楝子15克、三棱15克、莪术15克、赤芍15克、土茯苓25克、丹参25克、芡实25克、当归20

① 崔应珉，等.中华名医名方薪传妇科病[M].郑州：河南医科大学出版社，1999：22.
② 崔应珉，等.中华名医名方薪传妇科病[M].郑州：河南医科大学出版社，1999：23－24.
③ 崔应珉，等.中华名医名方薪传妇科病[M].郑州：河南医科大学出版社，1999：24.
④ 崔应珉，等.中华名医名方薪传妇科病[M].郑州：河南医科大学出版社，1999：25.
⑤ 崔应珉，等.中华名医名方薪传妇科病[M].郑州：河南医科大学出版社，1999：26－27.
⑥ 崔应珉，等.中华名医名方薪传妇科病[M].郑州：河南医科大学出版社，1999：28.
⑦ 崔应珉，等.中华名医名方薪传妇科病[M].郑州：河南医科大学出版社，1999：29.

克、香附 10 克、山药 30 克。活血化瘀止痛,软坚散结。上各药洗净,烘干,粉碎,炼蜜为丸,每丸重 10 克。每次服 1~2 丸,每日 2~3 次。1 个月为 1 个疗程。疗程结束后,行妇科检查判定疗效。[1]

38. 清化消炎汤(赵翠英经验方) 血竭 6 克、苎麻根 20 克、茜草根 15 克、海螵蛸 15 克、蒲公英 15 克、败酱草 15 克、桃仁 10 克、山楂 10 克、泽泻 10 克。随症加减:腹痛,加金银花 15 克、延胡索 10 克;赤白带下腥臭,加马鞭草 20 克、生薏苡仁 10 克;腰酸,加川续断 15 克、桑寄生 10 克;血虚,加当归 10 克、阿胶 10 克。活血化瘀,清热解毒,佐以利湿、消炎、止血。每日 1 剂,水煎服,分 2 次服。[2]

39. 消癥汤(周华秀经验方) 三棱 10 克、莪术 10 克、延胡索 10 克、赤芍 10 克、牡丹皮 10 克、桃仁 10 克、黄柏 10 克、乳香 10 克、没药 10 克、苦参 15 克、川续断 15 克、红藤 30 克、败酱草 30 克。清热解毒,化瘀消癥。每日 1 剂,水煎 2 次,早晚分服,15 天为 1 个疗程。[3]

40. 化瘀止痛汤(郁任杰经验方) 红花 12 克、桃仁 12 克、丹参 20 克、赤芍 12 克、当归 12 克、制香附 10 克、木香 10 克、延胡索 12 克、牛膝 10 克、川芎 10 克、泽兰 12 克、三棱 15 克、莪术 15 克。活血化瘀,理气止痛。每日 1 剂,水煎 2 次,早晚分服,30 天为 1 个疗程。[4]

41. 周伟君经验方 ① 盆腔炎清热汤:金银花 24 克、连翘 24 克、败酱草 24 克、薏苡仁 15 克、延胡索 15 克、冬瓜仁 12 克、赤芍 12 克、桃仁 12 克、栀子 12 克、川楝子 12 克、牡丹皮 10 克、制乳没各 9 克。利湿热,活血祛瘀。② 盆腔炎包块方:蒲公英 24 克、紫花地丁 20 克、薏苡仁 15 克、鸡血藤 12 克、茯苓 12 克、天花粉 12 克、赤芍 9 克、天葵子 9 克、桃仁 9 克、牡丹皮 9 克、桂枝 6 克。清热解毒,活血化瘀。发热期以热毒壅盛为主,用盆腔炎清热汤;包块形成期以气滞血瘀为主,用盆腔炎包块方。上药水煎 2 次,每日 1 剂。[5]

中 成 药

1. 康妇炎胶囊 组成:蒲公英、败酱草、赤芍、薏苡仁、苍术、当归、川芎、香附、泽泻、白花蛇舌草、延胡索(山东步长神州制药有限公司生产,国药准字 Z20055634)。功效:清热解毒,化瘀行滞,除湿止带。用法用量:口服,一次 3 粒,一日 3 次。临床应用:田晶等将 128 例慢性盆腔炎患者随机分为对照组和观察组各 64 例。对照组口服头孢地尼胶囊,每次 0.1 克,每天 3 次;观察组在对照组基础上加服康妇炎胶囊。两组均治疗 14 天。结果:观察组的总有效率为 93.75%,明显高于对照组的 76.56%($P<0.05$);观察组临床症状明显轻于对照组($P<0.05$)。两组均未出现严重不良反应。[6]

2. 妇炎舒胶囊 组成:忍冬藤(金银花)、大血藤、大青叶、蒲公英、赤芍、酒大黄、丹参、虎杖、川楝子、延胡索、甘草等(每粒 0.4 克,陕西东科制药有限责任公司生产)。功效:清热解毒,凉血活血,散瘀止痛。用法用量:口服,每次 5 粒,每日 3 次。临床应用:冯晓玲等将 118 例湿热瘀结型慢性盆腔炎患者随机分为实验组(A 组)和对照组(B 组)各 59 例。A 组给予妇炎舒胶囊 56 天,B 组给予妇炎舒胶囊模拟剂 56 天。两组均服用盐酸左氧氟沙星片+甲硝唑片,用药 14 天。结果:(1) A 组中医证候积分有效率明显高于 B 组,且差异有统计学意义($P<0.01$);(2) 治疗后 A 组患者外周血中 TNF-α 和 IFN-γ 的含量明显低于 B 组,具有显著统计学差异($P<0.01$);(3) A 组随访复发率(10.17%)和后遗盆腔痛(18.64%)均显著低于 B 组(96.61%、86.44%),差

① 崔应珉,等.中华名医名方薪传妇科病[M].郑州:河南医科大学出版社,1999:30.
② 崔应珉,等.中华名医名方薪传妇科病[M].郑州:河南医科大学出版社,1999:31.
③ 崔应珉,等.中华名医名方薪传妇科病[M].郑州:河南医科大学出版社,1999:32.
④ 崔应珉,等.中华名医名方薪传妇科病[M].郑州:河南医科大学出版社,1999:33.
⑤ 崔应珉,等.中华名医名方薪传妇科病[M].郑州:河南医科大学出版社,1999:34.
⑥ 田晶,等.康妇炎胶囊联合头孢地尼对慢性盆腔炎患者临床应用效果分析[J].中国计划生育和妇产科,2022,14(5):92-95.

异均有统计学意义(均 $P<0.01$)。①

3. 蒲苓盆炎康颗粒　组成:土茯苓、丹参、夏枯草、蒲公英、车前子、粉萆薢、杜仲、三七、川芎(山东翔宇健康制药有限公司生产,国药准字 Z20050264)。功效:除湿清热,化瘀疏气,消肿止痛。用法用量:口服,每次 10 克,每日 3 次。临床应用:王彩虹等将 118 例慢性盆腔炎患者分为对照组 58 例和观察组 60 例。观察组与对照组均给予常规抗感染治疗,每日静脉滴注左氧氟沙星 0.1 克和甲硝唑注射液 250 毫升。观察组另口服蒲苓盆炎康颗粒(经期停用)。21 天为 1 个疗程。结果:观察组总有效率为 77.59%,明显高于对照组的 93.33%($P<0.05$);治疗后两组 TNF-α 水平均降低,IL-2 水平均升高,且观察组改善更为明显,差异具有统计学意义($P<0.05$);治疗后观察组血液流变学指标明显改善($P<0.05$);观察组停药 3、6、12 个月的复发率明显低于对照组($P<0.05$),治疗期间两组均未见明显的不良反应。②

4. 妇科千金片　组成:千斤拔、金樱根、穿心莲、功劳叶、单面针、当归、鸡血藤、党参。功效主治:清热除湿,益气化瘀;适用于湿热瘀结型盆腔炎。用法用量:口服,每次 2 片,每日 2 次。临床应用:朱海燕将 80 例慢性盆腔炎患者随机分为观察组和对照组各 40 例。对照组患者口服金鸡片,每次 6 片,每日 3 次。观察组口服妇科千金片。药量酌情调整,2 周为 1 个疗程,服用 2～3 个疗程。结果:观察组治疗有效率为 95.0%,明显高于对照组的 80.0%,有统计学意义($P<0.05$)。③

5. 金刚藤胶囊　组成:金刚藤(湖北福人药业股份有限公司生产,国药准字 Z19991031)。功效主治:清热解毒,化湿消肿;适用于湿热瘀结型盆腔炎。用法用量:口服,每次 4 粒,每日 3 次,2 周为 1 个疗程或遵医嘱。临床应用:苏英等将 154 例慢性盆腔炎患者随机分为对照组和观察组

各 77 例。观察组与对照组均口服甲硝唑片,每次 0.2 克,每日 2 次;罗红霉素,每次 150 毫克,每日 2 次。餐前 15 分钟服药。观察组另给予金刚藤胶囊口服。7 天为 1 个疗程,连续治疗 2～3 疗程。观察组治疗总有效率为 96.10%,明显高于对照组的 80.52%,差异有统计学意义($P<0.05$)。④

6. 康妇消炎栓　组成:苦参、败酱草、紫花地丁、穿心莲、蒲公英、猪胆粉、新疆紫草、芦荟等[葵花药业集团(伊春)有限公司生产]。功效主治:清热解毒,利湿散结,杀虫止痒;适用于湿热瘀结型盆腔炎。用法用量:直肠给药,在夜间睡眠前将药栓塞入直肠肛门,放置在离肛门口 5～7 厘米处,每次 1 粒,每日 1 次,在月经生理期停止用药,月经结束后及继续用药,连续治疗 20 天为 1 个疗程。临床应用:吴秀琴以上药治疗 54 例盆腔炎患者,3 个疗程后进行观察,有效率为 70.74%。⑤

7. 盆腔炎颗粒　组成:山茱萸、菟丝子、牛膝、生蒲黄、五灵脂、桃仁等。用法用量:口服,每次 6 克,每日 2 次。临床应用:吕春姬将 80 例盆腔炎患者随机分为观察组和对照组各 40 例。观察组与对照组均采用菌必治静脉滴注,每次 250 毫升,每日 1 次,注入生理盐水中;甲硝唑静脉滴注,每日 2 次。观察组加服盆腔炎颗粒。结果:观察组总有效率为 95%,对照组总有效率为 80%,两组患者之间的差异明显,具有统计学意义($P<0.05$)。⑥

8. 花红片　组成:一点红、白花蛇舌草、鸡血藤、桃金娘根、白背叶根、地桃花、菥蓂。功效主治:清热解毒,燥湿止带,祛瘀止痛;可用于控制炎症,软化和清散增生粘连组织。用法用量:口服,每次 5 片,每日 3 次,连用 2 周为 1 个疗程,经期停药。临床应用:贾建萍等以花红片配合微波理疗治疗 180 例慢性盆腔炎患者,微波理

① 冯晓玲,张杨,等.妇炎舒胶囊联合抗生素治疗慢性盆腔炎疗效分析[J].中华中医药学刊,2020,38(3):24-28.
② 王彩虹,等.蒲苓盆炎康颗粒联合抗生素治疗慢性盆腔炎的疗效评价[J].世界中医药,2018,13(6):1484-1486,1491.
③ 朱海燕.妇科千金片治疗慢性盆腔炎的临床应用效果[J].实用妇科内分泌杂志,2018,5(10):35,37.
④ 苏英,等.金刚藤胶囊治疗慢性盆腔炎的疗效研究[J].今日药学,2018,28(7):466-468,472.
⑤ 吴秀琴.康妇消炎栓治疗盆腔炎的临床体会[J].中国医药指南,2017,15(27):197-198.
⑥ 吕春姬.盆腔炎颗粒治疗慢性盆腔炎的临床效果观察[J].现代医学与健康研究电子杂志,2017,1(8):44.

疗为盆腔照射,每次30分钟,每日1次,整体疗效满意。[1]

9. 少腹通络颗粒 组成:柴胡、枳实、芍药、甘草、三七粉、土鳖虫、甲片、生黄芪等(中日友好医院药学部制备,每袋10克)。适用于气滞血瘀型盆腔炎性疾病后遗症。用法用量:每次10克,每日3次,饭后冲服,经期停药。临床应用:杨舫将47例气滞血瘀型盆腔炎性疾病后遗症患者随机分为治疗组30例与对照组17例。治疗组给予上方治疗。对照组给予口服血府逐瘀胶囊,每次4粒,每日3次,饭后服用,经期停药。两组均以3个月经周期为1个疗程。结果:治疗组的愈显率为80.00%,对照组的愈显率为58.82%,差异有统计学意义($P<0.05$)。[2]

10. 血府逐瘀胶囊 组成:桃仁(炒)、红花、赤芍、川芎、枳壳(麸炒)、柴胡、桔梗、当归、地黄、牛膝、甘草[天津宏仁堂药业有限公司(原天津市第五中药厂)生产]。功效主治:活血祛瘀,行气止痛;适用于气滞血瘀型盆腔炎。用法用量:自月经结束后第3天开始服用,空腹,每日2次,每次6粒,服至月经来潮第1天停药,经期停用。1个月为1个疗程。临床应用:孙娅琨以血府逐瘀胶囊口服治疗150例慢性盆腔炎患者,连服3个月,有效率96%。[3]

① 贾建萍,等.花红片配合微波治疗180例慢性盆腔炎疗效观察[J].疾病监测与控制,2010,4(5):300.
② 杨舫.少腹通络颗粒治疗气滞血瘀型盆腔炎性疾病后遗症临床观察[J].北京中医药,2010,29(3):209-210.
③ 孙娅琨.血府逐瘀胶囊治疗慢性盆腔炎150例临床观察[J].北京中医,2005,24(3):190.

子 宫 疾 病

子宫内膜炎

概　述

子宫内膜炎是各种原因引起的子宫内膜结构发生炎性改变，细菌可沿阴道、宫颈上行或沿输卵管下行以及经淋巴系统到达子宫内膜。通常宫腔有良好的引流条件及周期性内膜剥脱，使炎症极少有机会长期停留于子宫内膜，但如急性期炎症治疗不彻底，或经常存在感染源，则炎症可反复发作，严重者可影响子宫肌层，成为子宫肌炎。子宫内膜炎可分为急性子宫内膜炎和慢性子宫内膜炎。慢性子宫内膜炎常与慢性宫颈炎、慢性输卵管炎同时存在，是导致流产的最常见原因。急性子宫内膜炎经及时治疗多可痊愈，预后良好。若治疗不及时或治疗不彻底，病程迁延日久，可进一步发展为慢性子宫内膜炎；或可发展为子宫肌炎、输卵管炎及盆腔炎，使病情加重。慢性子宫内膜炎经适当治疗，大多可以治愈。

急性子宫内膜炎的主要表现为发热，下腹痛，白带增多、有时为血性或有恶臭，有时子宫略大、子宫有触痛。慢性者表现也基本相同，也可有月经过多、下腹痛及腰骶酸胀明显。如果老年人患了慢性子宫内膜炎则会出现绝经后再次阴道出血，且有白带增多，变得稀薄、血性。

常见并发症如下。（1）宫腔积脓：当子宫内膜炎导致宫颈粘连阻塞时，宫腔内的炎性分泌物不能外流，积聚于宫腔内，可形成宫腔积脓。（2）盆腔炎：急性子宫内膜炎若治疗不及时，可进一步发展为输卵管卵巢炎、盆腔腹膜炎、盆腔结缔组织炎、盆腔静脉炎等，甚至发展成败血症。（3）不孕：有炎症的子宫内膜不利于受精卵着床，又或是受精卵着床不稳固，导致不孕。子宫内膜炎还会影响胎儿，可引起畸形、流产、早产、胎膜早破、新生儿感染等。

慢性子宫内膜炎临床症状如下。（1）盆腔区域疼痛，在月经间歇期间出现下腹部坠胀痛及腰骶部酸痛，部分患者可无任何自觉症状。（2）白带增多，因内膜腺体分泌增加所致，一般为稀薄水样，淡黄色，有时为血性白带，老年性子宫内膜炎呈脓性白带，并常含少量血液，当子宫积脓时分泌物呈脓性伴臭味。（3）月经过多经期规则而经血量倍增，流血期显著延长。不规则出血较少见。（4）痛经多见于未产妇女，但严重痛经者少见，可能由于内膜过度增厚，阻碍组织正常蜕变坏死，刺激子宫过度痉挛性收缩所致。体格检查子宫可增大，有触痛；子宫旁组织增厚并有触痛。轻度炎症时，双合诊可无异常发现。当子宫积脓时，查子宫呈球形增大，柔软并压痛，窥器检查可见宫颈排出血性脓液，奇臭。

急性子宫内膜炎临床症状多见轻度发热，下腹痛，白带增多，有时为血性，如为厌氧菌感染可有恶臭；分娩或流产后发生的急性子宫内膜炎症状较重，其他原因引起的子宫内膜炎多属轻型。体格检查时子宫可有轻度压痛。病情如未能及时控制，进一步引起子宫肌炎、急性输卵管炎、盆腔炎等，患者体温明显升高，可达 39℃ 以上，下腹部有明显压痛。

中医论述参见"慢性盆腔炎"一节（第 220 页）。

经　验　方

1. 逐瘀止血汤加减　当归 10 克、桃仁 10 克、生地黄 15 克、熟大黄 5 克、赤芍 10 克、川芎 10 克、香附 10 克、龟甲（先煎）15 克、党参 15 克、黄芪 30 克、红藤 20 克、炒薏苡仁 20 克、三七粉 3 克（冲服）、炮姜 10 克、阿胶（烊化）10 克。随症加减：疼痛明显，加五灵脂 10 克、延胡索 10 克；下腹坠胀，加续断片 15 克、菟丝子 10 克；病久情志不畅，加北柴胡 10 克、白芍 10 克；病程缠绵者，加用土鳖虫 10 克；腰骶酸痛，加桑寄生 30 克、续断 15 克。每日 1 剂。活血化瘀止血，理气通络止痛，益气养血调经。张继红等将 144 例慢性子宫内膜炎患者随机分为观察组与对照组各 72 例。两组患者均进行抗感染治疗，口服盐酸多西环素片，每次 100 毫克，每日 2 次；口服甲硝唑片每次 0.5 克，每日 2 次。连续服用 14 天。对照组口服妇科千金片，每次 6 片，每日 3 次。观察组内服逐瘀止血汤加减方。两组均以 3 个月为 1 个疗程。结果：在 6 个月随访期间，观察组妊娠率为 46.97%，高于对照组的 27.69%；观察组子宫内膜形态疗效总有效率为 96.97%，高于对照组的 86.15%；观察组子宫内膜病理组织疗效总有效率为 95.45%，高于对照组的 84.62%；观察组综合临床疗效总有效率为 93.94%，高于对照组的 81.54%。差异均具有统计学意义（均 $P<0.05$）。[①]

2. 止血方 党参 30 克、黄芪 60 克、益母草 15 克、白芍 10 克、熟地黄 10 克、何首乌 10 克、三七 6 克、蒲黄炭 10 克、地榆炭 10 克、茜草炭 10 克、海螵蛸 30 克、白及 10 克、甘草 5 克。每日 1 剂，水浓煎 400 毫升，早晚各温服 1 次。出血期就诊，则当天开始服用本方，连续服用 7 天为 1 个疗程，第 2、3 个月经周期则于经期第 3 天开始，连服 7 天，持续治疗共 3 个月经周期。益气化瘀，定痛止血。黄高艳等将 70 例慢性子宫内膜炎致经期延长随机分为对照组与治疗组各 35 例。治疗组与对照组均静脉滴注奥硝唑氯化钠注射液 100 毫升和盐酸左氧氟沙星氯化钠注射液 100 毫升，每日 2 次。

正值出血期，则于就诊当天二联抗菌药物治疗，连续治疗 5 天为 1 个疗程，第 2、3 个月经周期各于经期第 1 天开始治疗，连续 5 天。治疗组加用上方治疗。均连续治疗 3 个疗程。结果：疗程结束 3 个月后随访，治疗组总有效率为 94.3%，对照组总有效率为 85.7%，两组差异有统计学意义（$P<0.05$）。[②]

3. 公英败酱汤 蒲公英 30 克、败酱草 30 克、茯苓 20 克、薏苡仁 20 克、延胡索 9 克、川楝子 9 克、当归 9 克、柴胡 9 克、黄柏 9 克、红藤 9 克、赤芍 9 克、牡丹皮 9 克、丝瓜络 9 克、车前子 6 克、炙甘草 3 克。每日 1 剂，加水常规煎煮 2 次，滤得汤汁 400 毫升，早晚 2 次服用，持续治疗 2 周。清热利湿，理气行滞，活血解毒。郑玉英等将 138 例急性子宫内膜炎湿热瘀结证患者随机分为研究组和对照组各 69 例。研究组与对照组均在常规治疗基础上，静脉滴注左氧氟沙星注射液，每日 1 次，每次 0.3 克；静脉注射甲硝唑注射液，每日 1 次，每次 0.5 克。研究组加用上方。2 周为 1 个疗程。结果：治疗后，两组 TNF-α 和 CRP 水平均较治疗前降低（$P<0.05$），IL-2 和 IL-10 水平较治疗前升高（$P<0.05$）；研究组 TNF-α 和 CRP 水平均低于对照组（$P<0.05$），IL-2 和 IL-10 水平均高于对照组（$P<0.05$）；对照组治疗后半年内复发率 19.67%，研究组治疗后半年内复发率 6.25%，两组复发率比较，差异有统计学意义（$P<0.05$）。[③]

4. 慢盆消炎方 生黄芪 20 克、蒲公英 15 克、红藤 10 克、丹参 10 克、赤芍 10 克、败酱草 10 克、土茯苓 10 克、香附 10 克、七叶一枝花 10 克、紫花地丁 10 克、莪术 10 克、大黄 6 克、生甘草 6 克。将以上药味清水煎煮 15～20 分钟 2 次，合并滤液至 200 毫升，分早晚服。清热解毒，利尿凉血。孙培培等将 202 例慢性子宫内膜炎随机分为对照组与治疗组各 101 例。治疗组与对照组均采用 500 毫克的甲硝唑注射液溶入 5% 葡萄糖注射液，

① 张继红,熊员焕,等.逐瘀止血汤加减治疗慢性子宫内膜炎气虚血瘀证的疗效及对妊娠结局的影响[J].中国实验方剂学杂志,2021,27(2)：110－115.
② 黄高艳,匡继林.自拟止血方治疗慢性子宫内膜炎致经期延长 35 例疗效观察[J].湖南中医杂志,2018,34(4)：70－72.
③ 郑玉英,张萍青,等.公英败酱汤联合抗生素治疗急性子宫内膜炎湿热瘀结证临床观察[J].新中医,2018,50(5)：120－124.

配成 250 毫升后进行静脉滴注,每日 2 次,并给予人工周期(戊酸雌二醇＋黄体酮)＋阴道上药治疗。治疗组加服上方。2 周为 1 个疗程,连续治疗 4 个疗程。结果:治疗组总有效率为 92.08%,对照组总有效率为 83.17%,治疗组疗效明显优于对照组,差异具有统计学意义($P<0.05$)。[①]

5. 活血祛湿方 桃仁 10 克、蒲黄炭 10 克、地锦草 10 克、益母草 30 克、三七 6 克、乳香 10 克、没药 10 克、当归 10 克、虎杖 15 克、川芎 6 克、乌贼骨 30 克、牡丹皮 10 克、茜草炭 10 克、续断炭 15 克、鹿衔草 30 克、甘草 5 克。水煎,每日服 2 次,连服 10 天。适用于湿热瘀结型慢性子宫内膜炎(经期延长)。段文旭将 60 例湿热瘀结型慢性子宫内膜炎患者随机分为对照组与治疗组各 30 例。治疗组与对照组均根据药物敏感试验结果,于月经第 1 天注射左氧氟沙星,每日 2 次,连续 7 天。治疗组另采用上方治疗。共治疗 3 个月经周期,第 4 个月经周期月经干净 3 天后复诊。结果:总有效率治疗组为 93.33%,对照组为 76.67%,两组比较,差异有统计学意义($P<0.05$);总复发率治疗组为 19.23%,对照组为 42.96%,两组差异有统计学意义($P<0.05$)。[②]

6. 清宫汤联合灌肠疗法 清宫汤:桃仁 10 克、当归 10 克、丹参 10 克、牡丹皮 10 克、贯众 10 克、香附 10 克、生地黄 20 克、生蒲黄 20 克、生黄芪 20 克、红藤 15 克、金银花藤 15 克、益母草 15 克、薏苡仁 15 克、续断 15 克。随症加减:腹痛明显,加延胡索 10 克、川楝子 10 克;经期延长,加墨旱莲 10 克、三七粉(吞)3 克;腰酸坠痛,加续断 15 克、金毛狗脊 15 克;带下量多,加椿根皮 12 克。每日 1 剂,水煎 2 次,早晚餐后 1 小时服用。月经规则者于行经时服药,不规则见出血即服药,血止停药,每月经周期服 7～15 剂。清热凉血,祛湿解毒,活血化瘀。灌肠药液:红花 30 克、丹参 30 克、柴胡 30 克、红藤 50 克、紫花地丁 50 克、生薏苡仁 50 克、鸡血藤 50 克。随症加减:寒甚者,加桂枝 50 克、小茴香 50 克。浓煎为 100 毫升,药温 40℃～42℃,抽入 100 毫升注射器内,接导尿管;每晚睡前排空大便,取左侧卧位,将导尿管插入肛门内 15 厘米,将药液缓慢推入,每晚灌肠 1 次,经净或出血干净后给予中药灌肠 7～10 天。谢泳泳将 125 例慢性子宫内膜炎患者随机分为对照组 45 例与治疗组 80 例。对照组根据病情按常规剂量采用抗生素、性激素及止血剂治疗。治疗组采用清宫汤并配合灌肠治疗。3 个月经周期为 1 个疗程。结果:总有效率治疗组为 95.00%,对照组为 68.89%,具有显著统计学差异($P<0.01$)。[③]

7. 陈继明经验方 生黄芪 20 克、当归 10 克、生白芍 10 克、桂枝 6 克、陈皮 6 克、炙甘草 6 克、党参 12 克、生白术 12 克、淫羊藿 12 克、生姜 2 片、红枣 5 枚。水煎服。适用于慢性子宫内膜炎有低热,肝肾精血受损,累及奇经八脉者。[④]

中 成 药

1. 坤复康胶囊 组成:猪苓、赤芍、刘寄奴、乌药、女贞子、苦参、萹蓄、草薢、香附等(陕西康惠制药股份有限公司生产,国药准字 Z20025834)。功效:清热利湿,活血化瘀。用法用量:口服,每次 4 粒,每日 3 次。临床应用:刘秀琴等将 60 例慢性子宫内膜炎患者随机分为观察组和对照组各 30 例。观察组与对照组均给予甲硝唑 250 毫升静脉滴注,每日 2 次,两次之间间隔 12 小时。观察组另加用坤复康胶囊治疗。连续治疗 14 天为 1 个疗程。结果:总有效率观察组为 93.33%,高于对照组的 73.33%,差异有显著性($P<0.05$)。观察组治疗后 IL-2 水平高于对照组($P<0.05$),IL-1β、TNF-α 水平均低于对照组($P<0.05$)。[⑤]

2. 妇科千金片 组成:穿心莲、功劳木、单面针、鸡血藤、党参等。功效主治:清热除湿,益气

① 孙培培,等.慢盆消炎方联合甲硝唑治疗慢性子宫内膜炎疗效及对炎性介质的影响[J].北方药学,2018,15(7):133,137.
② 段文旭.活血祛湿方结合抗生素治疗湿热瘀结型慢性子宫内膜炎 30 例临床观察[J].湖南中医杂志,2016,32(11):60-61.
③ 谢泳泳.中药内服及灌肠治疗慢性子宫内膜炎 80 例观察[J].实用中医药杂志,2005,21(11):650-651.
④ 韦挥德,等.全国名老中医验方选集[M].广州:学术书刊出版社,1989:120.
⑤ 刘秀琴,刘子霞.坤复康胶囊联合甲硝唑治疗慢性子宫内膜炎临床观察[J].实用中医药杂志,2020,36(2):204-205.

化瘀；适用于湿热瘀结型子宫内膜炎。用法用量：口服，每片 0.32 克，每次 6 片，每日 3 次。临床应用：张海红等将 104 例子宫内膜炎患者随机分为单一组和联合组各 52 例。单一组与联合组均给予甲硝唑 15 毫克加入 500 毫升葡萄糖静脉滴注，每日 1 次；月经周期结束后 3 天用甲孕酮口服，每次 5 毫克，每日 2 次。联合组另加服妇科千金片。两组均治疗 6 周。结果：联合组总有效率为 93.3%，而对照组为 80.0%，差异有统计学意义（$P < 0.05$）。[①]

子宫内膜异位症

概　　述

子宫内膜异位症是指有活性的内膜细胞（腺体和间质）种植在子宫内膜以外的位置而形成的一种女性常见妇科疾病。异位内膜可侵犯全身任何部位，如脐、膀胱、肾、输尿管、肺、胸膜、乳腺，甚至手臂、大腿等处，但绝大多数位于盆腔脏器和壁腹膜，以卵巢、宫骶韧带最常见，其次为子宫及其他脏腹膜、直肠阴道隔等部位。本病为激素依赖性疾病，多发生于生育年龄的女性，青春期前不发病，绝经后异位病灶可逐渐萎缩退化；妊娠或使用性激素抑制卵巢功能，可暂时阻止疾病发展。子宫内膜异位症在形态学上呈良性表现，但在临床行为学上具有类似恶性肿瘤的特点，如种植、侵袭及远处转移等。通过中西医治疗，可有效缓解或消除患者内异症症状，提高妊娠率。但除根治性手术外，内异症复发率较高。恶变率较低，其恶变率国内报道为 1.5%，国外报道为 0.7%～1.0%。

子宫内膜异位症的主要病理变化为异位内膜周期性出血及其周围组织纤维化，形成异位结节，痛经是子宫内膜异位症最典型的症状，呈继发性伴进行性加重，但有 27%～40% 患者无疼痛症状。

可并发月经不调、不孕、内膜异位囊肿的破裂、盆腔炎、输尿管的上段梗阻或者扩张、肾盂积水等。临床症状主要如下。（1）痛经：呈继发性伴进行性加重，多位于下腹部和腰骶部，可放射至阴道、会阴、肛门或大腿，常于月经来潮前 1～2 天开始，经期第 1 天最剧，以后逐渐减轻，至月经干净时消失。严重阶段疼痛难忍，甚至止痛剂加量亦无效。疼痛由子宫内膜异位症病灶内部出血刺激局部组织炎性反应引起。同时子宫内膜异位症病灶分泌前列腺素增加，导致子宫肌肉挛缩，痛经势必更为显著。（2）月经异常：可以表现为月经过多或者周期紊乱。造成月经异常多数与子宫内膜异位症影响卵巢功能有关。子宫内膜异位症患者可以发生卵巢功能失调，如排卵异常等。（3）不孕：子宫内膜异位症患者常伴有不孕，发生率为 40%～50%。主要是因为子宫内膜异位症常可引起输卵管周围粘连影响卵母细胞捡拾，或因卵巢病变影响排卵。（4）性交疼痛：子宫直肠陷凹、阴道直肠隔的子宫内膜异位症可以引起性交痛（深部触痛），经期排便次数增加、疼痛（里急后重）。（5）其他：子宫内膜异位至膀胱者，出现有周期性尿频、尿痛、血尿。腹壁瘢痕及脐部的子宫内膜异位症则出现周期性局部肿块及疼痛。肠道子宫内膜异位症患者可出现腹痛、腹泻或便秘，甚至有周期性少量便血。异位内膜侵犯和压迫输尿管时，可出现一侧腰痛和血尿，但极罕见。

妇科检查时可发现在子宫直肠陷凹、子宫骶韧带或宫颈后壁，触及一个或更多硬性小结节，如绿豆或黄豆大小，触痛明显。阴道的异位病灶多位于后穹隆，检查可见在后穹隆处有触痛结节，严重者呈黑紫色。卵巢血肿常与周围粘连、固定，检查时可触及张力较大的包块并有压痛，破裂后发生内出血，表现为急性腹痛。

本病属中医"痛经""癥瘕""不孕""月经不调"等范畴。妇科癥瘕为腹中结块的病。坚硬不移动，痛有定处为"癥"；聚散无常，痛无定处为"瘕"。其涵盖了各种妇科良性肿瘤，病种较多，是妇科常

---

① 张海红，等.抗生素联合妇科千金片对子宫内膜炎的治疗效果研究［J］.中国社区医师，2018,34(3)：88,90.

见病、疑难病症。本病的主要病机为瘀血阻滞，多由于外邪入侵、情志内伤、房劳过度、饮食不节或手术损伤等原因，导致机体脏腑功能失调，气血失和，导致部分"离经"之血瘀积，留结于下腹，阻滞冲任、胞宫、胞脉、胞络而发病。

辨 证 施 治

1.气滞血瘀证　症见渐进性痛经，经前、经期少腹胀痛拒按；乳房或胸胁胀痛，经血有块，块下痛减；腹中积块，固定不移。舌紫暗或有痕点、痕斑，脉弦涩。治宜通经活络、活血化瘀。

（1）膈下逐瘀汤1　当归10克、川芎5克、牡丹皮10克、赤芍10克、桃仁10克、红花10克、五灵脂10克、香附10克、乌药10克、枳壳10克、延胡索10克、甘草15克。每日1剂，文火水煎至约300毫升，分早晚2次温服。临床观察：王红等将92例内异症患者随机分为治疗组49例和对照组43例。两组均给予深度肌内注射150毫克醋酸甲羟孕酮进行治疗，每月1次，连续注射6次。治疗组另加服上方。两组疗法均以1个月为1个疗程，共用药3个疗程。结果：治疗组总有效率为93.88%，明显高于对照组的79.07%，差异有统计学意义（$P<0.05$）。[1]

（2）膈下逐瘀汤加减　灵脂10克、当归10克、川芎6克、桃仁10克、牡丹皮10克、赤芍10克、乌药10克、延胡索10克、甘草10克、香附10克、红花10克、枳壳10克。每日1剂，水煎服，分2次口服。临床观察：张翼等将80例气滞血瘀型子宫内膜异位症患者随机分为治疗组和对照组各40例。两组均于月经第5天口服妈富隆，每次1片（0.5克），每日1次。治疗组再加用上方治疗。连用21天为1个疗程。结果：两组治疗后各积分较本组治疗前均有改善，治疗组较对照组改善更为明显，差异均有统计学意义（与本

组治疗前比较$P<0.05$，$P<0.01$；与对照组治疗后比较$P<0.05$）。[2]

（3）膈下逐瘀汤联合中药保留灌肠　当归、川芎、赤芍、牡丹皮、桃仁、红花、灵脂、香附、乌药、枳壳、延胡索、川芎、炙甘草。水煎服，病情较轻者少服用，病况严重者多服用；中药灌肠药液谨遵医嘱，药液量100～200毫升，晚间睡前进行，排空大小便并做好休息前的准备，以常规灌肠操作法操作，肛管插入深度为25～35厘米，点滴输液进行灌注，速度以患者耐受为宜，操作中注意药温。临床观察：龚玲霞将120例子宫内膜异位症患者分为治疗组和对照组各60例。治疗组以上法治疗。对照组口服丹那唑，每日400毫克，每日2～4次，初次服用以月经不调期开始，1个月后症状如无减轻，每日增加200～400毫克，取得疗效后再恢复剂量。半年为1个疗程。结果：观察组总有效率91.7%，明显优于对照组的66.7%，差异具有统计学意义（$P<0.05$）。[3]

（4）膈下逐瘀汤2　当归10克、川芎10克、赤芍10克、桃仁10克、红花6克、枳壳10克、五灵脂10克、延胡索10克、牡丹皮10克、乌药10克、香附10克、甘草6克。每个月月经周期第20天开始，每日1剂，水煎服，连服10日。临床观察：丁亮莲等将80例子宫内膜异位症患者随机分为治疗组和对照组各40例。两组均给予达那唑，每次0.2克，每日2次。治疗组再加用上方。结果：治疗组总有效率为95.0%，对照组为80.0%，治疗组明显优于对照组（$P<0.05$）。[4]

2.气虚血瘀证　症见月经前后少腹、腰骶部有不适或疼痛，逐渐加剧；盆腔病理性包块、结节；固定性刺痛并拒按；血管异常，包括舌下及其他部位静脉曲张、毛细血管扩张、血管痉挛，舌及肢端紫绀、血管阻塞；皮下瘀斑等。舌质紫或舌体瘀点、瘀斑，脉涩或结、代。治宜益气升提、活血化瘀。

（1）益气化瘀方1　黄芪30克、党参15克、

① 王红,等.膈下逐瘀汤治疗气滞血瘀型子宫内膜异位症[J].中医学报,2018,33(10)：2007－2011.
② 张翼,等.膈下逐瘀汤治疗气滞血瘀型子宫内膜异位症40例[J].湖南中医杂志,2014,30(6)：72－74.
③ 龚玲霞.膈下逐瘀汤联合中药保留灌肠治疗子宫内膜异位症60例[J].大家健康,2014,8(11)：50－51.
④ 丁亮莲,等.膈下逐瘀汤治疗子宫内膜异位症的临床观察[J].中医药导报,2010,16(5)：56－57.

当归 15 克、桃仁 15 克、红花 10 克、川芎 6 克、延胡索 6 克、茯苓 10 克、生地黄 15 克、鹿角霜 10 克、肉苁蓉 10 克、巴戟天 10 克、墨旱莲 15 克、菟丝子 15 克、甘草 6 克。每日 1 剂，上药水煎服，早晚温服。临床观察：杨建敏等将 86 例子宫内膜异位症患者随机分为治疗组和对照组各 43 例。两组均接受手术治疗，并给予米非司酮预防复发，每日 25 毫克，顿服，术后月经来潮第 1 天开始，月经结束时停服。观察组再加服上方。连续治疗 3 个月经周期。结果：观察组患者妊娠率为 83.72%，高于对照组，差异有统计学意义（$P<0.05$）；观察组复发率为 2.33%，低于对照组，差异有统计学意义（$P<0.05$）。[1]

（2）益气化瘀方 2　黄芪、当归、党参、川芎、浙贝、薏苡仁、延胡索、菟丝子、桂枝等。每日 1 剂，水煎服，分早晚 2 次服用，每次 200 毫升。临床观察：马迎红等将 65 例子宫内膜异位症术后患者随机分为中药组 32 例和西药组 33 例。中药组采用上方治疗，经期停药。西药组采用孕三烯酮治疗，口服，每次 2.5 毫克（1 粒），每周 2 次，患者第 1 次于月经第 1 天服用，第 2 次于月经第 4 天服用，以后于每周相同时间服用。3 个月为 1 个疗程。结果：治疗后，两组复发率和 CA125 值变化无显著性差异；术后痛经复现情况、术后妊娠率、药物不良反应结果进行对比，两组具有显著性差异（$P<0.05$），中药组优于西药组；两组用药期间的月经情况具有显著性差异，中药组优于对照组。[2]

（3）益气化瘀方 3　黄芪 20 克、党参 15 克、桃仁 15 克、当归 15 克、浙贝母 10 克、川芎 10 克、延胡索 12 克、薏苡仁 10 克、桂枝 10 克、菟丝子 20 克、益母草 15 克。每日 1 剂，加清水浸泡 10 分钟，取出药剂加 1 000 毫升清水，大火烧开后文火煎至 400 毫升，早晚各取 200 毫升温服，于每个月经周期内服用 21 剂，经期停药。临床观察：吴桂芬等将 80 例子宫内膜异位症患者随机分为治疗组和对照组各 40 例。所有患者均接受临床手术治疗，术后采用药物治疗防复发。两组均在手术完成后 7 天开始服用米非司酮，每次 1 片，每日 1 次。治疗组再加用上方。半年为 1 个疗程。结果：治疗组总妊娠率、复发率以及不良反应率均优于对照组（$P<0.05$），治疗组促卵泡激素、雌二醇、黄体生成素水平均优于对照组（$P<0.05$）。[3]

（4）益气化瘀方加减　黄芪 30 克、党参 20 克、白术 20 克、柴胡 20 克、白芍 12 克、当归 12 克、丹参 12 克、延胡索 12 克、五灵脂 9 克、生蒲黄 12 克、刘寄奴 9 克、陈皮 9 克、吴茱萸 9 克、炙甘草 6 克。每日 1 剂，早晚 2 次，饭后半小时服。临床观察：沈萍等将 60 例子宫内膜异位症患者随机分为研究组和对照组各 30 例。研究组以上方治疗。对照组采用米非司酮片，于月经来潮后第 1 日服用，每次 25 毫克，每日 1 次，于月经周期中应用，连续应用 6 次。两组均连续治疗 3 个月。结果：治疗后，研究组痛经积分下降优于对照组，研究组（6.76±3.31）分，对照组（4.10±2.99）分，两组比较有统计学差异（$P<0.05$）；研究组总有效率 90%，对照组总有效率 63.3%，两组比较有统计学差异（$P<0.05$）。[4]

3. 寒凝血瘀证　症见经期或行经前后小腹冷痛，伴经血量减少，畏寒肢冷，乏力，面色青白，严重时大汗出，面色苍白；舌紫暗，苔白腻，脉沉。治宜祛瘀止痛、温经散寒。

（1）当归四逆汤　当归 15 克、桂枝 15 克、芍药 15 克、细辛 3 克、通草 10 克、甘草 10 克、乌药 10 克、大枣 8 枚、生姜 10 克、制附子 10 克。每日 1 剂，分早晚 2 次服用。临床观察：杨盈将 136 例寒凝血瘀型子宫内膜异位症患者随机分为治疗组和对照组各 68 例。两组均予以孕三烯酮胶囊口服治疗，每次 2.5 毫克，每周 2 次，由月经第 1 天开始。观察组另加服当归四逆汤。连续治疗 3 个月。结

① 杨建敏，等.益气化瘀方预防子宫内膜异位症术后复发的临床研究[J].中华中医药学刊,2018,36(7):1668-1670.
② 马迎红，等.益气化瘀方预防子宫内膜异位症术后复发的临床研究[J].南京中医药大学学报,2015,31(3):291-294.
③ 吴桂芬，等.益气化瘀方防治子宫内膜异位症术后复发 40 例[J].河南中医,2015,35(4):840-841.
④ 沈萍，等.益气化瘀法治疗子宫内膜异位症气虚血瘀证的临床研究[J].贵阳中医学院学报,2014,36(4):98-100.

果：总有效率观察组为91.18%，对照组为76.47%，两组比较，差异具有统计学意义（P＜0.05）。①

（2）当归四逆汤加减1　桂枝20克、当归20克、生姜15克、白芍15克、通草10克、乌药10克、制附子（先煎30分钟）10克、炙甘草10克、大枣8枚、细辛3克。每日1剂，水煎分2次服用。临床观察：李燕英将30例子宫内膜异位症寒凝血瘀型患者随机分为中医组和对照组各15例。中医组以上方治疗。对照组用孕三烯酮胶囊2.5毫克，月经第1天开始服用，每周服药2次。两组均连续治疗3个月。结果：总有效率中医组高于对照组（P＜0.05）；不良反应发生率中医组低于对照组（P＜0.05）；中医组性激素水平、血清炎症因子指标优于对照组（P＜0.05）。②

（3）少腹逐瘀汤加减1　川芎10克、延胡索10克、炮姜1克、炒五灵脂10克、小茴香5克、赤芍10克、肉桂10克、当归10克、蒲黄10克、没药10克。随症加减：对于腹部疼痛剧烈且肢体不温出汗者，可加制川乌3克、川椒10克、制草乌3克；对于阳虚内寒患者，可加制附子10克、人参10克、淫羊藿10克；对于湿邪较重且腹胀胸闷、舌苔白腻者，予以橘皮10克、苍术10克、茯苓10克、泽兰10克。每日1剂，用水煎煮400毫升，分早晚饭前服用。临床观察：谷青青以上方治疗40例子宫内膜异位症患者。结果：有效率为87.5%，40例患者治疗3个月后经病理检查发现子宫内膜间质和腺体均萎缩，病灶面积降低53%～57%，粘连情况显著改善。③

（4）少腹逐瘀汤和组方　少腹逐瘀汤：当归15克、赤芍15克、续断15克、醋延胡索15克、干姜10克、盐小茴香10克、醋香附10克、乌药10克、黑附片（久煎）10克、川芎9克、桂枝9克、制吴茱萸9克、肉桂（后下）6克。组方：紫石英（先煎）20克、三棱9克、莪术15克、土鳖虫10克。每日1剂，水煎服，早晚分服，月经期前3天和行经3天

服用。临床观察：刘双萍等将58例子宫内膜异位症痛经患者随机分为治疗组和对照组各29例。治疗组采用上方治疗。对照组患者服当归片，每次4片，每日3次；元胡止痛片，每次4片，每日3次。两组患者均于经前、经期服用。以3周为1个疗程，于6个疗程后观察效果。结果：治疗组治愈率为75.9%，总有效率为93.1%；对照组治愈率为55.17%，总有效率为68.9%。治疗组明显优于对照组（P＜0.05）。④

（5）当归四逆汤加减2　当归15克、桂枝15克、白芍15克、细辛3克、炙甘草10克、通草10克、乌药10克、制附子10克、生姜10克、大枣8枚。每日早晚分2次，水煎服。临床观察：李泽焰等将74例子宫内膜异位症患者随机分为观察组和对照组各37例。观察组患者以上方治疗。对照组患者自月经开始后第1天开始给予孕三烯酮2.5毫克，每周2次。两组患者均连续治疗3个月。结果：总有效率观察组为89.19%，对照组为67.57%，差异有统计学意义（P＜0.05）；治疗前两组患者痛经评分无显著差异，治疗后观察组痛经评分优于对照组（P＜0.05）；观察组慢性盆腔疼痛和性交痛缓解率分别为87.50%和84.21%，对照组慢性盆腔疼痛和性交痛缓解率分别为42.86%和58.82%，差异均有统计学意义（P＜0.05）。⑤

（6）少腹逐瘀汤加减2　川芎10克、炮姜1克、延胡索10克、炒五灵脂10克、赤芍10克、小茴香5克、蒲黄10克、肉桂10克、当归10克、没药10克。随症加减：若腹痛甚剧、肢冷汗出者，加川椒10克、制川乌3克、制草乌3克；阳虚内寒者，加人参10克、制附子10克、淫羊藿10克；湿邪较重，兼有胸闷腹胀、舌苔白腻者，加苍术10克、橘皮10克、泽兰10克、茯苓10克。每日1剂，水煎400毫升，早晚餐前分服。经行前1周开始至经行结束为1个疗程，连服3个疗程。临床观察：黄国和以上方治疗176例子宫内膜异位症患者。

① 杨盈.当归四逆汤治疗寒凝血瘀型子宫内膜异位症的疗效观察［J］.中国医药指南，2018，16（25）：179－180.
② 李燕英.当归四逆汤加减治疗子宫内膜异位症寒凝血瘀型临床观察［J］.实用中医药杂志，2017，33（12）：1371－1372.
③ 谷青青.少腹逐瘀汤加减治疗子宫内膜异位症40例临床体会［J］.河南医学研究，2017，26（5）：837－838.
④ 刘双萍，武权生，等.少腹逐瘀汤合药组方治疗子宫内膜异位症痛经58例临床观察［J］.中医临床研究，2017，9（10）：98－99.
⑤ 李泽焰，等.加减当归四逆汤在子宫内膜异位症疼痛中的效果分析［J］.中国继续医学教育，2015，7（15）：173－174.

结果：轻度 66 例，总有效率 84.38％；中度 80 例，总有效率 72％；重度 30 例，总有效率 51.31％。①

（7）少腹逐瘀汤 小茴香 7 粒、延胡索 3 克、没药 6 克、当归 9 克、川芎 6 克、干姜 0.6 克、蒲黄 9 克、五灵脂 6 克、赤芍 6 克、官桂 3 克。每日 1 剂，用水煎至 400 毫升，分 2 次温水送服。临床观察：李普霞将 60 例子宫内膜异位症患者随机分为观察组和对照组各 30 例。两组均用丹那唑口服给药治疗，每日 400 毫克，分 2～4 次服用，若患者临床治疗效果不显著，则加量至每日 600～800 毫克，具体用药剂量由临床医师根据患者个人情况而定。观察组再加服少腹逐瘀汤。连续治疗 1 个月为 1 个疗程。结果：观察组治愈率为 90％，高于对照组的 60％，观察组明显优于对照组（P＜0.05）。②

4. 瘀热互结证 主症：经行腹痛，刺痛、痛有定处，或性交痛，或持续性盆腔疼痛，或肛门坠痛；月经过多；经色紫暗或有血块或夹黏液。次症：下腹包块；经期延长或月经提前；带下量多，色黄；口干不渴；小便短赤；大便溏而不爽，或大便干结。舌质紫暗或有瘀点、瘀斑，苔黄腻，脉滑数或弦涩。治宜祛瘀消癥、清热除湿。因本病的病因病机与子宫腺肌病相似，故可参见子宫腺肌病。方用清热调血汤加味：当归 12 克、川芎 10 克、白芍 15 克、生地黄 15 克、黄连 3 克、香附 12 克、桃仁 10 克、红花 10 克、延胡索 12 克、牡丹皮 15 克、莪术 10 克、五灵脂 10 克、生蒲黄 10 克、赤芍 10 克、薏苡仁 20 克。每日 1 剂，水煎服，早晚分服，于月经干净第 1 天开始服药，经期停药。临床观察：刘洁等以上方治疗 50 例子宫腺肌病患者，总有效率为 96.0％。③

5. 蒋俊涛等分 4 型

（1）肝郁气滞血瘀型 症见胸闷喜叹、嗳气，情志抑郁或易怒，经前或经期乳房胀痛不舒，经来少腹胀满疼痛，经色紫红或晦暗，经量或多或少，多夹有瘀块，甚者发为闭经。舌暗红或紫，舌边紫暗或有瘀点，苔薄白或薄黄，脉弦。治宜疏肝理气、活血化瘀。方用逍遥散合桃红四物汤加减。

（2）肝肾阴虚血瘀型 主症经期小腹隐痛不舒，伴腰腿酸软，月经量少，多夹有瘀块，甚则停闭、不孕，同时还兼有头晕目眩、胁肋灼痛等症。舌红，苔少，脉沉涩或细涩。治宜滋补肝肾、活血化瘀。方用左归丸合二至丸加桃仁、红花、川芎、丹参等。

（3）湿热瘀阻血瘀型 症见经前或经期小腹疼痛，或痛连腰骶，多伴有灼热感，经血量多，经期延长，经色暗红，质稠黏，带下量多，色黄，质稠，多有臭味，小便黄赤。舌质红，苔黄腻，脉数或弦数。治宜清热除湿、活血化瘀。方用清热调血汤加减。随症加减：若湿热过重，则可加入车前子、薏苡仁等以增强清热、祛湿之功；若瘀血严重，则加入丹参、桃仁、泽兰、益母草等增强活血化瘀之力；此外，在清热化瘀的同时，可适当佐以扶正之品，以防由实转虚。

（4）痰瘀阻滞血瘀型 症见经行小腹胀痛，腰背酸楚，经量少，色暗淡，夹有血块，甚者闭经，或久婚不孕，同时多伴有形体肥胖，神疲乏力，痰多，头晕头重等症状。舌质暗，色紫，舌下筋络曲张，苔腻或厚，脉细濡或细涩。治宜消痰散结、活血化瘀。方用苍附导痰丸合失笑散加减，或苍附导痰丸合大黄䗪虫丸。④

经 验 方

1. 益气消癥方 黄芪 20 克、党参 20 克、白术 10 克、三棱 10 克、莪术 10 克、丹参 10 克、炙甘草 6 克。配合月经周期加减：经期，方用益气消癥方去三棱、莪术、丹参，加延胡索 10 克、香附 10 克、白芍 10 克；经后期，方用益气消癥方；经前期，方用益气消癥方去三棱、莪术，加益母草 15 克、香附 10 克、当归 10 克。根据患者月经周期选方，每日 1 剂，水煎取汁 200 毫升，温服。许明桃等将 50 例

① 黄国和.少腹逐瘀汤加减治疗子宫内膜异位症 176 例临床观察[J].内蒙古中医药,2015,34(8)：28-29.
② 李普霞.少腹逐瘀汤治疗子宫内膜异位症临床观察[J].世界最新医学信息文摘,2015,15(53)：135.
③ 刘洁,等.加味清热调血汤治疗子宫腺肌病 50 例[J].光明中医,2016,31(19)：2810-2812.
④ 蒋俊涛,等.中医对子宫内膜异位症的探讨[J].辽宁中医药大学学报,2008,10(9)：28-29.

气虚血瘀型子宫内膜异位症痛经患者随机分为治疗组和对照组各 25 例。治疗组给予益气消癥方配合周期疗法治疗，对照组给予妈富隆口服。两组均连续治疗 3 个月经周期。结果：治疗后两组痛经 VAS 评分较治疗前显著降低（$P<0.05$），两组比较差异无统计学意义（$P>0.05$）；两组中医证候积分水平较治疗前下降（$P<0.05$），治疗组的降低程度较对照组更明显（$P>0.05$）；两组血清 CA125 水平与治疗前相比，差异无统计学意义（$P>0.05$）；治疗过程中两组均未出现严重的不良反应和肝肾功能异常情况。[1]

2. 桂香温经止痛颗粒　葫芦巴、肉桂、山茱萸、制吴茱萸、醋延胡索、白芍、五灵脂、川楝子、盐小茴香、白芷、川牛膝、细辛、水蛭等。每日 2 次，早晚分服。宋雯等将 66 例子宫内膜异位囊肿患者随机分成治疗组和对照组各 33 例。治疗组口服桂香温经止痛颗粒结合中药灌肠"红 1 号"（艾叶 10 克、茯苓 15 克、赤芍 15 克、牡丹皮 10 克、炮姜 10 克、鸡血藤 10 克、昆布 10 克、桂枝 10 克、盐小茴香 10 克、夏枯草 10 克）。对照组口服孕三烯酮片。两组均连续治疗 3 个月经周期。结果：治疗组的总有效率为 90.6%，对照组的总有效率为 80%，两组比较差异具有统计学意义（$P<0.05$）。[2]

3. 消瘤方　菝葜 10 克、水蛭 10 克、土鳖虫 10 克、党参 10 克、炙鳖甲 10 克、木馒头 10 克、石见穿 10 克、鹿角 10 克、王不留行 10 克、莪术 10 克、炮姜 10 克。每日 1 剂，水煎 2 次取汁 200 毫升，每日 1 次。余震等将 120 例肾虚血瘀型子宫内膜异位症患者随机分为对照组和治疗组各 60 例。对照组予米非司酮片治疗，治疗组在对照组的基础上采用消瘤方治疗。两组均治疗 6 个月经周期。结果：治疗组的总有效率为 91.67%，对照组的总有效率为 76.67%，治疗组疗效优于对照组（$P<0.05$）；两组 VAS 评分比较均有下降趋势

（$P<0.05$），且治疗组下降趋势更明显（$P<0.05$）；两组治疗后骶韧带触痛结节、性交疼痛、非经期盆腔痛、盆腔压痛评分均较本组治疗前降低（$P<0.05$），且治疗组均低于对照组（$P<0.05$）。[3]

4. 罗氏内异方　益母草、土鳖虫、桃仁、延胡索、海藻、乌梅、台乌、浙贝母、山楂、丹参、蒲黄、五灵脂等。活血化瘀，软坚散结。适用于子宫内膜异位症。刘秀娟等将 34 例中、重度子宫内膜异位症相关不孕患者分为 LSF 组与 GnRH－a 组各 17 例。LSF 组采用术后第 1 天开始口服上方，每次 30 毫升，每日 3 次，共 2 个月，月经期停药，服药期间严格避孕。GnRH－a 组采用于术后 1 周内开始第 1 次皮下注射诺雷得，每次 3.6 毫克，每月 1 次，每次间隔 28 天，共 3 个月。结果：LSF 组的有效率为 76.47%，GnRH－a 组的有效率为 82.35%，两组相比差异无统计学意义（$P>0.05$）；LSF 组中未见明显不良反应，GnRH－a 组的不良反应发生率为 23.52%，两组比较差异有统计学意义（$P<0.05$）；治疗后的 3 个月内，LSF 组的复发率为 17.65%，GnRH－a 组的复发率为 5.88%，两组比较差异有统计学意义（$P<0.05$）。[4]

5. 冯氏内异方联合中药保留灌肠　冯氏内异方：当归 10 克、川芎 10 克、桃仁 10 克、红花 10 克、没药 10 克、莪术 10 克、土鳖虫 10 克、赤芍 12 克、血竭 3 克、延胡索 15 克。加水 500 毫升，文火煎至 150 毫升，复煎 1 次，两次药液混合，分 2 次服用，连续治疗 3 个月，经期停药。一方药业颗粒剂（灌肠液）：王不留行 15 克、乳香 15 克、没药 15 克、当归 15 克、赤芍 15 克、桃仁 15 克、三棱 15 克、莪术 15 克、枳实 15 克、皂角刺 15 克、毛冬青 20 克、丹参 20 克、红藤 20 克。以上中药 1 剂，加入 80～100 毫升开水，溶化后至 40℃保留灌肠，每日 1 次，用药 3 个月，经期停药。活血化瘀，行气止痛。赵春梅等将 80 例子宫内膜异位症患者随机分为 A 组 21 例、B 组 20 例、C 组 18 例与 D 组

① 许明桃，梁雪芳，等.益气消癥方配合周期疗法治疗子宫内膜异位症痛经的临床观察[J].实用医学杂志，2021，37（10）：1357－1360.
② 宋雯，丛慧芳，等.桂香温经止痛颗粒联合中药灌肠治疗卵巢子宫内膜异位囊肿疗效观察[J].中医药学报，2021，49（10）：72－75.
③ 余震，柳洲，等.消瘤方治疗子宫内膜异位症肾虚血瘀型的临床疗效及对患者血管生成相关指标和不同月经周期痛经情况的影响[J].河北中医，2021，43（7）：1107－1110.
④ 刘秀娟，马艳华，等.腹腔镜联合罗氏内异方治疗中、重度子宫内膜异位症相关不孕的疗效观察[J].医学信息，2018，31（13）：77－80.

21例。A组采用冯氏内异方,随症加减。B组采用冯氏内异方+中药灌肠。C组采用散结镇痛胶囊组,每日3次,每次4粒,餐后服,用药3个月经周期经期不停药。D组术后不追加药物治疗。结果:手术前,四组患者的痛经VAS评分差异无统计学意义($P > 0.05$)。手术后3个月、手术后6个月,四组患者的痛经VAS评分均较手术前显著降低($P < 0.05$),且A、B组术后3个月、术后6个月的痛经VAS评分显著低于C组、D组($P < 0.05$)。手术前,四组患者的性交痛VAS评分差异无统计学意义($P > 0.05$)。手术后3个月、手术后6个月,四组患者的性交痛VAS评分均较手术前显著降低($P < 0.05$),且A、B组术后3个月、术后6个月的性交痛VAS评分显著低于D组($P < 0.05$)。[①]

6. 活血消异方 醋柴胡15克、茯苓15克、白术15克、丹参20克、赤芍10克、醋莪术10克、醋鸡内金20克、薏苡仁20、皂角刺10克。随症加减:脾胃气虚者,加党参、甘草、砂仁等;虚寒者,加干姜、桂枝、葫芦巴等;肛门坠胀者,加羌活。有妊娠要求者,排卵前服用上方;排卵后以补肾健脾为主。从入组第1天开始服药,每日1剂,水煎早晚饭后30分钟~1小时内服用,连服6个月经周期,经期不停药,服药期间饮食清淡,忌寒凉,避免情绪刺激。李田田等将39例气滞血瘀型卵巢子宫内膜异位囊肿患者分为单纯卵巢子宫内膜异位囊肿(单纯组)29例与卵巢子宫内膜异位囊肿合并子宫腺肌病(合并组)10例,均采用上方加减治疗。结果:服药3个和6个月经周期,右侧囊肿及单纯组囊肿体积均显著小于治疗前(均$P < 0.05$),左侧囊肿及合并组囊肿体积治疗前后比较差异均无统计学意义(均$P > 0.05$)。单纯组服药1个周期后痛经程度评分、慢性盆腔痛评分均明显低于治疗前(均$P < 0.05$)。合并组(内异症合并腺肌症)服药2个周期后痛经程度评分明显低于治疗前($P < 0.05$),且随治疗时间延长,两组痛

经程度评分逐渐降低;两组痛经持续时间、合并组慢性盆腔痛评分均于服药4个周期后明显低于治疗前(均$P < 0.05$),且随治疗时间延长逐渐降低。单纯组服药2个周期后月经量评分明显低于治疗前,且服药5~6个周期后月经量积分降低至正常范围内;合并组服药4个周期后月经量评分明显低于治疗前($P < 0.05$)。两组患者均于服药5个周期后经色经质评分明显低于治疗前(均$P < 0.05$)。有妊娠要求的12例患者中妊娠6例。[②]

7. 理气活血化瘀方 当归20克、川芎12克、桃仁10克、红花12克、枳壳12克、乌药12克、香附10克、延胡索10克、郁金10克、赤芍10克、牡丹皮10克、柴胡12克、三棱10克、莪术10克、甘草6克。每日1剂,200毫升开水冲服,分早晚2次,饭后半小时温服。肖沛将54例气滞血瘀型子宫内膜异位痛经患者随机分为治疗组29例与对照组25例。治疗组月经来潮的第1天开始口服上方,3个月为1个疗程。对照组采用散结镇痛胶囊,月经来潮第1天开始温开水送服,每次4粒,每日3次,连续服用3个月经周期为1个总疗程。结果:治疗组治疗后在痛经持续时间、痛经症状评分积分、VAS评分、子宫体积、CA125、卵巢囊肿大小等方面,改善程度均优于对照组,差异有统计学意义($P < 0.05$);总有效率治疗组为89.66%,对照组为72.00%,有统计学差异($P < 0.05$)。[③]

8. 异位痛经丸 生牡蛎205.6克、三棱72.99克、丹参145.98克、川芎72.99克、赤芍72.99克、桃仁(炒)72.99克、莪术72.99克、烫水蛭72.99克、蜈蚣(去头足)14条、急性子109.49克、苏木72.99克。净选后的药材,按比例混合兑料,粉碎成细粉,过筛,混匀,制成黄褐色至棕褐色水丸,分装成每袋5克备用,非经期口服,每次5克,每日2次,服药期间忌食寒凉生冷食物,月经期忌服。适用于血瘀经闭、痛经、癥瘕痞块、不孕、月经失调等症。董玉玲以上方治疗89例子宫内膜异位症患

① 赵春梅,罗喜平,等.冯氏内异方加中药保留灌肠治疗子宫内膜异位症的临床观察[J].按摩与康复医学,2018,9(13):49-51.
② 李田田,赵瑞华,等.活血消异方治疗气滞血瘀型卵巢子宫内膜异位囊肿临床观察[J].现代中西医结合杂志,2018,27(5):484-487,549.
③ 肖沛.理气活血化瘀方治疗气滞血瘀型子宫内膜异位痛经的临床观察[D].武汉:湖北中医药大学,2018.

者,随访1年,治疗总有效率达96.6%。[1]

9. 益肾活血汤 菟丝子20克、黄精15克、丹参15克、香附15克、三七10克、浙贝母10克。随症加减:在基本方的基础上,月经期,加蒲黄10克、五灵脂10克、益母草30克、延胡索15克;卵泡期,加三棱10克、刘寄奴15克、山茱萸15克;排卵期,加路路通15克、黄芪20克、当归10克;黄体期,加巴戟天10克、肉桂5克、女贞子15克、熟地黄15克。每日1剂,水煎取汁400毫升,分2次早晚温服。扶正固本,活血化瘀,软坚散结。张梅等将70例子宫内膜异位症合并不孕症患者随机分为观察组与对照组各35例。对照组在腹腔镜保守治疗术后月经来潮第2~5天,采用GnRH-a 3.75毫克,皮下注射,每4周1次。观察组按上述方法术后采用中药益肾活血汤中药口服。连续治疗3个月,治疗期间嘱两组患者勿服用其他相关药物,作息规律。结果:观察组患者血清超氧化物歧化酶(SOD)、谷胱甘肽过氧化酶(GSH-Px)含量均明显高于对照组($P<0.05$),丙二醛(MDA)含量明显低于对照组($P<0.05$);血清促卵泡激素(FSH)、黄体生成素(LH)、雌激素(E_2)含量均明显高于对照组($P<0.05$)。[2]

10. 朱氏清热化瘀方 红藤30克、蒲公英15克、川楝子9克、牡丹皮9克、生蒲黄15克、赤芍15克、没药6克、三棱9克、莪术9克、柴胡9克、延胡索9克、刘寄奴15克。每日1剂,水煎,早晚分服。清热凉血,化瘀行气,疏利冲任,使热去结散、气调血和。何珏等将120例瘀热互结型子宫内膜异位症患者随机分为对照组与治疗组各60例。两组均采用血府逐瘀胶囊,每次6粒,每日2次口服。治疗组再加用朱氏清热化瘀方治疗,3个月经周期为1个疗程。结果:最终完成试验者117例,治疗组60例,对照组57例。(1)组间治疗后比较,痛经、非经期下腹痛、排便痛评分差

异有统计学意义,治疗组比对照组下降更加明显($P<0.05$);(2)组间治疗前后差值比较,治疗组中医证候积分下降程度明显强于对照组($P<0.05$);(3)组间治疗后比较,ICAM-1水平差异有统计学意义,治疗组明显低于对照组($P<0.05$),而CA-125水平差异无统计学意义($P>0.05$);(4)中医瘀热互结证证候积分与血清ICAM-1存在直线正相关关系;(5)组间治疗前后差值比较,盆腔囊肿径线差异无统计学意义($P>0.05$)。结论:朱氏清热化瘀方治疗瘀热互结型子宫内膜异位症盆腔相关性疼痛的疗效满意,可明显减轻疼痛,改善临床症状,其机制可能与降低盆腔炎症黏附相关因子(ICAM-1)有关。[3]

11. 痛经消颗粒 丹参20克、赤芍20克、当归10克、蜈蚣6克、延胡索20克、川楝子20克、甘草6克。在月经来潮前7天开始服用,每日1剂,50毫升水冲服,早晚各25毫升,连服10天。行气止痛,化瘀通经。适用于气滞血瘀型子宫内膜异位症。刘会书将72例子宫内膜异位症患者随机分为对照组和治疗组各36例。治疗组使用上方治疗。对照组使用散结镇痛胶囊治疗,于月经前7天开始服用,每次6粒,每日2次,连服10天。1个月经周期为1个疗程,均连续服药3个疗程后观察。结果:总有效率治疗组为86.11%,对照组为80.56%,经过统计学分析,自拟痛经消颗粒在治疗子宫内膜异位症所致痛经(气滞血瘀型)的疗效优于对照组。[4]

12. 痛经宁 生蒲黄(包)18克、大红藤30克、制乳香3克、制没药3克、田三七粉(冲服)2克、威灵仙18克、柴胡9克、延胡索9克、刘寄奴9克、葫芦巴18克。每日1剂,水煎取汁,每日早晚分2次温服,月经前7天开始服用,至月经第3天停服,连续服用3个月为1个疗程。陈静等将90例子宫内膜异位症、子宫腺肌病且辨证属中医气

① 董玉玲.自制中药异位痛经丸治疗子宫内膜异位症89例[J].世界最新医学信息文摘,2018,18(84):146,152.
② 张梅,等.益肾活血汤对子宫内膜异位症合并不孕患者腹腔镜术后氧化应激因子及激素水平的影响[J].中国临床新医学,2017,10(12):1185-1188.
③ 何珏,胡国华,等.朱氏清热化瘀方治疗瘀热互结型子宫内膜异位症盆腔相关性疼痛的多中心随机对照研究[J].上海中医药杂志,2017,51(11):55-59.
④ 刘会书.自拟痛经消颗粒治疗子宫内膜异位症所致痛经(气滞血瘀型)的临床观察[D].长春:长春中医药大学,2017.

滞血瘀型的患者随机分为中药组、中成药组、西药组各 30 例。中药组给予痛经宁口服治疗,中成药组给予血府逐瘀胶囊口服治疗,西药组给予散利痛口服治疗。三组治疗周期均为 3 个月,停药 1 个月,3 个月后随访。比较三组患者的中医证候疗效、痛经程度等。结果:西药组、中药组、中成药组患者的中医证候总有效率分别为 53.33%、86.67%、60.00%,三组比较差异具有统计学意义($P<0.05$)。[1]

13. 桂枝二陈汤加减 桂枝 10 克、赤芍 15 克、白茯苓 15 克、桃仁 10 克、牡丹皮 10 克、三棱 15 克、莪术 15 克、水蛭 6 克、威灵仙 10 克、芒硝(冲服)6 克、陈皮 9 克、郁金 10 克、半夏 10 克、炙甘草 6 克。每日 1 剂,常规水煎取汁 400 毫升,分 2 次空腹温服。艾灸:帮助患者选择适宜的体位,腧穴取穴定位方法参照《针灸学》。取子宫穴、中极、次髎、关元、气海、肾俞、足三里、丰隆、三阴交,以艾条对准腧穴灸 15～20 分钟,每日 1 次。刘志霞等将 100 例子宫内膜异位症患者随机分为治疗组和对照组各 50 例。治疗组以上方治疗。对照组口服孕三烯酮,第 1 次于月经第 1 天服,3 天后服第 2 次,以后每周相同时间服用,每次 2.5 毫克,连续 12 周。结果:治疗后,疼痛视觉模拟评分(VAS)治疗组为(2.5±1.7)分,对照组为(5.2±1.2)分,两组比较差异有统计学意义($P<0.05$);治疗后中医证候疗效总有效率治疗组为 96%,对照组为 80%,两组比较差异有统计学意义($P<0.05$)。[2]

14. 调周法 在整个月经周期分四个时期:行经期、经后期(经后初期、经后中期、经后末期)、经间排卵期、经前期(经前期、经前后半期),并分别用药调整。行经期,方用内异止痛汤:钩藤 15 克、紫贝齿(先煎)10 克、赤芍 10 克、五灵脂 10 克、莪术 10 克、肉桂(后下)3～5 克、广木香 6～9 克、延胡索 12 克、川续断 12 克、茯苓 12 克、天山雪莲 5 克。具体用药时注意月经量、色、质的变化,以

及是否有其他伴随症状,随证加减。经期用药 5～7 天。活血调经,祛瘀生新。经后期,方用加味二甲地黄汤:炙鳖甲(先煎)6～9 克、牡蛎(先煎)15 克、熟地黄 15 克、淮山药 15 克、山茱萸 6～9 克、炒牡丹皮 10 克、茯苓 10 克、白芍 10 克、怀牛膝 10 克。经后期用药 7 天。滋阴养血,血中养阴。经间排卵期,方用补肾促排卵汤加减:丹参 10 克、白芍 10 克、赤芍 10 克、淮山药 10 克、山茱萸 10 克、牡丹皮 10 克、茯苓 10 克、续断 10 克、菟丝子 10 克、杜仲 10 克、五灵脂 10 克、紫石英(先煎)10 克、广木香 6 克。补肾化瘀,疏肝通络。经前期,方用毓麟珠加越鞠丸加减:丹参 10 克、赤白芍 10 克、淮山药 10 克、山茱萸 10 克、牡丹皮 10 克、茯苓 10 克、续断 10 克、菟丝子 10 克、杜仲 10 克、五灵脂 10 克、鹿角霜 10 克、制香附 10 克、制苍术 10 克、巴戟天 10 克。经前期方用 7 天。补肾助阳,维持阳长。治疗不少于 3 个月经周期。[3]

15. 芍药止痛合剂 赤芍 15 克、橘核 15 克、木香 6 克、莪术 15 克、浙贝母 15 克、没药 10 克等。每日 1 剂,温水 250 毫升冲化,分次口服,月经期停服。许金榜等将 94 例盆腔子宫内膜异位症患者随机分为中药组 31 例、孕三烯酮组 30 例与期待组 33 例。中药组用口服上方,月经期停服,连续治疗 3 个月。期待组术后不用任何药物治疗。孕三烯酮组月经周期的第 1 天开始口服孕三烯酮,每次 2.5 毫克,每周 2 次,连续治疗 3 个月。治疗期间,停用其他治疗子宫内膜异位症的药物。结果:中药组临床总有效率为 83.9%,孕三烯酮组为 86.7%,期待组为 60.6%;与期待组相比,中药组与孕三烯酮组的临床总有效率显著高于期待组,差异有统计学意义($P<0.05$);孕三烯酮组的不良反应发生率为 60%,显著高于中药组与期待组($P<0.05$)。[4]

16. 红藤方加减 红藤 30 克、败酱草 15 克、生牡蛎(先煎)30 克、紫草 30 克、桃仁 10 克、薏苡

① 陈静,胡国华,等.痛经宁治疗气滞血瘀型子宫内膜异位症及子宫腺肌病痛经的临床观察[J].上海中医药杂志,2017,51(S1):127-129,132.
② 刘志霞,等.中药联合艾灸治疗子宫内膜异位症疗效观察[J].陇东学院学报,2016,27(3):78-82.
③ 史艳馨.夏桂成教授调周法治疗内异症性痛经的经验[J].新疆中医药,2015,33(3):31-32.
④ 许金榜,等.芍药止痛合剂治疗盆腔子宫内膜异位症的临床疗效及安全性观察[J].光明中医,2014,29(4):719-722.

仁 10 克、牡丹皮 10 克、丹参 10 克、蒲黄 15 克、延胡索 20 克、香附 15 克、猪苓 15 克、车前草 12 克、木香 9 克、生地榆 12 克。随症加减：不孕者，在红藤方基础上加用淫羊藿、巴戟天、柴胡、郁金等，服药时头煎二煎药汁口服，剩余药渣可趁热敷于下腹部；囊肿者，可加猪苓、赤石脂或血竭利水消瘤、活血化瘀，佐以三棱、莪术行气破血消癥、白花蛇舌草、半枝莲平肝软坚、消瘤散结、仙鹤草、炙鳖甲活血软坚、散结消癥；若痛经腹胀者，加木香、川楝子；白带偏黄者，加土茯苓、茵陈等；经期发热者，加荆芥、金银花；月经失调者，加苍术、薏苡仁、栀子、黄柏；月经后期、量少及闭经者，加用肉苁蓉、淫羊藿、川芎、红花、桂枝。每日 1 剂，水煎，早晚分服，可口服或保留灌肠，内外合治。化瘀消癥，活血清热。戴德英以上方治疗 1 例子宫内膜异位症患者，疗效满意。[①]

17. 蔡氏内异系列方 内异Ⅰ方：当归 9 克、丹参 12 克、川牛膝 9 克、制香附 9 克、川芎 6 克、赤芍 9 克、制没药 6 克、制乳香 6 克、延胡索 12 克、生蒲黄（包煎）18 克、五灵脂 9 克、血竭 3 克。经前 3 天口服至经净，每日 2 次，每次 1 包。活血化瘀，调经止痛；适用于内异症伴痛经的患者。内异Ⅱ方：当归 9 克、生地黄 12 克、丹参 9 克、白芍 9 克、香附 9 克、生蒲黄（包煎）27 克、花蕊石 18 克、熟军炭 9 克、三七末（吞）1 克。经前 3 天口服至经净，每日 2 次，每次 1 包。活血调经，化瘀止崩；适用于内异症伴月经过多的患者。内异Ⅲ方：茯苓 12 克、桂枝 3 克、赤芍 12 克、牡丹皮 9 克、桃仁 9 克、皂角刺 27 克、土鳖虫 9 克、石见穿 30 克、莪术 9 克、水蛭 6 克。经净后开始服药至经前 3 天，每日 2 次，每次 1 包。化瘀散结，搜剔通络。付金荣等以上方治疗 68 例子宫内膜异位症患者（疼痛型患者 40 例，非疼痛型患者 28 例），连用 3 个月为 1 个疗程。结果：蔡氏内异系列方能明显改善子宫内膜炎症患者的生活质量，对疼痛组的效果更明显。[②]

18. 骆氏内异方 当归、生黄芪、京三棱、蓬莪术、炙鳖甲、海藻带、冰球子、制川大黄、血竭、皂角刺、甘杞子等。随症加减：经前经期，加益母草、薏苡仁；疼痛剧烈时，加乳香、没药；小腹冷痛，四肢不温者，加炙桂枝、吴茱萸。常规煎法，每日 1 剂，每剂煎熬 2 次服用，经期不停药。刘莹等将 66 例子宫内膜异位症患者随机分为治疗组 40 例与对照组 26 例。对照组采用米非司酮 10 毫克，每日 1 次，口服。治疗组采用骆氏内异方。两组均在治疗期间不服用其他治疗内异症的药物，均以 3 个月为 1 个疗程，连续治疗 1～2 个疗程，并停药后随访 3～6 周，监测肝肾功能。结果：经 2 个疗程后，总有效率治疗组为 97.5%，对照组为 96.1%。两组疗效经统计学检验，有显著性差异（$P < 0.05$）。治疗后随访，治疗组中合并 13 例不孕者中有 4 例受孕，受孕率为 30.8%。[③]

19. 内异消癥汤（易修珍经验方） 黄芪 30 克、当归 15 克、白术 15 克、牡蛎 20 克、水蛭 6 克、藁本 12 克、三七 10 克、夏枯草 15 克、甘草 10 克。随症加减：若体壮癥瘀坚实、痛经剧者，去黄芪，加甲珠 10 克、蜈蚣 2 条以散结通络止痛；气虚重者，重用黄芪，再加潞党参 15 克，水蛭适当减量以补气扶正祛邪；阴虚者，加麦冬 15 克、生地黄 15 克以滋阴补肾；夹痰者，酌选牙皂 6 克、浙贝母 15 克、白芥子 15 克、昆布 15 克以除痰散结；大便坚实、数日不行者，酌加大黄 6 克，或芒硝 6 克以通腑泻下，便畅即停；腹胀甚者，加槟榔 10 克、青皮 10 克、香附 10 克以行气除胀。[④]

20. 张良英经验方 ① 内异Ⅰ号方：当归 15 克、川芎 10 克、白芍 15 克、丹参 15 克、台乌 10 克、枳壳 10 克、延胡索 10 克、五灵脂 10 克、血竭 6 克、土牛膝 15 克、桂枝 15 克、甘草 5 克。② 内异Ⅱ号方：三棱 10 克、莪术 10 克、当归 15 克、川芎 10 克、枳壳 10 克、桂枝 15 克、夏枯草 15 克、生牡蛎 20 克、甘草 5 克。[⑤]

① 曹阳，张婷婷，戴德英，等.戴德英运用红藤方治疗子宫内膜异位症经验[J].上海中医药杂志，2013，47(4)：4-6.
② 付金荣，等.蔡氏内异系列方治疗子宫内膜异位症的生存质量评价[J].中医文献杂志，2010，28(4)：42-44.
③ 刘莹，等.骆氏内异方治疗子宫内膜异位症 40 例[J].中国中医基础医学杂志，2008，14(9)：677，679.
④～⑤ 周蜻，等.中医妇科常见病诊疗常规及云南名医诊治[M].昆明：云南科学技术出版社，2006：206.

21. 俞氏内异方组 水煎内服方、灌肠方及外敷方组成俞氏内异方组。水煎剂：黄芪 12 克、桃仁 12 克、淫羊藿 12 克等。每日 1 剂，分 2 次服。灌肠方：黄芪 9 克、生蒲黄 15 克、五灵脂 12 克等。于非月经期每日睡前保留灌肠。外敷方：乌头 9 克、艾叶 9 克、鸡血藤 30 克、防风 20 克等。每日 1 次，连续治疗 3 个月为 1 个疗程。益气，补肾，化瘀。俞超芹等选取 48 例子宫内膜异位症患者，采用上述方法治疗，其中对 7 例无排卵患者治疗 2 个月 BBT 仍单相者，加用枸橼酸氯米芬胶囊治疗 1 个周期，无排卵者，加用少量雌激素作 1～2 次的周期治疗。结果：痊愈 15 例，显效 10 例，有效 20 例，无效 3 例。20 例不育症妊娠率为 75%，总有效率 94%。①

22. 内异止痛汤（夏桂成经验方） 钩藤 15 克、牡丹皮 12 克、紫贝齿（先煎）12 克、丹参 12 克、赤芍 12 克、川续断 12 克、肉桂 12 克、广木香 12 克、五灵脂 12 克、延胡索 12 克、全蝎粉 1.5 克、蜈蚣粉（另吞）1.5 克。随症加减：若疼痛虽然剧烈，但尚能忍受者，可去全蝎、蜈蚣，加琥珀粉（蜜调另吞）1.5 克、徐长卿 9 克；若出血量多者，加炒蒲黄 9 克、血竭粉（另吞）1.5 克、荆芥炭 6 克。水煎服，一般经前 1 天开始服，连服至 3～5 剂，或至经净停服。化瘀止痛，缓解痉挛，益气补阳。适用于经前期子宫内膜异位症发作疼痛者。②

23. 血竭鳖甲四物汤（庞泮池经验方） 当归 9 克、川芎 9 克、白芍 9 克、生熟地黄各 9 克、血竭末 5 克、炙鳖甲 9 克、失笑散（包）9 克、炙乳没各 6 克、炙香附 12 克。水煎服。理气活血，化瘀软坚止痛。适用于子宫内膜异位症。③

24. 刘渡舟经验方 大黄 9 克、黄连 9 克、黄芩 9 克。每日 1 剂，水煎服。适用于子宫内膜异位症吐血、衄血。④

25. 脱膜汤（沙明荣经验方） 关柴胡 10 克、当归 15 克、赤芍 15 克、白芍 15 克、牡丹皮 10 克、

香附 15 克、郁金 12 克、白芥子 10 克、胆南星 10 克、陈皮 10 克、大黄 9 克、鳖甲 15 克、血竭 6 克、九香虫 10 克、三棱 10 克、莪术 10 克、白术 10 克、山茱萸 12 克、甘草 10 克。每日 1 剂，水煎 2 次，早晚分服。活血化瘀为主，健脾益肾为辅。适用于子宫内膜异位症。⑤

中 成 药

1. 丹莪妇康煎膏 组成：紫丹参、莪术、竹叶柴胡、三七、赤芍、当归、三棱、香附、延胡索、甘草，辅料为蜂蜜（炼）、炼糖、山梨酸钾（滇虹药业集团股份有限公司生产）。功效主治：活血化瘀，疏肝理气，调经止痛，软坚化积；适用于气滞血瘀型内异症。用法用量：口服，每次 15 克，每日 2 次。临床应用：胡艳艳等将 90 例卵巢巧克力囊肿患者分为对照组和治疗组各 45 例。所有患者均行常规腹腔镜剥除术治疗。对照组于术后首次月经来潮第 1 天单次肌内注射注射用醋酸曲普瑞林 3.75 毫克。治疗组在对照组治疗基础上于术后首次月经来潮前第 10 天开始口服丹莪妇康煎膏，连服 14 天。两组均连续治疗 6 个月经周期，并随访 6 个月。结果：治疗结束后对照组和治疗组的总有效率分别为 82.2% 和 95.6%，两组比较差异具有统计学意义（$P<0.05$）。⑥

2. 大黄蛰虫胶囊 组成：熟大黄、土鳖虫（炒）、水蛭（制）、虻虫（去翅足、炒）、蛴螬（炒）、干漆（煅）、桃仁、苦杏仁（炒）、黄芩、地黄、白芍、甘草（吉林省健今药业股份有限公司生产）。功效主治：通经消癥，活血破瘀；适用于气滞血瘀型且痛经明显的内异症。用法用量：口服，每次 0.9 克，每日 2 次。临床应用：丁婷将 90 例子宫内膜异位症患者分为对照组和治疗组各 45 例。两组均于月经来潮的第 1 天肌内注射注射用醋酸曲普瑞林，每次 1

① 俞超芹，等.俞氏内异方组治疗子宫内膜异位症临床研究[J].生殖医学杂志，2005，14(3)：143-147.
② 张弘，等.名医效方 999[M].北京：中国中医药出版社，2003：342-343.
③ 张弘，等.名医效方 999[M].北京：中国中医药出版社，2003：344-345.
④ 韦挥德，等.全国名老中医验方选集[M].广州：学术书刊出版社，1989：118.
⑤ 韦挥德，等.全国名老中医验方选集[M].广州：学术书刊出版社，1989：121.
⑥ 胡燕燕，等.丹莪妇康煎膏联合曲普瑞林治疗卵巢巧克力囊肿的临床研究[J].现代药物与临床，2018，33(9)：2331-2335.

支,每 4 周 1 次。治疗组另加服大黄䗪虫胶囊。两组患者均持续治疗 12 周。结果:总有效率治疗组为 91.11%,对照组为 75.56%,两组比较差异有统计学意义($P<0.05$)。治疗后,两组患者 VAS 评分显著降低、囊肿直径显著缩小,同组治疗前后比较差异具有统计学意义($P<0.05$);且治疗后治疗组上述指标均明显低于对照组,两组比较差异具有统计学意义($P<0.05$)。[1]

3. 散结镇痛胶囊 组成:龙血竭、三七、浙贝母、薏苡仁等(江苏康缘药业股份有限公司生产,国药准字 Z20030127)。功效主治:软坚散结,化瘀定痛;适用于痰瘀互结兼气滞证型内异症。用法用量:口服,每日 3 次,每次 4 粒。临床应用:逯芳芳将 100 例子宫内膜异位症患者分为观察组和对照组各 50 例。两组均口服米非司酮治疗,每日 1 次,每次 12.5 毫克。观察组再加服散结镇痛胶囊。于月经来潮第 1 天开始使用,共治疗 6 个月经周期。结果:观察组治疗总有效率为 98.00%,明显优于对照组的 78.00%,观察组患者性激素各项指标均优于对照组患者,差异有统计学意义($P<0.05$),两组患者不良反应发生率无显著差异($P>0.05$)。[2]

4. 加味没竭片 组成:莪术、乳香、没药、三棱、徐长卿、延胡索、五灵脂、血竭、生蒲黄。功效主治:行气活血,化瘀散膜,理气止痛;适用于痛经明显的子宫内膜异位症。用法用量:口服,每次 4 片,每日 3 次,于月经来潮第 1 天开始服药。临床应用:詹瑾等将 120 例子宫内膜异位症,且中医辨证为痛经病气滞血瘀证的患者,分为加味没竭片组和血府逐瘀胶囊组各 60 例。加味没竭片组予加味没竭片。血府逐瘀胶囊组予血府逐瘀胶囊口服,每次 6 粒,每日 2 次,于月经来潮第 1 天开始服药。以 3 个月经周期为 1 个疗程,观察 1 个疗程的疗效。结果:治疗组痛经情况评分总有效率 90%,治疗后患者痛经程度较治疗前降低

($P<0.05$);中医证候评分总有效率 90%。对照组痛经情况评分总有效率 86.67%,治疗后患者痛经程度较治疗前降低($P<0.05$);中医证候评分总有效率 93.33%。治疗组与对照组对痛经程度的总有效率无统计学意义($P>0.05$)。治疗组与对照组中医证候疗效无差别($P>0.05$)。两组治疗前后 CA125 变化均有统计学意义。[3]

5. 莪棱胶囊 组成:莪术、三棱、赤芍、丹参、郁金、浙贝母、鸡内金、鳖甲等(广州中医药大学第二附属医院制剂室制备)。用法用量:在术后第 7 天开始口服莪棱胶囊,每次 6 粒,每日 3 次,月经期停服。临床应用:吴苗敏等将 120 例子宫内膜异位囊肿手术患者随机分为莪棱组与对照组各 60 例。对照组在术后第 3 日开始口服丹那唑胶囊,每次 0.2 克,每日 3 次。莪棱组患者在术后第 7 天开始服用莪棱胶囊,并联合中药保留灌肠。保留灌肠处方:莪术 30 克、丹参 30 克、大黄 15 克、五灵脂 10 克、赤芍 30 克、蒲黄 12 克、三棱 20 克。将灌肠药物用 500 毫升水进行煎熬至 80～100 毫升,温度保持在 35℃～37℃进行保留灌肠,术后在无阴道流血后 3 天可开始,每日 1 次,月经期停止,后在月经干净第 3 天开始下一个周期保留灌肠。连续治疗 3 个月经周期。结果:治疗总有效率莪棱组为 86.21%,对照组为 66.07%,莪棱组治疗总有效率优于对照组($P<0.05$);术后 1 年内复发率莪棱组为 13.79%,对照组为 33.93%,莪棱组复发率低于对照组($P<0.05$);两组患者治疗后血清 E_2、P、PRL 均较治疗前改善($P<0.05$),莪棱组改善程度优于对照组($P<0.05$)。[4]

预防用药

复方莪术散 组成:三棱 20 克、莪术 20 克、黄芪 20 克、淫羊藿 20 克、延胡索 20 克。功效:活血化瘀,扶正祛邪。用法用量:术后 7 天开始服

① 丁婷.大黄䗪虫胶囊联合曲普瑞林治疗子宫内膜异位症的临床研究[J].现代药物与临床,2018,33(9):2339-2343.
② 逯芳芳.散结镇痛胶囊联合米非司酮对子宫内膜异位症患者临床疗效和性激素水平的影响[J].中医临床研究,2018,10(20):93-94.
③ 詹瑾,须义贞,等.加味没竭片治疗子宫内膜异位痛经[J].吉林中医药,2015,35(4):384-386.
④ 吴苗敏,刘娜,等.莪棱胶囊联合保留灌肠防治子宫内膜异位囊肿术后复发的临床观察[J].时珍国医国药,2014,25(8):1908-1910.

用,每日 2 次,早晚重复,经期不停药。临床应用:郝会卿将 92 例子宫内膜异位症患者随机分为对照组与观察组各 46 例。对照组肌内注射达菲林,术后 7 天开始用药,每次 3.75 毫克,每 28 天 1 次,共治疗 3 次。观察组采用上方治疗 3 个月。结果:对照组总有效率为 82.6%,复发率为 17.4%;观察组总有效率为 95.7%,复发率为 4.3%。复方莪术散预防子宫内膜异位症术后复发疗效显著,可缓解患者痛经程度,对患者体内雌激素无明显影响,不良反应情况较少。[1]

子 宫 腺 肌 病

概　　述

子宫腺肌病是子宫内膜腺体和间质侵入子宫肌层形成弥漫或局限性的病变,与子宫内膜异位症一样,属于妇科常见病和疑难病。子宫腺肌病多发生于 30～50 岁的经产妇,但也可见于年轻未生育的女性,这可能与各种宫腔操作手术增多有一定关系。约 15% 的患者合并子宫内膜异位症,约 50% 合并子宫肌瘤。对尸检和因病切除的子宫作连续切片检查,发现 10%～47% 子宫肌层中有子宫内膜组织,但其中 35% 无临床症状。子宫腺肌病与子宫内膜异位症病因不同,但均受雌激素的调节。子宫腺肌病的治疗可用药物干预,也可行手术治疗,但根治较难,只有患者绝经后方可逐渐自行缓解。子宫腺肌病复发率较高,但进行子宫切除及绝经后疾病就可以得到根治。恶变率较低,与子宫腺肌病类似的疾病子宫内膜异位症,其恶变率国内报道为 1.5%,国外报道为 0.7%～1.0%。相比之下,子宫腺肌病发生恶变更为少见。

发病特征为继发性进行性加重的痛经。常在月经来潮前一周开始出现,当经期结束痛经即缓解。痛经初期服用止痛药物可以缓解,但随着病情进展,痛经需要服用的止痛药物剂量明显增加,使患者无法耐受。但约有 35% 的患者无明显症状。可并发性交疼痛、月经失调、不孕等。

临床症状主要如下。(1)月经失调(40%～50%):主要表现为经期延长、月经量增多,部分患者还可能出现月经前后点滴出血,严重者可以导致贫血。(2)痛经(25%):特点是继发性进行性加重的痛经。常在月经来潮前一周开始出现,当经期结束痛经即缓解。痛经初期服用止痛药物可以缓解,但随着病情进展,痛经需要服用的止痛药物剂量明显增加,使患者无法耐受。(3)其他:大约有 35% 的患者无明显症状。

妇科检查子宫常均匀增大呈球形,子宫腺肌瘤可表现为质硬的结节。子宫一般不超过孕 12 周大小。临近经期,子宫有触痛感;经期,子宫增大,质地变软,压痛比平时更明显;经期后,子宫缩小。子宫常与周围尤其是后面的直肠粘连而活动较差。15%～40% 合并子宫内膜异位症,约一半患者合并子宫肌瘤。

本病属中医"痛经""癥瘕""不孕""月经不调"等范畴。妇科癥瘕为腹中有结块的疾病。坚硬不移,痛有定处为"癥";聚散无常,痛无定处为"瘕"。其涵盖了各种妇科良性肿瘤,病种较多,是妇科常见病、疑难病症。本病的主要病机为瘀血阻滞,多由于外邪入侵、情志内伤、房劳过度、饮食不节或手术损伤等原因,导致机体脏腑功能失调,气血失和,导致部分"离经"之血瘀积,留结于下腹,阻滞冲任、胞宫、胞脉、胞络而发病。

辨 证 施 治

1. 寒凝血瘀证　症见经前或经行时下腹疼痛,或经行时疼痛加重,得热痛减,经色紫暗夹有血块,血块下后疼痛缓解,月经推迟、量少;肢冷畏寒,面色青白,大便稀。舌紫暗或有瘀斑瘀点,脉沉紧或弦涩。治宜温经散寒、化瘀止痛。

(1)少腹逐瘀汤 1　延胡索 15 克、川芎 15 克、赤芍 15 克、肉桂 12 克、当归 12 克、小茴香 12

---

① 郝会卿.复方莪术散预防子宫内膜异位症术后复发观察[J].辽宁中医药大学学报,2016,18(8):214-216.

克、五灵脂12克、巴戟天12克、乌药10克、蒲黄10克、干姜9克、没药6克。每日1剂,水煎浓缩至200毫升,直肠灌注后保留。临床观察:张励将76例子宫腺肌病患者随机分为治疗组和对照组各38例。两组均给予米非司酮治疗,在月经的第3天开始口服,每次25毫克,每日1次,连续服用3个月。治疗组患者另加用少腹逐瘀汤煎汤直肠灌入治疗,患者在月经来潮3天后开始直肠灌注,直到下一次月经来潮,此为1个疗程,治疗3个疗程后观察两组疼痛分级、月经量评分、CA125值及有效率。结果:治疗后两组疼痛分级、月经量评分及CA125值比较,治疗组均优于对照组(均 $P<0.05$),两组总有效率比较,治疗组优于对照组,经统计学分析,差异有统计学意义($P<0.05$)。[1]

(2)少腹逐瘀汤2 五灵脂6克、蒲黄10克、赤芍10克、肉桂6克、川芎10克、当归15克、没药10克、延胡索10克、干姜3克、小茴香6克。每日1剂,水煎服,月经来潮前7天开始服用,分2次服用,7剂为1个疗程。临床观察:白亚鹭将80例子宫腺肌病患者随机分为治疗组和对照组各40例。对照组口服布洛芬缓释胶囊,每次1粒,每日1次,连续服用1周,3个月经周期为1个疗程。治疗组用上方治疗,药物剂量随证加减。结果:治疗组总有效率为95.0%,明显优于对照组的72.5%,差异有统计学意义($P<0.05$)。[2]

(3)少腹逐瘀汤加减 小茴香6克、干姜6克、延胡索15克、制没药10克、炒当归10克、川芎10克、肉桂(后下)3克、赤芍10克、炒蒲黄(包煎)10克、炒五灵脂10克。随症加减:上热下寒者,加夏枯草10克、莲心3克;肾阳虚者,加淫羊藿10克、桑寄生10克;肝气郁结者,加柴胡10克;脾虚者,加苍术10克、白术10克。每日1剂,早晚分服。临床观察:邱群将45例寒凝血瘀型子宫腺肌病患者随机分为治疗组30例和对照组15例。对

照组给予痛经宝颗粒,每次1袋,早晚各1次,自基础体温上升后第1天开始服至经净。治疗组以上方治疗。两组均连续观察3个月经周期。结果:治疗组总有效率为90%,对照组总有效率为60%,经统计学分析,差异有显著性($P<0.05$)。[3]

(4)少腹逐瘀汤3 小茴香20克、干姜15克、延胡索20克、没药15克、当归10克、川芎15克、肉桂10克、赤芍15克、蒲黄20克、五灵脂20克。煎至200毫升,低压缓慢保留灌肠,灌肠后左侧卧位20分钟再平卧20分钟,灌注时间选择在月经来潮前三天及月经干净后的1~7天(经期停药),3个月为1个疗程,治疗最短1个疗程,最长3个疗程。临床观察:魏冬雪以上方治疗32例子宫腺肌病,总有效率为87.5%。[4]

2.瘀热互结证 主症:经行腹痛,刺痛、痛有定处,或性交痛,或持续性盆腔疼痛,或肛门坠痛;月经过多;经色紫暗,或有血块,或夹黏液。次症:下腹包块;经期延长或月经提前;带下量多,色黄;口干不渴;小便短赤;大便溏而不爽,或大便干结。舌质紫暗或有瘀点瘀斑,苔黄腻,脉滑数或弦涩。治宜祛瘀消癥、清热除湿。

(1)加味清热调血汤1 黄连3克、莪术10克、生蒲黄10克、赤芍10克、川芎10克、桃仁10克、红花10克、五灵脂10克、香附12克、当归12克、延胡索12克、牡丹皮15克、生地黄15克、白芍15克、薏苡仁20克。每次于月经干净第1天开始服用,经期间停止服用,每次1剂,进行水煎,分别于早晚分服,每1个月经周期为1个疗程。临床观察:姜春艳将110例子宫腺肌病患者随机分为治疗组和对照组各55例。观察组以上方治疗,连续治疗3个疗程。对照组患者给予常规药物治疗,症状较轻,只需缓解痛经的患者给予吲哚美辛片、布洛芬等药物;对于症状较轻,无生育要求的患者,使其进行口服避孕药或者孕激素;假绝经疗法,注射GnRHa,可使体内激素水平达

① 张励.少腹逐瘀汤直肠灌注治疗子宫腺肌症疗效观察[J].山西中医,2018,34(4):44,53.
② 白亚鹭,等.少腹逐瘀汤治疗寒凝血瘀型子宫腺肌病痛经的临床研究[J].内蒙古中医药,2017,36(16):11.
③ 邱群.少腹逐瘀汤治疗寒凝血瘀型子宫腺肌病痛经的临床研究[D].南京:南京中医药大学,2012.
④ 魏冬雪.少腹逐瘀汤直肠灌注治疗子宫腺肌症32例[J].中医药学报,2010,38(5):140.

到绝经的状态,使异位的子宫内膜逐渐萎缩,从而起到治疗的作用。结果:观察组总有效率为94.55%,高于对照组的81.82%,差异有统计学意义($P<0.05$)。[1]

(2) 加味清热调血汤 2 当归 12 克、川芎 10 克、白芍药 15 克、生地黄 15 克、黄连 3 克、香附 12 克、桃仁 10 克、红花 10 克、延胡索 12 克、牡丹皮 15 克、蓬莪术 10 克、五灵脂 10 克、生蒲黄 10 克、赤芍 10 克、薏苡仁 20 克。每日 1 剂,水煎,早晚分服。临床观察:刘洁等以上方治疗 50 例子宫腺肌病患者,总有效率为 96.0%。[2]

3. 气虚血瘀证 症见月经前后少腹、腰骶部有不适或疼痛,逐渐加剧;盆腔病理性包块、结节;固定性刺痛并拒按;血管异常,包括舌下及其他部位静脉曲张、毛细血管扩张、血管痉挛、舌及肢端紫绀、血管阻塞;皮下瘀斑等。舌质紫或舌体瘀点、瘀斑,脉涩或结、代。因本病的病因病机与子宫内膜异位相似,故可参见“子宫内膜异位症”章节中的辨证施治相关证型(参见第 240 至 241 页)。

4. 肾虚血瘀证 症见经行存在明显腰腹疼痛现象,后期加重趋势明显;阴部出现空坠感明显,大便次数增多,质稀;月经量多少不定,以暗淡色为主,质稀;偶尔出现头晕失眠症状,性欲明显减退。舌呈淡暗体胖,或边出现瘀斑,苔薄,脉沉细。治宜活血散瘀、补肾益气。

(1) 补肾活血散瘀汤加减 赤芍 10 克、鬼箭羽 10 克、延胡索 10 克、川芎 10 克、当归 10 克、菟丝子 10 克、紫河车 10 克、青皮 6 克。以水煎服,每次 200 毫升,早、晚各服用 1 次。活血化瘀,消癥散结,补肾助阳,理气止痛。临床观察:石利香将 60 例肾虚血瘀型子宫腺肌病患者随机分为治疗组和对照组各 30 例。治疗组以上方治疗。对照组选择宫腔放置曼月乐的方法治疗,每次 20 微克,每日 1 次。两组患者均连续治疗 3 个月的

时间。结果:治疗组与对照组患者的痛经症状积分、中医证候评分、月经量评分、肾虚血瘀证候评分均低于治疗前。组间比较结果显示,治疗组低于对照组($P<0.05$);治疗后两组患者的子宫体积均小于治疗前,差异具有统计学意义($P<0.05$);两组治疗前血清糖类抗原 CA125 水平均低于治疗前,组间予以比较,治疗组低于对照组($P<0.05$)。[3]

(2) 补肾活血散瘀汤 紫河车 10 克、菟丝子 10 克、当归 10 克、川芎 10 克、延胡索 10 克、青皮 6 克、赤芍 10 克、鬼箭羽 10 克。每次 200 毫升,早、晚各 1 次,于餐后 0.5~1 小时口服。补肾助阳,理气止痛、活血化瘀、消癥散结。临床观察:成臣等将 70 例中医辨证属肾虚血瘀型的子宫腺肌症患者分为中药组 50 例和曼月乐组 20 例。中药组以上方治疗。曼月乐组采用左炔诺孕酮宫内节育系统(曼月乐)宫腔放置治疗,每日释放左炔诺酮 20 微克至宫腔。两组治疗时间均为 3 个月。结果:与治疗前比较,两组治疗后痛经症状积分、月经量评分、肾虚血瘀证候评分及中医证候总积分均降低($P<0.01$);两组治疗后子宫体积缩小($P<0.05$),血清糖类抗原 CA125 下降($P<0.05$,$P<0.01$)。与曼月乐组比较,中药组 50 例痛经症状积分升高,肾虚血瘀证候评分降低($P<0.05$,$P<0.01$)。[4]

5. 痰瘀阻滞血瘀型 症见经行小腹胀痛,腰背酸楚,经量少,色暗淡,夹有血块,甚者闭经,或久婚不孕,同时多伴有形体肥胖,神疲乏力,痰多,头晕头重等症状。舌质暗,色紫,舌下筋络曲张,苔腻或厚,脉细濡或细涩。因本病的病因病机与子宫内膜异位症相似,故可参见“子宫内膜异位症”章节中的辨证施治相关证型(参见第 243 页)。

6. 气滞血瘀证 因本病的病因病机与子宫内膜异位症相似,故可参见“子宫内膜异位症”章节中的辨证施治相关证型(参见第 240 页)。

① 姜春艳.加味清热调血汤治疗子宫腺肌病效果研究[J].中国继续医学教育,2018,10(4):135-136.
② 刘洁,等.加味清热调血汤治疗子宫腺肌病 50 例[J].光明中医,2016,31(19):2810-2812.
③ 石利香.补肾活血散瘀汤治疗肾虚血瘀型子宫腺肌症的临床观察[J].光明中医,2018,33(8):1112-1113,1141.
④ 成臣,万贵平,等.补肾活血散瘀汤治疗肾虚血瘀型子宫腺肌病的临床观察[J].中国中西医结合杂志,2014,34(11):1302-1305.

经 验 方

1. **芍药甘草汤加味** 杭白芍 25 克、生地黄 25 克、茅苍术 13 克、秦艽 13 克、威灵仙 13 克、嫩桂枝 6 克、生龙骨 20 克、生甘草 10 克、木瓜 10 克。每日 1 剂，水煎煮，熬为 400 毫升汤水，分为早晚各一半服用。王超将 80 例子宫腺肌病患者随机分为对照组和观察组各 40 例。对照组给予桂枝茯苓胶囊，观察组在对照组的基础上联合芍药甘草汤加味治疗。两组均持续服药半年，其间遇经期则停用。比较两组患者的治疗总有效率、月经情况及生活质量评分。结果：观察组的总有效率为 95%，高于对照组的 70%，两组比较差异有统计学意义（$P < 0.05$）；观察组患者痛经程度低于对照组、月经失血量少于对照组，两组比较差异有统计学意义（$P < 0.05$）；观察组患者生活质量评分高于对照组，两组比较差异有统计学意义（$P < 0.05$）。[1]

2. **内异消癥汤** 黄芪 30 克、当归 12 克、白术 15 克、茯苓 15 克、莪术 10 克、牡蛎 30 克、水蛭粉（兑服）6 克、三七粉（兑服）6 克、柴胡 15 克、白芍 15 克、藁本 12 克、姜黄 10 克、炙甘草 6 克。随症加减：气虚甚者，重用黄芪，再加潞党参 15 克，水蛭、莪术适当减量；痛甚者，选加延胡索 15 克、槟榔 10 克、青皮 10 克、香附 10 克；夹痰者，酌选浙贝母 15 克、白芥子 10 克；大便溏泄者，酌选加白豆蔻 10 克、山药 15 克、鸡内金 15 克。益气扶正，活血化瘀，止痛消癥；适用于治疗子宫腺肌病，子宫内膜异位症等。阮燕以上方治疗 53 例气虚血瘀型子宫腺肌病患者。结果：服用内异消癥汤加减治疗 2 月后，病灶大小、子宫体积较治疗前缩小，有显著统计学差异（$P < 0.01$）。弥漫型和前后壁型子宫动脉收缩期峰值流速（PSV）、舒张期峰值流速（EDV）较治疗前增高（$P < 0.01$），阻力指数（RI）、搏动指数（PI）较治疗前降低（$P < 0.01$），差

异有统计学意义。[2]

3. **温阳活血汤** 桂枝 15 克、白芍 15 克、醋莪术 15 克、皂角刺 15 克、丹参 20 克、鸡内金 20 克。随症加减：月经量多，加三七粉；畏寒重，加干姜、制附子；兼肝郁气滞，加柴胡、月季花；兼气虚伴月经量，多加炙黄芪、党参、炒白术；兼肛门坠胀，加羌活；疼痛难以忍受者，可酌加止痛类药物吲哚美辛栓。每日 1 剂，分 2 次早晚饭后半小时温服，经期不停药。李伟华等以上方治疗 45 例子宫腺肌病相关疼痛患者。3 个月经周期为 1 个疗程，共治疗 2 个疗程。结果：治疗后不同疗程的痛经评分及疼痛时间、排卵痛评分及疼痛时间、慢性盆腔痛评分、中医证候评分、月经情况评分及病灶面积均较治疗前有不同程度改善（$P < 0.01$，$P < 0.05$）。子宫体积和血清 CA125 无明显变化。治疗 6 周期与治疗 3 周期比较，仅痛经 COX 程度评分、月经情况评分差异有统计学意义。合并服用止痛药的 5 例患者，治疗 3 周期及治疗 6 周期与治疗前比较，痛经各项评分及服用止痛药数量均有不同程度下降。[3]

4. **化瘀散结灌肠液** 当归、川芎、赤芍、生地黄、桃仁、红花、川牛膝、三棱、莪术、丹参、鳖甲、龟甲、木通、连翘、金银花。直肠灌注给药，每次 50 毫升，每日 1 次，经期停用；嘱患者灌肠后卧床 30 分钟，尽量延长药液直肠保留时间，每月非经期连续灌肠 10 日。化瘀凉血，清热解毒，软坚止痛；适用于热灼血瘀型子宫腺肌病。孔珏莹等将 62 例热灼血瘀型子宫腺肌病患者随机分为治疗组 32 例和对照组 30 例。对照组予去氧孕烯炔雌醇片（妈富隆），每次 1 粒，每日 1 次，每个疗程连续用药 21 日后停药 7 日。治疗组以上方灌肠治疗。共治疗 3 个月经周期。结果：治疗前后，两组痛经评分、月经量评分、中医证候积分差异均有统计学意义（$P < 0.05$），治疗组中医证候积分明显低于对照组（$P < 0.05$），两组子宫体积差异均有统计学意义（$P < 0.05$）；而治疗组 CA125 水平差异有统计

① 王超.芍药甘草汤加味联合桂枝茯苓胶囊治疗子宫腺肌病的效果分析[J].名医,2021(13)：159-160.
② 阮燕.内异消癥汤对子宫腺肌病影响的超声观察研究[D].昆明：云南中医学院,2018.
③ 李伟华,赵瑞华,等.温阳活血汤加减治疗子宫腺肌病相关疼痛的临床观察[J].中华中医药杂志,2018,33(11)：5267-5270.

学意义($P<0.05$),对照组 CA125 水平差异无统计学意义($P>0.05$);治疗组子宫体积明显小于对照组($P<0.05$),治疗组 CA125 水平明显低于对照组($P<0.05$)。①

5. 活血消癥方　桂枝 6 克、茯苓 15 克、赤芍 12 克、牡丹皮 12 克、桃仁 9 克、三棱 15 克、莪术 15 克、皂角刺 9 克、生黄芪 15 克、蒲黄 9 克、五灵脂 15 克、香附 12 克、延胡索 12 克、红藤 15 克、鸡冠花 15 克、陈皮 9 克、甘草 3 克。每日 1 剂,水煎 200 毫升,早晚空腹温服,于经前 2 周开始用药,经期停药。活血化瘀为主,理气行滞为辅,同时兼顾止痛消癥,健脾益气扶正之法。高翔将 60 例气滞血瘀型子宫腺肌病患者随机分为对照组与治疗组各 30 例。对照组采用散结镇痛胶囊(龙血竭、三七、浙贝母、薏苡仁),每次 4 粒,每日 3 次,于经前 2 周开始用药,经期停药。治疗组使用活血消癥方治疗。3 个月经周期为 1 个疗程。结果:治疗组总有效率为 96.66%,高于对照组的 86.66%,差异有统计学意义($P<0.05$)。②

6. 夏桂成经验方　痛经剧烈发作时,从标论治,控制疼痛,平时宜治本求因,即补肾调周。从标论治时主要体现在解痉止痛、温阳利湿、宁心安神三个方面。化瘀消癥汤剂中加入延胡索、乳香、没药、五灵脂等品加强止痛,全蝎、土鳖虫、葛根等解痉药物控制子宫的痉挛收缩;其二温阳利湿:以肉桂、续断、艾叶、乌药、桂枝等品助阳补肾,茯苓、薏苡仁、泽泻、蚕沙等利湿化浊;钩藤、制远志、莲子心、青龙齿等宁心安神。平时治本方法主要是补肾调周法。行经期,用膈下逐瘀汤加减:炒当归、赤芍、白芍、五灵脂、香附、延胡索、益母草、全蝎、莪术、肉桂。活血化瘀,补肾助阳。经后期,用归芍地黄汤加减:丹参、赤芍、白芍、山茱萸、淮山药、熟地黄、牡丹皮、茯苓、续断、菟丝子、五灵脂。滋阴养血,化瘀消癥。经间排卵期,用补肾促排卵汤加减:丹参、赤芍、白芍、山茱萸、淮山药、

熟地黄、牡丹皮、茯苓、续断、菟丝子、黄芪、紫石英、五灵脂。补肾调气血,活血消癥。经前期,用夏老验方补阳消癥汤加减:炒当归、赤芍、白芍、淮山药、续断、丹参、五灵脂、石见穿、骨碎补。补肾助阳,化瘀消癥。随症加减:如伴经行量多者,可酌加蒲黄炭、五灵脂、马鞭草、茜草、仙鹤草等品以化瘀止血;伴经行量少者,可加桃仁、红花、川芎、川牛膝以活血通经;伴经前乳房胀痛明显者,可加醋柴胡、香附、枳壳、丝瓜络以理气通络止痛;伴小腹冷痛喜温、畏寒肢冷者,加桂枝、乌药、艾叶以温经散寒等。孙先航等以上方治疗 1 例子宫腺肌病患者,疗效满意。③

7. 化瘀消癥剂(内异停方)加减　当归 12 克、鬼箭羽 12 克、木馒头 12 克、生贯众 9 克、制香附 12 克、海藻 9 克、昆布 9 克、皂角刺 9 克等。随症加减:经期,酌加活血痛经中药,如益母草 15 克、五灵脂(包煎)10 克、丹参 12 克;经后期,酌情加滋补肾阴中药,如女贞子 15 克、墨旱莲 15 克、生地黄 12 克等;经间期,酌情加行血活血中药以促排卵,如当归 12 克、红花 6 克等;经前期,酌情加温补肾阳中药,如肉苁蓉 10 克、菟丝子 12 克等。3 个月为 1 个疗程,连续服用 2 个疗程,水煎服,早晚各服用 1 次。活血化瘀,软坚消癥。陆葳等将 118 例子宫腺肌病患者随机分为观察组 60 例与对照组 58 例。对照组采用散结镇痛胶囊,每日 3 次,每次 4 粒,3 个月为 1 个疗程,连续服用 2 个疗程。观察组采用化瘀消癥剂(内异停方)加减。结果:观察组总有效率为 96.67%,高于对照组的 79.31%,差异均有统计学意义($P<0.05$)。④

8. 消癥饮　鹿角片(先煎)15 克、桃仁 15 克、熟地黄 10 克、三棱 10 克、淫羊藿 10 克、生薏苡仁 10 克、延胡索 10 克、红藤 10 克、白芥子 10 克、醋柴胡 10 克。每日 1 剂,水煎服,早晚 2 次分服。赵艳晓将 50 例肾虚血瘀型子宫腺肌病患者随机

① 孔珏莹,殷岫绮,等.化瘀散结灌肠液治疗热灼血瘀型子宫腺肌病的临床观察[J].上海中医药杂志,2018,52(6):44-46,55.
② 高翔.活血消癥方治疗气滞血瘀型子宫腺肌病的临床研究[D].太原:山西省中医药研究院,2018.
③ 孙先航,等.夏桂成教授治疗子宫腺肌病痛经的临床经验[J].浙江中医药大学学报,2017,41(9):734-737.
④ 陆葳,等.化瘀消癥剂治疗子宫腺肌病的临床研究[J].中药材,2017,40(10):2459-2462.

分为治疗组 30 例和对照组 20 例。治疗组采用上方治疗。对照组采用散结镇痛胶囊,每次 4 粒,每日 3 次。均于基础体温上升后服用,服至月经干净,3 个月为 1 个疗程。结果:治疗组中医证候疗效为 93％,显著高于对照组的 75％,两组比较差异具有统计学意义($P<0.05$)。[1]

9. 行气祛瘀汤 当归 20 克、丹参 20 克、五爪龙 15 克、红花 15 克、三棱 15 克、益母草 15 克、浙贝母 15 克、赤芍 15 克、延胡索 10 克、香附 10 克、三七 9 克、水蛭粉 5 克。随症加减:若是患者偏寒,可以加入小茴香、炮姜;而针对治疗剧痛患者,可以加入乳香、没药;患者气虚,则加入黄芪、党参;而偏湿热的患者,则可以加入龙胆草。每日服用 1 剂,早晚间各 1 次,在每次经期来时第 7 天服药,连续服用 15 天,然后停止用药;待月经来潮第 7 天用药方式如上,3 个月为 1 个疗程,用药期间不得使用其他药物,并治疗 2 个疗程。宋亚丽将 62 例子宫腺肌病患者分为对照组和观察组各 31 例。对照组采用孕三烯酮。观察组予中药行气祛瘀汤。结果:经过对比分析,观察组治愈率 55％与治疗总有效率 87％明显高于对照组的 38.7％、71％,两组间对比,差异具备统计学意义($P<0.05$)。[2]

10. 腺肌方 三七 10 克、生蒲黄 10 克、益母草 15 克、木香 10 克、制香附 15 克、升麻 15 克、蒲公英 30 克、补骨脂 15 克。每日 1 剂,水煎,分 2 次服,于每月经前 3 天开始进服,连服 7 剂。活血止血,化瘀止痛,理气清热。傅宝君将 68 例子宫腺肌病随机分为治疗组 36 例与对照组 32 例。对照组采用服用丹那唑,自月经第 1 天开始服用,每次 200 毫克,每日 2 次,有痛经不缓解者,加大剂量至 200 毫克,每日 3 次。治疗组采用自拟腺肌方治疗。两组均以 3 个月为 1 个疗程,疗程结束后 3 个月评定疗效。结果:治疗组总有效率为 91.7％,对

照组总有效率为 75％,治疗组疗效明显优于对照组($P<0.05$)。[3]

11. 消瘤丸 玄参 15 克、牡蛎 30 克、白术 15 克、橘核 15 克、莪术 15 克、桃仁 15 克、甲片 15 克、昆布 15 克、夏枯草 15 克、海藻 15 克、水蛭 10 克。每日 2 次,每次 5 克,经净后 3 天开始服用,经行停服。适用于血瘀兼有痰湿型子宫腺肌病。[4]

单 方

艾灸 组成:艾绒。用法用量:于月经第 1 日开始艾灸治疗,取穴关元、中极、气海、三阴交、地机、血海、太冲。使用艾条雀啄灸联合灸架艾绒温和灸,每日 1 次,每次每穴艾灸 20 分钟,每个月经周期连续治疗 7 天。临床应用:张瀚云将 59 例气滞血瘀型子宫腺肌病患者分为艾灸治疗组 29 例和对照组 30 例。对照组予米非司酮片内服,于月经第 1 日开始治疗,每次 12.5 毫克,每个月经周期连续内服 7 日。艾灸治疗组按上述方法进行治疗。以 3 个月经周期为 1 个疗程,连续治疗 1 个疗程。结果:艾灸治疗组无任何不良反应,但对照组出现潮热、阴道点滴出血、体重增加等药物不良反应。综合疗效方面,艾灸治疗组总有效率为 100％,对照组总有效率为 36.67％,两组之间治疗后总有效率比较有显著性差异($P<0.01$);气滞血瘀证候疗效方面,艾灸治疗组总有效率为 96.55％,对照组总有效率为 30.00％;两组治疗后总有效率比较有显著性差异($P<0.01$)。痛经程度方面,艾灸治疗组与对照组两组治疗后痛经积分均下降,经配对 t 检验,艾灸治疗组与对照组两组治疗后与治疗前比较均有显著性差异(均 $P<0.05$)。艾灸治疗组与对照组两组治疗前后差值比较有显著性差异($P<0.01$)。[5]

① 赵艳晓.消癥饮治疗肾虚血瘀型子宫腺肌病 30 例[J].深圳中西医结合杂志,2017,27(11):47-48.
② 宋亚丽.行气祛瘀汤在子宫腺肌病患者治疗中的临床效果[J].海峡药学,2017,29(6):149-150.
③ 傅宝君.腺肌方治疗子宫腺肌病 36 例[J].中医杂志,2007,48(9):851.
④ 夏桂成.中医临床妇产学[M].北京:人民卫生出版社,2007:216.
⑤ 张瀚云.艾灸治疗气滞血瘀型子宫腺肌症的临床研究[D].广州:广州中医药大学,2017.

中 成 药

1. 桂枝茯苓丸(胶囊) 组成：赤芍、茯苓、桂枝、牡丹皮、桃仁(江苏康缘美域生物医药有限公司生产，国药准字 Z10950005)。功效主治：活血，化瘀，消癥;适用于气滞血瘀型子宫腺肌病。用法用量：口服，每日 3 次，每次 3 粒。临床应用：阮红英等将 130 例子宫腺肌症患者分为对照组和观察组各 65 例。两组均以左炔诺孕酮宫内节育系统(每个含左炔诺孕酮 52 毫克，每日 20 微克，国药准字 J20090144)治疗，患者月经 3 天后于宫腔内置入。观察组另服用桂枝茯苓胶囊。两组均施以为期 6 个月的治疗。结果：观察组总有效率为 95.38%，高于对照组的 73.85%，差异具有统计学意义($P<0.05$)。[①]

2. 加味没竭片 组成：莪术、乳香、没药、三棱、徐长卿、延胡索、五灵脂、血竭、生蒲黄。功效主治：行气活血，化瘀散膜，理气止痛;适用于痛经明显患者。因本病的病因病机与子宫内膜异位症相似，故可参见"子宫内膜异位症"章节中的相关中成药(参见第 250 页)。

3. 妇科消瘤丸联合丹黄祛瘀胶囊 妇科消瘤丸组成：桃仁、牡丹皮、红花、桂枝、赤芍药、茯苓(中国中医科学院广安门医院制剂科制备，京药制字 Z20063169)。功效：活血化瘀，化痰散结，清热解毒，疏肝止痛。用法用量：口服，每次 9 克，每日 2 次。丹黄祛瘀胶囊组成：黄芪、丹参、党参、山药、土茯苓、当归、鸡血藤、芡实、鱼腥草、三棱、莪术、全蝎、败酱草、肉桂、白术、炮姜、土鳖虫、延胡索、川楝子、苦参(吉林龙鑫药业有限公司生产，国药准字 Z20026010)。功效：活血止痛，软坚散结。用法用量：口服，每次 1.6 克，每日 2 次。临床应用：龚茜等将 60 例气虚血瘀型子宫腺肌病患者分为治疗组和对照组各 30 例。对照组予丹莪妇康煎膏 15 克，每日 2 次口服;八珍颗粒(无糖型)3.5

克，每日 2 次口服。治疗组予妇科消瘤丸联合丹黄祛瘀胶囊治疗。两组均连续治疗 3 个月经周期，经期不停药。结果：两组中医证候疗效总有效率比较差异有统计学意义($P<0.05$)，治疗组中医证候疗效优于对照组。两组治疗后痛经、月经量化积分及子宫体积、血清 CA125 水平与本组治疗前比较差异均有统计学意义($P<0.05$)，痛经、月经量化积分及子宫体积减小，血清 CA125 水平降低;治疗组治疗后痛经、月经量化积分及子宫体积、血清 CA125 水平与对照组治疗后比较差异均有统计学意义($P<0.05$)，治疗组改善优于对照组。[②]

4. 丹黄祛瘀胶囊 组成：黄芪、丹参、党参、山药、土茯苓、当归、鸡血藤、芡实、鱼腥草、三棱、莪术、全蝎、败酱草、肉桂、白术、炮姜、土鳖虫、延胡索、川楝子、苦参。功效：活血止痛，软坚散结。[③]

子 宫 肌 瘤

概 述

子宫肌瘤，以肌瘤组织局部对雌激素的高敏感性为主因，由子宫平滑肌细胞增生所致，是妇科常见良性肿瘤。多发于 30～50 岁生育期妇女，据尸检统计，30 岁以上妇女约 20% 患有子宫肌瘤。发病率近年有上升趋势。临床表现为阴道出血，下腹部触及肿物及压迫症状(尿频、尿急、尿潴留、便秘等)，可引起经量增多、经期延长、腹痛、带下量多、不孕、流产，部分患者合并乳腺增生等，也可见无明显症状患者。按子宫肌瘤生长部位分为子宫肌瘤和子宫颈肌瘤，前者约占 90%，后者仅占 10%。根据肌瘤与子宫壁的关系，分为 4 种，即肌壁间肌瘤、黏膜下肌瘤、浆膜下肌瘤及阔韧带肌瘤。西医治疗以手术为主。西医认为子宫肌瘤是一种对激素有依赖的肿瘤，雄激素、孕激素及相关

① 阮红英,等.桂枝茯苓胶囊辅助治疗子宫腺肌症的可行性分析[J].实用妇科内分泌杂志(电子版),2018,5(8)：45-46.
② 龚茜,郭永红,等.妇科消瘤丸联合丹黄祛瘀胶囊治疗气虚血瘀型子宫腺肌病的临床研究[J].河北中医,2014,36(2)：275-276.
③ 龚茜,郭永红.妇科消瘤丸、丹黄祛瘀胶囊治疗气虚血瘀型子宫腺肌病的临床疗效观察[D].北京：北京中医药大学,2013.

受体都和该疾病有关联。此外遗传因素、细胞因子等与子宫肌瘤发病有关。

中医无子宫肌瘤病名,随着对其研究的不断深入,根据其发病特点和临床表现,目前多数医家将其归属于中医"癥瘕"范畴。癥瘕的发生主要是由于机体正气不足,风寒湿热之邪内侵,或情志因素,房事所伤,饮食失宜,导致脏腑功能失常,气机阻滞,瘀血、痰饮、湿浊等有形之邪凝结不散,停聚下腹胞宫,日月相积,逐渐而成。由于病程日久,正气虚弱,气、血、痰、湿相互影响,故多互相兼夹而有所偏重,极少单纯为气滞、血瘀或痰湿。根据临床表现主要为气滞血瘀证、痰湿瘀结证、湿热瘀阻证、肾虚血瘀证等,治疗以化瘀散结为基本治则,根据辨证及经期或非经期分别采用理气、化痰、滋阴、补气等法。

辨 证 施 治

1. 王渭川分3型

(1)**血瘀型** 症见腹中硬块,按之不移,经期延长,经量增多,痛经,带下,有时小便淋沥,舌质红或紫,苔薄黄,脉沉涩或沉迟。治宜活血化瘀,佐以清湿。方用化癥回生丹(《温病条辨》)加减(改汤剂):党参24克、桃仁9克、土红花9克、水蛭6克、䗪虫9克、红藤24克、炒蒲黄9克、炒五灵脂12克、鸡血藤18克、鸡内金9克、蒲公英24克、生鳖甲24克、琥珀末(冲服或布包煎)6克。随症加减:血瘀重者,选用补骨脂、地龙、蜈蚣、白花蛇(乌梢蛇)加强活血化瘀之力;气血虚者,选用生黄芪、桑寄生、菟丝子、鹿角胶补益气血;湿热重者,选用红藤、败酱草、桔梗清热利湿;气滞者,选用槟榔、厚朴、台乌药行气;出血多者,选用仙鹤草、夏枯草、大蓟、小蓟、茜草根止血;脾胃虚弱者,选用台乌药、九香虫。

(2)**气滞型** 症见瘕聚不坚,推揉可散,时而又聚,或上或下,时感疼痛,又无定处,精神抑郁,面色略青,脉沉弦。治宜行气导滞,佐以清湿化瘀。方用香砂六君子汤(《古今名医方论》)合银甲丸(王渭川经验方)加减:党参24克、生黄芪60克、桂枝6克、槟榔6克、砂仁6克、木香6克、生白芍12克、炒五灵脂12克、吴茱萸9克、法半夏9克、台乌药9克、九香虫9克、炒小茴香9克、炒蒲黄9克、败酱草24克、红藤24克、蒲公英24克、琥珀末(冲服或布包煎)6克。

(3)**痰积型** 症见身体肥胖,面色㿠白,胸脘满闷,时有恶心吐涎,月经愆期,白带量多,甚则月经停闭,腹大如怀孕状,舌质淡,苔白腻,脉滑。治宜豁痰行滞,佐以清湿化瘀。方用苍附导痰丸(《叶氏女科证治》)合银甲丸(王渭川经验方)加减:黄芪30克、白术10克、防风10克、苍术9克、香附9克、鸡血藤18克、鹿角片24克、菟丝子15克、桑寄生15克、炒蒲黄10克、䗪虫10克、桔梗10克、红藤24克、蒲公英24克、琥珀末6克、槟榔9克、山楂10克。[①]

2. 梁剑波分4期

(1)**初起** 方用温经汤加减:吴茱萸10克、艾叶10克、当归10克、桂枝10克、香附10克、牡丹皮10克、党参15克、川芎5克、白芍12克、甘草6克、姜枣为引。随症加减:经量过多或淋沥不止,加阿胶、墨旱莲;腹痛甚,加延胡索、广木香;呕吐清涎,加半夏;心烦虚热,加白薇;白带多,加海螵蛸。温经暖宫散寒,养血祛瘀消癥。适用于子宫肌瘤初起,症见下腹积块,少腹冷痛,月经来潮更觉疼痛难忍或淋沥不断,喜温喜按,肢体不温,白带清稀,或痛时伴呕清涎,舌淡,苔白,脉弦紧或沉弦。

(2)**初中阶段** 方用三棱煎合海藻玉壶汤加减:三棱10克、莪术10克、厚朴10克、制南星10克、法半夏12克、枳实12克、夏枯草20克、海藻15克、昆布15克、牡蛎30克。随症加减:脾胃虚弱,纳差神疲者,加党参、白术;气滞甚者,加苍术、青皮;痰涎壅盛者,加金礞石、皂角仁、葶苈子。理气豁痰,消积除癥。适用于子宫肌瘤包块初中阶段,脾失健运,聚湿成痰,壅阻胞络,遂成癥瘕者,

① 魏绍斌.王渭川[M].北京:中国中医药出版社,2018:101-102.

症见腹大如怀孕状,按之包块柔软,时时作痛,月经愆期或闭经,带下较多,色白黏腻或黄稠,形体肥胖,头眩如冒,胸脘满闷,或见咯痰,舌暗,苔白腻,脉沉滑濡细。

(3)迁延不愈 方用丹栀逍遥散合香棱丸加减:柴胡 12 克、白芍 12 克、茯苓 12 克、白术 10 克、牡丹皮 10 克、当归 10 克、广木香 10 克、莪术 10 克、三棱 10 克、益母草 15 克、甘草 5 克。随症加减:肌瘤较大者,加炒甲片、牡蛎;经行滞涩量少,腹痛难忍,加延胡索、丹参或蒲黄、五灵脂。疏肝解郁,理气除癥。适用于时间较长迁延不愈的子宫肌瘤,症见精神抑郁,胸闷胁痛,下腹胀满,肿块不坚,推之可移,随气上下,疼痛不舒,或月经期间疼痛加剧,或月经先后无定期,舌淡苔白,脉沉而弦。

(4)久治不愈 方用蓬莪术丸加减:莪术 15 克、炒鳖甲 20 克、当归 10 克、赤芍 10 克、桃仁 10 克、大黄 10 克、蒲黄 10 克、五灵脂 10 克、桂枝 10 克、槟榔 12 克。随症加减:月经过少或闭经者,加怀牛膝、泽兰、茺蔚子;月经过多、崩漏不止,加侧柏叶炭、血余炭、琥珀;腹痛剧烈,加延胡索、乳香、没药;瘤体坚硬,加炒甲片、土鳖虫。软坚散结,破瘀消癥。适用于子宫肌瘤日久,久治不愈者,症见月经周期缩短,经色暗红瘀块,骤然下血甚多,以后又淋沥不断或闭经,胞中积块坚硬,固定不移,下腹疼痛拒按,形体消瘦,面色晦暗,肤干失润,唇舌紫暗或有瘀斑,脉沉伏或沉涩。[1]

3.卢国治等分 2 型

(1)气血双虚型 方用癥积方:当归身 20 克、生黄芪 25 克、老川芎 8 克、熟地黄 13 克、生白芍 13 克、土炒白术 10 克、制香附 10 克、党参 10 克、广木香 5 克、血丹参 16 克、生甘草 4 克。随症加减:偏于血阴虚者,上方去党参,加何首乌 20 克、醋鳖甲 20 克;骨蒸发热者,去土炒白术,加嫩青蒿 8 克;偏于气阳虚者,去熟地黄,加上肉桂 3 克、怀山药 16 克;自汗多者,加煅龙骨 13 克;腹痛

甚者,加炒青皮 8 克、延胡索 8 克。亦可常服归脾丸,以补益心脾而生气血。补血益气,以化癥积。适用于气血双虚型癥积,症见腹部硬块,坚硬不动,疼痛喜按,形体消瘦,食欲不振,精神倦怠,甚至肌肤甲错,闭经,或经期错后量少,色黑等。舌淡,苔白厚,脉沉细小涩。

(2)气滞血瘀型 方用癥块方:当归尾 13 克、川芎 10 克、生桃仁 8 克、没药 8 克、制香附 10 克、京三棱 8 克、蓬莪术 8 克、赤芍药 13 克、泽兰叶 13 克、川牛膝 16 克、川楝子 10 克、生甘草 4 克、广木香 5 克。随症加减:胸胁胀痛者,加天台乌 8 克;腹痛甚而经闭数月不来潮者,加水蛭 6 克;后腰背酸痛者,加川续断 16 克;中脘痞满呃逆者,加川郁金 10 克、海南沉香 4 克;周身串痛而无定处者,加广橘红 8 克、丝瓜络 16 克。活血行气,破瘀消癥。适用于气滞血瘀型癥块,症见头昏身困,两颧红赤,胸胁胀满,腹部包块,坚硬不移,疼痛拒按,月经量少,色紫暗,伴有瘀血块;经动时,则腹痛更甚;或月经推后数月不行。舌淡红,苔薄白,有瘀血小红点,脉沉弦而滞。[2]

4.沈仲理分 4 型

(1)基本型 方用消瘤散结汤:生熟地黄各 10 克、生白芍 15 克、生甘草 10 克、牡丹皮 6 克、黄精 15 克、蒲公英 15 克、半枝莲 30 克、三棱 20 克、石见穿 20 克、七叶一枝花 30 克、五灵脂 20 克。养血化瘀,消瘤缩宫。适用于基本型子宫肌瘤,症见月经正常,经行腹胀,乳房胀痛,便结,子宫略见增大,有中小型子宫肌瘤。舌质淡白,或苔薄白,脉细弦。

(2)血瘀气滞型 方用膈下逐瘀汤合香棱丸加减:当归 15 克、生地黄 20 克、赤白芍各 10 克、川芎 10 克、桃仁 6 克、牡丹皮 10 克、延胡索 15 克、五灵脂 20 克、红藤 30 克、枳壳 10 克、炙甘草 10 克、公丁香 6 克、三棱 20 克、漏芦 12 克、槐角 15 克、青皮 6 克。活血化瘀,疏肝消瘤。适用于血瘀气滞型子宫肌瘤,轻症见月经正常,重症见经行

① 梁宏正.梁剑波[M].北京:中国中医药出版社,2012:105-107.
② 张方胜.中华传世医方上名医验方[M].北京:科学技术文献出版社,1999:1780.

血崩，或漏下不绝，血色暗红，夹有血块，乳房胀痛，小腹作胀或隐痛，肛门部有下坠感。舌质紫暗，或暗红，边有瘀紫斑点，苔薄白，脉象濡细，或沉弦，或细涩（多见于浆膜下肌瘤为主，或为多发性子宫肌瘤）。

（3）肝郁脾虚型　方用举元煎合平肝开郁止血汤合震灵丹加减：党参 20 克、黄芪 20 克、白术 12 克、升麻 12 克、生白芍 15 克、炙甘草 10 克、生熟地黄各 10 克、黄精 20 克、黑荆芥 10 克、柴胡 6 克、鬼箭羽 20 克、半枝莲 30 克、七叶一枝花 30 克、玉米须 20 克、震灵丹（分 2 次化服）12 克。健脾疏肝，益气固冲，消瘤缩宫。适用于肝郁脾虚型子宫肌瘤，症见月经后期，量多如崩，或漏下不止，小腹有下坠感，面目虚浮，大便溏薄，经后带多。舌质淡白，苔薄腻，脉象濡细、细数或芤弦（多见于肌壁间肌瘤，或多发性浆膜下肌瘤）。

（4）阴虚火旺型　方用犀角地黄汤合生脉饮合逐瘀止血汤加减：水牛角（先煎）30 克、生地黄炭 30 克、生白芍 20 克、牡丹皮 10 克、北沙参 15 克、麦冬 12 克、五味子 10 克、紫草 30 克、制川大黄（后下）6 克、炙龟板 15 克、黄柏 10 克、半枝莲 30 克、莲蓬炭 30 克。养阴清肝，滋肾消瘤，泻火固冲。适用于阴虚火旺型子宫肌瘤，症见月经先期，经行崩冲，或淋沥不断，期中出血，头晕耳鸣，手足心热，胸中灼热，或腹内觉热，烘热汗出，颧赤口干，心烦易怒，乳头痒或刺痛，经后带下赤白，或黄白相间，便结，尿赤。舌质红或舌尖红，边有瘀斑，苔薄黄，脉弦或细弦，或细数，或两尺沉迟（多见于黏膜下肌瘤，或肌壁间多发性肌瘤）。[1]

5. 杨桂云分 3 型

（1）气滞血瘀型　药用党参 12 克、制首乌 15 克、生贯众 30 克、半枝莲 30 克、鬼箭羽 20 克、海藻 20 克、木馒头 30 克、天葵子 15 克、甘草 9 克、紫石英（先煎）15 克、当归 9 克、丹参 12 克、金铃子 9 克、延胡索 9 克、三棱 12 克、制香附 9 克。随症加减：出血过多者，去天葵子、海藻、三棱，加花蕊

石 30 克、鹿衔草 12 克、参三七粉（吞）2 克、血竭粉（吞）2 克。适用于子宫肌瘤，症见经行不畅或崩漏下血，夹有紫黑血块，小腹胀痛、拒按，血块下后痛减，行经前乳房胀痛，舌质紫暗或有瘀斑瘀点，脉沉弦或沉涩。

（2）阴虚肝旺型　药用制首乌 15 克、生贯众 30 克、半枝莲 30 克、鬼箭羽 20 克、海藻 20 克、木馒头 30 克、天葵子 15 克、甘草 9 克、生熟地黄各 9 克、炙龟板 12 克、北沙参 12 克、夏枯草 12 克、白薇 9 克、桑寄生 12 克。随症加减：出血过多者，去海藻、天葵子、木馒头，加水牛角（先煎）30 克、牡丹皮 9 克、紫草 9 克、羊蹄根 30 克。适用于子宫肌瘤，症见月经先期量多，或崩或漏，色鲜红或紫红，质黏稠，面赤口干，头晕耳鸣，腰膝酸软，心烦不寐，手足心热，大便干结，舌质淡红，苔少或薄黄，脉弦细或带数。

（3）脾虚气弱型　药用党参 12 克、生贯众 30 克、半枝莲 30 克、鬼箭羽 20 克、海藻 20 克、木馒头 30 克、甘草 9 克、紫石英（先煎）15 克、黄芪 15 克、白术 9 克、白芍 9 克、怀山药 15 克、炙升麻 9 克、金毛狗脊 12 克。随症加减：出血过多时，去木馒头、海藻，加煅龙牡各 15 克、煅代赭石 15 克、景天三七 15 克、地锦草 15 克；偏阳虚者，选用炮姜炭 6 克、煅牛角腮 12 克、赤石脂 15 克、禹余粮 15 克。适用于子宫肌瘤，症见月经先期量多，或崩或漏，色淡红，质稀，面色萎黄，神疲乏力，头晕心悸，面浮肢肿，动则气短，大便溏薄，小腹胀坠，舌质淡白或罩紫气，脉沉细或濡细。

随症加减：下血夹瘀块者，加鹿含草 12 克、炒五灵脂 12 克；小腹痛，加金铃子 9 克、延胡索 9 克；腰酸痛，加桑寄生 12 克、金毛狗脊 12 克；乳房胀痛，加全瓜蒌 12 克、路路通 9 克；白带多，加马鞭草 12 克、白芷炭 9 克；大便秘结，加火麻仁 12 克。临床观察：杨桂云等运用上方分型施治 54 例子宫肌瘤患者，治疗后临床症状改善总有效率为 94.2%，肌瘤大小改变情况总有效率为 66.7%。[2]

① 乐秀珍.妇科名医证治精华[M].上海：上海中医药大学出版社，1995：283 - 284.
② 杨桂云，等.中医中药治疗子宫肌瘤 54 例临床观察[J].江苏中医杂志，1984(1)：26 - 28.

6. 钱伯煊分 3 型

（1）气阴两虚型　方用生脉散加味：党参 12 克、麦冬 9 克、五味子 6 克、生地黄 15 克、白芍 9 克、生龙骨 15 克、生牡蛎 15 克、玉竹 12 克、昆布 12 克。补气养阴，佐以软坚。适用于气阴两虚型子宫肌瘤，症见面浮肢肿，头晕目眩，心慌气短，烦热自汗，腰腿酸软，月经先期量多，或淋沥不断，舌苔中剥边齿痕，脉象细弱。

（2）阴虚血热型　方用三甲煎加味：生牡蛎 30 克、生鳖甲 15 克、生地黄 15 克、生龟板 15 克、贯众 12 克、白芍 9 克、牡丹皮 9 克、麦冬 9 克、夏枯草 6 克。养阴，清热，软坚。适用于阴虚血热型子宫肌瘤，症见火升面赤，头痛头晕，目花耳鸣，心烦失眠，月经量多色深，舌苔薄黄，质红有刺，脉象细弦。

（3）气滞血瘀型　方用旋覆花汤合失笑散加减：旋覆花（包）6 克、青葱 2 寸、生蒲黄 6 克、五灵脂 12 克、乌贼骨 15 克、制香附 6 克、益母草 15 克。调气化瘀软坚。适用于气滞血瘀型子宫肌瘤，症见胸闷胁痛，下腹胀痛，月经量少，色紫有块，甚至淋沥不断，舌边质紫，脉象沉弦。

随症加减：如出血多，可加三七根 3 克，或三七末（冲服）3 克，如兼腹痛，改用云南白药 3 克，分 3 次调服。[①]

经　验　方

1. 肖承悰经验方　（1）安宫止血丸（原名为"缩宫宁"）：党参 15 克、太子参 15 克、南沙参 15 克、白术 15 克、枳壳 15 克、益母草 15 克、茜草根 15 克、煅龙骨 30 克、煅牡蛎 30 克、三七粉 2 克、花蕊石 15 克、贯众 15 克。本方以益气缩宫止血为主，兼以软坚祛瘀消癥。适用于经期子宫肌瘤，或肌瘤相关性月经量过多。（2）肌瘤内消丸：鬼箭羽、生牡蛎、制鳖甲、荔枝核、黄芪、川牛膝、赤芍

等。活血化瘀，软坚益气。适用于非经期气虚血瘀证子宫肌瘤。[②]

2. 银甲丸（王渭川经验方）　金银花 15 克、连翘 15 克、升麻 15 克、红藤 24 克、蒲公英 24 克、生鳖甲 24 克、紫花地丁 30 克、生蒲黄 12 克、椿根皮 12 克、大青叶 12 克、西茵陈 12 克、琥珀末 12 克、桔梗 12 克。随症加减：腹痛甚，可酌加炒川楝 10 克、白芍 15 克、广木香 10 克、柴胡 9 克、丹参 9 克；腰痛，加杜仲 9 克、川续断 24～60 克；月经不调，加益母草 24 克、菟丝子 9 克、茜草根 12 克；失眠多梦，选用钩藤 9 克、刺蒺藜 18 克、夜交藤 60 克、朱茯神 12 克；益气补肾，可加党参 24 克、黄芪 24 克、鸡血藤 18 克、桑寄生 15 克、菟丝子 15 克。上药共研细末，炼蜜成 63 丸，此为一周量。也可改成煎剂。清热解毒，活血化癥散结。适用于湿热瘀结型子宫肌瘤。[③]

3. 疏肝散结汤　柴胡 15 克、赤芍 15 克、香附 15 克、丹参 20 克、枳壳 12 克、川芎 12 克、延胡索 12 克、蒲黄 12 克、土鳖虫 10 克、桃仁 9 克、甘草 9 克、没药 6 克、乳香 6 克、土鳖虫 10 克、三七粉（冲）3 克。范君艳将 120 例气滞血瘀证子宫肌瘤患者随机分为观察组和对照组各 60 例。对照组行常规西医（米非司酮）治疗 12 周。观察组在对照组的基础上联合疏肝散结汤治疗，根据患者实际病情，结合临床症状进行加减，治疗 12 周。结果：观察组总有效率为 96.67%，高于对照组的 80.00%，两组差异具有统计学意义（$P < 0.05$）；治疗后两组患者的子宫肌瘤体积和中医证候积分均有不同程度降低，且观察组子宫肌瘤体积、中医证候积分均低于对照组，差异具有统计学意义（均 $P < 0.05$）。[④]

4. 百消异汤　三棱 20 克、莪术 20 克、延胡索 20 克、党参 20 克、赤芍 20 克、丹参 20 克、蒲黄 10 克、红藤 10 克、半夏 10 克、黄芪 10 克、夏枯草 10 克、鳖甲 10 克、五灵脂 12 克、香附 12 克、薤白 15

① 钱伯煊.女科证治[M].北京：人民卫生出版社，1979：79 - 80.
② 肖承悰.肖承悰妇科集验真传[M].北京：中国医药科学技术出版社，2021：67 - 69.
③ 尹小兰，等.川派中医妇科名家王渭川治疗妇科癥瘕积聚诊疗经验[J].四川中医，2021，39(2)：11 - 13.
④ 君艳.疏肝散结汤治疗子宫肌瘤气滞血瘀证的临床研究[J].深圳中西医结合杂志，2021，31(12)：74 - 76.

克、炙甘草 8 克。随症加减：月经期间恶心、呕吐、手足冰凉、腹痛腹泻者，加小茴香 10 克、炮姜 10 克、木香 10 克；腰背部酸痛较为严重者，加肉桂 10 克、川续断 8 克；经量过大者，加荆芥炭 8 克、棕榈炭 8 克、生地黄 8 克、益母草 6 克、大蓟 3 克、小蓟 3 克；失眠多梦，睡眠质量低下者，加合欢皮 10 克、莲子心 3 克。水煎服，每天 2 次，经期停服，连续服用 3 个月。曹俏春将 96 例痰瘀互结型子宫肌瘤患者随机分为对照组与观察组各 48 例。对照组患者口服米非司酮 5 毫克，每天 1 次，连续服用 3 个月。观察组患者在对照组基础上加用百消异汤加减治疗。结果：观察组患者中医证候总有效率为 93.75%，显著高于对照组的 77.08%，组间比较差异具有统计学意义（$P<0.05$）；两组患者子宫肌瘤临床效果比较，差异无统计学意义（$P>0.05$）；两组患者治疗结束后随访 6 个月，观察组复发率为 4.17%，明显低于对照组的 20.83%，组间差异具有统计学意义（$P<0.05$）。[1]

5. 理冲汤　生黄芪 15 克、党参 12 克、生白术 12 克、生山药 15 克、天花粉 12 克、知母 12 克、三棱 12 克、莪术 12 克、生鸡内金 12 克。随症加减：若血瘀明显，加桃仁 15 克、当归 12 克；若情志不舒明显，加香附 12 克、合欢皮 15 克；若乏力明显，加大黄芪和党参的用量到 20 克；若腰膝酸软明显，加炒杜仲 20 克、川续断 20 克；若畏寒肢冷明显，加菟丝子 20 克、淫羊藿 15 克；若伴有其他症状，可随症加减。每日 1 剂，水煎早晚服用。李冬华等将 60 例子宫肌瘤患者随机分为治疗组和对照组各 30 例。治疗组给予理冲汤治疗，对照组给予米非司酮治疗。疗程均为 3 个月。治疗前后评定子宫肌瘤患者临床症状、子宫肌瘤的体积，评估其临床综合疗效。结果：治疗组痛经、腰酸乏力、乳房胀痛、经期、血块的症状积分及总积分显著下降（$P<0.01$），治疗组不规则出血、周期、经色的症状积分及总积分显著下降（$P<0.05$）；对照组乳房

胀痛、经期、经色、血块的症状积分及总积分显著下降（$P<0.05$），但不规则出血、腰酸乏力、周期的症状积分未见明显下降（$P>0.05$）；另外，治疗组的痛经、腰酸乏力、乳房胀痛、血块症状积分较对照组下降更为显著（$P<0.01$）；两组的肌瘤体积与治疗前相比，治疗组较对照组肌瘤的体积缩小显著（$P<0.01$）；治疗组的有效率为 90%，对照组的有效率为 76.7%，两组均有明显疗效，但两组总有效率相比，无显著性差异（$P>0.05$）。在治疗前后肝功能、肾功能治疗组未见明显变化（$P>0.05$）。[2]

6. 理气逐瘀消脂汤（袁笑梅经验方）　炒当归 9 克、赤芍 9 克、川芎 3 克、橘红 6 克、姜半夏 6 克、炙甘草 3 克、制香附 9 克、玄参 9 克、浙贝母 9 克、炒川续断 9 克、炒枳壳 6 克、失笑散（包）12 克、生山楂 20 克、牡蛎（先煎）20 克、白花蛇舌草 12 克、莪术 6 克。活血祛瘀，理气消脂。适用于子宫肌瘤、子宫内膜异位症合并不孕症。每日 1 剂，水煎服，分 2 次服。[3]

7. 紫蛇消瘤断经汤（朱南孙经验方）　紫草 30 克、白花蛇舌草 30 克、夏枯草 30 克、墨旱莲 15 克、寒水石 30 克、大蓟 12 克、小蓟 12 克、石见穿 15 克、生牡蛎 30 克。清肝益肾，软坚消瘤，断经防癌。适用于围绝经期子宫肌瘤证属阴血亏虚、肝火旺盛者。[4]

8. 血竭化癥汤（何子淮经验方）　血竭（研末另吞）5 克、炙甲片 6 克、桃仁 10 克、参三七（吞）3 克、五灵脂 12 克、制大黄 10 克、制没药 5 克、片姜黄 10 克、炙甘草 5 克。适用于癥瘕、崩漏、痛经、闭经、产后或人工流产后腹痛、恶露不绝等血瘀实证。使用本方应随时注意阴道下血的量、质、色的变化，一般服 2～3 剂。若阴道下血量增多，呈带下血块，血色紫暗，此为宿瘀得化而有出路，为药中病所；若药后出血鲜红或淡红，则瘀血已尽，当停用本法，改用益气养血之剂善后。[5]

① 曹俏春.痰瘀互结型子宫肌瘤妇女治疗中运用百消异汤加减的临床效果探讨[J].当代医学,2020,26(18)：57-59.
② 李冬华,等.扶正祛瘀中药"理冲汤"治疗子宫肌瘤的疗效观察[J].辽宁中医杂志,2018,45(8)：1653-1656.
③ 张丰强,等.首批国家级名老中医效验秘方[M].北京：中国医药科技出版社,2017：224.
④ 朱南孙.海派中医朱氏妇科[M].上海：海科学技术出版社,2016：98.
⑤ 胡国华.全国中医妇科流派名方精粹[M].北京：中国中医药出版社,2016：279-280.

9. 子宫肌瘤经验方（郑长松经验方）　牡蛎30克、鳖甲15克、海藻15克、昆布30克、夏枯草30克、黄芪30克、桃仁6克、三棱6克、莪术6克。每日1剂，水煎服。经期停药。化瘀软坚，补气养血。适用于癥瘕（子宫肌瘤）。①

10. 子宫肌瘤1号方（戴德英经验方）　夏枯草15克、牡蛎30克、三棱9克、莪术9克、党参15克、白术9克、木馒头30克。活血化瘀。适用于子宫肌瘤。②

11. 化瘤汤（黄海龙经验方）　三棱10克、莪术10克、制乳香5克、制没药5克。适用于寒凝血瘀型子宫肌瘤。③

12. 消瘤Ⅰ号方（张良英经验方）　枳壳12克、川芎10克、桃仁12克、赤芍12克、三棱10克、夏枯草12克、荔枝核12克、当归15克、白术12克、甘草6克。随症加减：伴神疲乏力、头晕目眩等气虚症状明显者，加党参、黄芪；面色萎黄、心悸失眠等血虚者，加白芍、熟地黄；腰腿酸软无力、手足心热、咽干心烦等阴虚火旺者，加牡丹皮、沙参；胸闷、咯痰量多色白、口干不思饮等痰湿重者，加二陈汤；经行量多，经期延长，带下量多色黄等湿热重者，加薏苡仁、黄柏。理气活血，软坚散结，益气健脾。适用于子宫肌瘤。④

13. 消瘤汤（易修珍经验方）　黄芪20克、炒柴胡12克、赤芍15克、川芎15克、白术12克、茯苓15克、藁本12克、莪术10克、牡蛎30克、生三七粉10克、甘草10克。调肝脾，扶正祛瘀消癥。适用于子宫肌瘤伴月经失调，带下量多，症见小腹结块拒按，下腹及腰骶疼痛，经期加重；带下量多、色黄，可伴经期提前或延长，经血量多，或低热，或胸胁胀闷，心烦易怒。舌红夹瘀点，苔黄腻，脉弦滑数。⑤

14. 消癥汤（易修珍经验方）　黄芪30克、当归15克、莪术10克、牡蛎20克、水蛭粉6克、藁本12克、柴胡12克、生三七粉10克、甘草10克。随症加减：若体壮、癥瘕坚实、痛剧者去黄芪，加甲珠10克、蜈蚣2条以散结通络止痛；气虚重者，重用黄芪，加潞党参15克，水蛭粉、莪术适当减量以补气扶正祛邪；阴虚者，加麦冬15克、生地黄15克以滋阴补肾；夹痰者，酌选牙皂6克、浙贝母15克、白芥子10克、昆布15克以除痰散结；大便坚实、数日不行者，酌加大黄6克，或芒硝6克以通腑泻下，便畅即停；腹胀甚者，加槟榔10克、青皮10克、香附10克以行气除胀。益气扶正，活血散结消癥。适用于各种癥瘕积聚，症见下腹结块，经前或经期小腹痛，或肛门坠胀，婚久未孕，月经量多或量少或经行不畅，色紫暗，夹血块；面色晦暗，舌质紫暗，脉沉紧。⑥

15. 刘云鹏经验方　（1）非经期方：鳖甲15克、刘寄奴15克、丹参15克、昆布15克、海藻15克、当归9克、川芎9克、熟地黄9克、白芍9克、桃仁9克、红花9克、三棱9克、莪术9克、土鳖虫9克。活血化瘀消癥。适用于子宫肌瘤非经期的治疗。随症加减：少腹胀，可选加香附12克、木香9克；腰胀痛者，加乌药9克、牛膝9克以理气活血止痛；脉弦硬、头昏眩者，可加夏枯草15克、石决明18克以清热平肝；失血过多、心慌气短者，可加黄芪18克、党参15克以益气生血。并配合化癥丸（自制药）内服，桂苓液100毫升保留灌肠。每日1次，经期停用。（2）经期方：丹参15克、紫草根15克、阿胶（烊）12克、益母草12克、当归9克、川芎9克、熟地黄9克、白芍9克、茜草根9克、刘寄奴9克、蒲黄炭9克。活血养血，调经消癥。适用于子宫肌瘤经期的治疗。随症加减：经来量多如注者，可选加赤石脂30克、煅牡蛎30克、棕榈炭9克、乌贼骨9克以固冲止血；偏热者，可加炒贯众30克、地榆炭9克以清热止血；偏寒者，加姜炭6克、艾叶炭6克以温经止血；腰痛者，可加杜

① 胡国华.全国中医妇科流派名方精粹[M].北京：中国中医药出版社，2016：281.
② 戴德英，等.戴德英妇科临证经验集[M].上海：上海科学技术出版社，2015：152-153.
③ 黄海龙，等.黄海龙治不孕[M].深圳：海天出版社，2015：64.
④ 张良英.推崇景岳善治经孕诸疾·张良英学术思想与临床经验集[M].北京：中国中医药出版社，2015：266.
⑤ 易修珍.扶正祛邪破解妇科疑难顽症·易修珍学术思想与临床经验集[M].北京：中国中医药出版社，2015：107.
⑥ 易修珍.扶正祛邪破解妇科疑难顽症·易修珍学术思想与临床经验集[M].北京：中国中医药出版社，2015：109.

仲 12 克、续断 12 克以补肾止痛;小腹胀,加香附 12 克、枳壳 9 克以理气消胀。①

16. 阳和解凝方(柳少逸经验方) 熟地黄 20 克、肉桂 6 克、麻黄 3 克、鹿角胶(烊化)6 克、赤芍 12 克、三棱 6 克、莪术 6 克、白芥子(炒打)6 克、麻黄 3 克、鸡内金 10 克、香附 12 克、当归 10 克、甲片 6 克、炙甘草 10 克。每日 1 剂,煎取 200 毫升,每日分 2 次服。适用于妇科炎块,卵巢囊肿,子宫肌瘤,以肾元亏虚,冲任失调,寒凝胞宫见证者。②

17. 附桂消癥汤(何任经验方) 制香附 9 克、川楝子 9 克、八月札 9 克、桂枝 9 克、丹参 15 克、藤梨根 15 克、鳖甲 15 克、夏枯草 12 克、桃仁 12 克。随症加减:气虚,加黄芪 15 克、党参 15 克;血虚,加阿胶珠 9 克、干地黄 18 克;月经量多,加蒲黄炭 9 克、血余炭 9 克、茜草根 15 克;腹痛,加延胡索 9 克、五灵脂 9 克;白带多,加白术 15～30 克、怀山药 15～30 克;腰酸,加杜仲 9 克、续断 9 克;便艰,加火麻仁 15 克;不孕,加枳实 9 克、娑罗子 9 克、路路通 12 克等。每日 1 剂,水煎 2 次,早晚分服。理气活血,温经通脉,散结消癥。适用于子宫肌瘤。一般无明显兼症,则将本方制成丸剂,如绿豆大小,每日 2～3 次,每次 9 克(约 100 丸),用温开水吞服。连服 2 个月为 1 个疗程。何任用上方加减治疗 57 例子宫肌瘤及卵巢囊肿患者,总有效率为 91.23%,其中服药时间最短 50 天,最长 2 年。③

18. 胞络化瘀汤(周鸣岐经验方) 王不留行 15 克、甲片 10 克、路路通 10 克、皂角刺 10 克、僵蚕 10 克、当归 15 克、川芎 5 克、鸡血藤 20 克、丹参 15 克、莪术 10 克、橘核 10 克、生黄芪 25 克、仙茅 10 克。随症加减:若见癥瘕(卵巢囊肿、子宫肌瘤)血瘀重证者,可酌加化瘀软坚之水蛭、蟅虫、海藻;若气虚较甚,见倦乏腹满,纳果便溏等症,加党参、炒白术、山药;若阴虚较甚,见口燥咽干,五心烦热,心悸失眠者,去仙茅,加白芍、知母、麦冬等药。散瘀结,通胞络之药多功散行窜,且多宜久服以求功,故应时刻以顾护正气为要,灵活加用益气护正之品,使之祛邪不伤正,即"若欲通之,必先充之"之法。④

19. 十炭温宫汤(施今墨经验方) 山茱萸炭 18 克、生地黄炭 15 克、熟地黄炭 15 克、米党参 10 克、蕲艾炭 10 克、续断 10 克、川杜仲 10 克、赤石脂 10 克、血余炭 10 克、鹿角胶 10 克、陈阿胶 10 克、干姜炭 3 克、炙甘草 3 克、苍术炭 6 克、白术炭 6 克、升麻 5 克、荆芥穗 5 克、五味子 5 克、五倍子 5 克、厚朴 5 克。升阳补中,固涩止血。适用于月经过多(子宫黏膜下肌瘤),症见月经淋沥不断,时多时少,日无间断,血色紫黑有血块,数年不愈,腰腿酸软,少腹坠痛,头晕气短,倦怠无力,舌淡有齿痕,六脉沉弱。另以仙鹤草 60 克、红鸡冠花炭 60 克、伏龙肝 90 克、荷叶 30 克煮汤澄清代水煎药,每日 1 剂。⑤

20. 化瘀消癥汤 桃仁、红花、川芎、赤芍、三棱、莪术、茯苓、白术、人参、黄芪、女贞子、海螵蛸。随症加减:清热解毒类的夏枯草、半枝莲、猫爪草、山慈菇;活血化瘀类的莪术、丹参、三七、刘寄奴、王不留行;补气扶正类的黄芪、桑寄生、桂枝、菟丝子、熟地黄;软坚散结类的龙骨、牡蛎、浙贝母、海藻、昆布等。活血化瘀消癥。适用于子宫肌瘤。⑥

21. 养血化瘀消癥汤(班秀文经验方) 当归 10 克、川芎 6 克、赤芍 10 克、白术 10 克、土茯苓 20 克、泽泻 10 克、丹参 25 克、莪术 10 克、香附 10 克、皂角刺 15 克、炙甘草 6 克。随症加减:久病体弱,面白神疲,四肢乏力者,去泽泻,加黄芪 20 克以益气化瘀;肝郁气滞者,上方加柴胡 6 克、夏枯草 15 克以理气疏肝,通络散结;寒湿凝滞者,加制

① 刘云鹏,等.刘云鹏·百名中医临床家[M].北京:中国中医药出版社,2013:155-156.
② 张奇文.中国当代名医验方选编妇科分册[M].北京:中国中医药出版社,2013:251.
③ 何若苹.中国百年百名中立临床家丛书·何任[M].北京:中国中医药出版社,2013:81-83.
④ 单书健,等.古今名医临证金鉴妇科卷下[M].北京:中国中医药出版社,2011:242.
⑤ 谈勇,等.中医妇科处方手册[M].南京:江苏科学技术出版社,2011:34.
⑥ 么丽春,等.张吕夫辨证治疗子宫肌瘤经验[J].中国中医药信息杂志,2011,18(8):80-81.

附子(先煎 1 小时)10 克、桂枝 6 克;湿热下注,带下阴痒者,去川芎,加马鞭草 15 克,或合二妙散以清热利湿、活血通络。养血化瘀,健脾利湿,消瘀。适用于因湿瘀所致卵巢囊肿、子宫肌瘤、慢性炎性包块等。每日 1 剂,水煎服。[①]

22. 白宫膏 白芷 120 克、玄参 120 克、大黄 120 克、赤芍 120 克、木鳖子 120 克、肉桂 90 克、血余炭 90 克、当归 330 克、生地黄 330 克。上药用香油 1 000 毫升炸枯去渣,再熬沸,入黄丹 3 000 克,搅匀成膏。另取阿魏、乳香 60 克、没药 60 克共研为细粉,每 500 毫升膏油兑药粉 15 克,搅匀摊贴。适用于子宫肌瘤。[②]

23. 姜椒膏 鲜姜 100 克、花椒 500 克、贯众 250 克、生草乌 60 克、生川乌 60 克、三棱 60 克、莪术 60 克、牙皂 30 克、桂皮 30 克、广木香 30 克、丁香 30 克、生马钱子 30 克、阿魏 15 克、麝香 3 克。用香油 5 000 毫升将上药熬枯去渣,入黄丹 2 500 克,共熬成膏,摊于布上。适用于子宫肌瘤。[③]

24. 宫瘤消 天南星 12 克、土鳖虫 18 克、蜈蚣 12 条、马钱子 50 粒、川乌 18 克、乳香 18 克、没药 18 克、凡士林适量。诸药共研为末,过筛,以凡士林调匀成膏,取适量摊于纱布棉垫上,敷在脐孔及下腹部包块处之上,胶布固定。每次敷 2 小时取下。适用于子宫肌瘤。[④]

25. 桂枝茯苓膏 桂枝、茯苓、桃仁、赤芍、牡丹皮各等量,陈米醋 30 克。诸药共研末,取米醋调制成厚膏,分 2 份分别敷脐中及少腹肿块上,胶布固定。每日 1 次,10 日为 1 个疗程。适用于子宫肌瘤。[⑤]

26. 子宫肌瘤散 没药 10 克、乳香 10 克、七叶一枝花 20 克、杜仲 2 克、赤芍 15 克、桃仁 15 克、川芎 12 克、红花 10 克。上药共研细末,用醋调,敷于子宫、曲泉、横骨、太溪、水泉穴,每日 1 次,每次 2～3 小时,1～3 个月为 1 个疗程。适用于子宫肌瘤。[⑥]

27. 庞泮池经验方 (1)子宫肌瘤Ⅱ号方:党参 9 克、黄芪 9 克、当归 9 克、川芎 9 克、白术芍各 9 克、香附炭 9 克、紫石英 12 克、失笑散(包) 12 克。益气养血,化瘀调经。适用于经行 1～2 天,量多有块,小腹疼痛,块下痛减,脉细,苔薄,舌有紫斑。证属瘀血初下,气血受损。(2)养血止崩Ⅰ煎:党参 9 克、黄芪 9 克、白术 9 克、白芍 9 克、炮姜 3 克、炙甘草 3 克、阿胶(烊冲)9 克、艾炭 9 克、当归 9 克、熟地黄 9 克、川芎 9 克、紫石英 12 克、花蕊石 9 克、牛角腮 9 克。益气养血,以固冲任。适用于经行 3～4 天,腹痛已减,块下亦少,但经量仍多,神疲气短,乏力。证属气血两亏,冲任不固。(3)子宫肌瘤Ⅰ号方:白花蛇舌草 30 克、两面针 30 克、石打穿 30 克、铁刺苓 15 克、夏枯草 15 克、生牡蛎 30 克、三棱 9 克、莪术 9 克、党参 9 克、白术 9 克、木馒头 30 克。适用于经净后,一般无特殊症状者,以化瘀、消癥、软坚为主。[⑦]

28. 活血消癥颗粒(张玉芬经验方) 夏枯草 30 克、浙贝母 15 克、生牡蛎 30 克、莪术 10 克、甲片 15 克、益母草 30 克、香附 10 克、荔核 15 克、川芎 15 克、赤芍 15 克、桃仁 10 克、党参 15 克、炮姜 6 克、黄芪 30 克、昆布 20 克、炙甘草 3 克。活血行气,软坚散结。适用于子宫肌瘤。张玉芬用上方治疗 586 例子宫肌瘤患者,治愈率为 38.4%,显效率为 30.2%,有效率为 28.3%,总有效率为 96.9%。[⑧]

29. 李春华经验方 (1)化痰破瘀消癥方:昆布 15 克、海藻 15 克、夏枯草 30 克、瓦楞子 30 克、白芥子 15 克、三棱 10 克、莪术 10 克、五灵脂 15 克、蒲黄 15 克、生甘草 10 克。随症加减:若气滞血瘀,加香附 10 克、荔枝核 15 克、卷柏 15 克、丹参 15 克以理气化瘀;肝经湿热,加柴胡 12 克、赤芍 15 克、枳壳 15 克、败酱草 15 克以清利肝经湿热;气血两虚,加人参(或潞党参)15 克、黄芪 30

① 李莉.国医大师班秀文学术经验集成[M].北京:中国中医药出版社,2010:618.
②～③ 田从豁,等.中国贴敷治疗学[M].北京:中国中医药出版社,2010:470.
④～⑥ 田从豁,等.中国贴敷治疗学[M].北京:中国中医药出版社,2010:471.
⑦ 朱世增.庞泮池论妇科[M].上海:上海中医药大学出版社,2009:73-74.
⑧ 智世宏.名医传秘[M].太原:山西科学技术出版社,2008:40.

克、青阳参15克、当归15克、鸡血藤膏15克以补益气血;阳虚寒凝,加附片30克、肉桂(或桂枝)10克、小茴香10以温阳散寒;软坚用龟板15克、鳖甲15克;化痰破坚用白矾6克、浙贝母15克;活血消癥、攻坚破结的药物可酌选牡丹皮15克、赤芍15克、䗪虫10克、九香虫15克、白芥子15克、王不留行15克、水蛭6克、琥珀10克、甲片15克、臭壳虫10克、卷柏15克、没药6克。活血化瘀,理气消痰。适用于子宫肌瘤患者非经期服用。

(2)仙乌五草汤:仙鹤草30克、仙桃草30克、乌梅30克、海螵蛸15克、五灵脂15克、炒蒲黄15克、益母草15克、夏枯草30克、墨旱莲30克。随症加减:若气虚,加补气药人参(或潞党参)15克、黄芪30克、青阳参15克;血虚,加补血药当归15克、制首乌15克;阴虚内热,加养阴清热药生地黄15克、地骨皮15克;血热,加清热凉血止血药白茅根15克、苎麻根15克;脾虚,加健脾药白术15克、山药15克;肾虚,加补肾药桑寄生15克、续断15克、肉苁蓉15克;阳虚寒凝血瘀,酌加附片30克、肉桂(或桂枝)10克、青阳参15克以温阳散寒化瘀;便秘,加肉苁蓉15克、瓜蒌皮15克润肠通便;白带量多,加白花蛇舌草15克、败酱草15克以清热解毒利湿;流血量多,酌加花蕊石15克、贯众15克、茜草15克、藕节20克、金荞麦15克、景天三七6克等化瘀止血药2~3味。益气固冲,凉血化瘀止血。适用于子宫肌瘤患者经期服用。[1]

30.化癥消瘕汤(王云铭经验方) 茯苓24克、制鳖甲20克、桃仁15克、赤芍9克、桂枝9克、昆布9克、炮甲片9克、海藻9克、牡丹皮9克、当归12克、三棱12克、莪术12克。随症加减:若患者阳虚甚,加用附子、小茴香,加重桂枝用量以温化消积;若脾胃气虚,加黄芪、党参、白术以助正气;偏于气滞,加木香、丁香、小茴香;痰浊较盛者,用贝母等祛痰散结之药;瘀重,加泽兰、三

棱,或冲服云南白药、三七粉等以助化瘀。健脾化湿,温通血脉,活血化瘀,软坚散结。适用于子宫肌瘤、卵巢囊肿等。[2]

31.宫癥汤(吴定言经验方) 当归12克、炮甲片12克、桃仁12克、莪术12克、香附12克、续断12克、夏枯草12克、怀牛膝12克、王不留行9克、三棱9克、昆布15克、薏苡仁30克。经期开始加用300%三棱注射液4毫升,每日肌注1次,连用7天。[3]

32.理冲汤加味(石冠卿经验方) 黄芪30克、党参30克、白术15克、生山药45克、鸡内金15克、三棱18克、莪术18克、花粉18克、知母15克、水蛭30克。上药研细末,蜜丸,每丸10克,早晚各1丸。2剂后子宫肌瘤和乳房结块消散。[4]

33.消癥瘕方(李今庸经验方) 当归12克、赤芍10克、川芎10克、桃仁(去皮尖炒打)10克、红花10克、三棱10克、莪术10克、制香附10克、桂枝10克、大黄10克、党参10克、炒白术10克。每日1剂,水煎服。亦可研末,炼蜜为丸,如梧桐子大,每日2次,每次服30丸。活血化瘀消癥。适用于瘀血癥瘕之症状较显著者。[5]

34.金英合剂(李衡友经验方) 金疮小草(白毛夏枯草)18~24克、白英(白毛藤)18~24克、瓜子金15克、橘核12克、鳖甲(先煎,如缺鳖甲,以海蛤粉或牡蛎代)12克、化橘红6克、薏苡仁15克、琥珀末(入煎)3克。随症加减:如气滞血瘀者,加川楝子6克、赤芍10克、莪术6~10克、黄药子6克,或间服逍遥散加减;阴虚肝旺兼血瘀者,加女贞子10克、墨旱莲12克、夏枯草10克、白芍10克、昆布10克、龟板12克等,或在经前3~5天服参乌合剂(党参15~30克、制首乌12~15克、怀山药15克、白及10克、川续断10克、女贞子10克、墨旱莲12克、仙鹤草12~15克、蒲黄炭10克、生甘草6克)加北沙参12克、白头翁10克、秦皮6克;气阴两虚兼血瘀者,加党参

① 周蜻,等.中医妇科常见病诊疗常规及云南名医诊治特色[M].昆明:云南科学技术出版社,2006:192-193.
② 张登山,等.王云铭辨治妇科症瘕经验[J].安徽中医学院学报,2006(4):23-24.
③ 江明旺,等.中西医结合全科治验汇纂[M].北京:中医古籍出版社,2006:358.
④ 江明旺,等.中西医结合全科治验汇纂[M].北京:中医古籍出版社,2006:358.
⑤ 李今庸,等.李今庸医学选集[M].北京:中国医药科技出版社,2004:220.

12克、怀山药15克、茯苓10克、丹参12克、赤芍10克；如肌瘤较大者，再加莪术6～10克、黄药子6克，并在月经前3～5天服参乌合剂。每日1剂，水煎服，经期停服。李衡友用上方加减治疗47例子宫肌瘤患者，临床治愈24例，显效10例，有效3例，无效10例，总有效率为78.7％。①

35. 橘英合剂（李衡友经验方） 橘核12克、白毛夏枯草18～24克、白毛藤15克、瓜子金12克、薏苡仁15克、鳖甲（先煎）12克、化橘红10克、丹参12克、琥珀末5克。随症加减：如气滞血瘀者，加川楝子6克、丹参12克、赤芍10克、莪术6～10克、黄药子6克等，或间服逍遥散加减；阴虚肝旺者，加女贞子10克、墨旱莲12克、夏枯草10克、昆布10克、龟板12克等，或在经前3～5天服参乌合剂加减（制首乌12～15克、怀山药15克、白及10克、川续断10克、女贞子10克、墨旱莲12克、仙鹤草12～15克、蒲黄炭10克、生甘草6克、北沙参12克、白头翁10克、秦皮6克）；气阴两虚兼血瘀者，加党参12克、茯苓10克、丹参12克、赤芍10克，或加莪术6～10克等，并在经前3～5天服参乌合剂。适用于鸭卵大小以及超鸭卵大的早期子宫肌瘤，尤其是表面平滑的壁间肌瘤。每日1剂，水煎服，经期停服。李衡友用上方加减治疗30例子宫肌瘤患者，临床治愈27例，显效3例。②

36. 加味消癥汤（夏桂成经验方） 花蕊石（先煎）15克、炒当归10克、赤白芍10克、石打穿10克、五灵脂10克、制香附9克、蒲黄（包）6克、血竭末4克、琥珀末（分吞）4克、炒川续断12克、荆芥炭6克。随症加减：经行大便溏泄者，去当归，加炒白术10克、六曲5克、砂仁5克；心烦失眠，或夜寐难者，加太子参12克、紫贝齿10克、炙远志6克、黄连3克；平时服用时，可去蒲黄、花蕊石、琥珀末，加三棱10克、莪术10克、土鳖虫6克。经行时服，每日1剂，水煎分服。化瘀消癥。适用于

血瘀成癥型子宫肌瘤，症见经行量多，周期失调，或则后期，或则先期，色紫红，有大小不等之血块，伴有腹胀酸痛，胸闷烦躁，腰酸纳欠，舌质紫暗，边有瘀点，苔黄白腻，脉象沉涩。妇检子宫增大质硬。③

37. 逐瘀消癥汤（宋光济经验方） 玄参9克、浙贝母9克、牡蛎12克、海藻9克、昆布9克、莪术9克、青皮6克、白花蛇舌草12克。随症加减：小腹胀痛加川楝子9克、延胡索9克、红藤12克以清肝散结、理气止痛；外阴瘙痒，肝经湿热下注，加外洗方（蛇床子12克、苦参9克、黄柏9克、野菊花12克）；头晕乏力，加黄芪12克、党参9克。活血祛瘀，理气化痰，软坚散结。适用于子宫肌瘤（气滞血瘀、痰瘀壅阻型）。④

38. 化瘀消坚方（蔡小荪经验方） 云茯苓12克、桂枝3克、赤芍10克、牡丹皮10克、桃仁10克、海藻12克、昆布12克、炙甲片10克、皂角刺30克、鬼箭羽20克、土鳖虫10克。随症加减：瘀滞较甚者，可择用三棱、莪术；大便秘结者，可增生大黄或玄明粉；有脾虚者，可加用白术，兼气虚者，加党参以兼顾。活血化瘀，软坚消癥。适用于妇女癥瘕，主要用于子宫肌瘤。患者一般无明显症状，黏膜下肌瘤可出现月经过多；肌瘤过大可出现压迫症状，如小便增多，大便秘结等。肌瘤不大者可使用本方，行保守治疗，定期复查，观察疗效；如肌瘤增大，或原本过大者，应考虑手术治疗。舌苔薄，微腻，或有紫斑或质暗，脉弦或涩。⑤

39. 化癥汤（徐志华经验方） 桂枝5克、鸡内金5克、茯苓10克、赤芍10克、牡丹皮10克、桃仁10克、莪术10克、三棱10克、槟榔10克、橘核10克、焦山楂15克。随症加减：白带多，加椿白皮10克。活血化瘀，消癥散结。适用于子宫肌瘤，症见月经量多有块，行经期延长，下腹胀痛。妇检子宫体增大，质硬，形状不规则，无压痛。徐志华用上方加减治疗60例子宫肌瘤患者，疗效显

① 李衡友.李衡友论治妇科病［M］.上海：上海中医药大学出版社,2004：21-23.
② 李衡友.李衡友论治妇科病［M］.上海：上海中医药大学出版社,2004：26-27.
③ 夏桂成.中医妇科理论与实践［M］.北京：人民卫生出版社,2003：441.
④ 张弘.名医效方999［M］.北京：中国中医药出版社,2003：361.
⑤ 蔡小荪.中国百年百名中医临床家丛书·蔡小荪［M］.北京：中国中医药出版社,2002：169.

著。一般服药 10～30 剂,能调整月经周期,减少月经量,纠正贫血,控制肌瘤增长。①

40. **经验方(李光荣经验方)** 柴胡 10 克、生蒲黄(包煎)10 克、莪术 10 克、夏枯草 12 克、五灵脂 12 克、甲片 12 克、炒白术 15 克、赤芍 15 克、当归 15 克、炙黄芪 30 克、生山楂 30 克、三棱 6 克。活血消癥,化痰散结。适用于子宫肌瘤。②

41. **温宫消瘤汤** 鹿角片(先煎)10 克、淫羊藿 15 克、八月扎 10 克、三棱 15 克、莪术 15 克、大贝母 15 克、生牡蛎(先煎)40 克、白芥子 10 克、川牛膝 10 克、土鳖虫 10 克、夏枯草 20 克、石打穿 20 克。随症加减:腰膝酸软,加杜仲 10 克、菟丝子 10 克;月经量多,加阿胶(烊化)10 克、陈棕炭 10 克;肝郁不舒,加制香附 10 克、广郁金 10 克、合欢皮 10 克。每日 1 剂,水煎 2 次,取汁混合后分 2 次口服。2 个月为 1 个疗程,月经期停用。补肾助阳,活血化瘀,除痰散结。适用于子宫肌瘤。龙家俊用上方加减治疗 45 例子宫肌瘤患者,经治疗 1～3 个疗程,痊愈 16 例,显效 15 例,有效 11 例,无效 3 例,总有效率为 93.3%。③

42. **逐瘀软坚汤** 桃仁 10 克、红花 10 克、丹参 20 克、赤芍 12 克、鳖甲 12 克、海藻 10 克、昆布 10 克、夏枯草 15 克、生山楂 30 克、生牡蛎 30 克、香附 9 克、山药 15 克。随症加减:月经量多者,经期停服 3～5 天,并酌加茜草 12 克、乌贼骨 18 克;小腹疼痛者,加延胡索 10 克以加强行血止痛作用;带下量多者,加败酱草 18 克、椿根白皮 10 克;因出血多而致贫血、乏力者,加黄芪 30 克、当归 10 克、党参 18 克。每日 1 剂,水煎服,早晚饭后分服,2 个月为 1 个疗程。王荣欣等用上方加减治疗 55 例子宫肌瘤患者,服药最短 2 个疗程,最长 6 个疗程。结果:治愈 13 例,显效 22 例,有效 11 例,无效 9 例,总有效率为 83.6%。④

43. **桂枝茯苓煎剂** 桂枝、茯苓、芍药、牡丹皮、桃仁、牛膝、牡蛎、丹参各适量。随症加减:肝郁,加柴胡、青皮、香附、川楝;出血多,加樗白皮、地榆炭;白带多,加白薇、椿根白皮;便秘,加大黄、芒硝;小便不利,加泽泻、车前子;瘀重,选用三七、五灵脂、乳香、没药、水蛭等;软坚散结,选用三棱、莪术、昆布、海藻、鸡内金等。每日 1 剂,水煎服。行气活血,软坚散结。适用于子宫肌瘤。杨升三用上方加减治疗 100 例子宫肌瘤患者,除 5 例患者未曾生育外,其余均已生育。病程 3 个月至 5 年。肌瘤似鸭蛋至拳头大小。患者服上方 36～200 剂。结果:肌瘤完全消失 46 例,缩小 1/2 以上 34 例,无效 20 例。⑤

44. **消瘤方(陈丹华经验方)** 石打穿 20 克、丹参 15 克、甲片 10 克、土鳖虫 10 克、三棱 15 克、莪术 15 克、昆布 15 克、夏枯草 15 克、制鳖甲 25 克、白花蛇舌草 25 克。随症加减:腹胀,加香附、青皮;腹痛,加乳没、延胡索;湿热偏甚,带黄量多者,加苍术、黄柏;体虚,加党参、黄芪。活血化瘀,软坚散结。适用于子宫肌瘤,症见月经量多,夹有大小血块,经期延长,或有腹痛,舌暗红,或边有瘀点瘀斑,脉细弦或细涩。⑥

45. **橘荔散结丸(罗元恺经验方)** 荔枝核(捣)150 克、橘核(捣)150 克、小茴香 100 克、莪术 100 克、制首乌 300 克、党参 150 克、生牡蛎 300 克、乌药 120 克、续断 150 克、川楝子(捣)80 克、海藻 200 克、岗稔果 300 克。先将荔枝核、橘核、川楝子、生牡蛎、海藻、莪术、乌药、续断反复熬煎、浓缩,另将党参、首乌、小茴香、岗稔果研细,与浓缩药液混合,水泛为小丸。每次服 6 克,每日 3 次,淡盐汤送下。3 个月为 1 个疗程。软坚消癥,收涩止血,补益肝肾。适用于癥瘕痞块,子宫肌瘤之月经过多者,或乳腺增生。⑦

① 徐志华.中国百年百名中医临床家丛书·徐志华[M].北京:中国中医药出版社,2001:288.
② 王叶秀.李光荣教授妇科经验举隅[J].新中医,2001(12):12-13.
③ 陈新,等.龙家俊治疗子宫肌瘤的经验——附 45 例临床总结[J].黑龙江中医药,2000(1):25.
④ 王荣欣,等.逐瘀软坚汤治疗子宫肌瘤 55 例[J].山西中医,1999(3):18.
⑤ 雷一鸣,等.中华名医顽症绝症秘方大全[M].南宁:广西科学技术出版社,1999:780.
⑥ 张方胜.中华传世医方上名医验方[M].北京:科学技术文献出版社,1999:1776.
⑦ 张方胜.中华传世医方上名医验方[M].北京:科学技术文献出版社,1999:1779.

46. 化瘀消癥汤（张忠选经验方） 黄芪 15 克、桂枝 12 克、赤芍 15 克、丹参 15 克、当归 15 克、牛膝 20 克、桃仁 12 克、红花 9 克、延胡索 15 克、木香 9 克、干漆 9 克、干姜 9 克、泽兰 15 克、赤茯苓 15 克、甘草 6 克。随症加减：若重症邪实正盛，形体消瘦，肌肤甲错者，可配合大黄䗪虫丸中成药，蜜丸为小绿豆大，酒饮服，每次 5 丸，每日 3 次，效果更好。水煎 2 次，分 2 次温服，经期停服。活血散结，行气消癥。适用于血瘀癥瘕，症见小腹积块坚硬，固定不移，疼痛拒按，皮肤不润，面色晦暗，月经愆期，舌边紫，苔厚而干，脉沉涩。[①]

47. 化瘤汤（胥受天经验方） 柴胡 5 克、赤芍 10 克、白芍 10 克、香附 10 克、当归 10 克、丹参 15 克、青皮 10 克、桃仁 10 克、枳壳 10 克、黄药子 12 克、八月扎 12 克、甘草 3 克。每日 1 剂，水煎 2 次，早晚分服 1 次。经期停服。连服两三个月，可以逐渐软化消除。如肌瘤过大，须考虑手术摘除。行气活血，化癥消瘤。适用于因肝气郁结，气血瘀滞，郁积胞宫而致子宫肌瘤，症见月经不调，经行少腹胀痛，经行色暗量多夹血块；或经行不畅，淋沥不净；伴口干心烦，性躁易怒，经前乳房作胀，舌红苔薄，舌边有瘀点，脉弦涩。[②]

48. 攻坚汤加味（班旭升经验方） 王不留行 100 克、夏枯草 30 克、生牡蛎 30 克、紫苏子各 30 克（以上系山西省名老中医刘绍武创拟的攻坚汤）、生山药 30 克、海螵蛸 20 克、茜草 10 克、赤丹参 18 克、当归尾 12 克、三棱 6 克、莪术 6 克。随症加减：若偏重于脾肾气虚、腰膝酸困、白带增多者，加白术 18 克、鹿角霜 10 克；气血两虚、月经淋沥不断、劳累加剧者，加黄芪 30 克、熟地黄 24 克、三七参 6 克；血瘀胞宫、下腹部刺痛拒按者，加炒灵脂 10 克、生蒲黄 10 克、水蛭 6 克；寒凝瘀阻冲任、少腹冷痛者，加肉桂 6 克、炮姜 6 克、小茴香 10 克、延胡索 10 克；气滞胞脉、痛无定处者，加香附

10 克、川楝子 10 克、荔枝核 10 克。上药用冷水浸泡 1 小时，煎 40～50 分钟，取汁约 300 毫升。每日 3 次，每日或隔日 1 剂，30 剂为 1 个疗程。化瘀消癥。适用于子宫肌瘤。班旭升用上方加减治疗 30 例子宫肌瘤患者，治愈（用药 30～60 剂，临床症状消失，妇科、B 超复查：子宫恢复正常大小，子宫声像正常）16 例，显效（用药 45～66 剂，宫体接近正常，肌瘤缩小 1.8～2 厘米）8 例，好转（用药 50～68 剂，肌瘤缩小 0.6～1 厘米）5 例，无效（用药 36 剂，瘤体无变化）1 例。有效率为 96.6%。[③]

49. 钱轴范经验方 昆布 30 克、鹿角霜 12 克、夏枯草 10 克、黄芩 9 克。适用于子宫肌瘤。[④]

50. 天葵贯众汤 天葵子 15 克、生贯众 15 克、生山楂 15 克、三棱 12 克、生大黄 9 克、桃仁 9 克、青皮 6 克、陈皮 6 克。每日 1 剂，分 2 次煎服，空腹服用效果较好。瘤体较大者可宗仲景大黄䗪虫丸之意酌加虫类药破血逐瘀，搜剔入络，如䗪虫、炮甲片等。3 个月为 1 个疗程。包明蕙运用自拟天葵贯众汤治疗 32 例子宫肌瘤患者，总有效率为 93.75%。[⑤]

51. 邓铁涛经验方 桂枝 12 克、茯苓 12 克、赤芍 12 克、桃仁 10 克、牡丹皮 12 克、三棱 10 克、莪术 10 克、炒甲片 12 克。随症加减：月经过多或经期延长，可先服胶艾四物汤以止血；腹痛甚，可加服失笑散或五灵止痛散。活血化瘀，削坚散结。适用于子宫肌瘤。附子宫肌瘤丸：桂枝、茯苓、赤芍、桃仁、牡丹皮、蒲黄、五灵脂各等份为末。上药炼蜜为丸，每丸 6 克，每晚 3 丸。[⑥]

52. 巴黄丸（戴鉴周经验方） 大黄 30 克、桃仁 20 克、虻虫 20 克、水蛭 20 克、斑蝥（去头、足）5 克、䗪虫 10 克、巴豆（去皮、心及油）5 枚、党参 50 克、熟地黄 50 克、柴胡 30 克。上药共为细末，炼蜜为丸如绿豆大，每次服 5 丸，每日 3 次，米汤或糖水送服。活血祛瘀，破积消坚。适用于瘀血型

① 张方胜.中华传世医方上名医验方[M].北京：科学技术文献出版社,1999：1781.
② 米一鹗.首批国家级名老中医效验秘方精选续集[M].北京：今日中国出版社,1999：324.
③ 米一鹗.首批国家级名老中医效验秘方精选续集[M].北京：今日中国出版社,1999：327.
④ 梁静玉.名医·名方[M].青岛：青岛出版社,1998：112.
⑤ 包明蕙.天葵贯众汤治疗子宫肌瘤 32 例[J].浙江中医杂志,1998(1)：15.
⑥ 邓铁涛.邓铁涛临床经验辑要[M].北京：中国医药科技出版社,1998：225.

癥瘕积聚。[1]

53.龟板汤(李聪甫经验方) 龟板(盐水制)13克、生地黄(酒炒)10克、全当归10克、杭白芍(酒炒)10克、乌贼骨7克、川续断(酒炒)7克、牡丹皮7克、荆芥穗(炒炭)5克、红柴胡3克、正川芎3克、广木香2克、上肉桂1克、炙甘草3克。养血通络,濡肝达郁,温经散寒。适用于血瘕,证属肝气郁结,寒凝血滞。症见月经停止,少腹肿块痛胀拒按,阴道常流黄水不净,怕冷潮热,盗汗失眠,怔忡纳呆,两颧潮红,状似痨损,触诊少腹隐痛有块,约大如卵,赤白带下,肌肉瘦削,脉虚弦而数,舌光无苔。[2]

54.三甲二虫丸 炙鳖甲9克、炙龟板9克、牡蛎15克、水蛭7克、土鳖虫7克、桂枝10克、牡丹皮10克、赤芍10克、茯苓10克、炒桃仁12克、知母10克、黄柏10克、甘草6克。随症加减:经行量多,色紫红,夹有血块者,加白芍12克、黄芩炭15克、地榆炭15克、阿胶10克,去赤芍;经期或平素下腹部胀痛坠痛者,加五灵脂10克、炒蒲黄10克、刘寄奴10克、延胡索10克;带下量多、黏稠,气味臭秽者,加忍冬藤15克、土茯苓15克、白花蛇舌草15克;经行量少,下腹部坠痛,包块触之疼痛者,加当归10克、三棱10克、莪术10克、泽兰10克;经行量多,色淡质稀,心悸气短,四肢倦怠乏力,面色萎黄者,加黄芪15克、党参10克、炒白术10克。每日1剂,水煎500毫升,分2次服。弭阳用上方加减治疗60例子宫肌瘤患者,疗程最短60天,最长180天,平均45~90天。结果:痊愈(肌瘤及临床症状、体征消失)20例,显效(肌瘤缩小1/2以上,临床症状、体征基本消失)24例,有效(肌瘤缩小1/3以上,临床症状及体征皆有好转)6例,无效(肌瘤及临床症状、体征均无明显改变者)10例。总有效率为83.33%。[3]

55.化滞消瘤散 红藤24克、半枝莲24克、连翘24克、败酱草24克、牡蛎24克、赤芍24克、荔枝核24克、五灵脂12克、白芷12克、三棱12克、莪术12克、延胡索(打)12克、皂角刺30克、三七粉(冲服)9克。随症加减:月经过多或持续不净者,去赤芍、三棱、莪术,加蒲黄、地榆;月经过少或闭者,加王不留行、水蛭;带下黄稠味臭,阴部奇痒者,加苦参、蛇床子;带下绵绵,腰膝酸重者,加淫羊藿、芡实;素体肥胖,舌苔厚腻,痰湿较重者,加苍术、茯苓;腹部有剧烈疼痛者,加乳香、没药。每剂药煎3次,3次药液与三七粉合在一起约800克,留取50~100克冲洗阴道或灌肠外,余药液饭后3次分服,每日1剂或2天1剂,20剂为1个疗程。冲阴灌肠:将留取的药倒入市售特制冲洗器中,每晚睡前将臀部垫高,冲洗器乳头涂上肥皂水插入阴道或肛门,用手加压把药液注入阴道或直肠,保留4小时以上。对查有滴虫和宫颈糜烂等亦可在药液中加入适量的明矾或庆大霉素。外敷:将煎煮过的药渣晒干打碎取500克左右,另加芒硝250克、食盐50克、酒醋各80克,拌匀同放锅内炒热后装一布袋中放脐与小腹热敷(以不烫伤皮肤为度),每晚1次,每次不少于1.5小时,待温度下降时外用热水袋不断加热至小腹汗出更佳。虎发光等运用化滞消瘤散内外合治196例子宫肌瘤患者,治愈54例,有效132例,无效10例。总有效率为94.8%。[4]

56.癥消宫春丹 炒甲片30克、炒桃仁30克、夏枯草30克、海藻30克、莪术30克、三棱30克、王不留行30克、香附30克、路路通30克、半枝莲25克、马齿苋30克。上药共为细末装瓶备用。临用时取药末10克,以温水调成团,涂以神阙穴,外盖纱布,胶布固定,3天换药1次,经期必用药。庞保珍等以自拟癥消宫春丹贴脐治疗108例子宫肌瘤患者,治疗8个月,痊愈39例,显效44例,有效14例,无效11例。总有效率为89.81%。[5]

57.妇瘤消 黄芪30克、制甲片20克、制鳖甲20克、龙骨20克、牡蛎20克、木香15克、白术15克、郁金15克、田三七12克、当归12克、赤芍

① 崔应珉,等.名医方证真传[M].北京:中国中医药出版社,1996:293.
② 崔应珉,等.名医方证真传[M].北京:中国中医药出版社,1996:294.
③ 弭阳.三甲二虫丸治疗子宫肌瘤60例[J].山东中医杂志,1996(2):58-59.
④ 虎发光,等.化滞消瘤散内外合治子宫肌瘤196例[J].四川中医,1996(1):39.
⑤ 庞保珍,等.癥消宫春丹贴脐治疗子宫肌瘤的临床研究[J].黑龙江中医药,1996(3):25.

12克、䗪虫12克、西洋参10克、血竭10克、麝香0.5克。上药焙干,研为细末,过筛混匀。每100克要分加炼蜜110克,制成药丸。每次1丸,每日3次,以温开水冲服,2个月为1个疗程。孕妇忌服,经期经量过多,可停2～3天再服。李贤田等用上方治疗2976例子宫肌瘤患者。结果:治愈1939例,占65.16%;好转923例,占31.02%;无效114例,占3.83%。总有效率为96.17%。观察表明,多数瘤体可在2个疗程内消失,其中最短35天,最长150天,平均98天。1～3厘米的瘤体多在1个疗程内消失,3～5厘米的瘤体多在2个疗程内消失,5～8厘米瘤体多在2个疗程内缩小1/2～3/5或者全部消失。全部病例在服药期间未出现任何不良反应,未发现一例瘤体增大或恶化现象。①

58.枯仁消癥汤 夏枯草15克、薏苡仁24克、鳖甲30克、生牡蛎30克、浙贝母10克、丹参15克、当归12克、山楂肉15克。随症加减:瘀血较重者,加赤芍、桃仁、川芎;兼气滞者,加香附、柴胡;兼气虚者,加黄芪、太子参;肾虚者,加鹿角霜、桑寄生、续断;小腹胀者,加全瓜蒌、台乌药等。经期则据月经情况随症增损。化瘀消痰,软坚散结。适用于痰瘀互结型子宫肌瘤。②

59.子宫肌瘤方(陈惠林经验方) 三棱、莪术、当归、丹参、青皮、陈皮、枳壳、乌药、延胡索、法半夏、海藻、昆布、浙贝母、谷麦芽。随症加减:寒凝血瘀,加桂枝、细辛;热灼血瘀,加黄芩、大黄;气滞血瘀,加重三棱、莪术剂量;体虚血瘀,加黄芪、白术。月经干净后根据体质强弱服10～15剂。月经量多者,经前一周停用本方,改服固经摄血方(党参、黄芪、乌梅、菟丝子、仙鹤草、龙骨、牡蛎、地榆、十灰丸、墨旱莲、白及、阿胶珠)。为了加强消散肌瘤的作用,配合服用海藻晶、小金片、夏枯草膏等中成药,并用皮硝局部外敷。活血化瘀,软坚散结,理气止痛。适用于血瘀气滞型子宫肌瘤。陈惠林用上方加减治疗154例子宫肌瘤患者,总有效率为88.96%。③

60.宫宝汤(于鹄忱经验方) 海藻、甘草、乌梅、三棱、莪术、桂枝、炮姜、茯苓、川续断、炮甲片(冲)、白芍。随症加减:如气虚不摄,出血量多,可加人参、黄芪、白术;气虚明显者,加人参;血热者,去桂枝、炮姜,加生地黄、牡丹皮、马齿苋、贯众炭;血虚者,加龙眼肉、阿胶(烊)、大枣;湿热重者,加石见穿、车前子、翻白草;经期或下血较多时,活血化瘀药可适当减量,以免导致出血过多。软坚散结,活血化瘀。适用于气滞血瘀型子宫肌瘤。④

61.子宫肌瘤丸(李庆熙经验方) 当归30克、红花30克、乳香12克、没药12克、血竭12克、儿茶12克、麝香1克、冰片3克。上药共研细末,炼蜜为丸,每丸重9克。每次服1丸,温开水送下,每日2次。⑤

62.二甲汤(攀浩澎经验方) 西鳖甲10克、龟板15克、三棱10克、莪术10克、苏木10克、红花10克、板蓝根10克、益母草12克、茜草10克、地骨皮10克、卷柏10克。每日1剂,水煎服。清热解毒,活血化瘀,软坚散结。适用于子宫肌瘤,此外,尚可用于卵巢囊肿及输卵管积水。⑥

63.癥积丸(尹休民祖传方) 干漆(炒枯)30克、斑蝥(用糯米一撮同斑蝥放入锅内炒,以糯米炒成老黄色去米取出)20个、桃仁(炒焦)90克、炒草豆蔻30克、炒白芍60克、炒党参60克、炒归尾90克、炒陈皮60克、炒白术60克、炒广木香30克、制乳没各30克、炒降香15克、巴豆霜6克。将上药共研细末,炼蜜为丸,如豆大,每次服20粒,早晚2次空腹用开水送下。破血逐瘀,消癥通经。原治妇人各种癥积疼痛、闭经。临床用于子宫肌瘤,疗效显著。⑦

① 李贤田,等.妇瘤消治疗子宫肌瘤2976例疗效观察[J].新中医,1996(8):45.
② 刘金星,等.毛美蓉治疗子宫肌瘤经验简介[J].陕西中医学院学报,1995(1):11-15.
③ 曾真.陈惠林老师治疗子宫肌瘤的经验介绍——附154例临床资料分析[J].中医文献杂志,1994(3):28-30.
④ 王凤岐.中华名医特技集成[M].北京:中国医药科技出版社,1993:424.
⑤ 李浩澎.难证奇方妙用[M].北京:中国医药科技出版社,1993:154.
⑥～⑦ 李浩澎.难证奇方妙用[M].北京:中国医药科技出版社,1993:155.

64. 桃仁大黄丸（邓显和祖传方） 桃仁 30 克、大黄 30 克、芒硝 30 克、虻虫（炒）15 克。上药共研细末，以醇醋 1 斤，用砂锅文火煎至 1 酒杯，再纳药末为丸，晒干备用，每天早晨服 3～6 克，温黄酒送下，以泻下恶物为度。本方为治疗妇人血积之方，临床用于治疗子宫肌瘤效果甚好，服药前一日不要吃晚饭，无虻虫可以䗪虫代替。①

65. 消肌散（张传富祖传方） 甲片 50 克、皂角刺 50 克、鳖甲 50 克、三棱 25 克、文术 25 克、水蛭 50 克、蜈蚣 30 条、地龙 50 克、川芎 45 克、泽兰 50 克、益母草 45 克、黄芪 50 克、丹参 100 克、刘寄奴 30 克。将以上药物除蜈蚣另焙研末外，其余各药共研细末，然后再将蜈蚣末和之共匀，后装胶囊，每日 3 次，每次 4 粒，饭后服用。活血化瘀，软坚散结，佐以益气养血之品以防攻邪伤正。适用于子宫肌瘤。张传富应用上方治疗 108 例子宫肌瘤患者，治愈 42 例，显效 57 例。②

66. 海藻消癥汤 丹参 30 克、黄芪 30 克、桂枝 10 克、牡丹皮 10 克、赤芍 10 克、当归 10 克、香附 10 克、夏枯草 15 克、海藻 15 克、浙贝母 12 克、山慈菇 12 克、甘草 3 克。随症加减：若伴经量过多者，则配伍清热凉血、补气摄血或化瘀止血之品，以减少经量。活血化痰，散结消癥。适用于子宫肌瘤。③

67. 化血方（张丽峰经验方） 花蕊石 20 克、赤石脂 15 克、五灵脂 15 克、红花 10 克、桃仁 12 克、乳没各 9 克、三七 6 克、当归 14 克、川芎 12 克、赤芍 12 克、二丑各 7 克、赤小豆 12 克。上药研细末冲服，每日 2 次。化瘀消癥，清除积聚。适用于癥瘕积聚（即西医的子宫肌瘤、输卵管囊肿、输卵管积水等症）。④

68. 理气化瘀消瘤丸（黄德经验方） 桂枝 70 克、牡丹皮 70 克、赤芍 70 克、三棱 70 克、莪术 70 克、土鳖虫 70 克、阿魏 30 克、甲片 70 克、血竭 70 克、水蛭 50 克、山慈菇 70 克、延胡索 70 克、香附 50 克、甘草 50 克、川楝子 70 克、急性子 50 克、茯苓 100 克、没药 100 克、半枝莲 150 克、鸡内金 100 克、僵蚕 100 克、醋炒大黄 70 克。随症加减：若气血两亏者，用黄芪 30 克、党参 15 克、当归 15 克煎汤送服丸药；若夹有湿热者，用黄柏 20 克、败酱草 30 克煎汤送服丸药；若瘤体较大、不易消散者，用白花蛇舌草 30 克煎汤送服丸药。各药均研成细面，醋、水各一半打面糊，泛为黄豆粒大小的丸子。每次 10 克，每日 2～3 次，白开水送下。行气化瘀，消癥散结。适用于气滞血瘀型子宫肌瘤，症见积块坚硬，固定不移，疼痛拒按，月经不调或经量涩少，并有瘀块，或经来量多如冲，来而不走，脉弦涩，舌质紫暗或有瘀斑者。黄德用上方加减治疗 193 例气滞血瘀型子宫肌瘤患者，其中治愈 87 例，显效 69 例，好转 31 例，无效 6 例。⑤

69. 消痰散结化瘤丸（吴子成经验方） 半夏 70 克、陈皮 50 克、胆南星 50 克、海藻 50 克、昆布 50 克、浙贝母 70 克、玄参 70 克、松香 70 克、荔枝核 70 克、鸡内金 70 克、枳实 50 克、莪术 50 克、橘核 70 克、三棱 50 克、牡蛎 150 克、僵蚕 100 克。随症加减：若夹有血瘀者，加没药 50 克、炒大黄 50 克、土鳖虫 50 克；若夹有湿热者，加黄柏 50 克、小马鞭草 70 克；若气血两亏，不任克伐者，加黄芪 100 克、当归 50 克、党参 50 克。各药均研成细面，炼蜜为丸，每丸重 10 克。每日 3 次，每次 1 丸。燥湿化痰，软坚散结。适用于痰湿壅聚型子宫肌瘤，症见经来延期，甚则闭而不潮，形体肥胖，颜貌虚浮，胸脘痞闷，恶心欲吐，白带绵绵不断，舌苔白腻，脉弦滑者。黄德用上方加减治疗 92 例痰湿壅聚型子宫肌瘤患者，其中治愈 32 例，显效 36 例，有效 18 例，无效 6 例。⑥

70. 子宫肌瘤外敷方 急性子 15 克、阿魏 10 克、大黄 15 克、麝香 0.5 克、紫皮蒜 10 瓣。各药均捣如泥状，摊匀在直径 10 厘米的厚布上，贴在中极穴处。晚间睡前贴敷，第二日清晨取下。每周

---

①～② 李浩澎.难证奇方妙用［M］.北京：中国医药科技出版社,1993：156.
③ 岑维璠.岑观海治妇科病经验拾萃［J］.新中医,1993(1)：3－5.
④ 何春水,等.当代名医亲献秘验方(第 1 版)［M］.北京：学苑出版社,1992：491.
⑤ 黄德.黄德临证秘验良方选［M］.沈阳：白山出版社,1992：288.
⑥ 黄德.黄德临证秘验良方选［M］.沈阳：白山出版社,1992：289.

贴1次。若与相应内服的方药相配合,疗效更佳。祛瘀散结消瘤。适用于子宫肌瘤。关庆云用上方配合内服药治疗54例各种类型子宫肌瘤患者,其中治愈37例,好转15例,无效2例。[①]

71.**软坚散结汤** 海藻30克、昆布30克、浮海石30克、生牡蛎30克、山慈菇15克、夏枯草15克。随症加减:腰腹痛者,加延胡索15克、蒲黄12克、炒五灵脂10克;气血虚弱严重,属中度贫血者,加党参30克、黄芪30克、阿胶12克;经血过多者(每次经期后血红蛋白下降0.5克以上者),加花蕊石30克、升麻10克、三七粉(分冲)6克。每日1剂,水煎服。早晚各1次,20天为1个疗程。治疗3～6个疗程。李维芬等用上方加减治疗30例子宫肌瘤患者,分析结果认为软坚散结汤对子宫肌瘤确有较好的治疗作用。[②]

72.**活血化癥方** 桃仁15克、川芎15克、三棱15克、莪术15克、甲片15克、木通15克、路路通15克、陈皮15克、枳实15克、昆布15克、牡蛎15克、䗪虫12克。随症加减:肥胖痰湿者,加夏枯草15克、法半夏15克。将药物浓煎成100毫升,温度在40℃左右,以滴在前臂上不烫不凉为宜。灌肠前排空大便,用中号导尿管插入肛门15～20厘米,用100毫升注射器将药液徐徐注入直肠。拔出后将臀位抬高,左侧卧位,保留2小时。每日1次,30次为1个疗程。经期量多时停止灌肠。活血化瘀消癥。适用于子宫肌瘤。[③]

73.**罗元恺经验方** (1)非经期方:莪术10克、生牡蛎(先煎)30克、生鳖甲(先煎)30克、荔枝核(打)30克、橘核15克、五灵脂10克、海藻15克、何首乌30克、小茴香10克、乌药15克、菟丝子30克。疏肝理气,化瘀散结。适用于子宫肌瘤患者平时服用。(2)经期方:党参30克、制首乌30克、岗稔根30克、川续断15克、荔枝核(打)20克、生牡蛎(先煎)30克、橘核15克、炒蒲黄9克、

白术15克、益母草30克、贯众20克、血余炭10克。理气活血,补益脾肾。适用于子宫肌瘤患者月经期服用。[④]

74.**三合汤** 生黄芪、当归、海螵蛸、茜草、地榆、苦酒。随症加减:气短自汗乏力者,加红参、山茱萸;畏寒肢冷,脉细者,加附子、炮姜;腹痛、胸痛,或素有冠心病者,加三七粉(冲服)2.5克;心悸怔忡,睡眠不安者,加生龙骨、生牡蛎、炒酸枣仁;口淡纳差,周身沉困,舌淡苔腻者,加蚕沙(包煎)50～100克。适用于子宫肌瘤患者经期服用。[⑤]

75.**消瘤汤** 藤梨根、石见穿、瓦楞子、雷丸、牡丹皮、桂枝、茯苓、水蛭、䗪虫、夏枯草、海藻、生黄芪、淫羊藿。化瘀软坚,消痰散结,兼以益气扶正。适用于子宫肌瘤患者非经期服用。[⑥]

76.**化瘀散结汤** 桃仁15克、水蛭15克、制大黄12克、生牡蛎20克、鳖甲20克、龟板20克、猫爪草20克、夏枯草20克、昆布20克、海藻20克。随症加减:血瘀甚者,加三棱12克、莪术12克;兼气滞者,加乌药10克、香附10克;气虚明显者,加党参15克、黄芪15克;有痰湿者,加象贝15克、泽泻15克、车前子15克。每日1剂,水煎服。经净后开始服药,经期停药。活血化瘀,软坚散结。适用于子宫肌瘤。另外可用大黄100克、芒硝100克、香附200克拌米醋适量,炒热后外敷下腹部,药凉为度,每日1次。王玉桂等用上方加减治疗98例子宫肌瘤患者,有效率为94%。[⑦]

77.**消癥汤** 丹参15～25克、桃仁10～15克、赤芍10～20克、三棱8～10克、橘核10～20克、香附6～12克、荔枝核15～20克、桂枝6～12克、山慈菇6～12克、山豆根10～20克、吴茱萸10～15克、莪术8～15克。理气活血,消癥散结。适用于子宫肌瘤。随症加减:若体弱气虚药量小,加党参、白术、白芍、茯苓;若血虚药量宜小,加

① 黄德.黄德临证秘验良方选[M].沈阳:白山出版社,1992:290.
② 李维芬,等.软坚散结汤治疗子宫肌瘤30例[J].中医杂志,1992(5):45.
③ 张杰,等.中药灌肠为主治疗子宫肌瘤54例临床观察[J].中医杂志,1991(10):44-45.
④ 罗元恺.罗元恺论医集[M].北京:人民卫生出版社,1990:72.
⑤～⑥ 王耀廷.化淤消痰治肌瘤[J].中医药学报,1990(3):15-17.
⑦ 王玉桂,等.瘀散结汤治疗子宫肌瘤98例疗效观察[J].浙江中医杂志,1990(2):69.

白芍、熟地黄、黄精；若带下量多黏稠色黄，加萆薢、车前子；若带下量多清稀色白，加炒山药、椿根皮、桑螵蛸；若大便稀，去桃仁，加炒山药、扁豆、党参、炒白术；若心烦失眠，加夜交藤、柏子仁。每日1剂，月经期停服，经后第7天开始服药，药量由小逐渐加量。不宜服药者改用灌肠法。每个月经周期为1个疗程，每个疗程服药10～14剂，一般治疗2～3个疗程，最多4个疗程。秦秀兰等用上方加减治疗52例子宫肌瘤患者。结果：治愈33例，占63.4%；好转17例，占32.7%；无效2例，占3.8%。[①]

78. 芩连四物汤（刘奉五经验方） 生地黄9～15克、白芍9～15克、黄芩3克、马尾连（或黄连）3克、当归9克、川芎5克。随症加减：阴虚明显者，加麦冬、玄参、墨旱莲；寒湿明显者，加柴胡、荆芥；肾虚明显者，加续断、菟丝子、熟地黄、石莲；血热较重，出血多或不规则出血者，去当归、川芎，加地骨皮、青蒿、椿根白皮、乌贼骨、生牡蛎；出血不止者，加侧柏叶、棕榈炭、贯众炭、阿胶；头晕头痛，肝旺明显者，加桑叶、菊花、女贞子、墨旱莲、生龙齿、珍珠母；脾虚明显者，加太子参、怀山药、莲子肉、白术；湿热下注者，加瞿麦、车前子、木通；气滞疼痛明显者，加香附、五灵脂、川楝子、延胡索。清热燥湿，养血活血，调理冲任。适用于血热湿蕴型子宫肌瘤，症见口干，尿黄，舌苔黄腻，舌红，脉滑数。[②]

79. 钱伯煊经验方 （1）经前期方：党参12克、茯苓12克、山药12克、熟地黄12克、阿胶12克、白术9克、白芍9克、生牡蛎15克。随症加减：如阴虚有热者，加墨旱莲12克、女贞子12克；如偏于阳虚者，加鹿角霜12克、菟丝子12克；如有赤白带下者，加贯众15克、椿根皮15克；如腰痛剧烈者，加金毛狗脊12克、桑寄生15克；如有腹痛，偏于寒者，加艾叶3克、姜炭6克；偏于热者，加川楝子6克、木香6克。月经干净后3周左右服用。健脾补肾。适用于子宫肌瘤，症见月经

先期，量多者。（2）月经期方：① 太子参12克、黄芪12克、熟地黄12克、阿胶12克、玉竹12克、白芍9克、艾叶炭3克。补气养血，兼固冲任。② 生地黄15克、北沙参12克、天冬6克、麦冬9克、生龙骨15克、牡蛎15克、莲肉12克、地榆12克、侧柏叶12克。育阴潜阳，佐以清热凉血。适用于子宫肌瘤，行经期间服用。① 症见月经量多，下腹不痛或隐隐微痛。② 症见出血量多，色深红，兼有头晕耳鸣，目眩心悸，烦热自汗等症。随症加减：①②方均可加三七末（冲服）3克，或三七根3克同煎。如有腹痛，可以改用云南白药2～4克分2次冲服；若月经血量不多而淋沥不断，偏于热者，再加槐花炭9克、牡丹皮炭9克；偏于寒者，则加百草霜9克、伏龙肝15克；若身体较弱，并无偏寒偏热现象者，改用血余炭9克、陈棕炭9克；腹痛血色紫黑者，再加五灵脂12克、蒲黄炭6克。（3）经后期方：生牡蛎15克、生鳖甲15克、生龟板15克、土贝母15克、昆布12克、海藻12克、贯众12克、夏枯草6克。随症加减：面浮肢肿者，加党参12克、茯苓12克；大便清薄者，去昆布、海藻，加白术9克、怀山药12克；头晕目眩者，加制首乌12克、枸杞子12克；心慌心悸者，加麦冬9克、五味子6克；心烦失眠者，加酸枣仁12克、莲肉12克；自汗盗汗者，加生龙骨15克、浮小麦15克；胸闷痰多者，加旋覆花6克、橘皮6克；胃纳不佳者，加白扁豆9克、炒谷芽15克；若口渴思饮者，加北沙参12克、川石斛12克；消化不良者，加木香6克、炙鸡内金9克；若下腹隐痛者，加制香附6克、紫苏梗6克；白带量多者，加芡实12克、沙苑子9克；腰痛腿酸者，加桑寄生15克、续断12克；四肢抽搐或麻木者，加木瓜9克；血虚肠燥者，加柏子仁15克、瓜蒌仁12克；若肠热便秘者，加天花粉12克、知母9克；小便频数者，加覆盆子9克、怀山药12克；小便热少者，加车前子12克、泽泻9克。月经净后服用。养阴软坚。适用于子宫肌瘤。[③]

① 秦秀兰,等.消癥汤治疗子宫肌瘤卵巢囊肿88例观察[J].河北中医,1987(4)：17-18.
② 北京中医医院,北京市中医学校.刘奉五妇科经验[M].北京：人民卫生出版社,1982：75-76.
③ 钱伯煊.女科证治[M].北京：人民卫生出版社,1979：80-82.

中成药

1. 宫瘤清胶囊（片）　组成：熟大黄、土鳖虫、水蛭、桃仁、蒲黄、黄芩、枳实、牡蛎、地黄、白芍、甘草。功效主治：活血逐瘀，消癥破积；适用于瘀血内停所致的妇女癥瘕，症见小腹胀痛，经色紫暗有块，经行不爽，子宫肌瘤见上述证候者。目前尚未检索到不良反应报道。孕妇禁用。注意事项：体弱、阴道出血量多者慎用；经期及经后 3 天禁用；忌食生冷、肥腻、辛辣食物。[①]

2. 桂枝茯苓胶囊（片）　组成：桂枝、桃仁、牡丹皮、白芍、茯苓。功效主治：活血化瘀消癥；适用于因瘀血内停、瘀阻冲任所致癥瘕，症见下腹包块，推之可移，界限清楚，妇女月经不畅，血色暗紫，有小血块，腹痛如刺，痛处拒按，舌暗，有瘀斑，脉沉弦或沉涩，按之有力，子宫肌瘤、慢性盆腔炎性包块、卵巢囊肿见上述证候者。目前尚未检索到不良反应报道。孕妇禁用。注意事项：体弱、阴道出血量多者慎用；素有癥瘕，妊娠后漏下不止，胎动不安者，需遵医嘱使用，以避免误用伤胎；经期及经后 3 天停用；忌食生冷肥腻辛辣食物。[②]

3. 宫瘤宁胶囊（颗粒、片）　组成：海藻、三棱、石见穿、蛇莓、半枝莲、拳参、党参、山药、谷芽、甘草。功效主治：软坚散结，活血化瘀，扶正固本；适用于因肝气郁结、瘀血内停所致癥瘕，症见下腹包块，或疼痛拒按，小腹胀满，胸闷不舒，乳房胀痛，或经血量多，经色紫暗夹块，或经行不畅，或月经紊乱，经血淋沥不止，面色晦暗，口干不欲饮，大便干结，或久病体虚，胃纳不佳，倦怠乏力，舌紫暗，或有瘀斑或瘀点，脉沉弦，子宫肌瘤见上述证候者。目前尚未检索到不良反应报道。孕妇禁用。注意事项：阴道出血量多者慎用；服药期间，忌食辛辣食物。[③]

4. 宫瘤消胶囊　组成：牡蛎、香附（制）、三棱、莪术、土鳖虫、仙鹤草、党参、白术、白花蛇舌草、牡丹皮、吴茱萸、淀粉。适用于肝郁气滞、气血运行受阻，阻滞于冲任胞宫，结块于小腹而成癥瘕，症见下腹包块，疼痛拒按，或经血量多，经色紫暗夹血块，或月经周期紊乱，经期延长或久漏不止，面色晦暗，口干不欲饮，大便干结，舌暗红，或边有瘀点瘀斑，脉细弦或细涩，子宫肌瘤见上述证候者。目前尚未检索到不良反应报道。孕妇禁用。注意事项：体弱、阴道出血量多者忌用；服药期间，忌食辛辣食物。[④]

5. 大黄䗪虫丸　组成：熟大黄、生地黄、土鳖虫、水蛭、虻虫、蛴螬、桃仁、白芍、黄芩、苦杏仁、甘草、干漆。功效主治：破血逐瘀通经；适用于血瘀经闭、腹部肿块，潮热消瘦。[⑤]

6. 慈航丸　组成：益母草、当归、川芎、香附、红花。功效主治：逐瘀生新，活血调经；适用于经血不调，产后血晕，恶露不尽，癥瘕痞块。[⑥]

7. 止痛化癥胶囊　组成：蜈蚣、全蝎、虻虫、三棱、莪术、丹参、鱼腥草、败酱草。功效主治：活血调经，止痛化癥，软坚散结；适用于癥瘕积聚，痛经，闭经，慢性盆腔炎。[⑦]

8. 救苦金丹　组成：当归 1 920 克、木香 480 克、延胡索 1 920 克、藁本 1 920 克、白薇 1 920 克、赤石脂 1 920 克、黄柏 1 920 克、牡丹皮 1 920 克、阿胶 1 920 克、黄芪 1 920 克、人参 1 920 克、山药 1 920 克、川芎 1 920 克、白芍 1 920 克、甘草 1 920 克、熟地黄 1 920 克、没药 1 920 克、白芷 1 920 克、黄芩 1 920 克、砂仁 1 920 克、鹿角 1 920 克、白术 1 920 克、茯苓 1 920 克、血余炭 240 克、蕲艾炭 240 克、小茴香 240 克、青蒿 480 克、乳香 480 克、杜仲 480 克、锁阳 480 克、菟丝子 480 克、红花 480

① 国家药典委员会.中华人民共和国药典临床用药须知·中药成方制剂卷（2015 年版）[M].北京：中国医药科技出版社，2017：832.
② 国家药典委员会.中华人民共和国药典临床用药须知·中药成方制剂卷（2015 年版）[M].北京：中国医药科技出版社，2017：833.
③ 国家药典委员会.中华人民共和国药典临床用药须知·中药成方制剂卷（2015 年版）[M].北京：中国医药科技出版社，2017：835.
④ 国家药典委员会.中华人民共和国药典临床用药须知·中药成方制剂卷（2015 年版）[M].北京：中国医药科技出版社，2017：835 - 836.
⑤ 张洪魁.全国中成药产品集[M].太原：山西科学教育出版社，1989：56.
⑥ 张洪魁.全国中成药产品集[M].太原：山西科学教育出版社，1989：62.
⑦ 张洪魁.全国中成药产品集[M].太原：山西科学教育出版社，1989：164 - 165.

克、肉桂 480 克、续断 480 克、紫苏叶 480 克、补骨脂 480 克、橘皮 2 880 克、益母草 7 200 克。制备方法：青蒿、川芎、木香、益母草、白芷、藁本、白术、砂仁、黄芩、橘皮、紫苏叶、续断、肉桂、红花 14 味共轧粗末铺晒槽，余下灌加黄酒 1 184 两蒸三昼夜，再将群药加在一起共为细粉，炼蜜为丸，每丸重 9 克，蜡皮封固。用法用量：每次 1 丸，每日 2 次，温开水送下。孕妇忌服。功效主治：益气调经；适用于经期不准，腹部胀痛，癥瘕痞块，精神疲倦。[①]

9. 五痕至宝丹　组成：当归尾 5 克、赤芍 5 克、干漆 5 克、延胡索 5 克、三棱 10 克、莪术 10 克、五灵脂 10 克、槟榔 20 克、干姜 20 克、木香 20 克、山楂 42 克、红曲 42 克、枳壳 10 克、枳实 10 克、大腹皮 10 克、吴茱萸 10 克、神曲 10 克、硇砂 10 克、牛膝 20 克、朴硝 20 克、二丑各 81 克、川大黄 81 克。制备方法：将以上 22 味中药共为细面，然后再用陈醋面糊为小丸即成。用法用量：每次服 6 克，每日早晚 2 次，用姜水送下。孕妇忌服。除包装保存外，贮于瓷坛内，勿使风干为要。功效主治：化积去滞，调经养血；适用于肚腹疼痛，癥瘕痞块，胸膈膨胀。[②]

10. 化癥回生丹　组成：人参 180 克、安南桂 60 克、两头尖 60 克、麝香 60 克、片子姜黄 60 克、公丁香 90 克、川椒炭 60 克、虻虫 60 克、京三棱 60 克、蒲黄炭 30 克、藏红花 60 克、苏木 90 克、桃仁 90 克、苏子霜 60 克、五灵脂 60 克、降香 60 克、干漆 60 克、归尾 120 克、没药 60 克、白芍 120 克、杏仁 90 克、香附 60 克、吴茱萸 60 克、延胡索 60 克、水蛭 60 克、阿魏 60 克、川芎 60 克、小茴香炭 60 克、乳香 60 克、高良姜 60 克、艾炭 60 克、益母膏 240 克、熟地黄 120 克、鳖甲胶 1 000 克、大黄 240 克。制备方法：上药共为细末，以高米醋一斤半，熬浓晒干为末，再加醋熬，如是三次，晒干为末，以鳖甲、益母、大黄 3 味和匀，再加炼蜜为丸，每丸重 4.5 克，蜡皮封护。用法用量：用时温开水和，空腹服 1 丸；瘀甚之证黄酒下。适用于癥结不散不痛，癥发痛甚，血瘀，妇女经闭，跌扑昏晕欲死者，腰痛之因于跌扑死血者，妇女将欲行经而寒热者，妇女干血痨证之属实者，疟母左胁痛而寒热者，妇女经前作痛古谓之痛经者，妇女将欲行经误食生冷腹痛者，妇女经来紫黑甚至成块者，产后血瘀少腹痛拒按者。[③]

① 冉小峰,胡长鸿.全国中药成药处方集[M].北京：人民卫生出版社,1962：449.
②～③ 冉小峰,胡长鸿.全国中药成药处方集[M].北京：人民卫生出版社,1962：457.

输卵管阻塞

概　　述

输卵管阻塞多为感染引起,常见细菌感染,特殊的病原体感染。按部位分为输卵管近端梗阻、输卵管中段梗阻和远端输卵管梗阻。按阻塞程度分为输卵管不全梗阻和输卵管完全梗阻。输卵管阻塞是导致女性不孕的主要原因,占女性不孕的25%~35%,而盆腔炎(PID)主要导致输卵管损伤。继发性输卵管梗阻的发生率和 PID 的发生率直接相关。输卵管重建术后的生殖能力取决于输卵管损伤的部位和程度。输卵管广泛损伤的女性怀孕的概率比较小,体外受精技术可以提高其受孕率。输卵管轻度阻塞,通过西医及中西医治疗,大部分病例可治愈。输卵管完全不通,且病损严重,功能发生不可逆性改变,即使疏通成功也很难自然受孕。一般需要术后进行试管婴儿助孕。

大多数输卵管阻塞继发于感染,尤其是盆腔炎症性疾病。外科手术引起的组织创伤也能导致炎症前状态甚至粘连,术后粘连发生率大约为75%。输卵管与卵巢相邻。当输卵管炎症灶波及卵巢时,会对卵巢功能造成不同程度地损害,因而造成月经的异常。其中以月经过频、月经量过多最常见。

临床症状最常见的表现是不孕,输卵管是起到运送精子、摄取卵子及把受精卵运送到子宫腔的重要作用,输卵管堵塞,阻碍精子与受精卵的通行,导致不孕或宫外孕,如果是盆腔炎症造成的输卵管梗阻,可以伴有下腹疼痛、腰痛、分泌物增多、性交痛等。患者妇科检查一般无异常,或附件区增厚。

本病与中医"不孕""带下癥瘕"等有关。中医学无此相应病名,而其所致的不孕症,属中医"断绪""全不产"范畴。不孕之名首载于《周易》,其曰:"妇三岁不孕。"《素问·骨空论》指出"督脉者……此生病……其女子不孕",阐发其发病机理。《广嗣纪要·择配》篇提及"五不女"(螺、纹、鼓、角、脉),认识到女子先天生理缺陷和生殖器官畸形可致不孕。《诸病源候论》列"月水不利无子""月水不通无子""子脏冷无子""带下无子""结积无子"等"夹疾无子"病源。《丹溪心法·子嗣》中述及肥盛妇人痰湿闭塞子宫和怯瘦妇人子宫干涩不能妊娠的证治,影响颇大。《针灸甲乙经·妇人杂病》云:"女子绝子,衃血在内不下,关元主之。"率先提出瘀血导致不孕的机理。《素问·腹中论》中出现了妇科第一首方"四乌贼骨一藘茹丸",至今也被用来疏通输卵管阻塞。

辨　证　施　治

1. 痰湿瘀阻证　症见婚久不孕;月经后期,经量多少不一,色紫有块;经行延期,或量少,或闭经;少腹疼痛拒按,临经尤甚;带多黏稠;形体肥胖;胸闷泛恶。舌暗有瘀点,舌苔白腻,脉滑、弦或涩。方用五积散加减:苍术 15 克、厚朴 10克、白芷 10 克、姜半夏 10 克、陈皮 10 克、茯苓 15克、当归 10 克、川芎 10 克、赤芍 15 克、甘草 6克、地龙 15 克、甲片 10 克、皂角刺 6 克、枳实 10克、莪术 10 克、延胡索 10 克、肉桂 6 克。随症加减:肝郁者,加香附 10 克、柴胡 8 克;气虚者,加黄芪 15 克、红参 6 克;阳虚者,加淫羊藿 10 克、巴戟天 10 克。每日 1 剂,分 2 次口服,将上述中药药渣装入纱布袋隔水蒸热,外敷于脐部或者两

277

侧小腹,每晚 1 次,每次 1～2 小时,期间用热水袋加温。治宜化痰活血通络、益气温肾促孕。临床观察:黄雯晖等将 93 例痰湿瘀阻型输卵管阻塞性不孕症患者分为观察组 62 例和对照组 31 例。对照组采用输卵管通液术治疗,月经干净后第 3 天开始,隔 1～2 天注入 1 次,直至排卵期前,连续 3 个月经周期。观察组采用五积散加减内服配合外敷治疗,连用 20 天,1 个月为 1 个疗程,连续治疗 3 个疗程。结果:观察组治愈率 32.26%,对照组治愈率 12.90%,两组比较有显著性差异($P<0.05$)。①

2. 气滞血瘀证 症见夫妇同居,性生活正常,男方生殖功能正常,未避孕两年未受孕;或经输卵管通畅试验,证明双侧输卵管不通或积水。治宜疏肝补肾、养血调经、活血化瘀、行气通络。

(1) 桂枝茯苓丸 桂枝 3 克、赤芍 9 克、牡丹皮 9 克、茯苓 6 克、桃仁 6 克。随症加减:兼气虚疲乏无力者,加党参 9 克、白术 6 克;兼湿热和低热起伏者,加败酱草 9 克、蒲公英 9 克;兼带下量多,加薏苡仁 9 克;兼气滞和胸胁乳房胀痛者,加川楝子 9 克、郁金 6 克。每日 1 剂,水煎分服。临床观察:杨铭将 72 例输卵管阻塞性不孕症患者随机分为观察组与对照组各 36 例。两组均给予西医常规治疗,经期予头孢曲松钠 4 克和甲硝唑 1 克加入葡萄糖注射液静脉滴注,每日 1 次,连用 5 天。观察组于经期同时给予桂枝茯苓丸,每日 1 剂,水煎分服,连续 5 天。两组均连续治疗 3 个月经周期。结果:总有效率观察组为 94.44%,对照组为 61.11%,差异具有统计学意义($P<0.05$)。②

(2) 加味四逆散 柴胡 10 克、枳实 10 克、赤芍 10 克、生甘草 10 克、丹参 30 克、甲片 15 克。随症加减:肝郁明显者,枳实加至 15 克;血瘀甚者,加水蛭 10 克;瘀湿互结,加生黄芪 30 克、桂枝 10 克。每日 1 剂,早晚分服。临床观察:赵红以

上方加减治疗 246 例输卵管阻塞性不孕症患者。结果:显效 136 例,有效 42 例,无效 68 例。总有效率为 72.36%。③

经 验 方

1. 助孕通络方 桂枝 15 克、赤芍 15 克、当归 15 克、川芎 10 克、茯苓 20 克、炒王不留行 15 克、醋香附 20 克、丹参 15 克、杜仲 15 克、生地黄 15 克、鸡血藤 15 克、路路通 15 克、酒仙茅 15 克、丝瓜络 15 克、盐菟丝子 20 克、鹿角霜 15 克、盐巴戟天 15 克、制淫羊藿 20 克、通草 10 克、煅紫石英 20 克。月经干净 3 天后服,水煎煮取药汁 300 毫升,每日 2 剂,早晚各服用 1 次。治疗期间采取避孕措施,连续服用 3 个月经周期,停药后不避孕,随访观察 6 个月。何菲等选将 60 例输卵管性不孕患者随机分为中药治疗组和空白对照组各 30 例。中药治疗组使用上方,在月经干净 3 天后服用,进行 3 个月经周期的持续治疗。空白对照组设置为自然受孕,无药物服用。结束后随访 6 个月,记录宫内妊娠数、输卵管通畅情况、总有效率。结果:中药治疗组的妊娠率(20.00%)、输卵管再通畅率(73.33%)、总有效率(86.67%)均高于空白对照组,两组比较差异有统计学意义(均 $P<0.05$)。④

2. 孕通汤 甲片 15 克、三棱 20 克、莪术 20 克、水蛭 12 克、路路通 15 克、皂角刺 15 克、延胡索 12 克、郁金 12 克、黄芪 15 克、党参 12 克、桂枝 10 克。每日 1 剂,水煎取汁 200 毫升,分 2 次使用,晨起口服 100 毫升,晚上睡前保留灌肠 100 毫升(保留时间 20～30 分钟),共治疗 7 天。吴尚青等将 200 例输卵管阻塞性不孕症患者随机分为对照组和治疗组各 100 例。对照组单纯予宫腹腔镜手术治疗,治疗组在对照组的基础上加用孕通汤治疗。两组均治疗 7 天后行输卵管通液试验,检查比较两组输卵管通畅情况。两组均随访 12 个

① 黄雯晖,等.五积散加减方治疗痰湿瘀阻型输卵管阻塞性不孕症 62 例[J].福建中医药,2016,47(4):29-30.
② 杨铭.桂枝茯苓丸加减治疗输卵管阻塞性不孕症 36 例[J].西部中医药,2015,28(8):89-91.
③ 赵红.四逆散加味治疗输卵管阻塞性不孕症 246 例临床观察[J].中国中医药科技,1995,2(6):42-43.
④ 何菲,凌娜.助孕通络方治疗输卵管阻塞性不孕症临床观察[J].光明中医,2022,37(7):1185-1187.

月,记录期间患者的妊娠情况,比较妊娠率,并对两组不同输卵管功能分级患者的妊娠情况进行比较。结果:治疗组的输卵管通畅率为87%,对照组为65%,治疗组高于对照组(P<0.05)。随访12个月,治疗组3~6个月时妊娠率为36.0%,总妊娠率为71.0%;对照组3~6个月时妊娠率为17.0%,总妊娠率为40.0%,治疗组妊娠率均高于对照组(P<0.05);且治疗组Ⅰ、Ⅱ、Ⅲ级不同输卵管功能分级患者的妊娠率也均高于对照组(P<0.05)。[1]

3. 复方毛冬青液　毛冬青20克、败酱草15克、丹参15克。上药加水煎煮,收汁100毫升,冷却至37℃后进行灌肠,每天1次,每次保留灌肠约1小时。热敷药物:黄柏20克、侧柏叶20克、泽兰15克、大黄12克、薄荷6克,添加少许蜂蜜,由医院制剂室制成热腌包,置于气海、关元、子宫等穴进行热敷,每天2次,每次热敷1小时。田桢等将64例输卵管阻塞性不孕症患者随机分为对照组和观察组各32例。两组均采用介入再通术治疗,对照组术后给予常规抗感染治疗。观察组在对照组的基础上给予复方毛冬青液保留灌肠联合中药热敷治疗,灌肠治疗和中药热敷均于输卵管介入再通术后无出血情况及月经干净后第3天开始,连续治疗10天为1个疗程,治疗3个疗程。两组均于手术后3个月监测排卵并指导怀孕,比较两组临床症状积分、妊娠状况和并发症发生情况。结果:观察组治疗后下腹疼痛、腰骶胀痛、带下异常、神疲乏力、胸肋乳房胀痛等症状积分均明显低于对照组(均P<0.05)。观察组治疗后正常妊娠率为78.1%,并发症发生率为18.8%;对照组正常妊娠率为34.4%,并发症发生率为40.6%。两组正常妊娠率、并发症发生率比较差异均有统计学意义(均P<0.05)。[2]

4. 消癥灌肠方　红藤20克、败酱草20克、乳香10克、没药10克、香附10克、三棱10克、莪术

10克、土鳖虫10克、蒲公英10克、川桂枝10克。每晚1次,连用7天为1个疗程。清利攻逐,消癥通络,温阳化气。张晓勇等将144例输卵管阻塞性不孕症患者随机分为观察组78例与对照组66例。对照组采用于月经干净后3~7天在全身麻醉下行腹腔镜下探查术,术中根据探查所见,予行盆腔粘连松解和(或)输卵管伞端造口成形术+美兰通液术等,术后应用广谱抗生素静滴3天,禁同房1月。观察组在此基础上应用南京中医药大学附属医院夏桂成教授主编的《实用妇科方剂学》中的消癥灌肠方灌肠治疗,自下次月经干净后开始,对未孕者于下次月经干净后继续下1个疗程,最多连用6个疗程。两组患者在治疗结束后对仍未孕者均进行至少两年的电话随访,记录其后续处理及妊娠情况。结果:两组临床疗效比较有显著性差异(P<0.05),即治疗组疗效明显优于对照组。[3]

5. 活血通管汤　黄芪30克、败酱草30克、薏苡仁30克、三棱30克、生牡蛎30克、皂角刺30克、刘寄奴30克、莪术30克、茯苓20克、桂枝20克、红花20克、赤芍12克、牡丹皮12克、蒲公英12克、路路通12克、当归12克,桃仁9克,甘草6克。随症加减:对于气滞血瘀的患者,可加柴胡20克、乌药20克、香附15克;对于气虚的患者,加党参15克、黄芪15克;腹部出现疼痛者,加蒲黄10克、延胡索10克;出现湿热的患者,加杜仲15克、桑寄生15克、黄柏15克。每日1剂,水煎2次,取药液400毫升,分2次服用。经期停服,经净续服,连服服用3个疗程,20天为1个疗程。活血化瘀,软坚散结,行气通络。张小霞等将56例双侧输卵管阻塞导致不孕的患者随机分为对照组与治疗组各28例。两组患者均行输卵管整形术,并给采用合适的药物对症治疗,治疗组另对症辨证给予活血通管汤,比较两组患者的效果。结果:经治疗后,对照组总有效率为67.9%,治疗组总有

① 吴尚青,杨栋宝,等.孕通汤联合宫腹腔镜手术治疗输卵管阻塞性不孕症疗效分析[J].河北中医,2019,41(6):866-869.
② 田桢,等.复方毛冬青液保留灌肠联合中药热敷对输卵管介入再通术后妊娠成功率的影响[J].现代中西医结合杂志,2019,28(5):522-524,528.
③ 张晓勇,等.消癥灌肠方治疗输卵管阻塞性不孕症的临床研究[J].南京中医药大学学报,2017,33(5)538-540.

效率为 89.3%，治疗组总有效率较对照组具有显著性差异（$P<0.05$）。①

6. 班氏活血通脉汤配合灌肠汤　班氏活血通脉汤：炮甲片 10 克、鸡血藤 20 克、丹参 20 克、桃仁 10 克、红花 6 克、川芎 6 克、当归 10 克、赤芍 10 克、路路通 10 克、香附 6 克、穿破石 10 克、皂角刺 10 克、甘草 6 克。于月经干净后开始服用，每日 1 剂，水煎 200 毫升，早晚分次温服，至行经时停用。并加用中药自拟灌肠汤保留灌肠，自拟灌肠汤：三棱 30 克、莪术 30 克、苏木 20 克、桃仁 10 克、红花 10 克、路路通 10 克、皂角刺 10 克、香附 10 克、丹参 10 克、穿破石 10 克。每日 1 剂，浓煎 100 毫升，于月经干净后第 3 天始中药保留灌肠，共用 15 天。养血活络，通脉破瘀。刘宗珍将 72 例仅因输卵管阻塞导致不孕患者随机分为治疗组与对照组各 36 例。治疗组以上述方法治疗。对照组采用输卵管通液术配合抗生素口服。以 1 个月经周期为 1 个疗程，共用 3 个疗程。结果：有效率治疗组为 86.1%，对照组为 52.8%。比较两组有效率，差异有统计学意义（$P<0.05$）。②

7. 新通管方　桃仁 9 克、红花 6 克、当归 12 克、白芍 12 克、川芎 9 克、丹参 12 克、皂角刺 15 克、路路通 12 克等。每日 1 剂，分 2 次口服，每次 200 毫升。补肾活血，软坚散结。朱琰等将 169 例输卵管阻塞性不孕症患者随机分为治疗组 80 例与对照组 89 例。治疗组与对照组采用行 SSG＋FTR 手术。治疗组另加口服新通管方，3 个月为 1 个疗程，连续用药 3 个疗程。观察两组患者的宫内妊娠率、术后妊娠时间、早期流产率及异位妊娠率。结果：治疗组有效 37 例，无效 43 例，有效率（即总妊娠率）为 46.25%；对照组有效 28 例，无效 61 例，有效率为 31.46%。治疗组有效率显著高于对照组（$P<0.05$）。治疗组宫内妊娠率明显高于对照组（$P<0.05$）。治疗组第 1 个疗程及第 3 个疗程宫内妊娠率明显高于对照组（$P<0.05$）。

两组早期流产率及异位妊娠率差异无统计学意义（$P<0.05$）。治疗期间未见明显不良反应。③

8. 芎花立管通汤　路路通 15 克、甲片（冲服）3 克、桃仁 9 克、红花 9 克、当归 15 克、熟地黄 15 克、川芎 9 克、赤芍 9 克、皂角刺 9 克、菖蒲 9 克、细辛 15 克、香附 9 克、薏苡仁 15 克、茜草 9 克、乌贼骨 9 克。于月经干净后开始服用，每月服用 7～10 剂，1 个月为 1 个疗程，连续服用 3 个疗程，停药后随访 1 年。活血理气，化瘀通络，软坚散结，通调冲任气血。毛爱民等将 88 例输卵管阻塞性不孕的患者随机分为治疗组 48 例与对照组 40 例。治疗组与对照组均在月经期静脉滴注克林霉素注射液，每日 0.6 克，每月 3～5 天；替硝唑注射液，每日 0.4 克，每月 3～5 天。月经干净第 3 天、第 5 天分别行输卵管通液治疗。治疗组同时服用芎花立管通汤。结果：治疗组总有效率为 89.58%，对照组总有效率为 75.00%，两组比较差异有统计学意义（$P<0.05$）。④

9. 紫芪藤通方　紫河车 30 克、紫石英（先煎）30 克、黄芪 30 克、鸡血藤 30 克、皂角刺 20 克、通草 9 克、巴戟天 20 克、牛膝 15 克、山楂 15 克、炒白术 20 克、桂枝 15 克、败酱草 20 克、夏枯草 20 克、菟丝子 20 克、山药 20 克、陈皮 10 克、川芎 10 克、木瓜 10 克、水蛭 10 克。每日 1 剂，水煎，分 3 次于饭前 1 小时服用，月经第 4 天始连服 10 剂。补肾益气，通络化瘀。李侠等将 163 例输卵管阻塞型不孕症患者随机分为对照组 81 例与治疗组 82 例。治疗组口服上方治疗，临床症状改善后行 1 次通液术验证疗效，结合基础体温安排适时受孕。两组患者输卵管常规通液治疗相同，均于月经干净第 3 天行输卵管通液术，药用庆大霉素 16 万单位、地塞米松 5 毫克，糜蛋白酶 4 000 单位及阿托品 0.5 毫克，连用 3 个月经周期。连续治疗 3 个月经周期为 1 个疗程。对照组于经期第 1 天始每次以左氧氟沙星 0.4 克及替硝唑 0.8 克，静脉滴

① 张小霞，等.活血通管汤加减治疗输卵管阻塞性不孕的临床疗效[J].中医药学报，2014，42(4)：174－176.
② 刘宗珍.班氏活血通脉汤配合自拟灌肠汤治疗输卵管阻塞性不孕症[J].世界中医药，2014，9(7)：876－877.
③ 朱琰，齐聪，等.新通管方联合介入术治疗输卵管阻塞性不孕症 80 例[J].中医杂志，2012，53(21)：1860－1861.
④ 毛爱民，等.芎花立管通汤配合西药治疗输卵管阻塞性不孕 48 例[J].现代中医药，2012，32(4)：12－13.

注,共7天,连用3个月经期为1个疗程,后行常规通液1次验证临床疗效。全部病例随访1年。结果:治疗后治疗组43例妊娠,妊娠率为52.44%(43/82),其中输卵管妊娠1例,占2.33%(1/43),宫内妊娠42例,占97.67%(42/43);对照组24例妊娠,妊娠率为29.63%(24/81),其中输卵管妊娠3例,占12.50%(3/24),宫内妊娠21例,占87.50%(21/24)。治疗组妊娠率明显高于对照组,两组比较差异有统计学意义(P<0.05)。[1]

10. 加味逍遥散　柴胡10克、白芍15克、当归10克、茯苓15克、白术15克、薄荷10克、甲片10克、水蛭10克、路路通10克、三棱10克、莪术10克。随症加减:肾阴虚,加女贞10克、墨旱莲15克;肾阳虚,加肉苁蓉10克、菟丝子10克;气血虚,加黄芪30克、鸡血藤30克;湿热,加黄柏15克、苍术15克。采用周期服药法,于经净第1天开始服用,每日1剂,200毫升分3次饭后服用,连服10剂为1个周期,同时测基础体温,若基础体温单相,则10剂后选用补肾调经之品。疏肝健脾,化瘀通络。陈放文以上方治疗54例输卵管阻塞性不孕患者,有效率为92.6%。[2]

11. 化瘀通络种子汤　香附、丹参、赤白芍、延胡索、桃仁、红花、川芎、当归、连翘、甲片、皂刺、车前子、败酱草、炙甘草。每日1剂,水煎服。活血化瘀而不伤血,理气止痛而不耗气,清热散结而不败胃。许瑞青等以上方治疗80例输卵管阻塞性不孕症患者,1个月为1个疗程,连续服用3个疗程,停药后随访9个月。治疗及随访期间不再服用其他治疗本病的药物。结果:1年内宫内妊娠31例,总妊娠率为38.75%。其中气滞血瘀证痊愈23例,无效15例,痊愈率60.53%;湿热瘀阻证痊愈27例,无效18例,痊愈率28.00%;寒湿瘀滞证痊愈1例,无效6例,痊愈率74.29%;肾虚血瘀和痰凝胞脉证无痊愈病例。气滞血瘀型输卵管阻塞性不孕症患者的治愈率高于其他证型(P<0.05)。[3]

12. 蔡小荪经验方　方一:茯苓12克、桂枝3克、赤芍10克、牡丹皮10克、桃仁10克、炒白术10克、路路通10克、甲片10克、麦冬12克、淫羊藿12克、巴戟天10克、煨木香3克。方二:炒当归10克、生地黄10克、炒怀牛膝10克、川芎10克、白芍10克、制香附10克、延胡索12克、续断12克、丹参6克。方三:炒党参12克、丹参10克、广郁金10克、柏子仁10克、茯苓12克、生地黄10克、熟地黄10克、仙茅10克、淫羊藿12克、巴戟天10克、肉苁蓉10克、女贞子10克、青皮5克、陈皮5克。[4]

13. 通歧汤　通歧1号方:川芎75克、炮甲片12克、路路通12克、皂角刺15克、三棱15克、莪术15克、葛根15克,丹参30克、桂枝30克、水蛭6克、细辛6克、通草6克、王不留行10克、枳实10克。随症加减:乳胀痛者,加瓜蒌18克、香附12克;输卵管积水者,加茯苓15克、泽泻15克。上药文火煎煮3次,分2次空腹送下,每日1剂。通歧2号方:水蛭10克、地龙10克、土鳖虫10克、炮甲片12克、炙鳖甲12克、三棱30克、莪术30克、枳实30克、丹参70克、皂刺15克、细辛6克、血竭(另包)3克。随症加减:输卵管积水者,加猪苓20克、泽泻20克。上方前11味药凉水浸泡1~3小时,后用文火煎煮4~5次,约煎取药汁2000毫升,过滤后用文火浓缩至刚可流动的浓稠药汁150毫升,冷却后将血竭研细粉兑入混匀装瓶备用。治疗时将9层纱布热水摆湿,上面蘸药汁紧贴少腹输卵管部位(排空尿液),药物离子导入仪(河北沧州恒利医疗器械厂产KF-2型电离子导入治疗机)正极铅板置其上,再压以沙袋,负极板包裹9层湿纱布相应腰骶部。然后接通电源,电流以患者耐受力为限,一般10~20毫安。每侧导入20分钟(其中先点送5分钟),每日1次,1剂2号方可连续用5天,月经期继续治疗,

① 李侠,等.紫芪藤通方治疗输卵管阻塞型不孕症82例[J].中医杂志,2011,52(16):1420-1421.
② 陈放文.加味逍遥散治疗输卵管阻塞性不孕54例[J].四川中医,2010,28(2):90.
③ 许瑞青,王东梅.化瘀通络种子汤治疗输卵管阻塞性不孕症的临床观察[J].吉林中医药,2008,28(10):735-736.
④ 杨悦娅,等.蔡小荪教授治疗输卵管阻塞的思路与临证[J].天津中医药,2007,24(1):8-9.

1个月经周期为1个疗程。活血行气,疏通闭阻。刘筱茂等以上方治疗236例输卵管堵塞患者,治愈率为92.37％。[1]

14.**输通汤** 生黄芪15克、太子参15克、紫丹参15克、赤芍10克、桃仁10克、荔枝核15克、留行子10克、甲片10克、路路通10克、川楝子6克、皂角刺10克、刘寄奴15克。每日1剂,头煎为文火水煎40分钟,取浓煎100毫升药液,药液温度在38℃左右时,令患者在大小便后(最好在每晚睡前)取侧卧位,以50毫升注射器抽取药液,接一次性肛管,将肛管插入直肠13～15厘米,缓慢推入药液,令患者俯卧20～30分钟;第2煎、第3煎均文火水煎40分钟,取汁200毫升左右,早晚各温服1次;药渣趁热布包外敷与两侧小腹30分钟(布包上可以热水袋加热,增强疗效)。益气祛瘀,疏肝行气,温经通络,软坚散结,调理冲任。乔江等以上方治疗194例输卵管阻塞患者,并月经来潮后第7天加服定坤丹5～7粒7～10天,经前期加服暖宫七味丸(按常规量)7～10天。2个月经周期为1个疗程,5个疗程为限,并统计疗效,总有效率82.98％,受孕率49.48％。[2]

15.**峻竣煎内服联合中药灌肠** 峻竣煎:三棱12克、莪术12克、土鳖虫12克、香附12克、牡丹皮12克、丹参12克、夏枯草12克、路路通9克、甲片12克、红藤30克、败酱草30克、黄芪15克、淫羊藿30克、肉苁蓉12克。中药灌肠方:三棱9克、莪术9克、皂角刺12克、露蜂房9克、赤芍药9克、苏木9克、蒲公英30克。每日1剂,水煎2次,两次煎液合并浓煎至150毫升,排便后保留灌肠。每次月经净后即开始用药,月经期停用。破瘀通络,补肾益气。程航等将136例输卵管阻塞性不孕患者随机分为治疗组102例与对照组34例。治疗组按上述方法治疗,3个月经周期为1个疗程。对照组采用输卵管通液术。结果:治疗组治愈28例,有效58例,无效16例,总有效率为84.31％;对照组治愈5例,有效17例,无效12例,总有效率为64.71％。两组临床疗效比较有显著性差异(P<0.05),即治疗组疗效明显优于对照组。[3]

16.**输通Ⅰ号方** 生牡蛎60克、炒王不留行40克、海藻20克、牛膝30克、蒲公英30克、紫花地丁30克、制甲片15克、路路通15克、地龙30克、桃仁10克、红花30克、香附12克、川楝子15克、延胡索20克、柴胡10克。随症加减:偏寒者,加小茴香、沉香;痰湿阻络者,可加用制南星、石楠叶;若输卵管炎、盆腔炎较严重者,可加金银花、连翘;若气滞血瘀症状明显者,可加用三棱、莪术;若炎性症状不明显而输卵管通而欠畅者,可加入丝瓜络;若结核引起的输卵管阻塞,可重用生牡蛎、海藻;因用行气破瘀药久之易伤正气,因此,可攻补兼施,如使用输通Ⅰ号治疗3个月以上患者,适当加用补益气血之药如党参、黄芪、怀山药、黄精等。水煎,每日2次,早晚服。行气活血,祛瘀止痛,软坚散结,清热解毒。段国桥等以上方治疗230例输卵管阻塞性不孕症患者,其中用自拟输通Ⅰ号加减连续治疗3个月者130例,连续用药6个月者80例,间断用药1年以上者20例。总有效率为88.3％。[4]

17.**归甲疏通煎** 当归15克、桂枝15克、桃仁10克、红藤30克、炮甲片10克、皂角刺6克、蒲公英30克、生麦芽30克、茯苓15克、枳壳12克、川牛膝15克等。每日1剂,水煎服,30天为1个疗程。化痰祛瘀,疏肝理气,调理冲任,益肾助孕。潘文等以上方治疗124例输卵管阻塞性不孕症患者,治疗3个疗程,行输卵管通畅实验,统计疗效。通畅者,对患者性生活进行指导,并定期随访至1年,再次统计疗效;未通者,根据情况建议患者继续治疗或改用其他方法治疗。结果:经3个疗程治疗后,输卵管通畅者达120例,总有效率为96.72％。经1年随访,受孕者(治愈)108例(87.1％),好转12例(9.67％),未愈4例(3.23％)。[5]

① 刘筱茂,等.通歧汤治疗输卵管阻塞236例[J].陕西中医,2007,28(3):279-280.
② 乔江,等.输通汤治疗输卵管阻塞194例临床总结[J].中医药导报,2006,12(5):31-32.
③ 程航,等.峻竣煎内服结合中药灌肠治疗输卵管阻塞性不孕102例[J].上海中医药大学学报,2005,19(2):22-23.
④ 段国桥,等.自拟输通Ⅰ号加减治疗输卵管阻塞性不孕症[J].河北中医药学报,2005,20(2):16-17.
⑤ 潘文,等.归甲疏通煎治疗输卵管阻塞性不孕症124例[J].中国中医药信息杂志,2003,10(6):68-69.

18. 疏通化瘀汤　柴胡 10 克、当归 15 克、赤芍 10 克、川芎 20 克、熟地黄 10 克、丹参 20 克、甲片 10 克、皂角刺 10 克、川牛膝 9 克、桃仁 6 克。水煎服(或做散剂口服),每日 2～3 次,1 个月为 1 个疗程,连服 1～3 个月。输卵管阻塞时间长,治疗难度大,可以配合针刺输卵管阻塞部位(间质部、峡部、壶腹部、伞部)及中药保留灌肠。选用 30 号 2 寸毫针强刺激不留针,取针后于针刺部位敷贴白芥子膏。白芥子膏:白芥子、甘遂、延胡索、细辛等。先制成散剂,以食醋调制为膏。4 小时后取掉,7 日 1 次,1 个月为 1 个疗程,连用 1～3 个疗程。灌肠中药:蒲公英 30 克、败酱草 30 克、丹参 20 克、红藤 30 克、三棱 20 克、莪术 20 克、桃仁 15 克、红花 15 克、延胡索 20 克、川牛膝 20 克。浓煎至 100 毫升,温度 40℃～42℃,保留灌肠时间 1 个小时以上,从月经后第 3 天开始,1 个月为 1 个疗程,使用 1～3 个疗程。消瘀,散结,通络。方青娥等以上法治疗 100 例输卵管阻塞性不孕症患者,总有效率为 96%。[①]

19. 疏通散　炮甲片 15 克、当归 10 克、赤芍 10 克、枳壳 10 克、青皮 15 克、川楝子 10 克、王不留行 10 克、通草 10 克、甘草 6 克。共研成细末,每次 9 克,冲服,每日 3 次,经期量多时减半,2 个月为 1 个疗程。疏肝理气,活血化瘀。肖云芳将 560 例输卵管阻塞性不孕症患者随机分为治疗组 300 例与对照组 260 例。治疗组与对照组均于患者月经干净后第 3 天或第 5 天,以 0.9% 生理盐水 30 毫升加庆大霉素 8 万单位,地塞米松针 5 毫克、α-糜蛋白酶 5 毫克,行宫腔灌注,每日 1 次。同时配合青霉素针,甲硝唑液静脉点滴 7 天。治疗组另加用上方。2 个月为 1 个疗程,两组患者经治疗 2 个疗程后行输卵管造影复查观察疗效。结果:总有效率治疗组为 96.7%,对照组为 67.3%。两组受孕疗效经统计学处理,有显著性差异($P < 0.05$)。[②]

20. 李祥云经验方　三棱 9 克、莪术 9 克、水蛭 9 克、土鳖虫 12 克、甲片(先煎)12 克、路路通 9 克、夏枯草 9 克、苏木 9 克、桂枝 9 克、香附 12 克。随症加减:两乳胀痛,加柴胡 6 克、八月扎 9 克、娑罗子 9 克;下腹冷痛,加小茴香 4.5 克、附子(先煎) 9 克、艾叶 4.5 克;带浊苔黄,加红藤 30 克、败酱草 30 克、车前草 30 克;神疲乏力,加党参 15 克、黄芪 12 克、白术 9 克;腰酸耳鸣,加淫羊藿 15 克、菟丝子 9 克、肉苁蓉 12 克;输卵管积水,加泽兰 9 克、茯苓 9 克、薏苡仁 18 克;输卵管结核,加百部 15 克、功劳叶 18 克。[③]

单　方

1. 血竭粉　组成:血竭。功效:散瘀活血,软坚散结,抑制多种致病菌。用法用量:血竭粉冲服每次 1 克,每日 3 次。临床应用:刘雪萍等将 172 例输卵管阻塞性不孕患者随机分为治疗组 87 例和对照组 85 例。治疗组与对照组均给予输卵管通液治疗。治疗组另冲服中药血竭粉。于月经干净后 3～7 天开始,14 天为 1 个疗程,第 2 个疗程于次月同一时间进行,依此类推,共治疗 5 个疗程,若不足 5 个疗程者,治疗至受孕前。结果:治疗组妊娠 49 例,治愈率为 56.32%,总有效率为 93.10%;对照组妊娠 26 例,治愈率为 30.59%,总有效率为 77.65%。治疗组的疗效明显优于对照组,差异非常显著($P < 0.01$)。[④]

2. 败酱草　组成:败酱草。功效主治:清热解毒,消痈排脓,祛瘀止痛;对于输卵管不通(除外先天因素)者常配合入复方中应用,而对一般输卵管通而不畅者多以单味药取效。用法用量:取败酱草 400 克,每次取 40 克,加水 600 毫升,水煎 2 次,煎至 300 毫升,兑红糖 2 汤匙,每日分 2 次服。后用败酱草 100 克鲜品煎汤服如前法,经治 3 个多月得效。临床应用:朱彤以上述方法治疗 1 例输卵管不畅患者,疗效满意。[⑤]

① 方青娥,等.自拟疏通化瘀汤为主治疗输卵管阻塞性不孕症 100 例[J].四川中医,2003,21(6):57.
② 肖云芳.疏通散治疗输卵管阻塞性不孕症 300 例[J].河南中医药学刊,2002,17(5):53-54.
③ 李祥云.袖珍中医妇科处方手册[M].上海:文汇出版社,2000:246-247.
④ 刘雪萍,等.血竭粉冲服联合通液治疗输卵管阻塞性不孕 87 例临床观察[J].中医药学报,2010,38(1):111-112.
⑤ 朱彤.败酱草治疗输卵管不畅[J].中医杂志,2002,43(12):893.

中 成 药

1. 康妇炎胶囊 组成：蒲公英、败酱草、薏苡仁、赤芍、苍术、当归、川芎、香附、延胡索、泽泻、白花蛇舌草等。功效：活血化瘀，清热解毒，除湿止带，祛风止痛。用法用量：每次 3 粒，每日 3 次，连服 15 天。临床应用：张钰等将 143 例轻度输卵管通而不畅患者分为治疗组 89 例和对照组 54 例，120 例重度输卵管通而不畅患者分为治疗组 77 例和对照组 43 例。轻度输卵管通而不畅对照组仅行输卵管通液术，治疗组采用输卵管通液术联合康妇炎胶囊口服。1 个月经周期为 1 个疗程，共用 3 个疗程。重度输卵管通而不畅对照组仅行宫腹腔镜再通手术；治疗组采用宫腹腔镜再通手术联合康妇炎胶囊口服，记录患者 1 个月内妊娠的情况并计算宫内妊娠率和异位妊娠率等指标。结果：轻度输卵管通而不畅治疗组宫内妊娠率为 70.8%，显著高于对照组的 51.9%，差异有统计学意义（$P<0.05$）；输卵管妊娠率为 1.1%，显著低于对照组的 7.4%，差异有统计学意义（$P<0.05$）；生化妊娠率两组比较，差异无统计学意义（$P>0.05$）。重度输卵管通而不畅患者治疗组宫内妊娠率为 37.7%，显著高于对照组的 20.9%，差异有统计学意义（$P<0.05$）；输卵管妊娠率为 5.2%，显著低于对照组的 16.3%，差异有统计学意义（$P<0.05$）；生化妊娠率两组比较，差异无统计学意义（$P>0.05$）。12 个月后轻度输卵管通而不畅治疗组未妊娠患者的输卵管通而不畅率 26.2% 和阻塞率 4.8% 均分别低于对照组的 50%、22.2%，差异有统计学意义（均 $P<0.05$）；重度输卵管通而不畅治疗组未妊娠患者的输卵管通而不畅率 32.1% 和阻塞率 7.7% 均低于对照组的 52.2%、21.7%，差异有统计学意义（均 $P<0.05$）。[1]

2. 化瘀通管胶囊 组成：桃仁、红花、肉桂、香橼、佛手、陈皮、高良姜、甘草、白芷、茯苓、鱼腥草等（江苏颐海制药有限责任公司生产）。功效：振奋阳气，温通经络，化瘀行滞，消除炎症。制备方法：药物煎出液浓缩提取干粉，每粒胶囊装药粉 0.45 克。用法用量：每次 5 粒，每日 3 次。临床应用：张菲菲等将 105 例输卵管梗阻患者分为治疗组 53 例和对照组 52 例。对照组自子宫输卵管造影确诊输卵管梗阻后开始口服桂枝茯苓胶囊（每粒 0.31 克），每次 5 粒，每日 3 次。治疗组服用化瘀通管胶囊。两组给药时间均为 1 个疗程（90 天）。结果：总有效率治疗组为 92.5%，对照组为 69.2%。治疗组与对照组治愈率、总有效率比较具有统计学差异（$P<0.05$）。[2]

3. 红花注射液 组成：红花色素、红花苷、红花多糖、红花醌苷、新红花苷等（亚宝药业生产，国药准字 Z14020783）。功效主治：活血化瘀，消肿止痛，软坚散结，行气通络，扩张血管；红花注射液治疗输卵管不通从治本着手，适用于气滞血瘀型输卵管不通患者，症见月经先后不定期，经行不畅，经色紫暗夹血块，经行少腹胀痛拒按，两乳胀痛，心烦易怒，头痛目胀，精神抑郁。舌质和舌苔正常或舌有瘀斑，或舌质紫暗，脉细弦。妇科检查往往可以发现双侧附件增厚伴压痛，后穹窿有时可触及结节。制备方法：以中药材红花的有效成分精制而成。用法用量：每日 10 毫升，与生理盐水 1:1 配比进行输卵管通液。临床应用：沙海林将 84 例气滞血瘀型输卵管不通患者分为对照组和治疗组各 42 例。两组均于月经干净后第 2、4、6 天进行输卵管通液，对照组给予庆大霉素、地塞米松及 α-糜蛋白酶输卵管通液。治疗组应用红花注射液。结果：治疗 3 个周期，再次行子宫输卵管碘造判断疗效，治疗组总有效率为 88.09%，较对照组的 78.57% 明显提高，两组比较差异有统计学意义（$P<0.05$）。[3]

4. 芪蛭通络胶囊 组成：黄芪、水蛭、人参、麦冬、五味子、制何首乌、当归、川芎、土鳖虫、红花、鸡血藤、丹参、毛冬青、赤芍、姜黄、郁金、泽兰、

① 张钰,等.康妇炎胶囊在治疗输卵管通而不畅性不孕中的临床应用[J].中国实用妇科与产科杂志,2015,31(7)：672－675.
② 张菲菲,等.化瘀通管胶囊治疗输卵管梗阻性不孕临床观察[J].中医药临床杂志,2014,26(10)：1021－1023.
③ 沙海林.红花注射液治疗输卵管通而不畅 42 例[J].现代中医药,2014,34(1)：43－44.

地龙、僵蚕、全蝎、胆南星、天麻、猪牙皂、肉桂、羌活等(山西振东开元制药有限公司生产)。功效主治:活血化瘀,软坚散结,行气通络;临床常适用于治疗中风恢复期后遗症,症见婚久不孕或产后久不受孕,经行少腹疼痛或素有少腹疼,经色紫黑有块,块下痛减。舌质暗有瘀斑,脉涩。用法用量:于月经第5天开始服用,每次4粒,每日2次,连续30天为1个疗程。临床应用:岳雯等将100例输卵管阻塞性不孕患者随机分为治疗组和对照组各50例。治疗组与对照组采用中药灌肠治疗。灌肠方为自拟方:红藤30克、败酱草30克、三棱10克、皂角刺20克、丹参20克、赤芍20克、路路通10克、细辛3克、黄芪30克、香附10克、透骨草20克等。治疗组加用芪蛭通络胶囊,治疗3个疗程,治疗期间避孕。结果:总有效率治疗组为86%,对照组为66%,差异有统计学意义(P<0.05)。①

5. 归甲疏通胶囊 组成:当归15克、桂枝15克、桃仁10克、红藤30克、甲片10克、皂角刺6克、蒲公英30克、生麦芽30克、枳壳10克、鸡血藤15克等。制备方法:经提纯装入0号胶囊,每粒含原药材9.8克。用法用量:每次6粒,每日3次,饭后30分钟口服。临床应用:潘文等将424例输卵管阻塞性不孕症患者分为治疗组283例和对照组141例。对照组经期应用头孢噻肟钠2克加入5%葡萄糖溶液250毫升中静脉点滴,每日2次;甲硝唑250毫升(500毫克)静滴,每日1次。经后再服用阿莫西林0.5克、甲硝唑0.2克,每日2次,早晚饭后30分钟服,共服5天。下次月经来潮继续同样治疗。治疗组予服用归甲疏通胶囊。1个月经周期为1个疗程,治疗3个疗程后统计疗效,并进行跟踪随访。结果:总有效率治疗组为91.52%,对照组为75.88%。治疗组症状改善情况自身对照差异有统计学意义(P<0.05),两组比较治疗组明显好于对照组(P<0.05)。②

6. 炎克宁冲剂 组成:金银花、黄芩、赤芍、柴胡、香附、延胡索、穿山龙、地榆、薏米。功效:解毒除湿,化瘀止痛。用法用量:每次10毫克,每日3次口服,共14天。临床应用:刘丽将98例输卵管性不孕症患者分为治疗组50例和普通通液组48例。治疗组与普通通液组于月经干净第3天、第5天进行输卵管通液术,庆大霉素16万单位,糜蛋白酶5毫克,地塞米松注射液10毫克,注射用水20毫升,利多卡因2毫升,共2次。治疗组在每月通液术治疗后加用炎克宁冲剂。以3个月为1个疗程。结果:两种不同治疗方法差异具有显著(P<0.05),治疗组妊娠率(74%)明显高于普通通液组(41.67%)。③

7. 通管络胶囊 组成:生水蛭、炙甲片、桂枝、紫河车(每粒胶囊含原药材0.8克,甘肃中医学院附属医院制剂室制备)。功效:活血通络,补气益精。用法用量:每次10粒,每日2次,口服。临床应用:罗亚莉等将入选的106例输卵管阻塞不孕症患者随机分为观察组和对照组各53例。对照组药物为活血化瘀胶囊,采用血府逐瘀汤方,每粒胶囊含原药材0.8克,胶囊外观同通管络胶囊。观察组口服通管络胶囊。两组疗程均为30天,用药观察期间,禁止使用其他对输卵管不通有治疗作用的中、西药。观察、比较两组患者的输卵管通畅率、疗程、抗子宫内膜抗体(EMAb)的阴转率、妊娠率、宫外孕发生率。结果:观察组输卵管通畅率为97.0%,与对照组(75.9%)比较,差异有显著性(P<0.01)。④

8. 丹参注射液 组成:丹参。功效主治:活血化瘀,安神宁心,消痛;常用于治疗各种瘀血为患或血行不畅之症。临床应用:严英等将389例输卵管阻塞性不孕症患者分为对照组170例和试验组219例。对照组注入庆大霉素8万单位、α-糜蛋白酶5毫克及地塞米松5毫克、生理盐水20毫升。试验组注入丹参注射液5毫升、庆大霉素

① 岳雯,等.芪蛭通络胶囊在输卵管阻塞性不孕症中的应用[J].天津中医药,2012,29(4):341-343.
② 潘文,等.归甲疏通胶囊治疗输卵管阻塞性不孕症283例[J].中国中医药信息杂志,2009,16(3):64.
③ 刘丽,等.炎克宁冲剂配合输卵管通液术治疗输卵管性不孕98例[J].辽宁中医药大学学报,2008,10(6):116.
④ 罗亚莉,等.通管络胶囊治疗输卵管阻塞不孕症临床观察[J].中国中医药信息杂志.2007,14(8):16-18.

8万单位、α-糜蛋白酶5毫克及地塞米松5毫克、生理盐水15毫升。随访24个月，比较两组输卵管通畅率、宫内妊娠率、输卵管妊娠率。结果：术后12个月，试验组输卵管通畅率为93.72%，对照组为88.11%；术后24个月，试验组宫内妊娠率为46.04%，对照组宫内妊娠率为35.33%。试验组的输卵管通畅率、宫内妊娠率均明显高于对照组（均 $P<0.05$），输卵管妊娠率明显低于对照组（$P<0.05$）。①

9. 双甲通胶囊　组成：甲片、皂角刺、威灵仙、蜈蚣、全蝎、黄芪等。功效：活血散结，行气导滞，鼓舞正气。制备方法：提取制成装胶囊，每粒相当于原药材0.83克。用法用量：口服，于月经周期第10天开始，每次4~5粒，每日3次，连服20天左右（即月经干净后停药）。临床应用：李爱华等将200例输卵管不通患者随机分为观察组和对照组各100例。对照组输卵管内注药，0.9%生理盐水20毫升、地塞米松5毫克、庆大霉素8万单位、α-糜蛋白酶4000单位、阿托品0.75毫克，于经后第2天注入输卵管，隔日1次，每月可连续2~3次，无效者下月继续此法治疗。观察组口服双甲通胶囊，连续2个月为1个疗程，完成疗程后于经后1周内输卵管碘油造影或B超下输卵管通液，无效再服1~2个疗程。结果：观察组痊愈76例，有效15例，无效9例，总有效率为91%；对照组痊愈39例，有效11例，无效50例，总有效率为50%。②

10. 妇乐宁　组成：桃仁10克、红花10克、熟地黄15克、当归10克、川芎10克、白芍10克、丹参10克、香附10克、乳香6克、没药6克、淫羊藿20克、菟丝子20克、紫石英20克、枸杞子12克、路路通12克、甲片6克、皂角刺10克、夏枯草12克、败酱草30克、桂枝5克、陈皮10克、甘草10克。功效：活血理气，化瘀通络，软坚散结，温肾通络，通调冲任气血。制备方法：按以上药物比例，研末

装胶囊，每粒0.5克。用法用量：每次口服4粒，每日服3次，月经期停药。临床应用：何敬月等使用妇乐宁配合微波治疗36例输卵管阻塞性不孕症患者。结果：治愈30例，其中2个月经周期后受孕者3例，3个月经周期后受孕者10例，1年内受孕者17例，治愈率为83.3%；有效3例，无效3例。③

11. 通消散冲剂　组成：炮甲片、炙鳖甲、生牡蛎、三棱、莪术、益母草等（枣庄市中医医院制备）。功效：活血化瘀，散结通络。用法用量：冲服，每次9克，每日3次，经量多时减半，2个月为1个疗程。临床应用：王本鹏将500例输卵管阻塞性不孕症患者随机分为对照组200例和治疗组300例。对照组于患者月经干净后第4天和第6天，以0.9%生理盐水30毫升加庆大霉素8万单位、地塞米松5毫克、α-糜蛋白酶5毫克，行宫腔灌注，每日1次。同时配合青霉素、甲硝唑静脉点滴7天。治疗组采用通消散冲剂。2个月为1个疗程。结果：治疗组总有效率为96.7%，在输卵管再通的疗效上明显优于对照组的67.0%，有显著差异（$P<0.01$）；而随访治疗组受孕率为80.3%，也优于对照组的54.2%，有显著差异（$P<0.05$）。提示通消散冲剂有很好的治疗输卵管阻塞性不孕的作用。④

12. 鱼腥草注射液　组成：鱼腥草。功效：清热排脓。用法用量：鱼腥草注射液10毫升加生理盐水10毫升缓慢注入宫腔及输卵管内，隔日1次。临床应用：张伯儒等将410例输卵管阻塞性不孕症患者随机分为对照组200例和治疗组210例。对照组于月经干净后第3天开始将一次性导尿管置入宫腔，再将地塞米松2毫克、庆大霉素8万单位、糜蛋白酶4000单位加入生理盐水20毫升在150毫米汞柱压力下缓慢注入宫腔及输卵管内，隔日1次，3次为1个疗程，一般1~4个疗程输卵管即可通畅。治疗组于月经

① 严英,周伟生,等.丹参注射液在介入再通灌注术治疗输卵管阻塞性不孕症中的作用[J].中药新药与临床药理,2006,17(5)：376-378.
② 李爱华,等.双甲通胶囊治疗输卵管不通临床观察[J].辽宁中医杂志,2004,31(11)：932.
③ 何敬月,等.妇乐宁配合微波治疗输卵管阻塞性不孕症36例[J].吉林中医药,2003,23(7)：27.
④ 王本鹏.通消散冲剂治疗输卵管阻塞性不孕症300例[J].山东中医杂志,2002,21(2)：74-75.

干净后第 2 天开始将用同样的方法及同样压力注入鱼腥草注射液,5 次为 1 个疗程,一般 1～3 个疗程输卵管即可通畅。结果：治疗组和对照组的治愈率分别为 95.52%、89%,两者无显著差异($P>0.05$)。治疗组无不良反应,两者对照有显著差异($P<0.01$)。[1]

① 张伯儒,等.鱼腥草治疗输卵管阻塞性不孕症 210 例[J].陕西中医,2000,21(12)：540.

子 宫 脱 垂

概 述

子宫脱垂是指子宫从正常位置沿阴道下降，宫颈外口达坐骨棘水平以下，甚至子宫全部脱出于阴道口以外。轻度子宫脱垂者，坚持卫生保健、中医药治疗，病情可好转或治愈；重度脱垂伴有症状者应行手术治疗。

临床特征以子宫从正常位置下移，甚至完全脱出于阴道口之外。与支持子宫的各韧带松弛及骨盆底托力减弱有关，故多见于分娩损伤、腹压增加、先天发育异常、营养不良及衰老女性。子宫脱垂常合并有阴道前壁和（或）后壁膨出。阴道前后壁又与膀胱、直肠相邻，因此子宫脱垂还可同时伴有膀胱尿道和直肠膨出。

轻度子宫脱垂患者一般无症状。重度子宫脱垂患者有不同程度的腰酸或下坠感，站立过久或劳累后症状明显加重，卧床休息后则症状减轻。重度子宫脱垂患者还常伴有排尿困难、尿频或癃闭、失禁，大便秘结，易并发尿路感染。子宫脱垂有物自阴道脱出，甚至脱出阴道口外，轻者卧床休息可自行回纳，重者则不能还纳。暴露在外的宫颈和阴道黏膜长期与裤子摩擦日久，可致宫颈和阴道壁溃疡出血，带下量多，黄水淋沥。不能还纳的子宫脱垂患者常伴有阴道前壁和（或）后壁膨出，阴道黏膜增厚角化，宫颈肥大并延长。随着脱垂的子宫下移，膀胱、输尿管下移与尿道开口形成正三角区。

本病属中医"阴挺""阴脱"范畴。根据突出形态不同而又有"阴菌""阴痔""葫芦颓"等名称；因多由分娩损伤所致，故又有"产肠不收"之称。有关阴挺的记载，最早见于《针灸甲乙经·妇人杂病》："妇人阴挺出，四肢淫泺，身闷，照海主之。"《诸病源候论·妇人杂病诸候》云："胞络伤损，子脏虚冷，气下冲则令阴挺出，谓之下脱。亦有因产而用力偃气而阴下脱者。诊其少阴脉浮动，浮则为虚，动则为悸，固令脱也。"认识到本病发生与分娩密切相关。《景岳全书·妇人归》提出"升补元气，固涩真阴"的治疗原则，至今仍有临床指导意义。

辨 证 施 治

1. 气虚证　症见子宫下移，劳则加重，小腹下坠，四肢乏力，少气懒言，面色少华，小便频数，带下量多，质稀色白等。舌淡苔薄，脉细弱。治宜益气升提、补肾固托。

（1）补中益气汤加味结合针灸　当归9克、枳壳12克、柴胡12克、升麻12克、山茱萸12克、陈皮12克、黄芪35克、人参15克、白术15克、炙甘草15克、煅牡蛎30克、煅龙骨30克、益母草15克、龟甲30克。每日1剂，早晚餐前各温服1次，疗程4周。配合针灸治疗：取气海、维道、百会、关元、胃俞、脾俞、足三里、神阙、三阴交等穴位。每日1次，7天为1个疗程，治疗3个疗程。临床观察：时吉虹将48例子宫脱垂患者随机分为治疗组和对照组各24例。观察组与对照组均实施常规综合治疗。观察组另加用补中益气汤加味结合针灸治疗，对比两组临床疗效。结果：观察组治疗总有效率为94.0%，显著高于对照组的76.0%，差异显著有统计学意义（$P<0.05$）。[1]

---

① 时吉虹.补中益气汤加味结合针灸治疗子宫脱垂临床疗效观察[J].临床医药文献电子杂志,2017,4(94)：18589.

（2）补中益气汤联合生物反馈电刺激　炙黄芪 25 克、党参 20 克、当归 15 克、陈皮 10 克、升麻 6 克、柴胡 6 克、白术 15 克、甘草 6 克。每日 1 剂，水煎，分早晚口服。临床观察：韩宁将 90 例盆底器官脱垂患者随机分为补中益气汤组（Ⅰ组）30 例、生物反馈电刺激组（Ⅱ组）30 例和联合组（Ⅲ组）30 例。Ⅰ组治以补中益气汤加减。Ⅱ组给予生物反馈电刺激治疗，根据患者的感受调整电刺激的强度，以达到患者能耐受的最大强度为限，刺激时间为每次 30 分钟，每周 2 次。Ⅲ组在口服中药补中益气汤的同时，行生物反馈电刺激治疗。结果：Ⅲ组的疗效明显优于Ⅰ组和Ⅱ组，差别有统计学意义（$P < 0.05$），Ⅰ组和Ⅱ组的疗效对比，差别无统计学意义（$P > 0.05$）。临床总有效率，Ⅰ组为 43.33%，Ⅱ组为 40.00%，Ⅲ组为 86.67%。[1]

（3）补中益气汤加减　黄芪 30 克、白术 15 克、陈皮 6 克、升麻 6 克、柴胡 6 克、党参 30 克、甘草 6 克、当归 15 克、断续 9 克、枳壳 20 克。每日 1 剂，水煎 2 次分服。临床观察：孙社敏以上方治疗 150 例子宫脱垂患者。结果：治疗Ⅰ度轻型脱垂 90 例，有效率为 96.67%；Ⅰ度重型脱垂 35 例，有效率为 88.57%。Ⅱ度轻型 20 例，有效率为 75%；Ⅱ度重型 5 例，有效率为 60%。[2]

2. 肾虚证　症见子宫下脱，日久不愈；头晕耳鸣，腰膝酸软冷痛，小腹下坠，小便频数，入夜尤甚，带下清稀。舌淡红，脉沉弱。治宜补肾固脱、益气升提。

（1）大补元煎加减　山药 10 克、熟地黄 15 克、杜仲 12 克、当归 12 克、山茱萸 12 克、枸杞子 6 克、党参 10 克、炙甘草 6 克、黄芪 15 克、白芍 12 克、菟丝子 10 克。临床观察：程力等以上方治疗 1 例阴挺患者，服 10 剂后阴脱之物每日下脱次数减少，诸症减轻；继服原方 60 剂，患者症状消失。[3]

（2）龙胆泻肝汤　龙胆草、黄芩、柴胡、栀子、车前子、木通、泽泻、生地黄、当归、甘草。临床观察：纪世洲等以上方治疗 19 例经其他方法治疗未见效的子宫脱垂患者，疗效满意。[4]

经 验 方

1. 荣络固脱方配合针灸　荣络固脱方：黄芪 50 克、当归 30 克、熟地黄 15 克、山药 30 克、枸杞子 15 克、覆盆子 30 克、五味子 15 克、桑螵蛸 15 克、紫河车 15 克、乌梅 15 克、椿根皮 15 克、石榴皮 15 克、甘草 10 克。将上述中药煎取药汁 300 毫升，分为每日 2 次温服，每次 150 毫升。配合针灸，针灸方法：采用一次性使用的针灸针，在中极、大赫、阴交、关元等部位朝下斜刺 1～1.5 厘米，使得针刺感觉扩散到整个盆腔内，此时令患者感到子宫有上收之感为最佳；另外在肾俞、三阴交、次髎直刺 1～1.2 厘米。针灸时间保持在 30 分钟为最佳，针灸 10 次为 1 个疗程，持续 30 天，共 3 个疗程。梁学军等将 60 例子宫脱垂患者随机分为对照组与观察组各 30 例。对照组与观察组均采用盆底肌肉锻炼，阴道局部涂己烯雌酚软膏。观察组另加用自拟荣络固脱方口服配合针灸。观察两组患者治疗后疗效以及生活质量情况。结果：在经过荣络固脱方配合针灸治疗后，观察组总有效率为 93.3%，优于对照组的 60.0%，并且差异具有统计学意义。两组患者治疗后在经过盆底不适调查表短表测定后，观察组的生活质量较对照组有明显改善。[5]

2. 升陷汤　生黄芪 18 克、知母 9 克、柴胡 4.5 克、桔梗 4.5 克、升麻 3 克。升陷汤可以与清利下焦湿热的方药合用以扶正祛邪，治疗阴挺需注意纠正可能使阴挺加重的诱因；Ⅱ度以下的阴挺适合中医治疗。为了加强升陷汤补气举陷的作用，蒋健教授对所有案例黄芪用量至少在 50 克以上；

① 韩宁.补中益气汤联合生物反馈电刺激治疗盆底器官脱垂 30 例[J].中医研究,2012,25(7):67-69.
② 孙社敏.补中益气汤加减治疗子宫脱垂 150 例疗效观察[J].国医论坛,2010,25(1):26.
③ 程力,等.大补元煎治妇科疾患举隅[J].辽宁中医杂志,2010,37(增刊):285-286.
④ 纪世洲,等.龙胆泻肝汤治疗子宫脱垂[J].中医药研究,1993(4):40.
⑤ 梁学军,等.荣络固脱方配合针灸治疗子宫脱垂临床疗效观察[J].中国煤炭工业医学杂志,2017,20(6):723-725.

并均加用了人参,如用党参则在 60 克左右,如用红参则在 6～10 克左右;必要时红参与党参同用。嘱患者将红参另炖兑入汤药中,每次可炖用 2～3 次,最后红参渣还可放入中药中再一同煎煮使用,以充分利用。补气升提,清热润肠。蒋健以上方法治疗 5 例阴挺患者,疗效满意。①

3. 益气升提法 黄芪 30 克、人参 12 克、炙甘草 6 克、山药 15 克、陈皮 6 克、熟地黄 15 克、柴胡 6 克、杜仲 15 克、当归 15 克、白术 12 克、山茱萸 12 克、紫河车 12 克、枸杞子 15 克、升麻 10 克、川续断 12 克、鹿角胶 10 克。每日 1 剂,上述药物水煎服,早晚分服,7 天为 1 个疗程。益气升提,补肾固脱。续秋芝将 46 例子宫脱垂患者随机分为对照组 18 例与对照组 28 例。对照组采用加强营养、保持大便通畅、避免体力劳动、咳嗽、加强盆底肌肉锻炼等支持对症治疗。治疗组采用益气升提法治疗。7 天为 1 个疗程,2 个疗程后观察两组患者的临床疗效。结果:通过对两组子宫脱重患者治疗后观察可知,治疗组有效率为 92.86%,对照组有效率为 66.67%,治疗组的临床疗效明显优于对照组,两组疗效比较差异有显著性(P<0.05)。②

4. 举宫汤 黄芪 15～30 克、党参 15 克、白术 10 克、陈皮 6 克、菟丝子 15 克、金樱子 10 克、升麻 5 克、柴胡 5 克。每剂煎成 250 毫升,分 3 次口服。补中益气,补肾固脱。徐丽萍将 180 例盆底功能障碍性疾病患者随机分为对照组与治疗组各 90 例。对照组与治疗组均采用单纯盆底康复治疗,即采用电刺激生物反馈疗法联合盆底肌肉锻炼治疗。治疗组另加服自拟方举宫汤。两组治疗每隔 2 天治疗 1 次,10 天为 1 个疗程,治疗 3 个疗程。结果:治疗组子宫脱垂疗效、盆底肌力、尿失禁治愈率、性生活质量评分等方面均较对照组优(P<0.05)。总有效率治疗组为 97.8%,对照组为 88.9%。③

5. 益气提宫方 炙黄芪 50 克、当归 10 克、续断 15 克、山茱萸 10 克、炙升麻 6 克、炒枳实 10 克、诃子 10 克、全蝎粉(冲)6 克。每日 1 剂,水煎,早晚分服。中气振复,得升,肾气渐盈,得固。于红娟等将 86 例脾肾两虚型子宫脱垂患者随机分为治疗组 45 例与对照组 41 例。对照组与治疗组均采用补中益气汤:潞党参 20 克、炙黄芪 30 克、当归 10 克、陈皮 6 克、升麻 3 克、柴胡 3 克、白术 10 克、甘草 3 克。每日 1 剂,水煎,早晚分服。治疗组另加用益气提宫方治疗。两组均以 30 天为 1 个疗程。连续治疗 2 个疗程观察疗效。结果:治疗组痊愈率为 77.78%,总有效率为 97.78%;对照组痊愈率为 53.66%,总有效率为 85.37%。两组痊愈率、总有效率经统计学处理,有显著性差异(P<0.05),治疗组疗效明显优于对照组。④

6. 自拟方 内服方:黄芪 30 克、炙甘草 9 克、党参 15 克、当归 6 克、陈皮 6 克、升麻 10 克、柴胡 6 克、白术 9 克、枳壳 10 克、肉苁蓉 10 克、沙蒺藜 10 克。每日 1 剂,连服 3 个月,经期停服。外用方:黄芪 60 克、枳壳 30 克、乌梅 15 克、升麻 15 克、柴胡 15 克、蛇床子 10 克。煎水趁热熏洗,每日熏洗 2 次,连用 3 个月,经期停用。元气内充,清阳得升,内外合治,共奏其效。谢一红等以上方治疗 43 例中医妇科门诊子宫脱垂患者,觉外阴有肿物脱出者 9 例,腰酸下坠者 26 例,劳累后出现下坠感者 8 例。轻Ⅰ度(子宫颈距处女膜缘少于 4 厘米,但未达到处女膜缘)15 例,重Ⅰ度(子宫颈已达处女膜缘,于阴道口可见)28 例。结果:治愈 10 例(23.3%),显效 18 例(41.8%),有效 12 例(27.9%),无效 3 例(7.0%),总有效率为 93.0%。⑤

7. 当归芍药散加味 当归 10 克、白芍 12 克、川芎 5 克、茯苓 10 克、泽泻 10 克、白术 10 克、枳实 10 克。调和肝脾,活血利湿。治疗肝脾同病,但以治肝为主;气血同治,但以治血为主。宋高峰等以上方法治疗 1 例子宫脱垂患者,疗效满意。⑥

① 李欣,蒋健,等.蒋健教授运用升陷汤治疗阴挺的经验[J].中医药导报,2015,21(24):80-82.
② 续秋芝.益气升提法治疗子宫脱垂 28 例[J].河南中医,2014,34(3):493-494.
③ 徐丽萍.加用举宫汤治疗盆底功能障碍性疾病的临床观察[J].广西中医药,2014,37(6):20-22.
④ 于红娟,等.“益气提宫方”治疗脾肾两虚型子宫脱垂 45 例临床观察[J].江苏中医药,2010,42(2):40-41.
⑤ 谢一红,等.中药内服外用治疗子宫脱垂 43 例[J].实用中医药杂志,2008,24(10):638.
⑥ 宋高峰,等.伍炳彩从肝论治子宫脱垂经验[J].黑龙江中医药,2007(5):2,14.

8. 华占福经验方　生黄芪 30 克、党参 15 克、升麻 4.5 克、白术 12 克、益母草 24 克、枳壳 12 克、地骨皮 4.5 克、石榴皮 4.5 克。每日 1 剂,水煎分服。适用于脾虚气陷型子宫脱垂。①

9. 施明仙经验方　党参 50 克、白术 10 克、茯苓 10 克、乌梅 10 克、金樱子 10 克、桑寄生 10 克、炙甘草 5 克、柴胡 5 克、升麻 5 克、制附片 5 克、黄芪 15 克、当归 30 克、杜仲 15 克。每日 1 剂,水煎分服。适用于子宫脱垂,阴道前后壁膨出,小腹下坠,腰脊酸痛,神疲乏力等证。②

10. 加味乌头汤　黄芪 30 克、麻黄 20 克、白芍 15 克、制川草乌(先煎)15 克、川芎 15 克、黄芩 15 克、生地黄 15 克、生甘草 15 克、蜂蜜(兑服)100 克。每日 1 剂,加水久煎内服,每日 3 次。宣肺益气,通经活络,散寒除湿,清郁热,升提子宫。刘克龙以上方治疗Ⅰ度子宫脱垂 23 例,Ⅱ度子宫脱垂 12 例,Ⅲ度子宫脱垂 41 例。结果:Ⅰ度子宫脱垂 23 例中,痊愈 20 例,好转 3 例;Ⅱ度子宫脱垂 12 例中,痊愈 6 例,好转 5 例,无效 1 例;Ⅲ度子宫脱垂 41 例中,痊愈 14 例,好转 18 例,无效 9 例。③

11. 李祥云经验方　① 虚证,药用黄芪 30 克、党参 30 克、白术 12 克、升麻 6 克、柴胡 6 克、当归 12 克、陈皮 6 克、甘草 3 克、枳壳 30 克、淮山药 12 克、菟丝子 9 克、金樱子 12 克。随症加减:肾虚腰痛,加杜仲 12 克、续断 12 克、桑寄生 12 克;带下清稀,加鹿角霜 9 克、乌贼骨 9 克;唇舌色淡,加当归 12 克、熟地黄 12 克;小腹冷痛,加肉桂 4.5 克、鹿角胶(烊冲)9 克。② 实证,药用龙胆草 9 克、当归 12 克、柴胡 6 克、生地黄 12 克、黄芩 12 克、木通 9 克、栀子 9 克、泽泻 9 克、车前子(包煎)12 克、甘草 3 克、苍术 9 克、黄柏 9 克、赤芍 9 克。

随症加减:大便干结,去苍术,加生大黄(后下)3 克;神疲乏力,加生黄芪 15 克、白术 12 克、升麻 9 克;咽干口燥,去龙胆草、木通,加天花粉 9 克、芦根 15 克;胸胁胀满,加香附 9 克、川楝子 9 克。④

12. 益气升提汤(岑凯经验方)　高丽参 9 克、肉苁蓉 18 克、续断 15 克、菟丝子 15 克、柏子仁 5 克、白术 10 克、当归 10 克、枳壳 6 克、升麻 4.5 克。每日 1 剂,水煎 2 次,早晚分服。益气固脱,润肠通便。⑤

13. 朱小南经验方　① 内服方:潞党参 9 克、怀山药 9 克、焦白术 9 克、白芍 6 克、升麻 2.4 克、五味子 4.5 克、丹参 9 克、大熟地黄 9 克、新会皮 6 克。每日 1 剂,水煎 2 次,早晚分服。② 熏洗方:川黄柏 9 克、金银花 9 克、蛇床子 12 克、炒枳壳 2 克、五倍子 9 克。每日 1 剂,水煎兑水后先熏后洗。⑥

14. 升提固托汤(贾璞斋经验方)　柴胡 4.5 克、熟地黄 12 克、白芍 9 克、当归 9 克、川芎 4.5 克、陈皮 9 克、焦白术 9 克、枳壳 12 克、木瓜 9 克、升麻 3 克、白果 9 克、甘草 3 克。每日 1 剂,水煎 2 次,早晚分服。养肝血,固冲任,升提固托。⑦

15. 加减升陷汤(孙鲁川经验方)　生黄芪 18 克、柴胡 6 克、桔梗 3 克、升麻 6 克、山茱萸 18 克、党参 12 克、桑寄生 15 克、杜仲 15 克。每日 1 剂,水煎 2 次,早晚分服。补中益气,固摄下元。⑧

16. 益气升提方(何任经验方)　黄芪 12 克、白术 9 克、陈皮 4.5 克、党参 12 克、甘草 6 克、升麻 4.5 克、当归身 10 克、枳壳 6 克、柴胡 4.5 克。每日 1 剂,水煎 2 次,早晚分服。益气升提。⑨

17. 唐菊芳经验方　① 内服方:炙黄芪 30 克、党参 30 克、升麻 9 克、柴胡 9 克、枳壳 9 克、金樱子 12 克、怀山药 12 克、大枣 10 克。每日 1 剂,水煎 2 次,早晚分服。② 熏洗方:生莲蓬壳 30

① 夏桂成.中医临床妇产学[M].北京:人民卫生出版社,2007:223.
② 夏桂成.中医临床妇产学[M].北京:人民卫生出版社,2007:225.
③ 刘克龙.加味乌头汤治疗子宫脱垂 76 例[J].湖北中医杂志,2001,23(12):30-31.
④ 李祥云.袖珍中医妇科处方手册[M].上海:文汇出版社,2000:249-250.
⑤ 崔应珉,等.中华名医名方薪传妇科病[M].郑州:河南医科大学出版社,1999:100.
⑥ 崔应珉,等.中华名医名方薪传妇科病[M].郑州:河南医科大学出版社,1999:100-101.
⑦ 崔应珉,等.中华名医名方薪传妇科病[M].郑州:河南医科大学出版社,1999:101.
⑧ 崔应珉,等.中华名医名方薪传妇科病[M].郑州:河南医科大学出版社,1999:102.
⑨ 崔应珉,等.中华名医名方薪传妇科病[M].郑州:河南医科大学出版社,1999:103.

克、五倍子 12 克、枳壳 12 克。煎汤熏洗,每日 2 次。每日 1 剂,水煎后兑水,先熏后洗。①

18. **中药熏洗方** 蛇床子 30 克、五倍子 10 克、黄柏 10 克、苦参 10 克、苍术 10 克、升麻 10 克、柴胡 10 克、花椒 10 克、乌梅 15 克。上药水煎沸,置于盆中,烫时熏蒸,稍凉后坐浴,每次 15～30 分钟,每日 2 次,2 天更换 1 剂,3 剂为 1 个疗程;同时内服补中益气丸 6 克,每日 2 次。清热燥湿,法风杀虫,升提举陷。陈玲等以上方治疗 34 例子宫脱垂患者,Ⅰ度 21 例,Ⅱ度 10 例,Ⅲ度 3 例。结果:经治疗 2～4 个疗程,痊愈 19 例,好转 13 例,未愈 2 例。有效率达 94.12％。②

19. **加味赤石脂禹余粮汤** 赤石脂 18 克、禹余粮 18 克、生黄芪 40 克、党参 10 克、炒白术 12 克、升麻 9 克、枳壳 20 克、菟丝子 15 克、益智仁 15 克、补骨脂 12 克、干姜 6 克、炙甘草 6 克。每日 1 剂,水煎服,分早晚各 1 次。配合针刺子宫、长强、气海、百会、三阴交、足三里穴,选隔日 1 次,10 次为 1 个疗程。每晚做提肛缩肾法 1 次,每次 15 分钟。补中益气升提,培元固涩。常桃英等以上法治疗 20 例子宫脱垂患者,总有效率为 90％。③

单 方

1. **葛根** 组成:葛根。功效:葛根中的异黄酮成分是一种天然的雌激素受体调节剂,可减弱卵巢切除后引起的脂代谢紊乱,增加子宫重量。用法用量:葛根粉冲服,每次 50 克,每日 2 次。临床应用:李娟等将 100 例盆腔器官脱垂患者按照抽签法随机分为对照组与观察组各 50 例。观察组与对照组均予盆底肌电刺激联合生物反馈盆底肌训练,每日 2～3 次,每次 15 秒。观察组另予葛根粉冲服。结果:两组治疗后盆底肌力评分明显提高,观察组提高幅度明显大于对照组,差异具有统计学意义($P<0.05$)。④

2. **升阳举陷方**(李治方经验方) 组成:升麻 4 克、鸡蛋 1 个。功效:升阳举气。制备方法:升麻为末,将鸡蛋顶端钻一黄豆大圆孔,将药末放入蛋内搅匀。取白纸一块,蘸水将孔盖严,口向上平放于蒸笼内蒸熟。用法用量:鸡蛋蒸熟后去壳内服,早晚各 1 次,10 天为 1 个疗程。1 个疗程结束后,停药 2 天再服。⑤

3. **何天有经验方** 组成:生核桃皮 50 克。用法用量:取生核桃皮 50 克,水煎 200 毫升温洗。对Ⅰ度子宫脱垂者,均单用生核桃皮水外洗,每次 20 毫升,早晚各 1 次,1 周为 1 个疗程;对Ⅱ、Ⅲ度子宫脱垂者,除用上法外洗外,均配补中益气汤水煎内服,并加土炒生核桃皮 6 克研细冲服,每日 2 次,1 周为 1 个疗程。⑥

4. **房爱民经验方** 组成:党参 30 克、生猪大肠 1 段。适用于气虚或肾虚所致阴挺。制备方法:取生猪大肠 1 段约 30 厘米,将党参 30 克灌于肠内,两端以麻绳扎紧,入锅内加水适量(浸没大肠即可),文火煎煮 1 小时。用法用量:取大肠连同党参,每日 1 剂,早晚分服。临床应用:房爱民等以上方治疗 30 例阴挺患者,年龄 35～65 岁。其中子宫脱垂Ⅰ度 14 例,Ⅱ度 12 例,Ⅲ度 4 例。结果:Ⅰ度者 3～5 剂即愈,Ⅱ度者 10 余剂可愈,Ⅲ度者数 10 剂便愈。30 例中,有效 28 例,无效 2 例,有效率为 93.3％。⑦

5. **核桃皮**(煎剂外洗) 组成:核桃皮。功效:祛湿,促进子宫肌肉收缩和收敛。用法用量:对Ⅰ度子宫脱垂者,均单用生核桃皮外洗。取生核桃皮 50 克,水煎 2 000 毫升温洗,每次 20 分钟,早晚各 1 次,1 周为 1 个疗程。对Ⅱ、Ⅲ度子宫脱垂者,除用上法外洗,均配补中益气

① 崔应珉,等.中华名医名方薪传妇科病[M].郑州:河南医科大学出版社,1999:106.
② 陈玲,等.中药熏洗治疗子宫脱垂 34 例[J].中医外治杂志,1999(5):25.
③ 常桃英,等.加味赤石脂禹余粮汤治疗子宫脱垂[J].中医药研究,1995(3):42-43.
④ 李娟,等.葛根配合盆底康复治疗盆底功能障碍性疾病临床观察[J].西部中医药,2015,28(1):81-83.
⑤ 崔应珉,等.中华名医名方薪传妇科病[M].郑州:河南医科大学出版社,1999:104.
⑥ 崔应珉,等.中华名医名方薪传妇科病[M].郑州:河南医科大学出版社,1999:105.
⑦ 房爱民,等.验方治阴挺 30 例[J].时珍国药研究,1997,8(2):180.

汤水煎内服,并加土炒生核桃皮6克研细冲服,每日2次,1周为1个疗程。临床应用:何天有等以上方治疗42例子宫脱垂患者,其中Ⅰ度者15例,Ⅱ度者20例,Ⅲ度者7例。结果:经治疗痊愈27例,好转7例,无效8例,总有效率为80.9%。①

中 成 药

复方黄芪注射液(穴位注射)　组成:当归、黄芪、升麻各等份。功效:益气补血,升阳举陷,利水退肿。制备方法:水提酒精沉淀法。取当归加水浸透,用水蒸气蒸馏,收集蒸馏液750毫升,为1号溶液。取黄芪、升麻,煎煮1小时留其煎液,去药渣再加水用同法煎煮2次,合并3次煎煮液,过滤,浓缩至500毫升;加三倍量95%乙醇,摇匀,放置36小时,然后过滤,回收乙醇,再过滤,如不澄明,再用上法处理1~2次,反复至澄明;如再不澄明,加3%~5%滑石粉,搅匀,放置15分钟过滤,澄明为止,为2号溶液。将1、2号溶液合在一起,加吐温-80苯甲醇(浓度为1%),注射用水至全量,反复过滤至澄明,用3号垂溶漏斗过滤,广泛试纸(pH 6.5~7.5)即可,分装,灭菌。用法用量:注射取主穴维胞(提托)、子宫,配穴足三里、三阴交、曲骨、中极、次髎等。主穴和配穴每次各选1对,交替注射(腹部穴只选1个)。主穴每穴每次2毫升,配穴每穴每次1毫升,每日注射1次,7日为1个疗程。每疗程间隔3~5天。痊愈后,每周可注射1次,坚持1个月,以巩固疗效。临床应用:傅强以上方治疗82例子宫脱垂患者,其中Ⅰ度42例,Ⅱ度12例,Ⅲ度脱垂28例。结果:痊愈14例,好转54例,无效14例。总有效率为82.93%。治疗后1个月、3个月、半年随访复查,随访病例大多经过体力劳动,从复查效果看,黄芪针对Ⅰ、Ⅱ度效果较好,Ⅲ度相对较差。病程越短疗效越好,病程越长疗效越差。②

---

① 何天有,等.核桃皮煎剂外洗治疗子宫脱垂42例[J].陕西中医,1990,11(7):307.
② 傅强.复方黄芪注射液穴位注射治疗子宫脱垂82例[J].河南中医,2001,21(4):53-54.

压力性尿失禁

概　　述

压力性尿失禁(SUI)是最常见的女性尿失禁类型,指腹压的突然增加导致尿液不自主流出,不是由逼尿肌收缩压或膀胱壁对尿液的张力压引起的。中国2006年流行病学调查结果显示我国成年女性SUI的发病率高达18.9%。该病可通过改变生活方式、盆底肌训练、药物和手术治疗,预后良好。

本病临床特征是正常状态下无遗尿,由腹压的突然增加导致尿液不自主流出。分为解剖型和尿道内括约肌障碍型。90%以上的病例为解剖型压力性尿失禁,由盆底组织松弛引起,盆底支持结构缺损而使膀胱颈或近尿道脱出于盆底外。不到10%的患者是尿道内括约肌障碍型,为先天发育异常所致。

几乎所有的下尿路症状及许多阴道症状都可见于压力性尿失禁。腹压增加下不自主溢尿是最典型的症状,而尿频、尿急、急迫尿失禁和排尿后膀胱区胀满感亦是常见的症状。约80%的压力性尿失禁患者伴有膀胱膨出。

本病属中医"遗溺"范畴,又名"膀胱咳"。《诸病源候论》曰:"小便不禁者,肾气虚,下焦受冷也。肾主水,肾虚下焦冷,不能温制其水液,故小便不禁也。"《素问·宣明五气论》载:"膀胱……不约为遗溺。"《灵枢·本输》言:"虚则遗溺"。《景岳全书·杂证谟》曰:"遗溺一证,有自遗者,以睡中而遗失也。有不禁者,以气门不固而频数不能禁也。又有气脱于上则下焦不约而遗失不觉者,此虚极之候也。"《类证治裁》卷七载:"大抵遗溺失禁,由肺肾膀胱气虚。肺虚,补中益气汤加五味、牡蛎;

肾虚,菟丝子散;膀胱虚,固脬丸;夹寒,家韭子丸;挟热,白薇散;滑脱,秘元丹、牡蛎丸;命火衰,右归饮、巩隄丸。"《景岳全书·杂证谟》指出:"有热客肾部而遗尿者,……其证发热作渴,或时闭涩,或时自遗,或阴挺不能约制。午前小剂补中益气加黑山栀;午后大剂生料六味丸加五味子,常服自效。夏月暑病遗尿者,白虎加人参汤。一服即应。有先因病淋,服利药太多,致溺不禁者,补中益气稍佐制附子。有所伤损,污血畜于胞中,亦令遗失,鹿角屑炙黄为末,和桃仁泥等分,酒调三钱。咳而遗溺,属膀胱,茯苓甘草汤;不应,五苓散。小儿胎中受冷遗尿,一味补骨脂,炒研,临卧红酒调服,即不遗。"亦可用桑螵蛸、肾气丸加金樱子、补骨脂等方治疗。参见《景岳全书》遗尿、小便不禁条。

辨 证 施 治

1. 肝郁肾虚证　主症:情绪抑郁,胁胀作痛,口苦,腰膝酸软,足跟痛,尿频或尿难控。兼症:胸胁满闷,手足心热,大便干结或溏泄,带下清稀等。舌淡苔白,脉弦细无力。治宜温肝、理气、固肾。方用天台乌药散加减:乌药15克、木香10克、炒小茴香10克、青皮(去白)10克、炒高良姜12克、槟榔10克、川楝子15克、桑螵蛸10克、覆盆子10克、制吴茱萸5克。每次1袋,每日2次。临床观察:张春梅以上方治疗60例女性压力性尿失禁患者。随机分为观察组和对照组各30例,观察组采用口服天台乌药散加减治疗及盆底肌训练,对照组采用盆底肌训练,比较两组治疗效果。结果:观察组的治疗总有效率为90.0%,显著高于对照组的76.7%

（$P < 0.01$）。[1]

2. 脾气虚证　症见咳嗽、喷嚏、提举重物或体位改变等腹内压突然增高时，尿不自主流出。治宜益气升阳、补气健脾、纳固肾气。方用加味补中益气汤：黄芪、白术、陈皮、升麻、柴胡、党参、甘草、当归、枸杞子、菟丝子、覆盆子、益智仁、乌药、金樱子等。每日 1 剂，每煎约 200 毫升，早晚各一煎。临床观察：周菲菲和谢臻蔚等以上方治疗 46 例女性压力性尿失禁患者，4 周为 1 个疗程，疗效满意。[2]

经　验　方

1. 温肾固摄汤　党参、炒白术、益智仁、白果、葛根、煅龙骨、煅牡蛎、淫羊藿、桂枝、白芍、补骨脂、桑螵蛸、炮姜、陈皮、炙甘草。每日 1 剂，早晚饭后 20 分钟温服 150 毫升，2 周为 1 个疗程，连续服用 4 个疗程。陈莹莹等将 65 例中老年女性压力性尿失禁患者随机分为温肾固摄汤组 35 例与常规治疗组 30 例。常规治疗组患者单独接受 8 周凯格尔训练，温肾固摄汤组患者在凯格尔训练的基础上联合温肾固摄汤治疗。比较两组患者治疗后国际尿失禁咨询委员会尿失禁问卷简表（ICI‐Q‐SF）评分、3 天平均 24 小时尿失禁次数和中止试验的差异。结果：两种治疗方案均可明显改善压力性尿失禁患者临床症状、ICI‐Q‐SF 评分、3 天平均 24 小时尿失禁次数和中止试验。温肾固摄汤组患者 ICI‐Q‐SF 评分的改善程度显著优于常规治疗组（$P < 0.05$）；两组患者 3 天平均 24 小时尿失禁次数、中止试验和临床疗效上无明显差异（$P > 0.05$）；治疗结束后 3 个月再次随访患者，常规治疗组比温肾固摄汤组有多例出现病情复发，两组在 ICI‐Q‐SF、3 天平均 24 小时尿失禁次数上具有显著差异（$P < 0.05$），中止试验阳性人数虽然无显著差异（$P > 0.05$），但是常规治疗

组仍较治疗结束时明显减少（$P < 0.05$）。[3]

2. 补脾固活汤　川芎 15 克、煅牡蛎 30 克、当归 10 克、党参 20 克、茯苓 20 克、煅龙骨 30 克、芡实 15 克、柴胡 10 克、丹参 20 克、升麻 6 克、桑螵蛸 15 克、炙甘草 6 克、炙黄芪 30 克、炒白术 15 克。水煎服，每日 2 次，每次 200 毫升。梁艳将 76 例产后压力性尿失禁患者随机分为观察组和对照组各 38 例。两组均行常规盆底肌训练，观察组加用补脾固活汤治疗。两组均治疗 4 周。结果：观察组Ⅰ类和Ⅱ类肌纤维肌电值、腹压漏尿点压（VLPP）、膀胱顺应性（BC）、最大尿道闭合压（P_{MUC}）水平及健康状况调查简表（SF‐36）评分明显高于对照组（均 $P < 0.05$）。[4]

3. 固本止溺方　黄芪 30 克、党参 10 克、当归 15 克、川续断 10 克、山茱萸 10 克、山药 15 克、升麻 6 克、诃子 10 克、白僵蚕 6 克。每日 1 剂，水煎，早晚分服。李利娜将 95 例女性压力性尿失禁患者随机分为治疗组 48 例和对照组 47 例。对照组给予盆底功能锻炼，治疗组在对照组的基础上加服固本止溺方。两组均持续治疗 4 周后判定疗效。结果：治疗组痊愈 14 例，显效 16 例，有效 15 例，无效 3 例，有效率为 93.75%；对照组痊愈 9 例，显效 12 例，有效 13 例，无效 13 例，有效率为 72.34%。两组疗效对比，差异有统计学意义（$P < 0.05$）。[5]

4. 通阳化气汤加减　党参 20 克、白术 10 克、焦山楂 10 克、陈皮 10 克、砂仁（后下）3 克、乌药 6 克、薤白 20 克、山药 20 克、益智仁 10 克、干姜 2 克、桂枝 10 克、茯苓 10 克、杏仁 10 克、前胡 10 克。随症加减：咳甚，气粗痰多黄黏，口渴身热，属风热外袭，加鱼腥草 15 克、桑叶 10 克、芦根 10 克、黄芩 5 克；伴咽痒，气急、鼻塞，流清涕，恶寒无汗等症状，考虑风寒外袭，加麻黄 10 克、荆芥 10 克、白芷 10 克；咳而遗尿，以干咳为主，痰少，身热，苔薄、舌红、干而少津、脉数，属燥邪伤肺，加玉

① 张春梅.天台乌药散加减治疗女性压力性尿失禁的临床研究［J］.中国现代医生，2017，55(30)：131－134，142.
② 周菲菲，谢臻蔚，等.加味补中益气汤治疗女性压力性尿失禁 46 例［J］.实用中医药杂志，2013，29(10)：852－853.
③ 陈莹莹，李冀，等.温肾固摄汤治疗中老年女性 SUI 的临床观察［J］.中医药学报，2020，48(1)：30－34.
④ 梁艳.补脾固活汤配合盆底肌训练治疗产后压力性尿失禁临床观察［J］.实用中医药杂志，2020，36(1)：24－25.
⑤ 李利娜.固本止溺方联合盆底肌功能锻炼对女性压力性尿失禁患者尿动力学的影响［J］.中医研究，2019，32(3)：38－41.

竹 20 克、沙参 10 克；若咳嗽阵作，伴咽痒，痰少有时夹血丝，心烦，夜寐不安，舌红苔薄，脉弦滑，属肝火旺盛，加天麻 10 克、夏枯草 15 克、龙胆草 3 克；咳嗽日久，自汗怕风，腰膝酸软，动则汗出，舌淡胖嫩，苔白腻，脉沉，考虑肺肾两虚，加黄芪 10 克、五味子 10 克、桑螵蛸 10 克。上药水煎至 200 毫升，每日 1 剂，早晚各 1 次。补气健脾，通阳散寒，调畅气机。庄晓丹等将 60 例膀胱咳随机分为对照组与观察组各 30 例。对照组与观察组均采用盆底生物反馈联合电刺激的方法。观察组同时采用上方治疗，7 天为 1 个疗程，连续服用 3 个疗程后观察疗效。结果：总有效率观察组为 93.33%，对照组为 66.67%，两组比较差异有显著性（$P < 0.05$）。①

5. 缩泉丸加味　台乌药 10 克、益智仁 10 克、怀山药 10 克、菟丝子 10 克、金樱子 10 克、芡实 10 克、五味子 10 克、女贞子 10 克、墨旱莲 10 克、煅牡蛎 30 克。随症加减：前期，加川黄柏 10 克、车前子 10 克、粉萆薢 10 克；后期，加炙黄芪 10 克、潞党参 10 克、炒白术 10 克。补肾固精，收敛固涩，兼顾脾肺之气。每日 1 剂，水煎服。10 剂为 1 个疗程。配合温针灸：选关元、气海、三阴交、阴陵泉、水道，给予温针灸，每日 1 次，每次留针 30 分钟，10 天为 1 个疗程。梅春林等将 60 例确诊为压力性尿失禁患者随机分为治疗组和对照组各 30 例。对照组服用加味缩泉丸方。治疗组用温针灸合缩泉丸加味治疗。结果：治疗组显效 21 例，有效 5 例，无效 4 例，总有效率为 86.7%；对照组显效 10 例，有效 9 例，无效 11 例，总有效率为 63.3%。两组总有效率比较有显著差异（$P < 0.05$）。②

6. 苓桂术甘汤合固脬汤合补中益气汤加减　茯苓 12 克、桂枝 10 克、白术 20 克、沙苑子 15 克、益智仁 15 克、覆盆子 15 克、桑螵蛸 15 克、乌药 15 克、补骨脂 12 克、炙甘草 6 克、黄芪 30 克、柴胡 10 克、升麻 6 克。随症加减：若小腹坠胀症状明显

者，可重用黄芪、党参补气健脾；若兼有血瘀者，可酌加三棱、莪术、琥珀活血通淋；若伴腰痛，可加杜仲、续断、桑寄生壮腰强骨；若少腹疼痛，加小茴香、延胡。共 7 剂，每日 1 剂，水煎服。祛痰化饮，补中暖肾。王恒等以上方治疗 1 例压力性尿失禁患者，疗效满意。③

7. 益气温阳中药　党参 15 克、黄芪 15 克、当归 12 克、陈皮 10 克、升麻 5 克、柴胡 5 克、炙甘草 10 克、淫羊藿 10 克、巴戟天 10 克、吴茱萸 10 克、肉豆蔻 10 克、五味子 10 克、枸杞子 10 克、补骨脂 10 克、金樱子 10 克、芡实 10 克。水煎 2 次，共取汁 400 毫升，分早晚 2 次温服。益气，温阳，固涩。肖春风等将 130 例老年女性压力性尿失禁患者随机分为治疗组与对照组各 65 例。对照组采用口服盐酸米多君 2.5 毫克（1 片），每日 3 次，分别在早晨起床前服用、午间服用和下午服用。治疗组采用口服益气温阳中药，治疗后行 ICS1 小时尿垫试验，观察尿失禁程度变化。结果：治疗组总有效率为 87.68%，对照组总有效率为 66.15%，治疗组明显优于对照组，差异有统计学意义（$P < 0.05$）。④

8. 益气固肾汤　党参 20 克、黄芪 30 克、芡实 15 克、桑螵蛸 15 克、煅龙骨 15 克、炙甘草 10 克、白术 15 克、山茱萸 15 克、当归 15 克、柴胡 15 克、升麻 10 克。随症加减：肾阳虚者，加补骨脂 15 克、菟丝子 15 克；肾阴虚者，加女贞子 15 克、墨旱莲 15 克。每日 1 剂，水煎服，早晚分服。补中益气，固肾止遗，增强脏腑功能。杨冬梅等将 80 例压力性尿失禁患者随机分为对照组与治疗组各 40 例。对照组与治疗组均采用盆底肌训练。治疗组另用上方治疗。均 8 周为 1 个疗程，观察疗效。结果：治疗组总有效率为 85%，对照组总有效率为 50%，治疗组明显高于对照组（$P < 0.05$）。⑤

9. 醒脾升陷汤　黄芪 20 克、白术 12 克、桑寄生 12 克、川续断 12 克、山茱萸（去净核）20 克、龙

① 庄晓丹，等.通阳化气法治疗膀胱咳临床观察[J].江西中医药，2017,48(3)：42 - 43.
② 梅春林，等.温针灸合缩泉丸方治疗压力性尿失禁临床观察[J].山西中医，2017,33(9)：37 - 39.
③ 王恒，等.胡遵达从痰饮论治压力性尿失禁经验总结[J].湖南中医杂志，2015,31(4)：35 - 36.
④ 肖春风，等.益气温阳中药治疗老年女性压力性尿失禁 65 例[J].河南中医，2013,33(7)：1100 - 1101.
⑤ 杨冬梅，等.益气固肾汤联合盆底肌训练治疗压力性尿失禁 40 例[J].江西中医药，2012,43(5)：42 - 43.

骨(捣)18克、牡蛎(捣)18克、川草薢12克、炙甘草6克。每日1剂,水煎服,1个月为1个疗程。升补脾气,固摄小便。崔建锋等将42例女性压力性尿失禁患者随机分为治疗组22例与对照组20例。对照组采用盆底肌训练。治疗组在盆底肌训练的同时加用醒脾升陷汤治疗。连续治疗12周后评价临床疗效。结果:治疗组有效率为81.81%,显著高于对照组的45.00%($P<0.05$)。[1]

10. 荣络固孚汤　黄芪30克、当归15克、熟地黄15克、山药20克、枸杞子15克、覆盆子15克、五味子15克、益智仁15克、桑螵蛸15克、紫河车15克、乌药15克、甘草10克。每次服1袋,每日2次。荣养脉络,补肾固泉缩尿。梁子彬等将127例女性压力性尿失禁患者随机分为治疗组69例与对照组58例。对照组采用缩泉丸口服,每次服9克,每日2次。治疗组采用自拟荣络固孚汤。连服4周后观察疗效。结果:治疗组有效率为86.96%,对照组有效率为72.41%。[2]

11. 升阳缩尿汤　黄芪30克、党参15克、白术12克、山药15克、桑螵蛸12克、益智仁15克、金樱子15克、五味子10克、柴胡10克、升麻6克、肉桂6克、甘草6克。随症加减:若肺脾气虚为主者,加重党参用量20～30克;纳差者,加炒谷10克、麦芽10克;苔腻湿重者,减五味子,加生薏苡仁30克、白豆蔻12克;畏寒肢冷者,加附子(先煎)12克;尿失禁严重者,加煅龙牡20～30克。每日1剂,水煎服,分早、晚饭后各服200毫升。王恺以上方治疗37例压力性遗尿患者,所有观察患者服用自拟升阳缩尿汤30天,并每日配合盆腔肌锻炼。结果:1度尿失禁中21例治愈18例,1例因故中途退出,3例剧烈咳嗽时仍偶有尿失禁;2度尿失禁13例中,治愈9例,3例恢复到1度,1例无效;3度尿失禁3例中,1例恢复到1度,2例无效。本组治愈27例,有效4例,总有效率83.78%(服5剂而愈者1例,10剂而愈者2例,15

剂而愈者8例,20剂以上而愈者26例)。[3]

12. 蛇梅散　黄芪30克、蛇床子15克、土茯苓30克、苦参15克、黄柏15克、赤芍15克、乌药15克。上药水煎外阴熏洗,每天1次,每次40分钟,疗程为6周。马玉芳等将114例女性压力性尿失禁患者随机分为治疗组60例和对照组54例。治疗组患者用自拟蛇梅散熏洗配合盆底肌锻炼治疗,对照组患者单纯盆底肌锻炼。结果:治疗组和对照组的总有效率分别为93.33%、74.07%,两组比较差异具有显著性($P<0.05$)。[4]

13. 益气固涩法自拟方　益智仁10克、台乌药3克、白术15克、芡实15克、山药15克、党参20克、炙黄芪25克、菟丝子10克、金樱子10克、煅龙骨20克、桑螵蛸10克。随症加减:肾气虚寒者,加炮附片9克;肝肾阴虚者,加女贞子20克、墨旱莲20克;挟湿热者,加鱼腥草20克。上药头煎加水400毫升,水煎30分钟,取汁200毫升,二煎加水200毫升,取汁150毫升,两煎混合,每日1剂,分2次服。补脾肺之气,温肾固精,缩尿止遗。黄秀月将53例老年女性压力性尿失禁患者随机分为治疗组30例与对照组23例。对照组与治疗组均采用倍美力口服,每日1次,每次1片。治疗组另加用益气固涩法自拟方加减。两组均以治疗3周为1个疗程。结果:治疗组总有效率为83.33%,对照组总有效率为65.22%。[5]

14. 补气固脬汤　黄芪30克、党参15克、白术15克、升麻6克、柴胡6克、益智仁10克、山茱萸10克、桑螵蛸10克、乌药10克、胡桃仁12克、肉桂3克、麻黄3克、甘草5克。随症加减:若气虚明显者,加红参(另炖)6克;阳虚甚者,加制附片6克、补骨脂10克;若血虚,加当归10克、熟地黄15克;若阴虚,去肉桂、麻黄,加女贞子10克、墨旱莲10克。每日1剂,水煎2次温服。益气升阳,补肾固脬。承选生以上方加减治疗48例尿失禁患者。结果:痊愈36例,显效10例,无效2例。

① 崔建锋,等.醒脾升陷汤联合盆底肌训练治疗女性压力性尿失禁22例[J].河南中医,2012,32(4):447-448.
② 梁子彬,等.荣络固孚汤治疗女性压力性尿失禁69例临床观察[J].四川中医,2011,29(6):86.
③ 王恺.自拟升阳缩尿汤辅以功能锻炼治疗压力性遗尿37例[J].中国实验方剂学杂志,2010,16(5):247-248.
④ 马玉芳,等.蛇梅散熏洗治疗女性压力性尿失禁60例[J].陕西中医,2010,31(7):794-795.
⑤ 黄秀月.益气固涩法治疗老年女性压力性尿失禁30例[J].福建中医药,2008,39(6):35-36.

总有效率为 95.83％。①

15. 补肾控尿汤 党参 20 克、黄芪 30 克、怀山药 30 克、菟丝子 10 克、山茱萸 10 克、枸杞子 10 克、杜仲 10 克、熟地黄 10 克、覆盆子 10 克、五倍子 10 克、龙骨(先煎)20 克、五味子 6 克。随症加减：属肾阳虚者，减去熟地黄、枸杞子，加肉桂 6 克、乌药 10 克、益智仁 10 克；属肾阴虚者，减去党参、黄芪，加女贞子 20 克、墨旱莲 20 克。温肾补肾，摄精缩尿。王乃汉以上方加减治疗 16 例压力性尿失禁患者。结果：16 例患者均治愈。其中服药 30～40 剂而告愈者 11 例，服药 40～50 剂而告者 4 例，服药 60 剂而告愈者 1 例。②

单 方

附子饼(艾灸) 组成：附子、艾绒。制备方法：把附子 10 克研成末状，加黄酒 5 毫升调制糊状，然后用模具制成直径 3 厘米、厚 0.8 厘米左右饼状，再在中间用无菌针刺 10 个小孔；将艾绒做成约 2 克圆锥状艾炷，底面直径 2 厘米。用法用量：选择神阙、气海、关元、中极、子宫等穴位，把附子饼放于选取穴位，把艾炷放于附子饼上施灸，每次 2～4 穴，以患者皮肤发红但未起泡为宜。临床应用：肖夏清等将 86 例产后压力性尿失禁患者随机分成研究组和对照组各 43 例。对照组与观察组均用盆底康复治疗仪治疗，每次 20～30 分钟。研究组另联合隔附子饼灸治疗。每周 2 次，10 次为 1 个疗程，对比两组临床疗效。结果：总有效率研究组为 95.4％，对照组为 81.4％，两组相比差异有统计意义($P<0.05$)。③

中 成 药

1. 补中益气颗粒 组成：黄芪、人参、白术、炙甘草、陈皮、当归、升麻、柴胡等(北京汉典制药生产，国药准字 Z20040120)。功效：补中，益气，升阳，健脾。用法用量：口服，每次 3 克，每日 3 次，1 个月为 1 个疗程。临床应用：马艳群等将 60 例产后压力性尿失禁患者随机分为补气组、西医组各 30 例。西医组与补气组均给予神经肌肉电刺激、功能恢复锻炼。补气组同时给予补中益气颗粒，总疗程 3 个月。结果：治疗后，补气组的气短、神疲、乏力、懒言、自汗症状及症候总分均低于西医组，静息状态下及张力状态下肛提肌裂孔的左右径、前后径、周长测定值均低于西医组，阴道肌电压测定值均高于西医组，差异均有统计学意义(均 $P<0.05$)。治疗后，补气组治愈率为 76.67％，显效率为 23.33％；西医组患者治愈率为 56.67％，显效率为 40.00％，无效率为 3.33％。补气组的治疗效果优于西医组，差异有统计学意义($P<0.05$)。④

2. 芡实颗粒 组成：黄芪、党参、炒白术、茯苓、丹参、川芎、当归、桑螵蛸、覆盆子、芡实、柴胡、枳实、甘草等(中国中医科学院西苑医院药房制备)。功效：健脾益气，益肾固摄，活血化瘀。用法用量：每次 1 袋，每日 2 次，温水冲服。临床应用：高虹等将 152 例轻中度压力性尿失禁患者随机分为观察组和对照组各 76 例。对照组与观察组均以持续收缩动作和快收快放动作进行盆底肌训练治疗，每周 3 次，隔日 1 次，连续 8 周。训练期间若及月经周期，则暂停数日至月经结束，经期不纳入治疗时间，且研究期间禁止其他康复训练。观察组另用芡实颗粒，连续 4 周为 1 个疗程，共计 2 个疗程。结果：观察组临床痊愈率、显效率和总有效率均高于对照组，差异有统计学意义(均 $P<0.05$)。⑤

3. 举元煎颗粒 组成：人参、炙黄芪、炙甘草、升麻、桔梗、白术。功效主治：理气健脾，升陷举托，温肾固摄，缩尿止禁；适用于气虚型压力性尿失禁。用法用量：目前该法采用颗粒剂型，每日 2 次，早晚饭后 1 小时 200 毫升温水冲服。临

① 承选生.自拟补气固脬汤治疗尿失禁 48 例观察[J].中医药学刊,2001,18(1)：76.
② 王乃汉.补肾控尿汤治愈压力性尿失禁 16 例[J].湖北中医杂志,1992,14(2)：24.
③ 肖夏清,等.隔附子饼灸联合盆底康复治疗仪对产后压力性尿失禁的疗效观察[J].内蒙古医学杂志,2018,50(6)：689－690.
④ 马艳群,杨欣,等.补中益气颗粒治疗产后压力性尿失禁患者的临床效果分析[J].中国妇幼保健,2018,33(12)：2692－2694.
⑤ 高虹,等.芡实颗粒联合盆底肌训练治疗女性轻中度压力性尿失禁的临床观察[J].中华中医药学刊,2018,36(8)：1939－1942.

床应用：王璐璐等选取 605 例产后盆底肌力≤3 级的产妇作为研究对象，按照自愿选择的原则分为观察组 298 例及对照组 307 例。对照组与观察组均采用单纯生物反馈电刺激治疗。观察组另服用举元煎颗粒。1 个月为 1 个疗程。结果：治疗后，两组压力性尿失禁发生率分别为 0.34％ 及 0.98％，显著低于治疗前的 6.38％ 及 7.17％，两组治疗前后组内比较差异均有统计学意义（均 $P<0.05$），但治疗后两组间差异无统计学意义 （$P>0.05$）。①

4. 补中益气丸　组成：黄芪、人参、炙甘草、升麻、柴胡、当归、白术（河南省宛西制药股份有限公司生产，国药准字 Z41021825）。功效：补中益气，升阳举陷。用法用量：口服，每次 8 粒，每日 3 次。临床应用：姚嵩梅等将 122 例压力性尿失禁患者随机分为观察组与对照组各 61 例。对照组患者坚持盆底肌锻炼，包括力量、耐力及协调力训练。观察组在盆底肌锻炼同时口服补中益气丸。4 周为 1 个疗程，共治疗 4 个疗程。治疗结束后对比两组患者临床疗效，检测治疗前后最大尿道外

压、最大尿道闭合压变化情况，比较两组患者治疗结束及 3 个月后随访期的 24 小时尿失禁次数，并记录与试验用药相关的不良反应发生情况。结果：总有效率观察组为 93.44％，对照组为 78.69％，观察组总有效率高于对照组，两组比较差异有统计学意义（$P<0.05$）。②

5. 五子益肾口服液　组成：枸杞子、菟丝子、北五味子、覆盆子、车前子、黄芪、桑螵蛸、益智仁（10 毫升/支）。功效：补益肾气，止遗固摄。临床应用：顾坚毅等将 90 例压力性尿失禁患者随机分为治疗组和对照组各 45 例。治疗组给予五子益肾口服液，每次 1 支，每日 3 次。对照组给予缩泉胶囊（0.3 克×60 粒）口服，每次 6 粒，每日 3 次。两组均以 1 个月为 1 个疗程，连续服用 3 个疗程。治疗 3 个月后进行疗效评估。采用 1 小时尿垫试验和国际尿失禁咨询委员会尿失禁问卷调查表评价治疗效果。结果：与治疗前比较，两组患者治疗后 1 小时尿垫试验漏尿量明显减少，尿失禁问卷症状评分均得到改善（$P<0.05$）；总有效率治疗组为 76.19％，对照组为 62.79％，治疗组优于对照组（$P<0.05$）。③

---

① 王璐璐,等.举元煎颗粒剂联合生物反馈电刺激在产后盆底功能障碍性疾病中的应用价值[J].中华全科医学.2017,15(11)：1918-1921.
② 姚嵩梅,高永梅,等.补中益气丸治疗女性压力性尿失禁临床疗效观察[J].中国妇幼保健,2016,31(15)：3037-3039.
③ 顾坚毅,赵建华,等.五子益肾口服液治疗女性压力性尿失禁临床研究[J].中国中医药信息杂志,2015,22(10)：35-37.

妊娠疾病

流　产

概　述

对于妊娠流产周数,不同国家有不同的定义。我国将妊娠不足 28 周、胎儿体重不足 1 000 克而终止妊娠者称流产。发生在妊娠 12 周前的流产称为早期流产,发生在妊娠 12 周至不足 28 周的称为晚期流产。流产又分为自然流产和人工流产,自然流产的发病率占全部妊娠的 15% 左右,多数为早期流产。先兆流产若阴道流血停止、腹痛消失、B 超证实胚胎存活,可继续妊娠。如果临床症状加重,亦可进一步发展为各类流产。若处理得当一般无不良后果;若处理不当或不及时可导致严重贫血感染,甚至发生休克死亡。

流产的临床特征是停经后出现阴道流血和腹痛。夫妻染色体异常和胚胎染色体异常,母体内分泌失调如黄体功能不全、多囊卵巢综合征、高泌乳素血症、甲状腺疾病、糖尿病,母体生殖道的异常如子宫畸形、子宫腔粘连综合征、宫颈机能不全、子宫肌瘤,以及生殖道感染和不健康生活方式等都与流产相关。80% 以上的流产发生在妊娠 12 周以内,随后流产率迅速下降。

早期流产的全过程均伴有阴道流血后出现阵发性下腹疼痛,特点是阴道流血在先,腹痛在后。晚期流产时,胎盘已形成,一般出血不多,特点是先有腹痛,然后出现阴道流血。

根据自然流产的不同发展阶段介绍几种常见的临床类型。(1)先兆流产:指妊娠 28 周前,先出现少量的阴道流血,常为暗红色,或为血性白带,有时可达 4~5 天至 1 周以上。在流血出现后数小时至数周,继而出现阵发性下腹痛或腰痛。妇科检查宫口未开,胎膜完整,无妊娠物排出,子宫大小与停经时间相符。经治疗和休息后症状消失可继续妊娠;如症状加重,可能发展为难免流产。(2)复发性流产:连续发生 2 次或 2 次以上的自然流产称为复发性流产。流产时可以表现为停经后阴道出血和腹痛,部分患者没有临床症状。(3)流产合并感染:在流产过程中,若阴道流血时间过长、有组织残留于宫腔内或非法堕胎等,会引起宫腔内感染,严重时感染可扩展到盆腔、腹腔甚至全身,并发盆腔炎、腹膜炎、败血症及感染性休克等,此种情况称为流产感染。腹部检查时可见压痛、反跳痛和肌紧张。妇科检查:子宫及附件压痛明显,阴道有灼热感,可有脓性白带或败酱样血性分泌物,有臭味。严重时可有盆腔腹膜炎、败血症,甚或中毒性休克症状。

本病属中医"胎漏""胎动不安"等范畴。东汉张仲景的《金匮要略·妇人妊娠病脉证并治》第二十中就有妊娠后出现阴道流血,小腹疼痛等相关描述,如"妇人有漏下者……假令妊娠腹中痛,为胞阻。"认识到胎漏与癥瘕有关,"妇人宿有癥病,经断未及三月,而得漏下不止,胎动在脐上者,为癥痼害……所以血不止者,其癥不去故也。当下其癥,桂枝茯苓丸主之"。隋代巢元方从外感邪气及饮食因素立论,如《诸病源候论》云:"胎动不安者,多因触冒冷热,或饮食不节所致。"明代张景岳从实、虚两个方面对本病进行论述,认为其实者与实热之邪有关,如《景岳全书·妇人规》曰:"凡胎热者,血易动,血动者,胎不安。"其虚者"因脾肾气陷、命门不固而发病"。提出气血两虚是本病发病的重要病理基础,其在《妇人规》中曰:"胎气因虚而不安者,最难调停,其有先天之虚者,亦有后天之虚者,但总不离气血之虚。"清代《傅青主女科》中云:"故胎成于气,亦摄于气,气旺则胎牢,气衰则胎堕。"古代医家对本病病因病机的认识可分为虚、实两端，实者可因外感热、寒、风之邪气，或饮食所伤，或癥瘕积聚，或暴怒，致血热或胞寒或瘀血而引起胎动不安；虚者可因肾脏亏虚、脾肾气虚、血虚、气血两虚等原因，导致冲任受损，胎元不固而发病。

本节主要介绍自然流产不同发展阶段的先兆流产、复发性流产及流产合并感染。

先 兆 流 产

辨 证 施 治

1. 黄熙理分2型

（1）脾肾两虚型　主症：阴道少量出血，色淡；腰酸痛；食欲缺乏，大便溏泄。次症：腹胀，头晕耳鸣，神疲肢倦。舌淡苔薄白，脉细滑。治宜健脾滋肾、安奠二天。方用寿胎Ⅰ号方：菟丝子15克、续断15克、桑寄生15克、党参10克、黄芪15克、炒白术10克、淮山药15克。

（2）肾虚内热型　主症：阴道少量出血，色鲜红或深红；腰酸痛或小腹下坠；口干咽燥。次症：双膝酸软，夜尿频多，心烦少寐，手足心热，小便短黄，大便干结。舌红苔黄，脉细滑数。治宜滋阴补肾、清热安胎。方用寿胎Ⅱ号方：女贞子15克、墨旱莲15克、菟丝子15克、续断15克、桑寄生15克、黄芩10克、炒白术10克、白花蛇舌草15克、连翘10克。

随症加减：阴道出血，加地榆炭15克、侧柏炭15克、苎麻根10克；腰酸明显，加黑杜仲10克、金毛狗脊10克；大便秘结，加柏子仁15克、火麻仁15克；恶心呕吐等早孕反应明显，加陈皮6克、紫苏梗6克、柿蒂10克、竹茹15克。临床观察：沈燕慧等将325例胎动不安患者随机分为A组225例与B组100例。A组采用黄熙理自拟寿胎系列方治疗，根据辨证分型，A1组脾肾两虚型（115

例）胎动不安患者采用寿胎Ⅰ号方治疗，A2组肾虚内热型（110例）胎动不安患者采用寿胎Ⅱ号方治疗。每日1剂，每日2次，均采用中药饮片（北京康仁堂药业有限公司生产）。B组采用地屈孕酮治疗，口服，每次10毫克，每隔8小时服用1次，起始剂量为每次40毫克。结果：A1组与A2组患者的临床疗效比较，比较总有效率（93.91%、93.63%），两组差异无统计学意义（$P>0.05$）；A组与B组患者临床疗效比较，A组患者的总有效率明显高于B组（93.78%、82.00%），两组差异有统计学意义（$P<0.05$）。[①]

2. 高慧分5证

（1）肾气不足证　妊娠期阴道漏红，量少色淡，腰酸腹坠，或伴头晕耳鸣，小便频数，或有流产史。舌淡，苔白，脉沉滑尺弱。治宜补肾益气安胎。方用寿胎丸：菟丝子120克、桑寄生60克、续断60克、阿胶60克。随症加减：若兼小便失禁者，加益智仁、覆盆子以温肾固涩；若兼失眠者，加炙远志、炒酸枣仁、茯神以宁心安神、交通心肾；若腰酸、坠痛明显者，加炙黄芪、升麻以益气升阳，或可改用安奠二天汤；若阴道流血量多，加艾叶、仙鹤草以止血安胎，或改用补肾安胎饮。水化阿胶和为丸。每次6克，一日2次，开水送下。亦可作汤剂，用量按原方比例酌定。

（2）气血亏虚证　妊娠期阴道漏红，量少，色淡质薄。腰酸腹坠，神疲肢软，心悸气短，面色少华。舌质淡，苔薄白，脉细滑。治宜补气养血安胎。方用胎元饮：人参6克、当归6克、杜仲6克、芍药6克、熟地黄6～9克、白术4.5克、炙甘草3克、陈皮2.1克。随症加减：小腹下坠明显者，加黄芪、升麻以益气升提；若兼带下量多者，加补骨脂、五味子以固肾止带；若偏于血虚，心悸失眠者，加何首乌、龙眼肉、合欢皮以养血安神；若因房事动血者，加续断、阿胶以固肾止血安胎，或改用八物胶艾汤；若兼大便溏者，去熟地黄，倍白术，加黄芪以益气健脾。每日1剂，水煎服。

（3）血瘀证　妊娠期阴道少量出血，色暗红，

① 沈燕慧，黄熙理.黄熙理教授自拟寿胎系列方治疗胎动不安患者的临床疗效[J].中国医药指南，2020,18(23)：7－11.

质稠,或小腹拘急而痛,腰酸下坠,或有堕胎、小产病史,舌暗红或有瘀点,脉弦滑,辅助检查可见盆腔包块或子宫肌瘤。舌暗或有瘀点。治法以调和气血、固冲安胎为主。方用当归芍药散或桂枝茯苓丸合寿胎丸。当归芍药散加三七、丹参、益母草、川续断;少腹胀痛,腰痛者,加柴胡、香附、木香;兼带下多,色黄者,加败酱草、茵陈;虚实夹杂,头晕气短,腰膝酸软者,加桑寄生、续断、黄芪、首乌;胞中结块,加龟甲、鸡内金、橘核。桂枝茯苓丸,阴道反复下血,色暗,或有宫腔积血,而胎儿存活者,可在严密观察下用之。中病即止,不宜过用。

(4)血热证　妊娠期阴道漏红,色鲜,或腹痛下坠,心烦不安,手心灼热,口干咽燥,大便秘结。舌红,苔黄而干,脉弦滑或滑数。治宜清热凉血安胎。方用生苎根散:生苎麻根 45 克、阿胶 45 克、黄芩 25 克、赤芍 25 克、当归 25 克。随症加减:阴道流血量较多者,加墨旱莲、生地黄等以清热凉血止血;兼骨蒸潮热盗汗者,为阴虚致血热,加地骨皮、知母以清虚热;腰酸明显者,加桑寄生、菟丝子以固肾安胎。上为粗末,每次 12 克。每日 1 剂,水煎服。方中苎麻根、黄芩为清热安胎圣药,临证时用新鲜苎麻根,效果更佳。

(5)外伤损络证　妊娠外伤后腰腹胀坠作痛,阴道漏红,色紫红,或有小血块。舌淡红,脉细滑无力。治宜调气活血、固冲安胎。方用安胎散:砂仁、当归 3 克、川芎 3 克。当归、川芎水煎调入砂仁末,每次 1 剂,每日 2 次。随症加减:兼腰酸重坠者,加川续断、桑寄生、杜仲以补肾安胎;兼气短乏力者,酌加白术、党参、黄芪等以健脾补气安胎;若舌有紫气或有瘀点,阴道漏红色紫,或有瘀块,加丹参、益母草等以养血活血安胎。[1]

3. 脾肾两虚型　主症:妊娠期阴道少量出血,色淡红;小腹疼痛;腰骶酸痛。次症:神疲乏力,面色萎黄或晦暗,腰膝酸软,腹胀纳差,夜尿频多,大便稀溏。舌质淡,或有齿痕,苔白润,脉滑沉细弱。治宜健脾益气、固肾安胎。

(1)固肾安胎丸　制何首乌、肉苁蓉、地黄、桑寄生、续断、菟丝子、钩藤、白术、白芍、黄芩(国药准字 Z20030144)。每日 3 次,每次 1 袋。临床观察:居洁将 500 例早期先兆流产患者随机分为观察组 300 例和对照组 200 例。对照组给予口服黄体酮,每日 2 次,每次 1 粒。观察组在此基础上加服上方治疗。均以 2 周为 1 个疗程。结果:总治愈率为 89%。[2]

(2)补肾安胎方加减　菟丝子 30 克、桑寄生 15 克、续断 15 克、阿胶珠 15 克、茱萸 15 克、枸杞子 15 克、太子参 15 克、女贞子 15 克、炒白术 15 克、砂仁 5 克、甘草 10 克。早晚分服。临床观察:张亚利将 60 例脾肾两虚型早期先兆流产患者随机分为治疗组和对照组各 30 例。对照组予黄体酮胶囊口服,每次 2 粒,每日 2 次;注射用绒促性素肌内注射,每次 2 000 单位,隔日 1 次。治疗组在此基础上加服上方。两组观察 2 周。结果:妊娠 12 周后随访,总有效率为 93.33%。[3]

4. 气血虚弱型　症见不同程度的阴道出血,下腹坠痛。治宜补肾护肾、调理气血。

(1)保胎饮加减　黄芩 10 克、炙甘草 3 克、山药 12 克、生地黄 12 克、熟地黄 12 克、菟丝子 10 克、白术 10 克、白芍 10 克、苎麻根 15 克、山茱萸 12 克。随症加减:伴有出血量多的患者,另加侧柏叶 10 克;伴有腰酸患者,另加杜仲 12 克;伴有偏热情况患者,另加黄柏 10 克、牡丹皮 12 克。水煎服,早晚各 1 次。临床观察:沈旸将 50 例早期先兆流产患者随机分为实验组和对照组各 25 例。对照组接受黄体酮肌内注射,每次 20 毫克,每日 1 次。实验组以上方加减治疗。两组均以 1 周为 1 个疗程。结果:实验组患者总有效率为 84.00%,高于对照组的 72.00%(P<0.05)。[4]

(2)八珍汤加减　人参、白术、茯苓、当归、川

①　高慧.全国名老中医高慧妇科疑难症诊治经验实录[M].北京:中国中医药出版社,2018:152-153.
②　居洁.中医辨证治疗早期先兆流产的疗效[J].双足与保健,2017,26(8):191,195.
③　张亚利.补肾安胎方联合性激素对脾肾两虚型早期先兆流产中医症候的影响[D].郑州:河南中医学院,2014.
④　沈旸.保胎饮辨证加减治疗早期先兆流产临床效果分析[J].临床医药文献电子杂志,2017,4(91):17956-17957.

芎、白芍药、熟地黄、甘草。每日 1 剂。临床观察：兰宗君将 156 例早期先兆流产患者随机分为观察组和对照组各 78 例。对照组肌内注射 20 毫克黄体酮，每日 1 次，配合维生素 E 进行治疗。观察组口服八珍汤进行治疗。经 2 周时间治疗之后比较对照组和观察组的临床疗效。结果：观察组的治疗有效率为 91.0%，明显高于对照组的 69.2%，两组差异有统计学意义（$P < 0.05$）。[1]

（3）保胎饮加减　白芍 15 克、墨旱莲 15 克、杜仲 15 克、党参 15 克、桑寄生 15 克、续断 15 克、白术 10 克、阿胶 10 克、菟丝子 30 克、炙甘草 5 克。随症加减：阴道出血较多者，加地榆炭、贯仲炭；血热偏盛者，加黄芩、苎麻根；下腹坠痛者，白术用量增加至 20～30 克，加升麻炭；恶阻者，加姜竹茹、紫苏梗。每日 1 剂，水煎，分 2 次口服。临床观察：朱卫忠将 70 例早期先兆流产患者随机分为对照组和观察组各 35 例。对照组给予黄体酮治疗，观察组在此基础上加用上方加减治疗。两组均连续使用到妊娠 12 周。结果：治疗总有效率观察组为 97.14%，对照组为 82.86%，两组比较，差异有显著性意义（$P < 0.05$）。[2]

（4）保胎饮　菟丝子 30 克、续断 15 克、桑寄生 15 克、杜仲 15 克、党参 15 克、墨旱莲 15 克、白芍 15 克、焦白术 10 克、阿胶（烊化冲服）10 克、炙甘草 5 克。随症加减：阴道出血量多，加贯仲炭、棕榈炭、地榆炭；血热偏盛，加黄芩、苎麻根；腹坠痛，重用白芍 20～30 克，加升麻炭；恶阻，加紫苏梗、姜竹茹。每日 1 剂，水煎，分早晚各服 1 次。临床观察：李立凯以上方加减治疗 36 例先兆流产患者，5 天为 1 个疗程，一般服用 1～3 个疗程。结果：治愈 26 例，好转 8 例，未愈 2 例。[3]

5. 血热型　症见妊娠期阴道流血，色深红或暗红、质稠，腰酸、腰痛，口苦咽干，心烦不安，手心灼热，便秘，尿黄。舌红苔黄干，脉弦滑或滑数。

（1）保阴煎加味　生地黄 15 克、熟地黄 15 克、黄芩 10 克、黄柏 10 克、白芍 10 克、续断 10 克、山药 15 克、甘草 5 克。随症加减：阴道流血多，色红，加苎麻根 10 克、白茅根 10 克、茜草根 10 克、阿胶（烊化）10 克、墨旱莲 10 克、侧柏炭 10 克、贯仲炭 10 克；阴虚血热明显，加玄参 10 克、地骨皮 10 克、女贞子 10 克；阴道流血时间久，加仙鹤草 10 克、地榆炭 10 克；腹痛明显，加菟丝子 10 克、桑寄生 10 克；恶心呕吐，加陈皮 10 克、姜竹茹 10 克。每日 1 剂，水煎服，连续 7 天。临床观察：郭兰英等将 78 例黄体功能不足先兆流产血热型患者随机分为研究组和对照组各 39 例。对照组用 2 000 单位绒毛膜促性腺激素，每隔 1 天肌内注射。研究组以上方加减治疗，并口服黄体酮胶囊，每次 100～150 毫克。两组 1 周后复查。结果：研究组总有效率为 97.4%，对照组总有效率为 61.5%。两组有统计学差异（$P < 0.05$）。[4]

（2）清热固肾方加减　黄柏 9 克、山药 9 克、续断 10 克、菟丝子 15 克、桑寄生 15 克、白术 10 克、党参 10 克、仙鹤草 15 克、墨旱莲 12 克、黄芪 20 克、芍药 12 克、熟地黄 12 克。随症加减：对于气虚者，加用白术 9 克、黄芪 15 克；对于多汗者，加用麦冬 9 克；对于小便短赤者，加用焦栀子 6 克。每日 1 剂，1 剂分早晚 2 次服用。临床观察：吕荣晴等将 100 例早期先兆流产患者随机分为观察组和对照组各 50 例。对照组采用黄体酮胶囊治疗，每日 2 次，早晚各服用 1 次，每次 100 毫克。观察组采用上方加减治疗。两组均以 7 天为 1 个疗程。结果：观察组保胎成功率为 84.00%，对照组保胎成功率为 68.0%，两组有统计学差异（$P < 0.05$）。[5]

6. 血瘀型　主症：阴道流血，色暗红；腰酸、腹痛或伴有下腹下坠感。次症：有面部暗纹；患者或曾屡孕屡堕或有宫腔操作病史或有癥瘕；有妊娠期跌扑闪挫病史。舌淡暗或有瘀斑，脉沉滑或沉弦。治宜护脾肾肝、养精血。

① 兰宗君.八珍汤治疗早期先兆流产 78 例临床观察及护理［J］.临床医药文献电子杂志,2017,4(9)：1673 - 1674.
② 朱卫忠.保胎饮辨证加减治疗早期先兆流产临床观察［J］.新中医,2015,47(1)：137 - 138.
③ 李立凯.保胎饮加减治疗先兆流产 36 例［J］.陕西中医,2003,24(5)：397.
④ 郭兰英,等.保阴煎加味联合黄体酮治疗黄体功能不足先兆流产疗效观察［J］.实用中医药杂志,2017,33(7)：780.
⑤ 吕荣晴,等.清热固肾法治疗血热型早期先兆流产的临床分析［J］.内蒙古中医药,2017,36(2)：46.

（1）保胎三七汤加减　当归9克、黄芪9克、川芎12克、党参12克、参三七末12克。水煎服，取200毫升，早晚各服100毫升。临床观察：黎海妮将80例早期先兆流产患者随机分为治疗组和对照组各40例。对照组患者采用地屈孕酮（国药准字H20130110）治疗，地屈孕酮起始剂量为每次口服4片，之后每8小时服1片。观察组在此基础上结合上方治疗。两组均用药至阴道出血停止3日后停药。结果：治疗组流产率为7.5%，明显低于对照组的17.5%（$P<0.05$）。[①]

（2）当归芍药散加减　当归10克、川芎10克、白芍20克、白术10克、泽泻10克、茯苓10克、菟丝子10克、桑寄生10克。随症加减：肾虚明显者，加续断10克、杜仲10克；兼气虚者，加黄芪10克、党参10克；兼血虚者，加何首乌10克、阿胶10克、枸杞子10克；兼血热者，加女贞子10克、墨旱莲10克、黄芩10克；兼气滞者，加柴胡10克、香附10克；出血多者，加仙鹤草10克。每日1剂，开水冲200毫升，分早、晚餐半小时后温服。临床观察：高芳萍将60例血瘀证胎漏、胎动不安的患者随机分为中医组、中西医结合组和西医治疗组各20例。西医组予黄体酮注射液治疗，每日20毫克，肌内注射。中医组以上方加减治疗，中西医结合组用上方配合黄体酮注射液治疗，治疗方案同上。结果：在改善中医证候积分上，中医组及中西医结合组优于西医组。在综合疗效上，中医组痊愈6例，显效9例，有效1例，总有效率为80%；中西医结合组痊愈9例，显效8例，有效1例，总有效率为90%；西医组痊愈5例，显效4例，有效5例，总有效率为70%。三组经统计学分析，差异有统计学意义（$P<0.05$），中西医结合组疗效最好，中医组次之，西医组相对欠佳。[②]

7. 肝郁脾虚型　中医辨证标准需满足肝气郁结型及脾虚型。治宜疏肝理气、补肾健脾、养血利湿。方用清肝止淋汤加减：炒白芍30克、当归9克、生地黄9克、阿胶9克、黄柏10克、红枣3枚、黑豆20克、桑寄生20克、紫苏梗15克、菟丝子15克。随症加减：阴道流血严重者，加仙鹤草15克、血余炭10克、白及10克；腰酸明显，加杜仲20克、续断15克；大便溏泄，加山药30克、炒白术15克、党参15克；下血异味，加椿根皮15克、白头翁10克。每日1剂，水煎早晚分服。临床观察：姜云等将80例肝郁脾虚型先兆流产患者随机分为治疗组和对照组各40例。对照组与治疗组均给予肌内注射黄体酮注射液，每日1次，每次20毫克。治疗组另加服上方。7剂为1个疗程。结果：治疗组总有效率为95%，明显高于对照组的80%，结果比较具有统计学意义（$P<0.05$）。[③]

8. 李祥云分6型

（1）肾气亏损型　曾有堕胎史，或妊娠后阴道少量下血，血色淡暗，腰酸如折，下腹坠痛，头晕耳鸣，小便频数，舌淡苔薄，脉细。治宜补肾益气安胎。方用所以载丸（《女科要旨》）加减：党参、白术、杜仲、桑寄生、茯苓、金毛狗脊、阿胶、怀山药等。随症加减：腰酸剧，加菟丝子、川续断；出血多，加熟地黄、仙鹤草；小便频数，加益智仁、覆盆子；小腹坠痛，加升麻、白芍。

（2）脾肾亏虚型　妊娠期阴道出血，量少，腰酸肢软，少腹隐痛，胃纳不佳，大便溏薄，面目浮肿，舌质淡胖，苔白腻，脉沉细滑。治宜健脾益气、补肾安胎。方用安奠二天汤（《傅青主女科》）加减：党参、白术、白扁豆、怀山药、炙甘草、熟地黄、枸杞子、山茱萸、杜仲、桑寄生等。随症加减：出血多，加阿胶、艾叶；腰酸，加菟丝子、川续断；小腹坠痛，加白芍、升麻；大便溏薄，加补骨脂、肉豆蔻。

（3）气血虚弱型　妊娠期少量阴道出血，血色淡红，质地稀薄，面色萎黄，神疲乏力，头晕眼花，心悸气短，少腹胀痛，胎动下坠，舌质淡，苔薄白，脉细滑。治宜益气升提、补血安胎。方用补中益气汤（《脾胃论》）加减：党参、黄芪、熟地黄、白术、陈皮、升麻、炙甘草、糯米、柴胡等。随症加减：出血多，加阿胶、仙鹤草；头晕，加何首乌、枸杞子；

① 黎海妮.保胎三七汤联合地屈孕酮对先兆流产患者血清β-HCG的影响[J].陕西中医,2017,38(9)：1216-1217.
② 高芳萍.加味当归芍药散对血瘀证胎漏胎动不安患者的临床观察及对CA125的影响[D].南宁：广西中医药大学,2016.
③ 姜云,等.清肝止淋汤结合黄体酮治疗先兆流产40例临床观察[J].浙江中医杂志,2017,52(12)：893.

腹痛,加紫苏梗、白芍。

(4) 血热伤胎型　妊娠期阴道下血鲜红,少腹坠痛,心烦不安,手足心热,有时潮热,唇干咽燥,口干不欲饮,大便秘结,小便黄赤,舌质红,苔薄黄,脉滑数。治宜养阴清热、凉血安胎。方用保阴煎(《景岳全书》)加减:生地黄、白芍、怀山药、黄芩、黄柏、苎麻根、麦冬、墨旱莲等。随症加减:出血多,加大蓟、小蓟;阴虚,加石斛;大便秘结,加柏子仁、火麻仁;热甚口腔溃疡,加黄连、栀子。

(5) 瘀血阻滞型　妊娠之后阴道出血,量少色暗,少腹疼痛拒按,面目不华,心胸烦闷,苔薄舌边尖紫斑,脉细滑。治宜理气活血、祛瘀安胎。方用桂枝茯苓丸(《金匮要略》)合四物汤(《太平惠民和剂局方》)加减:当归、川芎、生地黄、桂枝、赤芍、五灵脂、鸡血藤、丹参、香附等。随症加减:情志不畅,加合欢皮、石决明;阴道出血,加龙骨、牡蛎;腹痛,加佛手、延胡索;偏热,加牡丹皮、栀子;偏寒,加炮姜、小茴香。

(6) 冲任直伤型　妊娠之后有外伤内挫史,或服有损胎元的药物,腰酸楚,腹坠胀,有时阴道出血,苔薄质淡红,脉滑无力。治宜调和气血、补肾安胎。方用密斋胎漏方(《万氏妇人科》)合圣愈汤(《兰室密藏》)加减:熟地黄、白术、三七、苎麻根、菟丝子、川续断、党参、黄芪、艾叶、当归、川等。随症加减:出血多,去当归、川芎,加阿胶;腰酸剧,加杜仲、桑寄生;腹痛,加紫苏梗、白芍。[①]

9. 裘笑梅分 4 型

(1) 肾虚型　妊娠期腰部酸胀,两腿软弱,小便频数,甚至失禁,少腹下坠,或有阴道流血,胎动不安,甚则流血增多,其胎欲堕,面色苍白,头晕耳鸣,言语无力,舌淡,苔白滑,脉沉弱。治宜补气益肾。方用裘老经验方参芪胶艾汤加味(炒党参、清炙黄芪、阿胶、艾叶炭加菟丝子、桑寄生、淮山药、黄芩、冬桑叶)。随症加减:出血量多或淋沥不净,酌加止血药地榆炭、陈棕炭、仙鹤草、苎麻根炭、藕节炭、石榴皮等以收敛止血,增强益气固肾安胎之力;肾虚腰背酸楚,加苎麻根炭、杜仲、桑椹

子、覆盆子等固肾安胎;腹痛者,加白芍、甘草以达解痉止痛之功;腹胀者,加佛手、紫苏梗、天仙藤、砂仁以顺气止痛安胎;若出血量多,可加牡蛎、龙骨、龟甲加强固涩之力。

(2) 阴虚内热型　妊娠期阴道出血量多,色红或鲜红,质黏稠,胎动下堕,心烦少寐,口渴喜冷饮,面时潮红,或有低热、尿少而黄,舌质绛红,苔薄黄,脉细滑而数。治宜养阴清热、补肾安胎。方用保阴煎加减(生地黄、熟地黄、淮山药、白芍、黄芩、黄柏、甘草、牡蛎、地榆、紫珠草)合裘老经验方加味三青饮(冬桑叶、清竹茹、丝瓜络炭、熟地黄、山药、杜仲、菟丝子、当归身、白芍)。若阴道出血量少、舌红等可用保阴煎。如出现舌质绛红,阴道出血量多、质黏等阴虚内热重证,可合加味三青饮加减。

(3) 气血虚弱型　妊娠期阴道少量出血,色淡红,质清稀;或小腹空坠而痛,腰酸,面色㿠白,心悸气短,神疲肢倦,舌质淡,苔薄白,脉细弱略滑。治宜补气养血、固肾安胎。方用胎元饮(《景岳全书·妇人规》)加减(潞党参 20 克、炙黄芪 15 克、炒白术 9 克、熟地黄 12 克、杜仲 12 克、阿胶 12 克、炒白芍 10 克、陈皮 6 克、炙甘草 3 克),或参芪胶艾汤加味。随症加减:若偏气虚者,症见腰腹酸痛,小腹空坠或阴道出血,色淡质稀,神疲肢软,少气懒言,面色㿠白,舌淡苔薄白,脉缓滑。治宜益气固冲安胎。方用举元煎(人参、黄芪、升麻、白术、炙甘草)加杜仲、桑寄生、阿胶;偏血虚者,症见腰酸腹痛,胎动下坠,阴道少量出血,头昏眼花,心悸失眠,面色萎黄,舌淡苔少,脉细数。治宜补血固冲安胎。方用苎根汤(干地黄、苎麻根炭、当归、白芍、阿胶)加杜仲、桑寄生、甘草。

(4) 血瘀型　宿有癥积,孕后常有腰酸腹痛下坠,阴道不时下血,色暗红,或妊娠期跌仆闪挫,继之腹痛或少量阴道出血,舌暗红,或有瘀斑,脉弦滑或沉弦。治宜活血消癥、补肾安胎。方用圣愈汤合寿胎丸加减(党参、黄芪、杜仲、当归、川芎、白芍、菟丝子、桑寄生、阿胶)。随症加减:有血块

① 李祥云.妇科疑难病治验录[M].北京:人民卫生出版社,2016:93 - 94.

者,可加牡丹皮、地榆炭等。此法需中病即止,以防动胎。[1]

10. 李玉萍分5型

(1)气虚型 症见妊娠期阴道不时下血,色淡红、质稀薄,腹胀下坠;伴面色发白,精神萎靡,甚或流血增多,其胎欲堕。舌淡苔薄,脉浮滑无力或沉弱。治宜补气养血、固摄安胎。方用举元煎加减:党参15克、黄芪15克、白术15克、升麻6克、炙甘草6克。随症加减:腰酸、小腹坠痛明显者,加续断15克、菟丝子20克;出血多者,加阿胶(烊化)10克、仙鹤草20克。

(2)血虚型 症见妊娠期腰腹酸胀痛坠或下血;伴面色萎黄,神疲乏力,肌肤不泽。舌淡红,苔薄白,脉虚缓无力。治宜补血益气安胎。方用胎元饮加减:党参15克、白术15克、黄芪15克、白芍15克、炙甘草10克、炒杜仲10克、熟地黄10克、陈皮9克。随症加减:食少、便溏者,加藿香10克、云茯苓12克;呕恶不食者,加生姜10克、姜竹茹9克;出血多者,加墨旱莲12克、阿胶(烊化)10克。

(3)肾虚型 症见妊娠期,腰部酸胀,小腹下坠,或见阴道下血,色淡红、质清稀或淡暗如黑豆汁;伴头晕耳鸣,腰酸,下肢酸软,小便频数,甚至失禁,或有滑胎史。舌淡苔白,脉沉弱或沉细,两尺无力。治宜补肾安胎,佐以益气。方用寿胎丸加减:党参15克、续断15克、桑寄生15克、菟丝子20克、白术10克、阿胶(烊化)10克。随症加减:尿失禁者,加覆盆子12克;兼热者,加黑栀子12克。

(4)血热型 症见妊娠期间阴道下血,色鲜红或胎动下坠;伴心烦不安,手足心热,口干咽燥,或有潮热,小便短黄,大便秘结。舌红,苔黄干,脉滑数或弦滑。治宜滋阴清热、养血安胎。方用保阴煎加减:生地黄15克、续断15克、白芍15克、山药15克、熟地黄10克、黄芩炭10克、黄柏10克、甘草6克。随症加减:尿黄便结者,加玄参10克、麦冬10克、肉苁蓉10克。

(5)外伤型 症见妊娠期间不慎外伤,腰酸腹胀、下坠,阴道出血,量时多时少,色鲜红或暗红。舌正常,脉滑无力。治宜调气养血、固摄安胎。方用圣愈汤加减:党参10克、黄芪10克、白芍10克、熟地黄10克、桑寄生10克、续断15克、菟丝子15克、当归6克。随症加减:出血多者,去当归,加阿胶(烊化)10克、黄芩炭10克;腰痛甚者,合寿胎丸。[2]

11. 韩百灵分5型

(1)肾虚型 主症:妇人孕后小腹坠痛,阴道少量流血,甚至胎动不安,伴腰酸腿软,头晕耳鸣,尿频或失禁,舌质淡,苔白滑,脉沉弱。此属肾阳虚,冲任不固所致胎动不安。治宜温补肾阳、固冲安胎。方用加味补肾安胎饮加减:人参10克、白术15克、炒杜仲15克、续断20克、桑寄生15克、益智仁15克、阿胶(烊化)15克、艾叶15克、菟丝子15克、补骨脂15克、巴戟天15克、山药15克。随症加减:若素有滑胎史者,可加鹿角胶等血肉有情之品,大补肾气以助安胎之效;若见手足心热,面红赤,甚则潮热盗汗,口干不欲饮,舌红无苔,脉细数,属肾阴虚之胎动不安。治宜滋阴补肾、固冲安胎。方用百灵育阴汤加减,亦可用寿胎丸(《医学衷中参西录》)加减:熟地黄15克、山茱萸15克、续断15克、桑寄生15克、山药15克、杜仲15克、白芍20克、牡蛎20克、阿胶(烊化)15克、龟板20克;若流血多者,加炒地榆、墨旱莲以增强止血之力。

(2)气虚型 主症:孕期腰酸腹痛,小腹坠胀,阴道流血,血色浅淡,甚或流血量多,其胎欲堕,伴精神疲倦,头眩气短,动则汗出,面色㿠白,舌质淡润,苔滑,脉缓滑。治宜益气安胎。方用益气养血汤,或举元煎(《景岳全书》)加减:人参15克、白术15克、黄芪20克、升麻10克、熟地黄15克、当归10克、续断15克、桑寄生15克、杜仲20克、炙甘草10克。随症加减:若腰酸小腹坠痛甚者,加菟丝子;若出血多者,去当归,加阿胶、艾叶炭以助养血止血安胎之力也。

[1] 吴燕平,等.中国百年百名中医临床家丛书·裘笑梅[M].北京:中国中医药出版社,2009:110-119.
[2] 李玉萍.中医辨证治疗先兆流产76例分析[J].中国误诊学杂志,2008,8(22):5439-5440.

（3）血虚型　主症：孕期胎动下坠，阴道流血，腰酸而痛，头晕目花，皮肤不润，面色萎黄，舌淡少苔，脉虚细而滑。治宜补血益气安胎。方用补血安胎饮，或苎根汤（《妇人大全良方》）加减：熟地黄 15 克、当归 15 克、白芍 20 克、阿胶 15 克、菟丝子 15 克、续断 15 克、桑寄生 15 克、杜仲 15 克、白术 15 克、甘草 5 克。随症加减：如流血较多者，去当归，加炒艾叶、炒地榆以达止血之目的；如气虚较重者，加人参、黄芪以增加益气之力。因此气血旺盛，胎元得固，方保无忧。

（4）血热型　主症：孕妇素体阳盛或过食辛辣，五志化火，损伤冲任而致孕期阴道流血，血色深红，甚则胎动欲堕，伴心烦口渴，喜饮冷，便秘，溲赤，舌红苔黄，脉滑数。治宜清热养阴、止血安胎。方用清热养阴汤，或保阴煎（《景岳全书》）加凉血止血药：生地黄 15 克、白芍 15 克、地骨皮 15 克、知母 15 克、山药 15 克、炒黄芩 15 克、续断 15 克、桑寄生 15 克、阿胶 15 克、麦冬 15 克。随症加减：若流血多者，加墨旱莲、炒地榆以增强凉血止血安胎之力。

（5）外伤型　主症：孕妇因登高持重，或跌仆闪挫，而致气血紊乱，冲任失固出现腰腹疼痛，甚则胎动欲堕，阴道下血，精神疲倦，脉滑无力。治宜益气补血、固冲安胎。方用加味圣愈汤（《医宗金鉴》）加减：人参、黄芪、熟地黄、当归、川芎、白芍、杜仲、续断、砂仁。随症加减：若下血较多、胎动甚者，去当归、川芎辛窜动血之药，加阿胶、炒艾叶以止血养血安胎。[①]

12. 蔡小荪分 4 型

（1）脾气亏虚，营血不足型　如属于脾气虚衰，偏于气虚，营血不足者，治宜益气养营，以固胎元。药用炒潞党 12 克、炒白术 10 克、炒归身 10 克、黄芩炭 10 克、生地黄炭 10 克、砂仁（后下）3 克、白芍 10 克、阿胶（烊冲）9 克、炒川续断 12 克、陈皮 5 克、云茯苓 12 克。

（2）脾阳虚衰型　如偏于气虚而脾阳衰惫，

治宜益气健脾、摄血安胎。药用炒潞党 10 克、炒白术 10 克、淮山药 10 克、云茯苓 12 克、陈皮 5 克、黄芩炭 10 克、炒杜仲 12 克、升麻炭 5 克、仙鹤草 12 克。

（3）肾虚型　如偏重于肾虚者，治宜补肾益任，以固系胞胎。药用炒杜仲 12 克、川续断 12 克、桑寄生 12 克、菟丝子 10 克、生地黄炭 10 克、海螵蛸 10 克、黄芩 10 克、陈阿胶（烊冲）9 克、苎麻根 12 克、炒潞党 12 克、炒白术 10 克。

（4）气滞火盛型　如气滞火盛，胞脉受损，治宜清热止血、安胎。药用生地黄炭 12 克、淮山药 10 克、地榆炭 10 克、淡黄芩 6 克、墨旱莲 12 克、川柏炭 6 克、陈阿胶（烊冲）9 克、桑寄生 12 克、苎麻根 12 克。[②]

13. 刘云鹏分 4 型

（1）肾虚血亏型　妊娠早期阴道少量下血，色淡红或淡暗，腰酸痛或小腹隐痛或坠痛，舌质淡红，苔白，脉沉滑或沉细无力。治宜养血补肾安胎。方用胶艾汤加减：当归 9 克、甘草 6 克、枸杞子 20 克、桑寄生 15 克、白芍 9 克、菟丝子 20 克、熟地黄 15 克、艾叶炭 9 克、阿胶（兑）9 克、川芎 9 克、续断 15 克。随症加减：阴道下血量多，阿胶加至 12 克，选加仙鹤草 15 克、地榆炭 20 克、棕榈炭 9 克、血余炭 9 克等；腹部疼痛较甚，白芍加至 20～30 克以缓急止痛；腰腹下坠明显，或外阴下坠，酌加升麻 9 克、柴胡 9 克、黄芪 20 克以升阳举陷；舌红苔黄，加黄芩 9 克以清热；兼有恶心呕吐，加黄芩、竹茹以止呕。

（2）阴虚血热型　孕后阴道有少量出血，色鲜红或深红，小腹隐痛不适，口干咽燥，或伴手心烦热，舌红少苔，或舌干少津，苔薄黄，脉细滑而数。治宜养阴清热安胎。方用保阴煎加减：熟地黄 9 克、黄芩 9 克、地榆炭 12 克、女贞子 15 克、山药 9 克、续断 15 克、菟丝子 20 克、阿胶珠 9 克、生地黄 15 克、白芍 15 克、墨旱莲 15 克、甘草 6 克。

（3）气血不调型　妊娠 4 个月以上，因闪挫偶

① 韩延华.中国百年百名中医临床家丛书·韩百灵［M］.北京：中国中医药出版社，2007：90 - 93.
② 黄素英，等.中国百年百名中医临床家丛书·蔡小荪［M］.北京：中国中医药出版社，2002：90 - 91.

伤胎气,气血不调而致胎动不安者,症见腰腹疼痛,甚或见红不止,势欲小产。治宜调理气机、保胎安胎。方用保产无忧散(《傅青主女科》)加减:当归9克、白芍9克、荆芥5克、枳壳4克、贝母6克、艾叶5克、厚朴5克、羌活3克、甘草3克、生姜9克、川芎9克、黄芪5克、菟丝子9克。随症加减:心慌气短,加党参12克以扶正。

(4)气虚下陷型 孕后胎虽赖血养,更需气载,若中气亏虚,失于载胎,则出现小腹坠痛,阴道出血等胎漏、胎动不安之证,多见舌淡红,边有齿痕,脉弦软滑。治宜升阳益气、摄血安胎。方用补中益气汤,或六君子汤加味。补中益气汤:柴胡9克、白术9克、党参15克、升麻9克、黄芪30克、当归9克、陈皮9克、甘草6克。六君子汤:白术9克、茯苓9克、甘草9克、党参12克、半夏9克、陈皮9克。[1]

经 验 方

1. 滋肾养胎方 太子参30克、桑寄生30克、菟丝子30克、阿胶(烊化)10克、续断15克、白术10克、黄芩15克、白芍25克、女贞子15克、墨旱莲15克、甘草5克、生地黄15克。上药加清水适量煎煮1小时,去除渣滓,得药汁300毫升,早晚各服用150毫升。补肾养血,固摄安胎。刘春娣将80例肾虚型高龄早期先兆流产孕妇随机分为观察组与对照组各40例。对照组与观察组均采用常规治疗,观察组并联合使用滋肾养胎方治疗。两组均治疗2周,并随访至妊娠12周,比较两组短期妊娠预后。结果:观察组临床疗效明显优于对照组($P<0.05$)。治疗2周后,两组中医证候积分均低于治疗前,且观察组低于对照组(均 $P<0.05$);两组血清孕激素(P、E_2、HCG)水平均高于治疗前,且观察组高于对照组(均 $P<0.05$);两组IL-10、IL-4水平均高于治疗前,且观察组明显高于同期对照组水平(均 $P<0.05$);两组 INF-γ

水平均低于治疗前,且观察组低于对照组(均 $P<0.05$),随访至妊娠12周,观察组继续妊娠率高于对照组(均 $P<0.05$)。[2]

2. 何氏益肾健脾安胎方 黄芪15克、太子参20克、党参15克、炒白术10克、怀山药15克、黄芩10克、当归身10克、炒白芍15克、熟地黄12克、砂仁5克、枸杞子12克、山茱萸10克、覆盆子12克、巴戟天10克、阿胶珠12克、续断15克、菟丝子30克、桑寄生15克、杜仲15克、甘草3克。随症加减:大便偏干,咽干,舌质偏红,去巴戟天,酌减参、术、芪,加麦冬、黄精、石斛等。适用于胎动不安、黄体功能不健者,亦可用于试管婴儿胚胎移植术后助孕治疗,证属脾肾亏虚、冲任失养者。[3]

3. 安胎防漏汤加减 菟丝子20克、党参15克、熟地黄15克、桑寄生12克、覆盆子10克、川杜仲10克、炒白术10克、续断10克、白芍6克、炙甘草6克。随症加减:若患者存在严重的腰痛、尿频、夜尿增多等症状,可在此方中加入益智仁;若患者存在阴道少量出血的症状,可在此方中加入荷叶蒂;若患者存在阴道大量出血的症状,可在此方中加入鸡血藤、墨旱莲、仙鹤草;若患者存在下腹坠痛的症状,可在此方中加入砂仁壳、川续断、紫苏梗;若患者存在阴道持续少量出血的症状,可在此方中加入花生衣、桑螵蛸、鹿角霜。每日1剂,水煎服,分早晚2次服下。温养气血,补肾益精,固胎防漏。余立美将69例孕早期先兆流产患者分为观察组35例与对照组34例。对照组采用常规的西医疗法(包括肌注黄体酮和口服维生素E胶丸)进行治疗。观察组采用安胎防漏汤加减进行治疗。两组患者均连续治疗15天。结果:中医证候积分均较治疗前明显降低,其HCG、P、E_2 的水平均较治疗前明显提高,差异有统计学意义($P<0.05$);观察组中医证候积分低于对照组,其 E_2 的水平高于对照组,差异有统计学意义($P<0.05$);两组HCG,P的水平相比差异无统计学意义($P>0.05$)。结论:用安胎防漏汤加减治

① 刘云鹏,等.中国百年百名中医临床家丛书·刘云鹏[M].北京:中国中医药出版社,2001:98-108.
② 刘春娣.滋肾养胎方对先兆流产孕妇的疗效及预后影响[J].辽宁中医杂志,2021,48(3):124-127.
③ 赵宏利,等.何嘉琳妇科临证实录[M].北京:中国医药科技出版社,2018:22.

疗孕早期先兆流产的效果良好,可显著提高患者孕激素的水平。[①]

4. 补肾保胎助孕汤加减 白芍 30 克、菟丝子 15 克、桑寄生 15 克、续断 15 克、阿胶 15 克、甘草 10 克。随症加减:阴虚者,加枸杞 12 克;气虚者,加白术 9 克、党参 6 克;恶心呕吐甚者,加桔梗 9 克、竹茹 9 克。每日 1 剂,水煎服,浓缩取汁 200 毫升,分早晚饭前 2 次温服,每次 100 毫升,1 周为 1 个疗程。滋阴补肾,安胎养血。孟昱琼等将 82 例肾虚型胎漏及胎动不安患者随机分为治疗组与对照组各 41 例。对照组与治疗组均采用地屈孕酮治疗。治疗组另加服补肾保胎助孕汤治疗。结果:治疗组综合疗效为 92.68%,中医证候疗效为 97.56%,高于对照组的 75.61%、82.93%,两组差异有统计学意义($P<0.05$);治疗组的足月妊娠率为 90.24%,高于对照组的 73.17%;流产率为 4.88%,低于对照组的 19.51%,两组差异有统计学意义($P<0.05$)。[②]

5. 补肾健脾方加减 菟丝子 30 克、党参 20 克、炒白术 15 克、山药 15 克、桑寄生 15 克、川续断 15 克、茯苓 12 克、阿胶 12 克、熟地黄 12 克、白芍 15 克、甘草 6 克。每日 1 剂(400 毫升),水煎,分早晚 2 次服用,各 200 毫升。补肾健脾,固冲安胎。张纪原将 126 例有先兆流产征兆孕妇随机分为对照组与观察组各 63 例。对照组与观察组均采用黄体酮注射液,每次 40 毫升,每日 1 次,肌内注射。观察组另加用口服补肾健脾方药。两组均 7 天为 1 个疗程,用药至孕 16 周。结果:观察组痊愈率(79.4%)明显高于对照组(60.3%),治疗后的血 β - HCG、LH 水平明显高于对照组,两组差异有统计学意义($P<0.05$)。[③]

6. 寿胎丸合丹参加味方 菟丝子 20 克、桑寄生 15 克、续断 10 克、阿胶 9 克、黄芩 10 克、白术 10 克、白芍 10 克、仙鹤草 15 克、丹参 10 克。随症

加减:脾虚,加党参 20 克、茯苓 10 克;血热,加苎麻根 10 克、墨旱莲 10 克;出血量多,加仙鹤草 15 克、地榆 10 克。开水冲 300 毫升,分早晚 2 次温服,每日 1 剂。补肾不留瘀,化瘀不伤正。适用于肾虚血瘀型早期先兆流产合并宫腔积血。何惠娟等将 70 例早期先兆流产合并宫腔积血患者分成治疗组和对照组各 35 例。对照组与治疗组均采用地屈孕酮治疗,每次 10 毫克,每日 2 次。治疗组另加用上方治疗。连续治疗 14 天为 1 个疗程。结果:总有效率治疗组为 85.70%,对照组为 71.40%。[④]

7. 安胎方加减 桑寄生 15 克、阿胶 15 克、续断 15 克、菟丝子 15 克、白术 15 克、党参 30 克、黄芪 30 克、墨旱莲 15 克、白芍 12 克、炙甘草 6 克。随症加减:恶心呕吐者,加砂仁 6 克、竹茹 10 克;气滞显著者,佛手 10 克、紫苏梗 10 克;阴道出血者,加用山茱萸 10 克、焦地榆 15 克、仙鹤草 15 克;气血虚弱者,可去党参,用人参 15 克、熟地黄 10 克、陈皮 10 克;血热者,加生地黄 10 克、黄芩 10 克;有明显创伤史致腹痛者,加用桂枝 10 克、桃仁 6 克、牡丹皮 10 克。每日 1 剂,7 天为 1 个疗程,水煎 400 毫升,分早晚温服,连服 7 天。肖夏清将 200 例早期先兆流产患者随机分成实验组与对照组各 100 例。两组均接受基础治疗,包括口服黄体酮,肌内注射 HCG,对照组另加用滋肾育胎丸,实验组另加用中药安胎方剂。结果:在保胎效果的对比上,实验组治愈 27 例,有效 68 例,失败 5 例,总有效率为 95.0%;对照组治愈 3 例,有效 71 例,失败 26 例,总有效率为 74.0%。实验组的保胎总有效率优于对照组,两组差异显著,具有统计学意义($P<0.05$)。在孕 5～6 周、7～8 周时,两组患者的血孕酮对比,差异均无显著性意义($P>0.05$);孕 11～12 周时,实验组患者血孕酮提高显著,和对照组比较差异显著,具有统计

① 余立美.安胎防漏汤加减治疗孕早期先兆流产的效果评价[J].当代医药论丛,2018,16(4):98 - 99.
② 孟昱琼,等.补肾保胎助孕汤对肾虚型胎漏及胎动不安患者 CA125、内分泌激素及妊娠结局的影响[J].中成药,2018,40(6):1440 - 1443.
③ 张纪原.补肾健脾法结合孕激素治疗孕妇早期先兆流产效果观察[J].中国乡村医药,2018,25(8):45 - 46.
④ 何惠娟,等.寿胎丸合丹参加味方(颗粒)联合地屈孕酮治疗早期先兆流产合并宫腔积血(肾虚血瘀)随机平行对照研究[J].实用中医内科杂志,2018,32(4):34 - 37.

学意义（$P<0.05$）。①

8. 保胎汤加减　黄芪 20 克、白术 15 克、桑寄生 15 克、阿胶 15 克、杜仲 15 克、续断 15 克、菟丝子 15 克、党参 10 克。随症加减：肾阳虚者，加补骨脂 10 克、益智仁 10 克；肾阴虚者，加熟地黄 15 克、女贞 10 克、墨旱莲 10 克；血热证者，加墨旱莲 15 克、生地黄 10 克、白芍 10 克。每日 1 剂，水煎服，早晚餐后 1 小时服用，疗程为 2 周。戴晓菊将 138 例黄体功能不全型先兆流产患者随机分为观察组 68 例与对照组 69 例。对照组与观察组均采用常规剂量地屈孕酮治疗。观察组再加服保胎汤治疗。结果：治疗后两组患者血清 P 和 HCG 水平均显著高于治疗前水平，且观察组高于对照组（$P<0.05$）；观察组阴道止血时间、腹痛缓解时间和腰酸缓解时间均短于对照组，不良反应发生率（4.4％）低于对照组（13.0％），保胎成功率（95.7％）高于对照组（82.6％）（均 $P<0.05$），妊娠不良事件发生率（13.6％）与对照组（14％）无差异（$P>0.05$）。②

9. 加味参芪寿胎汤　菟丝子 15 克、桑寄生 15 克、续断 15 克，党参 15 克、黄芪 15 克、阿胶（烊化）11 克、杜仲 12 克、炒白术 9 克、山药 12 克、墨旱莲 12 克、苎麻根 12 克、黄芩炭 12 克、白芍 12 克、枸杞子 12 克、炙甘草 6 克。每日 1 剂，水煎服，早晚分服。补肾健脾，益气补血。单其其格等将 78 例早期先兆流产患者随机分为观察组与对照组各 39 例。对照组采用黄体酮注射液及优甲乐治疗。观察组采用加味参芪寿胎汤联合优甲乐治疗。14 天为 1 个疗程。结果：观察组总有效率为 84.62％，优于对照组的 69.23％，两组差异有统计学意义（$P<0.05$）；治疗后观察组血清 β - HCG、E_2、P 及促甲状腺激素（TSH）指数均优于对照组，两组差异有统计学意义（$P<0.05$）。③

10. 孕宝煎剂　续断、杜仲、菟丝子、黄芪、白术、黄芩、阿胶、白芍、砂仁、墨旱莲、紫苏梗、生地榆等。随症加减：妊娠早期以清热安胎为主，多用黄芩、栀子；晚期以滋阴安胎为主，多用白芍、熟地黄；止血时忌贯众炭、田三七等逐瘀之品，同时禁用当归、川芎等活血、行血加强子宫收缩的药；理气时忌用枳壳、枳实、降香破气、降气；收缩子宫的药物若用之，多会造成流产；子宫畸形或免疫因素引起先兆流产，临床也按脾肾亏虚论治；感染因素所致先兆流产，在固肾培脾的基础上重用金银花、知母、公英等清热安胎之品；母儿血型不合所致先兆流产，在孕宝煎剂的基础上加龙胆草、茵陈、栀子。固肾培脾，养阴清热。每日 1 剂，水煎，分 2 袋，每袋 200 毫升，每次 1 袋，每日 2 次。吴昕等将 120 例先兆流产患者随机分为试验组与对照组各 60 例。对照组采用孕康口服液（10 毫升/支），每日 2 次，1 次 2 支。试验组采用孕宝煎剂口服，连服 2 周。结果：试验组综合疗效及中医证候疗效总有效率为 95％，高于对照组的 55％，两组差异具有统计学意义。④

11. 覆芩汤　覆盆子 15 克、菟丝子 12 克、桑寄生 15 克、杜仲 15 克、续断 10 克、白芍 10 克、黄芩 9 克、墨旱莲 10 克、知母 6 克、竹茹 9 克。每次 1 袋，每日 2 次，饭后 2 小时服用。适用于肾虚血热型胎漏、胎动不安。丁志鸿等将 180 例肾虚血热型先兆流产患者随机分为对照组与治疗组各 90 例。治疗组采用上方治疗，12 天为 1 个疗程，如服用 12 天后症状未解，或之前有自然流产史，治疗延长至 3 个妊娠月。对照组 90 例采用黄体酮注射液 20 毫克，肌内注射，每日 1 次；绒毛膜促性激素 2 000 单位＋生理盐水 2 毫升，肌内注射，隔天 1 次。结果：总有效率治疗组为 93.33％，对照组为 84.44％，治疗组优于对照组，两组差异具有统计学意义。⑤

① 肖夏清.安胎方治疗早期先兆流产临床疗效观察[J].黑龙江医药,2017,30(6)：1286 - 1288.
② 戴晓菊.保胎汤配合低剂量地屈孕酮治疗黄体功能不全型先兆流产的临床观察[J].中国计划生育学杂志,2017,25(12)：851 - 854.
③ 单其其格,等.加味参芪寿胎汤治疗早期先兆流产合并亚临床甲减的临床疗效及其对外周血中 HMGB1、RAGE 细胞因子的影响[J].世界中医药,2017,12(12)：2957 - 2960.
④ 吴昕,李艳青,等.孕宝煎剂对先兆流产患者孕激素诱导阻滞因子及内分泌因子影响的临床研究[J].中华中医药杂志,2017,32(12)：5678 - 5681.
⑤ 丁志鸿,等.自拟覆芩汤治疗肾虚血热型先兆流产 90 例[J].中国民族民间医药,2017,26(19)：77 - 78.

12. **悦胎汤** 生地黄 20 克、黄芩 10 克、黄柏 10 克、白芍 10 克、炙甘草 6 克、生山药 12 克、续断 12 克、茜草 10 克、地榆 15 克、血余炭 10 克、海螵蛸 10 克、黄芪 10 克、升麻 6 克、炒白术 10 克、桑寄生 10 克。每日 1 剂，水煎 2 次取汁 400 毫升，早晚 2 次温服。清热凉血止血，健脾益气摄胎。宋艳文等将 100 例血热型胎漏、胎动不安患者随机分为治疗组与对照组各 50 例。治疗组采用悦胎汤治疗，对照组采用黄体酮治疗。结果：治疗组的综合疗效率为 94%，高于对照组的 76%。①

13. **理脾固胎饮** 菟丝子 30 克、续断 25 克、甘草 10 克、白芍 20 克、党参 25 克、炒白术 20 克、桑寄生 25 克、盐杜仲 20 克、山药 15 克、砂仁 5 克、黄芪 30 克。脾肾同调，温肾理脾。马静以上方治疗 33 例胎动不安合并泄泻患者，疗程为 2 周，随症加减。结果：中医临床证候疗效的有效率为 93.32%，其中痊愈率为 10%，显效率为 56.66%，有效率为 26.66%。②

14. **安胎疏肝汤** 菟丝子 30 克、柴胡 15 克、白芍 15 克、熟地黄 15 克、白术 15 克、桑寄生 10 克、续断 10 克、杜仲 10 克、巴戟天 10 克、黄芩 10 克、丹参 6 克。补肾疏肝，止血安胎。上述药物混合后加水 2 升，煎至 400 毫升，分早晚温服。2 周为 1 个疗程，连续服用至妊娠 10 周，或超过既往发生流产的月份。洪小菲等将 115 例肝郁肾虚型多囊卵巢综合征早期先兆流产患者随机分为观察组 80 例与对照组 35 例。对照组采用黄体酮注射液治疗。观察组在对照组的基础上加用安胎疏肝汤。结果：观察组治疗总有效率为 90.00%，高于对照组的 77.14%。③

15. **补肾益气化瘀汤** 菟丝子 30 克、黄芪 20 克、续断 15 克、桑寄生 15 克、丹参 10 克、熟地黄 10 克、阿胶 10 克、白术 10 克、杜仲 10 克、枸杞子 10 克、甘草 5 克。随症加减：未出现阴道流血但出现绒毛膜下血肿，加三七 9 克、白及 3 克；出现阴道流血和绒毛膜下血肿，加白及 9 克、三七 3 克。每日 1 剂，加水煎煮取药汁 300 毫升，分 2 次于早晚服用。固冲安胎，补肾益气，化瘀养血。胡芸等将 100 例多囊卵巢综合征合并先兆流产患者随机分为对照组与观察组各 50 例。对照组与观察组均采用 HCG 注射液联合黄体酮注射液治疗，观察组另加用补肾益气化瘀汤加减治疗。两组均进行为期 4 周的治疗。结果：观察组临床总有效率为 88%、保胎成功率为 92%，均显著高于对照组的 70%、76%。④

16. **菟参安胎颗粒** 菟丝子 30 克、熟地黄 30 克、白术 30 克、党参 30 克、山药 15 克、黄芪 15 克、山茱萸 15 克、桑寄生 15 克、杜仲 9 克、枸杞子 6 克、炙甘草 3 克。每日 1 剂，早晚分服。补肾健脾，益气养血，固冲安胎。适用于脾肾两虚导致的先兆流产停经，伴有阴道少量出血或腰酸、腹痛。临床应用：姚芳芳等将 60 例先兆流产患者随机分为对照组和治疗组各 30 例。对照组给予黄体酮胶囊口服，每次 4 粒，每日 2 次。治疗组给予菟参安胎颗粒冲服。结果：治疗组总有效率为 93.3%，明显高于对照组的 76.7%（$P < 0.05$）；治疗组较对照组能显著增加血清 P 及 HCG 水平。⑤

17. **保胎煎** 黄芪 30 克、山药 30 克、阿胶 15 克、熟地黄 15 克、菟丝子 15 克、杜仲 15 克、续断 15 克、焦白术 15 克、人参 10 克、砂仁 10 克、甘草 6 克、丹参 6 克。患者口服剂量为每次 150 毫升，每日 2 次。补肾健脾，益气养血。郑祖峰等以上方治疗 30 例先兆性流产患者（研究组），2 周为 1 个疗程，连续服用 2 个疗程。选择同期健康早孕妇女 30 例作为对照组，对照组从用药开始至用药后 1 个月，随访 28 周。结果：研究组孕妇有效 25 例，好转 4 例，无效 1 例，总有效率为 96.67%。经治疗之后研究组孕妇的中医症状积分显著降低，

① 宋艳文，等.悦胎汤治疗血热型胎漏、胎动不安的疗效及对围生儿结局的影响[J].河北医药,2017,39(17)：2600-2603.
② 马静.理脾固胎饮治疗胎动不安合并泄泻的临床观察[D].哈尔滨：黑龙江中医药大学,2017.
③ 洪小菲，等.安胎疏肝汤联合黄体酮注射液治疗多囊卵巢综合征早期先兆流产临床观察[J].新中医,2017,49(1)：112-114.
④ 胡芸，等.补肾益气化瘀汤法治疗多囊卵巢综合征先兆流产的效果研究[J].现代中西医结合杂志,2017,26(5)：518-520.
⑤ 姚芳芳，等."菟参安胎颗粒"治疗先兆流产 30 例临床观察[J].江苏中医药,2017,49(2)：45-46.

与对照组趋于一致。①

18. 滋阴养胎方　苎麻根 15 克、熟地黄 12 克、淮山药 12 克、山茱萸 12 克、白芍 10 克、桑寄生 10 克、续断 10 克、当归身 10 克、茯苓 10 克、阿胶 10 克、茯神 10 克、黄连 3 克。每日 1 剂，分早晚 2 次服用，连续服用 10～14 天为 1 个疗程。滋阴补肾，固肾安胎。王丽梅等将 114 例早期先兆流产患者随机分为常规治疗组与滋阴养胎治疗组各 57 例。常规治疗组与滋阴养胎治疗组均采用固肾安胎丸进行治疗，滋阴养胎治疗组另采用滋阴养胎方治疗。结果：滋阴养胎治疗组总有效率为 96.5%，明显高于常规治疗组的 82.5%，差异具有统计学意义。②

19. 加味安奠二天汤　太子参 15 克、熟地黄 15 克、续断 15 克、菟丝子 15 克、山药 15 克、山茱萸 15 克、炒白术 15 克、杜仲 9 克、枸杞 9 克、炙甘草 6 克。随症加减：气虚甚者，加黄芪 10 克；阴道出血甚者，加仙鹤草 15 克；妊娠呕吐甚者，加砂仁 8 克。1 剂加水 400 毫升煎至 150 毫升，每日分 3 次口服。补气血，调冲任。李桂玲将 130 例先兆流产患者随机分为对照组与试验组各 65 例。对照组与试验组均采用黄体酮肌内注射，每日 20 毫克。试验组另加用上方治疗。两组治疗时间均为 7 天。比较两组患者治愈率、治疗前后激素指标水平及胎儿足月分娩率等。结果：对照组和试验组的治愈率分别为 50.77%、76.92%，足月分娩率分别为 63.08%、84.61%。③

20. 培土孕康汤　党参 10 克、太子参 15 克、白术 10 克、淮山药 20 克、紫苏梗 10 克、砂仁（后下）3 克、黄芩 10 克、仙鹤草 15 克、白芍 10 克、杜仲 10 克、菟丝子 10 克、炙甘草 5 克。每日 1 剂，水煎服，每日 2 次，每次 200 毫升，饭后 2 小时服。健脾益气，固肾安胎，兼缓急止痛，顺气安胎，冲任同调，补脾益气，固冲安胎。李美娟将 52 例诊断

为早期先兆流产的患者随机分为观察组与对照组各 26 例。对照组与观察组均采用黄体酮 20 毫克肌注，每日 1 次，2 周为 1 个疗程。观察组另加服培土孕康汤。结果：治疗后血 P 及 β-HCG 浓度比较，观察组明显高于对照组，两组差异具有显著性意义（$P<0.05$）；有效率观察组为 92.30%，对照组为 69.23%，两组差异具有显著性意义。④

21. 杞胶汤　菟丝子 15 克、川续断 12 克、杜仲 15 克、枸杞 12 克、熟地黄 15 克、白术 10 克、阿胶 10 克、黄芪 20 克、山药 10 克、桑寄生 15 克。每日 1 剂，煎取 200 毫升，早晚饭后分服。适用于脾肾两虚型胎漏、胎动不安。程丽等将 42 例脾肾两虚型胎漏、胎动不安患者随机分为治疗组与对照组各 21 例。对照组采用黄体酮 40 毫克肌内注射。治疗组采用上方治疗。两组均治疗 14 天为 1 个疗程，1 个疗程后统计疗效。结果：治疗组的总有效率为 95.23%，对照组为 80.95%，两组比较有统计学意义（$P<0.01$）。⑤

22. 肾虚胎动不安方（李今庸经验方）　熟地黄 10 克、当归 6 克、白芍 10 克、川芎 6 克、艾叶 10 克、阿胶（烊化）10 克、杜仲 10 克、续断 10 克、补骨脂 10 克、炙甘草 8 克。上药以适量水煎，汤成去渣，取汁温服，每日 1 剂，分 2 次服。适用于肾虚不足、冲任不固、胞宫失养导致的胎动不安，症见妊娠期间，腰酸，腹部坠痛，头晕耳鸣，小便频数，或曾屡次堕胎，脉虚弱等。⑥

23. 养阴清热保胎方（丁启后经验方）　太子参 15 克、麦冬 15 克、生地黄 15 克、地骨皮 12 克、玉竹 15 克、女贞子 15 克、墨旱莲 15 克、黄芩 15 克、桑寄生 15 克、菟丝子 15 克、阿胶珠 15 克、白芍 15～30 克、川续断 15 克、甘草 6～10 克。随症加减：如神疲乏力明显，加黄芪、白术；胎漏下血不止，加仙鹤草、苎麻根；大便难解，加郁李仁、肉苁蓉；睡眠梦多，加酸枣仁、柏子仁。养阴清热，凉

① 郑祖峰，等.保胎煎对先兆流产患者血清 T 淋巴细胞亚群的影响[J].实用妇科内分泌杂志，2016，3(8)：149-150.
② 王丽梅，等.用滋阴养胎方治疗早期先兆流产的效果观察[J].当代医药论丛，2016，14(22)：149-150.
③ 李桂玲.加味安奠二天汤辅助治疗先兆流产临床研究[J].大家健康，2016，10(15)：33.
④ 李美娟.培土孕康汤治疗早期先兆流产 26 例临床观察[J].云南中医中药杂志，2015，36(11)：44-45.
⑤ 程丽，等.杞胶汤治疗胎漏、胎动不安 21 例疗效观察[J].国医论坛，2015，30(6)：43-44.
⑥ 李今庸.李今庸临床用方集粹[M].北京：中国中医药出版社，2015：308.

血止血,固肾安胎。适用于因素体阴血亏虚,加之妊娠后阴血下聚养胎,阴血不足,胎元失养,热扰冲任所致的胎漏、胎动不安、妊娠腹痛,症见口干咽干,五心烦热,梦多,尿黄便结。舌红,苔薄黄少津,脉细滑数。[①]

24. **补肾益气安胎方(丁启后经验方)** 黄芪15克、太子参15克、熟地黄15克、山药15克、山茱萸12克、川续断15克、桑寄生15克、菟丝子15克、阿胶珠15克、白芍15~30克、甘草6~10克。随症加减:如胎漏出血,血色鲜红,加苎麻根、仙鹤草、地榆炭;出血量少色淡,腰酸小腹隐胀,加艾叶炭;腰腹坠胀较显,加杜仲、紫苏梗;恶心呕吐,加姜半夏、砂仁、竹茹;口干欲饮,加玉竹、麦冬、黄芩。益气养血,缓急止痛,补肾安胎。适用于因气血不足、肾虚不固所致的胎漏、胎动不安、妊娠腹痛,症见妊娠期阴道少量流血,或腰腹坠胀隐痛,面色无华,神疲乏力,腰膝酸软,小便清长,或夜尿增多。舌胖淡,苔白,脉细弱或细滑。[②]

25. **圣世散** 桑寄生15克、菟丝子15克、苎麻根12克、艾叶炭10克、阿胶10克、蕨麻10克、杜仲10克、续断10克、白术10克、砂仁6克。每日1剂,水煎服,每日服2次,分早晚服。补肾安元,益气固脱。杜小利等将60例早期先兆流产患者随机分为治疗组与对照组各30例。对照组患者口服维生素E,每次100毫克,每日2次;肌内注射黄体酮注射液,每次20毫克,隔日1次。治疗组口服上方。两组患者自就诊之日开始连续用药至妊娠90天为止,若出现难免流产立刻停药。结果:治疗后治疗组保胎成功率为86.7%,对照组保胎成功率为70%,两组比较差异有统计学意义。[③]

26. **奇效四物汤加减** 黄芪30克、川芎12克、当归12克、白芍15克、生地黄30克、黄芩12克、杜仲12克、续断12克、怀牛膝12克、阿胶(烊化)30克、墨旱莲30克、甘草15克。每日1剂,水煎服,早晚分服。补气摄血,清热安胎,行血、活血、归经。汪平以上方治疗85例先兆流产患者,治愈77例,占90.5%;无效8例,占9.5%。[④]

27. **参芪寿胎丸加减** 太子参15克、黄芪15克、菟丝子12克、桑寄生12克、续断12克、杜仲12克、女贞子15克、墨旱莲15克、苎麻根15克、南瓜蒂12克。随症加减:气虚甚者,去太子参,改用党参9~12克以健脾益气;血虚常者,加阿胶6克、熟地黄9克等补血养血,因《本草备要》谓阿胶"泻者忌用",故临床多用阿胶珠(蛤粉炒成珠)3~9克;腰酸、腰坠明显者,加用覆盆子12克、制金毛狗脊12克、枸杞子12克、补骨脂12克等补益肝肾安胎;阴虚血热者,去温燥之党参、黄芪,喜用生地黄9克、淡黄芩6克等清热凉血;脾虚纳差便溏者,加淮山药12克、白术9克、谷芽9克、麦芽9克以健脾化湿和胃助运;脾虚肝旺之妊娠腹痛者,常用白术9克、白芍9克、炙甘草6克,补脾抑肝、缓急止痛;恶心呕吐属肝旺气逆者,多用黄连3克、淡吴茱萸3克,以辛开苦降、和胃止吐;恶心呕吐属湿浊内阻者,多用藿香9克、佩兰9克,以芳香化湿、醒脾启胃,配合砂仁3克、陈皮6克、紫苏梗9克以助健脾化湿宽中之效;失眠寐差者,则加夜交藤15克、合欢皮12克、茯神12克等宁心安神;有胎位低置者,常用炙升麻9克、人参蒂3克固摄升提;胎漏下血偏于实热者,常用地榆炭12克、侧柏叶12克、黄芩6克、黄连3克、阿胶6克;胎漏下血偏于阴虚内热者,常用生地黄9克、二至丸30克、苎麻根15克、何首乌15克等。朱南孙认为先兆流产的基本病机是气血不足,冲任不固,胎元受损;在证治方面,提出补肾益气、养血安胎为本,通涩清养、止血安胎为变,宁神定志、顾护胎元为要。[⑤]

28. **安胎固冲汤(冯宗文经验方)** 熟地黄10克、生地黄炭10克、阿胶(烊化)12克、白芍25克、艾叶炭10克、黄芩12克、桑寄生15克、续断15克、菟丝子25克、苎麻根15克、山茱萸15克、甘

① 丁丽仙.丁启后妇科经验[M].北京:中国中医药出版社,2014:203.
② 丁丽仙.丁启后妇科经验[M].北京:中国中医药出版社,2014:203-204.
③ 杜小利,等.回回药方圣世散对早期先兆流产患者血人绒毛膜促性腺激素及孕激素的影响[J].四川中医,2014,31(11):63-65.
④ 汪平.奇效四物汤治疗先兆流产的临床观察[J].时珍国医国药,2013,24(9):2185.
⑤ 张蔚苓,等.朱南孙治疗先兆流产经验[J].江苏中医药,2013,45(10):17-19.

草 6 克。补肾养血,安胎止血。适用于胎漏、胎动不安,头昏倦怠,小腹隐痛,腰酸。舌淡红,苔黄,脉滑无力。随症加减:舌苔黄,脉滑数,加黄连 6～10 克以清热安胎;出血不多,腹痛者,加当归炭 10 克,白芍加至 30 克,甘草加至 10 克以养血缓急止痛;腰痛较重者,加杜仲 15 克以止痛安胎;呕恶、腹胀者加竹茹 10 克、砂仁(后煎)10 克以止呕消胀安胎;舌苔少津,口渴者,去艾叶炭,加女贞子 15 克、墨旱莲 15 克以滋阴止血;舌红,少津,气短,加党参 12 克、麦冬 12 克、五味子 10 克以益气养阴;倦怠,气短,脉虚,苔白者,去黄芩,酌加黄芪 30 克、党参 15 克、白术 12 克以益气健脾摄胎;便结,加肉苁蓉 10 克以润肠通便;血止后,B 超提示宫内液性暗区者,去苎麻根、生地黄炭,加当归 10 克在止血的同时以活血。[1]

29. 加味当归芍药散(冯宗文经验方) 当归 12 克、白芍 30 克、白术 12 克、川芎 6 克、泽泻 10 克、茯苓 10 克、甘草 10 克、枳壳 12 克、黄芩 10 克、砂仁 10 克。随症加减:烦躁易怒,情志抑郁者,加柴胡 10 克以疏肝解郁;小腹冷痛,喜温喜按者,去黄芩,加艾叶 10 克以温经止痛;腰痛者,加桑寄生 15 克、杜仲 10 克以补肾止腰痛;脾气虚见气短倦怠者,加黄芪 30 克、党参 15 克以益气;无腹胀者,去枳壳下气;无热者,去黄芩之清热。健脾养血,止痛安胎。适用于先兆流产之腹痛无阴道流血者,症见妊娠后小腹隐痛或胀,面色萎黄,头晕目眩。舌淡,苔薄白,脉细滑。[2]

30. 穴位贴敷方 菟丝子 100 克、山茱萸 50 克、女贞子 100 克、杜仲 100 克、桑寄生 100 克。上药混合磨成粉,以水调湿做小丸子,为桂圆核大小,协助患者取坐位或卧位,暴露双足底,将中药贴敷于足底涌泉穴,辅以红外线照射,每日 1 次,每次保留 30 分钟。补肾助阳,固肾安胎。陆亚静将 200 例先兆流产孕妇随机分为对照组 96 例与治疗组 104 例。对照组与治疗组均给予激素肌内注射

保胎和止血治疗。治疗组另加用上方进行足底穴位贴敷。结果:治疗组治愈率 95.2%,优于对照组的 78.2%。[3]

31. 杜续安胎汤加减 炒杜仲 12 克、熟地黄 12 克、白芍 12 克、艾叶炭 12 克、续断 15 克、桑寄生 15 克、菟丝子 30 克、黄芪 10 克、党参 10 克、白术 10 克、砂仁 10 克、阿胶(烊化)10 克、黄芩 9 克、甘草 6 克。随症加减:阴道出血较多,加炒地榆 12 克;呕吐频繁,加竹茹 10 克;夜尿多,加益智仁 12 克。每日 1 剂,水煎 2 次,取汁混合分 2 次于饭后 1 小时温服。妊娠 60 天后改为每周服 3 剂,煎服法同上。补益肾气,健脾,调理气血。张长义等将 196 例门诊患者随机分为治疗组 112 例与对照组 84 例。对照组采用黄体酮胶丸 100 毫克,每日 1 次;维生素 E 胶丸 100 毫克,每日 3 次;如阴道出血较多,加服维生素 K 4 片 4 毫克,每日 3 次。治疗组采用杜续安胎汤治疗。结果:治疗组治愈率为 92.86%,对照组治愈率为 70.24%,两组治愈率比较有显著性差异。[4]

32. 保胎饮 菟丝子 20 克、熟地黄 20 克、桑寄生 15 克、续断 15 克、阿胶(烊化)15 克、党参 20 克、白术 15 克、茯苓 15 克、杜仲 15 克、黄芪 20 克、海螵蛸 20 克、淮山药 15 克、制何首乌 15 克、山茱萸 15 克、当归 10 克、砂仁 6 克、甘草 6 克。随症加减:虚热扰胎,加黄芩、黄柏、栀子等;出血量多,加用生地榆、墨旱莲等;胃脘不适,加紫苏梗、陈皮、砂仁、法半夏、公丁香、豆蔻、陈皮、姜竹茹、生姜等;眠差,加炒枣仁、远志、知母等;大便不畅,用火麻仁、炒决明子、肉苁蓉、生首乌等。上药浓煎 400 毫升,口服,每次 100 毫升,每日 2 次,每周 3 剂。补肾培土,清热理气。张良英将 128 例复发性流产患者随机分为治疗组 68 例与对照组 60 例。对照组自孕 6 周开始给予黄体酮治疗,早晚各口服 100 毫克。治疗组自孕 6 周开始以上方加减治疗。两组均连续治疗 6 周。结果:治疗组

① 冯宗文.冯宗文妇科经验用方选辑[M].北京:中国中医药出版社,2012:123－124.
② 冯宗文.冯宗文妇科经验用方选辑[M].北京:中国中医药出版社,2012:133－134.
③ 陆亚静.穴位贴敷治疗先兆流产 104 例[J].山东中医杂志,2011,30(3):176.
④ 张长义,等.杜续安胎汤治疗早期先兆流产 112 例[J].浙江中医杂志,2011,46(4):266.

临床痊愈 62 例,无效 6 例,治愈率为 91.2%;对照组临床痊愈 43 例,无效 17 例,治愈率为 71.7%。两组比较,治疗组疗效明显高于对照组。[1]

33.三黄安胎饮加减　黄芪 15 克、制大黄 9 克、黄连 3 克、三七粉 3 克、炒续断 15 克、菟丝子 15 克、桑寄生 15 克、金银花炭 12 克、仙鹤草 30 克、苎麻根 15 克、党参 15 克、白术 10 克、白芍 30 克、炙甘草 5 克。每日 1 剂,水煎分 2 次服。凉血止血,柔肝止痛,补肾固胎,益气健脾,冲任血气充足,瘀血吸收,新血归经。胡慧娟等将 68 例孕囊周围存在暗区的早期先兆流产患者随机分为治疗组与对照组各 34 例。对照组给予黄体酮针 40 毫克,每日 1 次肌注。治疗组采用三黄安胎饮、黄体酮针保胎。两组均以 15 天为 1 个疗程。结果:有效率治疗组为 88.24%,对照组为 64.71%,两组比较差异有统计学意义。治疗组暗区吸收 25 例,吸收率 73.53%;对照组暗区吸收 12 例,吸收率 35.29%。两组吸收率差异有统计学意义。[2]

34.优生宁Ⅲ号方加减　菟丝子、川续断、桑寄生、阿胶、黄芪、炒白芍、枸杞、牡蛎、女贞子、墨旱莲等,共计 200 克。水煎服,每日 1 剂(200 毫升),早晚分服,每次 100 毫升,连服 20 天。补肾培元,调理气血,止血安胎。李娜将 120 例先兆流产患者随机分为治疗组 62 例与对照组 58 例。对照组与治疗组均应用绒毛膜促性腺激素 1 000 单位肌注,每日 1 次,共用 20 天。治疗组另加服上方。结果:治疗组治愈 17 例,好转 38 例,无效 7 例,有效率 88.71%;对照组治愈 12 例,好转 31 例,无效 15 例,有效率 74.14%。[3]

35.黄芪建中汤加味　黄芪 15 克、桂枝 10 克、生姜 10 克、菟丝子 12 克、大枣 15 克、白芍药 15 克、炙甘草 6 克、淫羊藿 10 克、艾叶 10 克、饴糖 15 克。随症加减:阴道流血,艾叶改为艾叶炭。甘温以建中,旺脾以生精,温补肾阳,暖宫止血。

每日 1 剂,水煎取汁 250 毫升,分 2 次温服。韦丽君等将 160 例脾肾阳虚型早期先兆流产患者随机分为治疗组与对照组各 80 例。对照组采用黄体酮胶囊每次 100 毫克,每日 2 次口服。对照组采用上方。结果:总有效率治疗组为 87.5%,对照组为 75%。[4]

36.减味泰山磐石散　党参 9 克、黄芪 9 克、白术 9 克、白芍 9 克、熟地黄 9 克、川续断 9 克、炙甘草 3 克、当归 4.5 克、黄芩 6 克、砂仁 2.5 克。每日 1 剂,水煎,分 2 次服。益气健脾,养血安胎。适用于气血两亏,面色淡白,倦怠乏力,不思饮食,怀孕后见有胎动不安的患者。陈建仪等将 163 例气血亏虚型早期先兆流产患者随机分为治疗组 82 例与对照组 81 例。治疗组与对照组均采用黄体酮 20 毫克,每日肌内注射 1 次。治疗组另加用上方。两组均以 7 天为 1 个疗程,治疗 1~2 个疗程。结果:治疗组总有效率为 93.90%,对照组总有效率为 82.72%。比较两组总有效率,差异有统计学意义。[5]

37.苎根汤加味　苎麻根 15 克、干地黄 10 克、当归 6 克、白芍 12 克、阿胶(烊冲)15 克、续断 15 克、桑寄生 15 克、白术 10 克、黄芩 6 克、砂仁(后入)6 克、党参 15 克、甘草 3 克。随症加减:腹痛明显,加紫苏梗;出血较多,加女贞子、墨旱莲;虚寒,加艾叶炭。每日 1 剂,水煎服,每日 2 次温服,血止后巩固 1 周。气血双补,固冲安胎。邵华等将 90 例早期先兆流产患者随机分为治疗组与对照组各 45 例。治疗组采用上方加减治疗。对照组采用肌注绒促性素 2 000 单位,隔日 1 次,血止后 1 周 2 次,同时口服维生素 E 50 毫克,每日 2 次。结果:治疗组的总有效率为 93.0%,对照组的总有效率为 80%。比较两组总有效率,差异有统计学意义。[6]

38.龟鹿补中汤加减　黄芪 24 克、升麻 6 克、

① 姜丽娟,等.张良英教授自拟保胎饮治疗习惯性流产的临床研究[J].云南中医中药杂志,2011,32(11):1-3.
② 胡慧娟,等.三黄安胎饮治疗孕囊周围液性暗区的早期先兆流产 34 例[J].中国中医急症,2010,19(4):669-670.
③ 李娜.优生宁Ⅲ号方治疗先兆流产的应用研究[D].哈尔滨:黑龙江中医药大学,2010.
④ 韦丽君,等.黄芪建中汤加味治疗脾肾阳虚型早期先兆流产 80 例临床观察[J].河北中医,2009,31(2):223-224.
⑤ 陈建仪,等.减味泰山磐石散治疗气血亏虚型早期先兆流产 82 例[J].浙江中医杂志,2009,44(9):659.
⑥ 邵华,等.苎根汤加味治疗早期先兆流产疗效观察[J].中国医疗前沿,2007,2(21):78.

苎麻根 15 克、白芍 15 克、菟丝子 15 克、桑寄生 15 克、党参 15 克、山药 30 克、龟鹿胶(烊)6 克、炙甘草 6 克、陈皮 6 克。每日 1 剂,水煎服。随症加减:腰酸明显者,加杜仲、续断;脾虚便溏者,减苎麻根,加砂仁、炒白术;血色鲜红且便秘者,加炒黄芩、苎麻根;出血量较多,加仙鹤草、乌梅炭。补肾健脾,养血安胎。汪碧云以上方加减治疗 120 例先兆流产患者,治愈 115 例,占 95.8%;无效 5 例,占 4.2%。治疗时间最短为 1 周,最长为 45 天,平均为 12 天。①

39.加味芪菟胶艾汤　炙黄芪 30 克、菟丝子(布包煎)20 克、阿胶(烊化)15 克、艾叶炭 10 克、党参 10 克、白术 10 克、当归 15 克、淮山药 12 克、甘草 6 克。随症加减:伴腰膝痿软者,加杜仲 12 克、桑寄生 15 克;伴心烦口渴者,加生地黄 15 克、黄芩 12 克、麦冬 12 克;伴夜寐不安者,加炒枣仁 10 克、茯神 15 克。每日 1 剂,水煎,分 2 次服,7 天为 1 个疗程。补肾,益气,固胎。李冬梅将 176 例先兆流产患者随机分为治疗组 96 例与对照组 80 例。对照组采用肌注人绒毛膜促性腺激素 1 000 单位,每日 1 次;口服维生素 E 胶丸 100 毫克,每日 2 次。治疗组采用加味芪菟胶艾汤加减治疗。两组均于阴道流血停止 1 周停药。结果:治疗组的总有效率为 95.8%,对照组的总有效率为 87.5%。②

40.止血保胎饮　续断 10 克、菟丝子 10 克、桑寄生 10 克、紫苏梗 10 克、砂仁 10 克、白芍 10 克、炒白术 10 克、山茱萸 10 克、益智仁 10 克、炙黄芪 10 克、太子参 10 克、侧柏叶炭 10 克、地榆炭 10 克、茜草炭 10 克、阿胶 10 克。随症加减:有热象者,加黄芩;寒象者,加艾叶 6 克、生姜 6 克;呕吐者,加半夏 10 克、丁香 10 克、柿蒂 10 克、生姜 6 克。每日 1 次,分 3 次服。宋雅丽将 243 例出现阴道流血的早期先兆流产患者随机分为治疗组 126 例与对照组 117 例。治疗组采用上方加减治疗。

对照组采用黄体酮注射,每日 1 次。两组均以 7 天为 1 个疗程。结果:治疗组治愈 97 例,保胎率为 76.98%;对照组治愈 51 例,保胎率为 43.59%。治疗组保胎成功率明显高于对照组(P<0.01)。初查 HCG、LH 低于同期妊娠正常值者经治疗后,治疗组 52 例流产 24 例,流产率为 46.15%;对照组 49 例流产 45 例,流产率为 91.84%。治疗组流产率明显低于对照组(P<0.01)。③

41.寿胎丸合四君子汤加减(罗元恺经验方)　菟丝子 25～30 克、川续断 15 克、桑寄生 15 克、阿胶 12 克、党参 25～30 克、白术 15～25 克、荆芥炭 6～12 克、首乌 30 克。随症加减:气虚甚者,加黄芪 15～25 克;形寒肢冷寒者,加陈艾叶 10～15 克;血虚者,加熟地黄 20～25 克;气滞而恶心呕吐者,加春砂仁(后下)3～4.5 克,或陈皮 5 克;有热者,加黄芩 6～9 克,或女贞子 15 克、墨旱莲 15 克;腰痛甚者,加金毛狗脊。④

42.少腹逐瘀汤加减　小茴香 6 克、干姜 1 克、延胡索 3 克、没药 3 克、当归 10 克、川芎 3 克、肉桂 3 克、赤芍 6 克、蒲黄 10 克、五灵脂 6 克。随症加减:夹热,加黄芩 6 克、生地黄 10 克;夹寒,加艾叶 6 克;气虚,加黄芪 15 克、山药 15 克;气滞,加香附 6 克、香橼 3 克。水煎服,1 日 1 剂,7 天为 1 个疗程。养血活血,祛瘀理气,温肾暖宫。水正等以上方加减治疗 68 例先兆流产患者,有效 62 例,占 92.1%;无效 6 例,占 8.8%。总有效率为 92.1%。⑤

43.补杜安胎膏　杜仲 18 克、补骨脂 20 克、阿胶 50 克、艾叶 15 克、苎麻根 30 克。将阿胶烊化,其他药物研细末后加入阿胶中调匀,制成药膏备用。将适量药膏敷于患者至阴穴、补阙穴,用敷料和胶布固定,每日更换 1 次,10 天为 1 个疗程。补脾益肾,补气养血,滋阴清热,止血安胎。宋强等以上方治疗 50 例先兆流产患者,有效 46 例,无效 4 例,总有效率为 92%。⑥

① 汪碧云.龟鹿补中汤治疗先兆流产 120 例[J].实用中医药杂志,2006,22(12):742.
② 李冬梅.加味芪菟胶艾汤治疗先兆流产 96 例[J].湖南中医杂志,2005,21(2):53.
③ 宋雅丽,等.止血保胎饮治疗早期先兆流产患者 126 例临床观察[J].中医杂志,2005,46(2):116-118.
④ 罗颂平.中国百年百名中医临床家丛书·罗元恺[M].北京:中国中医药出版社,2005:111-112.
⑤ 水正,等.少腹逐瘀汤治疗先兆流产 68 例[J].山东中医杂志,2003,22(6):348-349.
⑥ 宋强,等.补杜安胎膏治疗先兆流产 50 例[J].山西中医,2002,18(3):46.

44. 小柴胡汤加减 柴胡 6 克、党参 12 克、姜半夏 10 克、黄芩 10 克、白术 10 克、茯苓 10 克、陈皮 6 克、炙甘草 6 克、红枣 6 枚、生姜 2 片。随症加减：腰酸明显，加桑寄生、续断、杜仲、菟丝子；腹痛，加白芍药、紫苏梗、木香；呕吐，加竹茹、砂仁；阴道流血，加苎麻根、地榆炭、血余炭、阿胶珠。每日 1 剂，水煎服，早晚各 1 次。调达气机，调和气血，调理脾胃。施燕以上方加减治疗 53 例先兆流产患者，痊愈 27 例，有效 22 例，无效 4 例，总有效率为 92.5%。[1]

45. 加味所以载汤加减 党参 15 克、茯苓 15 克、杜仲炭 15 克、桑寄生 15 克、续断 15 克、山药 15 克、枸杞子 15 克、柏子仁 15 克、地榆炭 15 克、陈棕炭 15 克、紫苏梗 9 克、升麻 6 克、甘草 6 克。随症加减：气虚重者，加炙黄芪 15 克；血虚者，加阿胶 10 克、白芍 9 克；夹热者，加黄芩 9 克；呕吐者，加藿根 12 克、竹茹 12 克；出血止后，减去地榆炭、陈棕炭、杜仲炭。每日 1 剂，早晚水煎服。健脾益气，补肾安胎。张杰以上方加减治疗 142 例先兆流产患者，痊愈 134 例，无效 8 例。治愈率为 94.3%。[2]

46. 乌梅菟丝固胎汤 乌梅炭 20～40 克、菟丝子 30 克、白芍 20 克、生地黄 10 克、熟地黄 10 克、黄柏 10 克、炙甘草 6 克。随症加减：出血较多者，乌梅炭重用至 40 克；胎动甚者，加续断 12 克、桑寄生 20 克；阴虚内热明显者，加女贞子 15 克、墨旱莲 10 克；兼气虚者，加党参 30 克、淮山药 20 克；兼肾阳虚者，加巴戟天 10 克；兼血虚者，加桑寄生 20 克、红枣 15 克、何首乌 15 克。每日 1 剂，文火水煎，分 2 次服，服药 10 天观察疗效。培根固基，滋肾敛津，凉血止血。李家龙以上方加减治疗 104 例先兆流产患者，痊愈 92 例，好转 10 例，无效 2 例。总有效率为 98.08%，治愈率为 88.64%。[3]

47. 加味二至丸 女贞子 20 克、墨旱莲 20 克、杜仲 20 克、桑寄生 20 克、制首乌 20 克、升麻炭 12 克、菟丝子 12 克、大腹皮 9 克、香橼皮 9 克、藿梗 9 克、紫苏梗 9 克、决明子 15 克、仙鹤草 30 克、鹿角霜 4.5 克。随症加减：若气虚者，加太子参、生黄芪；阳虚者，加甜苁蓉、巴戟天、紫河车；阴虚者，加生地黄、桑叶、黄芩、竹茹；血虚者，加枸杞子、穞豆衣；气滞甚者，加木香、砂仁；跌仆者，加续断、白芍；出血较多者，加锻龙骨、锻牡蛎、血余炭、藕节炭；大便干结者，加前胡、火麻仁、玄参；少腹坠胀较甚者，加柴胡、炒枳壳、桔梗。每日 1 剂，水煎 2 次，早晚分服。补肾益精，调养冲任。宓伟毅以上方加减治疗 131 例先兆流产患者，119 例保胎成功，成功率为 90.8%。[4]

48. 参芍续子汤 菟丝子 15 克、怀山药 15 克、续断 12 克、阿胶珠 10 克、桑寄生 10 克、炒白芍 10 克、白术 10 克、党参 10 克、茯苓 10 克、紫苏梗 6 克、莲房 1 枚。随症加减：有反复流产史者，重用菟丝子 20 克，并加杜仲 10 克、巴戟肉 10 克；若患者腹痛明显，而阴道无出血，则重用炒白芍 30 克，并慎加当归 6 克、川芎 6 克；止痛多损伤型常有劳力过度、跌仆闪挫病史，对阴道下血较多者，急当先用别直参 15 克迅速制止出血，以存血活胎，续用以上基本方随症加减调理；若患者血分热象突出，将基本方中党参易太子参，炒白芍易生白芍，并酌加野苎根 15 克、墨旱莲 15 克、生地榆 15 克、仙鹤草 15 克、黄芩 10 克以清热安胎。补益肾精，充盛气血，畅通脉道。叶天真以上方加减治疗 34 例先兆流产患者，24 例痊愈，7 例有效。[5]

单 方

1. 芩术加续汤 组成：黄芩 10 克、白术 10 克、续断 10 克。功效主治：补脾肾之气，清热安胎止血；适用于早期先兆流产宫腔积血或阴道流血。用法用量：每日 2 次，每次 1 剂颗粒剂冲服。临床

① 施燕.小柴胡汤加味治疗先兆流产 53 例[J].河北中医,2001,23(4)：313.
② 张杰.加味所以载汤治疗先兆流产的临床观察[J].湖北中医杂志,2000,22(1)：39.
③ 李家龙.乌梅菟丝固胎汤治疗先兆流产 104 例[J].湖南中医杂志,1999,15(5)：38－39.
④ 宓伟毅.加味二至丸治疗先兆流产 131 例[J].浙江中医杂志,1998(4)：161.
⑤ 叶天真.参芍续子汤治疗先兆流产 34 例[J].浙江中医杂志,1996(6)：260.

应用：郭修权等将 766 例先兆流产患者分为 A 组 377 例和 B 组 389 例。A 组内证型分为肾虚型 A1、脾虚型 A2、血热型 A3，均以上方治疗。B 组给予黄体酮 20 毫克，睡前口服，每日 1 次。结果：芩术加续汤对肾虚型、脾虚型、血热型早期先兆流产宫腔积血或阴道流血疗效分别为 93.04％、94.55％、96.05％，较黄体酮 75％高。[①]

2. 紫河车　成分：紫河车。功效：补肾益精，益气养血。用法用量：口服，每日 3 次，每次 1 克最细粉。临床应用：季晓黎将 144 例早期先兆流产患者随机分治疗组和对照组各 72 例。对照组口服中药寿胎异功散加减（菟丝子 20 克、桑寄生 15 克、续断 15 克、太子参 20 克、白术 15 克、茯苓 15 克、陈皮 10 克、山药 15 克、覆盆子 15 克、枸杞子 10 克）。每日 1 剂，分 3 次服用，每次 100 毫升。治疗组采用寿胎异功散加减合并紫河车口服治疗。两者均从入组开始服用，直至妊娠第 10 周。结果：妊娠第 9 周及第 10 周治疗组雌激素水平高于对照组，两组比较差异有统计学意义。[②]

3. 桑砂女蜜　组成：桑寄生、女贞子、砂仁。功效：补肾健脾。用法用量：上药加少许蜂蜜，贴敷神阙穴，每日 1 次，贴敷 2 小时即取下。临床应用：江欣柳等将 77 例先兆流产患者随机分治疗组 37 例和对照组 40 例。对照组口服中药汤剂、孕宝口服液，静滴参麦注射液，肌注黄体酮、注射用 HCG。治疗组在此基础上加用桑砂女蜜穴位贴敷。结果：治疗组症状缓解所需时间显著减少，且保胎成功率高于对照组；总有效率治疗组为 81.1％，对照组为 82.5％（$P>0.05$）。[③]

4. 人参　组成：中低档红参 15 克。用法用量：水煎服，分 3～5 天服用。临床应用：袁燕华以上方治疗 18 例先兆流产患者，其中 16 例症状消失并足月分娩，1 例无效为复发性流产，另 1 例因患内科疾病要求终止妊娠。[④]

中 成 药

1. 保胎无忧片　组成：艾叶（炭）、荆芥（炭）、川芎、甘草、菟丝子（酒泡）、厚朴（姜制）、羌活、川贝母、当归（酒制）、黄芪、白芍（酒制）、枳壳（麸炒）（云南通大生物药业有限公司生产，国药准字 Z20063561）。功效主治：安胎，养血；适用于闪挫伤胎，复发性小产，难产，症见阴道有少量出血，伴有下腹疼痛，坠胀感，腰背酸痛感。用法用量：口服，每次 4 片，每日 3 次。临床应用：丛建萍等将 140 例先兆流产患者分为对照组和观察组各 70 例。对照组与观察组均口服地屈孕酮片，首次剂量 40 毫克，之后每次 10 毫克，每日 2 次。观察组另加服保胎无忧片，直到患者阴道出血及其他相关症状体征均消失，妇科超声提示原始心管搏动。结果：观察组总有效率为 97.14％，显著高于对照组的 85.71％；观察组保胎成功率为 87.14％，明显高于对照组的 72.86％；对照组患者成功分娩 51 例，明显少于观察组的 61 例（$P<0.05$）。分娩并发症主要为前置胎盘、胎膜早破及产后出血，观察组并发症总发生率低于对照组，但差异不显著（$P>0.05$）；两组患者不良反应发生率相近（11.43％和 10.00％，$P>0.05$）。[⑤]

2. 补肾安胎颗粒　组成：川续断、菟丝子、砂仁、熟地黄、人参、阿胶（炒）、桑寄生、何首乌、艾叶、白术、巴戟天、枸杞子、鹿角霜、杜仲（浙江省宁波市北仑区中医院制剂室制备）。功效主治：补肾健脾，益气培元，养血安胎；适用于肾虚型先兆流产。用法用量：冲服，每次 5 克，每日 3 次。临床应用：袁丽娟将 98 例先兆流产患者随机分为观察组和对照组各 49 例。对照组与观察组均予黄体酮胶丸治疗。观察组另服补肾安胎颗粒，30 天为 1 个疗程。结果：观察组中仅 3 例发生不良反应，占 6.0％，而对照组为 30.6％，两组不良反应发

① 郭修权，等.芩术加续汤对早期先兆流产宫腔积血或阴道流血的影响[J].北方药学,2015,12(4)：70-71.
② 季晓黎.紫河车对先兆流产患者早期妊娠血清雌二醇水平的影响[J].中国计划生育和妇产科,2014,6(5)：72-73,76.
③ 江欣柳,贺海霞."桑砂女蜜"穴位贴敷在先兆流产患者运用的效果观察[J].今日药学,2013,23(2)：112-113.
④ 袁燕华.单味人参治疗先兆流产18例观察[J].浙江中医杂志,2003(12)：9.
⑤ 丛建萍,等.保胎无忧片联合地屈孕酮片治疗先兆流产70例临床观察[J].中国药业,2018,27(2)：66-68.

生率具有显著性差异。①

3. 保胎灵胶囊　组成：熟地黄、牡蛎（煅）、五味子、阿胶、槲寄生、巴戟天（去心）、白术（炒）、山药、白芍、龙骨（煅）、续断、枸杞子、杜仲（炭）、菟丝子（甘肃皇甫谧制药有限责任公司生产，国药准字Z20060004）。功效主治：补肾，固冲，安胎；适用于先兆流产、复发性流产及因流产引起的不孕症。用法用量：口服，每次3粒，每日1次，饭前半小时服用。临床应用：萧梓楷等将120例先兆流产患者分为观察组与对照组，各60例。对照组与观察组均以常规西医方案治疗。观察另用保胎灵胶囊治疗，以2周为1个疗程。结果：在总有效率比较中，观察组为98.33%，明显优于对照组的81.67%，对比差异具有统计学意义；观察组接受治疗后的不良反应发生率为23.33%，明显高于对照组的5.00%。②

4. 乐孕宁颗粒　组成：黄芪、党参、白术、山药、白芍、当归、补骨脂、续断、杜仲、砂仁、大枣（国药准字Z20080196）。功效主治：健脾养血，补肾安胎；适用于先兆流产（中医辨证属脾肾两虚型）患者。用法用量：每次1袋，每日3次，开水冲服。临床应用：苏凤珍将60例先兆流产患者随机分为治疗组35例和对照组25例。对照组给予口服黄体酮胶丸，每次1粒，每日2次；维生素E100毫克及叶酸0.4毫克口服，每日1次。治疗组口服乐孕宁颗粒。两组均连用14天。结果：经2个疗程的治疗观察，治疗组总有效率为91.43%，对照组总有效率为84.00%。③

5. 孕康糖浆　组成：山药、续断、黄芪、当归、金毛狗脊（去毛）、菟丝子、桑寄生、杜仲（炒）、补骨脂、党参、茯苓、白术、阿胶、地黄、山茱萸、枸杞子、乌梅、白芍、砂仁、益智、苎麻根、黄芩、艾叶（上海海虹今辰药业生产）。功效主治：健脾固肾，养血安胎；适用于肾虚型和气血虚弱先兆流产、复发性

流产。临床应用：张蓉等将243例早期先兆流产患者随机分为三组。治疗组82例采用孕康糖浆治疗，每次20毫升，每日3次口服；西药对照组81例以黄体酮治疗；中药对照组80例以固肾安胎丸治疗。三组均连续治疗2周。结果：治疗组总有效率为93.9%，西药对照组总有效率为80.25%，中药对照组总有效率为81.25%。④

6. 培育颗粒　组成：桑寄生、菟丝子、杜仲、续断、太子参、黄精、山药、熟地黄、生地黄、何首乌、阿胶等（北京妇产医院制剂，北京九龙制药有限公司加工）。功效：补益肾精，健运脾气，滋阴养血。用法用量：每袋20克，每次1袋，每日2次，连续服用1周。临床应用：张莹等将90例患者分为治疗组和对照组各45例。两组在治疗期间均服用叶酸0.4毫克，每日1次；维生素E0.1克，每日1次。对照组加服黄体酮胶丸，每次100毫克，每日2次，连续服用1周。治疗组加服上方。两组均以1周为1个疗程，共治疗4个疗程。结果：治疗后治疗组有效率为88.9%，优于对照组的71.1%。⑤

7. 胎乐颗粒　功效主治：补肾益气，养血调冲；适用于先兆流产。用法用量：口服，每次16克，每日2次。临床应用：陈淑琼等将90例先兆流产患者分为观察组与对照组各45例。对照组予HCG注射液1000单位，肌内注射，每日1次；维生素E胶丸0.1克，口服，每日1次。观察组给予胎乐颗粒治疗。两组均用药7天为1个疗程。结果：观察组疗效总有效率为93.3%，明显优于对照组的77.78%。⑥

8. 参茸白凤丸　组成：人参、熟地黄、鹿茸、黄芪、党参、白术、当归、白芍、川芎、胡芦巴、桑寄生、续断、香附、益母草、延胡索、黄芩、砂仁、炙甘草（广州陈李济药厂生产）。适用于胞脉失养胎元不固而致胎漏或胎动不安。用法用量：水蜜丸每

① 袁丽娟.补肾安胎颗粒联合黄体酮胶丸治疗先兆流产49例疗效分析[J].浙江中医杂志,2017,52(4)：264.
② 萧梓楷,等.保胎灵胶囊治疗先兆流产的临床疗效与安全性分析[J].现代诊断与治疗,2017,28(4)：612-614.
③ 苏凤珍.乐孕宁颗粒治疗先兆流产35例临床观察[J].实用中西医结合临床,2014,14(6)：80-81.
④ 张蓉,等.孕康糖浆治疗早期先兆流产82例疗效观察[J].安徽医药,2013,17(12)：2192-2193.
⑤ 张莹,等.培育颗粒对脾肾两虚型早期先兆流产45例保胎的临床研究[J].中国中医基础医学杂志,2011,17(1)：117-118.
⑥ 陈淑琼,等.胎乐颗粒对先兆流产患者血清TNF-α和P的影响[J].中西医结合研究,2011,3(3)：118-120.

次 6 克,每日 2 次,早晚空腹温开水送服,连服 2 周。临床应用:邱明英等将 86 例胎漏胎动不安及滑胎患者随机分为治疗组 46 例和对照组 40 例。对照组肌注黄体酮和口服维生素 E 治疗。治疗组口服参茸白凤丸。两组均观察 2 周,观察治疗前后阴道出血、腹痛腹胀、腰酸疲乏、B 超等,随访 8 周。结果:治疗组继续妊娠率为 92.5%,明显高于对照组的 72.22%,两组差异有显著性意义。[1]

复发性流产

辨 证 施 治

1. 肾精亏虚型 主症:① 妊娠早期屡孕屡堕或每次如期而堕;② 腰膝酸软。次症:① 手足心热;② 头晕耳鸣;③ 两颧潮红。舌红,少苔,脉细数。以上主症具备,次症具备 1 项及以上,结合舌脉可辨证为肾精亏虚证。治宜补肾填精、固冲安胎。方用桑麻汤:桑椹 30 克、苎麻根 10 克、枸杞子 10 克、菟丝子 20 克、山药 20 克、山茱萸 10 克、熟地黄 30 克、杜仲 20 克、当归 10 克。每日 1 剂,早中晚饭前分服,自发现妊娠开始服用至妊娠 12 周。临床观察:方毅将 60 例复发性流产患者随机分为治疗组和对照组各 30 例。治疗组予上方,自发现妊娠开始服用至妊娠 12 周。对照组予肌内注射黄体酮注射液,持续用药至 8～10 周后根据患者病情逐渐减量至停药。统计两组治疗前后中医证候积分、中医症状疗效、12 周妊娠成功率。结果:12 周妊娠成功率治疗组高于对照组,中医证候疗效比较治疗组显著高于对照组(均 $P<0.01$);治疗组临床症状显著改善,两组治疗后症状评分比较治疗组疗效显著高于对照组($P<0.01$)。[2]

2. 脾肾虚弱证 主症:曾有滑胎病史,孕后腰痛腹坠,舌淡苔白、脉沉而少力。兼症:阴道下血或畏寒或四末欠温或头晕耳鸣或小便频数。治宜益气养血、补肾固胎。

(1) 育胎灵 菟丝子、桑寄生、党参、黄芪、白术、山药、杜仲、黄芩、砂仁、紫苏梗、墨旱莲、仙鹤草、炙甘草。每次 200 毫升,每日 2 次。临床观察:胡晓华等将 60 例复发性流产患者随机分为治疗组和对照组各 30 例。治疗组以上方治疗。对照组给予孕康口服液,每日 3 次,每次 2 支。服药时间均自妊娠第 6 周确诊为宫内孕开始至妊娠 12 周结束。结果:治疗后比较,治疗组疗效优于对照组,两组差异有统计学意义($P<0.05$)。[3]

(2) 泰山磐石散加减 人参、黄芪、白术、炙甘草、当归、川芎、白芍药、熟地黄、川续断、糯米、黄芩、砂仁。每日 1 剂,分 2 次服,早晚各 1 次。临床观察:杨兴祥等以上方治疗 30 例复发性流产患者,总有效率为 90%。[4]

(3) 调冲汤 菟丝子 15 克、川续断 15 克、鸡血藤 15 克、枸杞子 10 克、覆盆子 10 克、淫羊藿 10 克、丹参 10 克、首乌 10 克、香附 10 克、山药 10 克、当归 10 克。随症加减:湿热下注,加红藤、败酱草、蒲公英;气滞,加用佛手、陈皮;肾阴虚,加墨旱莲、女贞子;阴虚火旺,加用牡丹皮、黄柏。每日 1 剂,水煎为 200 毫升,分早晚 2 次服用。临床观察:聂润球将 56 例复发性流产患者随机分为观察组 30 例和对照组 26 例。对照组与观察组均用维生素 E 胶丸 0.1 克和叶酸片 0.4 毫克,每日 1 次口服。观察组加用上方加减治疗。两组均连续服药 3 个月后尝试自然妊娠,随访 1 年。结果:观察组妊娠率为 83.33%,对照组妊娠率为 57.69%,两组妊娠率比较差异有统计学意义($P<0.05$);观察组活产率为 88.0%,对照组活产率为 60.0%,两组活产率比较差异有统计学意义($P<0.05$);先兆流产症候群积分观察组为(12.5±2.6)分,对照组为(21.2±4.3)分,两组比较差异有统计学意义($P<0.05$)。[5]

3. 气血亏虚型 治宜补肾固胎、扶气载胎、补

[1] 邱明英,等.参茸白凤丸治疗胎漏胎动不安及滑胎疗效观察[J].辽宁中医药大学学报,2008,10(6):121-122.
[2] 方毅,等.桑麻汤治疗肾精亏虚型复发性流产的临床研究[J].中医临床研究,2021,13(29):104-107.
[3] 胡晓华,李艳青,等.育胎灵煎剂对脾肾亏虚型习惯性流产患者细胞因子的影响[J].中国中医基础医学杂志,2017,23(5):674-675,719.
[4] 杨兴祥,何新生.泰山磐石散加减治疗习惯性流产 30 例临床观察[J].甘肃科技纵横,2017,46(11):94-96.
[5] 聂润球.调冲汤治疗复发性流产疗效观察[J].实用中医药杂志,2017,33(4):362-363.

血养胎。

(1) 补中益气丸　熟地黄 20 克、黄芪 20 克、菟丝子 20 克、党参 20 克、阿胶 15 克、枸杞子 15 克、续断 15 克、杜仲 15 克、白术 20 克、炙甘草 5 克(南天地药业股份有限公司生产,国药准字 Z41021465)。每次 1 丸,每日 3 次,饭后口服。临床观察:魏旭军等将 300 例复发性流产患者随机分为治疗组和对照组各 150 例。治疗组以上方治疗。对照组给予黄体酮,每次 20 毫克,肌注,每日 1 次。两组均连续治疗 15 天,观察血清孕激素与雌激素及免疫 CD4＋、CD8＋水平。结果:与对照组相比,治疗组各项指标升高更明显,差异有统计学意义。[1]

(2) 保胎饮　黄芪 20 克、当归 10 克、川贝母 10 克、川芎 10 克、山楂 10 克、麦芽 10 克、菟丝子 10 克、神曲 10 克、荆芥穗 10 克、白术 10 克、艾叶炭 12 克、羌活 12 克、甘草 6 克。每日 1 剂,水煎服,早晚各 1 次。临床观察:赵莹以上方治疗 30 例复发性流产患者,妊娠成功率为 90.0％。[2]

4. 血热证　主症:屡有堕胎,甚或应期而堕者。次症:妊娠期间阴道有少量出血,颜色鲜红或深红,小腹疼痛或坠胀,腰酸胀痛,口干咽燥,心烦少寐,手足心热,小便短黄,大便秘结。舌质红,苔黄,脉细数或滑数。治宜清热凉血、固肾安胎。方用清热固胎汤:生地黄、黄芩、菟丝子、桑寄生、盐杜仲、白芍、麦冬、知母、生地榆、墨旱莲、仙鹤草、炙甘草。每日 1 剂,分早晚于饭后半小时温服。临床观察:王娅丽以上方治疗 30 例血热型复发性流产患者,总有效率为 93.3％。[3]

5. 血瘀型　症见少腹拘急疼痛,皮肤粗糙,口感不渴或欲漱水不欲咽;多有流产后阴道流血淋沥不断,时间较长,止血固涩药应用不当,以及用健脾补肾方无效史。舌质多有紫点或紫斑,脉多有涩意。治宜清热止血、补益安胎。

(1) 生化汤加减　当归、川芎、桃仁、炮姜、甘草、红花等。随症加减:偏寒凝者,兼少腹冷痛、手足冷、舌苔白、尺脉沉迟缓者,加附子、肉桂以温肾阳;偏肝郁者,伴胸胁不舒、易怒、时少腹胀痛、脉弦,加青皮、香附、川楝子、砂仁以疏肝解郁;伴出血者,加杜仲炭、艾叶炭、阿胶(少量);偏血虚者,伴倦怠乏力、声低气短、头晕心悸、失眠者,加黄芪、党参、阿胶等以补气养血行瘀。临床观察:黄聪惠以上方加减治疗 49 例血瘀型滑胎患者,疗效满意。[4]

(2) 少腹逐瘀汤　小茴香(炒)7 粒、干姜(炒)0.6 克、延胡索 3 克、没药(炒)6 克、当归 9 克、川芎 6 克、肉桂 3 克、赤芍 6 克、生蒲黄 9 克、五灵脂(炒)6 克。临床观察:庞保珍等以上方治疗 53 例复发性流产患者,总治愈率为 60.4％。[5]

6. 裘笑梅分 5 型

(1) 肾虚型　① 肾气不足:症见屡孕屡堕或应期而堕;孕后腰酸膝软,头晕耳鸣,夜尿频多,面色晦暗;舌质淡,苔白,脉细滑,尺脉沉弱。治宜补肾调冲、健脾养血。方用补中益气汤(党参、黄芪、白术、当归、升麻、柴胡、陈皮、炙甘草)加菟丝子、杜仲、阿胶、艾叶、苎麻根。② 肾阳亏虚:症见屡孕屡堕;腰酸膝软,甚至腰痛如折,头晕耳鸣,畏寒肢冷,小便清长,夜尿频多,大便溏薄;舌淡,苔薄润,脉沉迟或沉弱。治宜温补肾阳、固冲安胎。方用金匮肾气丸去泽泻,加菟丝子、杜仲、白术。③ 肾精亏虚:症见屡孕屡堕;腰酸膝软,或足跟痛,头晕耳鸣,手足心热,两颧潮红,大便秘结;舌红,少苔,脉细数。治宜补肾填精、固冲安胎。方用育阴汤:熟地黄、白芍、续断、桑寄生、杜仲、山茱萸、山药、海螵蛸、龟甲、牡蛎、阿胶。

(2) 气血两虚型　症见屡孕屡堕;头晕目眩,神疲乏力,面色㿠白,心悸气短;舌质淡,苔薄,脉细弱。治宜益气养血、固冲安胎。方用泰山磐石散加减:人参、黄芪、当归、续断、黄芩、川芎、白芍、熟地黄、白术、炙甘草、砂仁、糯米。或归脾汤加杜仲、桑寄生等理气安胎之品。

① 魏旭军,等.补中益气丸治疗习惯性流产 150 例[J].西部中医药,2016,29(4):94-95.
② 赵莹.中药保胎饮结合心理疏导治疗习惯性流产 30 例临床研究[J].亚太传统医药,2015,11(4):101-102.
③ 王娅丽.清热固胎汤对血热型习惯性流产患者的临床疗效观察[D].郑州:河南中医学院,2015.
④ 黄聪惠.生化汤加减治疗血瘀型习惯性流产[J].北方药学,2012,9(3):98.
⑤ 庞保珍,等.少腹逐瘀汤治疗血瘀滑胎 53 例[J].南京中医学院学报,1993,9(3):52-53.

（3）血瘀型　素有癥瘕，孕后屡孕屡堕；肌肤无华；舌质紫暗或有瘀斑，脉弦滑或涩。治宜祛瘀消癥、固冲安胎。方用桂枝茯苓丸合寿胎丸。

（4）阴虚内热型　症见孕后屡孕屡堕；常忧思郁怒，胸胁作胀，下腹隐痛，阴道流血，呕恶泛酸；舌质红绛，苔黄，脉弦滑。治宜清热凉血、滋阴补肾。方用加味三青饮：冬桑叶、淡竹茹、丝瓜络炭、熟地黄、山药、杜仲、菟丝子、当归身、白芍。

（5）脾经湿热型　症见屡孕屡堕；肢重困倦，脘腹胀满，伴腰酸、乏力，纳少便溏；舌淡，苔黄腻，脉细滑。治宜清热利湿、滋肾安胎。方用裘氏异功保胎散加减：黄芪、女贞子、甘草、绵茵陈、焦栀子、黄芩、炒杜仲、桑寄生。随症加减：湿热甚者，加黄毛耳草；热毒甚者，加牡丹皮、白花蛇舌草。①

7. 韩百灵分2型

（1）肾气亏损型　症见屡孕屡堕，甚至如期而堕，平素头晕耳鸣，腰膝酸软，精神不振，夜尿频多，两目暗黑，面色晦暗，舌淡，苔白，脉沉弱。治宜补益肾气、固冲安胎。方用补肾安胎饮（《中医妇科治疗学》）加桑寄生、山药：人参10克、白术15克、杜仲15克、续断20克、益智仁15克、桑寄生15克、山药15克、阿胶（烊化）15克、艾叶15克、菟丝子15克、补骨脂15克、金毛狗脊15克。随症加减：偏于肾阳虚者，加巴戟天、鹿角霜；偏于阴虚者，减艾叶、补骨脂、人参、白术，加熟地黄、山茱萸、女贞子、枸杞子，或用韩老经验方百灵育阴汤（熟地黄、白芍、山茱萸、山药、川续断、桑寄生、阿胶、杜仲、怀牛膝、海螵蛸、龟板、牡蛎、生甘草）；流血者，加炒地榆、棕榈炭；偏于气虚者，加黄芪。

（2）气血两虚型　屡孕屡堕，头晕目眩，神疲乏力，面色苍白，心悸气短，舌淡苔薄，脉细弱。治宜补益气血、固冲安胎。方用泰山磐石散（《景岳全书》）：人参、黄芪、当归、续断、黄芩、川芎、白芍、熟地黄、白术、炙甘草、砂仁。随症加减：血热者，去白术，熟地黄改为生地黄，加黄芩；阴道下血，加地榆炭。韩老临证中，每遇气血两虚滑胎者常以上方减去川芎行气走窜之品；未见血热伤胎者，减黄芩清热苦寒伤阴之药，或用其经验方，偏于气虚者，予"益气养血汤"（人参、黄芪、熟地黄、白芍、当归、白术、茯苓、五味子、远志、甘草）；偏于血虚者，予"补血安胎饮"（当归、熟地黄、白芍、杜仲、续断、桑寄生、阿胶、白术、菟丝子）。②

经 验 方

1. 补肾活血方　菟丝子15克、桑寄生15克、丹参15克、川续断10克、阿胶10克。每日2次，每次120毫升。邬佳琪等将72例复发性流产患者分为中药组21例、西药组33例和联合组18例。西药组予低分子肝素速碧林，每支0.4毫升，皮下注射，每天1次。中药组予补肾活血方。联合组予补肾活血方联合低分子肝素，方法同上。B超监测排卵后用药，用至经行停药，连续用药2个月经周期后，于第3个月经周期黄体中期复查子宫动脉、监测血常规、凝血功能、D-二聚体、肝肾功能，用药期间关注患者的不良反应（过敏、皮肤瘀斑或硬结、出血等）。结果：各组用药前后动脉血流阻力指数RI（平均值记为mRI）及收缩期峰值与舒张末期流速比值S/D（平均值记为mS/D）水平比较，三组患者治疗前子宫动脉mRI、mS/D对比无统计学意义（$P>0.05$）；治疗后，三组的子宫动脉阻力均明显低于治疗前，差异均有统计学意义（均$P<0.05$）。组间两两比较，中药组与另两组比较，差异无统计学意义（$P>0.05$）；联合组与西药组比较，差异有统计学意义（$P<0.05$）。在低高阻区间，三组间比较差异无统计学意义（$P>0.05$）；在高高阻区间，西药组与中药组比较无统计学意义（$P>0.05$），联合组的mRI及mS/D明显低于西药组和中药组（$P<0.05$）。③

2. 补肾健脾安胎汤　黄芪15克、山药15克、菟丝子15克、桑寄生15克、党参15克、白术15

① 吴燕平，等.中国百年百名中医临床家丛书・裘笑梅[M].北京：中国中医药出版社，2009：126-128.
② 韩延华.中国百年百名中医临床家丛书・韩百灵[M].北京：中国中医药出版社，2007：98-99.
③ 邬佳琪，叶骞，等.补肾活血方对复发性流产患者不同子宫动脉血流高阻区间的疗效观察[J].浙江中医杂志，2021，56(3)：184-185.

克、墨旱莲 15、山茱萸 15 克、熟地黄 10 克、白芍 10 克、杜仲 10 克、续断 10 克、甘草 3 克,每日 1 剂,水煎分早晚温服。崔佳等将 120 例抗磷脂抗体阳性复发性流产患者根据治疗方式的不同分为观察组和对照组各 60 例。对照组给予低分子肝素皮下注射和阿司匹林肠溶片口服,观察组 60 例在对照组的基础上给予补肾健脾安胎汤口服。两组均治疗 8 周。结果:治疗后两组雌二醇和孕酮水平均显著提高(均 $P<0.05$),且治疗后观察组均显著高于对照组(均 $P<0.05$);观察组患者抗心磷脂抗体和抗 β_2 糖蛋白Ⅰ抗体转阴率分别为 93.3%、86.7%,治疗总有效率为 95.0%,对照组分别为 68.3%、65.0% 和 80.0%,观察组均显著高于对照组(均 $P<0.05$);观察组患者的并发症发生率为 11.7%,对照组为 28.3%,观察组显著低于对照组($P<0.05$)。[1]

3. 丹益活血汤 丹参 10 克、益母草 15 克、莪术 10 克、牡丹皮 10 克、赤芍 10 克、炒栀子 10 克、苎麻根 20 克、茯苓 10 克、山药 15 克、土茯苓 15 克、生地黄 15 克。随症加减:如乳房发胀,可加八月札 12 克、郁金 10 克;如服药后胃脘不适、恶心者,加半夏 12 克、陈皮 12 克;如大便秘结,加生大黄 10 克。水煎服,每次 200 毫升,每日 2 次,早晚饭后半小时温服,至抗磷脂抗体检测连续 2 次阴性。林超等将 60 例抗磷脂综合征相关复发性流产患者随机分为中药组和西药组各 30 例,另设置 30 例拒绝使用药物治疗的患者为空白对照组。空白对照组不使用与本研究相关的药物进行干预,仅进行常规检查和必要治疗。西药组采用抗凝治疗,口服小剂量阿司匹林肠溶片,每天 50~75 毫升,并根据患者血栓、早产等病史,参照相关治疗指南加肝素、低分子肝素等药物进行治疗至抗磷脂抗体检测连续 2 次阴性。中药组予丹益活血汤加减治疗。三组均干预治疗 8 周。结果:中药组最终活产率为 86.7%,优于西药组的 73.3% 和

空白对照组的 23.3%,差异有统计学意义(均 $P<0.05$);治疗后中药组的血小板聚集率、D-二聚体降低及抗凝血酶Ⅲ、蛋白 S 活性的升高均明显于西药组和空白对照组,差异有统计学意义(均 $P<0.05$)。[2]

4. 安任固胎饮(肖承悰经验方) 桑寄生、川续断、菟丝子、熟地黄、党参、炒杜仲、山茱萸、白芍、炙甘草、紫苏梗、砂仁(打碎,后下)。随症加减:伴阴道少量出血者,加苎麻根、莲房炭;伴恶心、呕吐者,加姜竹茹、黄芩;伴大便稀溏,加炒白术、山药;伴大便秘结,加黄精、肉苁蓉;伴眠差者,加桑椹、炒酸枣仁(适当调和药物口感,避免过酸降低患者依从性)。[3]

5. 保孕安胎汤 熟地黄 30 克、生山茱萸 15 克、当归 15 克、白芍 10 克、川芎 3 克、川续断 10 克、炒杜仲 10 克、菟丝子 15 克、白术 10 克、党参 15 克、炙甘草 6 克、桑寄生 12 克。每日 1 剂,水煎服,分早晚 2 次服下。固肾气,养精血,清热毒。张潮将 382 例复发性流产患者随机分为研究组 311 例与对比组 71 例。研究组采用上方治疗。对比组采用口服泼尼松,每次 15~40 毫克,每日 1 次;口服阿司匹林,每次 0.3~0.6 克,每日 1 次。两组均连续用药 30 天。结果:研究组有 304 例患者保胎成功,其保胎成功率为 97.7%;对比组有 36 例患者保胎成功,其保胎成功率为 50.7%。与对比组相比,研究组的保胎成功率更高,两组差异有统计学意义。[4]

6. 补肾助孕方 桑寄生 12 克、山药 12 克、续断 12 克、菟丝子 15 克、女贞子 10 克、泽兰 12 克、北沙参 12 克、益母草 10 克、百合 10 克。随症加减:腰膝酸软明显,加羌活 9~12 克;夜尿频多明显,加金樱子 10 克、莲须 10 克;入睡困难明显,加夜交藤 12 克、炒酸枣仁 12 克;大便溏稀,加炒白术 12~30 克、山药 12~30 克。补肾益精,活血调经。贾鲜将 150 例肾虚型复发性流产患者随机分

① 崔佳,王霞,等.补肾健脾安胎汤联合西医治疗抗磷脂抗体阳性复发性流产效果观察[J].现代中西医结合杂志,2021,30(32):3602-3604.
② 林超,等.丹益活血汤加减治疗抗磷脂综合征相关复发性流产的临床观察[J].中国中医药科技,2021,28(6):911-913.
③ 肖承悰.肖承悰妇科集验真传[M].北京:中国医药科技出版社,2021:99-100.
④ 张潮.保孕安胎汤治疗习惯性流产的效果研究[J].当代医药论丛,2017,15(17):94-95.

为对照1组、对照2组和治疗组各50例。治疗组再次妊娠前口服上方3个月。对照组1组根据激素水平变化给予黄体酮注射液、黄体酮胶丸、注射用HCG、戊酸雌二醇，并根据孕后症状使用寿胎丸加减。对照2组给予黄体酮注射液、黄体酮胶丸、注射用HCG、戊酸雌二醇治疗。结果：孕前服用补肾助孕方可以提高患者孕后的激素水平。治疗组服用补肾助孕方前后相比中医证候评分有大幅度的下降，结果具有统计学意义；治疗组保胎成功率明显高于对照组，说明补肾助孕方可以明显改善患者的妊娠结局。对照1组的保胎成功率高于对照2组，说明中药在保胎治疗中有积极意义。[1]

7. 安胎合剂　党参30克、炒白术15克、茯苓15克、紫苏梗15克、苎麻根15克、炒黄芩15克、续断15克、菟丝子15克、桑寄生15克、砂仁(后下)6克、甘草10克、阿胶珠(打粉兑服)15克。随症加减：若无阴道流血，阿胶珠改阿胶(烊化兑服)15克；口干明显，加麦冬15克；大便秘结，加黑芝麻10克。头煎加冷水500毫升泡20分钟，煮沸30分钟，取汁300毫升，2～4煎各加开水300毫升，煮沸30分钟，取汁150毫升，四煎加阿胶珠15克兑服，分3次温服，饭后口服每日3次，每剂服2天。健脾补肾，清热止血安胎。王婷将60例脾肾两虚夹热型复发性流产患者随机分为治疗组与对照组各30例。对照组与治疗组均口服叶酸0.8毫克，每日1次；口服地屈孕酮片(达芙通)每次10毫克，每日早晚各1次。治疗组另加服上方。结果：治疗组总有效率为83.33%，对照组总有效率为63.33%，治疗组疗效明显优于对照组。[2]

8. 桑附安胎饮　桑寄生20克、续断20克、菟丝子15克、杜仲10克、香附10克、太子参15克、炒白术20克、黄芩15克、当归10克、枸杞子12克、阿胶8克、紫苏梗10克、砂仁(后下)5克。每日1剂，冷水浸泡30分钟，武火煮沸后文火煎煮20分钟，煎2遍，取药汁约200毫升，混匀，分早晚

2次餐后服用。补肾益精，疏肝理气，养血安胎。沈佳燕将82例复发性流产患者随机分为对照组与观察组各41例。对照组与观察组均用肌内注射黄体酮，每次10～20毫克，每周2～3次。观察组另加服上方治疗。两组患者均以7天为1个疗程，连续治疗2个疗程后评价疗效。结果：对照组总有效率为56.1%，观察组总有效率为80.5%。[3]

9. 消抗灵1号方　党参20克、黄芪20克、垂盆草30克、连翘20克、鱼腥草10克、熟地黄20克、山药10克、山茱萸12克、杜仲10克、甘草3克。扶助正气，补脾肾，清热解毒。韩延华等以上方治疗50例免疫性复发性流产患者，45天为1个疗程。对未转阴者进行第2个疗程治疗，治疗后对各项指标再进行对比。结果：治疗1个疗程后总体转阴率为80%，2个疗程后为96%；对停药半年内妊娠者进行追踪随访，50例患者共妊娠45例，妊娠至20周以上未发生自然流产者有42例，胎儿三维超声检查均未发现胎儿发育畸形，成功妊娠率为84%。[4]

10. 益肾健脾助孕方　党参10克、菟丝子20克、桑寄生15克、黄精12克、续断12克、炒白术12克、山药12克、山茱萸12克、炒白扁豆12克。随症加减：小腹冷痛者，加肉桂3克、巴戟天10克；胃脘腹胀、呕恶者，加竹茹6克、陈皮12克；潮热盗汗、手足心热者，加女贞子10克、白薇10克。益肾助孕，补气健脾。何飞将43例脾肾两虚型复发性流产患者随机分为治疗组21例与对照组22例。治疗组孕前采用上方加减治疗4个月，采取避孕措施，4个月后解除避孕。对照组孕前不进行治疗。发现怀孕并首诊后，两组均开始口服地屈孕酮20毫克，每日2次，至孕12周停服。结果：治疗组总有效率为95.2%，对照组总有效率为54.54%。[5]

11. 茵陈术附汤　制附子9克、炒白术15克、茵陈15克、党参25克、麦冬25克、杜仲15克、菟

① 贾鲜.补肾助孕方治疗复发性流产的临床疗效评价[D].北京：北京中医药大学,2017.
② 王婷.安胎合剂配合孕激素治疗脾肾两虚夹热型复发性流产及对早孕期Inhibin-A影响的临床研究[D].昆明：云南中医学院,2017.
③ 沈佳燕.桑附安胎饮联合黄体酮治疗习惯性流产的疗效观察[J].中国中医药科技,2017,24(4)：486-487.
④ 韩延华,胥风华,等.消抗灵I号方治疗免疫性复发性流产的临床疗效研究[J].世界中西医结合杂志,2017,12(3)：361-364.
⑤ 何飞.益肾健脾助孕方孕前治疗复发性流产的临床观察[D].北京：北京中医药大学,2016.

丝子 25 克、金银花 20 克、丹参 12 克。每日 1 剂，水煎 400 毫升，早晚温服。温补脾肾阳气，清热化瘀。李顺景将 84 例脾肾阳虚型复发性流产患者随机分为对照组与治疗组各 42 例。治疗组与对照组均采用黄体酮，根据孕酮值调整用量。治疗组在此基础上加用上方治疗。连续治疗 14 天为 1 个疗程。结果：治疗组痊愈 25 例，有效 15 例，无效 2 例，总有效率 95.23%；对照组痊愈 15 例，有效 15 例，无效 12 例，总有效率 71.42%。治疗组疗效优于对照组。①

12. 孕育口服液 菟丝子 15 克、桑寄生 15 克、阿胶 15 克、续断 15 克、肉苁蓉 15 克、党参 15 克、熟地黄 15 克、白术 15 克、黄芪 18 克、杜仲 12 克、升麻 9 克、砂仁（后下）6 克。滋肾补肾，健脾而调理气血。适用于脾肾两虚型复发性流产。张晓等将 61 例脾肾两虚型复发性流产患者随机分为治疗组 31 例和对照组 30 例。对照组接受去 T 淋巴细胞主动免疫治疗，每 2 周 1 次，4 次为 1 个疗程。治疗组于非月经期口服孕育口服液，医院药煎室代煎约 200 毫升，分 2 次内服，2 个月经周期为 1 个疗程。两组均 1 个疗程后复查封闭抗体（APLA），转阳后指导受孕，若未转阳继续第 2 个疗程治疗，最多不超过 3 个疗程，3 个疗程后仍未转阳者均指导受孕。结果：治疗组 APLA 总转阳率为 58.06%，对照组为 76.67%，两组 APLA 总转阳率无统计学意义（$P>0.05$）；治疗组中医证候减少总有效率为 90.32%，对照组为 56.67%，两组对比有显著统计学意义（$P<0.01$）；随访治疗组孕后胎漏、胎动不安的复发率为 11.11%，较对照组的 36.00% 低，差异有统计学意义（$P<0.05$）；治疗组妊娠成功率为 77.78%，对照组为 48.00%。②

13. 蔡连香经验方 补肾安胎方：菟丝子 20 克、桑寄生 12 克、续断 12 克、党参 15 克、白术 10 克、紫河车 10 克、紫苏梗 10 克、白芍 20 克。蔡连香认为肾虚是滑胎最根本的病机，因此补肾安胎

法为历来安胎最常用治法。蔡连香创建以补肾固冲为主，辅以健脾养血的补肾安胎方加减应用。此外，蔡连香提出孕前以补肾健脾、填精助孕法调理，在补肾安胎方基础上设立补肾助孕方：菟丝子 30 克、桑寄生 10 克、续断 10 克、太子参 20 克、山药 20 克、白术 10 克、紫河车 15 克、陈皮 10 克、白芍 20 克、阿胶 10 克。益肾健脾，养血固冲。③

14. 益气固肾汤 黄芪 30 克、红参 10 克、焦白术 15 克、菟丝子 30 克、炒杜仲 15 克、桑寄生 30 克、山茱萸 15 克、当归 15 克、炒白芍 15 克、砂仁 6 克、甘草 10 克。随症加减：素有阴虚，内热较甚，表现为口干有异味者，加炒黄芩、生地黄以养阴清热；体虚经常感冒者，加防风、紫苏叶以祛风解表；素体阳虚，症见恶寒怕冷、夜尿频数者，加仙茅、覆盆子以温阳固肾；若怀孕后恶心呕吐、不能进食者，加紫苏梗、竹茹、生姜以理气降逆、和胃止呕；怀孕后出现少许腹痛、阴道见红等胎动不安先兆症候者，加三七粉、阿胶、墨旱莲、艾叶炭以凉血止血、固胎安胎。浸泡 2 小时，武火煮开，文火再煮 30 分钟，取汁，加水再煎 30 分钟，取两汁，混匀，分 2～3 次早晚温服。健脾益气，益肾固冲，养血安胎，补脾肾、调冲任于未孕之前。刘荔以上方加减治疗 1 例复发性流产患者，疗效满意。④

15. 安胎防漏汤 菟丝子 20 克、覆盆子 10 克、杜仲 10 克、杭白芍 10 克、熟地黄 15 克、党参 15 克、炒白术 10 克、棉花根 10 克、炙甘草 6 克。随症加减：小腹及腰脊胀坠或疼痛者，加桑寄生 12 克，续断 10 克，紫苏梗 5 克；阴道出血，量少色红，脉细数者，加苎麻根 15 克、黄芩 10 克、阿胶 10 克；出血量多色红者，加仙鹤草 10 克、鸡血藤 20 克、墨旱莲 20 克；出血日久，淋沥暗淡，腹部不痛者，加桑螵蛸 10 克、鹿角霜 20 克。每日 1 剂，浸泡 30 分钟，水煎 2 次，每次 20 分钟，药汁混合浓缩至 400 毫升，分早晚 2 次，于饭后 0.5 小时后温服，确诊妊娠后服至妊娠 3 个月。温养气血，补肾

① 李顺景.茵陈术附汤联合黄体酮治疗脾肾阳虚复发性流产随机平行对照研究[J].实用中医内科杂志,2016,30(10)：56-58.
② 张晓,余洁.孕育口服液防治复发性流产脾肾两虚证[J].吉林中医药,2015,35(11)：1122-1125.
③ 谢红良,等.蔡连香治疗复发性流产的思路和经验[J].中国中医基础医学杂志,2014,20(12)：1647-1648,1653.
④ 刘荔.益气固肾汤治习惯性流产[N].中国中医药报,2014-04-30(5).

益精,固胎防滑。吕丽兰以上方加减治疗 100 例复发性流产患者,每个疗程 7 天,治疗 5～7 个疗程,总有效率为 89%。①

16. 坤安合剂　当归 6 克、阿胶 1 克、枸杞 5 克、黄芪 6 克、党参 4 克、人参 3 克、杜仲 3 克、生地黄 5 克、知母 3 克、青蒿 3 克、茯苓 4 克、甘草 3 克。将阿胶、人参分别制成细粉,当归、枸杞、黄芪、党参、杜仲、生地黄、知母、青蒿、茯苓、甘草加水浸泡 180 分钟,大火烧开后文火煎煮 45 分钟,滤除药渣,制成水煎剂 40 毫升,加入阿胶粉烊化。每次服用 20 毫升,临用前将药液温热,加人参细粉搅拌均匀,一同服下。每日 1 剂,分 2 次口服。补肾健脾,固气养血,疏调气血,泻火清热。适用于脾肾亏虚,冲任不固的复发性流产。魏淑珍等将 71 例复发性流产患者随机分为治疗组 37 例和对照组 34 例。治疗组服用上方治疗。对照组使用黄体酮注射液,每日 1 剂,肌注 20 毫克。两组 1 个疗程均为 10 天,观察比较两组治疗效果。结果:治疗组、对照组的总有效率分别为 75.7%、73.5%,比较无统计学意义;治疗组、对照组的治愈率分别为 45.9%、17%,比较有统计学意义。②

17. 寿胎丸　菟丝子 20 克、桑寄生 10 克、续断 10 克、阿胶 10 克。随症加减:阴道流血者,酌加女贞子、墨旱莲;兼有手足心热,口燥咽干者,加熟地黄、山茱萸;兼有腰痛如折,畏寒肢冷,酌加白术、杜仲、续断、阿胶、补骨脂。服药期限应超过以往流产时的最大妊娠月份之后,且无腹痛、胎动不安征象时,方可停药观察。补肾益精,固冲安胎,健脾益气,止血安胎。何江艳等以上方加减治疗 30 例复发性流产患者,治愈率为 83.3%。③

18. 固本培育汤(冯宗文经验方)　黄芪 30 克、人参 6～10 克、白术 20 克、山药 30 克、炙甘草 5 克、熟地黄 25 克、山茱萸 15 克、枸杞子 15 克、菟丝子 30 克、杜仲 15 克、续断 15 克、白芍 15 克、砂仁(打碎后下)10 克、当归 10 克。随症加减:孕后

去当归,加桑寄生 15 克以加强固胎之功;阳虚冷者,加淫羊藿 10 克、紫河车 15 克以补肾阳、益精血;兼热,口渴,苔黄者,加黄芩 10 克以清热安胎;免疫性流产,加紫河车 15 克以补精血,提高免疫功能;阴道出血者,加阿胶 12 克、艾叶炭 10 克以止血固胎;兼瘀血,舌暗,加丹参 15 克、川芎 10 克以活血固胎。脾肾双补,培育固胎。适用于防治(孕前防,孕后治)自然流产、复发性流产、免疫性流产、子宫畸形引起的流产以及体外受精胚胎移植(试管婴)失败再次施术前后的治疗;伴有倦怠乏力,或便溏,腰痛膝软。舌淡红,苔白,脉滑细无力。④

19. 固胎饮加减　阿胶(烊化)10 克、鹿角胶(烊化)10 克、党参 10 克、桑寄生 10 克、续断 10 克、杜仲炭 10 克、当归 10 克、炒白术 10 克、苎麻根 10 克、砂仁 10 克、艾叶炭 6 克、炙甘草 6 克。随症加减:若见妊娠中腰部酸痛,小腹下坠,或数次滑胎,或阴道少量出血,头晕、耳鸣、两腿发软,精神萎靡,小便频数,舌淡苔白滑,脉沉细弱属肾虚者,加补骨脂 10 克、菟丝子 10 克;若妊娠中腹痛下坠,面色黄,神疲乏力,皮肤不泽,舌淡红,舌苔薄,脉虚缓而滑属血虚者,则加川芎、白术以补气养血,出血多者,加艾叶炭 15 克;若妊娠中阴道下血色淡,面色㿠白,腰酸腹胀,舌苔薄,脉浮滑无力属气虚者,加黄芪 10 克、党参 15 克;若妊娠中胎动下坠,口干舌燥,心烦不安,渴喜冷饮,大便秘,小便黄,舌黄苔黄干,脉滑数属血热者,则加黄芩 10 克、黄柏 10 克以清热养血安胎。每日 1 剂,水煎服,分早晚服。坠三胎者,再胎后如无其他症状,可予上次坠胎时间前一个月服用固胎饮 2 剂,当月服用 4 剂,后 1 个月再服 2 剂;坠四胎以上者,再胎后上次坠胎时间前 2 个月各服 2 剂,当月服用 4 剂,后 2 个月各服 2 剂。补肾培脾,养血凉血。李改林以上方加减治疗 80 例复发性流产患者,若在有滑胎先兆的情况下就诊,则采用中西医

① 吕丽兰.安胎防漏汤治疗习惯性流产 100 例[J].实用中医药杂志,2013,29(6):437.
② 魏淑珍,等.坤安合剂临床治疗复发性流产的研究[J].中国实用医药,2013,8(21):181-183.
③ 何江艳,等.寿胎丸加减治疗习惯性流产 30 例[J].基层医学论坛,2012,16(31):4215.
④ 冯宗文.冯宗文妇科经验用方选辑[M].北京:中国中医药出版社,2012:131-132.

结合方式进行治疗,结合黄体酮 20 毫克肌注,每日 1 次,直到用药至超过以往流产的月份;25%硫酸镁 40 毫升加入 10%葡萄糖注射液 500 毫升中静滴,4~6 小时滴完,每日 1 次,直到腹痛消失后停药;辅以维生素 E,服至症状消失方妥。结果:痊愈 72 例,占 90%;有效 4 例,占 5%。总有效率 95%;无效 4 例,占 5%,属于保胎失败。①

20. 加味安奠二天汤 党参 25 克、熟地黄 20 克、山药 15 克、山茱萸 15 克、枸杞子 15 克、女贞子 15 克、杜仲 10 克、炒白术 10 克、炒扁豆 10 克、甘草 10 克。随症加减:气虚者,加黄芪 20 克;血虚者,加紫河车 10 克、阿胶(冲服)10 克;血热者,加黄芩炭 10 克、生地黄 15 克,去熟地黄;腹痛者,加白芍 10 克、延胡索 10 克;腰酸者,加续断 15 克、菟丝子 15 克、桑寄生 15 克;出血者,加仙鹤草 10 克、焦艾叶 10 克、黄芩炭 10 克。每日 1 剂,水煎,早晚口服,服用至妊娠 12 周以上。健脾益气,养血益精。王革新采用加味安奠二天汤加减口服治疗 30 例确诊为原因不明复发性流产患者,治愈 23 例,有效率为 76.66%。②

21. 安胎防漏汤(班秀文经验方) 菟丝子 20 克、覆盆子 10 克、川杜仲 10 克、杭白芍 6 克、熟地黄 15 克、党参 15 克、炒白术 10 克、棉花根 10 克、炙甘草 6 克。未孕之前,预先水煎服此方 3~6 个月;已孕之后,可用此方随症加减。随症加减:如腰脊连及少腹、小腹胀坠疼痛,加桑寄生 12 克、川续断 10 克、砂仁壳 3 克、紫苏梗 5 克;阴道出血,量少色红,脉细数,加荷叶蒂 12 克、苎麻根 15 克、黄芩 10 克、阿胶 10 克;如出血多色红,加鸡血藤 20 克、墨旱莲 20 克、大叶紫珠 10 克;出血日久,淋沥暗淡,腹部不痛者,加桑螵蛸 10 克、鹿角霜 10 克、花生衣 30 克,党参加至 30 克。温养气血,补肾固胎。适用于复发性流产。③

22. 寄生安胎饮 桑寄生 20 克、炒杜仲 30

克、生黄芪 15 克、菟丝子 15 克、覆盆子 15 克、阿胶 20 克、山茱萸 20 克、砂仁 6 克、生白术 20 克、黄芩 12 克、炒白芍 30 克、白及 10 克、茜草 10 克。补肾,养血,安胎。杜会敏以上方治疗 52 例复发性流产患者,有效率为 96.3%。④

23. 安胎灵 菟丝子 15 克、桑寄生 15 克、杜仲 15 克为基础方。随症加减:阴道出血多者,加仙鹤草 20 克、地榆炭 10 克;腹痛者,加炒白芍 20 克;腹坠胀,加黄芪 20 克、升麻 10 克等。每日 1 剂,水煎分 2 次服。补肾健脾,固冲安胎。周璐等以上方加减治疗 60 例脾肾亏虚型复发性流产患者,结合西药治疗,每日肌注绒毛膜性腺激素针 1 000 单位、黄体酮针 20 毫克。7 天为 1 个疗程,服用 2 个疗程。结果:治愈 54 例,无效 6 例,治愈率为 90%。⑤

24. 固本安胎合剂 黄芪 30 克、白术 20 克、熟地黄 18 克、杜仲 15 克、菟丝子 15 克、白芍 15 克、砂仁 10 克、黄芩 10 克、紫苏梗 10 克。取诸药加水适量浸泡 30 分钟,经 2 次煎煮、过滤、浓缩、分装灭菌备用,每次 100 毫升,每日 2 次,30 天为 1 个疗程。苏慧敏将 400 例复发性流产患者随机分为治疗组和对照组各 200 例。治疗组以上方治疗。对照组口服保胎丸 9 克,每日 2 次。复发性流产 3 次以下,2 个疗程观察疗效;复发性流产 4 次以上,3 个疗程观察疗效。结果:总有效率治疗组为 97%,对照组为 78%。⑥

25. 补肾益精汤 熟地黄 20 克、怀山药 20 克、山茱萸 15 克、枸杞子 20 克、菟丝子 20 克、补骨脂 20 克、五味子 10 克、阿胶(烊化)10 克、黄芪 20 克、杜仲 20 克、紫河车 20 克。每日 1 剂,水煎分 3 次温服;症状完全消失 10 天后,可隔日或隔 2 日服药 1 剂。对尚未出现先兆流产症状者可隔日或隔 2 日服药 1 剂。补肾益精,固冲安胎。齐新平以上方治疗 52 例复发性流产患者。结果:治愈

① 李改林.固胎饮治疗习惯性流产 80 例临床观察[J].内蒙古中医药,2011,30(4):14-15.
② 王革新.加味安奠二天汤对原因不明复发性流产患者细胞免疫因子的影响[J].中华中医药学刊,2010,28(11):2378-2380.
③ 班秀文.跟名医学临床系列丛书·班秀文[M].北京:中国医药科技出版社,2010:423-424.
④ 杜会敏.寄生安胎饮治疗习惯性流产 52 例[J].河南中医学院学报,2009,24(4):89-90.
⑤ 周璐,等.安胎灵联合西药治疗脾肾亏虚型复发性流产 60 例[J].江西中医药,2009,40(4):53-54.
⑥ 苏慧敏.固本安胎合剂治疗习惯复发性流产 200 例临床研究[J].光明中医,2009,24(6):1705-1706.

39 例,有效 8 例,无效 5 例,总有效率为 90%。①

26. 保产神效方　当归 12 克、川芎 12 克、白芍 15 克、菟丝子 15 克、川贝母 9 克、枳壳 6 克、厚朴 6 克、川羌活 6 克、荆芥穗 6 克、黄芪 9 克、艾叶 3 克、甘草 3 克、益母草 15 克、生姜 3 片。每日 1 剂,水煎 2 遍,分 2～3 次空腹温服。理气,活血,化瘀。司秀蕊以上方治疗 28 例复发性流产患者。结果:4 例保胎失败,3 例发生在早期妊娠,其中包括 1 例 ABO 血型不合、1 例 Rh 血型不合、1 例抗心磷脂抗体阳性者;1 例在妊娠中期死胎,为 ABO 血型不合。保胎成功 24 例,成功率为 86%。②

27. 保产无忧汤　当归 4.5 克、炒黑芥穗 2.4 克、川芎 4.5 克、艾叶 2.1 克、面炒枳壳 1.8 克、炙黄芪 2.4 克、菟丝子(盐制)4.2 克、厚朴(姜炒)2.1 克、羌活 1.5 克、川贝母(去心)3 克、白芍(酒炒)3.6 克、甘草 1.5 克、生姜 3 片。随症加减:胎热重者,加黄芩;胎漏者,加阿胶,用艾叶炭;气虚者,加人参;恶心呕吐者,加竹茹。每日 1 剂,水煎早晚温服,确定妊娠后可以连服 10 剂。安胎,纠胎,促顺产。适用于复发性流产、胎位不正、妊娠小便不通等多种妊娠疾病,临产时服用可催生顺产。刘作周以上方加减治疗 42 例复发性流产患者。结果:治愈 37 例,显效 4 例,无效 1 例,总有效率为 97.6%。③

28. 芩术安胎饮　党参、白术、黄芩、当归、白芍、杜仲、桑寄生、续断、紫苏梗、甘草。随症加减:头晕、乏力、腰酸者,加菟丝子、黄芪;胸胁胀闷,肝气郁结者,加柴胡;阴道出血者,加阿胶、炒艾叶、血余炭。自妊娠月余后,每月均应服用芩术安胎饮 3 剂至妊娠 6 个月。益气养血健脾,清热固肾安胎。关玉林以上方加减治疗 355 例胎漏、滑胎患者。结果:疗程最短 3 个月,最长 6 个月,治愈率为 95%。④

29. 养血补肾固胎汤　菟丝子 10～15 克、苎麻根 10～15 克、川续断 12 克、桑寄生 12 克、山茱萸 10 克、枸杞子 10 克、炒白术 10 克、炒白芍 15 克、砂仁 6 克、炒黄芩 6 克、炙黄芪 10～20 克。随症加减:出血量较多者,加仙鹤草 15 克、白及 12 克、生地榆 10 克;纳呆呕吐甚者,加姜半夏 9 克、陈皮 9 克、紫苏梗 10 克、炒麦芽 15 克;腰痛明显者,加杜仲 10 克、鹿角霜 10 克;血热明显者,加生地黄 15 克、墨旱莲 12 克、女贞子 10 克。每日 1 剂,水煎分 2 次服,病情稳定后,隔日 1 剂。滋养肾气,健运脾气,清胎元蕴热。朱慧萍将 168 例复发性流产患者随机分为治疗组 88 例与对照组 80 例。治疗组采用上方加减治疗。对照组采用黄体酮注射液 20 毫克,肌内注射,每日 1 次,连续 10 天;维生素 E 100 毫克,叶酸 0.4 毫克,口服,每日 2 次。两组总疗程 3 个月,在治疗中途若出现完全流产则终止;有效者治疗 10 天,明确保胎效果和预后以后,仍继续服中药巩固治疗。结果:治疗组治愈 75 例,未愈 13 例,治愈率为 85.2%;对照组治愈 42 例,未愈 38 例,治愈率为 52.5%。两组治愈率比较有显著性差异。⑤

30. 补肾固冲丸(罗元恺经验方)　菟丝子 240 克、川续断 120 克、阿胶 120 克、熟地黄 180 克、鹿角胶 90 克、白术 120 克、党参 150 克、川杜仲 90 克、枸杞子 120 克、巴戟 120 克、当归头 90 克、砂仁 20 克、大枣肉 50 枚、吉林红参 30 克。随症加减:气虚者,加黄芪 25～30 克;阴虚者,加熟地黄 15～20 克。上药研细末为丸。每次 6 克,每日 2 次,连续 3 个月 1 个疗程,月经期停服。如不可避免,应及早设法排出,方药可用四物汤加味:当归 15 克、川芎 9 克、赤芍 12 克、生地黄 25 克、牛膝 20 克、益母草 30 克、枳壳 12 克。如属死胎,可用脱花煎加芒硝:当归 25 克、肉桂 3 克、川芎 9 克、川牛膝 15 克、芒硝(后下)15 克、车前子 9 克、红花 3 克,以助其速下。⑥

① 齐新平.补肾益精汤治疗习惯性流产 52 例[J].河南中医,2008,28(6):55.
② 司秀蕊.保产神效方治疗免疫性反复流产 28 例[J].中国实用医药,2007,2(9):76-78.
③ 刘作周.保产无忧汤加减治疗习惯性流产 42 例[J].四川中医,2005,23(7):79.
④ 关玉林.芩术安胎饮治疗胎漏滑胎 355 例[J].福建中医药,2005,36(3):53.
⑤ 朱慧萍.养血补肾固胎汤治疗习惯性流产 88 例观察[J].实用中医药杂志,2005,21(10):593.
⑥ 罗颂平.中国百年百名中医临床家丛书·罗元恺[M].北京:中国中医药出版社,2005:112.

31. 归胶二术汤　当归 15 克、阿胶 15 克、苍术 15 克、白术 15 克、党参 15 克、熟地黄 10 克、白芍 10 克、菟丝子 10 克、桑寄生 10 克、砂仁 10 克、佩兰 10 克、黄芩 10 克、甘草 5 克。随症加减：腰酸者，加杜仲、续断、金毛狗脊；神疲乏力者，加炙黄芪，重用党参、白术；心烦口干、便秘尿黄者，加黄芩、栀子；小便失禁者，加益智仁、覆盆子。每日 1 剂，水煎后分 2 次服，30 剂为 1 个疗程。补肾益气，养血安胎，健脾化湿。王津以上方加减治疗 66 例复发性流产患者。结果：患者经 1 个疗程治疗，治愈 50 例，占 75.76%；好转 7 例，占 10.61%；无效 9 例，占 13.63%。总有效率为 83.37%。[1]

32. 抗殒安胎饮　续断 20 克、桑寄生 20 克、菟丝子 50 克、椿根皮 5 克、杜仲 20 克、丹参 20 克、茯苓 15 克、太子参 15 克、黄芪 50 克、穿山龙 30 克。每天早晚饭后各口服 1 袋。益肾安胎，健脾燥湿升阳。班艳红将 71 例孕早期发生复发性流产的患者随机分成中药治疗组 36 例与西药治疗对照组 35 例。对照组采用口服多力妈（烯丙雌醇）片剂，每次 5 毫克，每日 3 次。治疗组以上方治疗。服药时间为观察病例就诊第 1 天至妊娠 12 周结束。结果：抗殒安胎饮能有效改善患者的主要症状，有效率为 86.11%。[2]

33. 胶艾汤　阿胶 18 克、当归 18 克、清酒 18 克、川芎 10 克、甘草 5 克、白芍 30 克、艾叶 30 克、生地黄 20 克。随症加减：气血虚弱者，加补气养血药如黄芪 40 克、潞参 20 克等；肾虚者，加补肾固冲任药如桑寄生 20 克、杜仲 18 克、巴戟天 20 克等；血热者，加清热凉血药如白茅根 30 克、藕节 30 克等；屡孕屡堕者，加健脾补肾药如白术 18 克、山茱萸 18 克、杜仲 18 克等；跌扑损伤者以本方合圣愈汤加减（潞参 20 克、熟地黄 20 克、生地黄 20 克、巴戟天 20 克、黄芪 30 克、艾叶 30 克、白芍 30 克、当归 18 克、阿胶 18 克、清酒 18 克、甘草 5 克）。塞流澄源，固本复旧。李艾丁等以上方加减

治疗 130 例复发性流产患者，127 例生子，随访 2 年母子健在，治愈率为 97%。[3]

34. 集成三合保胎丸　炒黄芩 180 克、炒白术 360 克、酒当归（身）360 克、熟地黄 360 克、酒续断 360 克、炒杜仲 360 克、砂仁 90 克、炮姜 90 克。先将熟地黄、砂仁、炮姜入砂锅文火煎 48 小时，待熟地黄将烂时加白酒 90 克，继续煎至酒干熟地黄烂，再拣去姜片、砂仁，将熟地黄捣膏备用；当归去头尾取身切片，用酒洗过晒干，白术以黄土研碎拌炒至极黄筛去土质，黄芩取小实者切片酒炒 3 次，杜仲切片用盐水拌炒以丝断为度，续断切片酒炒，然后将 5 味药混合，文火焙干，磨为细末过筛，同地黄膏和匀，少加炼蜜，入石臼内捣烂和匀，制成绿豆大小丸粒。每日早、晚各 9 克，咸汤送服，至孕 28 周前后停药。清肝解郁，补肾健脾。周竞旭等将 53 例复发性流产患者随机分为治疗组 28 例与对照组 25 例。治疗组患者如基础体温持续升高大于 18 天，则从停经超过 33 天起，每 3 日以放免法测晨起空腹血 β－HCG＞100 毫国际单位/毫升，确定为早孕者即开始服用上方。对照组进行对照观察，自确定早孕时开始每日服强的松（泼尼松）5 毫克、阿司匹林 25 毫克，至妊娠 39 周前后停药。结果：治疗组 24 例足月分娩活婴，4 例再次流产，妊娠成功率为 85.7%；对照组 17 例足月分娩活婴，8 例再次流产，妊娠成功率为 68.0%。[4]

35. 育肾健脾安胎汤（蔡小荪经验方）　菟丝子 10 克、炒杜仲 12 克、桑寄生 10 克、川续断 12 克、苎麻根 12 克、炒党参 12 克、云茯苓 12 克、生地黄 10 克、炒白术 10 克、紫苏梗 10 克。[5]

36. 固胎汤（刘云鹏经验方）　甘草 3 克、白术 30 克、山药 15 克、寄生 15 克、党参 15 克、熟地黄 30 克、枣皮 9 克、枸杞子 15 克、炒扁豆 9 克、续断 9 克、杜仲 9 克、白芍 18 克。随症加减：小腹胀痛，加枳实 9 克以理气止痛；小腹掣痛或阵发性加

① 王津.自拟归胶二术汤治疗习惯性流产 66 例[J].中国中医药科技,2003,10(3)：143.
② 班艳红.抗殒安胎饮对孕早期习惯性流产内分泌及免疫调节的临床研究[D].哈尔滨：黑龙江中医药大学,2003.
③ 李艾丁,等.胶艾汤治疗先兆流产习惯性流产 130 例[J].四川中医,2002,20(10)：57-58.
④ 周竞旭,等.集成三合保胎丸治疗复发性流产 28 例[J].湖南中医杂志,2002,18(6)：42-43.
⑤ 黄素英,等.中国百年百名中医临床家丛书·蔡小荪[M].北京：中国中医药出版社,2002：98.

剧,白芍用至 30 克,甘草用至 15 克,以缓急止痛;小腹下坠,加升麻 9 克、柴胡 9 克;有齿痕,脉弱,加黄芪 18 克以益气升阳陷;舌红苔黄,加黄芩 9 克以清热安胎;口干咽燥,去党参,加太子参 15 克,或选加麦冬 12 克、石斛 12 克、玄参 15 克以养阴清热;齿龈出血,加仙鹤草 15 克、墨旱莲 15 克以滋阴止血;便结,加火麻仁 12 克,或蜂蜜煎导法,外用开塞露纳入肛以滋肠通便;尿频短黄或浑浊,加车前子 15 克以清热利尿;小便短少,小腹胀满或下肢肿,超声波检查提示羊水多者,加泽泻 9 克、茯苓 15 克、川芎 9 克、当归 9 克、大腹皮 9 克以养血健脾利水;带下量多,色黄,加黄柏 9 克以清热止带;胸闷纳差,加砂仁 9 克、陈皮 9 克以芳香和胃;呕恶,加陈皮 9 克、半夏 9 克、竹茹 9 克、生姜 9 克以和胃止呕;畏寒肢冷,少腹发凉,加肉桂 6 克、制附片 9 克以温阳暖胞。[①]

37. **温胞饮(刘云鹏经验方)** 党参 9 克、白术 9 克、杜仲 9 克、菟丝子 9 克、芡实 9 克、肉桂 6 克、附片 9 克、补骨脂 9 克、山药 9 克、巴戟天 30 克。既孕之后,治宜脾肾双补、暖宫固胎,方用固胎汤(固胎汤见前 35)加肉桂 6 克、附片 9 克、补骨脂 9 克、鹿角胶 9 克。[②]

38. **坤宝合剂** 仙鹤草 30 克、菟丝子 30 克、杜仲 10 克、续断 10 克、炒牡丹皮 10 克、炒地榆 20 克、白术 20 克。每日 1 剂,水煎服。滋而不腻,温而不燥,共奏补肾安胎之功。赵凯将 98 例复发性流产患者随机分为治疗组 58 例与对照组 40 例。治疗组按上方治疗。对照组采用硫酸舒喘灵 4.8 毫克,每日 3 次口服;黄体功能不全者加用黄体酮 20 毫克,肌注,每日 1 次。结果:治疗组有效 50 例,无效 8 例,有效率 86.21%;对照组有效 9 例,无效 31 例,有效率 22.50%。治疗组有效率明显高于对照组,统计学上有显著差异。[③]

39. **益气保元汤** 生黄芪 30 克、潞党参 30 克、桑寄生 30 克、生谷芽 30 克、炒白术 20 克、升麻 10 克、炙甘草 5 克。随症加减:中气虚甚者,重用黄芪、党参;脾虚纳减者,重用白术,并加怀山药;少腹坠胀较甚者,重用升麻,再加柴胡;腰酸痛甚或坠痛者,重用桑寄生,酌加杜仲、菟丝子;腹痛者,加炒白芍、乌梅;出血量多者,加阿胶、仙草。每日 1 剂,水煎 3 次,每次取汁 200 毫升,食前温服。补中益气,升举安胎。张华山以上方加减治疗 108 例复发性流产患者,10 剂为 1 个疗程,1～3 个疗程后观察疗效。获效病例服药至 6 个月后,改为每月服 5 剂,直至足月,总有效率为 95.37%。[④]

40. **寄生茯苓汤** 桑寄生 30 克、茯苓 30 克、续断 20 克、菟丝子 15 克、苎麻根 30 克、当归 12 克、艾叶炭 5 克、紫苏梗 15 克、煅龙骨 20 克、煅牡蛎 20 克。随症加减:腹部下坠,加升麻、黄芪;腰酸肢冷,加艾叶、补骨脂;阴虚有热,加白芍、知母;呕吐频作,加姜竹茹、黄连;漏红下血,加陈棕炭。水煎 2 次合并药液,早晚分服,自妊娠 1 个月开始服用,度过流产月份即可停药。肾脾合治,气血双补。伍朝霞以上方加减治疗 53 例先兆流产、复发性流产患者,有效率为 94.3%。[⑤]

41. **育孕保胎汤** 菟丝子 24 克、熟地黄 24 克、桑寄生 24 克、续断 24 克、山药 20 克、白术 20 克、阿胶 15 克、白芍 15 克、砂仁 6 克、甘草 6 克。随症加减:脾气虚明显,加黄芪 15 克、党参 15 克;阴虚有热,加骨皮 15 克、黄芩 10 克,熟地黄改为生地黄 15 克;肾阳不足,下焦虚寒,加炮姜 6 克、杜仲 15 克;胎动下血,加棕榈炭 15 克、血余炭 10 克,阿胶珠易阿胶;妊娠反应重恶心欲吐,加半夏 6 克、云茯苓 12 克、紫苏叶 10 克。未孕之前预服此方 2～4 个月,根据情况可每周服 1～2 剂。妊娠后每日服药 1 剂,超过上次堕胎日至少 2 个月。健脾补肾,固冲安胎。郝琳以上方加减治疗 82 例复发性流产患者,有效率为 90.2%。[⑥]

① 刘云鹏,等.中国百年百名中医临床家丛书·刘宇鹏[M].北京:中国中医药出版社,2001:113-114.
② 刘云鹏,等.中国百年百名中医临床家丛书·刘宇鹏[M].北京:中国中医药出版社,2001:116-117.
③ 赵凯.坤宝合剂治疗习惯性流产 58 例观察[J].实用中医药杂志,2001,17(11):5.
④ 张华山.益气保元汤治疗习惯性流产 108 例[J].浙江中医杂志,2001(7):297.
⑤ 伍朝霞.寄生茯苓汤治疗先兆和习惯性流产 53 例[J].山西中医,2000,16(6):17.
⑥ 郝琳.育孕保胎汤治疗习惯性流产临床观察[J].中国自然医学杂志,2000,2(2):74.

42. 中药 I 号汤 黄芪 20 克、人参(白参)10 克、柴胡 20 克、板蓝根 20 克。每日 1 剂,每剂水煎 3 次,留取药汁 300 毫升,早晚各服 150 毫升。补益壮身祛邪,抗炎抗病毒。李秀英等将 160 例复发性流产妇女随机分成治疗组与对照组各 80 例。治疗组采用上方治疗,10 天为 1 个疗程,停药 20 天进行血清法检测,以后每月检测 1 次,连测 2 个月作最后疗效判定。对照组采用维生素 E 100 毫克,口服,每日 2 次;维生素 C 100 毫克,口服,每日 3 次;叶酸 10 毫克,口服,每日 3 次。结果:治疗组治愈 58 例,有效 3 例,无效 19 例,治愈率为 72.5%,总有效率为 76.3%;对照组治愈 20 例,有效 1 例,无效 5 例,治愈率为 25.0%,总有效率为 26.3%。两组总有效率经统计学比较,有显著性差异。①

43. 保胎圣愈胶艾汤 当归身 12 克、白芍 12 克、生地黄 12 克、阿胶 12 克、艾叶 12 克、党参 12 克、生黄芪 20 克、杜仲 10 克、续断 10 克、桑寄生 10 克、菟丝子 10 克、炒白术 10 克、黄芩 10 克。随症加减:阴道出血多者,加苎麻根 10 克。妊娠即开始服药,流产月每周 4 剂,每剂水煎 3 次,早中晚各服 1 次。其他月每周 2 剂,一直服至胎头入盆已趋临产为止。补血益气,固肾壮腰,调经安胎。张炳秀等以上方加减治疗 40 例复发性流产患者。结果:有效(阴道出血停止、临床症状消失、超声波检查符合妊娠月份者)38 例,后经随访均足月分娩;无效(阴道出血不停、腰酸腹痛症状逐渐加剧者)2 例。总有效率为 95%。②

44. 圣愈安胎饮 当归 10 克、白芍 10 克、白术 10 克、川续断 10 克、杜仲 10 克、苎麻根 10 克、熟地黄 12 克、阿胶 12 克、桑寄生 12 克、菟丝子 12 克、党参 15 克、黄芪 15 克、黄芩 6 克、炙甘草 6 克。随症加减:脾肾两虚型,可酌加鹿角胶、河车粉等;气血虚弱型,加人参、枸杞、酸枣仁等;阴虚血热型,方中熟地黄易生地黄,加知母、白薇等养

阴清热凉血。用方剂量的 10 倍中药共研细末,水蜜为丸,每次服 6 克,每日 3 次;妊娠后改服汤剂,每日 1 剂,水煎,分早晚服用,服至超过既往流产期,改每周 1 剂,服至孕 4 个月停药。脾肾兼顾,气血双补。王霞玲等以上方加减治疗 27 例复发性流产患者,总有效率为 85.1%。③

45. 优生灵 阿胶 30 克、杜仲 30 克、菟丝子 30 克、川续断 30 克、桑寄生 30 克。将阿胶研末,加开水调成稀糊状,其余各药焙干,研面搅匀后加入阿胶糊中拌成稠粥状,手工制成玉米粒大之水丸 80 粒,置平盘中晾干备用。补肾固冲,补血安胎。冯彩凤等将 68 例复发性流产患者随机分为优生灵服用组 38 例与西药剂治疗组 30 例。西药剂治疗组患者确定妊娠后即开始口服维生素 E 胶丸,每次 0.1 克,每日 3 次,服至上次流产同一妊娠月后的 2 周,有症状者绝对卧床休息,且每日肌注黄体酮 20 毫升,待症状消失后停药。优生灵服用组采用上方治疗,首次空腹服 20 粒,以后每 2 个月晨服 1 次,每次 20 粒,服至孕 32 周。结果:优生灵服用组妊娠至足月 37 例,成功率为 97.4%;西药剂治疗组妊娠至足月 24 例,成功率为 80%。将两组成功率经统计学比较,有显著性差异($P<0.01$)。④

46. 加味胶艾四物汤 当归身 12 克、川芎 4.5 克、白芍 4.5 克、熟地黄 30 克、续断 9 克、甘草 4.5 克、阿胶 15 克、白术 9 克、桑寄生 9 克、黄芪 9 克、高丽参 9 克、地榆炭 12 克、艾叶 7 片。每日 1 剂,水煎,分 2 次服。彭英等以上方治疗 26 例先兆流产及 30 例复发性流产患者,轻者服 3~4 剂,重者服 7~10 剂。结果:治愈 30 例,占 53.57%;好转 21 例,占 37.5%;无效 5 例,占 8.93%。治愈总好转率为 91.07%。⑤

47. 抑抗汤 丹参 18 克、桃仁 15 克、当归 15 克、川芎 12 克、茯苓 15 克、生地黄 15 克、菟丝子 30 克、女贞子 30 克、淫羊藿 30 克、炙甘草 10 克。水煎

① 李秀英,等.中药 I 号汤治疗巨细胞病毒引起的习惯性流产临床观察[J].中国中西医结合杂志,1998,18(3):180.
② 张炳秀,等.保胎圣愈胶艾汤治疗习惯性流产 40 例[J].四川中医,1998,16(6):50.
③ 王霞玲,等.圣愈安胎饮治疗习惯性流产 27 例[J].安徽中医临床杂志,1998,10(5):292.
④ 冯彩凤,等.优生灵治疗习惯性流产疗效观察[J].山西医药杂志,1998,27(6):536.
⑤ 彭英,等.加味胶艾四物汤治疗先兆性和习惯性流产 56 例[J].内蒙古中医药,1997(S):25.

留汁约 250 毫升，分早晚 2 次口服，连服 1 个月，1 个月后复查 EMAb，如仍为阳性，继续服 1～2 个月，EMAb 阳性可停药；月经期间不停药。活血化瘀，温经通络，解痉止痛。蒋佩茹等以上方治疗 32 例复发性流产患者。结果：服用抑抗汤 1 个月 EMAb 转阴者 6 例，占总服药人数的 18.7％；服药 2 个月后 EMAb 转阴者 21 例，占 65.7％；4 个月后转阴者 3 例，占 9.4％。2 例失访，占 8％。妊娠 30 例中 23 例已足月分娩，占总妊娠人数的 71％。[①]

48. 苎麻汤　苎麻根 120～200 克、桑寄生 15 克、生地黄 15 克、熟地黄 15 克、人参 5～10 克、黄芩 10 克、白术 10 克、续断 10 克、绞股蓝 60 克、紫苏梗 10～20 克、阿胶珠 10～20 克、大枣 5～10 枚、甘草 6 克。随症加减：肾虚者，重用苎麻或根 200 克，桑寄生 30 克；中气虚、小腹下坠感明显者，加升麻 10 克、绞股蓝 60～100 克、南瓜蒂 4～6 个；血热者，去熟地黄、紫苏梗、白术、黄芩，加黄柏 6 克；胞络创伤者，续断炒炭，加三七 5 克；偏阴虚火旺者，加麦冬 10 克、知母 10 克；偏脾肾阳虚者，用人参 10 克，加肉桂粉（冲服）5 克；恶心、纳差者，重用紫苏梗 20 克，加砂仁 5 克、莲肉 100 克、糯米 100 克煮粥服；肥胖多痰者，加南星 10 克、浮海石 15 克、生山楂 30 克；阴道流血多者，重用阿胶珠 20 克，加艾叶 20 克共炒；大便干者，加黄精 10 克、黑芝麻 10 克。补气摄血，兼补脾肾冲任。朱桃顺以上方加减治疗 105 例复发性流产患者。结果：治愈 94 例，占 89.52％；无效 11 例，占 10.4％。[②]

49. 保黄体汤　黄芩 10 克、白术 10 克、白芍 10 克、续断 10 克、桑寄生 10 克、杜仲 10 克、莲子 10 克、紫苏梗 10 克、山药 10 克、陈皮 3 克。隔日 1 剂，水煎服，每日 2 次。孙舒娴等以上方治疗 67 例复发性流产患者。结果：用药最少者 5 剂，最多者 35 剂，经服此药后 64 例有明显效果，64 例足月分娩，2 例 8 个月分娩，1 例死胎。总有效率为 95.5％。[③]

单　方

1. 紫河车　组成：紫河车。功效主治：补肾益精，益气养血；适用于肾虚型滑胎患者，改善其妊娠结果。临床应用：区宝珠将肾虚型复发性流产患者随机分成治疗组和对照组各 35 例。治疗组与对照组均口服中药汤剂寿胎丸、地屈孕酮片、叶酸片、维生素 E 软胶囊。治疗组中药汤剂加用紫河车，合并先兆流产症状的患者加黄体酮针肌注。结果：治疗组症状缓解率为 86.36％，对照组症状缓解率为 80.95％。[④]

2. 菟丝子　组成：菟丝子。功效：促进雌二醇和 HCG 分泌，提高免疫力。制备方法：将菟丝子磨成粉末后加凡士林调均匀成型，制作成 1 厘米大小药丸，固定于敷贴上，备用。用法用量：取涌泉穴并按摩穴位 2 分钟，将做好的穴位敷贴固定于双足底的涌泉穴上。每日 1 次，持续贴敷 6 小时，贴敷的起止时间为每日 16:00 至 22:00。连续治疗直到妊娠 14 周。临床应用：杨国辉将 120 例肾虚型复发性流产患者分为治疗组和对照组各 60 例。治疗组与对照组均给予寿胎丸加减方（菟丝子 15 克、桑寄生 12 克、白芍 30 克、白术 12 克、苎麻根 30 克、续断 9 克、生地黄 12 克、黄芪 12 克），每日 1 剂，水煎服，分上、下午服；地屈孕酮片 10 毫克，口服，每次间隔 8 小时。连续治疗直到妊娠 14 周。治疗组加用菟丝子贴敷涌泉穴治疗。治疗组与对照组的妊娠成功率分别为 79.3％、66.1％，治疗组妊娠成功率显著增加，两组差异具有统计学意义。[⑤]

3. 西红花　组成：西红花。功效主治：活血，化瘀，解毒，安神等；适用于经闭癥瘕、产后瘀阻以及忧郁等疾病。制备方法：西红花浸泡在 500 克、38℃白酒容器内，10 分钟后，酒颜色由透明、红色变成金黄色。用法用量：口服，每次 10 毫升，每日

① 蒋佩茹,等.抑抗汤治疗习惯性流产疗效观察[J].中原医刊,1996,23(9)：27-28.
② 朱桃顺.苎麻汤治疗习惯性流产及其致不孕 105 例临床小结[J].湖南中医杂志,1994,10(4)：18-19.
③ 孙舒娴,等.保黄体汤治疗习惯性流产 67 例疗效观察[J].中国社区医师,1992(2)：23-24.
④ 区宝珠,等.紫河车对肾虚型复发性流产的治疗作用[J].中医临床研究,2018,10(2)：100-102.
⑤ 杨国辉.菟丝子涌泉穴贴敷对肾虚型复发性流产患者保胎疗效的临床观察[D].杭州：浙江中医药大学,2017.

2次,疗程3个月。临床应用:周凌娟用西红花泡酒治疗30例封闭抗体缺乏的复发性流产患者。结果:治疗总有效率为93.33%,封闭抗体转阳成功率为90.00%。治疗后,抗CD3-BE、抗CD4-BE、抗CD8-BE的封闭效率均高于治疗前,差异显著,疗效确切。①

4. 艾叶煮鸡蛋 组成:鲜鸡蛋2个、艾叶12克。功效主治:止血安胎,滋阴润燥;适用于复发性流产。制备方法:将鲜鸡蛋与艾叶放入砂锅内,用文火煮,蛋熟后去壳再煮20分钟。用法用量:怀孕1个月者每日服食1次,可连服1周;怀孕2个月者,每10天服食1次;怀孕3个月者每15天服食1次;怀孕4个月以上者每月服食1次,直至妊娠足月。②

中 成 药

1. 妇康宝口服液 组成:熟地黄、川芎、白芍、艾叶、当归、甘草、阿胶等(珠海联邦制药股份有限公司中山分公司生产,国药准字Z19993370)。功效主治:补血,调经,止血;适用于面色萎黄,头晕乏力,月经延期,量多色淡,经期延长等症。用法用量:口服,每日3次,每次20毫升。临床应用:张慧等将300例先兆性流产和复发性流产患者随机分为常规组与研究组各150例。常规组与研究组均采用20毫克黄体酮肌注,每日1次。研究组另加用妇康宝口服液治疗。均治疗2周,治疗期间同时服用叶酸、维生素E予以辅助治疗;若出血时间大于3天,可予以适量抗感染药物。结果:研究组总有效率为96.67%,常规组总有效率为88.00%。③

2. 益肾固胎颗粒 组成:菟丝子15克、炙黄芪20克、桑寄生15克、杜仲15克、川续断15克、淮山药15克、党参20克、白术15克、阿胶10克、甘草5克等(广东一方制药有限公司配方颗粒)。功效:补肾助孕,益气健脾。用法用量:将配方颗粒剂加沸水200毫升,融化后兑付,每日2次口服;间隔服用时,可加热后再服用。临床应用:李加云将72例滑胎患者随机分为对照组和治疗组各36例。对照组予黄体酮胶丸口服,每次200毫克,每晚1次。治疗组予益肾固胎颗粒再联合黄体酮胶丸口服。所有患者自确诊宫内妊娠后开始服药,均治疗至妊娠12周末。结果:治疗组总有效率为86.67%,对照组总有效率为70%。④

3. 孕康糖浆 组成:黄芪、当归、枸杞、阿胶、补骨脂、党参、砂仁、白术、续断等(上海海虹实业巢湖今辰药业有限公司生产,国药准字Z19991085)。功效主治:健脾固肾,养血安胎;适用于肾虚型和气血虚弱型先兆流产、复发性流产。用法用量:口服,每次20毫克,每日3次,饭前服用。临床应用:陈国斌将60例先兆性流产和复发性流产患者分为对照组和观察组各30例。对照组与观察组采取黄体酮治疗,每日20毫克,肌肉推注。观察组另加用孕康糖浆。治疗2周,观察治疗效果。结果:观察组总有效率为96.67%,明显高于对照组的73.33%。⑤

4. 安胎种子丸 组成:党参15克、当归15克、白芍15克、炒白术10克、续断10克、杜仲10克、菟丝子10克、黄芩10克(每瓶60克,成品质量标准按《中国药典》2005年版一部《制剂通则》水丸剂标准执行。开封市医学科学研究所制剂室制备)。功效:补肾,益气,安胎。用法用量:每次6克,每日3次,连服3个月。临床应用:田葱等将64例复发性流产患者随机分为中药治疗组33例和免疫治疗组31例。免疫治疗组采用主动免疫治疗。中药治疗组采用安胎种子丸治疗。结果:中药治疗组妊娠成功率为75.76%,与免疫治疗组妊娠成功率74.19%接近,提示安胎种子丸疗效与免疫治疗疗效相当,并且安胎种子丸中药治疗安全可靠、无明显不良反应,价格低廉,适

① 周凌娟.西红花泡酒治疗封闭抗体缺乏复发性流产30例[J].中外女性健康研究,2017(2):150,152.
② 经文.艾叶煮鸡蛋治疗习惯性流产[J].农家参谋,2009(10):35.
③ 张慧,等.妇康宝服液治疗先兆性流产和习惯性流产临床分析[J].实用妇科内分泌杂志(电子版),2017,4(13):55,57.
④ 李加云.益肾固胎颗粒防治早期脾肾两虚型滑胎的临床研究[D].昆明:云南中医学院,2017.
⑤ 陈国斌.孕康糖浆结合黄体酮治疗先兆性流产和习惯性流产的临床疗效[J].北方药学,2016,13(7):68-69.

合推广应用。[1]

5. 参茸白凤丸　组成：人参、熟地黄、鹿茸、黄芪、党参、白术、当归、白芍、川芎、葫芦巴、桑寄生、续断、香附、益母草、延胡索、黄芩、砂仁、炙甘草(广州陈李济药厂生产)。功效主治：健脾补肾，益气养血，调经安胎；适用于胎漏、胎动不安、滑胎。用法用量：水蜜丸每次 6 克，每日 2 次，早晚空腹温开水送服，连服 2 周。临床应用：邱明英等将 86 例胎漏、胎动不安和滑胎患者随机分为治疗组 46 例和对照组 40 例。对照组肌注黄体酮和口服维生素 E 治疗。治疗组口服参茸白凤丸。两组均观察 2 周。结果：总有效率治疗组为 93.48%，对照组为 90%，两组差异无显著性意义($P > 0.05$)；随访 8 周，治疗组继续妊娠率为 92.5%，明显高于对照组的 72.2%。[2]

6. 海马生髓丸　组成：海马、鹿茸、狗肾、萸肉、茯苓、蛤蚧等(黑龙江中医药大学附属第一医院药厂生产)。功效：填精益髓，补肾助阳。用法用量：每次 6 克，每日 3 次，饭后 1 小时服用，连续服用 6 个月为 1 个疗程。临床应用：索玉平等以上方治疗 32 例不明原因的复发型流产患者，治疗 6 个月后，2 年内有 13 例成功妊娠，19 例无效，治愈率为 40.6%。[3]

流产合并感染

中 成 药

1. 康妇炎胶囊　组成：蒲公英、当归、苍术、赤芍、薏苡仁、香附、白花蛇舌草、败酱草、泽泻、延胡索、川芎等。功效主治：清热化湿，通瘀止痛；适用于湿热蕴结所致的带下量多、月经量少、月经延期、痛经。用法用量：每次 1.2 克，每日 2 次口服。临床应用：刘文辉将 340 例自愿行药物流产

的妊娠早期妇女，根据术后治疗方法分为治疗组和对照组各 170 例。对照组术后给予 15 克益母草口服，每日 2 次。观察组在此基础上给予康妇炎胶囊。比较两组术后完全流产率、阴道出血持续时间、1 个月内并发症以及 6 个月内盆腔感染发生情况。结果：观察组患者阴道出血持续时间(8.19 ± 2.51)天，并发症发生率(2.35%)以及盆腔感染发生率(1.76%)显著低于对照组，完全流产率(95.29%)显著高于对照组。[4]

2. 裸花紫珠颗粒　组成：毛蕊花糖苷、鞣质等(国药准字 Z20060378)。功效主治：止血，修复创面，抗菌抗病毒；应用于人工流产术后，可以起到修复子宫内膜创面、促进子宫复旧、止血抗感染的作用。用法用量：每次 3 克，每日 3 次，水冲服。临床应用：卢和菁将 200 例自愿接受人工流产手术终止妊娠的孕妇随机分为对照组和观察组各 100 例。对照组给予甲硝唑维生素 B_6 片，每次 0.2 克，每日 3 次，口服，连服 3～5 天；另加服中药生化汤，每日 2 次，共 5 天。观察组术后给予裸花紫珠颗粒，连服 5 天。结果：观察组有效 92 例，无效 8 例，其中宫内残留 2 例，后行清宫术；对照组有效 91 例，无效 9 例，其中宫内残留 2 例，后行清宫术。[5]

3. 宁泌泰胶囊　组成：四季红、白茅根、大风藤、三棵针、仙鹤草、芙蓉叶、连翘(贵阳新天药业公司生产)。功效主治：清热解毒，利湿通淋，凉血养阴等；适用于湿热蕴结所致淋证，症见小便不利、淋沥涩痛、尿血以及下尿路感染，慢性前列腺炎见上述证候者。用法用量：每次 4 粒，每日 3 次，7 天为 1 个疗程。临床应用：盛立红以宁泌泰胶囊治疗 200 例人工流产或药物流产术后感染患者。治疗期间停用其他中西药物，治疗 1 个疗程后观察疗效。结果：112 例症状完全消失，70 例症状改善或部分消失，总有效率为 91%。且宁泌泰胶囊对人工流产术后感染的总有效率为 87.7%，对药物流产术后的总有效率为 93.6%，两者之间

① 田葱，等.安胎种子丸治疗不明原因复发性流产临床研究[J].新中医，2011，43(1)：53-55.
② 邱明英，等.参茸白凤丸治疗胎漏胎动不安及滑胎疗效观察[J].辽宁中医药大学学报，2008，10(6)：121-122.
③ 索玉平，等.海马生髓丸对复发性流产的免疫调节作用研究[J].中医药学刊，2003，21(9)：1532-1533.
④ 刘文辉.康妇炎胶囊联合益母草用于药物流产术后治疗的临床效果分析[J].中国医药指南，2016，14(2)：190.
⑤ 卢和菁.裸花紫珠颗粒应用于人工流产术后防治出血及感染观察[J].实用中西医结合临床，2014，14(12)：35,63.

的差异无显著性意义($P>0.05$)。[1]

预 防 用 药

1. 康妇消炎栓　功效主治：清热解毒，利湿散结，杀虫止痒；适用于湿热、湿毒所致的带下病、阴痒，症见下腹胀痛或腰骶胀痛、带下量多、色黄、阴部瘙痒，或有低热、神疲乏力、便干或溏而不爽、小便黄；盆腔炎、附件炎、阴道炎见上述证候者。用法用量：肛门洗净之后将一枚栓剂送至直肠的4.0～6.0厘米处，每日1次。临床应用：刘松华选取120例人工流产患者随机分为研究组与对照组各60例。对照组术后给予常规抗生素预防感染。研究组术后给予康妇消炎栓预防感染。连续治疗2周，对两组的预防效果进行对比观察。结果：最低标准诊断盆腔感染率，附加标准诊断盆腔感染率和特异标准诊断盆腔感染率，研究组分别为3.3%、0、0，对照组分别为16.7%、8.3%、10.0%，研究组明显低于对照组，差异有统计学意义。[2]

2. 保妇康栓　组成：莪术油、冰片。功效主治：行气破瘀，生肌止痛；适用于湿热瘀滞所致的带下病，症见带下量多、色黄，时有阴部瘙痒，霉菌性阴道炎、老年性阴道炎、宫颈糜烂见上述证候者。用法用量：睡前清洗外阴，将栓剂缓慢推入阴道，每日1次。临床应用：叶桂娥将98例人工流产患者随机分为实验组和对照组各49例。对照组与实验组均口服抗生素治疗，连续服用7天。实验组在对照组治疗的基础上，术前给予保妇康栓治疗，连续治疗3天。观察比较两组患者盆腔感染率、腹痛发生情况和不良反应发生率。结果：实验组术后盆腔感染率和腹痛发生率明显低于对照组，两组差异具有统计学意义($P<0.05$)；实验组腹痛有效缓解率为85.71%，明显高于对照组的65.31%。[3]

[1]　盛立红.宁泌泰胶囊治疗流产术后感染200例[J].上海中医药杂志,2004,38(1)：34.
[2]　刘松华.康妇消炎栓预防人工流产术后盆腔感染疗效分析[J].医药论坛杂志,2017,38(4)：154-155.
[3]　叶桂娥.保妇康栓预防人工流产术后盆腔感染的临床效果分析[J].中国现代药物应用,2016,10(13)：190-191.

早 产

概 述

早产是指妊娠满 28 周至不足 37 周间分娩。此时娩出的新生儿称早产儿，一般体重 1 000～2 499 克。有些国家将早产的下限时间提早至妊娠 24 周或 20 周。国内早产占分娩总数的 5%～15%。出生 1 岁以内死亡的婴儿大多数为早产儿。早产儿各器官发育尚不健全，出生孕周越小，体重越轻，其预后越差。约有 15% 的早产儿在新生儿期死亡，另外有 8% 的早产儿有脑瘫、癫痫、视听障碍以及发育迟缓等后遗症，视网膜病以及慢性肺部疾病的发生率也会增加。由于近年来治疗早产儿的水平提高，其生存率明显提高。

早产可分为自发性早产和治疗性早产，前者又分为胎膜完整早产和未足月胎膜早破。胎膜完整早产是最常见的类型，约占 45%。本病主要临床特征是子宫收缩，最初为不规律宫缩，常伴有少量阴道出血或血性分泌物，以后发展为规律宫缩，未足月胎膜早破临产多见。胎膜早破，绒毛膜羊膜炎，下生殖道及泌尿系感染，妊娠合并症和并发症如妊娠期高血压疾病、妊娠期肝内胆汁淤积症等，子宫过度膨胀及胎盘因素，子宫畸形，宫颈内口松弛等皆有可能引起早产。

早产临床经过：（1）妊娠满 28 周至不足 37 周出现至少 10 分钟 1 次的规律宫缩，伴宫颈管缩短，可诊断先兆早产；（2）妊娠满 28 周至不足 37 周出现规律宫缩（20 分钟不少于 4 次，持续时间不少于 30 秒），伴宫颈缩短不小于 75%，宫颈扩张 2 厘米以上，可诊断为早产临产。

辅助检查可见：（1）妊娠 20 周后阴道分泌物中胎儿纤维连接蛋白（fFN）>50 纳克/毫升；（2）阴道 B 型超声动态观察宫颈管的长度及宫颈内口漏斗形成情况。

本病属中医"胎动不安""胎漏""小产"范畴。《难经·二十二难》曰："气主煦之，血主濡之"，即本病的发病机理与气血两虚密切相关，又涉及脾、肾二脏。"冲为血海，任主胞胎"，胎孕既成，则有赖于母体之气血聚以养之。母体气虚不能固护胎元，血虚失职，不能营养胎儿，母病引起胎动不安，"如因母病致动胎者，但疗母则胎自安"。母体气血充盛，则胎儿"血以养之，气以固之"。关于本病成因，元代《活幼口议·卷第九》曰："乃父精不足，母气衰羸，滋育涵沫之不及，护爱安存之失调，方及七八个月以降生，又有过及十个月而生者。"明确指出：尽管有早产、足月产、过期产之不同，但总是由于父精不足，或母体气血供养不充，胎儿在宫内所受滋育不及才会发生本病。

辨 证 施 治

因本病的病因病机与先兆流产相似，故可参见"先兆流产"章节中的辨证施治（参见第 206 至 209 页）。

经 验 方

1. 抑宫安胎颗粒　党参 20 克、黄芪 20 克、当归 20 克、川芎 15 克、熟地黄 15 克、茯苓 10 克、阿胶 9 克、艾叶 9 克、黄芩 15 克、白术 20 克。随症加减：气血虚弱型，去熟地黄，加扁豆、陈皮；肾虚型，加杜仲、续断、桑寄生、菟丝子；血热型，去艾叶，加苎麻根、白芍、黄柏。补气养血，固肾安胎或清热养血安胎。每日 1 剂，早晚 2 次，将颗粒用

100 毫升沸水冲开后温服。鹿志霞将 148 例诊断为先兆早产的孕妇随机分成治疗组和对照组各 74 例。对照组与治疗组均采用钙通道阻滞剂硝苯地平,宫缩不能有效抑制或者出现严重低血压时改为硫酸镁治疗。治疗组另加服抑宫安胎颗粒。用药至终止妊娠时停药。结果:两组用药后子宫收缩消失的时间、用药后延长孕期的天数、产后出血量、新生儿出生体重、新生儿出生后 1 分钟 Apgar 评分等均有显著性差异。[①]

2. **寿胎丸加味** 菟丝子 20 克、续断 20 克、桑寄生 20 克、杜仲 15 克、黄芪 15 克、白术 15 克、党参 15 克、黄芩 10 克、阿胶 10 克、炙甘草 6 克。随症加减:阴道出血多,加艾叶炭 6 克、藕节炭 10 克、海螵蛸 12 克以固冲止血;小便次数多,加益智仁 10 克、桑螵蛸 10 克以温肾固涩;腰酸痛,加金毛狗脊 10 克;脾虚气弱明显,重用黄芪 30 克、党参 30 克;便秘,加苎麻根 10 克。每日 1 剂,水煎取汁 200 毫升,分 2 次服。补肾健脾,益气安胎。樊俊华将 101 例先兆早产患者随机分为治疗组 51 例与对照组 50 例。对照组与治疗组均采用硫酸镁抑制宫缩治疗。治疗组另加服寿胎丸加味。两组用药时间均为 48 小时。结果:保胎成功率治疗组为 94.1%,对照组为 80.0%;治疗组显效时间及孕周的延长时间均优于对照组,差异有统计学意义。[②]

3. **泰山磐石散** 人参 6 克、黄芪 20 克、当归 10 克、续断 10 克、黄芩 6 克、熟地黄 10 克、川芎 6 克、白芍 12 克、白术 12 克、炙甘草 4 克、砂仁 6 克、糯米 10 克。妊娠后每隔 3～5 日服 1 剂,水煎服,至妊娠 4 个月,每 10～15 日 1 剂,5 个月后渐停服,可随症加减或化裁处方。益气健脾,补养肝肾,安胎。王秋景以上方治疗 38 例复发性流产及早产患者。结果:治愈 29 例(76.32%),有效 7 例(18.42%),无效 2 例(5.26%)。总有效率为 94.74%。[③]

4. **保胎汤** 白芍 15 克、菟丝子 15 克、桑寄生 15 克、当归 12 克、党参 12 克、白术 12 克、黄芪 20 克、甘草 6 克。随症加减:腰痛重者,加杜仲 15 克、熟地黄 15 克、枸杞 12 克,佐以砂仁 10 克;气虚下坠明显者,重用党参 20 克、黄芪 50 克;脾虚便溏者,加山药 30 克、芡实 12 克。每日 1 剂,分早晚 2 次口服,宫缩消失后继续服药 3 天。刘新生等以上方加减治疗 58 例早产患者。结果:中药保胎汤抑制宫缩有效 36 例,平均延长时间为 8.9 天,最长 25 天。[④]

5. **千金保孕丸合安胎饮加味** 淮山药 15 克、杜仲 15 克、续断 12 克、生地黄 15 克、熟地黄 15 克、糯米 10 克、苎麻根 12 克、莲肉 12 克、桑寄生 15 克、黄芩 10 克。滋阴健脾,清热,补肾安胎。方向东将 41 例先兆早产患者随机分为治疗组 21 例与对照组 20 例。对照组与治疗组均采用静脉注射硫酸镁治疗,对于精神焦虑者加用硝基安定片口服。治疗组另加用千金保孕丸合安胎饮加味。两组治疗均用至宫缩抑制症状消失为 1 个疗程,一般为 3～7 天。对 2 次或 3 次发病者,分别给予 2～3 个疗程,至妊娠结束判定疗效。结果:治疗组治愈 19 例(90.5%),无效 2 例(9.5%);对照组治愈 12 例(60%),无效 8 例(40%)。两组间有显著性差异。[⑤]

6. **补肾健脾汤** 巴戟天 15 克、山茱萸 10 克、肉苁蓉 20 克、菟丝子 15 克、淫羊藿 15 克、党参 20 克、白术 10 克、茯苓 12 克、杜仲 12 克、续断 12 克、甘草 10 克、砂仁 6 克、桑寄生 12 克。随症加减:有胎动不安或阴道流血,加阿胶(烊冲服)15 克、墨旱莲 12 克、茜草根 10 克;恶心呕吐,加益智仁 10 克、生姜 3 片。补肾健脾,益气固摄。曾雪梅以上方加减治疗 53 例复发性早产患者,其中 50 例妊娠到足月分娩,婴儿均发育良好;3 例治疗无效。治愈率为 94.3%。[⑥]

① 鹿志霞.抑宫安胎颗粒预防早产疗效观察[J].山西中医,2018,34(5):25-26.
② 樊俊华.寿胎丸加味联合硫酸镁治疗先兆早产的临床观察[J].北京中医药,2017,36(1):77-79.
③ 王秋景.泰山磐石散治疗习惯性流产及早产 38 例[J].中国中医急症,2010,19(1):134.
④ 刘新生,等.保胎汤治疗早产 58 例疗效观察[J].新疆中医药,1999,17(4):15-16.
⑤ 方向东.千金保孕丸合安胎饮加味治疗先兆早产 21 例[J].浙江中西医结合杂志,1994,4(4):46-47.
⑥ 曾雪梅.补肾健脾汤治愈习惯性早产 50 例[J].海南医学,1994,5(4):268-269.

中 成 药

1. **固肾安胎丸** 功效主治：固肾安胎，益气滋阴；适用于早产患者阴道出血、腰酸、小腹坠痛。用法用量：每次 6 克，每日 3 次。临床应用：邱星梅等将 102 例先兆早产患者随机分为对照组与治疗组各 51 例。对照组与治疗组均采用静脉滴注盐酸利托君注射液，100 毫克加生理盐水 500 毫升稀释，直至达到预期效果。患者宫缩停止后，继续使用 12 小时，在停止静脉滴注前 30 分钟用口服盐酸利托君片来巩固治疗。治疗组另加服固肾安胎丸。两组均连续治疗 2 周。结果：对照组和治疗组的保胎成功率分别为 70.6%、94.1%，自然分娩率分别为 43.1%、76.5%，两组比较差异具有统计学意义（$P<0.05$）；治疗组宫缩抑制显效时间、累积用药时间均显著短于对照组，孕期延长时间也长于对照组，两组比较差异有统计学意义

（$P<0.05$）；对照组和治疗组的不良反应发生率分别为 29.4%、7.8%，两组比较差异有统计学意义（$P<0.05$）。[1]

2. **保胎灵胶囊** 组成：熟地黄、牡蛎、五味子、阿胶、槲寄生、巴戟天、白术、山药、白芍、龙骨、续断、枸杞子、杜仲、菟丝子等。功效主治：补血健胃，供血培元，安胎补肾；适用于先兆流产、复发性流产及因流产引起的不孕症。用法用量：每次 3 颗，每日 3 次。临床应用：薛素清等将 83 例先兆早产患者随机分为对照组 40 例与观察组 43 例。对照组选择盐酸利托君治疗。观察组选择硝苯地平和保胎灵胶囊联合治疗。结果：治疗后两组患者的药物显效时间、保胎成功率均无明显差异；观察组延长妊娠时间、足月分娩率和新生儿 Apgar 评分均明显高于对照组；观察组分娩结局中出生窒息、低出生体重儿、围产儿死亡等发生率等均明显低于对照组；观察组不良反应发生率为 9.3%，明显低于对照组的 45.0%。[2]

---

① 邱星梅，等.固肾安胎丸联合盐酸利托君治疗先兆早产的疗效观察[J].现代药物与临床，2016,31(2)：207-209.
② 薛素清，等.硝苯地平联合保胎灵胶囊治疗先兆早产的临床分析[J].现代诊断与治疗，2015,26(7)：1508-1509.

异位妊娠

概　　述

受精卵在子宫腔体外的其他部位着床发育，称为异位妊娠，俗称宫外孕。根据受精卵在子宫体腔外种植位置的不同，异位妊娠可分输卵管妊娠、卵巢妊娠、腹腔妊娠、阔韧带妊娠、宫颈妊娠及子宫残角妊娠等。异位妊娠是妇产科常见的急腹症，发病率2%～3%，是早期妊娠妇女死亡的主要原因。近年来由于性传播疾病、盆腔手术等的增多和超促排卵技术的应用，异位妊娠的发病率明显增高，其中以输卵管妊娠最常见，约占异位妊娠的95%。输卵管妊娠的发生部位以壶腹部最多，占50%～70%；其次为峡部，占30%～40%；伞部、间质部比较少见，占1%～2%。本节主要介绍输卵管妊娠。输卵管妊娠破裂如能及时诊断，预后良好，但有10%的患者会再次罹患异位妊娠，另有50%～60%可造成不孕症。腹腔内大出血若抢救不及时，可因休克导致死亡。

输卵管妊娠在未发生流产和破裂前，往往无明显症状，或有早期妊娠表现。输卵管妊娠破裂后的临床特征为腹痛、阴道不规则流血。输卵管炎、输卵管手术、输卵管发育不良和功能异常等都可能引起异位妊娠。宫内节育器(IUD)避孕失败而受孕时发生输卵管妊娠的概率增大。接受辅助生育技术治疗不孕可能发生输卵管妊娠。内分泌异常、精神紧张也会导致输卵管蠕动异常或痉挛而发生输卵管妊娠。

临床主要症状如下。(1) 有6～8周停经史，但20%～30%的患者无明显停经。输卵管间质部妊娠，由于周围肌层组织较厚，常在妊娠3～4个月发生破裂，故有较长的闭经。(2) 腹痛：开始常为患侧下腹剧烈疼痛，如撕裂感，随即可能波及全腹。疼痛的程度与性质和内出血的速度及量有关。如为破裂，内出血量多且迅速，刺激腹膜而产生剧烈疼痛，且可波及全腹。如为输卵管流产，则出血较少，较缓慢，腹痛往往限于下腹或一侧，疼痛程度亦较轻。如反复破裂或流产，可能反复引起内出血。一次大量或多次小量内出血又未及时治疗者，血凝集于盆腔最低处(子宫直肠窝)，会引起肛门处严重坠痛。(3) 阴道不规则流血：输卵管妊娠终止后，引起内分泌变化，随之子宫内膜发生退行性变化及坏死，蜕膜呈碎片状或完整排出，引起子宫出血。出血通常是不规则点滴状，深褐色，需在病灶除去(手术或药物)后，才能完全停止。(4) 晕厥与休克：患者在腹痛同时，常有头晕、眼花、出冷汗、心悸，甚至晕厥。晕厥和休克的程度与出血的速度及量有关。(5) 常有原发性或继发性不孕史。

体格检查：(1) 全身检查体温一般正常，休克时可能略低，当内出血吸收时，体温可能稍高，但一般不超过38℃。腹腔内出血时患者呈贫血貌，血压下降，脉搏变快、变弱，面色苍白。(2) 腹部检查有压痛，呈明显的反跳痛，以病侧最为显著。腹肌强直较一般腹膜炎为轻。腹腔内出血量多时，可出现移动性浊音体征。出血缓慢者或就诊较晚者会形成血肿，可在腹部摸到半实质感、有压痛的包块。(3) 妇科检查阴道内常有少量出血，来自子宫腔。阴道后穹隆常常饱满，触痛。子宫颈摇举痛。内出血多者，子宫有漂浮感。子宫正常或稍大，稍软。子宫一侧可触及胀大的输卵管。就诊时间较迟者，可在子宫直肠窝处触到半实质包块，时间愈长则包块机化变硬。

本病在中医古籍虽无记载，但在"胞阻""胎漏""经闭""胎动不安""癥瘕"等病证中有类似症状与异位妊娠症状符合。如汉代张仲景在《金匮要略·妇人妊娠病脉证并治》第二十中所述:"妇人有漏下者,有半产后因续下血都不绝者,有妊娠下血者,假令妊娠腹中痛,为胞阻。"上述几种下血病机皆属冲任脉虚,阴血不能内守。冲为血海,任主胞胎,冲任虚损,不能制约经血,故淋沥漏下或半产后下血不止;冲任虚而不固,胎失所系,则妊娠下血,腹中疼痛。中医认为妇女冲任气血调和,则胎孕正常;如冲任不和、气血失调、孕卵不能移行胞宫,则胎孕异位。本病病机不外虚实两端,虚者先天禀赋不足或后天房劳伤肾,以致脾肾气血虚弱,冲任失养,推动无力,导致孕卵不能及时移行胞宫而孕于异处;实者瘀血、痰湿、热毒阻滞冲任胞脉,使胞脉失畅,孕卵受阻,不能运达胞宫,则胎孕异位。

辨 证 施 治

郭德利等分 4 型

桃红汤:桃仁 12 克、赤芍 15 克、红花 10 克、当归 10 克、丹参 15 克、炒三棱 9 克、莪术 9 克、连翘 15 克、紫草 24 克、天花粉 30 克、生甘草 10 克。随症加减:气虚者,加黄芪、党参;血虚者,加生地黄、熟地黄、鸡血藤;阴虚者,加麦冬、沙参;腹痛重者,加延胡索、枳实;呕吐者,加半夏、陈皮、生姜。

1. 未破损型 胎块阻络致瘀血内阻之实证。即患者无明显症状,常有短期停经史,也可无停经史,有时有早孕症状,或自觉一侧下腹部隐痛或酸坠感。部分患者妊娠试验阳性。舌苔脉象无明显改变。治宜活血化瘀、消癥杀胚。方用桃红汤加鬼白 20 克、野葡萄藤 30 克或配合西药米非司酮、甲氨蝶呤(MTX)杀胚。

2. 休克型(血虚气脱型) 症见月经过期或漏涩不畅,血色暗红,突然感小腹剧痛,胀满拒按,肛门周围坠胀或有排便感,恶心呕吐,面色苍白,心烦意乱,烦躁不安,表情淡漠,四肢厥冷,血压下降,脉微欲绝。治宜益气固脱、回阳救逆。方用桃红汤加人参、附子、乳香、没药,并配合输血补液治疗。此型以急症手术为主。

3. 不稳定型 症见腹痛减轻,下腹可触及界限不清之包块,有少量阴道流血,血压平稳。舌质淡无苔,脉细涩。治宜活血化瘀、益气固脱。方用桃红汤加减:兼寒证表现有形寒肢冷者,加桂、附之类以温经回阳;兼热证表现有发热腹痛拒按者,加金银花、蒲公英以清热解毒;兼腹实证者表现有大便秘结,腹胀鼓肠,加大黄、枳实、芒硝,胀甚者加川楝子、木香、延胡索。

4. 包块型 破损日久,血积成癥,或胚块已殒,停于胞脉日久,瘀血成癥,则为癥块瘀结之实证。即妊娠破损时间较长,症见下腹包块明显胀痛,痛处不移,阴道仍有少量流血或停止流血。面色苍白,神疲气短,脉细无力。治宜活血化瘀、破癥消积、益气养血。方用桃红汤重加黄芪、人参。

临床观察:郭德利等以上方辨证加减治疗 48 例异位妊娠患者,随症加减,辅以 MTX、米非司酮进行治疗,2 周为 1 个疗程,3 个疗程后统计疗效,总有效率为 93.75%。[①]

经 验 方

1. 复方紫草汤 紫草 30 克、丹参 15 克、牛膝 12 克、天花粉 10 克、桃仁 10 克、益母草 10 克、延胡索 10 克、川芎 10 克。每日 1 剂,水煎取汁 300 毫升,早晚 2 次饭后半小时温服,7 天为 1 个疗程。活血化瘀,消癥杀胚。王泽华等将 80 例异位妊娠患者随机分为对照组与观察组各 40 例。对照组与观察组均采用 MTX,每平方米体表面积 50 毫克,每日 1 次,肌内注射,每周监测 1 次血清 HCG,直至该值转阴。观察组另加服复方紫草汤。治疗 1 个疗程后,检查凝血功能及肾、肝功能正常则继续进行治疗,每周监测 1 次血清 HCG,直至该值转阴。当患者的相关临床体征完全消失,且体内的血清 HCG 水平恢复至正常时,结束

① 郭德利,等.自拟桃红汤加减治疗异位妊娠的辨证施护[J].内蒙古中医药,2016,35(3):134.

治疗。保守治疗失败者，转外科手术治疗。结果：观察组总有效率为97.5％，显著高于对照组的77.5％（$P<0.05$）；观察组血清HCG恢复时间、腹痛消失时间均明显短于对照组（$P<0.05$）；在为期12个月的随访时间内，观察组宫内妊娠率为82.5％，显著高于对照组的52.5％（$P<0.05$），且无异位妊娠发生。两组患者药物不良反应发生情况无显著差异（$P>0.05$）。研究结果提示，应用甲氨蝶呤联合复方紫草汤，可显著提高异位妊娠患者的治疗有效率，改善患者的远期妊娠结局，且不增加不良反应。[1]

2. **化癥消胚汤** 天花粉30克、丹参30克、莪术15克、赤芍15克、三棱10克、桃仁10克、紫草6克、全蝎5克、三七粉3克、蜈蚣（去头足）1条。随症加减：气虚，加党参、黄芪；阴虚，加麦冬、人参；湿热，加厚朴、蒲公英、黄柏；痰湿，加蒲黄炭、半夏、胆南星、竹茹；大便秘结，加大黄、番泻叶、芒硝；腰痛，加五灵脂、杜仲、桑寄生、菟丝子；腹部疼痛严重，加木香、延胡索。每日1剂，分早晚2次温服。祛瘀活血，杀胚消癥，行气止痛。刘莹莹等将90例未破裂型输卵管妊娠患者随机分为观察组和对照组各45例。对照组与观察组均采用肌内注射MTX，分5天肌注，每日20毫克。观察组另加用化癥消胚汤加减治疗。结果：观察组的杀胚率和治愈率比对照组高（$P<0.05$）；围治疗指标观察组的血β-HCG水平比对照组低，包块消失速度比对照组快（$P<0.05$）；观察组的不良反应发生率（15.56％）与对照组（17.78％）比较无明显差异（$P>0.05$）。[2]

3. **生化汤** 全当归24克、川芎9克、桃仁6克、炮姜2克、炙甘草2克。每日1剂，水煎分2次服用，5天为1个疗程。化瘀生新，温经止痛。适用于产后瘀血腹痛，恶露不行，小腹冷痛。曹变娜等将200例异位妊娠患者随机分为对照组与观察组各100例。对照组与观察组均采用甲氨蝶呤治疗。观察组另加服上方治疗。结果：观察组治疗总有效率为98％，同对照组治疗总有效率81％比较有显著性提高（$P<0.05$）。[3]

4. **消癥饮Ⅰ号方** 黄芪20克、茯苓15克、赤芍15克、牡丹皮9克、丹参15克、三棱15克、刘寄奴15克、鸡血藤15克、连翘15克、莪术12克、川芎10克、川牛膝12克、当归9克、石见穿10克、炮甲片5克、马鞭草10克、仙鹤草12克、三七末4克、甘草6克。随症加减：腹痛甚者，加延胡索15克、醋香附20克；淋沥不尽甚者，加黄芩炭15克、地榆炭15克；包块甚者，加土鳖虫10克、广地龙9克；腰酸甚者，加菟丝子15克、桑寄生15克；湿热甚者，加连翘20克。每日1剂，水煎后早晚分服。周瑾等将64例异位妊娠患者随机分为对照组与观察组各32例。对照组与观察组均采用注射用甲氨蝶呤，每次体表面积每平方米20毫克，每日1次；米非司酮片每次25～50毫克，每日2次。观察组在此基础上加用上方加减治疗。两组均连续用药7天为1个疗程。结果：观察组临床疗效为90.6％，显著高于对照组的68.8％（$P<0.05$）。[4]

5. **散结通管汤** 桂枝15克、茯苓15克、炒桃仁9克、牡丹皮12克、赤芍12克、连翘15克、败酱草30克、海藻30克、昆布30克、牡蛎30克、浙贝母15克、皂角刺30克、当归15克、川芎15克。活血祛瘀，消癥散结。保守治疗成功后开始服用，每日1剂，水煎400毫升，分早晚饭后1小时温服，15天为1个疗程。曹颖等以上方治疗32例输卵管妊娠包块期患者，从月经干净后3天开始服用，共治疗3个疗程，若包块提前消失，则停止服药。结果：总有效率为90.63％。[5]

① 王泽华,于皓,等.复方紫草汤联合甲氨蝶呤保守治疗异位妊娠的疗效观察及对患者妊娠结局的影响[J].中国中医药科技,2020,27(3)：452-454.
② 刘莹莹.等.化癥消胚汤治疗未破裂型输卵管妊娠的临床疗效[J].内蒙古中医药,2020,39(7)：23-24.
③ 曹变娜.等.生化汤联合甲氨蝶呤在早期异位妊娠治疗中的临床研究[J].中国中医药现代远程教育,2018,16(3)：108-110.
④ 周瑾,程玲.自拟消癥饮Ⅰ号方治疗异位妊娠的临床效果及对血清CA125、P、β-HCG水平的影响[J].环球中医药,2017,10(9)：1140-1142.
⑤ 曹颖,胡晓华,等.自拟散结通管汤治疗输卵管妊娠包块期32例[J].中国民族民间医药,2017,26(17)：102-103.

6. 异位消方 赤芍 10 克、炒桃仁 10 克、牡丹皮 12 克、天花粉 30 克、全蝎 3 条、蜈蚣 3 条、丹参 15 克、三棱 10 克、茯苓 10 克、莪术 10 克、甘草 6 克。随症加减：气滞者，加枳壳、陈皮、川楝子；痰湿者，加佩兰、藿香；湿热者，加龙胆草、黄芩、白鲜皮；大便秘结者，加芦荟、郁李仁。每日 1 剂，分早晚 2 次温服。活血消癥，杀胚祛瘀。邱云霞将 66 例未破型异位妊娠患者随机分成对照组与观察组各 33 例。对照组采用米非司酮治疗，每日 1 次，每次 50 毫克，空腹或进食 2 小时后口服，服药后禁食 2 小时，连续服药 3 天。观察组采用异位消方联合米非司酮治疗，用药后第 7 天复查血 β-HCG，下降＜25％者给予口服米非司酮重复剂量治疗。服药 3 个月后观察疗效。比较两组患者的临床疗效及血 β-HCG 水平。结果：观察组治疗总有效率为 96.97％，高于对照组的 78.79％；血β-HCG 水平观察组低于对照组（P＜0.05）。[1]

7. 双柏散 大黄粉 50 克、黄柏粉 30 克、泽兰粉 30 克、薄荷粉 30 克、侧柏叶粉 60 克。用凡士林调制成膏状，用透明玻璃纸和清洁纱布做成 6 厘米×10 厘米大小的敷贴，经微波加热后敷患侧下腹部，每日 2 次，每次 4~6 小时。活血化瘀，消肿止痛。张国平等将 60 例异位妊娠患者随机分为观察组与对照组各 30 例。对照组与观察组均采用甲氨蝶呤肌内注射进行保守治疗。观察组另加用上方治疗。结果：两组患者治疗后第 4、7、10、14 天血 β-HCG 下降率比较，差异均无统计学意义；两组患者治疗后第 7 天和 14 天时盆腔包块直径比较，差异均有统计学意义，观察组的盆腔包块直径明显小于对照组。[2]

8. 黄桂灌肠剂 大黄 10 克、丹参 10 克、延胡索 10 克、三七 6 克、黄芩 10 克、黄连 10 克、黄柏 10 克、桂枝 10 克。水煎 2 次，去渣混合制成药液 500 毫升，每晚给予 1 次，每日给予 150 毫升，同时在患者进行灌肠前将药液加温，约为 38℃，保留

2 个小时。清热化湿，活血化瘀。适用于盆腔炎、盆腔炎性包块、输卵管性不孕症。陈晶晶将 60 例气滞血瘀证未破损型的异位妊娠患者随机分为治疗组与对照组各 30 例。对照组与治疗组均采用口服米非司酮 50 毫克，每日 2 次，连服 5 日。治疗组另加用上方治疗。结果：治疗组总有效率为 96.67％，对照组总有效率为 80.0％，两组之间差异有统计学意义（P＜0.05）。从中医证候疗效上看，治疗组总有效率为 96.7％，对照组总有效率为 73.3％。[3]

9. 宫外孕外敷方 紫草 20 克、丹参 15 克、赤芍 15 克、桃仁 15 克、天花粉 15 克、马齿苋 15 克、山药 15 克、三棱 6 克、莪术 6 克、水蛭 6 克、全蝎 6 克、蜈蚣 1 条。诸药打碎袋装放入锅内，加入 100 毫升白酒，蒸煮 30 分钟，布包热敷患侧下腹部，每晚 1 次，每次 1~3 小时，7 天为 1 个疗程，共治疗 2 个疗程。祛瘀止痛，消癥杀胚。张利亚等将 60 例异位妊娠患者随机分为观察组与对照组各 30 例。对照组与观察组均采用甲氨蝶呤治疗。观察组另加用宫外孕外敷方治疗。结果：总有效率观察组为 86.67％，对照组为 63.33％，两组比较差异有统计学意义（P＜0.05）；治疗后，观察组 β-HCG 下降至正常水平时间短于对照组（P＜0.05）。两组附件区包块直径、子宫直肠陷凹积液分别均较治疗前明显减小。[4]

10. 加味桃红四物汤 当归 15 克、川芎 15 克、桃仁 15 克、土鳖虫 15 克、天花粉 15 克、王不留行 15 克、熟地黄 30 克、路路通 20 克、红花 10 克、三棱 12 克、莪术 12 克、蜈蚣 3 条。每日 1 剂，常规水煎 2 次，煮取药液 400 毫升，分 2 次口服。行气活血，化瘀消癥。宋家欣将 86 例异位妊娠未破损型患者随机分为对照组与治疗组各 43 例。对照组与治疗组均采用米非司酮联合甲氨蝶呤治疗。治疗组另加用加味桃红四物汤内服。疗程均为 10 天，并进行 4 周随访，记录腹痛、阴道流血消

① 邱云霞.异位消方联合米非司酮治疗未破型异位妊娠的临床分析[J].实用中西医结合临床,2017,17(11)：80-81.
② 张国平,等.双柏散外敷在异位妊娠保守治疗中的应用与病情观察[J].中国医药科学,2016,6(6)：55-57,61.
③ 陈晶晶.黄桂灌肠剂联合米非司酮保守治疗异位妊娠疗效观察[D].南京：南京中医药大学,2016.
④ 张利亚,等.宫外孕外敷方联合甲氨蝶呤治疗异位妊娠疗效观察[J].新中医,2016,48(11)：115-117.

失时间和血 β -HCG 恢复正常时间,采用 B 超动态监测异位妊娠包块变化情况,并观察输卵管通畅性。结果:总有效率治疗组为 93.02%,对照组为 76.74%,两组比较差异有统计学意义($P<0.05$);治疗后,治疗组腹痛、阴道流血消失时间和血 β -HCG 恢复正常时间均短于对照组($P<0.05$);治疗组患侧输卵管通畅情况优于对照组。[1]

11. 抑孕汤 赤芍 15 克、益母草 15 克、丹参 15 克、柴胡 6 克、制乳香 6 克、制没药 6 克、莪术 6 克、三棱 6 克、桃仁 9 克、黄芪 30 克、天花粉 20 克、茯苓 12 克。每日 1 剂,水煎取汁 400 毫升,分 2 次温服。梁海凤等将 50 例异位妊娠患者随机分为观察组与对照组各 25 例。对照组采用甲氨蝶呤治疗,观察组采用中药抑孕汤联合甲氨蝶呤治疗。7 天为 1 个疗程,均给予 2 个疗程。结果:观察组总有效率明显高于对照组(92.0%、60.0%)、不良反应发生率明显低于对照组(36.0%、60.0%);血 β -HCG 复常、月经复常、包块完全吸收、腹痛消失、盆腔积液吸收及阴道出血停止时间等观察组均较对照组短。[2]

12. 杀胚方 三棱 10 克、桃仁 10 克、莪术 10 克、陈皮 10 克、大血藤 15 克、益母草 15 克、丹参 15 克、天花粉 15 克、牛膝 15 克、赤芍 16 克、蜈蚣(大号)2 条。每袋 200 毫升,每日 1 剂,早晚各服用 1 次,7 天为 1 个疗程,共治疗 4 个疗程。活血止痛,消癥杀胚。方霞等将 80 例未破裂型异位妊娠患者随机分为对照组与观察组各 40 例。对照组与观察组均采用甲氨蝶呤注射液治疗,每次 75 毫克,肌内注射,每日 1 次,7 天为 1 个疗程,共治疗 1 个疗程。观察组另用上方治疗。结果:总有效率观察组为 77.5%,对照组为 50.0%,两组比较差异有统计学意义($P<0.05$);治疗后观察组血 β -HCG 复常、腹痛消失时间短于对照组,包块直径小于对照组,差异均有统计学意义(均 $P<0.01$);有生育要求患者输卵管通畅率观察组为

94.44%,对照组为 56.25%,两组比较差异有统计学意义。[3]

13. 天蜈散 天花粉 60 克、蜈蚣 3 条、丹参 15 克、制乳香 15 克、制没药 15 克、赤芍 15 克。每日 1 剂,浓煎去渣取 100~120 毫升,温度 39℃~41℃。根据血 β -HCG 和盆腔包块直径,在口服米非司酮或甲氨蝶呤的同时运用天蜈散保留灌肠,连续 10 天。活血,化瘀,消癥。戴海青等以上方治疗 88 例异位妊娠患者,治疗成功率为 88.6%,随访输卵管通畅率为 71.8%,再次妊娠率为 62.8%。[4]

14. 红藤煎 红藤 15 克、忍冬藤 15 克、紫花地丁 15 克、金银花 15 克、连翘 15 克、枳壳 15 克、生大黄(后入)10 克、牡丹皮 10 克、车前子 10 克、泽泻 10 克、石韦 10 克、瞿麦 10 克、通草 5 克、甘草 5 克。开水煎煮,取水去渣后灌肠处理,每日 1 剂,每次将药剂保持在 38℃左右灌肠,每日早晚各 1 次。活血化瘀,清热解毒,消肿散结。洪艳艳将 100 例早期异位妊娠患者随机分为观察组与对照组各 50 例。对照组采用米非司酮口服,空腹服用,每次 10 毫克。观察组采用红藤煎灌肠联合微波治疗。两组均连续治疗 2 周。结果:观察组的腹痛消失、阴道停止出血及 HCG 恢复正常时间均显著短于对照组(均 $P<0.05$);观察组的肿块消失比例显著高于对照组,肿块缩小<50%甚至增大的比例显著低于对照组($P<0.05$)。[5]

15. 加味天莪汤 天花粉 50 克、莪术 15 克、三棱 10 克、牛膝 10 克、桃仁 10 克、丹参 10 克、赤芍 10 克、延胡索 10 克、蜈蚣 2 条。每日 1 剂,水煎,取汁 400 毫升,分 2 次餐后温服,连服 10 天为 1 个疗程。破血逐瘀,散结止痛。靳志颖将 80 例有保守治疗条件的输卵管妊娠患者随机分成治疗组与对照组各 40 例。对照组与治疗组均采用米非司酮 50 毫克口服,每 12 小时 1 次,连服 3 日。治疗组另加用上方治疗。结果:治疗组治

① 宋家欣.加味桃红四物汤治疗异位妊娠未破损型 43 例临床观察[J].新中医,2016,48(7):155-156.
② 梁海凤,等.中药抑孕汤联合甲氨蝶呤治疗异位妊娠的疗效[J].实用临床医学,2016,17(4):40-41,43.
③ 方霞,等.杀胚方联合西药综合干预治疗异位妊娠疗效观察[J].新中医,2015,47(12):144-146.
④ 戴海青,等.加用天蜈散灌肠保守治疗异位妊娠的临床观察[J].广西中医药,2014,37(3):49-50.
⑤ 洪艳艳.红藤煎灌肠联合微波保守治疗早期异位妊娠的价值分析[J].中国当代医药,2014,21(30):92-93,98.

愈率为 95%,高于对照组的 52.5%,两组差异均有统计学意义($P<0.05$)。①

16. 蜈蚣汤加减 蜈蚣 2 条、水蛭 10 克、土鳖虫 10 克、益母草 30 克、阿胶珠 15 克、三棱 15 克、莪术 15 克、三七粉 10 克。每日 1 剂,150 毫升,每日 3 次,口服。活血化瘀,消癥散结。肖敏等将 120 例非破裂型异位妊娠患者随机分为试验组与对照组各 60 例。对照组采用 MTX 5 毫克,肌注,每周 3 次。试验组采用上方治疗。15 天为 1 个疗程。结果:试验组有效率为 93.33%,明显高于对照组的 85.00%;试验组患者血 β-HCG 水平显著降低,腹腔包块明显减小或消失,疗效明显优于对照组($P<0.05$);试验组不良反应发生率为 3.33%,对照组为 50.00%,组间差异有统计学意义($P<0.05$)。②

17. 蓬莪术丸配合中药热敷 蓬莪术丸:莪术 12 克、当归 12 克、赤芍 12 克、枳壳 12 克、木香 12 克、桃仁 10 克、鳖甲(先煎)10 克、槟榔 10 克、肉桂 6 克、水蛭 6 克、大黄 6 克、昆布 20 克、牡蛎(先煎)20 克。每日 1 剂,水煎服,每日 2 次,于进食前后 2 小时温服,1 个月为 1 个疗程,连续使用 1~2 个疗程。活血软坚,消癥,并通脉达络,使胞脉通畅。热敷:艾叶 40 克、鸡血藤 60 克、防风 20 克、红花 12 克、白芷 12 克、川椒 12 克、羌活 12 克、独活 12 克、伸筋草 15 克、乌药 10 克、香加皮 20 克。将中药放于布袋中,隔水蒸 30 分钟,敷于腹部 20~30 分钟。1 天 1 贴,2 周为 1 个疗程,治疗 2 个疗程。活血,化瘀,通络。杨雅红等将 54 例异位妊娠患者随机分为治疗组 30 例与对照组 24 例。治疗组按上述方法治疗。对照组采用保守治疗后予阿奇霉素片,每次 0.5 克口服,每日 1 次,连续服用 1~2 个月。结果:治疗组包块全部消退,消退率 100%;对照组包块消退 17 例,消退率 70.8%。2 个疗程后治疗组全部痊愈,痊愈率 100%;对照组痊愈 17 例,显效 2 例,有效 3 例,无

效 2 例,痊愈率 70.8%。两组痊愈率比较,差异有统计学意义($P<0.05$)。③

18. 桂枝茯苓汤 桂枝 10 克、茯苓 15 克、桃仁 12 克、赤芍 15 克、牡丹皮 12 克、丹参 15 克、三棱 10 克、莪术 10 克、天花粉 30 克。每日 1 剂,水煎 400 毫升,每日 2 次口服,7 天为 1 个疗程。活血化瘀,消癥散结。高福霞等将 86 例异位妊娠患者随机分为对照组与治疗组各 43 例。对照组与治疗组均采用甲氨蝶呤每千克体重 1 毫克,单次肌注,7 日为 1 个疗程。治疗组另加用上方治疗。结果:对照组治愈 22 例,无效 7 例,总有效率为 83.7%,失败率为 16.3%;治疗组治愈 33 例,无效 2 例,总有效率为 95.3%,无效率为 4.7%。④

19. 紫草合剂 紫草 10 克、赤芍 6 克、丹参 5 克、三棱 6 克、莪术 6 克、桃仁 6 克、红花 6 克、炙甘草 10 克。随症加减,每日 3 次,温服,7 天为 1 个疗程,共 3 个疗程。活血化瘀,消癥杀胚。唐玉琼将 45 例输卵管妊娠患者随机分成治疗组 25 例与对照组 20 例。对照组与治疗组均于当日晨起一次性凉开水送服米非司酮 150 毫克,服药前后 2 小时禁食水。病情稳定者服药后 3 天测血 HCG,如下降不明显或无下降者依照前法再次服用 150 毫克米非司酮。治疗组在确定胚胎已经死亡时另加服中药紫草合剂并随症加减,治疗过程监测患者 HCG 值<1 000 百万单位/毫升,B 超监测异位妊娠包块缩小时给予紫草合剂中药药渣局部热敷。结果:有效率治疗组为 96%,对照组为 70%,两组有效率比较,有统计学差异($P<0.05$)。⑤

20. 活络效灵汤加减 黄芪 30 克、丹参 30 克、赤芍 15 克、桃仁 15 克、三棱 6 克、莪术 6 克、乳香 6 克、没药 6 克、蜈蚣 1 条、全蝎 6 克。每日 1 剂 400 毫升,水煎服。补气消癥,通络杀胚。周娜等以上方治疗 1 例未破损型异位妊娠患者,疗效满意。⑥

① 靳志颖.加味天莪汤联合米非司酮保守治疗异位妊娠 40 例[J].中国药业,2014,23(16):118-119.
② 肖敏,等.自拟蜈蚣汤治疗非破裂型异位妊娠 60 例临床观察[J].西部医学,2013,25(5):665-667.
③ 杨雅红,等.蓬莪术丸配合中药热敷治疗异位妊娠包块疗效观察[J].浙江中西医结合杂志,2012,22(8):645-646.
④ 高福霞,等.桂枝茯苓汤治疗异位妊娠 86 例[J].中国中医药现代远程教育,2012,10(5):137-138.
⑤ 唐玉琼.紫草合剂辅助米非司酮治疗输卵管妊娠的临床研究[D].武汉:湖北中医药大学,2012.
⑥ 周娜,等.活络效灵汤联合氨甲蝶令治疗异位妊娠未破损型 1 例[J].吉林中医药,2012,32(3):307-308.

21. 当归棱莪丹红汤　全当归10克、三棱10克、莪术10克、桃仁10克、红花10克、丹参15克。随症加减：腹痛较剧者，加延胡索9克、蒲黄10克；纳差、腹胀者，加木香10克、陈皮6克、山楂15克；大便秘结者，加厚朴3～9克、枳实3～9克；包块较大者或血HCG持续不降或降而复升者，加水蛭粉3～5克，煎后冲服，或加桂枝10克、茯苓10克、牡丹皮10克；有生育要求且盆腔有炎症者，加鸭跖草15克、红藤15克、败酱草20克、鱼腥草20克。破血通络，杀胚消癥。沈玲女等将80例异位妊娠患者随机分为观察组与对照组各40例。对照组与观察组均肌内注射MTX，每次每千克体重1毫克，结合临床症状和血HCG的情况，间隔4天重复注射1～2次。观察组另加用上方加减治疗，每日1剂，早晚分服。先服用4剂，再根据病情续服，3天为1个疗程。结果：观察组总有效率为95%，明显高于对照组的80%（P＜0.05）；观察组患者血液中人绒毛膜促性腺激素下降至正常及阴道流血停止时间，以及B超复查盆腔包块和盆腔积液消失时间明显短于对照组（P＜0.05）。[1]

22. 活络效灵丹合失笑散加减　蒲黄、五灵脂、仙鹤草、天花粉、川牛膝、草红藤、败酱草、赤芍、槐花、三棱、莪术、丹参、黄芪、紫草、白及等。每日1剂，每次100毫升，每日3次，连用14天。活血祛瘀，散结止痛。适用于瘀血停滞，血瘀作痛。杨镜等将64例患者随机分为治疗组与对照组各32例。对照组采用肌内注射甲氨蝶呤50毫克，给药24小时后再给予安慰剂口服，每次100毫升，每日3次，连用14天。用甲氨蝶呤第4天测定血β-HCG，如血β-HCG下降＜15%，第5天单次肌内注射甲氨蝶呤50毫克，第10天复查血β-HCG、盆腔彩色B超、肝肾功能及血常规，如血β-HCG下降＞50%，但血β-HCG值≥200国际单位/升，血常规正常、肝肾功能正常，则第11天单次肌内注射甲氨蝶呤50毫克，总量≤150毫克。治疗组在此基础上将安慰剂替换为上方药液。结果：治疗组和对照组的治疗有效率分别为96.88%、90.63%，差异无统计学意义；治疗组与对照组术后输卵管通畅率分别为91.3%、71.4%，差异有统计学意义（P＜0.05）。[2]

23. 异位妊娠甲方（冯宗文经验方）　丹参20克、赤芍15克、桃仁10克、蒲黄10克、五灵脂10克、三棱10克、莪术10克、天花粉30克、蜈蚣2～3条、川芎10克、当归10克。活血化瘀，杀胚消癥。适用于异位妊娠，主要用于早期未破损型和已破损不稳定型以及包块型，也用于腹腔镜术后和用西药MTX保守治疗，血HCG降到一定程度，继续下降至正常者，休克型非其所宜。随症加减：出血较久者，去川芎，加三七粉（吞服）6克以化瘀止血；舌红，苔黄有热者，加黄芩10克以清热；便结者，加大黄10克以通便；腹胀者，加厚朴10克以理气；血HCG下降接近正常者，去天花粉、蜈蚣；病久气血亏虚见倦怠、气短、心慌者，加黄芪30克、党参15克以扶助正气；气阴两虚者，加党参15克、麦冬10克以益气养阴。[3]

24. 异位妊娠乙方（冯宗文经验方）　当归10克、川芎10克、赤芍15克、桃仁10克、莪术10克、卷柏10克、泽兰10克、蒲黄10克、大黄6克、黄芩10克、天花粉10克。随症加减：出血时间长者，去蒲黄，加三七粉（吞服）6克、蒲黄炭10克以活血止血；腹痛明显者，加五灵脂12克以化瘀止痛；包块较大者，加三棱12克以消癥散结；血HCG接近正常，去大黄，加黄芪30克、党参15克以益气；气阴两虚者，合生脉散以益气养阴。活血化瘀，杀胚消癥。适用于异位妊娠已破损期不稳定型和陈旧性宫外孕之轻症型，临床表现为停经，伴一侧下腹疼痛或阴道少量出血，舌暗，脉弦滑，尿妊娠试验阳性或血HCG升高，B超提示异位妊娠。[4]

————————
① 沈玲女,等.当归棱莪丹红汤联合甲氨蝶呤治疗异位妊娠40例[J].浙江中医杂志,2012,47(3)：186-187.
② 杨镜,等.活络效灵丹合失笑散加减联合氨甲喋呤治疗异位妊娠32例[J].河南中医,2012,32(10)：1362-1363.
③ 冯宗文.冯宗文妇科经验用方选辑[M].北京：中国中医药出版社,2012：135-136.
④ 冯宗文.冯宗文妇科经验用方选辑[M].北京：中国中医药出版社,2012：137-138.

25. 陈旧性宫外孕方（冯宗文经验方） 熟地黄 10 克、当归 12 克、白芍 10 克、川芎 10 克、黄芪 30 克、桃仁 10 克、红花 10 克、三棱 12 克、莪术 12 克、水蛭 10 克、鳖甲 15 克、丹参 15 克。随症加减：包块较大者，加土鳖虫 10 克以加大消癥散结之力；阴道出血者，去水蛭，加蒲黄炭 10 克以活血止血；夹热苔黄者，加黄芩 10 克以清热；兼寒苔白，加炮姜炭 6 克、桂枝 10 克以温经止血；气虚甚见倦怠气短者，加党参 15 克以益气补虚。活血化瘀，消癥散结。适用于陈旧性宫外孕，B 超提示腹部包块，血 HCG 降至正常或接近正常值，或有少许阴道出血，轻度腹痛，或倦怠气短，舌暗，脉弦。[①]

26. 化癥消胚汤 丹参 20 克、赤芍 15 克、桃仁 10 克、三棱 10 克、莪术 10 克、炒蒲黄 10 克、五灵脂 10 克、乳香 8 克、没药 8 克、香附 10 克、枳壳 10 克。每日 1 剂，水煎服，每日 2 次。随症加减：气虚者，加党参、黄芪；伴湿热表现者，可加黄柏、蒲公英、败酱草；夹痰湿者，加半夏、胆南星、苍术；大便秘结者，可酌加大黄、芒硝。服药直至异位妊娠包块完全吸收。活血化瘀，行滞消癥。丁枫等将 75 例异位妊娠患者随机分为治疗组 35 例与对照组 40 例。对照组与治疗组均给予 MTX 每日每千克体重 0.4 毫克，加入 5％葡萄糖注射液 500 毫升中静脉滴注，每日 1 次，连续 5 天为 1 个疗程。治疗组在此基础上，自静脉滴注 MTX 的第 3 天同时给予上方加减治疗。7 天为 1 个疗程，最多 2 个疗程。结果：治疗组总有效率为 94.3％，高于对照组的 77.5％；治疗组盆腔包块缩小及子宫直肠陷凹积液吸收比对照组的速度快。中药联合 MTX 治疗可有效地减少 MTX 的使用疗程。[②]

27. 保宫汤加减 苍术 10 克、黄柏 10 克、苡仁 30 克、川牛膝 10 克、天花粉 30 克、连翘 10 克、夏枯草 15 克、生地黄 30 克、川芎 10 克、当归 10 克、白芍 15 克、桃仁 10 克、红花 10 克、甘草 6 克。每日 1 剂，水煎分 2 次服，连用 7 天为 1 个

疗程。张致远将 301 例异位妊娠患者随机分为治疗组 180 例与对照组 121 例。对照组与治疗组均采用米非司酮 150 毫克口服，每日 1 次，连续 3 天。治疗组加用上方。结果：治疗组有效率为 96.11％，对照组有效率为 77.64％；临床症状改善时间、血 β－HCG 浓度在治疗后第 3 天下降幅度、血 β－HCG 浓度下降至正常的时间等，治疗组均优于对照组，两组比较差异均有显著性意义（均 $P < 0.01$）。[③]

28. 复方紫草汤 紫草 30～50 克、天花粉 30 克、丹参 15 克、赤芍 15 克、桃仁 10 克、三棱 10 克、莪术 10 克、炙甲片 5 克、香附 10 克、川芎 10 克。随症加减：腹痛较剧者，加延胡索、乌药；大便秘结者，加制大黄；包块较大者，加乳香、没药；若阴道少量出血时间较久者，则去三棱、莪术、甲片，加仙鹤草、墨旱莲、地榆炭、益母草等；兼气虚者，加党参、黄芪；兼血虚者，加白芍；兼阴虚者，加生地黄；兼阳虚者，加桂枝；舌淡苔白者，加半夏、陈皮、砂仁；苔黄腻者，加苍术、黄柏、红藤等。每日 1 剂，直至随访结束。清热凉血杀胚，活血化瘀消癥。邢恺等将 72 例宫外孕患者随机分为治疗组 40 例与对照组 32 例。对照组与治疗组均给予甲氨蝶呤每平方米体表面积 50 毫克，单次肌内注射；米非司酮片 75 毫克，空腹口服，每 12 小时 1 次，服 3 天。治疗组另加用上方加减治疗。结果：治疗组的治疗有效率为 95.0％，与对照组的 87.5％比较无统计学差异（$P > 0.05$）；治疗组血 β－HCG 下降 50％、转阴性时间及盆腔包块消失时间均少于对照组，均有统计学差异（均 $P < 0.05$）。[④]

29. 破宫汤 炙黄芪 30 克、党参 15 克、三棱 10 克、莪术 10 克、丹参 15 克、赤芍 12 克、桃仁 12 克、紫草 30 克、枳壳 10 克、益母草 12 克、甘草 5 克。每日 1 剂，水煎服，7 天为 1 个疗程，观察治疗 1～2 个疗程。活血化瘀，行滞生新。陈晓芳将 104 例宫外孕患者随机分为治疗组 53 例与对照组

① 冯宗文.冯宗文妇科经验用方选辑[M].北京：中国中医药出版社，2012：139－140.
② 丁枫，等.化癥消胚汤和甲氨蝶呤治疗异位妊娠的临床研究[J].时珍国医国药，2011，22(9)：2276－2278.
③ 张致远.清热利湿法保守治疗异位妊娠临床疗效观察[J].内蒙古中医药，2011，30(16)：106.
④ 邢恺，等.复方紫草汤在宫外孕保守治疗中的应用研究[J].中华中医药学刊，2011，29(12)：2727－2730,2847.

51例。对照组口服米非司酮50毫克,每日2次,共7～10天。治疗组在此基础上,自第2天起加用上方治疗。结果:治疗组治愈47例,治愈率为88.67%;对照组治愈39例,治愈率为76.47%。两组治愈率经统计学比较差异有显著性意义。[1]

30.蜂花Ⅲ号　露蜂房5克、紫草9克、蜈蚣2条、花蕊石15克、莪术9克、牡丹皮9克、皂角刺6克、薏苡仁15克、茯苓10克、郁金10克。活血化瘀,杀胚消癥。姚祺将60例输卵管妊娠患者随机分为治疗组与对照组各30例。对照组与治疗组均采用甲氨蝶呤每平方米体表面积50毫克,单次臀部肌内注射;米非司酮100毫克口服,每日2次,服用5天。治疗组另加服上方,每日2次,5天为1个疗程,一般不超过2个疗程。结果:治愈率治疗组为90%,对照组为67%,两组治愈率有统计学差异($P<0.05$);不良反应发生率对照组为27%,治疗组为6.6%,两组有统计学差异。[2]

31.柏银汤　丹参15克、赤芍15克、桃仁9克、乳香6克、没药6克、黄芩9克、黄柏9克、金银花15克、三棱9克、莪术9克。每日1剂,加500毫升水煎至200～300毫升,口服,连用10～15天。活血化瘀,杀胚消癥。窦海燕等将96例异位妊娠患者随机分为治疗组与对照组各48例。对照组口服米非司酮50毫克,每12小时服1次,连服3日,服药前后2小时禁食。治疗组在此基础上,自第2天起另加服上方。结果:治疗组成功率(93.75%)及输卵管通畅率(93.75%)均明显高于对照组(77.08%、47.92%),差异有显著性($P<0.05$,$P<0.01$)。[3]

32.蜈蚣花粉汤　蜈蚣2条、天花粉15克、丹参20克、蒲黄20克、三棱12克、桃红12克、红花10克。随症加减:包块硬者,加甲片、川牛膝,以加强消癥散结功效。每日1剂,每剂分2次服,连用6天为1个疗程,2个疗程间隔4天。搜风通络,祛瘀逐胚。王虎良将102例适宜于保守治疗

的异位妊娠患者随机分为对照组46例与治疗组56例。对照组采用MTX对症处理,治疗组在此基础上加用上方治疗。结果:治疗组在杀胚效果、降血β-HCG、B超显示等方面均优于对照组,无明显不良反应。[4]

33.落蒂汤　丹参20克、赤芍15克、桃仁15克、生蒲黄12克、五灵脂12克、姜黄15克、蜈蚣(冲服)4条。每日1剂,水煎后分2次服,7天为1个疗程。促使绒毛滋养细胞坏死、溶解,绒毛间隙闭塞及血循环阻断,使胚胎早期死亡,再活血化瘀,改善腹痛症状,促进包块吸收。邢国红等将32例异位妊娠患者随机分为治疗组与对照组各16例。对照组采用MTX每平方米体表面积50毫克,单次肌注。治疗组采用上方治疗。结果:治疗组成功率为81.25%,对照组为87.5%。治疗组有生育要求并随访9例,在治疗后3个月行子宫输卵管碘油造影,患者输卵管通畅率为88.9%,对照组随访6例,通畅率为50%。两组比较差异有显著性意义($P<0.01$)。[5]

34.消积祛瘀汤　丹参20克、赤芍12克、全当归20克、桃仁10克、牡丹皮12克、三棱10克、莪术10克、红藤20克、败酱草20克、薏苡仁20克、青皮12克、鳖甲15克、皂角刺12克、车前子15克、天花粉20克、夏枯草15克。临床上视体质强弱、包块大小、病程长短,可增减调节剂量。每日1剂,水煎服,每日2次,并用煎后药渣配以血竭、土鳖共捣烂成糊状外敷于异位妊娠处,通过药物渗透作用于局部,20天为1个疗程。行B超复查1次,再酌情服药,一般治疗1～3个疗程。消积祛瘀,疏通气机。谭新开等以上法治疗56例异位妊娠患者,全部治愈。[6]

35.益气活血汤　当归9克、赤芍药9克、生蒲黄9克、乳香6克、炙没药6克、台乌药9克、香附10克、三棱9克、莪术9克、党参15克、丹参15克、

① 陈晓芳.中药破宫汤结合米非司酮治疗宫外孕53例[J].南华大学学报(医学版),2010,38(5):696-697.
② 姚祺.蜂花Ⅲ号联合西药治疗早期输卵管妊娠的临床疗效观察[D].福州:福建中医学院,2009.
③ 窦海燕,等.柏银汤配合米非司酮对异位妊娠患者输卵管功能的影响分析[J].中国实用医药,2009,4(7):26-27.
④ 王虎良.蜈蚣花粉汤配合甲氨喋呤治疗异位妊娠临床观察[J].中医药学刊,2006,24(2):281-282.
⑤ 邢国红,等.落蒂汤治疗异位妊娠16例[J].实用中医内科杂志,2004,18(2):144.
⑥ 谭新开,等.消积祛瘀汤配合米非司酮治疗宫外孕56例临床体会[J].湖南中医学院学报,1999,19(2):53-54.

天花粉 12 克。随症加减：腹痛甚者，加五灵脂 10 克，乌药增到 15 克；出血量多者，去三棱、莪术，加益母草 15 克；胃纳不馨者，加炒稻芽 10 克、鸡内金 6 克；便秘者，加川大黄 10 克或番泻叶(后下)3 克。水煎 300 毫升，每日 1 剂。益气养血，活血化瘀，理气止痛。哈孝廉等以上方加减治疗 15 例宫外孕患者，除 1 例休克型行手术外，14 例全部治愈。①

36. 皂甲三黄汤　甲片 15 克、丹参 15 克、皂角刺 10 克、赤芍 10 克、黄连 10 克、黄芩 10 克、黄柏 10 克。加水适量煎至 200 毫升，药温保持在 35℃左右。破血行瘀，软坚散结。叶佩卿以上方治疗 31 例宫外孕盆腔包块患者，治愈 29 例，治愈率 93.5%。②

单　方

1. 天花粉　组成：天花粉蛋白。功效主治：解毒消痈，清肺润燥，清热生津；适用于异位妊娠、恶性滋养叶肿瘤、宫内死胎、过期流产、葡萄胎或消渴等。用法用量：治疗前需做皮试，若结果为阴性，于 30 分钟后取 0.05 毫克天花粉蛋白进行肌内注射，待 2 小时后患者未见过敏反应，取 2.4 毫克天花粉蛋白肌内注射。临床应用：周婷将 86 例异位妊娠患者随机分为对照组与试验组各 43 例。对照组给予甲氨蝶呤治疗。试验组采用天花粉治疗。结果：试验组平均 HCG 转阴时间为(8.55±3.50)天，住院时间为(14.50±2.50)天，均少于对照组的(12.50±4.55)天、(19.50±3.00)天，差异有统计学意义($P<0.05$)；试验组治疗有效率为 95.35%，高于对照组的 81.40%，差异有统计学意义($P<0.05$)；试验组不良反应发生率为 2.33%，与对照组的 4.65% 比较，差异无统计学意义。③

2. 麝香(贴敷)　组成：人工麝香。功效主治：抗炎，开窍醒神，活血散结，止痛消肿，催生下胎；适用于血瘀经闭、痛经、积聚、跌打损伤、痈疽、恶疮、难产、死胎、胞衣不下等。用法用量：根据彩色 B 超定位，取人工麝香 0.2 克持续贴敷于距异位妊娠病灶最近的腹部皮肤，每日更换 1 次，5 天为 1 个疗程。临床应用：黄少雅将 60 例异位妊娠患者随机分为治疗组和对照组各 30 例。两组均予中药外敷、宫外孕Ⅱ号方加减口服治疗。对照组另加米非司酮 150 毫克口服，治疗组加人工麝香贴敷。结果：治疗组治愈 17 例，治愈率为 56.6%，平均治愈时间 18.5 天，无一例出现不良反应；对照组治愈 18 例，治愈率为 60.0%，平均治愈时间 24.7 天。对照组恶心呕吐 4 例，转氨酶轻度升高 1 例。治疗组治愈率稍低于对照组，但平均治愈时间及不良反应发生率比较，两组差异有统计学意义。④

中 成 药

1. 桂枝茯苓胶囊　组成：桂枝、牡丹皮、莪术、白芍、天花粉等(江苏康缘药业股份有限公司生产，国药准字 Z10950005)。用法用量：口服，每次 3 粒，每日 3 次。临床应用：李冰等选取 78 例异位妊娠患者随机分为对照组和研究组各 39 例。对照组与研究组均给予甲氨蝶呤和米非司酮治疗，研究组另给予桂枝茯苓胶囊治疗。结果：研究组治疗总有效率为 89.74%，显著高于对照组的 71.79%，差异有统计学意义。⑤

2. 血府逐瘀胶囊　组成：当归、炒桃仁、枳壳、柴胡、川芎、红花、赤芍、牛膝、地黄、甘草、桔梗(吉林省辉南三和制药有限公司生产，国药准字 Z20090067)。功效主治：行气止痛，活血化瘀；适用于气滞血瘀所致的胸痹、头痛日久、痛如针刺而有定处、内热烦闷、心悸失眠、急躁易怒。用法用量：每次 6 粒，每日 2 次。临床应用：肖志刚将 70 例异位妊娠患者随机分为观察组与对照组各 35 例。对照组口服米非司酮，每次 50 毫克，每日 2 次；静脉注射甲氨蝶呤，每次 50 毫克，

① 哈孝廉，等.益气活血汤治疗宫外孕 15 例[J].天津中医，1993(3)：12-13.
② 叶佩卿.皂甲三黄汤灌肠治疗宫外孕盆腔包块 31 例[J].中西医结合临床杂志，1993,3(4)：37,47.
③ 周婷.天花粉治疗异位妊娠患者的临床效果[J].医疗装备，2018,31(9)：107-108.
④ 黄少雅.麝香贴敷治疗 30 例异位妊娠临床观察[J].中国民族民间医药，2016,25(12)：94-95.
⑤ 李冰，等.桂枝茯苓胶囊辅助治疗异位妊娠的疗效[J].热带医学杂志，2017,17(7)：952-955.

每日 2 次。观察组在对照组治疗的基础上再口服血府逐瘀胶囊治疗。结果：观察组的有效率为 97.14%，明显高于对照组的 82.86%（$P<0.05$）；经过治疗后，两组的黄体生成素和促肾上腺皮质激素均明显升高（$P<0.05$），卵泡刺激素、孕酮以及雌二醇均明显降低（$P<0.05$），且观察组的孕酮水平明显低于对照组（$P<0.05$）；观察组的不良反应发生率为 31.43%，明显低于对照组的 51.43%（$P<0.05$）。[1]

3. 金刚藤胶囊　组成：金刚藤（湖北福人药业有限公司生产）。功效主治：清热解毒，化湿消肿；适用于湿热下注所致的带下量多、黄稠，经前腹痛，慢性盆腔炎、附件炎或附件炎性包块见上述证候者。用法用量：2 克（4 粒）口服治疗，每日 3 次，2 周为 1 个疗程。临床应用：李国慧等将 90 例异位妊娠患者随机分为实验组和对照组各 45 例。对照组采用 MTX 每平方米体表面积 50 毫克，单次肌内注射；米非司酮总量 600 毫克（分 6 日）口服，从用 MTX 第 2 天开始服用。给药后的 4 天和 7 天复查血清 β-HCG。如果在给药后 7 天的血清 β-HCG 水平与 4 天相同或升高，患者接受第 2 次同剂量甲氨蝶呤。实验组在对照组的基础上，如果 β-HCG 在给 MTX 后 7 天比第 4 天至少低于 15%，从用 MTX 第 7 天开始加服中药金刚藤胶囊。结果：2 周内血清 β-HCG 下降 70% 以上者，试验组为 80%，对照组为 62%，试验组多于对照组，两组差异有统计学意义（$P<0.05$）；成功率试验组为 95.56%，对照组为 93.33%，两者差

异无统计学意义（$P>0.05$）；治疗后实验组血清 β-HCG 恢复至正常时间、包块吸收时间及输卵管复通率分别为（16.30±8.13）天、（30.46±7.56）天和 80%，而对照组分别为（22.05±7.15）天、（39.99±18.26）天和 75%。[2]

4. 云南白药胶囊　组成：三七、七叶一枝花、麝香、冰片等（云南白药集团股份有限公司生产，国药准字 Z53020799，每粒 0.25 克）。功效：止血，活血化瘀，镇痛解毒，抗感染，收敛，防腐生肌。用法用量：每次 3 粒，每日 2 次。临床应用：刘琼将 68 例未破裂输卵管妊娠患者随机分为治疗组 35 例和对照组 33 例。对照组于疗程第 1、2、3、4、5 天臀部肌肉深部注射 MTX，每次剂量为 20 毫克，共 5 次。治疗组在此基础上于第 1 天开始加服云南白药胶囊，10 天为 1 个疗程，连续治疗 2 个疗程。结果：治疗组治愈 33 例，治愈率为 94.3%；对照组治愈 21 例，治愈率为 63.6%。治疗组治愈率显著高于对照组（$P<0.05$）。两组在治疗后第 5、10、15、20 天的血 β-HCG 水平与治疗前比较均明显下降，差异有统计学意义（均 $P<0.05$），且治疗组在第 5、10、15、20 天的血 β-HCG 水平明显低于对照组（$P<0.05$）。两组在第 10、15、20 天的盆腔包块直径明显小于治疗前（$P<0.05$），且治疗组盆腔包块直径明显小于对照组（$P<0.05$）。治疗组胃肠道不良反应 8 例（22.9%），对照组为 24 例（72.7%），两组比较差异有统计学意义（$P<0.05$）；治疗组无肝肾功能及造血系统损害，而对照组有 9 例（27.3%）。[3]

---

[1]　肖志刚.血府逐瘀胶囊联合米非司酮和甲氨蝶呤治疗异位妊娠的临床效果和安全性观察[J].内蒙古中医药,2017(23,24)：85-86.

[2]　李国慧,等.金刚藤辅助治疗异位妊娠包块的临床研究[J].内蒙古医科大学学报,2013,35(3)：179-182,187.

[3]　刘琼.云南白药联合甲氨蝶呤治疗输卵管妊娠的临床研究[J].中国全科医学,2010,13(10B)：3262-3264.

妊 娠 呕 吐

概　述

　　妊娠早期一些孕妇出现严重持续的恶心、呕吐,不能进食,引起脱水、酮症甚至酸中毒,需要入院治疗者称为妊娠剧吐。症状的严重程度和持续时间因人而异,多数在孕 6 周前后出现,8～10 周达到高峰,孕 12 周左右自行消失。在恶心呕吐的孕妇中通常只有 0.3％～1.0％发展为妊娠剧吐。大多数妊娠剧吐如能及时诊断并积极治疗,预后较好。极个别重症患者需终止妊娠才能缓解。

　　妊娠剧吐确切病因不明,可能与 HCG 水平升高有关。但临床表现的程度与血 HCG 水平有时并不一定成正比。精神过度紧张、焦急、忧虑及中枢神经功能不稳定的孕妇易发生妊娠剧吐。呕吐严重时,可导致失水和电解质紊乱。动用脂肪使酮体过多堆积,会造成代谢性酸中毒。脱水后血容量不足,影响器官灌注,导致组织缺氧,肝肾功能受损。严重者出现黄疸及肾衰,甚至发生韦尼克脑病,出现意识模糊、昏迷,危及生命。

　　妊娠剧吐发生于妊娠早期至妊娠 16 周之间,多见于年轻初孕妇。一般停经 40 日左右出现早孕反应,逐渐加重,直至频繁呕吐,不能进食。呕吐物中有胆汁或咖啡样物质,晨起较重,或伴头晕、倦怠乏力等。患者日久则出现脱水及代谢性酸中毒,表现为消瘦、体重下降、口唇燥裂、眼窝凹陷、皮肤失去弹性、尿量减少、呼吸深快、有醋酮味。严重者脉搏增快,体温升高,血压下降。当肝肾功能受到影响时,会出现黄疸和蛋白尿,甚至昏迷。妇科检查可见子宫大小与停经月份相符。

　　本病最早见于张仲景的《金匮要略·妇人妊娠病脉证并治》,又称"妊娠呕吐""阻病""子病"

"病儿"等。病名的提出则见于隋代巢元方的《诸病源候论·妇人妊娠病诸候上》:"恶阻者,心中愦闷,头眩,四肢烦痛,懈惰不欲执作,恶闻食气。"

　　本病常见的病因有脾胃虚弱,肝胃不和,痰饮内停。《诸病源候论》载:"此由妇人元本虚羸,血气不足,肾气又弱,兼当风饮冷太过,心下有痰水挟之,而有娠也。经血既闭,水渍于脏,脏气不宣通,故心烦愦闷;气逆而呕吐也;血脉不通,经络否溢,则四肢沉重;挟风则头目弦。"《妇人大全良方》记:"妊娠呕吐恶食,体倦嗜卧,此胃气虚而恶阻也。"罗太无在《罗太无先生口授三法》中曰:"有孕妇三月,呕吐痰并饮食,每寅卯时作,作时觉少腹有气上冲,然后膈满而吐,此肝脉挟冲脉之火冲上也。"另外,《万氏妇人科》中描述妊娠恶阻"心中愦闷,呕吐痰水"。《女科经纶·胎前证》云:"恶阻者,妇人有孕,恶心阻其饮食是也。"

　　关于恶阻病的治疗,《金匮要略·妇人妊娠病脉证并治》载:"妇人得平脉,阴脉小弱,其人渴,不能食,无寒热,名妊娠,桂枝汤主之。"《丹溪心法卷五产前九十一》载:"恶阻者谓妇人有孕恶心,阻其饮食是也。肥者有痰,瘦者有热,需用二陈汤。"清代阎纯玺在《胎产心法卷之上恶阻论》提出:"怀子病月,不在形之强弱,在于脏腑虚实。……轻者不需服药,乃常病也。重者需少药调之,宜用加味参橘饮。"明确提出对本病应当分轻重缓急,轻者不需药物,只需生活调理,而重者则应当采用药物治疗。

辨 证 施 治

　　1. *脾胃虚弱型*　主症恶心呕吐,厌食。次症神疲嗜睡,消瘦,头晕目眩,脘腹胀闷,尿量减少,大便干结,唇舌干燥。舌质淡,苔白润,脉弱滑或缓滑无力。治宜调补脾胃、调理中气、止呕护胎。

（1）香砂六君子汤　砂仁（后下）6 克、木香 12 克、党参 30 克、茯苓 15 克、麸炒白术 15 克、陈皮 10 克、半夏 9 克、炙甘草 6 克。每日 1 剂，分早晚 2 次服用。临床观察：郭志莉以上方治疗 25 例妊娠剧吐患者，治愈率为 48%，总有效率为 96%。①

（2）香砂六君子汤加减　紫苏梗 10 克、砂仁 10 克、党参 25 克、白术 15 克、甘草 6 克、陈皮 15 克、姜半夏 10 克、菟丝子 25 克、炒杜仲 15 克、大枣 5 枚、生姜 3 片。临床观察：亓静等以上方治疗 32 例脾胃虚弱妊娠恶阻患者。每日 1 剂，加水 600 毫升，武火煎沸后，文火再煎 30 分钟，取药汁至 200 毫升，并以生姜汁为药引，分少量多次饮服。5 天为 1 个疗程，治疗 1 个疗程。结果：痊愈 25 例，显效 4 例，无效 3 例。有效率为 90.63%。②

（3）理中汤　党参 30 克、干姜 30 克、白术 30 克、炙甘草 6 克。随症加减：虚寒明显者，加熟附子（先煎）10 克、肉桂（后下）3 克；呕吐剧烈者，加法半夏 15 克、生姜汁（兑服）6 滴；腹胀闷明显者，加木香（后下）6 克、砂仁（后下）6 克、陈皮 6 克。每日 1 剂，煎取 30 分钟，分 3 次温服。5 天为 1 个疗程，共 1～2 个疗程。临床观察：廖雪勤等以上方加减治疗 58 例辨证为脾胃虚弱型的妊娠恶阻患者。结果：患者经 1～2 个疗程治疗，痊愈 42 例，显效 10 例，有效 6 例，总有效率为 100%。③

（4）香砂六君子汤　人参 10 克、白术 10 克、茯苓 10 克、炙甘草 5 克、陈皮 10 克、法半夏 12 克、木香 5 克、砂仁 5 克。每日 1 剂，水煎服，病情严重者每日 2 剂。随症加减：恶心呕吐较甚者，加白蔻仁 5 克、生姜 5 片；兼有热者，加黄芩 5 克、竹茹 10 克；腰部酸痛者，加杜仲 15 克、续断 15 克；腹部胀满甚者，加枳壳 10 克。临床观察：廖满林以上方加减治疗 36 例妊娠恶阻患者。结果：29 例好转，6 例症状减轻，1 例症状无明显好转。36

例患者中仅有 2 例复发，再服药即可愈。④

2. 肝胃不和型　症见妊娠初期呕吐酸水或苦水，胸满胁痛，嗳气叹息，头胀而晕，烦渴口苦。舌淡红，苔微黄，脉弦滑。以孕后 4～6 周多见，甚者可持续到孕中期。孕妇绝大多数能够自愈，极个别患者因剧吐会出现酸中毒、肝功能衰竭、肾功能衰竭等并发症，对母婴均可产生不利影响，甚则可导致母体及胎儿营养不良、致畸等。治宜降逆止呕、健脾和胃。

（1）加味四逆散　柴胡 12 克、枳壳 12 克、白芍 12 克、甘草 12 克、党参 10 克、陈皮 12 克、清半夏 15 克。随症加减：苔厚腻夹湿者，加苍术 10 克；脾虚者，加炒白术 15 克、山药 15 克；呕恶者，加藿香 10 克、白蔻仁 10 克；口干舌红者，加麦冬 10 克、石斛 10 克；冷痛者，加良姜 5 克。温水煎煮，每日 1 剂，早晚各 1 次服用。临床观察：商桂华等以上方加减治疗 49 例肝胃不和型妊娠恶阻患者，临床有效率为 97.96%。⑤

（2）寿胎丸合二陈汤　菟丝子 15 克、桑寄生 10 克、炒川续断 15 克、紫苏叶 10 克、姜半夏 15 克、白茯苓 30 克、陈皮 8 克、炙甘草 6 克、黄芩 15 克、芦根 10 克、淡竹茹 15 克、白芍 30 克、佩兰 10 克、鲜生姜 3 片。每日 1 剂，将以上药物浸泡 0.5 小时后煎煮，去渣取汁 300 毫升。临床观察：樊璠等以上方治疗 53 例肝胃不和型妊娠恶阻患者，临床有效率为 92.4%。⑥

3. 痰湿中阻型　症见恶心，呕吐频繁，呕吐物为胃内容物及清水痰涎，头晕乏力，不思饮食。舌淡苔白腻，脉缓滑。治宜降逆止呕、健脾和胃。

（1）半夏厚朴汤　半夏 12 克、厚朴 10 克、茯苓 12 克、生姜 9 克、紫苏叶 6 克。随症加减：脾胃虚弱者，加党参 20 克、白术 12 克；肝胃不和，呕吐酸水、苦水，加黄连 6 克、紫苏叶 5 克；口干者，加百合 30 克、麦冬 15 克；胃脘部隐痛，加延胡索 12 克、

① 郭志莉.香砂六君子汤联合静脉补液治疗脾胃虚弱型妊娠剧吐的临床研究[D].济南：山东中医药大学，2017.
② 亓静，等.香砂六君子汤加减治疗妊娠恶阻脾胃虚弱型 32 例[J].中医研究，2013，26(2)：33－34.
③ 廖雪勤，等.理中汤加味治疗脾胃虚弱型妊娠恶阻 58 例[J].中医临床研究，2013，5(3)：88－89.
④ 廖满林.香砂六君子汤治疗妊娠恶阻 36 例疗效观察[J].赣南医学院学报，1998(4)：3－5.
⑤ 商桂华，刘金艳，等.加味四逆散联合针灸治疗妊娠恶阻肝胃不和证的疗效观察[J].中医药信息，2017，34(4)：113－115.
⑥ 樊璠，等.寿胎丸合二陈汤加减治疗肝胃不和型妊娠恶阻临床研究[J].河南中医，2015，35(12)：3148－3149.

蒲公英15克;腹胀者,加莱菔子18克;形体偏胖、呕吐痰涎者,加陈皮5克、竹茹12克。每日1剂,水煎服,每日3次。临床观察:张运凯等以上方加减治疗30例妊娠呕吐患者,痊愈22例,占73.3%;有效8例,占26.7%。总有效率为100.0%。①

(2)橘皮竹茹汤加减　橘皮10克、竹茹10克、砂仁6克、紫苏梗10克、半夏10克、茯苓15克、沙参10克、白芍15克、芦根10克、生姜5克。随症加减:五心烦热,舌红口干者,加玉竹10克、麦冬15克、五味子10克;胸胁满闷、急躁心烦者,加紫苏叶10克、黄连6克;胸胁满闷、呕吐痰涎者,加藿香10克、厚朴10克;呕吐物带血,加藕节10克、煅牡蛎15克。每日1剂,浓煎,早晚分服。临床观察:李莉以上方加减治疗22例妊娠恶阻患者,全部治愈。②

(3)橘皮竹茹汤　橘皮15克、竹茹15克、人参6克、大枣10克、生姜6克、甘草6克。随症加减:胃虚证者,加砂仁6克、白术12克、茯苓12克、法半夏6克;肝热证者,去参、枣,加黄芩6克、黄连3克、白芍12克、麦冬10克、石斛10克、茯苓12克;痰滞证者,加藿香10克、法半夏6克、云茯苓15克、白术10克、紫苏梗10克;若气阴两伤,可合生脉散加减。每日1剂,每剂煎汁200毫升,少量频服。若呕吐剧烈,可配合按摩内关穴。临床观察:李占彪以上方加减治疗38例妊娠恶阻患者,总有效率94.7%。③

4.气阴两虚型　治宜益气养阴、生津止渴、敛津止呕。方用生脉散联合增液汤加减:党参18克、麦冬10克、五味子15克、玄参9克、芦根9克、生地黄12克、竹茹12克。临床观察:安莲英以上方治疗45例妊娠恶阻患者,全部有效。④

5.韩百灵分3型

(1)胃虚型　受孕初期,胸中烦闷,不思饮食,恶心呕吐,或食后即吐,恶闻食气,体倦无力,欲卧少起,面色㿠白,舌质淡润,苔薄白,脉滑缓无力。治宜健脾和胃、降逆止呕。方用香砂六君子汤(《名医方论》)加减:党参、白术、茯苓、姜半夏、陈皮、木香、砂仁、甘草。随症加减:有热者,减去木香、砂仁辛燥伤阴之品,加黄芩、竹茹清热降逆止呕;胸中痞闷者,加瓜蒌、枳壳以行气滞;阴血虚者,加当归、白芍以敛阴补血安胎。

(2)肝热型　妊娠初期,呕吐酸苦,胸中烦闷,嗳气呃逆,头晕目眩,精神抑郁,口干饮冷,便秘溲赤,唇舌干红,苔黄而燥,脉弦滑数。治宜清肝和胃、降逆止呕。方用清热止呕汤(经验方)加减:竹茹15克、陈皮15克、枳实10克、茯苓15克、麦冬15克、芦根15克、黄芩15克。随症加减:便秘,加少量大黄以清热降逆止呕。

(3)脾虚不运型　妊娠初期,呕吐痰涎,胸闷不思饮食,头晕目眩,心悸气短,倦怠嗜卧,面色㿠白,舌质淡,苔白腻,脉滑缓。治宜祛痰降逆止呕。方用二陈汤(《太平惠民和剂局方》)加减:半夏、橘红、茯苓、炙甘草、生姜、乌梅。⑤

经　验　方

1.养血平冲和胃止呕饮(肖承悰经验方)　白芍、姜竹茹、陈皮、太子参、南沙参、北沙参、麦冬、鲜芦根、桑寄生、续断、菟丝子。随症加减:脾胃虚寒、呕吐清冷涎水者,可用伏龙肝(灶心土)煎汤去水饮,可增加止呕效果。适用于妊娠恶阻。⑥

2.揿针联合安胃饮　藿香10克、竹茹10克、半夏10克、川厚朴10克、陈皮9克、茯苓9克、紫苏梗9克、砂仁5克。将药物放入沸水中煎煮,由1000毫升煎至200毫升,之后加入生姜汁20滴,每次饮用50毫升左右,每日饮用3~5次,以孕妇自我感觉可以耐受为宜。健脾和胃,降逆止呕。揿针治疗具体如下:使用一次性无菌揿针(0.25微米×2.0毫米),取穴足三里、内关、神门、印堂,

① 张运凯,等.半夏厚朴汤加味治疗妊娠呕吐的临床疗效[J].湖北民族学院学报(医学版),2009,26(2):63-64.
② 李莉.橘皮竹茹汤加减治疗妊娠恶阻[J].内蒙古中医药,2008(1):11.
③ 李占彪.运用橘皮竹茹汤化裁治疗妊娠恶阻38例疗效观察[J].成都医药,2000,26(2):92-93.
④ 安莲英.养阴增液法治疗妊娠恶阻45例[J].陕西中医,2008,29(7):865-866.
⑤ 韩延华.中国百年百名中医临床家丛书·韩百灵[M].北京:中国中医药出版社,2007:83-85.
⑥ 肖承悰.肖承悰妇科集验真传[M].北京:中国医药科技出版社,2021:104-105.

首先采用安尔碘对局部皮肤消毒,利用小镊子夹住针柄连同胶布取下,在穴位之处竖直刺入,并以一定的力量加压,以患者自述局部出现酸胀感为宜。每个揿针至少留置72小时后拔除,间隔1天后再次治疗。虞蓓蓓等将82例脾胃虚弱型妊娠恶阻孕妇随机分为对照组与观察组各41例。观察组与对照组均采用安胃饮进行治疗。观察组另使用揿针。两组治疗时间均为7天。结果:两组各项妊娠恶阻症状评分均降低($P<0.05$),观察组降低幅度大于对照组($P<0.05$);治疗后,两组血清$\beta-hCG$水平均增加($P<0.05$),两组比较差异无统计学意义($P>0.05$);观察组治疗效果优于对照组($P<0.05$)。[①]

3. 顺肝益气汤 熟地黄30克、当归9克、酒白芍15克、党参15克、白术15克、紫苏子9克、炒神曲9克、麦冬9克、陈皮6克、砂仁6克、茯苓6克、炒莱菔子9克。平肝则肝逆除,补肾则肝燥息,补气则血易生。郑志祥等以上方治疗1例妊娠恶阻患者,共计3剂,嘱不拘时间,小口缓服,每日1剂,疗效满意。[②]

4. 梅花针循经叩刺联合耳穴埋豆 用梅花针叩刺额、颞部经络及穴位,重点为印堂穴及双侧太阳穴,从印堂穴始直上至发际(即额中线),再沿发际至双侧太阳穴,以患者能忍受为度,每次5~10分钟,以局部皮肤出现潮红为止,每日1次,6天为1个疗程。降逆止呕,安神定志。用75%酒精棉球擦拭耳廓油垢,耳穴选取心、肝、脾、肾、胃、十二指肠、神门、交感,用带王不留行子的胶布贴压于一侧耳穴上按压固定,以出现酸、麻、胀、痛等为佳,每日按压5~6次,1次5分钟,3天后交替贴压另一侧耳穴。脾、胃、十二指肠穴能健脾和胃、降逆止呕,肝穴疏肝理气、平冲降逆,心、神门穴安神定志,肾、交感穴调节脏腑功能及兼能固胎。杨艳将45例妊娠恶阻患者随机分为治疗组22例和对照组23例。治疗组以上述方法治疗。治疗1

个疗程后观察疗效。对照组予补液、纠正水电解质平衡,指导饮食。结果:治疗组总有效率为95.4%,对照组总有效率为82.6%。治疗组与对照组比较,差异具有统计学意义($P<0.05$)。[③]

5. 小半夏汤和橘皮竹茹汤 小半夏汤:半夏18克、生姜15克。加700毫升的水煎煮,煎成300毫升的汤药,分早晚温服。橘皮竹茹汤:竹茹12克、浙贝母10克、黄芩9克、橘皮12克、人参3克、大枣5枚、甘草6克、生姜9克、佛手10克。随症加减:如患者呕吐物中有痰或者清涎,加制半夏、炙枇杷叶、藿香;如患者腹部胀气,加砂仁、陈皮、木香;如患者有胎动不安或者有见红的情况,加阿胶、杜仲、苎麻根;如患者有便秘、气血不调的情况,加白芍、火麻仁、麦冬。田旭红等将60例妊娠恶阻患者随机分为对照组与观察组各30组。对照组与观察组均将维生素C、氯化钾以及维生素B_6加入葡萄糖注射液和葡萄糖氯化钠注射液中静脉滴注,如果患者有代谢性酸中毒情况,需要给予患者5%碳酸氢钠溶液注射。观察组另加用小半夏汤和橘皮竹茹汤治疗。全部患者均以1周为1个疗程。结果:对照组的治疗有效率为73.33%,观察组的治疗有效率为96.96%,两组比较差异显著($P<0.05$)。相比对照组,观察组患者的临床症状减轻时间明显更快,比较差异具有统计学意义($P<0.05$)。[④]

6. 小半夏橘皮竹茹汤 半夏18克、生姜15克、橘皮12克、竹茹12克、西洋参6克、甘草6克、大枣5枚。加水700毫升煮至300毫升,分早晚2次温服。降逆止呕,调气和中。祁宝银等将100例妊娠恶阻患者随机分为对照组与观察组各50例。对照组与观察组均进行纠正酸碱平衡、静脉补液、补充电解质等处理。观察组另加用上方。两组均以7天为1个疗程。结果:观察组治疗总有效率为94.00%,高于对照组的74.00%,差异有统计学意义。[⑤]

① 虞蓓蓓,等.揿针结合安胃饮治疗脾胃虚弱型妊娠恶阻临床研究[J].新中医,2020,52(12):130-132.
② 郑志祥,等.顺肝益气汤治疗妊娠恶阻1例[J].中国乡村医药,2019(21):22.
③ 杨艳.梅花针循经叩刺结合耳穴埋豆治疗妊娠恶阻疗效观察[J].实用中医药杂志,2019,35(7):873.
④ 田旭红,等.小半夏汤合橘皮竹茹汤治疗妊娠恶阻的效果观察[J].临床医药文献电子杂志,2018,5(72):161.
⑤ 祁宝银,刘金艳,等.小半夏橘皮竹茹汤治疗100例妊娠恶阻的临床观察[J].中国医药导刊,2017,19(7):726-727.

7. 单耳交替贴压　选穴：神门、肝、脾、贲门、胃。治疗时患者取平卧位，采用探棒寻找敏感点，并对患者耳廓进行常规消毒处理，将表面光滑近似圆球状的中药王不留行子，并采用 5 毫米×5 毫米的小胶布对准患者后耳穴进行紧贴处理，并采用拇指与食指适度对王不留行子进行按压处理，注意该操作过程不能揉搓，每日各按压 3～5 次，每次 2～3 分钟，左右耳交替贴压，隔日更换 1 次。宋之金将 20 例妊娠恶阻患者分为观察组与对照组各 10 例。对照组与观察组均采用西医支持治疗。观察组另加用中医耳穴贴压治疗。结果：观察组治疗总有效率为 90%，明显高于对照组的 70%，差异有统计学意义（P＜0.05）；观察组呕吐症状消失时间明显短于对照组，差异有统计学意义（P＜0.05）。[1]

8. 安胃汤　党参 15 克、生地黄 15 克、茵陈 12 克、川贝母 12 克、牡丹皮 9 克、陈皮 9 克、黄连 9 克、白术 9 克、吴茱萸 6 克、砂仁 6 克。每日 1 剂，水煎分 2 次温服。安胎止呕，和胃降逆。田文静将 70 例妊娠呕吐患者随机分为对照组与观察组各 35 例。对照组与观察组均采用西药常规输液、纠正水电解质和酸碱平衡，补充维生素等进行治疗。观察组另加服上方。两组均持续治疗 20 天。结果：两组经过治疗后，其血管活性肠肽（VIP）和胃泌素（GAS）水平均显著下降，胃动素（MLT）水平显著升高，并且观察组与对照组治疗后相比有显著差异（P＜0.05）；观察组止吐所需时间明显少于对照组，差异具有统计学意义（P＜0.05），观察组治疗总有效率为 86.7%，明显高于对照组的 50.0%，两组比较差异具有统计学意义（P＜0.05）。[2]

9. 温中饮联合脐敷　温中饮：吴茱萸（水泡 7 次）2 克、大枣 5 枚、党参 15 克、干姜 5 克、炒白术 10 克、炙甘草 5 克、姜半夏 9 克、茯苓 10 克、陈皮 9 克、砂仁（冲）5 克。煎汤口服，每日 2 次，治疗 7 天，如恶心呕吐明显可不拘时频服。脐敷：吴茱萸 2 克研末以适量生姜汁调匀，敷于脐部，敷贴范围 2～3 厘米，上再覆盖以厚约 0.2 厘米、大小约 3 厘米的生姜片，外可予敷贴固定，每日更换 2 次。温中散寒，行气止呕。米海霞等将 60 例脾胃虚寒型妊娠恶阻患者随机分为治疗组与对照组各 30 例。对照组与治疗组均采用西医补液治疗。治疗组另予温中饮联合脐敷治疗。结果：治疗组有效率、治愈率分别为 96.7%、40.0%，显著高于对照组的 63.3%、13.3%（P＜0.05）；治疗后治疗组中医症状、体征评分低于对照组（P＜0.05）；治疗 3 天，尿酮体转阴率治疗组为 63.3%，对照组为 56.7%，两组差异无统计学意义（P＞0.05）。[3]

10. 干姜人参半夏丸加味　人参 12 克、半夏 10 克、干姜 10 克、竹茹 12 克、紫苏 12 克、陈皮 12 克、砂仁 6 克。每日 1 剂，水煎分 2 次温服。降逆止呕，和胃安胎。周宇以上方治疗 21 例妊娠呕吐患者，全部治愈。[4]

11. 安冲止呕汤　干姜 10 克、党参 10 克、半夏 10 克、白术 10 克、大腹皮 10 克、黄芩 6 克。随症加减：无热象者，去黄芩；兼口苦心烦者，去干姜，加黄连 6 克、竹茹 10 克；若伴阴道少量流血，去干姜，加桑寄生 20 克、杜仲 10 克、阿胶（烊化）10 克。每日 1 剂，水煎分 3 次温服，或少量多次当茶服。健脾和胃，补肾固冲。韩又云以上方加减治疗 30 例妊娠恶阻患者，总有效率为 97%。[5]

12. 舒肝理脾汤加减　木香 8 克、法半夏 15 克、云茯苓 20 克、陈皮 10 克、甘草 8 克、党参 30 克、白术 15 克、白芍 20 克、紫苏叶 10 克、砂仁 5 克、麦芽 30 克、生姜 30 克、白蒺藜 30 克。每日 1 剂，水煎服。以 1 周为 1 个疗程。理气健脾，疏肝和胃。邓中荣将 86 例妊娠恶阻患者随机分为对照组 40 例与治疗组 46 例。对照组采用静滴葡萄糖维生素氨基酸对症支持治疗。治疗组采用口服

① 宋之金.中医耳穴埋籽联合西药治疗妊娠恶阻的临床观察[J].智慧健康,2017,3(18)：56-57,72.
② 田文静.中药妊娠安胃汤治疗妊娠呕吐疗效观察[J].四川中医,2016,34(1)：156-158.
③ 米海霞,刘凤霞,等.温中饮联合脐敷治疗脾胃虚寒型妊娠恶阻 30 例疗效观察[J].中国现代医生,2016,54(16)：131-134,138.
④ 周宇.干姜人参半夏丸加味治疗妊娠呕吐 21 例[J].实用中医药杂志,2016,32(9)：877.
⑤ 韩又云.安冲止呕汤治疗妊娠恶阻 30 例临床观察[C].//中国中药杂志社.中国中药杂志 2015/专集：基层医疗机构从业人员科技论文写作培训会议论文集.北京：中国中药杂志编辑部,2015：1877.

上方治疗。结果：治疗组恶心呕吐症状消失的时间为(2.5±1.5)天,对照组为(6.5±1.5)天。两组比较差异有统计学意义。①

13. 安胎和胃降逆汤　太子参 15 克、炒白术 15 克、白茯苓 30 克、砂仁(后入)8 克、紫苏梗 15 克、陈皮 10 克、竹茹 10 克、姜半夏 15 克、芦根 15 克、炒川续断 15 克、白芍 30 克、炒稻芽 15 克、炙甘草 6 克。健脾和胃,降逆止呕。邹静将 115 例妊娠恶阻患者随机分为对照组 55 例与治疗组 60 例。对照组与治疗组均采用西医输液、纠正电解质紊乱、镇静等对症治疗。治疗组另加服安胎和胃降逆汤治疗,每日 1 剂。两组均以 14 天为 1 个疗程。治疗后观察患者恶心呕吐、乏力、纳少、厌食、头晕等临床症状的改善情况,评价患者各证候积分的变化情况,比较两组临床疗效。结果：治愈率对照组为 83.6%,治疗组为 93.3%,两组治愈率比较差异有统计学意义。②

14. 加味紫苏叶竹茹汤　竹茹 15 克、砂仁 15 克、生姜 3 片、紫苏叶 8 克、枇杷叶 8 克、陈皮 10 克、半夏 10 克。随症加减：如脾胃虚弱者,加甘草 5 克、党参 20 克、茯苓 10 克、白术 15 克；肝胃不和者,加青皮 12 克、佛手 10 克、乌梅 15 克；气阴两亏者,加五味子 5 克、沙参 15 克、麦冬 15 克。每日 1 剂,用水煎服,每日服用 2 次,1 个疗程为 7 天。理气和中,降逆止呕；适用于妊娠呕吐。侯华将 100 例妊娠呕吐患者随机分为试验组与对照组各 50 例。对照组与试验组均采用西药进行治疗,试验组加服加味紫苏叶竹茹汤加减治疗。结果：试验组总有效率为 92%,对照组总有效率为 70%,试验组显著高于对照组,差异具有统计学意义($P<0.05$)；试验组平均治疗时间显著少于对照组($P<0.05$)。③

15. 温胆汤加减　法半夏 15 克、竹茹 12 克、枳实 12 克、陈皮 9 克、茯苓 12 克、炙甘草 6 克、生姜 5 片、大枣 3 枚。随症加减：气短乏力、脾胃气

虚,加党参、生白术；胸脘满闷、呕吐痰饮,加瓜蒌仁、砂仁；痰色黄黏,加黄连、黄芩；胃脘胀满,加莱菔子、炮鸡内金；呕吐不止,加麦冬、玉竹；呕吐酸水苦水,加黄连、紫苏叶、乌梅。每日 1 剂,水煎分 2 次服,7 天为 1 个疗程。健脾和胃,化痰止呕。洪清风以上方加减治疗 23 例妊娠恶阻患者,中、重度检查电解质、血尿常规及肝肾功能,判断有无脱水、酸中毒、电解质紊乱,以便给予补液治疗。总有效率为 87.0%。④

16. 外敷法　生姜适量、丁香 15 克、砂仁 15 克、姜半夏 20 克。随症加减：呕吐剧烈者,加木香 10 克。用药臼制作鲜姜汁适量,将其余药物研成粉,混合均匀,用姜汁调匀成膏状。配制时注意黏稠度适中,存于小药杯内备用,现用现配。制作约 2 厘米为半径的圆形清洁纱布 1 块。患者取仰卧位,取神阙穴(此穴位于脐中央)清洁穴位皮肤,把小块纱布放于神阙穴,把膏状药物放于纱布上,然后用膏药贴膜固定(也可用胶布固定)。郭玉花将 83 例不同程度的妊娠恶阻患者随机分为实验组 43 例与对照组 40 例。对照组与实验组均静脉补液,维生素 B_1 10 毫克肌注,每日 1 次。实验组另加用中药外敷,每日 1 次,每次时间为 2~6 小时(具体时间根据患者皮肤反应而定)。第二次敷药时,将穴位皮肤用温水清洁干净再敷,如患者皮肤出现红、肿、瘙痒、水泡等过敏现象应暂停,观察疗效为 7 天。结果：实验组总有效率为 95.35%,对照组总有效率为 37.5%。⑤

17. 橘皮竹茹汤加味(李今庸经验方)　橘皮 10 克、竹茹 10 克、党参 10 克、麦冬 10 克、甘草 6 克、生姜 6 克、大枣(擘)4 枚。上药 7 味以适量水煎,汤成去渣,取汁温服。每日 1 剂,分 2 次服。适用于胃热妊娠恶阻,胃素有热,携冲气上逆,症见妊娠后胃脘嘈杂不适,呕恶,干哕,口渴喜冷饮,小便短赤,舌体嫩红,脉滑数等。⑥

① 邓中荣.舒肝理脾汤治疗妊娠恶阻临床疗效观察[J].内蒙古中医药,2015,34(12)：160.
② 邹静.安胎和胃降逆汤联合补液治疗妊娠恶阻 60 例[J].河南中医,2015,35(1)：131-132.
③ 侯华.观察加味紫苏叶竹茹汤治疗妊娠呕吐的疗效[J].海峡药学,2015,27(1)：174-175.
④ 洪清风.温胆汤加减治疗妊娠恶阻 23 例[J].实用中医药杂志,2015,31(5)：398.
⑤ 郭玉花.中药外敷配合中医护理干预治疗妊娠恶阻 83 例临床观察[J].云南中医中药杂志,2015,36(6)：110.
⑥ 李今庸.李今庸临床用方集粹[M].北京：中国中医药出版社,2015：301-302.

18. 茯苓丸(李今庸经验方)　党参10克、白术10克、茯苓10克、陈皮10克、法半夏10克、炒桂枝8克、葛根10克、枳实6克、炙甘草8克。上药9味以适量水煎,汤成去渣,取汁温服。每日1剂,分2次服。适用于中虚妊娠恶阻,脾胃素虚,冲气上逆,症见妊娠呕恶,厌食,食入即吐,头晕乏力,思睡,苔白,脉缓等。[1]

19. 抑肝和胃饮　紫苏叶5克、黄连5克、陈皮6克、竹茹6克、钩藤(后下)15克、黄芩9克、生姜3片。每日1剂,两煎相混,少量呷,5天为1个疗程。抑肝和胃,降逆止呕。赵芸以上方治疗22例肝胃不和证妊娠恶阻患者,连服5天,同时每日补液1000～1500毫升,3个疗程后进行疗效观察。总有效率为95.5%。[2]

20. 小柴胡汤　柴胡10克、黄芩15克、太子参30克、半夏15克、甘草5克、大枣10克、白术15克、陈皮5克、茯苓20克、紫苏梗15克。随症加减:如伴阴虚,加麦冬、天冬;气虚,加北芪;湿热,加黄连;便秘,加玄参、玉竹;血虚,加当归、何首乌。调畅气机,健脾和胃,安胎止呕。吕秀梅将112例妊娠恶阻患者随机分为中医治疗组72例与西医治疗组40例。西医治疗组采用西医对症治疗,中医治疗组采用小柴胡汤为基本方进行加减治疗。结果:总有效率中医治疗组为95.8%,西医治疗组为77.5%。[3]

21. 安胃饮加减　藿香9克、紫苏梗6克、竹茹9克、半夏9克、陈皮9克、茯苓9克、川厚朴6克、砂仁6克、生姜汁20滴。健脾和胃,降逆止呕。适用于脾胃虚弱型妊娠恶阻。每日1剂,水煎,少量频饮。服药3～8剂,呕吐停止,诸症消除则停药。康冰以上方治疗46例脾胃虚弱型妊娠恶阻患者,治愈40例(87%),好转5例(11%),无效1例(2%)。总有效率为98%。[4]

22. 孕吐方　太子参15克、白术10克、石斛20克、紫苏梗10克、菟丝子15克、乌梅10克、麦冬20克、黄芩10克、木香6克、桑寄生15克、竹茹10克、甘草5克。每日1剂,煎至200毫升,当茶饮用,连续治疗1周。彭鹤鸿将48例妊娠呕吐患者随机分为观察组与对照组各24例。对照组与观察组根据患者情况进行禁食,并采用输注葡萄糖、生理盐水、林格液、维生素B6。观察组另加用上方治疗。结果:观察组治疗总有效率为95.83%,显著高于对照组的66.67%,差异具有统计学意义(P<0.05)。[5]

23. 和胃降逆汤　北沙参15克、南沙参15克、橘皮10克、竹茹6克、半夏10克、紫苏梗10克、白芍15克、砂仁6克、炙杷叶12克、鲜芦根30克。每日1剂,连服7～14剂。清肝降逆,和胃健脾,止呕,平冲固本。适用于妊娠恶阻。邱玉叶将400例妊娠恶阻患者随机分成治疗组与对照组各200例。对照组采用西药补液支持治疗。治疗组采用上方治疗。结果:治疗组总有效率为94.5%,对照组总有效率为64%;在改善中医证候及尿酮体方面治疗组均优于对照组(均P<0.01)。[6]

24. 苏芩止呕安胎汤配合穴位注射　苏芩止呕安胎汤:紫苏叶10克、黄芩15克、砂仁10克、菟丝子30克。每日1剂,水煎300毫升。配合穴位注射,将黄芪注射液2毫升吸入注射器,选内关穴、足三里穴(双侧交替)行穴位注射,进针得气后回抽看有无回血。每个穴位注射液2毫升,各组均为1日1次,7日为1个疗程。健脾抑肝和胃,降逆止呕安胎。张翠英等将75例妊娠恶阻患者随机分为对照Ⅰ组、对照Ⅱ组与治疗组各25例。对照Ⅰ组采用中药口服,对照Ⅱ组采用穴位注射。治疗组采用对照Ⅰ组和对照Ⅱ组的综合疗法,即中药口服配合黄芪注射液穴位注射。结果:治疗7天后,治疗组总有效率为96.84%,显著优于对照组(对

① 李今庸.李今庸临床用方集粹[M].北京:中国中医药出版社,2015:302.
② 赵芸.抑肝和胃饮治疗妊娠恶阻肝胃不和证22例[J].江苏中医药,2014,46(9):36-37.
③ 吕秀梅.小柴胡汤加减治疗妊娠恶阻72例[J].光明中医,2014,29(1):101-102.
④ 康冰.安胃饮治疗脾胃虚弱型妊娠恶阻临床疗效观察[J].中医临床研究,2014,6(33):16,22.
⑤ 彭鹤鸿.孕吐方治疗妊娠剧吐的疗效及对血清胃动素的影响[J].中国中医药现代远程教育,2014,12(20):144-145.
⑥ 邱玉叶.和胃降逆汤治疗妊娠恶阻临床观察[J].浙江中医药大学学报,2013,37(4):417-418.

照Ⅰ组为89.24%，对照Ⅱ组为78.44%）。①

25. 益妊汤　党参20克、紫苏梗15克、砂仁6克、姜竹茹12克、陈皮15克、白术10克、黄芩12克、生地黄20克、玉竹20克、知母15克、茯苓15克、炙甘草15克、生姜5片。宋晓婕等将80例妊娠剧吐患者随机分为治疗组52例与对照组28例。治疗组采用益妊汤，对照组采用禁食、补液等治疗。7天为1个疗程。结果：对照组有效率为78.6%，治疗组有效率为94.2%，两组差异有统计学意义（P<0.05）。②

26. 加味紫苏叶黄连汤　紫苏叶12克、黄连3克、竹茹12克、姜半夏6克、陈皮9克、砂仁（后下）6克、太子参9克、麦冬6克。随症加减：出现阴道流血者，加苎麻根10克；失眠者，加柏子仁6克、百合12克；心悸者，加酸枣仁12克、柏子仁9克；头痛者，加石决明12克。水煎至150毫升，呕吐较重者可浓煎药汁至50～80毫升，缓缓频服，每日1剂，3天为1个疗程。理气和胃，降逆止呕。刘岩等以上方加减治疗26例妊娠恶阻患者，总有效率为96.15%。③

27. 香砂六君子汤（冯宗文经验方）　党参12克、白术15克、茯苓10克、甘草6克、陈皮10克、法半夏10克、藿香10克、砂仁10克、姜汁10滴。随症加减：脾胃虚寒者，加干姜6克、桂枝6克以温中和胃；兼热泛酸吐绿苦水者，加黄连6克、吴茱萸3克、竹茹10克佐以清热；湿浊不甚，苔白不腻者，去藿香之芳香化浊；腹胀不明显者，去砂仁之辛温行气。上药煎汤少量，每日3～4次，吐甚者，先滴姜汁数滴与舌尖，稍后服药。健脾和胃，降逆止呕。适用于脾虚虚弱证妊娠恶阻，症见妊娠早期，恶心呕吐不食，甚则食入即吐，口淡，呕吐清涎，头晕体倦，脘痞胀满，舌淡，苔白腻，脉缓滑无力。④

28. 加味麦冬汤（冯宗文经验方）　麦冬12克、西洋参10克、法半夏10克、粳米20克、枇杷叶10克、陈皮10克、大枣10克、竹茹12克、甘草6克、姜汁6滴（上药煎后，服时滴入）。随症加减：阴伤甚心烦，尿少便秘者，加玄参15克、生地黄12克、五味子10克以养阴增液；胃脘灼热而痛者，加白芍15克以缓急止痛；呕吐夹血者，加鲜藕节5个、鲜白茅根30克捣汁饮服以清热凉血止血。益气养阴，降逆止呕。适用于气阴两伤证妊娠恶阻，症见妊娠早期恶心、呕吐不止，甚至不能饮食，头晕神倦，咽干口渴，舌红，少苔而干或无苔，脉细滑数无力。⑤

29. 加减温胆汤（冯宗文经验方）　半夏10克、茯苓10克、甘草6克、陈皮10克、竹茹10克、枇杷叶10克、黄连6克、麦冬10克、生姜汁10滴。随症加减：兼胃虚不食，倦怠者，加党参10克以益气；兼肝火呕吐酸苦黄水，胁痛，脉弦数者，加白芍12克、吴茱萸5克，黄连加至10克以清肝止呕。清热化痰，和胃降逆。适用于痰热内扰证妊娠恶阻，症见妊娠早期胸闷，口苦，恶心呕吐，舌红，苔黄腻，脉滑数。⑥

30. 保生汤加减　白术15克、党参25克、茯苓10克、砂仁10克、陈皮10克、藿香10克、炙甘草6克。每日1剂，水煎服。健脾和胃，降逆止呕安胎。朴文青等将80例脾胃虚弱型妊娠恶阻患者随机分为治疗组与对照组各40例。对照组与治疗组均采用营养支持疗法治疗，给予2 000毫升葡萄糖注射液、0.9%氯化钠注射液、1 000毫升林格氏液。治疗组另加用上方治疗。结果：治疗组和对照组均可以改善妊娠恶阻的呕吐症状，使尿酮体转阴，总有效率分别为95.00%、77.50%，治疗组优于对照组（P<0.05）。⑦

31. 橘皮竹茹汤加减　陈皮12克、竹茹6克、

① 张翠英，等.苏芩止呕安胎汤配合穴位注射治疗妊娠恶阻[J].光明中医,2013,28(12)：2533-2535.
② 宋晓婕，等.益妊汤治疗妊娠剧吐临床研究[J].中医学报,2012,27(7)：889-890.
③ 刘岩,吕美.加味紫苏叶黄连汤治疗妊娠恶阻26例[J].湖南中医杂志,2012,28(3)：56.
④ 冯宗文.冯宗文妇科经验用方选辑[M].北京：中国中医药出版社,2012：113-114.
⑤ 冯宗文.冯宗文妇科经验用方选辑[M].北京：中国中医药出版社,2012：116.
⑥ 冯宗文.冯宗文妇科经验用方选辑[M].北京：中国中医药出版社,2012：120-121.
⑦ 朴文青，等.保生汤加减配合营养支持疗法治疗妊娠恶阻的临床观察[J].黑龙江中医药,2011,40(6)：24-25.

半夏 10 克、砂仁 10 克、白术 10 克、茯苓 10 克、生姜 3 片、甘草 3 克。随症加减：脾胃虚弱，加党参 20 克；肝胃不和，加佛手 12 克；气阴两亏，加人参 15 克、麦冬 12 克、五味子 6 克；吐甚伤阴，口干便秘者，去砂仁、茯苓，加玉竹 10 克、麦冬 10 克、石斛 20 克；五心烦热，舌红口干者，加玉竹 10 克、麦冬 15 克、五味子 10 克；胸胁满闷、急躁心烦者，加黄连 6 克；胸胁满闷、呕吐痰涎者，加藿香 10 克、厚朴 10 克；呕吐物带血者，加藕节 10 克、煅牡蛎 15 克。每日 1 剂，浓煎。理气和胃，降逆止呕。马春芬以上方加减治疗 1 例妊娠恶阻患者，疗效满意。[1]

32. 健脾和胃饮（裘笑梅经验方）　党参 12 克、白术 9 克、陈皮 3 克、淡竹茹 9 克、法半夏 9 克、紫苏梗 2.4 克、砂仁（冲）3 克、枇杷叶 9 克、煅石决明 30 克。此方肺、脾、肝三脏同治，对肝逆犯胃、肺气不降之恶阻，用之获效迅捷。[2]

33. 定呕饮　石决明、桑叶、黄芩、焦白术、砂仁（带壳）、紫苏梗、陈皮、绿梅花、当归、杭白芍。随症加减：便秘，加瓜蒌仁、无花果；吐甚、食入即吐，加川黄连、姜半夏；夹痰，加清炙枇杷叶；腰酸，加金毛狗脊、杜仲。每日 1 剂，2 次水煎服，5 剂为 1 个疗程。肝体得养，逆气潜除，眩晕除，呕恶停。严宇仙以上方加减治疗 72 例妊娠恶阻患者，经治疗恶阻症状均消除，其中口服 5 剂治愈 34 例，口服 10 剂治愈 30 例，口服 15 剂治愈 8 例。[3]

34. 镇吐汤　代赭石 30 克、茯苓 10 克、陈皮 10 克、西洋参 10 克、麦冬 10 克、生地黄 10 克、乌梅 10 克、半夏 10 克。随症加减：发热者，加紫苏叶、栀子；肝功能异常者，加茵陈、田基黄，西洋参改红参；肾功能异常者，加山药、芡实。降冲脉之气，和肝胃，止呕。魏琼以上方加减治疗 46 例重症恶阻患者，总有效率为 97.8%。[4]

35. 安胎降逆汤　党参 15 克、炙黄芪 15 克、续断 15 克、炒白术 12 克、砂仁（打碎后下）6 克、紫苏子 6 克、黄芩 6 克、陈皮 6 克、紫苏梗 10 克、旋覆花（包煎）10 克、山药 20 克。随症加减：伴阴道流血者，加血余炭 15 克、棕榈炭 15 克、苎麻根 30 克；伴腰酸者，加桑寄生 15 克、杜仲 12 克、菟丝子 12 克。每日 1 剂，加水 500 毫升，煎至 150 毫升，少量多次饮服，以温服效佳，且均以姜汁为药引，服药后可漱口，少进糖果以防反胃。健脾和胃，安胎降逆。赵姝以上方加减治疗 50 例妊娠恶阻患者，严重呕吐致电解质紊乱者，可同时配合输液治疗，治疗 7～10 天为 1 个疗程，共 1～2 个疗程。结果：痊愈 41 例，显效 5 例，无效 4 例。总有效率为 92%。[5]

36. 旋覆代赭汤　旋覆花（布包）10 克、醋柴胡 10 克、麦冬 10 克、炒白术 10 克、半夏 10 克、砂仁 10 克、党参 15 克、代赭石（打碎）15 克、生姜 6 克、甘草 6 克。随症加减：脾虚湿重、胸脘痞闷，苔厚腻者，加陈皮、藿香、佩兰；胆火上逆，烦渴口苦，苔黄者，加黄芩、黄连；呕吐甚伤津，舌红而干者，去生姜、砂仁，加沙参、石斛。水煎取汁，分 2 次服，每日 1 剂，3 天为 1 个疗程。降逆气而不伤正气，辛燥和胃而不耗阴液。程宏霞等以上方加减治疗 36 例妊娠恶阻患者。结果：治疗 1 个疗程症状消失 28 例（77.8%），2 个疗程症状消失 8 例（22.2%）。[6]

37. 桂枝汤加味　桂枝 10 克、白芍 10 克、甘草 5 克、生姜 3 片、大枣 2 枚。随症加减：恶寒者，重用桂枝、生姜；气虚者，加西洋参 6 克。每日 1 剂，文火煎，分 3 次饮服。健脾和胃，降逆止呕，调和营卫。吴雪华以上方加减治疗 55 例妊娠恶阻患者，临床治愈 50 例，占 90.5%；有效 5 例，占 9.5%。[7]

38. 抑肝和胃饮（夏桂成经验方）　紫苏叶 3～5 克、黄连 3～6 克、制半夏 6 克、陈皮 5 克、姜

① 杨秀梅,等.马春芬教授治疗妊娠恶阻的经验[J].中国民族民间医药,2011,20(11)：127.
② 吴燕平,等.中国百年百名中医临床家丛书·裘笑梅[M].北京：中国中医药出版社,2009：102.
③ 严宇仙.何氏女科祖传定呕饮治疗妊娠恶阻 72 例[J].中国中医药科技,2009,16(2)：93.
④ 魏琼.镇吐汤治疗重症恶阻 46 例[J].浙江中医杂志,2009,44(11)：790.
⑤ 赵姝.安胎降逆汤治疗妊娠恶阻 50 例[J].新中医,2008,40(1)：80.
⑥ 程宏霞,等.旋覆代赭汤化裁治疗妊娠恶阻 36 例[J].实用中医药杂志,2005,21(1)：18.
⑦ 吴雪华.桂枝汤加味治疗妊娠恶阻 55 例[J].吉林中医药,2003,23(6)：32.

竹茹6～9克。随症加减：呕吐剧烈，加炙乌梅3～5个、生姜片2～3片。每日1～2剂，水煎频服。适用于妊娠恶阻之属于肝胃不和者，还可用于经行呕吐及急性呕吐等。①

39. 和中保孕方（蔡小苏经验方） 云茯苓12克、姜半夏5克、姜竹茹6克、桑寄生10克、炒白术10克、淡子芩10克、紫苏梗10克、陈皮5克、苎麻根10克。随症加减：如呕吐较甚，并吐酸水者，加姜川黄连、淡吴茱萸，或加伏龙肝煎汤代水；腰酸者，加杜仲、川续断；胸闷脘胀者，加砂仁；腹胀大便欠实者，加煨木香。健脾和中，止恶安胎。适用于妊娠恶阻，症见妊娠初期泛恶纳呆，或食入即吐，阻碍饮食，甚则口吐黄水，严重者间有血液。择食厌食，恶闻异味，或形寒口淡，头晕目眩，倦怠嗜卧，小便稍频，或食欲反常，或伴有胸闷。苔薄或略腻，脉弦滑或较数。一般仅有较微泛恶和纳少者属正常妊娠生理反应，可不必治疗。②

40. 少腹逐瘀汤 小茴香（炒）10克、炮姜（炒）5克、没药（研）10克、当归15克、川芎15克、肉桂5克、赤芍10克、蒲黄10克、五灵脂（炒）10克。辛散行血，活血化瘀，散寒。林秀生等以上方治疗32例妊娠恶阻患者，共用3剂，水煎服。结果：治愈（恶心，呕吐消失）21例，显效（恶心，呕吐症状减轻）9例，无效2例。治愈率95％以上。③

41. 白苏汤 土炒白术12克、紫苏梗10克、竹茹10克、砂仁（后下）10克、陈皮10克、茯苓10克、厚朴花6克、生姜10克。每日1剂，水煎取汁300毫升，频频温服。健脾和胃，理气降逆，清热化痰，止呕安胎。梁后权以上方治疗58例妊娠恶阻患者。结果：治愈45例，显效11例，有效2例。总有效率100％，治愈率77.5％。④

42. 加味橘皮竹茹汤 陈皮9克、竹茹9克、党参10克、姜半夏7克、砂仁5克、炙甘草5克、大枣5枚、生姜3片、伏龙肝（水煎滤过服）100克。每日1剂，水煎分早、中、晚服。和胃，降逆，补虚；适用于胃虚稍偏于热而作呃逆、呕吐等症。杨小锋等以上方治疗42例妊娠恶阻患者。结果：服药7～15天，痊愈36例（呕吐止、余症除），好转4例（呕吐基本上消除，有时有轻微呕恶，余症除），无效2例。总有效率为95％。⑤

43. 决明瓜蒌汤 煅石决明（先煎）24克、瓜蒌仁12克、炒白芍10克、当归身10克、桑叶12克、黄芩10克、紫苏叶6克、紫苏梗6克、绿梅花5克、姜半夏9克、清炙甘草5克。随症加减：咽干口燥明显，加川石斛12克、麦冬10克；少气懒言，加太子参12克；苔厚腻，加川厚朴6克；舌红少苔，加西洋参2克另煎呷服；腰酸腹痛、阴道流血，加苎麻根24克、桑寄生15克、藕节20克。每日1剂，浓煎取汁约200毫升。清肝养血，通腑定呕，恢复肝功能。傅萍以上方加减治疗28例重症妊娠恶阻肝功能异常患者。结果：痊愈23例（82.14％），有效5例（17.86％），总有效率为100％。治疗前尿酮体（＋＋）2例及（＋＋＋）12例，治疗后均痊愈；另外14例，痊愈9例（64.3％），有效5例（35.7％）。谷丙转氨酶（SGPT）50～100单位/升20例，痊愈18例（90％），有效2例（10％）；SGPT 101～192单位/升8例，痊愈5例（62.5％），有效3例（37.5％）。⑥

44. 小陷胸汤合生姜泻心汤 黄连10克、半夏15克、全瓜蒌12克、生姜15克、干姜5克、黄芩10克、党参15克、木香6克、炙甘草6克。随症加减：口淡吐清水者，重用干姜至10克，黄芩减为6克，黄连减为6克；吐酸苦水者，加吴茱萸3克，重用黄连至15克；胁肋胀满者，加佛手12克、郁金15克。每日1剂，水煎服。平调寒热，和中降逆。毛玲以上方加减治疗51例妊娠恶阻患者，总有效率98.04％。⑦

① 夏桂成.中医妇科理论与实践[M].北京：人民卫生出版社，2003：542-543.
② 黄素英，等.中国百年百名中医临床家丛书·蔡小苏[M].北京：中国中医药出版社，2002：85.
③ 林秀生，等.少腹逐瘀汤治疗妊娠恶阻32例报道[J].黑龙江中医药，2002(1)：25-26.
④ 梁后权.白苏汤治疗妊娠恶阻58例[J].贵州医药，2002，26(10)：954.
⑤ 杨小锋，等.加味橘皮竹茹汤治疗妊娠恶阻42例[J].实用医技，2001，8(7)：505-506.
⑥ 傅萍.决明瓜蒌汤治疗重症妊娠恶阻肝功能异常28例[J].中国中西医结合脾胃杂志，1999，7(4)：239.
⑦ 毛玲.小陷胸汤合生姜泻心汤治疗妊娠恶阻51例[J].国医论坛，1999，14(5)：11.

45. **藿香正气散加减** 藿香 10 克、陈皮 10 克、紫苏 10 克、白术 10 克、半夏曲 10 克、茯苓 12 克、桔梗 10 克、甘草 6 克、生姜 6 克、大枣 3 枚。水煎头汁与二汁混合,约 400 毫升,每次 2～3 匙。辛开温化,调和气机。南万青以上方治疗 33 例妊娠恶阻患者,均为中度或重度呕吐。结果:经服药 1 剂后症状减轻,4 剂后痊愈者 23 例;2 剂后呕吐减轻,6 剂后痊愈者 8 例;另外 2 例服药后效果不详。①

46. **止吐饮配合针灸** 止吐饮:姜半夏 15 克、陈皮 15 克、黄芩 15 克、芦根 15 克、枳实 10 克、竹茹 10 克、麦冬 10 克、生姜 10 克。每日煎服 1 剂。配合针灸取足厥阴、足阳明穴为主,以双太冲直刺 0.5～1 寸(平补平泻),双足三里,直刺 1.5～2.5 寸(补法)为主穴;以阳陵泉直刺 2 寸(平补平泻),中脘直刺 1～1.5 寸(补法)为备用穴。先快速进针于皮下,再按补泻的不同要求提插捻转,一般留针 30～40 分钟,中间行针 2～3 次,每日针刺 1～2 次,间隔 6～8 小时,待病情缓解后减为每日针 1 次。清肝和胃,降逆止呕。吴宁等将 64 例肝胃不和型妊娠恶阻患者随机分为中药对照组 19 例、西药对照组 21 例与中药加针灸治疗组 24 例。中药对照组采用止吐饮治疗,中药加针灸治疗组在中药对照组的基础上加用针灸,西药对照组采用西药治疗。结果:中药对照组有效 16 例,无效 3 例,总有效率 82.4%;西药对照组有效 14 例,无效 7 例,总有效率 66.7%;中药加针灸治疗组有效 22 例,无效 2 例,其中 1 例终止妊娠,1 例中断治疗,总有效率 91.6%。②

47. **半夏泻心汤加减** 半夏 9 克、黄芩 9 克、干姜 9 克、人参 9 克、炙甘草 9 克、黄连 3 克、大枣 12 枚、砂仁(后入)9 克、陈皮 6 克、川续断 15 克、炒杜仲 15 克、柿蒂 7 个。随症加减:寒重者,减黄芩、黄连用量,加吴茱萸、生姜;热重者,去干姜加

生姜、竹茹;呕吐痰涎多者,加茯苓。每日 1 剂,水煎服。降逆止呕,辛开苦降,化痰清热,补益脾胃。姚秀琴以上方加减治疗 36 例重症恶阻患者,服药 3 剂治愈(诸症完全消失)12 例,服 6 剂治愈 15 例,服 7～12 剂治愈 9 例,总有效率为 100%。③

48. **解阻汤** 潞党参 10 克、北沙参 10 克、麦冬 10 克、石斛 10 克、姜半夏 10 克、竹茹 10 克、生白术 10 克、陈皮 6 克、紫苏叶 6 克、川黄连 6 克、黄芩 6 克、生甘草 6 克、生姜 3 片。丁炳山以上方治疗 20 例重症妊娠恶阻患者。结果:服药 3～5 天痊愈 15 例,6～10 天痊愈 5 例。④

49. **苏子降气汤加减** 紫苏子 15 克、半夏 10 克、陈皮 10 克、前胡 10 克、砂仁 10 克、白术 10 克、旋覆花(布包)10 克、黄芩 10 克、甘草 5 克、当归 12 克、续断 12 克、生姜 3 片。随症加减:偏于痰湿者,加重半夏用量为 15 克,并加云茯苓 10 克;偏于肝热者,加竹茹 12 克、白芍 15 克。和胃安胎,降气止呕。乔圃等以上方加减治疗 96 例妊娠呕吐患者。结果:1 剂呕吐减轻,3 剂痊愈者 68 例,占 70.8%;3 剂呕吐减轻,5 剂痊愈者 26 例,占 27.08%;2 例服药无效,占 2.08%。⑤

50. **平安饮** 代赭石(先下)15 克、姜半夏 10 克、谷芽 10 克、五味子 6 克、莲子肉 12 克。随症加减:虚寒者,加党参、干姜;夹痰饮者,加茯苓;兼肝热胎火者,加黄连、竹茹、知母。每日 1 剂,加水煎成 100 毫升徐徐频服。邵亨元以上方加减治疗 1 例妊娠呕吐患者,疗效满意。⑥

51. **赭石止恶汤** 赭石(布包先煎)30 克、党参 15 克、白术 15 克、陈皮 10 克、藿香 10 克、黄芩 10 克、生姜 3 片、大枣 3 枚。随症加减:呕吐清水、畏寒肢冷者,加砂仁 10 克,重用党参至 20 克,白术至 20 克;呕吐痰涎者,加茯苓 10 克、姜半夏 10 克;胁乳作胀、暖气、呕吐酸水、嘈杂者,加柴胡 10 克、黄连 10 克、吴茱萸 3 克;呕吐严

① 南万青.藿香正气散加减治疗妊娠恶阻 33 例[J].四川中医,1998,16(11):33.
② 吴宁,等.自拟止吐饮配合针灸治疗肝胃不和型妊娠恶阻的临床观察[J].针灸临床杂志,1998,14(10):7-8.
③ 姚秀琴.半夏泻心汤加味治疗重症恶阻 36 例[J].山东中医杂志,1997,16(9):405-406.
④ 丁炳山.自拟解阻汤治疗重症妊娠恶阻 20 例[J].四川中医,1996,14(11):46.
⑤ 乔圃,等.苏子降气汤加减治疗妊娠呕吐 96 例[J].新疆中医药,1995(4):20.
⑥ 邵亨元.平安饮治疗妊娠呕吐症[J].新中医,1995(11):30.

重,津气两伤,症见口干咽燥、舌红少苔者,加沙参 15 克、石斛 15 克、山药 15 克。水煎频频服之。宋明琴以上方加减治疗 30 例妊娠恶阻患者,痊愈 26 例,显效 2 例,无效 2 例(中途自行停药,终止妊娠)。①

单　方

1. **丁姜和胃膏**　组成:鲜生姜汁 30 克、半夏 15 克、丁香 15 克。用法用量:将半夏和丁香碾成粉末采用鲜生姜汁调和敷在患者神厥穴处。临床应用:张菊将 42 例妊娠恶阻患者随机分成对照组与观察组各 21 例。对照组采用常规纠正电解质紊乱以及静脉补液治疗,主要包括林格氏液、葡萄糖氯化钠注射液等,每日补液 3 000 毫升,每日尿量＞1 000 毫升,若患者出现呕吐,则需要禁食。随后根据患者的检查结果和营养情况适量添加碳酸氢钠、氯化钾、维生素以及氨基酸等,持续治疗 7 天。观察组采用丁姜和胃膏贴敷神阙穴配合艾灸内关穴治疗,艾条温和灸内关穴,选取艾条将一端点燃与患者的穴位对齐,间距 3 厘米左右进行熏烤,每次 20 分钟,每日 1 次;丁姜和胃膏贴敷神阙穴,每日 1 次。结果:总有效率对照组为 47.62%,观察组为 100%(P<0.05);治疗前两组患者数据差异无统计学意义(P>0.05);治疗后对照组患者症状总发生率明显高于观察组患者(P<0.05),数据差异具有统计学意义。②

2. **砂仁散**　组成:春砂仁 20 克。功效主治:理气安胎,温脾止泻,化湿开胃;适用于妊娠恶阻。制备方法:将药物烘干后研碾成粉,然后与蜜糖调制成膏状。用法用量:嘱患者取卧位或坐位,将下肢充分暴露,将准备好的药膏均匀涂抹在双侧的足三里穴,药物覆盖直径 5 毫米,药物高出皮肤 2 毫米即可,采用无菌纱布固定,4 小时后即可去掉敷贴,再联合心理干预,7 天为 1 个疗程。临

床应用:陈碧珠等将 200 例妊娠恶阻患者随机分成对照组 99 例与实验组 101 例。对照组与实验组均行常规治疗与护理。实验组在对照组的基础上联合砂仁散足三里穴位贴敷。结果:护理满意度实验组为 93.07%,对照组为 80.80%,实验组显著优于对照组,两组差异有统计学意义(P<0.05);实验组总有效率为 95.05%,对照组总有效率为 84.85%,实验组显著优于对照组,两组差异有统计学意义(P<0.05)。③

3. **米汤灌肠**　用法用量:患者取左侧屈膝卧位,取 38℃～40℃ 50 毫升米汤,用液体石蜡润滑导尿管前端,排尽管内空气后轻轻插入肛门 10～15 厘米,定于肛门旁,嘱患者做深呼吸运动,用 50 毫升注射器缓慢推注,30 分钟注完。每日 2 次,早上及睡前各 1 次。米汤需在体内留置 6 小时。临床应用:周根秀以米汤灌肠治疗 30 例妊娠剧吐患者,其中 25 例在第 1～3 天灌肠后食欲明显改善,占 83.3%;5 例在灌肠 3～5 天后食欲明显改善,占 16.7%。④

4. **蜜调姜汁半夏**　组成:半夏 20 克、鲜生姜 30 克、外用蜜 10 克。制备方法:先将半夏烘干碾成细粉,将生姜切细末取汁加适量外用蜜调药末为膏。用法用量:将黄豆大小的药膏敷贴于内关穴,固定敷贴,每日按压 3～5 次穴位,每次以按压至微热为度,贴敷 4～6 小时弃去,每日更换 1 次。临床应用:廖潇潇等以上法治疗 40 例妊娠恶阻患者,治愈 7 例,好转 30 例,无效 3 例。总有效率为 93%。⑤

5. **丁香散剂联合梅花针**　丁香散剂组成:丁香粉、半夏粉、生姜汁。功效:和胃降逆,温养胎气。制备方法:取丁香粉、半夏粉、生姜汁按比例调成稀糊状,用文火熬成膏状,取出待温度降至 40℃左右,放入宣纸中做成 3 厘米×3 厘米大小的块状。用法用量:敷入中脘穴,胶布固定,7～10 天为 1 个疗程。联合梅花针叩刺督脉 24 穴,用手

① 宋明琴.赭石止恶汤治疗妊娠恶阻[J].山东中医杂志,1993,12(3):43.
② 张菊.丁姜和胃膏贴敷神阙穴配合艾灸内关穴治疗妊娠恶阻疗效观察[J].智慧健康,2019,5(26):163-164.
③ 陈碧珠,等.砂仁散足三里穴位贴敷联合心理干预治疗妊娠恶阻的护理研究[J].黑龙江医学,2017,41(7):701-702.
④ 周根秀.米汤灌肠治疗妊娠剧吐的临床应用[J].中国医药指南,2013,11(29):269-270.
⑤ 廖潇潇,等.蜜调姜汁半夏贴敷内关穴治疗妊娠恶阻疗效观察40例[J].中国医药指南,2012,10(18):646-647.

腕力度叩击,以皮肤潮红,皮下有少量出血点且患者能耐受为宜,每日1次,每次15～30分钟,7～10天为1个疗程。临床应用:王玉燕将90例妊娠恶阻患者分为治疗组47例和对照组43例。对照组与治疗组均根据辨证施治选用相应中药内服,并予中药丁香散剂外敷治疗。治疗组另加梅花针治疗。结果:两组全部病例均有效,治疗组痊愈率为95.7%,明显高于对照组的69.7%。①

6. 生姜 组成:生姜。功效:降逆止呕,散烦闷,开胃气。用法用量:将前臂放一平坦处,用75%酒精反复涂擦内关穴,以皮肤发红、触之有温热感为宜,再用艾条雀啄灸约5分钟(以皮肤承受热力为准)后将姜片或捣烂的姜泥外敷内关穴20分钟,每日1次,10天为1个疗程。临床应用:李红以上法治疗20例妊娠呕吐患者,显效12例,占60%;有效7例,占35%;无效1例,占5%。总有效率为95%。②

7. 艾叶加苍术穴位灸 组成:陈艾叶(2年以上)250克,苍术50克。功效:和胃降逆,温养胎气。制备方法:先将苍术研成细末,再将艾叶揉搓成团状,两者混匀,用细麻纸或易燃的薄纸卷裹成长20～25厘米的艾条,直径约1.2厘米。用法用量:取中脘、天突、内关、巨阙、神门、足三里,点燃艾条对准选定的穴位,距皮肤1寸上下熏灼,直到所灸穴位皮肤呈潮红色为止,每日1次。临床应用:杨宗善以上法治疗33例妊娠呕吐患者,其中经3次治疗呕吐停止17例,经5次治疗呕吐消失11例,经7次治疗呕吐消失5例。③

8. 茵陈汤 组成:茵陈30克、伏龙肝15克、竹茹10克。功效:清热利湿,利胆退黄,温中止吐,凉血安胎,消痰止呕。用法用量:加水500毫升,煎至100毫升,口服,每日1剂,5天为1个疗程。靳洪文等以上方治疗20例妊娠呕吐患者,其

中1个疗程痊愈12例,2个疗程痊愈4例,3个疗程痊愈2例。④

9. 增液汤 组成:玄参12克、生地黄9克、麦冬9克。功效:甘寒生津,养阴增液。用法用量:水煎2次,取200毫升,少量频频口服,每日1次,一般服1～2剂。临床应用:高美格以上方治疗45例妊娠呕吐患者,其中治愈43例,恶心呕吐停止,纳食正常,症状消失,尿酮体阴性;好转2例,恶心呕吐减轻,饮食正常,尿酮体阴性。⑤

10. 鸦葱 组成:鸦葱全草鲜品15～30克(无鲜品则将干品5～10克浸泡后用亦可)。功效主治:止呕安胎;适用于妊娠恶阻。用法用量:加水300毫升,水煎代茶,多次少量饮用,待恶心呕吐缓解后,用鲜鸦葱10～30克切碎,加鸡蛋1～3个炒食之,每日2次,直至痊愈。临床应用:李玉景等将88例妊娠恶阻患者用本法治疗后,痊愈58例,好转27例,无效3例,总有效率96.7%;多数患者用药后1～5天恶心呕吐明显减轻,10～15天基本痊愈。⑥

11. 香菜蒸气止呕法 组成:香菜(即鲜芫荽)1把、紫苏叶3克、藿香3克、陈皮6克、砂仁6克。适用于妊娠呕吐剧烈者。孕吐剧者,往往闻食气、药味即吐,甚则呕血,厌食消瘦,重者卧床不起。用法用量:取上药蒸沸后倾入大壶内,将壶口对准患者鼻孔,令吸其气,能宽胸定逆,悦脾醒胃,思食不呕。屡试屡验。朱南孙曾单用香菜,亦效。⑦

12. 黄芩 组成:黄芩30～45克。功效:降逆止呕,清肝胃之热。用法用量:水煎成200～400毫升,分次频服。临床应用:刘昭坤等以上方治疗274例妊娠恶阻患者,有效率为97.45%。⑧

13. 赭半汤 组成:代赭石30克、半夏30克、蜂蜜100克。随症加减:胃脘灼热,喜冷饮,口苦便干,加生石膏30～50克;呕吐清水,胸脘滞闷,舌淡苔白腻,加茯苓10克;伴头晕体倦,语声

① 王玉燕.丁香散剂联合梅花针治疗妊娠恶阻临床观察与护理[J].华夏医学,2007,20(5):1030-1031.
② 李红.生姜外敷内关穴治疗妊娠呕吐20例[J].实用中医药杂志,2003,19(3):146.
③ 杨宗善.艾叶加苍术穴位灸治疗妊娠呕吐[J].中国针灸,2000(4):225.
④ 靳洪文,等.自拟茵陈汤治疗妊娠呕吐[J].时珍国医国药,2000,11(6):539.
⑤ 高美格.增液汤治妊娠恶阻重症45例[J].河北中医,1997,19(4):17.
⑥ 李玉景,等.鸦葱治疗妊娠恶阻88例[J].中国民间疗法,1997(4):13.
⑦ 朱南孙.朱南孙妇科临床秘验[M].北京:中国医药科技出版社,1994:235.
⑧ 刘昭坤,等.单味黄芩治妊娠恶阻[J].新中医,1993(12):47.

低怯,加西洋参 10 克;呕吐伴腰腹疼痛,加白芍 15 克、续断 10 克。功效:通上焦,下津液,和胃气,止呕安胎。用法用量:每日 1 剂,先煎前 2 味中药至 300 毫升,再加蜂蜜煮沸,嘱患者频服代茶饮。临床应用:赵淑英等以上方治疗 64 例妊娠恶阻患者,治愈占 90.2%,好转占 7.8%。[①]

中 成 药

加味增液颗粒剂　组成:生地黄、玄参、麦冬、黄芩、淮山药、竹茹、瓦楞子、甘草等(每包 20 克,湖南省妇幼保健院制剂室制备)。功效:养阴清热。用法用量:每次 1 包,开水冲服,每日 3 次。配合耳穴贴压治疗,取耳穴(双侧)膈、神门、肾,用王不留行子 1 粒贴胶布分别贴压于上述耳穴,贴压后早、中、晚各按压 1 次,每次 10 分钟,每 3 天更换贴穴 1 次。临床应用:欧阳紫婷等将 120 例重症妊娠恶阻患者随机分为治疗组和对照组各 60 例。对照组采用静脉滴注维生素 B_6 治疗,治疗组采用上述方法治疗。结果:痊愈率与显效率治疗组分别为 40.0%、56.7%,对照组分别为 10.0%、40.0%,治疗组优于对照组($P<0.01$);治疗后呕吐症状积分、尿酮体积分、主症积分,治疗组均优于对照组(均 $P<0.01$)。[②]

① 赵淑英,等.赭半汤加减治疗妊娠恶阻 64 例临床分析[J].天津中医,1992(5):4.
② 欧阳紫婷,等.加味增液颗粒剂与耳穴贴压治疗重症妊娠恶阻 60 例临床观察[J].湖南中医药导报,2004,10(11):23-25.

妊娠高血压综合征

概　　述

　　妊娠高血压综合征(简称妊高征)是妊娠和血压升高并存的一组疾病,是妊娠期所特有的疾病,包括妊娠期高血压、子痫前期、子痫、慢性高血压并发子痫前期,以及妊娠合并慢性高血压。其发生率5％～12％。本病严重影响母婴健康,是孕产妇和围生儿发病和死亡的主要原因之一。妊娠高血压多在妊娠期出现一过性高血压、蛋白尿,分娩后随即消失。子痫前期应积极治疗,以期有较好的妊娠结局。重度子痫前期、子痫治疗不及时,会出现严重并发症,可能出现宫内死胎、死产、新生儿死亡及产妇永久性高血压、肾损害、脑出血等,甚至危及产妇生命。

　　妊娠高血压综合征以高血压、水肿、蛋白尿、抽搐、昏迷、心肾功能衰竭,甚至发生母子死亡为临床特点。来自母体、胎盘和胎儿等多种因素,包括滋养细胞侵袭异常、免疫调节功能异常、内皮细胞损伤、遗传因素和营养因素等都有可能引发子痫前期。

　　按发病基础、脏器损害程度可将妊娠高血压综合征分为五类,即妊娠期高血压、子痫前期、子痫、慢性高血压并发子痫前期、妊娠合并慢性高血压。(1)妊娠期高血压:妊娠期首次出现高血压,收缩压≥140毫米汞柱和(或)舒张压≥90毫米汞柱,于产后12周内恢复正常。尿蛋白阴性。产后方可确诊。少数患者可伴有上腹部不适或血小板减少。(2)子痫前期:轻度妊娠20周后出现收缩压≥140毫米汞柱和(或)舒张压≥90毫米汞柱,伴蛋白尿≥0.3克/24小时或随机尿蛋白≥(＋)。重度子痫前期患者出现下述任一不良情况可诊断

为重度子痫前期:① 血压持续升高,收缩压≥160毫米汞柱和(或)舒张压≥110毫米汞柱;② 蛋白尿≥2.0克/24小时或随机蛋白尿≥(＋＋);③ 血清肌酐≥1.2毫克/分升,除非已知之前就已升高;④ 血小板<100×10⁹/升;⑤ 微血管病性溶血—LDH升高;⑥ 血清转氨酶水平升高(ALT或AST);⑦ 持续头痛或其他大脑和视觉障碍;⑧ 持续上腹部疼痛。(3)子痫:子痫前期妇女发生不能用其他原因解释的抽搐。(4)慢性高血压并发子痫前期:妊娠20周之前没有蛋白尿的高血压妇女新出现蛋白尿≥300毫克/24小时,妊娠20周之前有高血压和蛋白尿的孕妇出现蛋白尿或血压的突然增加,或血小板计数<100×10⁹/升。(5)妊娠合并慢性高血压:妊娠前血压≥140/90毫米汞柱,或妊娠20周之前不是因为妊娠期滋养细胞疾病而诊断为高血压,或高血压在妊娠20周之后诊断并一直持续到产后12周以后。

　　临床症状:孕妇年龄≥40岁,有子痫前期病史,抗磷脂抗体阳性,以及有高血压病史、肾脏病史、糖尿病史。妊娠20周后出现高血压、水肿、蛋白尿。轻者可无症状或轻度头晕,血压轻度升高,伴水肿或轻度蛋白尿;重者会头痛、眼花、恶心、呕吐和持续性上腹痛等,血压升高明显,蛋白尿增多,水肿明显,甚至昏迷、抽搐。(1)血压≥140/90毫米汞柱是妊娠高血压的临床表现特点。血压缓慢升高时患者多无自觉症状,于体检时发现血压增高,或在精神紧张、情绪激动和劳累后,感到头晕、头痛等;血压急骤升高时,患者可出现剧烈头痛、视力模糊和心悸气促,会引起心脑血管意外。重度子痫前期患者血压持续升高,出现严重高血压≥160/110毫米汞柱。(2)蛋白尿可随着血管痉挛的变化每天都会有所变化。重度子痫前期患者

尿蛋白继续增加,出现大量蛋白尿,尿蛋白定性≥(＋＋),或 24 小时尿蛋白定量≥2 克。(3)水肿可表现为显性水肿和隐性水肿。显性水肿多发生于踝部及下肢,也可表现为全身水肿。特点为休息后不消失,或突然出现,迅速波及全身甚至出现包括腹腔、胸腔、心包腔的浆膜腔积液。隐性水肿是指液体潴留于组织间隙,主要表现为体重的异常增加。

本病属中医妊娠病"子肿""子晕""子痫"范畴。张仲景最早指出妊娠期高血压,根据其临床症状,张仲景称之为"痉病",正如《金匮要略》言:"新产妇人有三病,一者病痉,二者病郁冒,三者大便难,何谓也? 师曰:新产血虚,多汗出,喜中风,故令病痉。"后世多根据病证的不同,一一提出子肿、子晕、子痫等病名。子肿相当于妊高征的轻中症,子晕相当于先兆子痫,子痫相当于妊高征中的子痫,子痫多由子肿、子晕发展而来,危及母胎生命。妊娠中晚期,肢体面目发生肿胀,经卧床休息一夜不消失者,称为"子肿",亦称"妊娠肿胀"。子肿最早见于《金匮要略·妇人妊娠病脉证并治》:"妊娠有水气,身重,小便不利,洒淅恶寒,起即头眩,葵子茯苓散主之。"《医宗金鉴》根据肿胀部位及程度的不同,分别有子气、子肿、皱脚、脆脚等名称。妊娠中晚期,头晕目眩,或伴面浮肢肿,甚者昏眩欲厥,称为"子眩",亦称"妊娠眩晕""子晕"。《叶氏女科证治·安胎》言:"妊娠七八月,忽然卒倒,僵扑不省人事,顷刻即醒,名曰子晕,宜葛根汤,亦有血虚、阴火炎上、鼓动其痰而眩晕者,宜葛根四物汤,亦有气血两虚而眩晕者,宜八珍汤。"妊娠晚期,或临产时及新产后,眩晕头痛,突然昏不知人,两目上视,牙关紧闭,四肢抽搐,腰背反张,少顷可醒,醒后复发,甚或昏迷不醒者,称为"子痫",亦称"妊娠痫证"。首载于《诸病源候论·妊娠痉候》:"……妊娠而发者,闷冒不识人。须臾醒,醒复发,亦是风伤太阳之经作痉也。"子晕、子痫发病多由于阴血下注冲任以养胎,出现阴血聚于下,阳气浮于上,甚者气机逆乱,阳气偏亢的状态;子肿发病多由于胎体渐长,致使气帆升降失润,又易形成气滞湿郁,痰湿内停。子肿、子晕、子痫在病机上有内在联系,病证可逐渐演变。

辨 证 施 治

1. 卓雨农分 4 证

(1)肝热生风证　妊娠数月,平日头晕眼花,面赤,时有发热,性情烦躁,病时突然昏倒,神志不清,四肢抽搐,舌红,若黄褐,脉弦数。治宜清热养血、平肝息风。方用龙胆羚羊角汤(自制方)加减:龙胆草 9 克、黄芩 6 克、干地黄 9 克、羚羊角(磨粉冲服)3 克、茯苓 9 克、丹参 3 克、车前仁 6 克。随症加减:痰涎壅盛,加竹沥 30 滴,亦可加竹黄 6 克;内热甚,兼有口苦溺赤,烦躁或有谵语者,治宜泄热清心,方用加味黄连解毒汤(自制方):黄连 3 克、黄柏 6 克、栀子 9 克、黄芩 6 克、犀角(磨汁冲服)3 克;若抽搐甚者,加石决明 15 克、草决明 15 克。

(2)风寒外袭证　妊娠数月,肢体常痛,有时面浮肢肿,憎恶风寒,头痛胸闷,忽然呕恶,昏闷不识人,舌淡,苔白润,脉浮滑而紧。治宜疏解风寒。方用葛根汤(《伤寒论》):桂枝 6 克、葛根 6 克、麻黄 3 克、白芍 6 克、甘草 3 克、生差 1 片。随症加减:风寒夹痰者,症状同上,惟发病时喉间痰鸣,治宜祛风化痰,方用祛风导痰汤(自制方):法半夏 9 克、陈皮 6 克、胆南星 6 克、钩藤 9 克、茯苓 9 克、桂枝 6 克、葛根 6 克、甘草 3 克、荆竹沥 20 滴。

(3)阴亏血虚证　妊娠数月,平时头晕目眩,心悸气短,面色萎黄。或有浮肿,病时头痛甚剧,颠仆不省人事,舌淡无苔,脉虚细而弦。治宜养血息风。方用钩藤汤(《圣济总录》):钩滕 9 克、当归首 6 克、茯神 12 克、泡参 12 克、桔梗 6 克、桑寄生 30 克。随症加减:如已见抽搐者,加阿胶珠 9 克、牡蛎 12 克;血虚而液少者,去当归,加生白芍 9 克、地黄 9 克。

(4)阳虚水泛证　怀孕数月,面浮肢肿,气促尿短,心累神倦,发病时骤然昏昧,不知人事,牙关紧闭,有时抽搐,舌淡或微有紫色,苔白,脉滑重按无力。治宜温化行水。方用加味五苓散(自制方):白术 9 克、茯苓皮 9 克、猪苓 6 克、泽泻

4.5 克、肉桂 3 克、生姜皮 3 克、五加皮 6 克、炒远志 4.5 克。①

2. 肝风内动证　症见妊娠中后期头晕目眩，心烦咽燥，耳鸣失眠，视物不清，面潮红。舌红少苔，脉弦数。治宜滋阴平肝，行气化瘀。

（1）羚角钩藤汤　羚羊角片 15 克、珍珠母（先煎）15 克、钩藤（后入）15 克、川贝母 15 克、桑叶 15 克、竹茹 20 克、生地黄 20 克、白芍 20 克、甘菊花 20 克、杜仲 10 克、白蒺藜 10 克、降香 10 克、天麻 10 克、青龙齿（先煎）10 克、茯神木 10 克。每日 1 剂，水煎后取汁 500 毫升，每日 2 次（早晚各 1 次）。临床观察：庞桂珍将 130 例早发型重度子痫患者分为实验组与对照组各 65 例。对照组与实验组均给予西药常规治疗。实验组另予上方治疗。结果：实验组妊娠并发症总发生率为 15.38%、剖宫产率为 12.31% 及产后出血率为 7.69%，明显低于对照组的 36.92%、26.15%、21.54%，妊娠延长时间明显短于对照组；实验组新生儿重度窒息率为 3.08%，明显低于对照组的 13.85%，且新生儿体质量明显高于对照组。②

（2）羚角钩藤汤　羚羊角片 0.3～0.6 克、钩藤 15～30 克、桑叶 6 克、川贝母 6 克、生地黄 10 克、菊花 5 克、生白芍 10 克、竹茹 10 克、白蒺藜 10 克、丹参 10 克、珍珠母（先煎）15～30 克、龙骨（先煎）15～20 克。随症加减：心肝火旺者，加龙胆草 6 克、黄连 3 克、苦丁茶 10 克、夏枯草 10 克；痰涎多者，加天竺黄 10 克、胆南星 10 克、炙远志 6 克；胸脘痞闷，恶心泛吐者，加广郁金 9 克、佛手片 6 克、制半夏 6 克。每日 1 剂，水煎，分 2 次服。临床观察：呼改琴等以上方加减治疗 34 例子痫前期患者，总有效率为 94.1%。③

（3）一贯煎加减　北沙参 12 克、生地黄 30 克、麦冬 15 克、枸杞 12 克、川楝子 12 克、丹参 12 克、白芍 15 克、石决明 30 克、生龙骨 30 克、生牡

蛎 30 克。每日 1 剂，7 天为 1 个疗程。临床观察：李丛珊等以上方治疗 50 例早发型重度子痫前期患者，总有效率为 96%。④

3. 脾肾两虚证　症见肤色淡黄，精神萎靡，舌苔薄腻，舌质淡胖有齿痕，脉滑无力。

（1）全生白术散加味　焦白术 9 克、姜皮 2 片、炒党参 9 克、陈皮 4.6 克、六神曲 12 克、茯苓皮 9 克、黄芪皮 9 克、大腹皮 9 克、炙甘草 3 克、大枣 4 枚。随症加减：腹胀严重者，加用焦枳壳（或枳实）9 克、佛手片 9 克；大便溏薄者，加用煨木香 4.5 克、炒白扁豆 20 克；心悸失眠者，加用辰灯芯 3 束、炒酸枣仁 6 克；浮肿以下肢为主（甚至趾间渗出水），胸胁胀满，脉细弦，苔薄白，肺气郁滞及水不得随气升降之脾肺气虚者，药用紫苏叶梗 9 克、姜皮 2 片、制香附 12 克、炙甘草 3 克、茯苓皮 9 克、陈皮 4.6 克、天仙藤 12 克、焦白术 9 克、桔梗 4.5 克、宣木瓜 9 克、桑叶皮各 9 克。临床观察：胡杰英等将 200 例妊高征患者随机分为观察组和对照组各 100 例。对照组与观察组均给予西药治疗。观察组另给予上方加减治疗。结果：观察组临床疗效指标及不良反应均优于对照组（$P<0.05$）；观察组总有效率为 85%，高于对照组的 68%。⑤

（2）白术散加减　白术（蜜炙）20 克、橘皮 10 克、大腹皮 15 克、茯苓 15 克、扁豆 15 克、砂仁 3 克、生姜 6 克。随症加减：下肢肿盛，加桂枝、泽泻、附子；气虚较甚，加人参、黄芪、山药；身肿势较重，加通草、车前子；水肿发生于妊娠 23 周以前或随按随起，加天仙藤、香附、陈皮。每日 1 剂，分 3 次煎服。临床观察：王桂生以上方加减治疗 84 例子肿患者，临床有效率 100%。⑥

4. 申志会分 4 型

（1）子晕（阴虚肝旺）　治宜育阴潜阳。方用杞菊地黄丸加味：枸杞子 20 克、菊花 15 克、熟地黄 50 克、黄柏 15 克、山茱萸 25 克、茯苓 15 克、山

① 曾倩，等.川派中医药名家系列丛书·卓雨农[M].北京：中国中医药出版社，2018：74-76.
② 庞桂珍.羚角钩藤汤对早发型重度子痫前期孕妇母婴结局及子代预后的影响分析[J].四川中医，2018，36（11）：154-156.
③ 呼改琴，等.羚角钩藤汤联合西药治疗子痫前期 34 例[J].河南中医，2015，35（9）：2235-2236.
④ 李丛珊，等.中西医结合治疗妊娠高血压伴早发型重度子痫前期临床研究[J].中医学报，2015，30（6）：872-873.
⑤ 胡杰英，等.中西医结合治疗妊高征 100 例临床观察[J].中国民族民间医药，2017，26（22）：92-95.
⑥ 王桂生.白术散加减治疗子肿 84 例报告[J].北京中医药，1994（6）：28.

药 25 克、泽泻 10 克、石决明 20 克、牡丹皮 10 克、何首乌 20 克、龟甲 20 克。

（2）子晕（阴虚肝旺）　治宜平肝潜阳、健脾利湿。方用白术散加味：白术 30 克、大腹皮 15 克、橘皮 15 克、茯苓 15 克、石决明 20 克、钩藤 20 克、生姜 7 片。脾虚肝旺，治疗以平肝潜阳、健脾利湿为主。

（3）子痫（胎风内动）　治宜平肝息风。方用羚羊钩藤汤加味：羚羊角 20 克、钩藤 20 克、浙贝母 15 克、白芍 10 克、桑叶 20 克、竹茹 15 克、甘草 10 克、菊花 15 克、龟甲 15 克、生地黄 15 克、茯神 15 克。

（4）子痫（痰火上扰）　治宜清热祛痰开窍。方用牛黄清心丸加味：牛黄 10 克、黄芩 15 克、黄连 15 克、朱砂 10 克、白术 20 克、苍术 10 克、郁金 20 克、栀子 10 克、竹沥 10 克。随症加减：抽搐者，可用止抽粉治疗。

临床观察：申志会将 86 例妊娠高血压综合征患者随机分为观察组 50 例与对照组 36 例。对照组与观察组均采用西医治疗；观察组另加用上述方剂辨证施治，水煎，每日 3 次口服，7 天为 1 个疗程。轻者治疗 1 个疗程，重者 2 个疗程。结果：治愈率观察组为 96%，高于对照组的 86.1%（$P<0.05$）。[1]

5. 阴虚肝旺证　症见妊娠晚期全身小动脉痉挛，血液浓缩及微循环障碍。治宜平肝潜阳、养阴清热。方用杞菊地黄汤：枸杞 10 克、菊花 10 克、熟地黄 10 克、丹参 10 克、赤芍 10 克、地龙 10 克、当归 10 克、龙骨 30 克、牡蛎 30 克、石决明 30 克、珍珠母 30 克、玄参 15 克、桑椹子 15 克、麦冬 15 克、大蓟 12 克、小蓟 12 克、龟甲 12 克、全蝎 2 克。每日 2 次，早晚服用，连续治疗 2 周。临床观察：杨东艳以上方治疗 42 例妊娠高血压综合征患者，治疗后总有效率为 92.9%。[2]

6. 冯春玲分 2 型

（1）肝肾阴虚型　治宜滋肾柔肝、平肝息风、活血化瘀。药用生地黄 30 克、沙参 10 克、麦冬 12 克、枸杞子 12 克、川楝子 10 克、桑寄生 15 克、白芍 15 克、石决明 30 克、玄参 15 克、丹参 25 克、川芎 15 克。随症加减：血压升高，头昏头痛甚者，酌加钩藤 20 克、龟甲 30 克、菊花 20 克、生牡蛎 30 克、龙齿 30 克、珍珠母 20 克；有蛋白尿者，加鹿衔草 30 克、益母草 30 克、山药 30 克。

（2）脾肾阳虚型　治宜温肾健脾、化气行水、活血化瘀。药用蜜炙白术 30 克、茯苓 20 克、大腹皮 20 克、生姜皮 10 克、橘皮 10 克、砂仁 6 克、桂枝 15 克、白芍 10 克、党参 15 克、丹参 20 克、川芎 15 克、猪苓 20 克、牛膝 20 克。随症加减：浮肿明显者，加防己 12 克、天仙藤 30 克。

临床观察：冯春玲以上方加减辨证治疗 46 例妊娠高血压综合征患者，每日 1 剂，水煎服，治疗 6 天为 1 个疗程。结果：治愈 16 例（34.78%），好转 25 例（54.34%），无效 5 例（10.86%）。总有效率为 89.13%。[3]

7. 杜廷海分 3 型

（1）脾虚型　症见水肿，头痛头昏，少尿，神疲乏力，胸闷，食欲不振，心悸气短。舌紫暗，舌胖有齿痕，苔薄白或腻，脉弦滑。方用黄芪建中汤：黄芪 30 克、饴糖 30 克、白芍 15 克、桂枝 15 克、生姜 3 片、炙甘草 20 克、大枣 10 枚。随症加减：若脾虚湿盛者，加橘皮、茯苓。每日 1 剂，水煎服，早晚分服，10～14 周为 1 个疗程。

（2）肝阳亢型　症见胸闷，头痛头昏，水肿，少尿，失眠，口苦烦躁，恶心干呕。舌紫暗，苔薄白或腻，脉弦滑。治宜养阴清热、平肝潜阳。方用一贯煎加减：生地黄 30 克、沙参 12 克、枸杞子 12 克、麦冬 12 克、川楝子 10 克、桑寄生 15 克、白芍 15 克、石决明 30 克、丹参 12 克。每日 1 剂，水煎服，早晚分服，8～12 周为 1 个疗程。

（3）肾虚型　症见头痛头昏，水肿，少尿，腰膝酸软，胸闷，畏寒肢冷，恶心干呕，舌淡红，苔白滑，脉沉细。治宜滋肾壮水。方用杞菊地黄丸：熟地黄 24 克、山茱萸 12 克、山药 12 克、牡丹皮 6

① 申志会.中西医结合治疗妊娠高血压综合征临床观察[J].实用中医药杂志,2017,33(12):1398-1399.
② 杨东艳,等.杞菊地黄汤治疗妊娠高血压综合征的临床疗效[J].陕西中医,2016,37(4):387-389.
③ 冯春玲.中西医结合治疗妊娠高血压综合征[J].中医临床研究,2011,3(5):92,94.

克、白茯苓9克、泽泻9克、枸杞子9克、菊花9克。每日1剂,水煎服,连服8～12周为1个疗程。

临床观察:杜廷海以上方辨证治疗1例妊娠期高血压患者,疗效满意。[①]

8. 庞泮池分3型

(1)脾虚湿阻,肝阳上亢型 往往浮肿,下肢尤肿,大便溏薄,脉滑,舌苔淡胖。一般用健脾利湿、平肝潜阳药。健脾利湿药如:白术、茯苓、薏苡仁、扁豆衣、车前子、赤豆、木瓜、防己等。平肝潜阳药,如白蒺藜、珍珠母、钩藤、龙骨、牡蛎等,并可酌加祛风药如天仙藤。如苔白舌淡,脉不弦者,用五苓散效果较显著。往往肿退后,血压亦低,从临床见到脾虚湿阻的类型,疗效较高。《金匮要略》载:"见肝之病,知肝传脾,当先实脾。"仲景治疗慢性病的特点,是平衡脏腑。怀孕后,脾气虚弱,引起了肝阳偏亢,因此用健脾利湿法,是补脾的不足;平肝潜阳是损肝的有余。

(2)肾阴不足,肝阳上亢型 往往出现头晕眼花,手麻口渴,大便秘结,舌质红,脉弦滑数,除用养阴滋水、平肝潜阳外,还须加清热定风镇痉之品。养阴滋水药,如生地黄、麦冬、龟板。平肝潜阳药,如白蒺藜、钩藤、珍珠母。清热定风药,如天仙藤、龙骨、牡蛎、知母、栀子。这一类型患者用上法可以获得一些效果,但疗效往往缓慢,二三剂方看到效果,有时一周左右可见效,有时疗效不理想。易出现子痫症状,见到这一类型必须严加观察,处理及时,防止子痫。

(3)心肝火盛,肝阳上亢型 平素身体壮实,健康,怀孕后期突然血压上升。有时毫无征兆,但有怕热,有时烦躁口渴,头痛便秘,舌苔薄黄,质红有刺,脉弦滑数。治宜清肝泄热,如龙胆泻肝汤等,疗效亦较差,易发子痫,必须防患,最好中西药并用,除中药泻肝清火外,西药可用镇静剂,中药加羚羊角粉,每日2次,每次1分。龙胆泻肝汤加减:龙胆草、柴胡、牡丹皮、炒栀子、当归、生地黄、

川大黄、车前子等。[②]

9. 韩百灵分2型

(1)肝风内动型 妊娠六七个月上,常感眩晕头痛,心烦不宁,手足心热,面目红赤,头浮肢肿,舌红或绛,苔无或花剥,脉弦数劲急。此乃阴虚火旺之征象。若突然仆倒,不省人事,两目上吊,牙关紧闭,口流涎沫,腰背反张,四肢抽搐,时作时止,或良久不省者,为肝风内动所致,乃危重症。韩百灵治疗后者,善以清热平肝、息风定惊。方用羚角钩藤汤(《通俗伤寒论》)加减:羚羊角丝(煮水频饮)、钩藤、桑叶、菊花、贝母、竹茹、生地黄、白芍、茯神、甘草。

(2)痰火壅盛型 妊娠后期头眩,心烦,胆怯,胸胁满闷,气促,呃逆,呕吐痰涎,大便不爽,舌红,苔黄腻,脉弦滑者,此属痰火壅盛,内扰于上,阻塞气机,甚则蒙蔽心窍之证。治宜健脾渗湿、清热除痰。方用清热除烦汤(经验方)加减:川贝母15克、竹茹15克、陈皮15克、茯苓20克、胆南星10克、竹沥15克、黄芩15克、知母15克、石菖蒲15克、石决明20克、大黄5克。

随症加减:若见抽搐者,可酌加全蝎、石决明,以助平肝潜阳、息风定惊之力;若神昏持续不醒者,乃痰火内迷心窍,可加安宫牛黄丸,或用至宝丹、紫雪丹等,以开窍痰。并应立即送往医院抢救,否则可发生生命危险。[③]

10. 肾虚水泛证 症见水肿,小便不行,恶心,脘闷。治宜化气行水、健脾消肿、固肾安胎。方用五苓散加减:猪苓9克、茯苓15克、泽泻9克、桂枝6～9克、白术12克、桑寄生15克、大腹皮15克、木瓜30克、砂仁6克。随症加减:血压高,头晕目眩者,加夏枯草15克、钩藤15克、石决明15克;头痛,视物不清,恶心欲呕者,加半夏10克、珍珠母30克、羚羊角(冲服)1克。每日1剂,水煎服。临床观察:李智芬等以上方加减治疗209例妊娠高血压综合征患者,总有效率为98%。[④]

① 王菲,等.杜廷海教授治疗妊娠期高血压经验[J].世界中西医结合杂志,2010,5(11):933-934.
② 朱世增.庞泮池论妇科[M].上海:上海中医药大学出版社,2008:124-125.
③ 韩延华.中国百年百名中医临床家丛书·韩百灵[M].北京:中国中医药出版社,2007:111-112.
④ 李智芬,等.加味五苓散治疗妊娠高血压综合征209例[J].陕西中医,1993,14(12):534.

经 验 方

1. 二至汤合六味地黄汤　熟地黄 30 克、山茱萸 10 克、牡丹皮 10 克、山药 15 克、茯苓 10 克、泽泻 10 克、女贞子 15 克、墨旱莲 15 克。随症加减：若肿势明显，茯苓增为 20 克，泽泻增为 15 克；口苦心烦，加竹茹 10 克；若头晕明显，加天麻 15 克、钩藤 15 克。每日 1 剂，水煎服，早晚分服。曾荣等将 100 例妊娠期高血压患者随机分为研究组和对照组各 50 例。对照组采用常规西医治疗，盐酸拉贝洛尔片每次 100 毫克，每 8 小时服 1 次；研究组采用二至汤合六味地黄汤治疗。两组治疗时间均为 3 周，3 周后对比两组的临床疗效、血压变化情况、血浆内皮素（ET）及单核细胞趋化蛋白-1（MCP-1）水平，不良反应。结果：研究组临床疗效优于对照组（P＜0.05）；研究组治疗后血压、ET、MCP-1 水平以及不良反应发生率均比对照组低（均 P＜0.05）。①

2. 滋肾清肝化淤方　当归 20 克、熟地黄 20 克、紫河车 20 克、山茱萸 20 克、续断 30 克、山药 15 克、女贞子 15 克、墨旱莲 15 克、黄芩 3 克、白术 10 克、甘草 6 克。随症加减：若出现食欲不振，倦怠，乏力，面色萎黄，畏寒怕冷，手足欠温，大便稀溏，为脾阳气虚，可加黄芪 15 克、菟丝子 15 克、粳米 10 克；若胸闷嗳气，心烦易怒，口干口苦，易怒，为气机郁结，可加沉香 15 克、木香 15 克、厚朴 15 克、莱菔子 15 克；若腹部胀满不舒，面色晦暗，舌紫暗，脉涩，为瘀血阻滞，可加桃仁 10 克、赤芍 8 克、当归 8 克；若体形肥胖，痰多，易倦，身重，喜肥甘，舌胖大，舌白腻，为痰湿内阻，可加陈皮 10 克、枳实 10 克、半夏 10 克、竹茹 10 克、茯苓 10 克；若脘闷腹满，便溏稀，尿赤，脉濡数，为湿热内阻，可加藿香 10 克、栀子 10 克、猪苓 10 克。每日 1 剂，水煎温服，分 3 次服用，每次 100 毫升。贾锐等将 80 例子痫前期患者随机分为对照组和观察组各

40 例。对照组予口服阿司匹林每天 75 毫克，直到分娩。观察组在对照组基础上加用滋肾清肝化淤方口服。两组患者均用药至分娩。结果：两组治疗前后尿蛋白定性及 24 小时尿蛋白定量比较均有统计学差异（P＜0.05）；且治疗后观察组两项指标均显著优于对照组（P＜0.05）。治疗后两组活化部分凝血活酶时间（APTT）、纤维蛋白原指标有改善，观察组 APTT（29.73±3.16）秒，较对照组（25.02±4.35）秒显著增加（P＜0.05）。观察组每升纤维蛋白原（2.74±0.18）克，较对照组每升（3.42±0.36）克降低（P＜0.05）。观察组新生儿体重显著重于对照组（P＜0.05）。观察组较对照组显著延长孕周（P＜0.05），两组产后出血量无统计学差异（P＞0.05）。两组分娩方式及新生儿结局均无统计学差异（P＞0.05）。观察组并发症发生率为 20%，显著低于对照组的 35%（P＜0.05）。②

3. 补气活血滋阴汤　麦冬 30 克、薏苡仁 30 克、黄芪 20 克、沙参 15 克、延胡索 10 克、红花 10 克、大黄 10 克、五味子 5 克、三七 5 克、牡丹皮 5 克、蜈蚣 2 条。每日 1 剂，水煎，取浓汁 100 毫升，早晚 2 次分服。补气滋阴汤，活血化瘀。成静将 90 例子痫前期患者随机分为对照组与观察组各 45 例。对照组与观察组均采用常规西医治疗，观察组加服补气活血滋阴汤治疗。两组均持续治疗至孕妇分娩或终止妊娠。结果：治疗后，两组中医证候积分较治疗前均明显降低，且观察组显著低于对照组；观察组终止妊娠时孕周明显长于对照组，终止妊娠时收缩压、舒张压也明显低于对照组。③

4. 七子方加减　钩藤 24 克、决明子 24 克、枸杞子 12 克、菟丝子 12 克、龙骨 15 克、熟地黄 20 克、金樱子 9 克、沙苑子 12 克、桑寄生 12 克、杜仲 15 克、丹参 6 克。滋补肝肾之阴，镇静安神，疏肝泻火。崔晓飞将 60 例肝肾阴虚型子痫前期患者随机分为对照组与治疗组各 30 例。对照组采用硝苯地平为治疗药物。治疗组采用上方联合硝苯地平治疗，分早晚 2 次服，与口服硝苯地平时间间

① 曾荣，等.陈宝贵经验方二至汤合六味地黄汤对妊娠期高血压的影响[J].广西中医药,2021,44(1)：5-7.
② 贾锐，等.滋肾清肝化淤方联合阿司匹林治疗子痫前期疗效及安全性研究[J].陕西中医,2019,40(6)：749-752.
③ 成静.补气活血滋阴汤对子痫前期患者血清胱抑素 C 及尿微量白蛋白水平的影响[J].四川中医,2018,36(11)：158-160.

隔半小时以上。以7天为1个疗程,共治疗7天。结果:治疗组和对照组治疗后中医证候疗效比较有非常显著性差异($P<0.01$);治疗组在改善单项症状方面总体上优于对照组($P>0.05$);治疗组、对照组中医证候积分经治疗后均有显著下降($P<0.05$),治疗组明显优于对照组($P<0.01$);治疗组、对照组的中医病情分级经治疗后有显著下降($P<0.01$),治疗组明显优于对照组($P<0.01$)。各项检测结果的比较:(1)两组经7天治疗后均能降低患者的收缩压,且治疗组优于对照组($P<0.05$);(2)两组经7天治疗后均能降低患者的舒张压,尚不能认为治疗组优于对照组($P>0.05$);(3)两组经7天治疗后均能降低24小时尿蛋白,治疗组对尿蛋白改善显著优于对照组($P<0.01$)。[1]

5. 加减补中益气汤加味 黄芪20克、人参15克、柴胡15克、甘草6克、当归10克、白术10克、茯苓15克、升麻10克、陈皮10克、杜仲10克、菟丝子10克、丹参15克、川芎5克。健脾益气,活血化瘀。每日1剂,上下午各1次。沈岩金等将245例既往患子痫前期病史的孕妇随机分为A组67例、B组67例、C组66例与D组45例。A组采用中药加减补中益气汤加味治疗。B组采用中药+低分子肝素钠治疗。C组采用低分子肝素钠治疗。D组为空白组,不用中药或低分子肝素钠进行治疗。结果:子痫前期复发率,D组>A组和C组>B组,比较有显著性差异($P<0.05$),A组和C组比较无差异;早产儿体重比较,B组>A组和C组>D组,比较有显著性差异,A组和C组比较无差异($P>0.05$);早产平均孕周,B组比A组、C组、D组明显延长。结果:防治子痫前期患者复发,加减补中益气汤加味联合低分子肝素钠的临床效果最佳。[2]

6. 当归芍药散 当归9克、芍药30克、茯苓12克、白术12克、泽泻15克、川芎9克。益脾养血,健脾利湿,养血调肝。孙秋峰将78例早发型重度子痫前期患者随机分为对照组与观察组各39例。对照组与观察组采用常规西医治疗。观察组另加当归芍药散治疗。结果:观察组低蛋白血症、子痫、心肾功能损害、胎盘早剥、产后出血的发生率均低于对照组,差异有统计学意义($P<0.05$);观察组胎儿窘迫、新生儿窒息、早产的发生率低于对照组,新生儿体质量高于对照组,差异有统计学意义($P<0.05$)。[3]

7. 钩藤汤加减 甘草6克、天麻10克、丹参10克、川芎10克、钩藤(后下)12克、知母12克、当归15克、桑寄生15克、赤茯苓15克、柴胡15克、白芍15克、茯神30克。每日2次,每次1袋,早晚饭后半小时温服。平肝息风,疏肝解郁,调理肝血。孙则敏等将79例轻度子痫前期患者随机分为治疗组42例与对照组37例。对照组给予对症治疗,并采用地西泮片治疗。治疗组予对症治疗并加用上方治疗。结果:入院第14天治疗组患者的收缩压低于对照组患者,差异有统计学意义($P<0.05$);治疗组患者入院第7、14天收缩压低于入院第1天,入院第14天收缩压低于第7天,差异有统计学意义($P<0.05$);治疗组患者入院第14天舒张压低于入院第1天,差异有统计学意义($P<0.05$);治疗组患者重度子痫前期发病率为7.1%,低于对照组的24.3%,差异有统计学意义。[4]

8. 葛根汤 葛根15克、芍药15克、麻黄5克、生姜皮5克、桂枝10克、大枣10克、甘草6克。每日1剂,水煎,分早晚2次服,直至终止妊娠。调气行水消肿,健脾升阳止晕。沈岩金等将50例早发型重度子痫前期患者随机分为对照组与研究组各25例。对照组与研究组均采用硫酸镁、硝苯地平常规治疗。研究组另加用葛根汤治疗。结果:治疗后两组平均动脉压、24小时尿蛋白量、脐动脉血流阻力、全血黏度、D-二聚体值均比治疗前降低($P<0.05$),且研究组上述各指标降低较对照组更显著($P<0.05$);另外治疗后研

① 崔晓飞.七子方加减联合硝苯地平、硫酸镁治疗肝肾阴虚型子痫前期临床疗效的观察[D].晋中:山西中医药大学,2017.
② 沈岩金,等.中西医结合防治脾虚血瘀型子痫前期复发的临床疗效观察[J].云南中医中药杂志,2017,38(2):21-24.
③ 孙秋峰.当归芍药散配合西医对早发型重度子痫前期母婴的影响[J].中医临床研究,2017,9(13):69-70.
④ 孙则敏,等.钩藤汤加减联合心理护理治疗轻度子痫前期的临床疗效[J].临床合理用药杂志,2016,9(3C):13-15,18.

究组延长孕周时间明显大于对照组,差异有统计学意义($P<0.05$)。[1]

9. 十益汤 羚羊角片(先煎)5克、钩藤(后入)20克、白芍30克、白术30克、牡丹皮10克、茯苓20克、龟甲30克、枸杞子15克、山茱萸30克、泽泻15克。水煎去渣取汁500毫升,早晚2次服用。凉肝息胎火,活血降压,调脂,抗氧化。唐佩芳将83例早发型重度子痫前期孕妇随机分为观察组40例与对照组43例。对照组与观察组均采用硫酸镁治疗。观察组另加用上方治疗。结果:十益汤联合硫酸镁治疗可以明显降低收缩压、舒张压、平均动脉压、24小时尿蛋白量,并且延长孕周、增加新生儿体重、胎盘早剥比例减少、死胎比例较少,Apgar评分升高,对早发型重度子痫前期孕妇的治疗效果显著。[2]

10. 羚羊角散(李今庸经验方) 羚羊角2克、独活5克、茯神5克、防风5克、钩藤10克、当归5克、川芎5克、桑寄生8克、党参5克、甘草5克、生姜3克、红枣(擘)2枚。上药12味以适量水煎,汤成去渣,取汁温服,每日2次。适用于肝肾阴虚、肝失荣养肝风内动所导致的子痫,症见妊娠期间忽然眩晕仆地,昏不知人,颈项强直,筋脉挛急,四肢抽搐,口噤不开,双目上视,常伴有头痛、目眩、胸闷、心悸、烦躁等。[3]

11. 天麻钩藤饮 天麻12克、钩藤(后下)15克、石决明(先煎)25克、栀子12克、黄芩12克、川牛膝15克、杜仲12克、益母草12克、桑寄生12克、夜交藤12克、朱茯神12克、丹参15克、葛根15克。每日1剂,早晚2次服用。平肝祛风降逆,清降活血,滋补肝肾,安神安眠。陈锦玉等将60例早发型重度子痫患者随机分为治疗组与对照组各30例。对照组与治疗组均采用西医常规疗法。治疗组另加用上方治疗。结果:治疗组在降低血压、24小时尿蛋白排泄量、纤维蛋白原(FIB)、D-二聚体、妊娠并发低蛋白血症及肝肾受

损方面均明显优于对照组($P<0.05$);对照组治疗前后FIB及D-二聚体无明显改变。治疗组延长孕周(15.2 ± 4.8)天,发生新生儿窒息7例;对照组延长孕周(9.3 ± 2.2)天,发生新生儿窒息11例。[4]

12. 血压平颗粒 夏枯草15克、菊花10克、当归10克、党参10克、天麻10克、钩藤10克、石决明10克、桑寄生10克、杜仲10克、甘草3克。随症加减:兼反酸者,加黄连3克、吴茱萸1克、煅瓦楞子15克;兼恶心者,加炒竹茹10克、姜半夏10克、生姜6克;兼心悸、脉结代者,加熟地黄10克、阿胶(烊化)10克、麦冬10克;兼失眠者,加夜交藤10克、柏子仁10克。将各味颗粒剂以温水200毫升分早晚2次冲服。疏肝解郁,补脾益肾。史爱武将40例妊娠高血压综合征患者随机分为治疗组和对照组各20例。对照组与治疗组均予盐酸拉贝洛尔治疗。治疗组另加用血压平颗粒加减治疗。两组均以2周为1个疗程,治疗2个疗程。结果:治疗组总有效率为95%,与对照组的90%比较,差异无统计学意义($P>0.05$),两组疗效相当;治疗组盐酸拉贝洛尔用量增加率低于对照组,但比较差异无统计学意义($P>0.05$);两组治疗后收缩压、舒张压及心率均较治疗前下降($P<0.01$,$P<0.05$),且治疗组低于对照组($P<0.05$)。[5]

13. 四君子汤 党参15克、白术12克、云茯苓20克、当归12克、黄芩10克、菟丝子30克、生甘草3克。每日1剂,水煎,早晚分服。平调生理,恢复全身机能。葛明等将73例妊娠高血压综合征视网膜病变患者(135只眼)随机分为对照组30例(55只眼)与治疗组43例(80只眼)。对照组与治疗组均采用降压、解痉、利尿、扩血管、营养神经等药物治疗。治疗组另加用上方治疗。两组均以1周为1个疗程,4个疗程后判定疗效。结果:对照组55只眼,治愈18例,好转28例,无效9例,有效率为83.0%;治疗组80只眼,治愈28例,

① 沈岩金,等.葛根汤治疗早发型重度子痫前期临床观察[J].新中医,2016,48(1):125-126.
② 唐佩芳.十益汤治疗早发型重度子痫前期的疗效观察[J].中国中医药科技,2016,23(1):99-100.
③ 李今庸.李今庸临床用方集粹[M].北京:中国中医药出版社,2015:313.
④ 陈锦玉,等.天麻钩藤饮加味联合西医常规治疗早发型重度子痫前期临床研究[J].中国中医药信息杂志,2015,22(6):32-34.
⑤ 史爱武.血压平颗粒治疗妊娠高血压疾病临床研究[J].河北中医,2015,37(6):829-831.

好转 44 例,无效 8 例,有效率为 90.0%。两组有效率比较,差异有显著性($P<0.05$)。[1]

14. 补肾健脾活血颗粒 黄芪 20 克、西洋参 5 克、丹参 15 克、白术 10 克、红花 10 克、酸枣仁 10 克、柏子仁 10 克、茯苓 8 克、泽泻 8 克。中药免煎颗粒冲服,每日 3 次。活血化瘀,补气养阴,健脾利湿,镇静安神。鹿志霞将 156 例早发型重度子痫前期患者随机分为治疗组和对照组各 78 例。对照组与治疗组均采用硫酸镁及其他西药治疗。治疗组另加用上方。治疗前后观察两组血压变化和 24 小时尿蛋白定量、延长孕周时间的差异。结果:两组患者在用药前后血压控制、24 小时尿蛋白定量,以及延长孕周时间比较均有明显差异(均 $P<0.05$)。[2]

15. 养血息风汤 熟地黄 20 克、丹参 20 克、当归 10 克、白芍 30 克、豨莶草 10 克、钩藤 20 克、川芎 10 克、首乌 15 克、山羊角 20 克、白僵蚕 20 克、地龙 20 克。随症加减:蛋白尿,加淮山药 20 克、益母草 20 克;水肿,加白术 20 克、防己 20 克。水煎服,日 1 剂,分 2 次服。养血柔肝,息风解痉。高兆燕将 150 例妊娠高血压症患者随机分为观察组与对照组各 75 例。对照组与观察组均采用硫酸镁静脉注射。观察组另加用上方治疗。结果:治疗后两组患者血压均明显下降,观察组出现 1 例产后子痫,对照组出现 3 例产后子痫、1 例产后出血;观察组总有效率为 92%,对照组为 82.67%。观察组采用中医养血息风法辅助硫酸镁治疗妊高征疗效显著好于单纯给予硫酸镁治疗的对照组。[3]

16. 益气聪明汤加减 黄芪 30 克、党参 30 克、黄柏 5 克、白芍 15 克、升麻 5 克、葛根 30 克、蔓荆子 10 克、炙甘草 5 克、法半夏 15 克、陈皮 10 克、茯苓 15 克。每日 1 剂,早晚分服,2 周为 1 个疗程。健脾益气,鼓舞清阳,巩固下焦。楼豪英将 60 例妊娠高血压综合征患者随机分为治疗组与对照组各 30 例。治疗组采用上方治疗,对照组采用拉贝洛尔(柳氨苄心定)。结果:治疗组综合疗效及总有

效率为 96.7%,优于对照组的 76.7%,两组比较有统计学差异。[4]

17. 天麻钩藤加减方 天麻 10 克、钩藤(后下)15 克、石决明(先煎)30 克、栀子 10 克、黄芩 10 克、杜仲 20 克、桑寄生 18 克、夜交藤 18 克、朱茯神 10 克。随症加减:水肿甚者,酌加茯苓、车前子(包煎);蛋白尿者,酌加玉米须、石韦。每日 1 剂,上药水煎 2 次,分早晚各 1 次温服。周长虹等将 74 例妊娠高血压综合征患者随机分为对照组与观察组各 37 例。对照组采用硫酸镁静脉滴注。观察组在对照组的基础上采用天麻钩藤加减方治疗。结果:与治疗前比较,两组患者血压、心率、血尿素氮、肌酐水平均有不同程度的改善,差异有统计学意义($P<0.05$);观察组患者血压、心率、血尿素氮的改善程度明显优于对照组,差异有统计学意义($P<0.05$)。[5]

18. 加味黄芪散联合丹参注射液 加味黄芪散:生黄芪、人参、炒白术、麦冬、茯苓、白芍、丹参、怀山药、川芎、当归、陈皮、甘草等。每日 1 剂,水煎服,每日 3 次。配合丹参注射液 20 毫升加入 5% 葡萄糖注射液 100 毫升静脉滴注,连用 7 天。补气活血养血,健脾利湿和胃。李智泉将 50 例孕周在 30~33 周的早发型重度子痫前期合并胎儿生长受限患者随机分为中药干预组 26 例(A组)与常规治疗组 24 例(B组),另外选择同期孕检正常妇女 20 例作为正常妊娠对照组(C组)。两组均予左侧卧位,鼻导管吸氧 30 分钟,每日 2 次,每分钟 3 升;心痛定 10 毫克口服,每日 3 次;拉贝洛尔 0.1 克口服,每日 3 次;硫酸镁 15 克加入 5% 葡萄糖注射液 500 毫升中静脉滴注,每日 1 次,必要时加用甘露醇及酚妥拉明静脉滴注;静脉滴注复方氨基酸 250 毫升,使用 5 日。A组另加用上法治疗。C组定期产检,不予其他处理。结果:两组治疗后 A组有效率为 96.15%,明显优于 B组的 58.33%,差异有统计学意义($P<0.01$);A组治疗后脐动脉阻力指数(RI 值)、脐动脉血流速率在收缩期末和舒张期末的比值(S/D 值)

① 葛明,等.四君子汤加减治疗妊娠高血压综合征视网膜病变 43 例[J].河南中医,2014,34(11):2240.
② 鹿志霞.补肾健脾活血颗粒联合西药治疗早发型重度子痫前期临床观察[J].山西中医,2014,30(7):27-29.
③ 高兆燕.养血熄风法辅助硫酸镁治疗妊娠高血压症 150 例[J].中国中医药现代远程教育,2013,11(14):16.
④ 楼豪英.益气聪明汤加减治疗早期妊娠高血压综合征 60 例[J].现代医院,2011,11(5):44-46.
⑤ 周长虹,等.中西医结合方法治疗妊娠高血压综合征患者疗效分析[J].中国医学工程,2011,19(12):65-65.

均较治疗前显著降低（$P<0.05$），平均延长孕龄、新生儿体重、新生儿存活率显著高于 B 组（$P<0.01$）。[1]

19. 曹氏七仙花天茶　仙鹤草 20 克、墨旱莲 20 克、三七 10 克、菊花 20 克、天麻 20 克。平肝息风，通脉行瘀。王随英将 111 例妊娠高血压眩晕患者随机分为治疗组 56 例与对照组 55 例。对照组采用尼莫地平，每次 0.1 克，每日 3 次。治疗组服用曹氏七仙花天茶，每日 1 剂，水煎 2 次，取汁 200 毫升，早晚 2 次分服。3 个月后复查脑电图。治疗 3 个月评定疗效。结果：总有效率治疗组为 89.29%，对照组为 81.82%，两组存在特别显著性差异（$P<0.01$）；曹氏七仙花天茶和尼莫地平治疗高血压，基本控制率、显效率、有效率比较均存在显著性差异（均 $P<0.05$）。[2]

20. 肾康宝丸药　当归 10 克、川芎 10 克、赤芍 30 克、茯苓 15 克、炒白术 10 克、泽泻 20 克、制大黄 5 克、柏子仁 8 克、桂枝 8 克。把上述药物粉碎加入浓缩后的稠膏中搅匀，烘干、粉碎、过 100～120 目筛，以水泛丸，烘干分装即得。每次 10 克，每日 2 次口服，共 3 周。祛瘀利水而不伤正，调肝健脾而利复旧。刘政等将 72 例妊娠高血压综合征重度子痫前期产后蛋白尿患者分为治疗组 38 例和对照组 34 例。对照组与治疗组均口服硝苯地平 10 毫克，1 日 3 次。治疗组另加服肾康宝丸药。两组均从生产后第 2 天开始治疗，疗程均为 3 周。结果：两组治疗前后尿蛋白定性评分、24 小时尿蛋白定量、血浆总蛋白、白蛋白比较，差异均有统计学意义（均 $P<0.01$）；治疗组治疗后尿蛋白定性评分为（0.7±0.8）分，优于对照组的（1.5±0.9）分；治疗组尿蛋白定性转阴率为 92.1%，高于对照组的 67.6%，差异有统计学意义（$P<0.01$）。[3]

21. 麻黄附子细辛汤加味　麻黄 12 克、附子 9 克、细辛 6 克、当归 10 克、葛根 12 克。每日 1 剂，水煎 2 次，取汁 200 毫升，早晚 2 次分服，服用 3 天为 1 个疗程。散寒解表，温通血脉，缓急止痛。王随英等将 111 例妊娠高血压头痛患者随机分观察组 56 例与对照组 55 例。观察组采用上方治疗，对照组采用口服复方降压片治疗。结果：对高血压症状的临床疗效，观察组显效率为 64.28%，对照组为 47.27%，两组有特别显著差异（$P<0.01$）；对血压的影响，观察组总有效率为 89.28%，对照组为 67.27%，两组有特别显著性差异（$P<0.01$）。[4]

22. 茯苓导水汤　木香 6 克、木瓜 10 克、大腹皮 10 克、白术 15 克、茯苓 15 克、猪苓 15 克、泽泻 10 克、桑白皮 12 克、砂仁 6 克、紫苏梗 6 克、陈皮 12 克。每日 1 剂，头煎加水 500 毫升，煎 20 分钟，二煎加水 300 毫升，煎 10 分钟，两煎液混合，频服。健脾理气，除湿利水，安胎。李文红以上方治疗 27 例子肿患者，治愈 10 例（37%），好转 14 例（48%），未愈 3 例（14.8%）。总有效率 85%。[5]

23. 平肝安胎汤　当归 9 克、茯苓 9 克、白芍 9 克、钩藤 9 克、泽泻 9 克、白术 9 克、桑寄生 15 克、菊花 15 克、煅石决明 30 克。每日 1 剂，水煎服，连服 7 次为 1 个疗程，配合甜豆汁饮用。平肝潜阳，健脾行水安胎。张雪芹以上方治疗 52 例高血压综合征患者，40 例用药 1 个疗程，8 例用药 2 个疗程，4 例用药 3 个疗程。结果：全部治愈（自觉症状消失，血压降至正常），治愈率 100%。[6]

24. 紫草决明汤　紫草 30 克、石决明 30 克、钩藤 15 克、生地黄 15 克、丹参 15 克、牡丹皮 15 克、菊花 10 克、枸杞子 10 克、山茱萸 10 克。随症加减：痰热盛者，加陈胆南星、天竺黄；浮肿甚者，加车前子；有动风征兆者，加羚羊角粉，重用钩藤。平肝涵阳，清解瘀热。汪绿英将 90 例妊娠高血压综合征患者随机分为治疗组 60 例与对照组 30

① 李智泉.加味黄芪散联合丹参注射液对早发型重度子痫前期合并胎儿生长受限患者的干预性研究[J].中华中医药学刊,2010,28(5): 1110-1112.
② 王随英.曹氏七仙花天茶治疗妊娠高血压眩晕疗效观察[J].中外医疗,2009(29)：100.
③ 刘政,等.祛瘀利水法治疗妊娠高血压综合征重度子痫前期产后蛋白尿临床观察[J].中国中西医结合杂志,2009,29(3)：222-224.
④ 王随英,等.麻黄附子细辛汤加味治疗妊娠高血压头痛 56 例[J].基层医学论坛,2008,12(31)：1027-1028.
⑤ 李文红.茯苓导水汤治疗子肿 27 例疗效观察[J].河北中医,2001,23(8)：604.
⑥ 张雪芹.自拟平肝安胎汤治疗妊娠高血压综合征 52 例[J].安徽中医临床杂志,2000,12(1)：18.

例。治疗组采用紫草决明汤加减,每日1剂,水煎2次服。7天为1个疗程。对照组采用天麻钩藤饮,服法与疗程同上。2个疗程后统计疗效。结果:治疗组显效39例,好转16例,无效5例;对照组显效13例,好转9例,无效8例。治疗组总有效率为91.7%,明显高于对照组的73.3%,经统计学处理,两组有显著性差异。[①]

25. 妊高方 熟地黄15克、生白芍15克、桑寄生15克、白菊花10克、决明子10克、茯苓10克、天麻10克、炒白术10克、钩藤20克、生牡蛎30克。随症加减:偏于阴虚者,酌加生地黄、麦冬之类;偏于火旺者,酌加龙胆草、知母、黄芩、栀子、夏枯草之属;脾虚浮肿甚者,可加重白术、茯苓剂量至20克,并酌加大腹皮、天仙藤等;兼有肾阳虚者,加杜仲、补骨脂、桂枝;兼有痰火者,酌加竹沥、石菖蒲、浙贝母;气血亏虚者,选加黄芪、党参、阿胶等;症状轻者,可采用简便方法,用杞菊地黄丸每次9克,每日2次口服,同时取决明子10克、钩藤10克、夏枯草10克、桑寄生10克、紫苏5克水煎,代茶频服。每日1剂,水煎服;病情稳定后可改为每月服10剂,以资巩固。滋阴养血,健脾利水,平肝息风。张瑞春等以上方加减治疗120例妊娠高血压综合征患者。结果:显效(血压降至正常,浮肿消退,尿蛋白阴性,胎儿成熟分娩)85例,占70.8%;有效34例,占28.4%;无效(血压下降,浮肿不退,不得不提早终止妊娠,甚至发生子痫)1例,占0.8%。总有效率为99.2%。无效的1例发生子痫,经抢救后脱险,孕36周终止妊娠,母子尚平安。无一例死亡。[②]

单 方

1. 黄芪 组成:黄芪。功效:益气升阳,利水消肿,固表止汗,托毒生肌。制备方法:每次取黄芪饮片约2千克浓缩干燥,装入药物小袋,每袋剂

量约为1.5克,相当于传统饮片10克。用法用量:每次3袋,每日2次。临床应用:张倩倩将60例妊娠期高血压疾病患者随机分为试验组、维生素E对照组和黄芪对照组各20例。黄芪对照组在西医常规疗法的基础上予以黄芪配方颗粒治疗。维生素E对照组在西医常规治疗的基础上予以维生素E片剂治疗。试验组在西医常规疗法的基础上予以口服黄芪配方颗粒和维生素E片剂治疗。结果:在中医证候临床疗效方面,试验组优于维生素E对照组和黄芪对照组;观察指标方面,治疗后三组的平均动脉压较治疗前均有所下降,试验组下降较其他两组显著;三组治疗后尿蛋白漏出程度均减轻,试验组尿蛋白转阴比其他两组明显;母婴妊娠结局方面,三组之间出现剖宫产的病例数和异常新生儿的病例数相比,差异有统计学意义。结论:① 维生素E与黄芪联合预防及治疗妊娠期高血压疾病安全有效;② 维生素E与黄芪联合西医常规疗法能够有效改善气血虚弱证的中医证候。[③]

2. 大黄 组成:大黄。功效:调节血脂代谢,减轻血管内皮损伤,调节免疫失衡。用法用量:口服,从小剂量开始,以孕妇服药后无不适、每日大便不超过2次为宜,每日用量3~9克。临床应用:苏灿珍等将100例妊娠高血压综合征患者分为治疗组和对照组各50例。对照组给予心痛定20毫克,每日3次。治疗组服用心痛定和大黄。两组疗程均为6~8周。结果:治疗组血三酰甘油、低密度脂蛋白胆固醇明显下降,高密度脂蛋白胆固醇明显升高,尿IL-6明显下降,外周血CD8明显升高,CD4/CD8、循环免疫复合物明显下降,以上指标均与对照组有显著性差异($P<0.01$);且治疗组新生儿体重显著重于对照组($P<0.05$);治疗组产后出血显著减少($P<0.05$)。[④]

3. 鲜冬瓜皮 组成:新鲜冬瓜皮250克。用法用量:洗净,每日1剂,水煎代茶饮,3~7天为1

① 汪绿英.紫草决明汤治疗妊娠高血压综合征60例[J].浙江中医杂志,1998(7):303.
② 张瑞春,等.中西医结合防治妊娠高血压综合症120例[J].四川中医,1996,14(6):39-40.
③ 张倩倩.维生素E与黄芪辅助治疗妊娠期高血压疾病的临床疗效观察[D].晋中:山西中医药大学,2017.
④ 苏灿珍,等.小剂量大黄对妊娠高血压综合征治疗作用的研究[J].安徽中医临床杂志,2002,14(2):86-87.

个疗程,有效后也可间断饮用,以巩固疗效。临床应用:池月枝以上法治疗20例妊娠高血压综合征患者,治疗时间最短为3天,最长为7天,均获得临床痊愈。[1]

中 成 药

1. 丹红注射液　组成:丹参、红花等(山东丹红制药有限公司生产,国药准字Z20026866)。功效:活血化瘀,降低血液黏度,改善血液流变学。用法用量:16毫升丹红注射液加入250毫升生理盐水中静脉滴注,交替给药,第1天硫酸镁注射液,第2天丹红注射液,以此类推。临床应用:张英等将81例早发型重度子痫前期孕妇按治疗方案分对照组40例和观察组41例。对照组与观察组均接受硫酸镁注射液治疗,40毫升硫酸镁注射液加入500毫升葡萄糖注射液中静脉注射,前30分钟以20毫升作为首次负荷剂量,余后静脉滴注,每小时1～2克。观察组另加用丹红注射液治疗。两组均用药至终止妊娠,比较两组治疗前后血液凝聚状态(红细胞比容、血液黏度)、母婴结局(新生儿Apgar评分、新生儿体质量、产妇产后2小时出血量)和并发症发生率。结果:治疗后两组红细胞比容、血液黏度均降低,且观察组低于对照组,差异有统计学意义(均$P<0.05$);观察组产后2小时出血量较对照组少,新生儿Apgar评分、新生儿体质量较对照组高,差异有统计学意义(均$P<0.05$)。[2]

2. 复方丹参注射液　组成:丹参(上海中西制药有限公司生产,国药准字Z31020346)。功效主治:活血化瘀,通脉养心;适用于冠心病胸闷,心绞痛。用法用量:每次4毫升丹参注射液加5%葡萄糖注射液20毫升稀释后使用,静脉注射,每日2次。临床应用:刘义环将50例早发型重度子痫前期患者随机分为观察组与对照组各25例。

对照组与观察组均给予西药治疗。观察组另加入丹参注射液治疗。结果:治疗后,观察组总有效率为92.00%,明显优于对照组的84.00%,差异有统计学意义($P<0.05$)。[3]

3. 黄芪注射液　组成:黄芪(浙江九旭药业有限公司生产)。功效主治:益气养元,扶正祛邪,养心通脉,健脾利湿;适用于心气虚损,血脉瘀阻之病毒性心肌炎、心功能不全及脾虚湿困之肝炎。用法用量:将30毫升黄芪注射液稀释于150毫升5%葡萄糖溶液中静脉滴注,每日1次。临床应用:范中燕将78例妊娠高血压综合征患者分为对照组和研究组各39例。对照组与研究组均给予盐酸拉贝洛尔注射液治疗。研究组另加用黄芪注射液,每日1次。结果:研究组总有效率为94.87%,对照组为79.49%,两组比较差异有统计学意义($P<0.05$);治疗后,两组$\alpha1$-微球蛋白($\alpha1$-MG)、尿素氮(BUN)、尿肌酐(UCr)及尿酸(UA)水平均较治疗前降低($P<0.01$),研究组$\alpha1$-MG、BUN、UCr及UA水平均低于对照组($P<0.01$);治疗后研究组胎心异常发生率和新生儿窒息发生率均低于对照组($P<0.05$)。[4]

4. 浸足Ⅱ号泡脚液　组成:黄芪、益母草、枳壳、木香、厚朴、王不留行、制大黄等(石家庄市第四医院研制,批号Z20081742)。功效:行经络,杀真菌,温脾胃,强肝肾,固元神,壮阳气,消肿止痛,抗疲劳。用法用量:在泡脚盆内放入浸足Ⅱ号泡脚液100毫升,水温保持在40℃左右,同时给予按摩足底涌泉穴、下肢三阴交和足三里穴位,时间持续30分钟,每日2次,连续护理1周。临床应用:张兰英等将302例重度妊娠高血压患者随机分为对照组与研究组各151例。对照组与研究组均采用基础护理。研究组另加用浸足Ⅱ号泡脚液。结果:两组治疗前后都给予连续动态血压监测,研究组24小时收缩压(SBP)峰值、24小时舒张压(DBP)峰值、夜间平均SBP、夜间平均DBP护理

① 池月枝.鲜冬瓜皮治疗妊娠高血压综合征20例[J].浙江中医杂志,1995(10):477.
② 张英,等.丹红注射液辅助治疗对早发型重度子痫前期患者母婴结局的影响[J].河南医学研究,2020,29(23):4359-4361.
③ 刘义环.中西医结合治疗妊娠高血压早发型重度子痫前期临床效果分析[J].内蒙古中医药,2017,36(8):73.
④ 范中燕.黄芪注射液联合盐酸拉贝洛尔注射液治疗妊娠高血压综合征临床观察[J].新中医,2017,49(2):94-96.

前后比较,差异有统计学意义。[1]

5. 补肾健脾活血颗粒　组成:黄芪 20 克、西洋参 5 克、丹参 15 克、白术 10 克、红花 10 克、酸枣仁 10 克、柏子仁 10 克、茯苓 8 克、泽泻 8 克。用法用量:冲服,每日 3 次。临床应用:鹿志霞将 156 例早发型重度子痫前期患者随机分为对照组和治疗组各 78 例。对照组与治疗组均应用硫酸镁及其他西药治疗。治疗组另加用补肾健脾活血颗粒。治疗前后观察两组血压变化和 24 小时尿蛋白定量、延长孕周时间的差异。结果:两组患者在用药前后血压控制、24 小时尿蛋白定量及延长孕周时间比较均有明显差异(均 $P<0.05$)。[2]

6. 川芎嗪注射液　组成:盐酸川芎嗪。适用于闭塞性脑血管疾病如脑供血不全、脑血栓形成、脑栓塞等。用法用量:120 毫克盐酸川芎嗪注射液加入 500 毫升 5% 葡萄糖注射液静脉滴注,每日 1 次。临床应用:赖晓群将 90 例患者随机分为观察组和对照组各 45 例。对照组与观察组均予常规处理,并予硫酸镁注射液静滴,每日 1 次。观察组另加用川芎嗪注射液。结果:观察组总有效率为 95.56%,高于对照组的 80.00%;观察组病情评分和血浆黏度的改善优于对照组($P<0.05$)。[3]

7. 杜仲颗粒　组成:杜仲、杜仲叶(贵州济堂制药有限公司)。功效主治:补肝肾,强筋骨,安胎,降血压;适用于肾虚腰痛,腰膝无力,胎动不安,先兆流产,高血压病。用法用量:每次 5 克,每日 2 次,开水冲服。临床应用:彭红梅将 80 例妊娠高血压综合征患者分为治疗组和对照组各 40 例,两组中妊娠期高血压、轻度子痫前期患者各 20 例。对照组与治疗组均加强营养以及休息。治疗组另给予杜仲颗粒,直至分娩。结果:① 治疗 2 周后两组尿蛋白阳性率,治疗组为 22.5%,对照组

为 55%,差异有统计学意义;② 治疗 4 周后血流动力学检测结果比较,治疗组中妊娠期高血压、轻度子痫前期患者心功能改善总有效率分别高于对照组,差异有统计学意义($P<0.05$);③ 治疗 4 周后 24 小时动态血压结果比较,治疗组白天收缩压均值、白天舒张压均值、夜间收缩压均值及夜间舒张压均值均低于对照组,差异均有统计学意义。[4]

8. 复方丹参滴丸　功效:抗血小板黏附、凝聚和释放,降低血液黏度,改善微循环,扩张血管,调节免疫。用法用量:每次 1 粒,每日 9 次。临床应用:宋莹将 42 例早发型重度子痫前期孕妇随机分为对照组 20 例与研究组 22 例。对照组采用硫酸镁、硝苯地平等常规治疗。研究组在常规治疗的同时加用复方丹参滴丸。结果:研究组终止妊娠的孕周较对照组明显延长,新生儿 Apgar 评分明显改善。[5]

9. 盐酸川芎嗪　组成:川芎嗪提取物(无锡市第七制药有限公司生产)。功效:扩张血管及支气管平滑肌,增加冠脉血流和脑血流量,扩张小动脉,改善微循环,抑制血小板聚集,降低血小板活性。临床应用:胡志英等将 66 例妊娠高血压综合征患者随机分为对照组 34 例和治疗组 32 例。两组均予常规治疗。对照组用 25% 硫酸镁 20~60 毫升肌内注射或(和)静脉滴注,治疗组加用盐酸川芎嗪 80~120 毫克+5% 葡萄糖注射液 500 毫升静脉滴注。两组均以 3 天为 1 个疗程。结果:治疗组较对照组能显著降低妊娠高血压综合征评分指数(治疗组 84%,对照组 56%)及平均动脉压(均 $P<0.001$),能提高降压及降蛋白尿疗效($P<0.05$);妊娠高血压综合征患者的胎盘合体细胞结节增多、合体滋养细胞蜕变,治疗组合体滋养细胞胞浆空泡减少、表面微绒毛增加,毛细血管内皮细胞细胞器基本恢复正常。[6]

① 张兰英,赵海军,等.浸足Ⅱ号泡脚液对重度妊娠高血压患者预后的影响[J].河北医药,2015,37(3):463-465.
② 鹿志霞.补肾健脾活血颗粒联合西药治疗早发型重度子痫前期临床观察[J].山西中医,2014,30(7):27-29.
③ 赖晓群.川芎嗪注射液联合硫酸镁治疗妊娠高血压综合征临床观察[J].中国中医急症,2013,22(11):1966-1967.
④ 彭红梅.杜仲颗粒治疗妊娠期高血压疾病的临床研究[D].郑州:郑州大学,2012.
⑤ 宋莹.复方丹参滴丸在早发型重度子痫前期中的应用[J].中国中医急症,2008,17(8):1089-1090.
⑥ 胡志英,等.川芎嗪合硫酸镁治疗妊娠高血压综合征的研究[J].现代中西医结合杂志,2004,13(11):1409-1412.

预 防 用 药

1. 杞菊地黄丸　组成：枸杞子、菊花、熟地黄、山茱萸、牡丹皮、山药、茯苓、泽泻(河南省宛西制药股份有限公司生产，国药准字 Z41021905)。功效主治：滋肾养肝，平潜虚阳；适用于预防肝肾阴虚型先兆子痫。用法用量：每次 8 丸，每日 3 次，口服。临床应用：李艳芳等将 163 例先兆子痫高风险孕妇分为对照组 77 例和试验组 86 例。对照组为无干预的空白对照组。试验组予杞菊地黄丸，于治疗期间每 2 周复诊。结果：① 试验组孕妇口服杞菊地黄丸治疗 2～4 周后，47.7% 转化为正常证型，在随访的相同时间段内，对照组有 11.7% 自动转化为正常证型；试验组在孕 28 周为正常证型者为 54.7%，而对照组有 27.3% 为正常证型。两组在治疗后及孕 28 周的中医证型分型均有显著性区别；② 对照组分娩前的最高平均动脉压高于试验组，分娩孕周及新生儿出生体重则低于试验组，两组间的差别有统计学意义；对照组较试验组更倾向于发生先兆子痫及通过剖宫产术终止妊娠，但两组间的差别不存在统计学意义。[1]

2. 健脾利湿散　组成：党参 15 克、白术 12 克、茯苓皮 12 克、泽泻 10 克、车前子 12 克、生姜皮 10 克、冬瓜皮 12 克、大腹皮 12 克、生地黄 12 克、当归 15 克、白芍药 15 克。随症加减：脾虚甚者，可加黄芪 20 克；湿盛者，可酌加制半夏 9 克。功效主治：利湿不伤脾气和津液，安胎防止流产、早产；适用于妊娠水肿，避免或减少妊娠高血压综合征的发生与发展。用法用量：上药共研为末制成散剂，每次 15～18 克，每日 2 次，温开水冲服。临床应用：陈丽虹将 486 例妊娠水肿患者随机分为对照组 202 例与观察组 284 例。对照组与观察组均做孕期保健指导。观察组另加用上方加减治疗。两组均经 3 周判断疗效，并追踪观察到住院分娩。结果：观察组总有效率为 96.13%，优于对照组的 14.85%，差异有统计学意义($P<0.05$)；不同水肿分度总有效率比较差异均有统计学意义($P<0.05$)，观察组疗效优于对照组。[2]

① 李艳芳,柯晓燕,等.杞菊地黄丸对肝肾阴虚型先兆子痫预防作用研究[J].辽宁中医药大学学报,2013,15(4)：38－41.
② 陈丽虹.健脾利湿散预防妊娠高血压综合征临床观察[J].河北中医,2008,30(7)：701－702.

妊娠期肝内胆汁淤积症

概　述

妊娠期肝内胆汁淤积症(ICP)是妊娠中、晚期特有的并发症,临床上以皮肤瘙痒和血清总胆汁酸升高为特征。ICP 对孕妇是种良性疾病,但可能危害围产儿,引起胎儿窘迫、早产、死胎等。ICP 发病有明显地域和种族差异,智利、瑞士及我国长江流域等地发病率较高。ICP 如果及时治疗对孕妇危害不大,分娩后也不会遗留肝脏损害,而皮肤瘙痒和黄疸症状通常会在产后 1～2 周慢慢消退。部分产妇可因肠道内胆汁酸减少,影响维生素 K 的吸收,引起某些凝血因子合成减少,发生产后出血。本病对围产儿有严重的不良影响,可导致早产、羊水胎粪污染、难以预测的胎死宫内及新生儿窒息等,增加围产儿患病率及病死率,导致剖宫产率上升。

临床上以皮肤瘙痒和胆汁酸升高为特征,主要危害胎儿,使围产儿发病率和死亡率增高。本病具有复发性,本次分娩后可迅速消失,再次妊娠或口服雌激素避孕药时常会复发。妊娠期肝内胆汁淤积症病因及发病机制目前尚不清楚,可能与女性激素、遗传及环境等因素有关。

临床症状:(1)瘙痒常为首发症状。约80%患者在孕 30 周后出现,瘙痒程度不一,常呈持续性,白昼轻,夜间加剧。瘙痒一般先从手掌和脚掌开始,然后逐渐向肢体、后背、前胸、腹部及面部,但极少侵及黏膜。这种瘙痒症状平均约 3 周,亦有达数月者,于分娩后数小时或数日内迅速缓解、消失。(2)其他症状。严重瘙痒时引起失眠、疲劳、恶心、呕吐、食欲减退等。查体时四肢皮肤可见抓痕;20%患者在瘙痒发生数日至数周内出现轻度黄疸,严重者皮下有瘀点。肝大但质地软,有轻压痛。

本病属中医"胎毒""风瘙痒"范畴。中医对胎毒的认识,在《诸病源候论》中认为:"风瘙痒者,是体虚受风,风入腠理,与血气相搏,而俱往来在皮肤之间,邪气微,不能冲击为痛,故但瘙痒也"。唐宗海说:"瘀热以行,一个瘀字,便见黄,皆发于血分……脾为太阴湿土,土统血,热陷血分,脾湿郁遏,乃发黄。"宋代《小儿卫生总微论方》指出:"母食毒物,胎有所感,至生下后,毒气发而为病。"孕妇于妊娠期的生理特点为阴血下聚养胎,故体质状态为"阴不足阳有余""血感不足、气易偏盛",阴血不足,阳气偏盛,机体容易阴阳平衡失调,正气虚弱易感外邪。中医认为"妊娠身痒"病机与孕妇平素体质和妊娠期的生理改变均有关系。素体血虚,孕后阴血下聚养胎,血虚不能濡养肌肤,容易化燥生风而身痒,症见皮疹干燥瘙痒,疹色淡红,日轻夜重,心悸失眠,舌淡,脉细等表现;或素肝肾不足,孕后冲任养胎,气血亏虚,营卫不调,肌肤失养,症见孕妇皮疹以腹壁及大腿内侧瘙痒为甚,抓破后有血溢皮损;或素体阳盛,血分蕴热,孕后阴血养胎而亏,风热乘虚侵入肌肤而致痒,可见孕妇皮肤疹起,以上半身为主,皮疹色红灼热,剧烈瘙痒,遇热加重,伴咽喉肿痛,舌红,脉数等症。

辨　证　施　治

1. 肝胆湿热型　症见妊娠中、晚期出现皮肤瘙痒、皮肤黄疸等不适;血清胆汁酸(TBA)升高超过正常值的 100 倍;肝功能检查显示谷丙转氨酶(ALT)、谷草转氨酶(AST)轻、中度升高(2～10倍);部分患者血清胆红素轻、中度升高。治宜清热利湿、疏肝健脾安胎。

(1) 茵陈汤加减 茵陈 15 克、茯苓 15 克、杭白芍 15 克、女贞子 15 克、墨旱莲 15 克、田基黄 12 克、柴胡 12 克、郁金 12 克、枳壳 12 克、黄芩 12 克、桑寄生 12 克、续断 12 克、地肤子 12 克、白鲜皮 12 克、焦栀子 10 克、薏苡仁 20 克。水煎温服,每日 2 次。临床观察:郑荣燕等以上方配合西药治疗 60 例妊娠期肝内胆汁淤积症患者,总有效率 95％。[1]

(2) 茵陈汤联合针刺 茵陈汤:茵陈 15 克、栀子 15 克、炒黄芩 9 克、陈皮 9 克、制大黄 8 克、厚朴花 8 克、枳壳 8 克、黄柏 6 克。随症加减:肾亏虚者,加枸杞子、杜仲、续断;脾虚者,加茯苓、山药、白术、黄芪等。每日 1 剂,水煎,复渣,两煎合并,分 2 次服用。配合针刺肝俞、胆俞、太冲、曲泉,采用泻法,得气后提插捻转 1 次,留针 10～15 分钟,操作过程中动作需轻柔、快速,每日 1 次,7 天为 1 个疗程。临床观察:陈佩飞等将 70 例妊娠期肝内胆汁淤积症患者随机分为对照组和观察组各 35 例。观察组以上述方法治疗。对照组给予地塞米松、腺苷蛋氨酸治疗。结果:临床疗效总有效率观察组为 88.6％,高于对照组的 60.0％,差异有显著性意义。[2]

2. 顾颖等分 3 型

(1) 肝气郁滞型 治宜清热利湿、疏肝理气。方用柴胡疏肝散加减:柴胡 10 克、白芍 10 克、枳壳 15 克、川芎 10 克、香附 20 克、炙甘草 10 克、陈皮 10 克、郁金 15 克、厚朴 10 克、茯苓 10 克、栀子 10 克、茵陈 20 克、荆芥 10 克、桑寄生 10 克、党参 10 克。

(2) 肝胆湿热型 治宜清热利湿、消风止痒。方用茵陈汤加减:茵陈 20 克、栀子 15 克、大黄 15 克、车前子 15 克、柴胡 10 克、郁金 10 克、金钱草 15 克、黄连 15 克、赤芍 15 克、茯苓 10 克、白术 10 克、甘草 10 克。

(3) 热入营血型 治宜清热利湿、清营凉血。方用犀角散加减:水牛角 20～30 克、黄连 10 克、茵陈 20 克、焦栀子 15 克、生地黄 10 克、赤芍 15 克、石斛 10 克、玄参 15 克、板蓝根 10 克、黄芩 10 克、甘草 10 克。

临床观察:顾颖等将 137 例 ICP 患者随机分为对照 A 组 36 例、对照 B 组 47 例与治疗组 54 例。对照 A 组采用熊去氧胆酸。对照 B 组采用熊去氧胆酸联合茵陈汤加减方,每日 1 剂,水煎取汁 150 毫升,每次 50 毫升,分 3 次于饭前服用。治疗组采用熊去氧胆酸联合上述辨证用药,均每日 1 剂,水煎取汁 150 毫升,每次 50 毫升,分 3 次于饭前服用。各组疗程均为 20 天。结果:治疗组、对照 A 组、对照 B 组治疗后瘙痒积分均明显减少($P < 0.05$),TBA、ALT、AST 水平均明显降低($P < 0.05$);治疗组在降低瘙痒积分和 TBA、ALT、AST 水平方面优于对照 A 组($P < 0.05$),在降低瘙痒积分和 TBA、ALT 水平方面优于对照 B 组($P < 0.05$);治疗组与对照 A 组比较,新生儿出生孕周、出生体质量及产妇产后出血的差异有统计学意义($P < 0.05$);治疗组与对照 B 组比较,新生儿出生孕周、出生体质量的差异有统计学意义($P < 0.05$)。[3]

3. 寒湿困脾型 方用茵陈术附汤:茵陈、白术、附子、干姜、炙甘草、肉桂(去皮)。[4]

4. 金玲丽等分 2 型

(1) 血虚型 症见皮肤瘙痒,无疹或散在皮疹,疹色淡红。治宜养血祛风、止痒安胎。方用四物汤加味:当归 12 克、白芍药 12 克、生地黄 15 克、熟地黄 15 克、制何首乌 15 克、荆芥 12 克、防风 10 克、地肤子 15 克、炒杜仲 15 克、砂仁粉(冲)3 克、甘草 5 克、酸枣仁 10 克、川芎 5 克、丹参 15 克。

(2) 湿热型 症见皮肤瘙痒,无疹或散在皮疹,疹色红,皮肤较油腻。治宜祛湿除热、祛风止痒。方用茵陈蒿汤加减:柴胡 5 克、茵陈 10 克、赤

① 郑荣燕,等.中西医结合治疗妊娠期肝内胆汁淤积症 60 例[J].浙江中医杂志,2014,49(3):164.
② 陈佩飞,等.中医综合疗法治疗妊娠期肝内胆汁淤积症临床观察[J].新中医,2014,46(6):147－149.
③ 顾颖,等.中医辨证治疗妊娠期肝内胆汁淤积症疗效观察[J].上海中医药杂志,2014,48(7):50－52.
④ 王霞灵,范红霞.中医妇科诊疗思维[M].北京:人民军医出版社,2010:7.

芍药 12 克、黄芩 12 克、丹参 15 克、生甘草 5 克、荆芥 12 克、防风 10 克、制大黄 6 克、白鲜皮 15 克、合欢皮 15 克、炒杜仲 15 克、薏苡仁 20 克、川芎 5 克。

临床观察：金玲丽等以上方辨证治疗 15 例妊娠身痒患者。每日 1 剂，常规煎服，7 天为 1 个疗程。治疗 3 个疗程，总有效率为 96.97％。[1]

5. 夏光惠分 2 型

(1) 血虚生风型　症见妊娠期皮肤瘙痒，无疹或有疹，日轻夜甚，或劳累后加重，面色苍白，心悸怔忡或烦躁失眠，舌淡，苔白，脉细滑弱。药用当归 10 克、白芍 10 克、陈皮 10 克、黄芪 10 克、党参 15 克、白术 10 克、茯苓 15 克、茵陈 15～30 克、荆芥 10 克、乌梅 10 克、车前子 15 克、丹参 15～20 克、甘草 6 克等。随症加减：皮肤瘙痒甚者，加地肤子 15 克；有虚热者，加青蒿 10 克。

(2) 肝胆湿热型　症见孕后身痒，多为妊娠中晚期，腹壁及四肢皮肤瘙痒难忍，或精神郁闷，时欲太息，或嗳气食少，舌红，苔薄或黄，脉弦或数。药用茵陈 15～30 克、大黄 4～6 克、炒栀子 10 克、五味子 15 克、泽泻 10 克、黄芩 10 克、黄柏 10 克、车前子 15 克、柴胡 10 克、郁金 10 克、丹参 15～20 克、甘草 6 克等。随症加减：大便质稀者，减大黄；伴口苦、阴痒者，加龙胆草 15 克。

临床观察：夏光惠以上方辨证加减治疗 60 例妊娠期肝内胆汁淤积症患者，每日 1 剂，早晚饭前分服。结果：31 例血虚生风型患者的总有效率为 77.4％，29 例肝胆湿热型患者的总有效率为 72.4％。[2]

经 验 方

1. 柴胡利黄汤　柴胡 10 克、木香 6 克、枳壳 10 克、黄芩 10 克、茵陈 20 克、栀子 10 克、丹参 15 克、生大黄 6 克、生白术 15 克、菟丝子 10 克。每日 1 剂，水煎服取 200 毫升，早晚各 1 次。蔡蕊等

将 120 例妊娠胆汁淤积症患者随机分为治疗组和对照组各 60 例。对照组采用熊去氧胆酸氧胆酸胶囊，每日每千克体重 15 毫克，分 3 次服用。治疗组在对照组的基础上加用自拟柴胡利黄汤。两组疗程为 2 周。结果：治疗组总有效率为 93.33％，高于对照组的 73.33％（$P<0.05$）；两组治疗后各项中医症状积分均较治疗前降低（$P<0.05$），治疗组降低更加明显（$P<0.05$）。[3]

2. 安胎清肝方　茵陈、炒栀子、砂仁、莲房、制大黄、紫苏梗、平地木、垂盆草、生黄芪、墨旱莲、桑寄生、苎麻根。清利湿热、利胆退黄，安胎补肾。临证治疗重在清利肝胆湿热，同时要充分顾及孕妇及胎儿安全，佐以补肾安胎药物。随症加减：如皮肤瘙痒，加地肤子、白鲜皮；黄疸重者，应重用茵陈、炒栀子，加栀子根；口苦，加黄芩、黄连；恶心呕吐，加陈皮、半夏等；如出现胎漏出血者，制大黄改为大黄炭，加牡丹皮炭、三七粉等，且要西为中用，根据生化指标进行针对性用药，如生化指标提示直接胆红素≥6 微摩尔/升，丙氨酸转氨酶≥200 单位/升，天冬氨酸转氨酶≥200 单位/升，则在辨证的基础上，还要加过路黄、白花蛇舌草以降低胆红素、丙氨酸转氨酶；患者出现黄疸，治疗上要注重病位所在肝、胆，常在安胎清肝方基础上加柴胡、郁金、过路黄等疏肝利胆之品；但若出现腹泻，则需调整方中大黄的用法和剂量，制大黄用量小于 6 克，加用炒白术 15～30 克，或酌加炒葛根以安胎止泻；若大便秘结者，制大黄可增加到 9～10 克，加生白术 15～30 克、广木香（后入）6 克，以通畅气机。临证当灵活运用。[4]

3. 生地四物汤　生地黄 15 克、当归 15 克、茵陈 15 克、蒲公英 15 克、淮山药 15 克、白芍 12 克、牡丹皮 12 克、桑叶 10 克、金银花 10 克、防风 10 克、枳实 10 克、桔梗 10 克、淡竹叶 10 克、甘草 6 克。随症加减：全身瘙痒甚者，加葛根 15 克；黄疸重者，加绿豆 15 克、紫花地丁 10 克。水煎，每日 3

① 金玲丽,等.辨证治疗妊娠身痒 33 例[J].上海中医药杂志,2006,40(9)：51-52.
② 夏光惠.中医辨证分型论治妊娠期肝内胆汁淤积症 60 例[J].安徽中医临床杂志,2003,15(4)：298-299.
③ 蔡蕊,等.中西医结合治疗妊娠胆汁淤积症临床观察[J].中国中医急症,2021,30(6)：1047-1050.
④ 陈颖异,等.妊娠期肝内胆汁淤积症辨治体会[J].浙江中医杂志,2019,54(3)：193.

次,每次200毫升,7天为1个疗程。健脾化湿,疏肝益气,清热活血,行气营血。付小丽等将112例ICP患者随机分为对照组与观察组各56例。对照组与观察组均采用常规西医治疗。观察组另加用上方加减治疗。结果:观察组总有效率显著高于对照组($P<0.05$);两组各中医证候(皮肤瘙痒、目黄、胸脘痞闷、口干而苦、烦热)评分均显著降低($P<0.05$),且观察组降低幅度更大($P<0.05$);两组TBA与ALT、AST水平均显著降低($P<0.05$),血清生化指标[细胞因子信号传导负调控因子(SOCS-3)、转化生长因子(TGF-β)]水平均显著提高($P<0.05$),且观察组降低或提高幅度更大($P<0.05$);至分娩完成,观察组分娩孕周显著长于对照组($P<0.05$),剖宫产率、产后出血率与新生儿窒息、羊水粪染、宫内窘迫发生率显著低于对照组($P<0.05$),新生儿评分显著高于对照组($P<0.05$)。①

4.**茵陈汤加减1** 茵陈15克、黑山栀15克、白茅根10克、薏苡仁10克、黄芩10克、白鲜皮15克、丹参10克、甘草3克。每日1剂,分2次温水冲服。凉血活血化瘀,清热利湿,退黄止痒,保胎延长孕周。郭力群等将38例痰湿质(E型)、湿热质(F型)两型的高龄妊娠期肝内胆汁淤积症患者随机分为观察组与对照组各19例。观察组采用上方治疗,对照组采用熊去氧胆酸治疗。疗程均为3周。结果:观察组患者治疗后的实验室生化指标(TBA、ALT、AST)水平、自觉症状瘙痒评分均低于对照组($P<0.05$),两组比较差异有统计学意义;观察组有效率为98.47%,对照组有效率为78.95%,两组比较差异有统计学意义($P<0.05$)。②

5.**茵栀降胆酸汤** 茵陈15克、栀子10克、黄芩10克、茯苓10克、泽泻10克、白术6克、菟丝子30克、甘草6克。每日1剂免煎颗粒,分2次水冲服。疏肝利胆,清热祛湿。玉华将60例妊娠

期肝内胆汁淤积症患者随机分成观察组与对照组各30例。两组均采用熊去氧胆酸治疗。观察组另加用上方治疗。结果:临床研究显示,观察组总体疗效、中医证候等均优于对照组($P<0.05$);观察组能明显改善患者瘙痒症状,其疗效优于对照组($P<0.05$);观察组降低TBA、超声脐血流指标优于对照组($P<0.05$);观察组减少围产儿不良结局发生、提高顺产率,而在降低TB、DB,减少产后出血方面,两组无明显差异($P>0.05$)。两组治疗期间均未发生不良反应。③

6.**清淤利胆汤** 黄芪20克、茵陈20克、金钱草20克、续断10克、白术10克、生地黄10克、栀子8克、牡丹皮15克、盆垂草12克、白鲜皮12克。每日1剂,水煎,分2次服用。补肝益肾,护肝利胆,利湿退黄,散热。陶承静等将82例ICP患者随机分为对照组与观察组各41例。对照组与观察组患者入院后注意卧床休息,给予能量合剂输注;皮肤瘙痒部位涂抹炉甘石制剂;常规给予利胆、退黄、保肝西药治疗;给予思美泰静脉滴注,每次500毫升,每日2次。观察组另加用上方治疗。14天为1个疗程,共治疗1个疗程。结果:观察组总有效率为95.12%,对照组为75.61%,两组比较差异有统计学意义($P<0.05$)。治疗后两组中医症状皮肤瘙痒、黄疸、心烦、面色萎黄评分均较治疗前下降($P<0.05$),且观察组各症状评分下降较对照组更显著($P<0.05$);治疗后两组TBA、ALT值均较治疗前下降($P<0.05$),且观察组上述指标改善较对照组更显著($P<0.05$)。④

7.**疏肝利胆汤** 南柴胡12克、生地黄10克、虎杖10克、白芍15克、郁金10克、当归10克、栀子10克、茵陈20克、金钱草15克、地肤子15克、厚朴5克、甘草3克。每日1剂,水煎,温服,分早晚2次服用。保肝利胆,清热利湿,活血化瘀,解毒退黄。叶知昀将100例妊娠期肝内胆汁淤积症患者随机分为观察组与对照组各50例。两组均

① 付小丽,文丹.自拟生地四物汤加减治疗妊娠期肝内胆汁淤积症疗效观察[J].四川中医,2019,37(5):144-147.
② 郭力群,等.茵陈汤加减治疗痰湿质、湿热质高龄妊娠期肝内胆汁淤积症孕妇的临床研究[J].云南中医中药杂志,2018,39(12):48-49.
③ 玉华.茵栀降胆酸方联合熊去氧胆酸治疗妊娠期肝内胆汁淤积症的疗效观察[D].南宁:广西中医药大学,2017.
④ 陶承静,等.清淤利胆汤联合西药治疗湿热型妊娠期肝内胆汁淤积症疗效观察[J].新中医,2016,48(5):172-174.

采用熊去氧胆酸治疗,每次 100 毫克,每日 3 次,口服,治疗 7 天。观察组另加用上方治疗。结果:对照组临床有效率为 70%,观察组临床有效率为 90%。[1]

8. 丹栀逍遥散合茵陈蒿汤　炒栀子、炒牡丹皮、当归、白芍、钩藤、茵陈、泽泻、炒柴胡、茯苓、地肤子等。随症加减:如偏于郁火,以火热为主者,可加生地黄、黄连,甚则大黄亦可加入,凉血泄热;如偏于湿热,以湿为主者,可加制苍术、白术、防风、藿香、佩兰等,温燥化湿;如肝经郁火,据证加赤芍、丹参、虎杖等,化滞通瘀;如果肝肾阴虚,藏血不足,应待郁火湿热解除后滋阴养血;脾胃薄弱者,湿热清除后宜健脾和胃。清肝解郁,利湿止痒。夏桂成以上方加减治疗 1 例皮肤瘙痒孕妇,疗效满意。[2]

9. 生地四物汤加味联合中药外洗　生地四物汤加味:生地黄 15 克、当归 15 克、白芍 12 克、桑叶 10 克、金银花 10 克、防风 10 克、茵陈 15 克、蒲公英 15 克、枳实 10 克、桔梗 10 克、淮山药 15 克、淡竹叶 10 克、牡丹皮 12 克、甘草 6 克。随症加减:若全身瘙痒甚者,加葛根 15 克;黄疸重者,加绿豆 15 克、紫花地丁 10 克。清热利湿祛瘀,养血益精固胎。配合外洗方:黄柏 10 克、苦参 15 克、蛇床子 15 克、地肤子 15 克、白鲜皮 15 克、防风 15 克、茵陈 20 克。水煎去渣,药汤温洗瘙痒处,每日 1 次,每次 20 分钟。清热祛风止痒,与内服药协同作用而奏全功。王志梅等以上法治疗 1 例妊娠期肝内胆汁淤积症患者,疗效满意。[3]

10. 消风散加减　荆芥 12 克、防风 10 克、蝉蜕 5 克、胡麻仁 10 克、苦参 5 克、苍术 12 克、石膏(先煎)20 克、知母 10 克、牛蒡子 10 克、通草 6 克、当归 10 克、生地黄 10 克、炙甘草 6 克。随症加减:血虚甚者,加川芎 6 克、何首乌 10 克;风热甚者,加桑叶 10 克、金银花 12 克、连翘 12 克。每日

1 剂,水煎至 200 毫升,分早晚 2 次温服。疏风透表,清热除湿,养血润燥。黎燕玲等将 82 例风热型妊娠身痒患者随机分为对照组与治疗组各 41 例。治疗组予上方加减治疗。对照组予口服扑尔敏(氯苯那敏)治疗。以 7 天为 1 个疗程。结果:治疗组总有效率为 97.56%,高于对照组的 92.68%。[4]

11. 茵陈汤加减 2　刘瑶等对茵陈汤加减治疗 ICP 的随机对照试验文献 54 篇进行 RevMan 5.1 数据分析。结果:与对照组(单纯西药)相比,茵陈汤加减(加或不加西药)治疗后总有效率、皮肤瘙痒好转率、TBA、ALT 改善均高于对照组($P <$ 0.05);羊水污染、早产、胎儿宫内窘迫发生率低于对照组($P < 0.05$)。[5]

12. 利胆方汤　茵陈 15 克、栀子 10 克、柴胡 10 克、当归 10 克、生地黄 10 克、白术 6 克、黄芩 10 克、甘草 5 克。每日 1 剂,水煎,分 2 次温服。清肝利胆退黄,滋阴养血,息风止痒,益气养血安胎。杨娟将 70 例妊娠期肝内胆汁淤积症患者随机分为观察组 34 例与对照组 36 例。两组均采用 ICP 的常规治疗及监护。观察组每日另加服自拟利胆方汤剂 2 次。分别于治疗 3 天、7 天后,观察比较两组患者血清中相应生化指标的水平、皮肤瘙痒、妊娠结局及围产儿情况。结果:治疗 3 天结束后,两组患者相应生化指标及皮肤瘙痒评分与治疗前相比,均有显著性差异($P < 0.05$ 或 $P <$ 0.01);治疗 7 天结束后,两组患者血清中相应指标及皮肤瘙痒评分改善程度更加明显,且观察组优于对照组($P < 0.05$ 或 $P < 0.01$);治疗 7 天结束后,观察组总有效率为 94.11%,对照组总有效率为 77.78%,两组相比差异有显著性($P < 0.05$);两组患者妊娠结局及围产儿情况相比,除分娩孕周及剖宫产率有显著性差异外($P < 0.05$),其余指标的差异无显著性($P > 0.05$)。[6]

13. 抗淤胆汤 1　茵陈 20 克、柴胡 10 克、炒黄

① 叶知昀,等.自拟疏肝利胆汤联合西药治疗妊娠肝内淤积症的疗效观察[J].中国中医药科技,2015,22(6):706-707.
② 胡荣魁,等.夏桂成国医大师调治妊娠诸疾经验探赜[J].江苏中医药,2015,47(12):1-4.
③ 王志梅,陈林兴,等.张良英教授辨证治疗妊娠期肝内胆汁淤积症经验介绍[J].云南中医中药杂志,2014,35(5):6-8.
④ 黎燕玲,等."消风散"加减治疗风热型妊娠身痒 41 例临床观察[J].江苏中医药,2014,46(4):41-42.
⑤ 刘瑶,等.茵陈汤加减治疗妊娠期肝内胆汁瘀积症 meta 分析[J].吉林中医药,2014,34(5):472-477.
⑥ 杨娟.自拟利胆方辅助治疗妊娠期肝内胆汁淤积症的临床疗效研究[J].安徽医药,2013,17(12):2137-2139.

芩 10 克、制大黄 10 克、地肤子 10 克。每日 1 剂，水煎分早晚 2 次温服。疏肝利胆，减少胆酸盐淤积，增加胆汁酸代谢，促使胆汁从毛细血管内排出，改善 ICP 患者子宫、胎盘，降低胎盘血管阻力，改善胎儿内环境，降低对胎儿的毒性作用。姚芳将 46 例 ICP 孕妇随机分为治疗组与对照组各 23 例。治疗组与对照组均口服熊去氧胆酸，分 3 次口服，1 周为 1 个疗程。治疗组另加用上方治疗。结果：治疗组总有效率为 95.7%，明显高于对照组的 78.3%（$P < 0.05$）。[1]

14. 茵陈保产无忧方 绵茵陈 20 克、黄芩 12 克、栀子 12 克、白芍 10 克、当归 10 克、柴胡 12 克、郁金 9 克、菟丝子 12 克、丹参 12 克、川芎 12 克、川厚朴花 10 克、荆芥穗 10 克、炙甘草 6 克等。清热利湿，养血安胎，祛风止痒。陈怡等将 100 例妊娠肝内胆汁淤积症患者随机分为西药治疗组（对照组）与中西医结合治疗组（治疗组）各 50 例，另外随机选择同期正常健康孕妇 50 例为空白对照组（空白组）。两组采用思美泰（丁二磺酸腺苷蛋氨酸）1 000 毫克加入 5% 葡萄糖注射液 500 毫升静滴，每日 1 次，10 天为 1 个疗程，伴有肝能异常者同时予口服护肝片、维生素 C 等护肝治疗。治疗组另采用茵陈保产无忧方煎剂，每次 1 袋 150 毫升，每日 2 次，10 天为 1 个疗程，根据入院时孕周的不同分别治疗 1～3 个疗程。结果：瘙痒症状改善者例数、羊水污染及胎儿窘迫发生率两组有显著性差异（$P < 0.05$）；胎盘绒毛面积百分比两组无明显差异；治疗组与对照组的胎盘绒毛间隙差异显著（$P < 0.05$）。[2]

15. 抗淤胆汤 2 当归 15 克、茵陈 15 克、白芍 10 克、首乌 10 克、栀子 10 克、黄芩 10 克、柴胡 10 克、川芎 6 克、炙甘草 9 克。养血祛风止痒，清热利湿退黄。夏卫红将 40 例 ICP 患者随机分为抗淤胆汤组与地塞米松组各 20 例。抗淤胆汤组采用上方，每日 1 剂，早晚分服。地塞米松组采用地塞米松，每次 3 毫克，每日 3 次。治疗 1～2 个疗程后，观察皮肤瘙痒、黄疸、中医证候等临床症状的变化，并监测妊娠结局；实验室指标检测：比较治疗前后血液流变学、血清甘胆酸、血清雌三醇、肝功能各项生化指标变化，同时监测安全性指标，如血常规、尿常规、肝肾功能等。结果：ICP 患者血液呈高黏高凝状态，血清甘胆酸水平明显偏高，血清雌三醇水平偏高，有肝功能的改变；抗淤胆汤组及地塞米松组均能明显改善 ICP 患者症状，有效率分别为 90%、85%，总疗效相当，但抗淤胆汤组在改善中医证候、降低血液黏稠度、降低血中胆红素水平及改善妊娠结局方面，疗效明显优于地塞米松组（$P < 0.01$）；在降低血清甘胆酸水平及改善肝功能方面，两组疗效相当（$P > 0.05$）。[3]

16. 健脾退黄汤 茵陈 30 克、金钱草 30 克、广郁金 10 克、黄芩 10 克、栀子 10 克、茯苓 10 克、黄芪 50 克、虎杖 15 克、当归 15 克、陈皮 6 克、炙甘草 6 克。随症加减：纳呆，加谷麦芽各 10 克、白术 10 克；夜寐欠安，加远志 15 克、合欢皮 10 克。每日 1 剂，2 次分服，7 剂为 1 个疗程。清热凉血，利湿退黄，健脾和胃。陈玲等以上方加减治疗 32 例妊娠肝内胆汁淤积症患者。结果：经服药 3～4 个疗程，痊愈 8 例，好转 22 例，无效 2 例。总有效率为 93%。[4]

17. 清热凉血利胆方 绵茵陈 30 克、淡黄芩 10 克、黑山栀 10 克、虎杖 10 克、赤芍 10 克、郁金 10 克、丹参 10 克、茯苓 10 克、薏苡仁 15 克、陈皮 6 克。随症加减：脾虚便溏、纳呆者，酌加党参 20 克、炒谷芽 10 克、焦山楂 10 克、白术 10 克；便秘者，加竹茹 10 克、贝母 10 克；腰酸者，加川续断 15 克、桑寄生 15 克；寐差者，加远志 6 克、合欢皮 15 克、夜交藤 15 克。每日 1 剂，分早、晚 2 次煎服。清热凉血，利胆退黄，健脾和胃。吕春英等将 98 例妊娠肝内胆汁淤积症患者随机分为治疗组 58 例与对照组 40 例。治疗组采用上方加减治疗。

① 姚芳.中西医结合治疗妊娠期胆汁淤积症临床分析[J].浙江中西医结合杂志,2012,22(9)：713－714.
② 陈怡,等.中药治疗妊娠肝内胆汁淤积症的临床疗效与机制[J].中国中药杂志,2009,34(11)：1444－1446.
③ 夏卫红.抗淤胆汤治疗妊娠期肝内胆汁淤积症的临床疗效评价[D].长沙：湖南中医学院,2004.
④ 陈玲,等.健脾退黄汤治疗妊娠肝内胆汁郁积症 32 例[J].四川中医,1999,17(6)：40.

对照组采用葡萄糖、维生素 C、ATP、辅酶 A 等静脉滴注,并口服常用保肝药。结果:治疗组痊愈 15 例,有效 39 例,无效 4 例,总有效率为 93.1％;对照组痊愈 6 例,有效 19 例,无效 15 例,总有效率为 62.5％。治疗组疗效明显优于对照组($P<0.01$)。[①]

中 成 药

1. 茵栀黄口服液 组成:茵陈蒿提取物 0.12 克、栀子提取物 0.064 克、黄芩苷 0.4 克、金银花提取物 0.08 克(北京双鹤高科天然药物有限责任公司生产,国药准字 Z11020607)。功效:清热解毒,利湿退黄。用法用量:每次 20 毫升,每日 3 次,连续用药 21 天。临床应用:杨午霞将 60 例肝胆湿热型妊娠期肝内胆汁淤积症患者分为对照组和治疗组各 30 例。结果:中医证候评分方面,两组患者治疗 0 天与治疗 21 天后组内差异有统计学意义($P<0.05$);治疗 21 天后,治疗组中医证候评分为 (1.83 ± 0.592) 分,低于对照组的 (2.20 ± 0.714) 分,差异经统计学分析有意义($P<0.05$);两组患者综合疗效比较,治疗组总有效率为 86.6％,对照组为 73.3％,两组比较差异有统计学意义($P<0.05$);两组孕妇分娩时胎儿异常及分娩后新生儿发病情况对比,治疗组患者分娩时胎儿异常及分娩后新生儿发病的概率为 23.3％,对照组为 36.6％,两组比较差异无统计学意义($P>0.05$)。[②]

2. 茵栀黄颗粒 组成:茵陈提取物、栀子提取物、黄芩苷、金银花提取物(鲁南厚普制药有限公司生产,国药准字 Z20030028)。功效主治:清热解毒,利湿退黄;适用于湿热毒邪内蕴所致急性、慢性肝炎和重症肝炎(Ⅰ型),也可用于其他型重症肝炎的综合治疗。用法用量:冲服,每次 3 克,每日 3 次。临床应用:白玉芳将 85 例 ICP 患者分为联合组 43 例和对照组 42 例。两组采用常规对症支持结合熊去氧胆酸治疗。联合组另加用茵栀黄颗粒治疗。结果:联合组的 TBA、TB、TBIL、ALT、AST、ALP 均显著低于对照组(均 $P<0.05$);治疗前两组患者的瘙痒评分差异无统计学意义($P>0.05$),治疗后联合组的瘙痒评分分别为 (1.26 ± 0.22) 分、(0.54 ± 0.18) 分,均低于同期对照组患者,差异有统计学意义(均 $P<0.05$);联合组和对照组的分娩孕周、羊水Ⅲ度污染率、剖宫产率、术中出血量差异均无统计学意义(均 $P>0.05$);联合组的新生儿体重 (3418.9 ± 105.3) 克、5 分钟 Apgar (9.67 ± 0.21) 分,均显著高于对照组(均 $P<0.05$)。[③]

① 吕春英,等.清热凉血利胆法治疗妊娠肝内胆汁郁积症[J].新中医,1996(9):25 - 26.
② 杨午霞.茵栀黄口服液对肝胆湿热型妊娠期肝内胆汁淤积症的疗效观察[D].广州:广州中医药大学,2015.
③ 白玉芳.高原缺氧环境下茵栀黄颗粒联合熊去氧胆酸治疗妊娠期合并肝内胆汁瘀积症的临床观察[J].中国妇幼保健,2015,30(11): 1777 - 1779.

妊娠期急性脂肪肝

概　　述

妊娠期急性脂肪肝(AFLP)又称产科急性假性黄色肝萎缩、妊娠特发性脂肪肝、妊娠期肝脏脂肪变性等。妊娠期急性脂肪肝是妊娠晚期特有的少见致命性疾病。该病起病急骤,病情变化迅速,可发生在妊娠 28～40 周,多见于妊娠 35 周左右的初产妇,妊娠期高血压综合征、双胎和男胎较易发生,再次妊娠时少有复发倾向。临床表现与暴发性肝炎相似。

妊娠期急性脂肪肝是妊娠末期发生的以肝细胞脂肪浸润、肝功能衰竭和肝性脑病为特征的疾病,其发病率约为 1/130 000 孕妇,孕妇及胎儿死亡率分别达 33.3% 和 66.7%,预后较差。AFLP 的病因不明。推测是妊娠引起的激素变化,使脂肪酸代谢发生障碍,致使游离脂肪酸堆积在肝细胞和肾、胰、脑等其他脏器,造成多脏器损害。又可能是先天遗传性疾病。此外,病毒感染、中毒、药物(如四环素)、营养不良、妊娠期高血压等多因素对线粒体脂肪酸氧化的损害作用也可能与之有关。

起病初期仅有持续性恶心、呕吐、乏力、上腹痛或头痛。数天至 1 周后孕妇出现黄疸,且进行性加深,常无瘙痒。腹痛可局限于右上腹,也可呈弥散性。

患者常有高血压、蛋白尿、水肿,少数人有一过性多尿和烦渴,如不分娩病情继续进展,出现凝血功能障碍,皮肤瘀点、瘀斑、消化道出血、齿龈出血等,低血糖、意识障碍、精神症状及肝性脑病、尿少、无尿和肾功能衰竭,常于短期内死亡。

妊娠期糖尿病

概　述

妊娠合并糖尿病包括两种情况：一种是妊娠前已有糖尿病的基础上合并妊娠，又称糖尿病合并妊娠（PGDM）；另一种为妊娠前糖代谢正常，妊娠后才发现或首次发现的糖尿病，又称妊娠期糖尿病（GDM）。糖尿病孕妇中 PGDM 者不足 10%，90% 为 GDM。大多数 GDM 患者的糖代谢异常产后可恢复，但将来患 2 型糖尿病的概率增加。妊娠合并糖尿病对母儿有较大危害，必须引起重视。

以烦渴、多饮、多食易饥、尿量频多、形体消瘦为主症。糖尿病孕妇也会引起妊娠并发症，如流产、原因不明死胎、严重的肾脏疾病、严重的视网膜病变，增加剖宫产的风险和产后出血死亡的风险；同时增加围产儿癫痫、呼吸窘迫综合征、低血糖、低钙血症、高胆固醇血症、高胆红素血症、酮症酸中毒等不良因素的风险；还可能导致先天性畸形、子宫内胎儿异常。

临床可见孕期有典型的多饮、多食、多尿症状，体重不增或增长缓慢，外阴阴道假丝酵母菌病反复发作。孕妇体重过大（>90 千克），或有羊水过多、巨大儿。

本病属高危妊娠，在胰岛素问世前围产儿死亡率高达 60%，现已降至 3%，但仍高于正常妊娠。本病预后与糖尿病病情轻重、发病年龄、病程长短、有无合并症等关系密切。此外，孕 35 周前分娩，新生儿死亡率高，孕 36 周胎死宫内发生率高，故分娩时间与预后也关系密切。

本病属中医"消渴"范畴。"消渴"之名首见于《黄帝内经》，根据发病因素及临床表现不同而有"消瘅""消渴""肺消""膈消""消中"等不同名称。

《素问·奇病论》指出本病与过食肥甘有关，曰："此肥美之所发也，此人必数食甘美而多肥也，肥者令人内热，甘者令人中满，故其气上溢，转为消渴。"《灵枢·五变》篇认为情志失调可致本病："怒则气上逆，胸中蓄积，血气逆流……转而为热，热则消肌肤，故为消瘅。"其后唐代《外台秘要·消渴消中》篇载："房事过度，致令肾气虚耗故也，下焦生热，热则肾燥，肾燥则渴"，认为本病与房事过度有一定关系。关于消渴病机，综合古代各家论述，多认为阴虚燥热为主，又常气阴两伤，阴阳俱虚，病位与肺、脾、胃、肾关系密切。孙思邈最早提出饮食干预治疗消渴病，提出"其所慎者有三：一饮酒、二房事、三咸食及面……不知此者纵有金丹亦不可救……"强调了饮食控制、节欲戒酒对消渴病治疗的重要性。

辨　证　施　治

1. 许超分 5 型

（1）阴虚肝旺型　药用党参 10 克、陈皮 10 克、麦冬 10 克、川楝子 10 克、沙参 15 克、珍珠母 15 克、瓜蒌仁 15 克、当归 20 克、生地黄 30 克、生石膏 30 克。

（2）阴虚阳亢型　药用茯苓 9 克、泽泻 9 克、黄柏 9 克、牡丹皮 9 克、陈皮 10 克、党参 10 克、地骨皮 10 克、知母 12 克、钩藤 12 克、山药 12 克、山茱萸 12 克、生地黄 20 克、熟地黄 20 克。

（3）气阴两虚型　药用陈皮 10 克、五味子 10 克、麦冬 15 克、党参 15 克、葛根 15 克、生黄芪 30 克、黄精 30 克。

（4）痰湿型　药用甘草 6 克、党参 10 克、陈皮 10 克、白术 10 克、法半夏 10 克、茯苓 12 克。

（5）阳气虚型　药用山药 10 克、山茱萸 10 克、熟地黄 10 克、枸杞子 15 克、杜仲 15 克、菟丝子 30 克。

临床观察：许超将 76 例妊娠期糖尿病患者随机分为观察组和对照组各 38 例。对照组给予胰岛素治疗，于每餐前 30 分钟注射短效胰岛素，睡前注射中效胰岛素，从小剂量开始。观察组在对照组的基础上运用上方辨证治疗，各方加水煎熬取汁 300 毫升于早晚服用，每日 1 剂。两组均自孕 28 周开始治疗直至出现分娩先兆止。结果：观察组空腹、餐前 30 分钟、餐后 2 小时夜间血糖达标率均高于对照组（均 $P <$ 0.05）；观察组子痫前期、早产及剖宫产发生率均低于对照组（均 $P <$ 0.05）；观察组新生儿巨大儿、新生儿呼吸窘迫、新生儿低血糖发生率均低于对照组（均 $P <$ 0.05）。①

2. 姚圣菊分 4 证

（1）肾阴虚证　药用熟地黄 20 克、干山药 15 克、山茱萸 15 克、茯苓 9 克、牡丹皮 9 克、黄柏 9 克、泽泻 9 克。药物研成末，制成蜜丸，温水口服，每日 1 丸，分 2 次服用。

（2）肺燥津亏证　药用天花粉 30 克、生地黄 20 克、山药 20 克、黄芩 15 克、葛根 15 克、黄连 5 克。每日 1 剂，水煎服，分 2 次服用。

（3）胃热炽盛证　药用熟地黄 20 克、生石膏 12 克、麦冬 6 克、牛膝 5 克、知母 5 克。每日 1 剂，水煎服，分 2 次服用。

（4）阴阳两虚证　药用黄芩 20 克、山药 20 克、玄参 15 克、熟地黄 12 克、黄芪 10 克。温水口服，每日 1 丸，分 2 次服用。

临床观察：姚圣菊将 180 例妊娠期糖尿病患者随机分为对照组和观察组各 90 例。观察组以上方辨证治疗。对照组采用常规药物治疗，包括胰岛素注射治疗、二甲双胍口服治疗等。全部以 7 天为 1 个疗程，治疗 2 个疗程。结果：对照组发生并发症 12 例，并发症发生率为 13.3%；观察组发生并发症 4 例，并发症发生率为 4.4%。两组比较差异有统计学意义（$P <$ 0.05）。②

3. 高学昌分 4 证

（1）阴阳两虚证　治宜滋阴温阳。方用金匮肾气丸加减：泽泻 10 克、黄芩 20 克、玄参 15 克、山茱萸 12 克、知母 10 克、熟地黄 12 克、淫羊藿 15 克、山药 20 克、茯苓 12 克、黄芪 10 克。

（2）津亏肺燥证　治宜清热润肺、止渴生津。方用消渴方加减：葛根 15 克、黄连 6 克、麦冬 15 克、生地黄 20 克、天花粉 30 克、黄芩 15 克、山药 20 克。

（3）炽盛胃热证　治宜清胃、滋阴、泻火。方用玉女煎加减：知母 5 克、生石膏 12 克、熟地黄 20 克、牛膝 5 克、麦冬 6 克。

（4）肾阴虚证　治宜滋阴补肾。方用六味地黄丸加减：黄柏 9 克、干山药 15 克、泽泻 9 克、熟地黄 20 克、知母 9 克、茯苓 9 克、山茱萸 15 克、牡丹皮 9 克。清水煎服，每日 1 剂，早晚各 1 次服用。

以上各方均每日 1 剂，清水煎服，早晚各 1 次服用。临床观察：高学昌将 68 例妊娠合并糖尿病患者作为此次观察分析的对象，随机将其分为对照组与研究组各 34 例。对照组采用常规的药物与饮食治疗。① 饮食治疗：在保证患者与围产儿能量供应充足的基础上对摄入的碳水化合物量进行控制，采用少食多餐的原则；② 药物治疗：若饮食治疗的效果欠佳，可根据患者的身体状况对其皮下注射适量的胰岛素。研究组在常规药物与饮食治疗的基础上以上方辨证治疗。结果：对照组并发症的发生率高于研究组，两组比较有统计学差异（$P <$ 0.05）。研究组产后并发症发生的情况仅为 2.94%。③

4. 王兰芳分 4 证

（1）肺燥津亏证　治宜生津止渴、润肺清热。方用消渴方加减：天花粉 30 克、葛根 15 克、麦冬 15 克、黄芩 15 克、山药 20 克、生地黄 20 克、黄连 6 克。每日 1 剂，水煎服，分 2 次服用。

（2）肾阴虚证　治宜补肾滋阴为主。方用六

①　许超.中医辨证治疗妊娠期糖尿病 38 例的疗效分析［J］.实用糖尿病杂志,2020,16(5)：63.
②　姚圣菊.妊娠糖尿病的中医辨证治疗研究［J］.世界最新医学信息文摘,2018,18(23)：152－153.
③　高学昌.中医治疗妊娠合并糖尿病临床疗效探讨［J］.中医临床研究,2018,10(7)：88－90.

味地黄丸加减：茯苓9克、黄柏9克、知母9克、牡丹皮9克、泽泻9克、熟地黄20克、山茱萸15克、干山药15克。将药物制成蜜丸，每日1丸，分2次服用。

（3）阴阳两虚证　治宜温阳滋阴。方用金匮肾气丸加减：淫羊藿15克、玄参15克、山药20克、黄芩20克、知母10克、泽泻10克、黄芪10克、山茱萸12克、茯苓12克、熟地黄12克。将药物制成蜜丸，每日1丸，分2次服用。

（4）胃热炽盛证　治宜清胃泻火滋阴。方用玉女煎加减：知母5克、牛膝5克、熟地黄20克、麦冬6克、生石膏12克。每日1剂，水煎服，分2次服用。

临床观察：王兰芳选取78例妊娠合并糖尿病患者，随机分为对照组与观察组各39例。对照组给予常规的饮食与药物治疗，观察组在对照组的基础上给予上方辨证治疗。比较两组产妇的并发症发生情况与围产儿的并发症发生情况。结果：并发症发生率观察组产妇为12.8%，低于对照组的25.6%，两组比较差异有统计学意义（$P<0.05$）；并发症发生率观察组围产儿为15.4%，低于对照组的43.6%，两组比较差异有统计学意义（$P<0.05$）。结论：中医治疗妊娠合并糖尿病疗效确切，可减少两组产妇的并发症发生率与围产儿的并发症发率，值得在临床上推广使用。[①]

5. 侯峰等分5型

（1）偏实热（阴虚阳亢型）　方用知柏地黄汤加减：生地黄20克、熟地黄20克、山茱萸12克、山药12克、茯苓9克、泽泻9克、牡丹皮9克、黄柏9克、知母12克、地骨皮10克、钩藤12克、党参10克、陈皮10克。

（2）偏虚热（阴虚肝旺型）　方用一贯煎加减：沙参15克、麦冬10克、生地黄30克、当归20克、生石膏30克、川楝子10克、瓜蒌仁15克、党参10克、陈皮10克、珍珠母15克。

（3）偏阳气虚　方用肾气丸加减：熟地黄10克、山茱萸10克、山药10克、杜仲15克、菟丝子30

克、枸杞15克。

（4）偏阴血虚（气阴两虚型）　方用生脉散加味：党参15克、麦冬15克、五味子10克、生黄芪30克、葛根15克、黄精30克、陈皮10克。

（5）偏痰湿型　方用二陈汤加减：陈皮10克、法半夏10克、甘草6克、白术10克、茯苓12克、党参10克。

以上各方均每日服1剂，水煎分早晚各1次口服。临床观察：侯峰等以上方辨证治疗60例妊娠期糖尿病患者。结果：经过中医辨证治疗后，发现有42例（占70%）由偏颇体质转为平和体质，18例（占30%）仍为偏颇体质；中医辨证治疗后FPG、FINS、糖化血红蛋白（HbA1c）、TG、TC、LDL－C和ApoB水平明显低于治疗前（$P<0.05$）；而内脂素、HDL－C、ApoA和ApoA/ApoB值则高于治疗前（$P<0.05$）。[②]

6. 王远艳分3型

（1）肝郁气滞　治宜滋阴疏气。药用金银花6克、黄芩10克、白术8克、白芍10克、柴胡8克、薄荷6克、甘草6克、香附10克。

（2）脾肾两虚　治宜健脾补肾。药用当归12克、党参12克、阿胶（烊化）10克、大枣3颗、枸杞子15克、艾叶6克、巴戟天10克、菟丝子15克、续断15克、杜仲10克、白术10克、补骨脂10克、熟地黄12克、鹿角胶（烊化）3克。

（3）肺热津伤　治宜清热养血。药用白术10克、白芍12克、熟地黄12克、生地黄12克、山药10克、黄芩10克、黄柏6克、牡丹皮8克、甘草6克、续断10克。

临床观察：王远艳将120例妊娠期糖尿病患者随机分为对照组与观察组各60例。对照组采用常规诺和灵治疗，观察组在此基础上加用上方辨证治疗，水煎服，每次200毫升，每日2次。结果：观察组经过治疗后显效22例，有效37例，无效1例，总有效率为98.3%；对照组经过治疗后显效18例，有效31例，无效11例，总有效率为81.7%。[③]

① 王兰芳.中医治疗妊娠合并糖尿病临床疗效探讨[J].糖尿病新世界，2015(13)：104－105.
② 侯峰，等.中医辨证治疗妊娠期糖尿病的临床效果[J].中国计划生育学杂志，2015，23(10)：688－691.
③ 王远艳.中西医结合治疗妊娠期糖尿病120例[J].中国中医药现代远程教育，2015，13(21)：14－15，61.

7. 张智慧等分 4 证

(1) 肺燥津亏证　症见孕妇饮水量大，随饮随渴，易口干舌燥；舌红，苔黄干，脉数。治宜润肺清热、生津止渴。方用消渴方加减：天花粉 30 克、生地黄 20 克、山药 20 克、麦冬 15 克、葛根 15 克、黄芩 15 克、黄连 6 克。随症加减：津亏重者，可加用玄参、天冬。每日 1 剂，药物水煎服，分 2 次服用。

(2) 胃热炽盛证　症见孕妇喜食多饮，易饿、易瘦，胃脘灼痛，大便干结；苔黄舌红，脉滑数。治宜清胃、滋阴泻火。方用玉女煎加减：熟地黄 20 克、生石膏 12 克、麦冬 6 克、牛膝 5 克、知母 5 克。随症加减：火盛极者，可加用地骨皮；乏力者，加山药、葛根等。每日 1 剂，水煎，温服或冷服，分 2 次服用。

(3) 阴阳两虚证　症见孕妇既有阳虚又有阴虚，畏热又畏寒；小便频多，混浊，腰膝酸软，面黑耳干；舌淡、苔白，脉沉细。治宜滋阴温阳。方用金匮肾气丸加减：黄芩 20 克、山药 20 克、玄参 15 克、淫羊藿 15 克、熟地黄 12 克、茯苓 12 克、山茱萸 12 克、知母 10 克、黄芪 10 克、泽泻 10 克。温水口服，每日 1 丸，分 2 次用。

(4) 肾阴虚证　症见孕妇尿量多、尿频，尿液甜味明显或混浊如膏；失眠多梦，腰膝酸软，口干，苔红，五心烦热，脉细数。治宜补肾滋阴。方用六味地黄丸加减：熟地黄 20 克、干山药 15 克、山茱萸 15 克、茯苓 9 克、牡丹皮 9 克、知母 9 克、黄柏 9 克、泽泻 9 克。药物研成末，制成蜜丸，温水口服，每日 1 丸，分 2 次用。

临床观察：张智慧以上方辨证加减治疗 59 例妊娠合并糖尿病患者，7 天为 1 个疗程，治疗 2 个疗程。结果：显效 37 例（62.71%），有效 17 例（28.82%），无效 5 例（8.47%），总有效率 91.53%。应用中医治疗妊娠合并糖尿病，疗效明显，改善患者临床症状，值得推广应用。[①]

8. 张秀莲分 4 证

(1) 肺热伤津证　症见妊娠期间烦渴多饮，口干咽燥。舌边尖红，苔薄黄或少苔，脉滑数。治宜清热润肺、生津止渴。方用消渴方加减。

(2) 胃热炽盛证　症见妊娠期间形体消瘦，多食易饥，口干多饮，大便干燥。舌红，苔黄，脉滑数有力。治宜清胃泻火、养阴增液。方用玉女煎加减。

(3) 肾阴亏虚证　症见妊娠期间尿频量多，尿浊如膏脂，口咽干燥，腰膝酸软，头晕耳鸣。舌红，少苔，脉细数。治宜滋阴益肾。方用六味地黄丸加减。

(4) 阴阳两虚证　症见妊娠期间小便频多，混浊如膏，甚则饮一溲二，面色黧黑，腰膝酸软，形寒畏冷。舌淡，苔少，脉沉细无力。治宜滋阴助阳。方用金匮肾气丸加减。

临床观察：张秀莲治疗 38 例妊娠合并糖尿病患者，采用上述中医辨证分型，以中药汤剂为主结合饮食控制的方法治疗。结果：痊愈 22 例，占 57.9%；好转 14 例，占 36.8%；无效 2 例，占 5.3%。无效者及时转为西医治疗。[②]

经 验 方

1. 芪麦益气汤　熟地黄 15 克、黄芪 30 克、山茱萸 15 克、麦冬 20 克、五味子 15 克、山药 20 克、葛根 10 克、枸杞子 20 克、玉竹 10 克、茯苓 20 克。每日 1 剂，煎汁，早晚分服。张芙蓉将 114 例妊娠期糖尿病患者随机分为观察组和对照组各 57 例。对照组给予胰岛素泵常规波疗法治疗，三餐前以常规波形进行大剂量胰岛素输注，并根据血糖情况进行调整。观察组给予芪麦益气汤联合胰岛素泵双波疗法治疗。在常规波形疗法基础上，加餐前不进行大剂量胰岛素注射，餐后根据血糖对双波输注时间、剂量进行调整，使胰岛素分次输注（指定时间内）。两组均持续治疗 1 周。结果：与对照组相比，治疗后观察组空腹血糖（FBG）、HbA1c、餐后 2 小时血糖（2hPG）明显降低（$P < 0.05$）；与对照组相比，治疗后观察组 TC、LDL－C

① 张智慧,苏凯.中医治疗妊娠合并糖尿病 59 例临床疗效观察[J].糖尿病新世界,2014,34(11)：40.
② 张秀莲.中医治疗妊娠合并糖尿病效果的临床观察[J].糖尿病新世界,2014,34(14)：48.

明显降低（$P<0.05$），HDL-C 明显升高（$P<0.05$）；与对照组相比，治疗后观察组血清脂联素水平明显升高（$P<0.05$），血清内脂素水平明显降低（$P<0.05$）；观察组产妇不良结局发生率、新生儿不良结局发生率均低于对照组（均 $P<0.05$）。[1]

2. 四君子汤合黄芪建中汤　黄芪 25 克、石斛 15 克、白芍 15 克、白术 10 克、生地黄 10 克、女贞子 10 克、桂枝 10 克、太子参 5 克、黄连 4 克、甘草 6 克。每日 1 剂，分 2 次煎，每次加水 500 毫升煎至 300 毫升，分早晚 2 次温服。黄慧红等将 102 例气阴两虚证妊娠糖尿病患者随机分为对照组和观察组各 51 例。对照组给予常规西药治疗，即餐后口服降糖药二甲双胍，起始剂量每日 1 克，根据患者情况加减剂量。观察组在对照组的基础上给予四君子汤合黄芪建中汤。7 天为 1 个疗程，两组均治疗至患者有分娩先兆，治疗 4 个疗程结束进行效果评价。结果：观察组的有效率为 94.12%，高于对照组的 78.43%（$P<0.05$）；观察组治疗后倦怠乏力、心悸失眠、气短烦热、溲赤便秘评分低于对照组（$P<0.05$）；治疗后，观察组 HbA1c、空腹血糖（FPG）、2hPG 水平均低于对照组（均 $P<0.05$）；治疗后，观察组 CRP 水平明显低于对照组，脂联素水平明显高于对照组（$P<0.05$）。[2]

3. 益气降糖饮　生黄芪 15 克、葛根 15 克、知母 12 克、杜仲 12 克、白芍 12 克、山药 10 克、麦冬 9 克、黄芩 9 克、甘草 6 克。剂量可随症状变化酌情加减，水煎至 200 毫升，分 2 次温服，每次 100 毫升。服用 1 个疗程。王颖将 124 例 GDM 患者随机分为对照组与观察组各 62 例。对照组均采用饮食控制、运动指导和胰岛素注射治疗，观察组患者在此基础上联合益气降糖饮治疗。14 天为 1 个疗程。结果：治疗前，两组 FPG、2hPG、HbA1C、血清内脂素水平和中医证候积分无差异（$P>0.05$）；治疗后，两组 FPG、2hPG、HbA1C、血清内

脂素水平和中医证候积分均有明显下降，观察组明显低于对照组；观察组治疗总有效率为 90.32%，明显高于对照组的 75.81%（$P<0.05$）；观察组剖宫产率和羊水异常、子痫前期、妊娠期高血压、酮症酸中毒等发生率均明显低于对照组（均 $P<0.05$）；观察组巨大儿、呼吸窘迫、早产、高胆红素血症等发病率均明显低于对照组。[3]

4. 自拟方　党参 20 克、黄芪 15 克、炙甘草 15 克、白术 15 克、白芍 15 克、葛根 10 克、当归（身）5 克、陈皮 5 克、升麻 5 克、柴胡 5 克。由医院统一熬制，每日 400 毫升，每日 2 次。陈培红等将 100 例 GDM 患者随机分为对照组与治疗组各 50 例。对照组均采用皮下注射门冬胰岛素，治疗组在对照组治疗基础上采用医院自拟中药汤剂治疗。两组均用药至分娩。结果：治疗组治疗后中医证候积分明显低于对照组；治疗后治疗组脂联素、内脂素、瘦素、抵抗素水平与对照组比较，差异有统计学意义；两组患者治疗后脂联素水平明显高于治疗前，而内脂素、抵抗素及瘦素水平明显低于治疗前；治疗后两组 FPG、HbA1c 水平、炎症指标水平明显低于治疗前，且治疗组明显低于对照组；两组患者治疗后胰岛素抵抗指数（HOMA-IR）、胰岛素敏感指数（ISI）、FINS 及胰岛素分泌指数（HOMA-β）分别与对照组比较，差异均有统计学意义（均 $P<0.05$）；治疗组妊娠结局不良率明显低于对照组；治疗组低血糖发生率明显低于对照组。[4]

5. 黄芪四君子汤　黄芪 25 克、石斛 10 克、白术 15 克、生地黄 10 克、女贞子 8 克、茯苓 8 克、太子参 4 克、黄连 4 克。每日 1 剂，水煎，早晚各口服 1 次，1 周为 1 个疗程，直到有分娩预兆停用。吴剑等将 130 例妊娠期糖尿病患者随机分为观察组与对照组各 65 例。观察组与对照组患者均采用常规治疗，观察组患者在常规治疗的基础上加用黄芪四君子汤治疗。所有患者均连续治疗 2 个

① 张芙蓉.芪麦益气汤联合胰岛素泵双波疗法对妊娠期糖尿病患者血糖控制及妊娠结局的影响[J].甘肃医药,2021,40(2):117-118,122.
② 黄慧红,冯强,等.四君子汤合黄芪建中汤联合西药治疗妊娠糖尿病(气阴两虚证)临床疗效观察[J].四川中医,2019,37(2):164-166.
③ 王颖.益气降糖饮联合胰岛素对妊娠期糖尿病孕妇血糖、内脂素水平及妊娠结局的影响[J].陕西中医,2018,39(10):1342-1344,1458.
④ 陈培红,等.自拟汤剂联合胰岛素治疗对妊娠期糖尿病患者血清生化指标、胰岛β细胞功能及妊娠结局的影响[J].中国妇幼保健,2017,32(11):2355-2357.

月,记录分析其结果。观察两组患者治疗前后FPG、2hPG、HbA1c 及血清 Mg^{2+}、CRP 和脂联素水平以及治疗后并发症发生情况。结果:治疗后,观察组的 FPG[(5.30±0.3)毫摩尔/升]、2hPG[(5.36±0.27)毫摩尔/升]、HbA1c[(5.58±1.29)%]水平均低于对照组 FPG[(5.68±0.38)毫摩尔/升]、2hPG[(6.01±0.33)毫摩尔/升]、HbA1c[(6.86±1.35)%],两组间比较差异均有统计学意义(均 $P<0.05$);观察组的 Mg^{2+} 水平[(1.25±0.36)毫摩尔/升]和脂联素水平[(35.24±5.18)微克/升]高于对照组的 Mg^{2+} 水平[(0.91±0.30)毫摩尔/升]和脂联素水平[(30.76±4.85)微克/升],CRP 水平[(1.59±0.35)毫克/升]低于对照组的 CRP 水平[(2.21±0.46)毫克/升],两组比较差异均有统计学意义(均 $P<0.05$);观察组患者出现腹痛、腹胀、低血糖的不良反应发生率(9.23%)低于对照组(38.46%),两组比较差异有统计学意义($P<0.05$);观察组患者治疗后的临床疗效总有效率(96.92%)高于对照组(87.69%),两组比较差异有统计学意义($P<0.05$)。[①]

6. 补肾健脾汤 黄芪 15 克、党参 20 克、淮山药 20 克、葛根 15 克、陈皮 5 克、升麻 5 克、白术 20 克、当归 5 克、柴胡 5 克、炙甘草 5 克。每日 1 剂,水煎分服,连用 14 天。许晓英等将 278 例脾肾阳虚型妊娠期糖尿病患者随机分为观察组 173 例与对照组 105 例。两组均采用规范的糖尿病医学营养治疗方法,并由专人指导运动方式方法。观察组同时服用上方。结果:空腹血糖值、餐后 1 小时血糖、餐后 2 小时血糖、中医证候评分、羊水指数评分、血糖达标时间等指标,治疗前后两组组内比较,差异有统计学意义($P<0.05$),治疗后两组比较差异也有统计学意义($P<0.05$);剖宫产率、妊娠期高血压发生率观察组均低于对照组,两组比较差异有统计学意义($P<0.05$);胎膜早破及产后出血发生率两组比较差异无统计学意义($P>0.05$);低体质量儿发生率、新生儿低血糖发生率观察组

低于对照组,两组比较差异有统计学意义($P<0.05$);早产及巨大儿发生率两组比较差异无统计学意义($P>0.05$)。补肾健脾汤有助于降低脾肾阳虚型妊娠期糖尿病的血糖,缩短血糖达标时间,降低中医证候评分及羊水指数。[②]

7. 玉女煎 生石膏 30 克、生黄芪 30 克、知母 15 克、葛根 15 克、甘草 10 克、生地黄 10 克、麦冬 10 克、天花粉 10 克、玄参 10 克、怀牛膝 10 克、黄连 6 克。随症加减:头晕头胀者,加天麻;肺胃热盛者,加栀子;盗汗者,加黄柏;小便清长者,加桑螵蛸。每日 1 剂,水煎煮,早晚各 1 次服用,1 周为 1 个疗程。向华等将 86 例妊娠期糖尿病患者随机分为治疗组与对照组各 43 例。对照组采用胰岛素泵进行治疗,治疗组在对照组基础上采用上方加减治疗。治疗两周后,分析比较两组患者治疗前后血糖控制情况、血脂含量以及妊娠结局。结果:治疗组总有效率为 93.0%,对照组为 67.4%,治疗组优于对照组($P<0.05$);两组治疗后空腹血糖、餐后 2 小时血糖以及糖化血红蛋白均显著降低(均 $P<0.05$),治疗组治疗后空腹血糖、餐后 2 小时血糖以及糖化血红蛋白均显著低于对照组治疗后(均 $P<0.05$);两组治疗后 TC、TG、LDL-C 均显著降低(均 $P<0.05$),而 HDL-C 治疗后均出现显著升高($P<0.05$),治疗组治疗后 TC、TG、LDL-C 均显著低于对照组(均 $P<0.05$),而 HDL-C 显著高于对照组($P<0.05$);治疗组孕妇剖宫产、羊水异常以及胎膜早破发生率均显著低于对照组(均 $P<0.05$);治疗组新生儿窒息、胎儿窘迫以及早产发生率均显著低于对照组(均 $P<0.05$)。[③]

8. 七味白术散 白术 20 克、党参 20 克、茯苓 20 克、葛根 20 克、广木香 10 克、藿香 5 克、炙甘草 5 克。用 300 毫升清水对上述药物进行煎煮,煎至 200 毫升。将药液分 2 袋进行密封包装,每袋各装 100 毫升,每天叮嘱患者早晚各服 1 袋,连续治疗 7 天为 1 个疗程,共治疗 2 个疗程。梁耐鹏等将 78 例脾虚型妊娠期糖尿病患者随机分为甲组与

① 吴剑,等.黄芪四君子汤对妊娠期糖尿病的疗效分析[J].国际检验医学杂志,2017,38(13):1759-1761,1764.
② 许晓英,田莉,等.中医药治疗妊娠期糖尿病 173 例[J].西部中医药,2016,29(8):92-94.
③ 向华,等.玉女煎联合胰岛素泵短期强化干预对妊娠期糖尿病患者血糖及妊娠结局的影响[J].中医药导报,2016,22(7):81-82,85.

乙组各 39 例。甲组采用饮食疗法进行治疗,乙组在使用饮食疗法基础上加用七味白术散治疗。比较两组患者的治疗效果。结果:两组患者在接受治疗后,乙组患者的 FBG、2hPG 以及其 HbAlc 的水平均明显优于甲组患者,差异显著($P<0.05$),具有统计学意义;乙组患者在剖宫产、先兆子痫、早产、羊水过多等方面的发生率均明显低于甲组患者,差异显著($P<0.05$),具有统计学意义;乙组新生儿在新生儿窘迫、巨大儿、新生儿低血糖等方面的发生率均明显低于甲组新生儿,差异显著($P<0.05$),具有统计学意义。[1]

9. 四君子汤加减　黄芪 20 克、生地黄 10 克、白术 10 克、女贞子 10 克、茯苓 9 克、太子参 6 克、黄连 5 克、石斛 15 克。每日 1 剂,水煎服,2 次口服,联合运动疗法。崔丽等将 82 例妊娠期糖尿病患者随机分为治疗组 42 例与对照组 40 例。对照组采用饮食控制的方法治疗,治疗组在对照组基础上加用四君子汤联合运动疗法。观察两组治疗前、治疗 7 天、14 天时的空腹血糖及餐后 2 小时血糖水平的变化和治疗 14 天时的临床疗效。结果:两组治疗 7 天、治疗 14 天时均较治疗前明显降低($P<0.05$),但治疗组治疗 7 天、治疗 14 天时较对照组明显降低($P<0.05$);治疗组有效率为 92.9%,对照组有效率为 77.5%,两组有效率比较,差异具有统计学意义($P<0.05$)。[2]

10. 麦味地黄汤加减　黄芪 20 克、太子参 15 克、麦冬 15 克、山药 12 克、熟地黄 10 克、山茱萸 10 克、牡丹皮 10 克、泽泻 10 克、五味子 12 克、茯苓 12 克。随症加减:气阴两虚证,加炙甘草 10 克、佛手 10 克;脾肾两虚证,加巴戟天 15 克;肝肾两虚证,加五味子 10 克、杜仲 10 克。取处方量生药以 300 毫升冷水煎煮为 120 毫升汤药,去沉淀,取上清服用。黄巧玲将 88 例妊娠期糖尿病患者随机分为治疗组与对照组各 44 例。对照组采用西医对症治疗,治疗组采用麦味地黄汤加减治疗。

结果:治疗组有效率为 77.27%,对照组有效率为 47.73%,治疗组优于对照组。[3]

11. 健脾益肾方　黄芪 15 克、党参 20 克、炙甘草 5 克、白术 15 克、当归身 5 克、陈皮 5 克、升麻 5 克、柴胡 5 克、白芍 15 克、淮山药 20 克、葛根 10 克。姬芬芬将 100 例脾肾两虚型妊娠期糖尿病患者随机分为对照组与治疗组各 50 例。对照组采用糖尿病饮食、加强运动等综合治疗,治疗组在此基础上加用上方口服治疗。对照组与治疗组治疗 2 周后分别观察。结果:① 对照组与治疗组总疗效比较,差异具有统计学意义($P<0.05$),治疗组总疗效明显优于对照组,说明健脾益肾方联合运动、饮食治疗脾肾两虚型妊娠期糖尿病可以更好控制空腹血糖、餐后 2 小时血糖、糖化血红蛋白、三酰甘油、总胆固醇;② 中医证候评分方面,对照组与治疗组差异具有统计学意义($P<0.05$),说明治疗组治疗方案在改善中医症状方面明显优于对照组;③ 妊娠期糖尿病并发症及剖宫产率比较,羊水过多、胎膜早破、剖宫产的发生率,对照组明显高于治疗组,差异具有统计学意义($P<0.05$),说明治疗组治疗方案在减少妊娠期糖尿病并发症(胎膜早破、羊水过多)及降低剖宫产率方面明显优于对照组;④ 妊娠期糖尿病围产儿结局比较,对照组早产和胎儿窘迫发生率明显高于治疗组,差异具有统计学意义($P<0.05$),说明治疗组治疗方案在改善妊娠期糖尿病围产儿结局方面明显优于对照组。[4]

12. 四君子汤合黄芪　黄芪 30 克、石斛 15 克、太子参 15 克、白术 10 克、茯苓 10 克、地黄 10 克、女贞子 10 克、黄连 5 克。1 剂加水 1000 毫升煎至 200 毫升,早晚顿服。谢玲将 240 例气阴两虚证妊娠期糖尿病患者随机分为对照组和中医组各 120 例。对照组采用常规饮食运动疗法,中医组则在此基础上加用四君子汤合黄芪辅助治疗。两组患者均以 4 周为 1 个疗程。结果:对照组和中医

---

① 梁耐鹏,等.用七味白术散对脾虚型妊娠期糖尿病患者进行治疗的效果探析[J].当代医药论丛,2016,14(11):16-18.
② 崔丽,等.四君子汤联合运动疗法治疗妊娠期糖尿病 42 例[J].河南中医,2015,35(5):1104-1106.
③ 黄巧玲.麦味地黄汤加减治疗妊娠期糖尿病 44 例[J].河南中医,2015,35(9):2231-2232.
④ 姬芬芬.自拟健脾益肾方治疗脾肾两虚型妊娠期糖尿病的临床研究[D].广州:广州中医药大学,2015.

组治疗总有效率分别为 78.33％、91.67％，中医组临床疗效显著优于对照组（P＜0.05）。①

13. 参芪麦味地黄汤　红参 15 克、黄芪 20 克、麦冬 15 克、五味子 12 克、熟地黄 10 克、山茱萸 10 克、山药 12 克、牡丹皮 10 克、泽泻 10 克、茯苓 12 克。张婷以上方治疗 64 例妊娠期糖尿病患者。结果：显效 46 例（占 71.8％），有效 12 例（占 18.8％），无效 6 例（占 9.4％）。总有效率为 90.6％。②

单　方

1. 菟丝子　组成：菟丝子 30 克。用法用量：加水煎至 100 毫升，温服，每日 1 次。共 4 周。临床应用：黄长盛等选取 186 例妊娠期糖尿病患者分为研究组和对照组各 93 例。对照组采用多次胰岛素强化皮下注射，研究组在对照组治疗基础上加用菟丝子水煎液治疗。结果：两组治疗后 FBG、2hPG、FINS、HOMA－IR、HOMA－β、TC、TG、HDL－C、LDL－C、ADP 均显著优于治疗前（均 P＜0.05），且研究组 FBG、2hPG、FINS、HOMA－IR、HOMA－β、TC、TG、HDL－C、LDL－C、ADP 均显著优于对照组（均 P＜0.05）；研究组血糖达标时间、血糖达标所需日胰岛素用量均显著低于对照组（均 P＜0.05）；研究组羊水过多、妊高征、剖宫产、巨大儿、胎儿宫内窘迫和新生儿低血糖发生率均显著低于对照组（均 P＜0.05）。③

2. 黄芪颗粒冲剂　组成：黄芪。用法用量：每日 2 次，每次 4 克。临床应用：侯峰等选择 84 例经过规则控制饮食需药物治疗的妊娠期糖尿病孕妇，予胰岛素控制血糖稳定后，随机分为继续胰岛素治疗组 43 例和胰岛素联合黄芪治疗组 41 例。继续胰岛素治疗组使用常规胰岛素治疗。胰岛素联合黄芪治疗组在常规使用胰岛素的基础上加用黄芪颗粒冲剂。测定两组血液超氧化物歧化酶（SOD）的活性、脂质过氧化物（LPO）的水解产物丙二醛（MDA）的含量及血糖、胰岛素、脂联素（APN）等指标。结果：加用黄芪颗粒冲剂治疗后，患者血清 SOD、APN 较继续胰岛素治疗组明显上升，而 MDA 较继续胰岛素治疗组明显下降，差异有显著性意义。④

中 成 药

1. 参芪降糖颗粒　组成：人参（茎叶）、黄芪、山药、五味子、麦冬等（鲁南厚普制药有限公司生产，国药准字 Z10950075）。用法用量：每次 3 克，每日 3 次。临床应用：苗芸等随机将 95 例妊娠期糖尿病患者分为对照组 48 例和观察组 47 例。对照组于餐后口服盐酸二甲双胍片，每次 0.25 克，每日 3 次；观察组在对照组基础上冲服参芪降糖颗粒。结果：观察组的剖宫产率以及胎盘早剥、产后出血、肝酶升高溶血血小板减少综合征等并发症的发生率均明显低于对照组（均 P＜0.05）；观察组的新生儿窒息、胎儿窘迫、巨大儿、胎儿早产和围产儿死亡发生率均明显低于对照组（均 P＜0.05）；治疗后，两组的餐后 2 小时血糖以及空腹血糖值均明显降低，HOMA－β 明显升高（P＜0.05），且观察组餐后 2 小时血糖以及空腹血糖值均明显低于对照组，HOMA－β 明显高于对照组（P＜0.05）；治疗后，两组三酰甘油（TG）、总胆固醇（TC）、高密度脂蛋白胆固醇（HDL－C）水平均显著降低，低密度脂蛋白胆固醇（LDL－C）显著升高，治疗前后比较差异具有统计学意义（P＜0.05），且观察组血脂水平明显优于对照组，两组比较差异具有统计学意义（P＜0.05）。⑤

2. 参芪降糖颗粒　组成：人参（茎叶）、黄芪、山药、五味子、麦冬等（鲁南厚普制药有限公司生产，国药准字 Z10950075）。用法用量：每次 1 克，每日 3 次。临床应用：张蕾等将 120 例气阴两虚型 2 型糖尿病患者随机分为对照组和观察组各 60

① 谢玲，等.四君子汤合黄芪辅助饮食运动疗法治疗妊娠糖尿病气阴两虚证[J].中国实验方剂学杂志，2015，21(21)：181－184.
② 张婷.参芪麦味地黄汤治疗妊娠糖尿病 64 例临床研究[J].实用中医药杂志，2012，28(1)：12－13.
③ 黄长盛，等.菟丝子对妊娠期糖尿病患者糖脂代谢影响的临床研究[J].现代中西医结合杂志，2016，25(20)：2199－2201.
④ 侯峰，等.黄芪对妊娠期糖尿病抗氧化活性及胰岛素抵抗的临床研究[J].中医药信息，2009，26(5)：72－74.
⑤ 苗芸，等.参芪降糖颗粒联合二甲双胍对妊娠期糖尿病患者妊娠结局和胰岛 β 细胞功能的影响[J].药物评价研究，2019，42(9)：1806－1809.

例。对照组给予二甲双胍和格列美脲治疗,观察组在对照组基础上给予参芪降糖颗粒辅助治疗。结果:治疗后,两组空腹血糖、餐后2小时血糖及糖化血红蛋白水平均较治疗前降低(均 $P<0.05$),观察组3项血糖指标水平均低于对照组(均 $P<0.05$);治疗后,两组总胆固醇(TC)、三酰甘油(TG)、低密度脂蛋白胆固醇(LDL - C)含量均较治疗前降低(均 $P<0.05$),高密度脂蛋白胆固醇(HDL - C)含量均较治疗前提高(均 $P<0.05$);观察组TC、TG和LDL - C含量均低于对照组(均 $P<0.05$),HDL - C含量高于对照组($P<0.05$);治疗后,两组中医证候积分均较治疗前降低(均 $P<0.05$),观察组中医证候积分低于对照组($P<0.05$);总有效率对照组为75.00%,观察组为90.00%,两组比较差异有统计学意义($P<0.05$)。[①]

3. 参芪地黄降糖颗粒 组成:黄芪、人参、地黄、五味子、山药、麦冬、枸杞子、泽泻等(鲁南厚普制药有限公司生产,批准文号 Z10950075)。用法用量:每次1克,每天3次,血糖水平较高者可将剂量加至每次3克,每天3次,口服。临床应用:吴一凡等选取82例妊娠期糖尿病患者分为观察组和对照组各41例。对照组给予西医常规治疗,给予饮食控制与营养指导,并进行合理运动,对于血糖控制不佳者,给予胰岛素或(和)二甲双胍;观察

组在对照组基础上加用参芪地黄降糖颗粒。结果:治疗前两组患者血糖水平无显著差异,治疗后均有改善,观察组治疗后 FBG、2hPG 同对照组比较,明显较低,差异有统计学意义($P<0.05$);观察组与对照组治疗后不良反应发生率分别为 12.20%、14.64%,差异无统计学意义($P>0.05$)。[②]

4. 葛根素注射液 组成:葛根提取物(湖南金农生物资源股份有限公司生产)。临床应用:秦佳佳等将82例患者随机分为治疗组46例和对照组36例,基础治疗一致。治疗组采用葛根素注射液结合胰岛素治疗,200～400 毫克加入 0.9% 氯化钠注射液 500 毫克静脉滴注,滴速每分钟30～50滴,每日1次;对照组单纯采用胰岛素治疗。结果:治疗后两组空腹血糖各项指标均有所下降,与治疗前比较,差异有显著性或非常显著性意义($P<0.05$,$P<0.01$),其中治疗组 2hPG 下降幅度与对照组比较,差异有显著性意义($P<0.05$);治疗后两组 TG、C 肽均有所下降,与治疗前比较,差异有显著性或非常显著性意义($P<0.05$,$P<0.01$),其中治疗组 TG 下降较对照组更明显($P<0.05$);治疗后两组 TC 值虽有所下降,但与治疗前比较,差异均无显著性意义($P>0.05$);两组并发症总发病率比较,差异有显著性意义($P<0.05$)。两组均无围产儿死亡,妊娠结局良好。[③]

① 张蕾,等.参芪降糖颗粒辅助治疗气阴两虚型2型糖尿病临床研究[J].新中医,2019,51(4):166 - 168.
② 吴一凡,等.妊娠期糖尿病应用参芪地黄降糖颗粒的可行性研究[J].内蒙古中医药,2016,35(8):26 - 27.
③ 秦佳佳,李瑞满,等.葛根素注射液结合胰岛素治疗妊娠期2型糖尿病46例临床观察[J].新中医,2006,38(12):24 - 25.

母儿血型不合

概　述

母儿血型不合系孕妇与胎儿之间因血型不合而发生的同族血型免疫疾病,可使胎儿红细胞凝集破坏,引起胎儿或新生儿溶血病。此病胎儿死亡率高,即使幸存也会影响患儿神经细胞发育、智力及运动能力。在妊娠期亦可导致流产、胎死腹中。但本病对孕妇无影响。一般在出生后第2日开始,第7日达高峰,随后迅速消退。严重者可在产后24小时内出现,同时还合并高胆红素血症或胆红素脑病,贫血症状大多较轻,重者见胎儿水肿、肝脾肿大。母亲和胎儿间Rh血型不合和ABO血型不合是新生儿溶血病的主要病因。

临床常见症状如下。(1)黄疸:母儿血型不合的新生儿出生后,可出现不同程度的黄疸,造成严重的运动、智力障碍后遗症,甚至死亡。新生儿溶血病的患儿黄疸出现早。Rh血型不合的溶血大多数在出生后24小时内出现皮肤明显黄染,并且迅速加重;ABO血型不合的溶血有40%黄疸发生在出生后24小时内,有50%发生在24～48小时,还有10%可能发生在出生后48小时后。新生儿溶血病除了新生儿黄疸出现早以外,血清胆红素水平在短时间内快速上升也是其特点。(2)贫血:在新生儿黄疸出现时和黄疸消退之后都有可能出现不同程度的贫血,主要是由发生溶血时大量的红细胞被破坏所致。Rh溶血可有严重贫血,伴有肝脾大,严重者可出现心力衰竭;ABO溶血大约有1/3出现贫血。(3)胎儿水肿:多见于重症Rh溶血,表现为出生时全身水肿、苍白、皮肤瘀斑、胸腔积液、腹水、心力衰竭和呼吸窘迫,严重者可危及生命。(4)核黄疸:严重高胆红素血症可

导致急性胆红素脑病,进而形成核黄疸。表现为手足徐动、智力及运动发育障碍、听力障碍和牙釉质发育不良等。

本病可归为中医"胎黄""胎漏""胎动不安"等范畴。中医包括辨证论治、经验方、古方化裁等治疗。辨证论治是中医学的理论体系之一,不少医家及学者辨证论治治疗母儿ABO血型不合临床颇有疗效。中医认为,母子ABO血型不合的发生多由于孕妇先天体质虚弱,饮食、劳倦导致内伤,湿热之邪乘虚而入,致使孕妇所受湿毒、热毒之邪郁阻气血,导致胞胎失养,邪毒内盛而成。在历代中医看来,"胎黄""滑胎""堕胎""小产"等皆因湿热邪毒引起。现代中医普遍认为母儿血型不合大多离不开湿、热,如清代张璐的《医通·黄疸说》载:"诸黄虽多湿热,然经脉久病,不无瘀血阻滞也"。

辨　证　施　治

1. 傅萍分3期

(1)孕前(肾气亏虚证)　症见精神略疲,形瘦,常感腰酸乏力,月经量少,舌红苔薄脉细。治宜益肾养血。药用熟地黄12克、枸杞子12克、当归12克、川芎10克、党参15克、生黄芪15克、鸡血藤15克、虎杖15克、丹参15克、菟丝子20克、覆盆子20克、紫石英20克、紫河车3克。临床观察:傅萍以上方治疗1例母儿ABO血型不合患者,7剂后患者腰酸症状明显缓解,即以上方随症加减治疗。患者查B超示宫内早孕。

(2)早孕期(肾虚湿热内蕴证)　症见舌红,苔腻,脉细滑。治宜滋肾清热、利湿安胎。药用熟地黄12克、枸杞子12克、当归身9克、炒白芍10克、绵茵陈20克、桑寄生15克、苎麻根20克、焦

栀子9克、金毛狗脊12克、续断片12克、绿梅花5克、怀山药12克、砂仁5克。共10剂。临床观察：傅萍用上方治疗1例宫内早孕母儿ABO血型不合患者，孕6月余入院综合治疗，予吸氧、葡萄糖、维生素改善胎儿抵抗力，并坚持口服中药。顺产一女婴。

（3）中晚期（湿热内蕴证）　症见常感腰酸，下腹坠胀，带下色黄，有异味，舌红，苔薄白，脉细滑。治宜清热利湿安胎。药用绵茵陈20克、焦栀子10克、黄芩10克、制大黄10克、桑寄生15克、川续断15克、菟丝子20克、炒杜仲15克。临床观察：傅萍用上方治疗1例孕中晚期母儿血型不合，每日1剂，并定期复查血清抗A、抗B效价，未见明显上升。至足月分娩一健康女婴，新生儿无病理性黄疸出现。[1]

2.杨传英分3型

（1）肾虚型　症见胚胎停止发育数次，孕期阴道少量出血，色淡质稀，腰酸腹坠痛，头晕耳鸣，两膝酸软，小便频数，舌淡，苔薄白，脉沉细。

①孕前调理降效价。治宜清热利湿、降低效价。方用茵陈蒿汤合寿胎丸加减：茵陈、炒栀子、当归、菟丝子、川续断、桑寄生、白芍、党参、生甘草等。

②孕期治宜补肾益气、固冲安胎。方用寿胎丸加减：菟丝子、桑寄生、续断、阿胶、党参、白术、山药、黄芩等。

（2）湿热内蕴型　症见胚胎停育数次，身重肢困腹胀满，口渴不欲饮，便溏不爽，小便短黄，面色肌肤黄，腰酸腹痛，烦躁，胸闷，口腻，头晕胁胀，舌红苔黄腻，脉弦滑。

①孕前调理降效价。治宜清热利湿、调补冲任。方用茵陈蒿汤加减：茵陈、炒栀子、当归、菟丝子、川续断、白芍、党参、制大黄、生甘草等。

②孕期治宜健脾利湿、养血安胎。方用参苓白术散合寿胎丸加减：菟丝子、川续断、桑寄生、党参、白芍、党参、白术、扁豆、山药、当归、生甘草等。

（3）肝郁脾虚型　症见胚胎停育或数次，小腹坠痛腰酸，胸胁少腹胀满，烦躁易怒，失眠多梦，口苦咽干，或口干不欲饮，舌质暗，或边有瘀点，苔薄白，脉弦紧或涩。

①孕前调理降效价。治宜疏肝健脾、理气行滞。方用逍遥散加减：柴胡、郁金、当归、茯苓、白术、白芍、丹皮、黄芩、陈皮、半夏、党参、陈皮、炒栀子、香附等。

②孕期治宜活血养血、补肾安胎。方用当归芍药散合寿胎丸加减：菟丝子、川续断、桑寄生、当归、茯苓、白术、白芍、丹皮、黄芩、紫苏梗、党参、青皮、陈皮、香附、砂仁等。

随症加减：若火盛，则当倍用黄芩以清火；痰盛，则当倍用白术以消痰；若血虚，则合四物汤补血；气虚，则和四君以补气；若胎不安稳，佐以杜仲、续断、阿胶、艾叶；若气盛胎高者，加紫苏、大腹皮、枳壳、砂仁、陈皮；若脾虚者，加茯苓、白术、山药；若湿盛兼盆腔积液者，加猪苓、玉米须、苍术；若腰痛明显者，加续断；若阴道出血者，加乌贼骨、杜仲炭、阿胶珠。临床观察：杨传英以上方辨证加减治疗100例ABO母儿血型不合患者。结果：治愈85例，显效13例，好转2例，无效0例。总有效率为100%，疗效显著。[2]

经 验 方

1.庞氏安胎汤合茵陈蒿汤　黄芩12克、金银花30克、蒲公英30克、知母30克、云茯苓30克、白术10～15克、紫苏梗15克、茵陈30克、黑栀子3～10克、甘草4克。随症加减：湿热重，加龙胆草6克；湿热且瘀滞明显，加大黄6克；气滞者，酌加砂仁6～10克、陈皮10克；若大便干，加炒草决明30克或调整黑栀子的用量；阴道出血，酌加墨旱莲30克、藕节30克、白芍炭12克；腰酸者，加桑寄生12克、川续断15克、山茱萸30克。一般保胎每日1剂，水煎2次，早晚分服，症状严重者

① 李芳,等.傅萍中医治疗母儿ABO血型不合临床经验[J].光明中医,2014,29(1)：33-34.
② 杨传英.中医药经典方药治疗ABO母儿血型不合临床应用探讨[J].中国医药导报,2013,10(11)：91-93.

可加量,2日3剂,分早中晚3次服药。妊娠后,抗体效价＞1∶64者,便开始服用中药,中晚期隔1～2个月测抗体效价一次,了解病情,随症加减,一般服至分娩前两周停药。[①]

2. **茵陈汤** 茵陈20克、黄芩10克、制大黄8克、甘草5克。结合辨证加减用药,诸药混合以水煎服,每日1剂,连续用药直到患者分娩为止。宋蓉等将80例母儿ABO血型不合的孕妇随机分为对照组与观察组各40例。对照组均采用维生素C、苯巴比妥用药治疗,观察组在对照组治疗的基础上加用茵陈汤治疗。观察两组治疗后的IgG抗体效价疗效与新生儿黄疸、新生儿溶血症发生情况。结果:观察组治疗后的抗体效价总有效率为92.50％,高于对照组的52.50％,差异具有统计学意义($P<0.05$)。观察组的新生儿黄疸、新生儿溶血症发生率分别为7.50％、0,低于对照组的17.50％、5.00％,差异具有统计学意义($P<0.05$)。[②]

3. **茵陈汤加味** 茵陈10克、炒栀子10克、制大黄3克、炒黄芩6克、益母草15克、赤芍10克、苎麻根20克、土茯苓10克、山药15克、白术20克、桑寄生15克、菟丝子15克。每日1剂,水煎250毫升,分2次口服,4周为1个疗程。徐道芬等将120例母儿ABO血型不合的孕妇随机分为研究组与对照组各60例。研究组采用上方口服,对照组采用葡萄糖、维生素等西医综合治疗。4周为1个疗程,随访疗效。结果:总有效率研究组为91.53％,对照组为73.21％,差异有统计学意义($P<0.05$)。[③]

4. **茵陈汤加减** 茵陈9克、大黄5克、黄芩9克、甘草9克等。姜英凤等将200例孕产妇随机分为研究组与对照组各100例,研究过程中由于患者原因放弃63例,其中研究组放弃21例,对照组放弃42例,最后合格病例研究组79例、对照组

58例。研究组采用上方,每日1剂,水煎400毫升,分2次服用,服用20天间歇8天。对照组采用口服维生素C 3.0克,每日1次;口服维生素E胶丸0.1克,每日2次;吸氧0.5小时,每日1次,进行10天治疗,间歇18天。两组均以28天为1个疗程。结果:与对照组比较,研究组孕妇血型免疫抗体IgG抗A(B)效价下降的临床总有效率明显升高($P<0.05$);研究组新生儿病理性黄疸发生率明显下降($P<0.05$);研究组孕妇孕期并发症发生率明显降低($P<0.05$);两组新生儿出生情况无显著性差异($P>0.05$)。[④]

5. **茵陈汤** 茵陈15克、栀子10克、制大黄5克、黄芩15克、生地黄20克、黄芪35克、白术15克、白芍25克、续断15克、菟丝子25克、桑寄生15克、丹参30克、益母草15克。郑香英等以上方治疗42例母儿ABO血型不合患者,均给予维生素C片0.2克,每日3次,口服;维生素E胶囊0.1克,每日2次,口服;地塞米松片1.5克,每日3次,口服;同时服用中药茵陈汤,水煎服,每天2次,早晚饭后30分钟服用,连服15天为1个疗程。观察患者临床疗效。结果:18例治愈,20例显效,2例好转,2例无效。总有效率为95.2％。[⑤]

6. **茵陈蒿汤联合双黄连粉针** 茵陈蒿汤:茵陈10克、黄芩10克、栀子10克、制大黄6克、甘草6克。每日1剂,水冲,分早晚2次温服。联合双黄连粉针1.8克溶于500毫升淡盐水静脉滴注,每日1次。杨帆将126例母儿ABO血型不合患者随机分为对照组62例与观察组64例。对照组采用茵陈蒿汤治疗,观察组采用上述方法进行治疗,治疗后就其疗效进行组间比较。结果:总有效率观察组为93.8％,高于对照组的80.6％,具有显著差异性($P<0.05$)。[⑥]

7. **复方茵陈汤** 茵陈20克、鸡骨草15克、续

① 刘青,等.张大伟教授治疗母儿血型不合经验[J].中医临床研究,2019,11(24):11-13.
② 宋蓉,等.茵陈汤联合维生素C对母儿ABO溶血的临床研究[J].医学信息,2018,31(10):145-146.
③ 徐道芬,等.茵陈汤加味治疗母儿ABO血型不合的临床研究[J].中国中医急症,2018,27(3):446-448,455.
④ 姜英凤,韩莉,等.茵陈汤加减方对母子ABO血型不合所致新生儿病理性黄疸干预作用及安全性分析[J].齐齐哈尔医学院学报,2017,38(13):1520-1522.
⑤ 郑香英,等.西药组合联合中药方剂防治ABO母儿血型不合疗效分析[J].中国现代药物应用,2016,10(24):104-105.
⑥ 杨帆.茵陈蒿汤联合双黄连粉针在母儿ABO血型不合治疗中的价值研究[J].中医临床研究,2016,8(13):114-115.

断 10 克、茯苓 10 克、当归 10 克、桑寄生 10 克、黄芪 10 克、白术 10 克、甘草 5 克、黄芩 10 克。每日 1 剂,水煎服,每剂 2 煎。再结合西医治疗:50% 葡萄糖 40 毫升+维生素 C 1 克静脉推注,每日 1 次;维生素 E 丸 100 毫克,每日 1 次口服;对妊娠中晚期的患者给予吸氧每日 2 次,每次 30 分钟,每 4 周连续用药 10 天为 1 个疗程。胡小娟对产检及住院分娩的血型为 O 型,其丈夫为非 O 型的 1982 例孕妇进行 IgG 抗 A(B)效价测定,效价≥1∶64 为异常,效价≥1∶128 时给予中西医结合治疗,追踪随访治疗效果及新生儿预后。对 IgG 抗 A(B)效价≥1∶128 的 344 例孕妇中以上方采取中西医结合治疗的有 281 例,有效率 83.6%。[①]

8. **茵陈汤合寿胎丸加减** 茵陈 15 克、菟丝子 15 克、续断 12 克、桑寄生 12 克、栀子 10 克、柴胡 10 克、黄芩 10 克、白术 10 克、制大黄 3 克、甘草 6 克。周芳等将 90 例母儿血型不合并发复发性流产患者随机分为 A 组、B 组与 C 组各 30 例。A 组采用上方口服联合主动免疫治疗,B 组采用上方口服,C 组采用单纯主动免疫治疗做对照。结果:A 组、B 组、C 组的总有效率分别为 96.7%、66.7%、70.0%,三组疗效对比,A 组与 B 组、C 组的差别有显著统计学意义($P<0.01$);治疗后血清抗体滴度比较,A 组与 B 组、C 组间差异有统计学意义($P<0.05$);三组新生儿黄疸情况比较,A 组与 B 组、C 组间差异有显著统计学意义($P<0.01$)。[②]

9. **柴茵合剂** 柴胡 10 克、黄芩 10 克、党参 10 克、大枣 10 克、生姜 10 克、栀子 10 克、白术 10 克、茵陈 15 克、续断 15 克、菟丝子 30 克、法半夏 5 克、炙甘草 5 克。每日 1 剂,水煎为 200 毫升,分 2 次饭后温服,10 天为 1 个疗程。郑泳霞等以上方治疗 100 例母儿 ABO 血型不合孕妇,定期复查血清抗体效价,统计新生儿黄疸的发生情况。结果:血清 IgG 抗 A(B)抗体效价≥1∶128 的孕妇经治疗后抗体效价达到≤1∶64 或明显下降共 88 例,

抗体效价无变化 9 例,抗体效价升高 3 例,总有效率为 88.0%。并发先兆流产 5 例,均安胎成功;发生新生儿轻度黄疸 9 例。治疗后血清抗体效价≤1∶64 的患者增加;血清抗体效价 1∶128、1∶256、1∶512 患者减少,与治疗前比较,差异均有统计学意义(均 $P<0.05$)。结论:柴茵合剂能有效降低抗体效价,对新生儿黄疸有积极的预防作用,且无明显不良反应,临床应用安全。[③]

10. **祛黄安胎合剂** 菟丝子 30 克、杜仲 10 克、白术 10 克、山茱萸 10 克、枸杞子 10 克、党参 24 克、制首乌 24 克、益智仁 10 克、佛手片 10 克、茯苓 10 克、茵陈 10 克、焦栀子 10 克、黄芩 15 克、当归 15 克、陈皮 6 克、甘草 5 克。水煎 2 次取汁 400 毫升,分早晚 2 次饭前 30 分钟口服。胡凤英等将 268 例母儿 ABO 血型不合溶血病孕妇随机分为治疗组 91 例、对照 1 组 90 例与对照 2 组 87 例。治疗组服用祛黄安胎合剂,对照 1 组服用茵陈蒿汤(茵陈 18 克、焦栀子 10 克、制大黄 6 克),而对照 2 组则采用葡萄糖、维生素等西医综合疗法,比较三组降低抗体效价的效率及新生儿溶血指标。结果:总有效率治疗组为 83.51%,明显优于对照 1 组的 56.67%、对照 2 组的 54.02%($P<0.05$),而对照 1 组及对照 2 组比较差异无统计学意义($P>0.05$);治疗组中 7 例、对照 1 组中 15 例、对照 2 组中 15 例发生新生儿溶血,新生儿溶血发病率与其相应抗体效价成正相关。[④]

11. **溶血方** 茵陈 30 克、黄芩 15 克、黄芪 15 克、党参 15 克、熟大黄 6 克、甘草 3 克。每日 1 剂,水煎取 200 毫升,分早晚 2 次温服。7 天为 1 个疗程,共 3 个疗程。张梅芳等以上方治疗 60 例母儿 ABO 血型不合患者,观察其临床疗效。结果:治愈 39 例,显效 18 例,好转 2 例,无效 1 例,总有效率为 98.3%。本方治疗母儿 ABO 血型不合疗效确切。[⑤]

12. **茵陈蒿汤合异功散加味** 茵陈 10 克、熟

① 胡小娟,等.ABO 母儿血型不合的宫内诊断及中西医结合治疗[J].中国农村卫生事业管理,2016,36(1):114-116.
② 周芳,等.中西医结合治疗母儿血型不合并发复发性流产临床研究[J].四川中医,2016,34(12):123-125.
③ 郑泳霞,等.产前应用柴茵合剂对母儿 ABO 血型不合干预疗效观察[J].新中医,2016,48(3):130-132.
④ 胡凤英,等.祛黄安胎合剂治疗母儿 ABO 血型不合溶血病的临床观察[J].中国中医药科技,2014,21(6):660-662.
⑤ 张梅芳,李娟."溶血方"治疗 ABO 母儿血型不合 60 例临床观察[J].江苏中医药,2014,46(3):43-44.

大黄5克、栀子10克、南沙参30克、茯苓10克、生白术15克、炙甘草6克、陈皮10克、虎杖10克、丹参10克、枸杞子10克、百合20克。水煎服，2日1剂，每日3次。①

13. 黄茵安胎汤　甘草3克、丹参10克、黄芩10克、栀子10克、盐黄柏6克、生地黄10克、熟大黄5克、牡丹皮10克、地骨皮10克、茵陈10克。随症加减：若面色体肤黄色明显，加虎杖清热祛湿；若腹部急痛，加白芍缓急止痛；若瘙痒明显，加白芷、荆芥、白芍祛风止痒。每日1剂，水煎分3次饮服，连续1个月为1个疗程。李芬等将56例母儿ABO血型不合妊娠者随机分为中药组与西医组各28例。中药组采用上方加减治疗，西医组采用维生素片联合吸氧治疗。观察两组治疗效果、妊娠结果以及新生儿黄疸、溶血预后，并进行组间比较。结果：中药组总有效率、正常分娩率均显著高于西医组（均 $P<0.05$ ）；中药组新生儿Hb、Apgar评分、胆红素水平及重症黄疸发生率和西医组比较差异均有统计学意义（均 $P<0.05$ ）。黄茵安胎汤治疗母儿ABO血型不合疗效显著，可显著提升该种妊娠者正常分娩的概率，对新生儿黄疸以及溶血症状的改善具有明显作用。②

14. 双黄连粉针联合茵陈汤　茵陈蒿汤：茵陈10克、栀子10克、制大黄6克、黄芩10克、甘草6克。每日1剂，分2次服用。配合双黄连粉针（哈药集团中药二厂生产，国药准字 Z10960058）1.8克加0.9%氯化钠注射液500毫升，每天静脉滴注1次。沈燕慧将78例血型免疫抗体 IgG抗A(B)≥128的孕妇随机分为对照组与治疗组各39例。对照组采用西医治疗，予维生素 E 100毫克，每日2次，口服；维生素 C 1.0克加5%葡萄糖注射液500毫升，每天静脉滴注1次；氧吸入每天2次，每次20分钟。治疗组采用双黄连粉针联合茵陈汤治疗。每4周复查血型免疫抗体 IgG抗A(B)滴度。结果：临床总有效率治疗组为92.31%，对照组为76.92%。③

15. 清热利湿安胎方　茵陈15克、栀子10克、制大黄5克、黄芩15克、生地黄20克、黄芪35克、白术15克、续断15克、白芍25克、菟丝子25克、益母草15克、桑寄生15克。随症加减：腹痛甚者，加白芍至30克；阴道流血者，加地榆炭15克；小腹坠胀明显者，加升麻15克。王翠霞以上方加减治疗1例母儿ABO血型不合患者，疗效满意。④

16. 加味茵陈蒿汤联合中药外洗　加味茵陈蒿汤：茵陈15克、炒栀子9克、熟大黄3克、青蒿（后下）9克、黄芩9克、杜仲15克、菟丝子15克、桑寄生15克、续断15克、鸡内金9克、甘草9克。随症加减：口渴者，可加芦根15克、北沙参15克；胃纳差者，加砂仁（后下）6克、陈皮6克；便溏者，去大黄，加砂仁（后下）6克；腰痛者，加杜仲15克。每日1剂，水煎2次共400毫升，分2次口服。2周为1个疗程。配合中药外洗：茵陈30克、炒栀子15克、熟大黄10克、青蒿（后下）10克。水煎2次共400毫升加入洗澡水中洗浴，每日1次，2周为1个疗程。清热利湿，补肾安胎，健脾祛瘀。张炎华等将120例母儿ABO血型不合患者随机分为治疗组和对照组各60例。对照组予维生素C 100毫克，每日3次口服；维生素 E 100毫克，每日2次口服；2周为1个疗程。治疗组以上法治疗。结果：治疗组孕妇血型免疫抗体 IgG抗A(B)效价下降至正常值55例，临床总有效率为91.67%，明显高于对照组的53.33%；产后治疗组新生儿溶血症发生率为6.67%，明显低于对照组的18.33%，两组治疗效果比较差异有统计学意义（ $P<0.05$ ）。⑤

17. 茵栀安胎饮　茵陈15克、黄芩10克、焦栀子10克、桑寄生10克、炒白术10克、续断10克、茯苓10克、菟丝子10克、陈皮6克、紫苏梗10克、甘草3克。每日1剂，温水冲服，早晚分服。

① 赵正滢,曾倩,等.曾倩从肝脾论治 Rh 母儿血型不合经验[J].实用中医药杂志,2014,30(9)：875-876.
② 李芬,等.黄茵安胎汤与西医治疗 ABO 血型不合新生儿溶血效果比较[J].现代中西医结合杂志,2014,23(32)：3573-3574.
③ 沈燕慧.双黄连粉针合茵陈汤治疗母儿 ABO 血型不合 78 例[J].内蒙古中医药,2013,32(15)：50-51.
④ 范学宇.王翠霞教授治疗母儿 ABO 血型不合经验总结[D].沈阳：辽宁中医药大学,2013.
⑤ 张炎华,等.加味茵陈蒿汤配合中药外洗治疗母儿 ABO 血型不合疗效观察[J].中国现代医生,2013,51(18)：97-98,101.

张茶英选择 60 例母儿 ABO 血型不合患者,随机分为治疗组和对照组各 30 例。治疗组予上方治疗,对照组予西药(10%葡萄糖注射液、维生素 C、维生素 E,先兆流产的孕妇加用地屈孕酮)。结果:治疗前两组研究对象在年龄、既往妊娠次数、血清 IgG 抗 A 或抗 B 效价、中医症状积分及有无先兆流产方面比较均无统计学差异(均 $P > 0.05$)。两组治疗后中医证候疗效及症状总积分比较,治疗组有效率为 90%,对照组有效率为 66.67%,两组比较差异有统计学意义($P < 0.05$);两组治疗后中医症状积分比较有统计学意义($P < 0.05$)。两组治疗后血清 IgG 抗 A 或抗 B 效价比较有统计学意义($P < 0.05$)。两组治疗后不良妊娠结局(难免流产+死胎+早产)的比较有统计学意义($P < 0.05$)。两组治疗后孕妇有无先兆流产的比较有统计学意义($P < 0.05$)。[1]

18. 抗溶保胎合剂　菟丝子 20 克、补骨脂 15 克、续断 15 克、桑寄生 15 克、熟地黄 15 克、黄芪 15 克、党参 15 克、茵陈 15 克、当归 10 克、川芎 10 克、白芍 10 克、白术 10 克、甘草 10 克、黄芩 10 克、制大黄 5 克。为单日剂量,制成合剂 200 毫升,口服,每次 100 毫升,每日 2 次。曹丽莎将 196 例 16～36 周母儿血型不合孕妇随机分为实验组 108 例与对照组 88 例。实验组采用上方治疗;对照组采用口服维生素 C 100 毫克,维生素 E 50 毫克,每天 2 次。4 周为 1 个疗程,观察实验组和对照组的综合效果,流产、死胎及早产情况比较,降低 IgG 抗体 A(B)效价情况。结果:总有效率实验组为 90.7%,对照组为 84.1%,经比较后,两组在疗效上差异具有统计学意义。实验组发生先兆流产、难免流产、死胎和早产的概率低于对照组。实验组 IgG 抗体 A(B)效价明显降低。降低抗体效价有助于降低新生儿溶血性疾病的发生率。结论:抗溶保胎合剂在孕期可有效防治母儿 ABO 血型不合,减轻发病程度,是一种防治母儿 ABO

血型不合的有效方剂。[2]

19. 二至地黄茵陈加味汤　女贞子 12 克、黄芩 12 克、泽泻 12 克、茯苓 12 克、墨旱莲 15 克、熟地黄 15 克、菟丝子 15 克、茵陈 20 克、生姜 6 克、甘草 10 克。每日 1 剂,加水浓煎 400 毫升,分 2 次服用或频饮分服。宗岩将 60 例母儿 ABO 血型不合孕妇随机分为治疗组 32 例与对照组 28 例。治疗组采用上方治疗,对照组采用维生素 C、维生素 E 治疗,均以 4 周为 1 个疗程。观察评价其临床疗效。结果:总有效率治疗组为 93.75%,对照组为 75.00%,两组比较差异有显著性意义($P < 0.05$)。二至地黄茵陈加味汤治疗母儿 ABO 血型不合有确切疗效。[3]

20. 滋肾清热化湿安胎方　菟丝子 30 克、茵陈 20 克、制大黄 10 克、焦栀子 12 克、黄芩 12 克、过路黄 20 克、郁金 12 克、杜仲 15 克、炒白术 12 克、桑寄生 15 克。随症加减:腹痛,加当归 12 克、炒白芍 20 克;阴道流血,加藕节 15 克、仙鹤草 30 克。每日 1 剂,水煎服。应震红将 120 例母儿 ABO 血型不合患者随机分为治疗组与对照组各 60 例。治疗组采用上方治疗。对照组采用茵陈汤(茵陈 20 克、制大黄 10 克、焦栀子 12 克),每日 1 剂,水煎服。结果:治疗组有效 58 例,无效 2 例,总有效率 96.5%;对照组有效 50 例,无效 10 例,总有效率 83.3%。治疗组疗效优于对照组($P < 0.05$)。[4]

21. 茵陈二丹二黄汤　茵陈 10 克、栀子 10 克、熟制大黄 3～6 克、牡丹皮 10 克、丹参 10 克、黄芩 10 克、盐黄柏 6 克、生地黄 10 克、地骨皮 10 克。随症加减:若身痒较甚,加荆芥、白芷、白芍祛风止痒、养血柔肝;若腰痛甚者,加续断、桑寄生补肾安胎;腹痛者,加白芍、炙甘草养血柔肝、缓急止痛;若身黄面黄者,加虎杖增强清热利湿功效。水煎服。吕延冬将 60 例符合研究标准的 IgG 抗 A(B)抗体效价≥1∶128 的母儿 ABO 血型不合湿热瘀结型孕妇随机分为治疗组和对照组各 30

① 张茶英.茵栀安胎饮防治母儿 ABO 血型不合的临床观察[D].福州:福建中医药大学,2012.
② 曹丽莎.抗溶保胎合剂防治母儿血型不合的临床研究[J].中国医药指南,2012,10(4):137－138.
③ 宗岩.二至地黄茵陈加味汤在母儿 ABO 血型不合妊娠中的治疗作用[J].新中医,2012,44(11):76－77.
④ 应震红.滋肾清热化湿安胎方治疗母儿 ABO 血型不合 60 例[J].中国中医药科技,2012,19(3):271－272.

例。对照组予维生素 C 100 毫克口服,每日 3 次;维生素 E 100 毫克口服,每日 3 次;配合吸氧 30 分钟,每日 2 次。4 周为 1 个疗程,疗程结束后,复查免疫抗体效价,抗体效价≤1∶64 停药,其余情况继服至抗体效价≤1∶64 或分娩。治疗组以上方加减治疗,4 周为 1 个疗程,第 1 个疗程每日 1 剂,每日 3 次,1 个疗程结束后复查免疫抗体效价。若抗体效价≤1∶64 停药;若抗体效价下降或稳定不升,改成 2 日 1 剂,每日 2 次,服药至抗体效价≤1∶64 或分娩;若抗体效价上升,每日 1 剂,每日 3 次,服药至抗体效价≤1∶64 或分娩。结果:总有效率观察组为 93.1%,对照组为 65.5%,两组比较有显著性差异(P<0.05),治疗组优于对照组。治疗组降低 IgG 抗体效价有效率为 89.7%,对照组有效率为 51.7%,治疗组优于对照组。疗后两组中医证候总积分比较,差异有统计学意义(P<0.01)。治疗组显愈率为 58.62%,总有效率为 89.66%;对照组显愈率为 17.24%,总有效率为 41.38%,治疗组明显优于对照组。[1]

22. 消黄饮　茵陈 10 克、焦栀子 10 克、制大黄 5 克、黄芩 15 克、陈皮 10 克、青蒿 10 克、菟丝子 30 克、杜仲 20 克、白术 20 克、甘草 12 克。每天 2 次。赵蕾等以上方治疗 59 例母儿 ABO 血型不合溶血病患者。结果:治愈率为 69.49%,总有效率为 86.44%。[2]

23. 固胎茵陈汤　菟丝子 15 克、茵陈 12 克、川续断 15 克、制大黄 6 克、黄芩 9 克、栀子 10 克、白术 15 克、当归 12 克、白芍 12 克、炙甘草 6 克。将处方中各药材用常水洗净,加纯净水浸没药面 2～3 厘米,煎煮 30 分钟,分离药液,药渣再加纯净水煎煮 1 小时,分离药液,2 次药液合并至 400 毫升,分 2 次温服。刘凤娟等将 85 例丈夫血型非 O 型、妊娠 16 周测定的 IgG 抗 A(抗 B)抗体效价比值>1∶128 的 O 型血孕妇随机分为治疗组 32 例、西药对照组 28 例与中药对照组 25 例。西药

对照组采用维生素 C、维生素 E 及鲁米那口服,中药对照组采用口服茵陈汤,治疗组采用口服固胎茵陈汤。结果:降低孕妇 IgG 抗 A(抗 B)抗体效价比值治疗组总有效率为 93.75%,中药对照组为 96%,西药对照组为 75%。治疗组与中药对照组比较,差异无显著性意义(P>0.05),但治疗组与西药对照组比较,差异有显著性意义(P<0.01)。产后新生儿 ABO 黄疸发病率比较,治疗组与中药对照组间差异无显著性意义(P>0.05),但治疗组与西药对照组比较,差异有显著性意义(P<0.01)。固胎茵陈汤防治母儿 ABO 血型不合有较好的疗效,能有效降低 ABO 血型不合引起的新生儿黄疸发病率。[3]

24. 复方茵陈合剂　茵陈 10 克、黄芩 12 克、丹参 12 克、茯苓 12 克、猪苓 12 克、甘草 15 克。陈静等将 86 例符合标准的孕妇随机分为治疗组 51 例与对照组 35 例。治疗组采用上方治疗,每日 1 剂,早晚各 1 次空腹开水冲服。对照组采用维生素 E 100 毫克,每日 2 次口服;维生素 B₆ 20 毫克,每日 3 次口服;叶酸 5 毫克,每日 3 次口服;5% 葡萄糖注射液 500 毫升加维生素 C 1.0 克每日 1 次静脉滴注。两组分别于妊娠 28、32、36 周时复查 IgG 抗 A(B)抗体效价及分娩后新生儿是否有溶血症的发生。结果:治疗组有效率为 76.5%,对照组为 37.1%,治疗组疗效优于对照组。[4]

25. 茵陈归芍益母汤　茵陈 15 克、青蒿 10 克、当归 10 克、赤芍 10 克、丹参 10 克、黄芩 10 克、炒栀子 10 克、益母草 6 克。每日 1 剂,水煎口服。邵淑芹以上方治疗 47 例母儿血型不合患者。治疗最短 1 个月,最长 8 个月,至抗体效价达到 1∶16 以下。结果:孕早期 6 例,孕中期 32 例,孕晚期 9 例,血清抗体效价均下降,总有效率 100%,不同孕期之间疗效无差别。茵陈归芍益母汤产前治疗母儿血型不合疗效好。[5]

26. 小柴胡汤加味　柴胡 12 克、黄芩 12 克、

① 吕延冬.茵陈二丹二黄汤治疗母儿 ABO 血型不合(湿热瘀结型)随机、平行对照临床疗效观察研究[D].成都:成都中医药大学,2012.
② 赵蕾,尹航,等.消黄饮防治母儿 ABO 血型不合溶血病的临床研究[J].浙江中医药大学学报,2012,36(6):630-632.
③ 刘凤娟,等.固胎茵陈汤防治 ABO 母儿血型不合 32 例临床观察[J].云南中医中药杂志,2011,32(9):37-38.
④ 陈静,等.复方茵陈合剂治疗 ABO 母儿血型不合的疗效观察[J].河北中医,2010,32(12):1801-1802.
⑤ 邵淑芹.茵陈归芍益母汤产前治疗母儿血型不合 47 例[J].山东中医杂志,2010,29(10):682-683.

茵陈 12 克、法半夏 12 克、党参 15 克、生姜 6 克、甘草 6 克、大枣 6 克。每日 1 剂,水煎服。杨大士等以上方治疗 26 例血清 IgG 抗 A 或抗 B 抗体效价≥1：128 的孕妇。观察孕期抗体效价变化及胎儿发育和出生后状况。结果：经治疗患者抗体效价均≤1：64 或明显下降,出生胎儿正常或轻度黄疸。无其他不良反应。小柴胡汤加味治疗母儿 ABO 血型不合有明确的疗效,能降低孕妇血清 IgG 抗 A 或抗 B 抗体效价和新生儿溶血病等并发症的发生。[1]

27. 新溶Ⅰ号 木香 12 克、当归 150 克、益母草膏 500 克、白芍 150 克、川芎 150 克。为 1 个月药量,加工成 6～9 克蜜丸,每次 6 克,每日 2 次,口服。李海霞等以上方治疗 38 例孕妇血清 IgG 抗 A、抗 B 或抗 AB 抗体效价≥1：64 患者,并分别于孕中期、孕晚期各进行综合治疗 10 天,吸氧每日 2 次,每次 20 分钟,口服维生素 E 100 毫克,每日 1 次。结果：26 例治疗 4～8 周,血清抗体效价明显下降;10 例抗体效价缓慢下降;2 例抗体效价无继续升高。治疗总有效率为 94.7%。无 1 例发生流产、死胎、新生儿死亡。[2]

28. 黄疸茵陈冲剂 茵陈 9 克、制大黄 3 克、黄芩 9 克、黄柏 4.5 克、栀子 3 克、甘草 3 克。上药随症加减,每日 2 次,每次 1 包冲剂,水煎浓缩至 200 毫升口服。谢庆瑞以上方治疗 15 例母儿血型不合患者。在妊娠早、中、晚期各进行 10 天的西医综合治疗(维生素 K 2 毫克,每日 1 次,口服;维生素 E 30 毫克,每日 3 次,口服;25% 葡萄糖注射液 40 毫升加维生素 C 500 毫克,每天静注 1 次;硫酸亚铁 0.3 克,每日 3 次,口服)。20 天为 1 个疗程,2 个月后复查。结果：治愈 8 例,显效 5 例,有效 1 例,无效 1 例。[3]

29. 莲黄汤 莲房 10 克、黄芪 15 克、制大黄 6 克、茵陈 20 克、杜仲 20 克、木香 6 克、白术 10 克、仙鹤草 20 克。随症加减：根据孕周和血清抗体效价高低以及大便情况,可调整白术、大黄的用法与剂量。每日 1 剂,冷水浸泡半小时水煎 250 毫升,多次小口频服,如服药时出现恶心、呕吐等不适,可嚼生姜片或喝生姜汁止呕。28 天为 1 个疗程。陈展等以上方加减治疗 60 例母儿 ABO 血型不合的孕妇,定期检测血清抗体效价。结果：患者的抗体效价均有不同程度的下降,总有效率为 97%。莲黄汤治疗母儿 ABO 血型不合有较好的疗效,能有效降低其血清抗体效价,预防产后新生儿 ABO 溶血病的发生。[4]

30. 茵栀抗溶汤 菟丝子 3 包、茵陈 1 包、栀子 1 包、黄芩 1 包、丹参 1 包、茯苓 1 包、猪苓 1 包、甘草 1 包(江阴天江药业有限公司生产)。开水冲服,每日 1 剂,分 2 次早晚空腹口服。孙荃荟等将 190 例母儿血型不合患者随机分为对照组 90 例与治疗组 100 例。对照组服用维生素 E 100 毫克,每日 2 次口服;维生素 B6 20 毫克,每日 3 次;叶酸 5 毫克,每日 3 次;5% 葡萄糖注射液 500 毫升加维生素 C 1 克静脉点滴,每日 1 次。治疗组采用茵栀抗溶汤治疗。结果：治疗组总有效率为 90.4%,对照组总有效率为 71.8%,两组比较差异有显著性(P<0.05)。本方有清热解毒、活血利湿的功效及改善血型不合溶血的作用。[5]

31. 紫芪茵陈汤 紫河车 8 克、黄芪 12 克、绵茵陈 15 克、栀子 8 克、熟大黄 3 克、田基黄 15 克、黄芩 8 克、党参 15 克、金银花 12 克、甘草 6 克。每日 1 剂,水煎服,每 4 周连续用药 7 天为 1 个疗程。李桂娥等将 223 例母儿 ABO 血型不合孕 24 周后抗 A 抗 B 抗体效价阳性(≥1：64)的孕妇随机分为治疗组 143 与对照组 80 例。治疗组采用上方治疗,对照组采用能量合剂、维生素 C、维生素 E 治疗。结果：治疗组显效 106 例,有效 15 例,无效 22 例,总有效率为 84.6%;对照组显效 23 例,有效 16 例,无效 41 例,总有效率为 48.8%。治疗组总有效率明显高于对照组,两组有显著性差异(P<0.05)。紫芪茵陈汤对治疗孕期母儿 ABO 血型不

① 杨大士,等.小柴胡汤加味在母儿 ABO 血型不合孕期中的应用[J].中国中医药现代远程教育,2010,8(8)：169.
② 李海霞,等.新溶Ⅰ号治疗母儿 ABO 血型不合的临床分析[J].四川中医,2009,27(11)：92-93.
③ 谢庆瑞.黄疸茵陈冲剂治疗母儿血型不合 15 例[J].河南中医,2009,29(4)：386.
④ 陈展,等.莲黄汤治疗产前 ABO 血型不合 60 例[J].江西中医药,2009,40(6)：55-56.
⑤ 孙荃荟,等.茵栀抗溶汤防治母儿血型不合溶血病 94 例[J].陕西中医,2008,29(8)：1030-1032.

合有独特的疗效,效果较满意,患者易于接受。[①]

32. 祛黄合剂　茵陈 15 克、薏苡仁 15 克、金银花 15 克、连翘 15 克、栀子 10 克、泽泻 10 克、黄芩 10 克等。每剂煎制成 2 袋,每袋 150 毫升,每次 1 袋,每日 2 次。雷亚兰等将 78 例血型免疫抗体 IgG 抗 A(B)≥128 的孕妇随机分为对照组 18 例与治疗组 60 例。对照组患者采用口服维生素 C 0.2 克,每日 3 次;维生素 E 50 毫克,每日 2 次。治疗组采用上方治疗。每 4 周复查血型免疫抗体 IgG 抗 A(B)滴度。结果:临床总有效率治疗组为 88.3%,对照组为 44.4%,两组差异有明显显著性($P<0.01$)。[②]

单　方

1. 鸡骨草　组成:鸡骨草 100 克。用法用量:上药加水煎成 250 毫升服,每日 1 次,10 天为 1 个疗程。临床应用:冯惠娟等将 411 例母儿血型不合孕妇随机分为 A 组 148 例、B 组 140 例和 C 组 123 例。A 组给予单味鸡骨草治疗,服 2~4 个疗程;B 组给予鸡骨草汤(鸡骨草 30 克、溪黄草 15 克、茯苓 15 克、莲蓬 3 只、甘草 8 克),每日 1 次,水煎成 250 毫升服;C 组给予西药治疗。每 2~4 周复查血清免疫性抗体效价。结果:总有效率 A 组为 92.6%,B 组为 91.4%,C 组为 52.9%;产后新生儿 ABO 溶血病发病率 A 组为 6.08%,B 组为 7.1%,C 组为 22.8%。A 组与 B 组比较,无显著性差异($P>0.05$);A 组、B 组与 C 组比较,均有显著性差异(均 $P<0.01$)。[③]

2. 茵陈　组成:茵陈。用法用量:单味茵陈水煎服,每日 1 剂。临床应用:王志新等将 366 例母儿血型不合孕妇随机分为 A 组 186 例、B 组 180 例。A 组给予单味茵陈煎服治疗;B 组给予传统的复方治疗汤(茵陈 9 克、制大黄 4.5 克、黄芩 9 克、甘草 6 克),每日 1 剂。每 2~4 周复查血清免

疫性抗体效价,并比较两组有效率的差异。结果:A 组有效率为 84.9%,高于 B 组的 77.8%,但差异无显著性意义($P>0.05$)。[④]

3. 茵陈当归汤　组成:茵陈 30 克、当归 10 克。用法用量:每日 1 剂,水煎服。临床应用:陈孝银等将 162 例母儿血型不合孕妇随机分为 A 组 82 例和 B 组 80 例。A 组给予上方治疗,B 组给予传统的复方茵陈汤(茵陈 9 克、制大黄 4.5 克、黄芩 9 克、甘草 6 克)水煎服,每日 1 剂。每 2~4 周复查血清免疫抗体 IgG 效价,比较两组间疗效。结果:A 组总有效率为 92.7%,高于 B 组,但差异无显著性意义($P>0.05$)。[⑤]

中 成 药

1. 茵栀黄口服液　组成:茵陈、栀子、黄芩、金银花提取物(北京双鹤高科天然药物有限责任公司生产,国药准字 Z11020607)。功效:利湿退黄,清热解毒。用法用量:每次 20 毫升,每日 3 次,连续服用 10 日。临床应用:杨淑臻等将 170 例 IgG 抗 A(抗 B)抗体效价≥1:128 的孕妇随机分为三组,1 组为茵栀黄口服液组 64 例,2 组为茵陈汤组 56 例,3 组为西药组 50 例。1 组口服茵栀黄口服液;2 组口服茵陈汤(茵陈 9 克、焦栀子 10 克、黄芩 9 克、甘草 6 克、制大黄 4.5 克)。中药均由医院代为煎煮,每剂水煎 2 次,由 500 毫升水煎至 150~200 毫升,每次 50~200 毫升,每日 2 次;3 组给予维生素 C+葡萄糖注射液静滴、维生素 E 口服。观察三组降低抗体效价的效率、新生儿溶血指标、Apgar 评分、新生儿体重及黄疸开始时间、黄疸程度等。结果:总有效率 1 组为 89.06%,2 组为 82.14%,3 组为 64.00%;1 组与 3 组比较差异有显著性($P<0.05$);1 组与 2 组比较差异无显著性($P>0.05$)。1 组与 2 组新生儿脐血总胆红素均低于 3 组,差异均有显著性($P<0.05$)。茵栀

① 李桂娥,等.自拟紫芪茵陈汤治疗母儿 ABO 血型不合[J].现代中西医结合杂志,2007,16(33):4959-4960.
② 雷亚兰,等.祛黄合剂防治母儿血型不合 60 例[J].医药导报,2007,26(7):764.
③ 冯惠娟,等.鸡骨草治疗 ABO 母儿血型不合 148 例的疗效观察[J].中国妇幼保健,2006,21(12):1712-1714.
④ 王志新,等.单味茵陈治疗母儿血型不合的临床观察[J].四川中医,2003,21(2):20-21.
⑤ 陈孝银,等.茵陈当归汤治疗母儿血型不合的临床研究[J].山东中医杂志,2003,22(10):588-590.

黄口服液在预防孕期母儿血型不合方面有着独特的疗效,未发现不良反应。①

2. 茵栀黄颗粒　组成:茵陈、栀子、黄芩苷、金银花提取物(鲁南厚普制药有限公司生产,国药准字 Z20030028)。用法用量:每次 6 克,每日 3 次。临床应用:王天元等将 100 例血清 Ig(G)抗 A(B)抗体滴度≥1∶64 的孕妇随机分为中西医组和西医组各 50 例。西医组采用西医常规疗法;中西医组采用西医常规疗法,另加用茵栀黄颗粒治疗。比较两组患者治疗 2 个疗程后的临床指标、临床疗效、中医证候差异。结果:中西医组与西医组治疗前的抗体滴度分布比较,差异无统计学意义;治疗后中西医组的抗体滴度<1∶64 的孕妇有 31 例(62.0%),显著高于西医组的 17 例(34.0%)。治疗前中西医组的中医证候积分与西医组比较,差异无统计学意义(P>0.05);治疗后两组孕妇的中医证候积分较治疗前均显著降低(P<0.05);治疗后中西医组的中医证候积分(3.73±2.98)分显著低于西医组(9.37±4.15)分,两组比较差异有统计学意义(P<0.05)。治疗后中西医组的中医证候疗效分布、总有效率均显著优于西医组(均 P<0.05)。治疗后中西医组的疗效分布显著优于西医组(P<0.05);中西医组总有效率为 96.0%,显著高于西医组的 82.0%,两组比较差异有统计学意义(P<0.05)。②

3. 茵栀黄口服液联合丹参注射液　茵栀黄口服液组成:茵陈、栀子、黄芩苷、金银花(北京双鹤高科天然药物有限公司生产)。用法用量:每日 3 次,每次 10 毫升。丹参注射液组成:丹参提取物(浙江康恩贝制药股份有限公司生产)。用法用量:2 毫升×5 支静脉滴注配合应用,每日 1 次。功效:联合应用起到清热退黄、固肾安胎、活血化瘀、抑制非特异性免疫等作用。李芬等将 135 例孕期抗体效价>1∶64 并正常分娩的孕妇随机分为西药组、中药组、中药+丹参组各 45 例。西药组常规采用 25% 葡萄糖注射液+维生素C缓慢

静推,鼻导管吸氧治疗;中药组采用口服茵栀黄口服液;中药+丹参组口服茵栀黄口服液,同时静脉滴注丹参注射液。4 周为 1 个疗程,观察孕妇不同抗体效价的治疗效果及新生儿黄疸的发生情况。结果:当抗体效价<1∶256 时,中药组、中药+丹参组的有效率均高于西药组,而中药组与中药+丹参组的有效率比较,差异无统计学意义(P>0.05);当抗体效价>1∶256 时,中药组、中药+丹参组的有效率均高于西药组,且中药+丹参组的有效率高于中药组,差异有统计学意义(P<0.05)。中药组、中药+丹参组的新生儿黄疸发生率低于西药组,差异有统计学意义(P<0.05)。结论:茵栀黄口服液联合丹参注射液治疗孕期母儿血型不合可显著提高治疗效果,并且可使新生儿黄疸的发生率进一步降低。③

4. 黄芪注射液　组成:黄芪提取物。用法用量:每日 20 毫升加入 5% 葡萄糖注射液 250 毫升中静脉点滴,每日 1 次,直至母体血清抗体效价<1∶64。临床应用:曾莉等筛选 100 例母儿 ABO 血型不合、血清效价≥1∶64 的孕妇随机分为黄芪注射液治疗组和中药内服组各 50 例。黄芪注射液治疗组按照上述方法治疗。中药内服组采用复方茵陈汤(茵陈 9 克、黄芪 9 克、制大黄 4.5 克、甘草 6 克),每日 1 剂,水煎服,每日 3 次,直至母体血清抗体效价<1∶64。两组均同期配合西医治疗,并分别在妊娠 24、30、33 周复查血清效价,若效价≥1∶64,则进行 10 日的综合治疗(10% 葡萄糖注射液 500 毫升+维生素C注射液 1 克,每日静脉推注;每日吸氧 2 次,每次 20 分钟;维生素E 100 毫克,每日 2 次口服)。治疗期间根据患者临床表现(贫血、水肿、肝脾肿大、黄疸),每 2 周抽血作孕妇血清抗体效价的检查、B超(胎儿皮肤水肿、胸腹腔积液、肝脾肿大、胎盘增大)判断治疗效果。结果:两组均取得较好的临床疗效,有效率为 100%;黄芪注射液治疗组第 1 次治疗时间平均为(6±1.5)天,低于中药内服组

① 杨淑臻,等.茵栀黄口服液产前治疗母儿血型不合效果分析[J].卫生职业教育,2015,33(5):146-147.
② 王天元,等.茵栀黄颗粒治疗 ABO 母婴血型不合的临床效果观察[J].中国妇幼保健,2015,30(12):1953-1955.
③ 李芬,安文茜,等.茵栀黄口服液联合丹参治疗孕期母儿血型不合 45 例[J].世界中西医结合杂志,2015,10(11):1583-1585,1599.

(10±1.2)天,有统计学意义($P<0.05$);黄芪注射液治疗组孕 24、30、33 周治疗人次均低于中药内服组,有统计学意义($P<0.05$)。结论:黄芪注射液配合西药能降低母儿 ABO 血型不合的血清效价,与口服中药比较,可缩短疗程,减少治疗周期。[1]

预 防 用 药

子安益母丸 组成:益母草 30 克、当归 15 克、川芎 9 克、桃仁 12 克、香附 12 克、茵陈 15 克、制大黄 9 克、郁金 12 克、黄芩 12 克、菟丝子 15 克、党参 20 克、白术 12 克、炙甘草 6 克。功效:有效防治溶血病的发生。制备方法:制成小水丸。用法用量:每次服 6～12 克,每日 3 次。临床应用:徐春芳用上方防治 102 例 ABO 母儿血型不合溶血病患者,经临床观察,降低血型抗体效价总有效率为 83.3%,妊娠丢失率为 1%～9%,新生儿早发性黄疸发病率为 7%,重症溶血性黄疸发病率为 5%,脐血胆红素升高率为 5%及新生儿溶血发病率为 7%;新生儿溶血发病率与抗体效价呈正相关。[2]

① 曾莉,等.黄芪注射液治疗母儿 ABO 血型不合 100 例临床研究[J].云南中医中药杂志,2010,31(5):17-18.
② 徐春芳.子安益母丸防治 ABO 母儿血型不合溶血病的研究[D].济南:山东中医药大学,2004.

胎 儿 窘 迫

概　　述

胎儿在宫内因缺氧危及其健康和生命的综合征，称为胎儿窘迫。其发生率为 2.7%～38.5%。根据胎儿窘迫的发展速度可分为急性、慢性两类。急性胎儿窘迫多发生在分娩期，慢性胎儿窘迫多发生在妊娠晚期，但在临产后常表现为急性胎儿窘迫。

胎儿窘迫多见于产前期，主要有胎盘功能不全的表现。妊娠期慢性缺氧使子宫胎盘灌注下降，导致胎儿生长受限，肾血流减少引起羊水减少。脐带因素的胎儿缺氧常表现为胎心突然下降或出现反复重度变异减速，可出现呼吸性酸中毒，如不解除诱因则可发展为混合性酸中毒，造成胎儿损害。胎儿缺氧如不及时给予干预，则可能造成严重及永久性损害，如缺血缺氧性脑病，甚至胎死宫内。重度缺氧可致胎儿呼吸运动加深，羊水吸入，出生后可出现新生儿吸入性肺炎。

临床表现：（1）胎心变化是胎儿窘迫首先出现的症状。胎心音首先变快，但有力而规则，继而变慢，弱而不规则。因此，在发现胎心变快时就应提高警惕。当子宫收缩时，由于子宫-胎盘血循环暂时受到干扰使胎心变慢，但在子宫收缩停止后，很快即恢复正常。因此，应以两次子宫收缩之间的胎心为准。胎心音每分钟在 160 次以上或 120 次以下均属不正常，低于 100 次表示严重缺氧。有条件者，应行胎心监护。（2）羊水胎粪污染。胎儿在缺氧情况下，迷走神经兴奋，使肠蠕动增加及肛门括约肌松弛而致胎粪排出，此时羊水呈草绿色。头先露时有诊断意义；臀先露时，胎儿腹部受压可将胎粪挤出，故臀先露时羊水中出现胎粪不一定就是胎儿窘迫的征象。（3）胎动异常活跃是胎儿缺氧时一种挣扎现象，随缺氧加重胎动可减少，甚至停止。

本病若能及早发现，积极处理，预后较好。否则将会导致胎儿宫内窒息死亡。

经　验　方

寿胎丸加减　菟丝子、续断、桑寄生。崔丽等以上方治疗 21 例妊娠中晚期胎儿宫内窘迫。结果：治愈 15 例，有效 4 例，无效 2 例，有效率为 90%。[①]

---

① 崔丽，等.中西医结合治疗妊娠中晚期胎儿宫内窘迫临床体会[J].中医临床研究，2013,5(8)：59 - 60.

过期妊娠

概　述

平时月经周期规则，妊娠达到或超过42周（≥294日）尚未分娩者，称为过期妊娠。其发生占妊娠总数的3%～15%。近年来由于对妊娠超过41周的孕妇积极处理，过期妊娠的发生率显著降低。妊娠43周时围产儿死亡率为妊娠足月分娩者的3倍，过期妊娠同时也是影响围产儿发育与生存的重要原因。孕妇应及早确定胎龄，定期产前检查，适时结束分娩，积极预防本病发生。一旦发现本病，应立即终止妊娠。

发生过期妊娠的原因还不明确。过期妊娠可能与以下因素有关：雌、孕激素比例失调；胎儿畸形（如无脑儿），与胎儿肾上腺皮质激素分泌不足有关；遗传因素等。

常见并发症如下。（1）对围产儿影响：① 胎儿过熟综合征。过熟儿表现出过熟综合征的特征性外貌，与胎盘功能减退、胎盘血流灌注不足、胎儿缺氧及营养缺乏等有关。典型表现为皮肤干燥、松弛、起皱、脱皮，脱皮尤以手心和脚心明显；身体瘦长、胎脂消失、皮下脂肪减少，表现为消耗状；头发浓密，指（趾）甲长；新生儿睁眼、异常警觉和焦虑，容貌似"小老人"。② 除了上述胎儿过熟综合征外，胎儿窘迫、胎粪吸入综合征、新生儿窒息及巨大胎儿等围产儿疾病发病率及死亡率均明显增高。（2）对母体影响：产程延长和难产率增高，使手术产率及母体产伤明显增加。

临床可见超过预产期2周以上，孕妇自觉胎动减少，宫底高度、腹围较大或小于孕周。产科检查可见子宫符合足月妊娠大小，体重不再增加反而减少。超声波提示羊水减少；胎心电子监护仪NST试验出现异常；尿雌三醇24小时值偏低。

本病属中医"过期不产"。中医认为过期不产的主要机理是气血虚弱或气滞血瘀，临证多以气血虚弱多见，使胞脉运行不畅，而孕妇对分娩的担忧亦可使肝郁气滞，气滞则血亦瘀滞。

经　验　方

1. 促宫颈成熟汤　当归15克、黄芪15克、川芎15克、牛膝10克、赤芍10克、香附10克、泽兰10克、蝉蜕6克。每日1剂，水煎成100毫升，每天2次，共服用2天。吴文静将120例过期妊娠患者随机分为对照组与实验组各60例。对照组采用COOK宫颈球囊引产。实验组采用上方联合COOK宫颈球囊引产。结果：实验组促宫颈成熟总有效率为98.33%，显效率为83.33%，均明显高于对照组的86.67%、53.33%，差异具有统计学意义（均$P<0.05$）；实验组初产妇阴道分娩率为85.00%，明显高于对照组的70.00%，差异有统计学意义（$P<0.05$）；两组第一产程加第二产程时间、产后出血发生率、新生儿窒息发生率比较，差异均无统计学意义（均$P>0.05$）。[①]

2. 加味催生饮联合宫颈球囊扩张　加味催生饮：川芎6克、枳壳6克、当归9克、白芷9克、五味子12克、白芍12克、牛膝12克、党参15克、益母草15克。加水300毫升煎制，每日1次联合宫颈球囊扩张。汪佳宇等将116例晚期妊娠患者随机分为对照组与观察组各58例。对照组患者采

---

① 吴文静.自拟促宫颈成熟汤联合COOK宫颈球囊促宫颈成熟的临床研究[J].中国现代药物应用,2019,13(11)：165-166.

用注射缩宫素进行引产,观察组患者采用加味催生饮联合宫颈球囊扩张进行引产。结果:观察组的引产总有效率为98.28%,明显高于对照组的82.76%,差异有统计学意义($P<0.05$);观察组患者引产后宫颈 Bishop 评分明显高于对照组,引产至临产时间、引产至破膜时间和总产程明显短于对照组,差异均有统计学意义(均 $P<0.05$);观察组患者的阴道分娩率明显高于对照组,不良结局发生率和新生儿不良结局发生率明显低于对照组,差异均有统计学意义(均 $P<0.05$);观察组的不良反应发生率为5.17%,明显高于对照组的20.69%,差异有统计学意义($P<0.05$)。[①]

3. 加味脱花煎 当归20克、川芎15克、肉桂10克、川牛膝10克、车前子10克、红花6克、益母草20克、瞿麦12克。用500毫升水常规煎至300毫升,放至37℃装入灌肠袋缓慢灌入直肠上段,进管25~30厘米,要求尽量卧床保留灌肠2小时以上,每12小时1次,至规律宫缩为止。周意园等将60例需计划分娩的晚期妊娠单活胎、排除阴道分娩禁忌证的孕妇随机分为观察组与对照组各30例。观察组采用上方灌肠,对照组不做任何干预待产观察。结果:两组分娩时间比较,观察组显著优于对照组($P<0.01$);两组胎儿窘迫、产后出血及新生儿窒息率比较,差异均无显著性;两组宫颈评分比较,观察组显著优于对照组($P<0.01$)。[②]

4. 加味八珍汤 人参10克、熟地黄10克、白术10克、茯苓10克、当归10克、川芎10克、白芍10克、炙甘草6克等。上述药物用冷水泡30分钟,水过药面3厘米,武火沸后煮15分钟,再用文火煎20分钟,第1次药液200毫升,之后翻渣煎,加水400毫升,武火煮沸后用文火煎10分钟,成汁200毫升,2次药液混合共400毫升。适用于气血虚弱型的足月妊娠孕妇,症见面色苍白,气短懒言,神疲乏力,头晕眼花,心悸失眠,舌淡或嫩有齿痕,脉细弱或沉细无力。柯晓燕等将180例足月

妊娠孕妇随机分为治疗组、对照组和空白组各60例。对照组予1单位催产素加入5%葡萄糖注射液500毫升中,以每分钟8滴开始,视宫缩强度和频度调节静脉滴注速度,每15分钟按等差级数的比例增加滴速,直至最佳的有效宫缩(每10分钟3次宫缩,每次持续40~60秒),最高每分钟40滴。每日液体量1000毫升以内,期间以胎心监护仪监测宫缩及胎心变化,未临产最多连用3日。治疗组在此基础上联合上方口服,每日1剂,未临产最多连用3日。空白组期待观察3日,常规母胎监护,不予特殊干预。结果:治疗组阴道分娩率为80%,明显高于其他两组(62%、60%),差异有统计学意义($P<0.05$)。[③]

5. 芎归无忧汤 益母草30克、当归15克、川芎15克、川牛膝15克、龟甲15克、香附10克、酸枣仁10克、人参(先煎)9克、肉桂6克、甘草6克。每日1剂,分2次口服,连用3天,于第2天服药后,将1单位缩宫素注射液加入5%葡萄糖注射液500毫升,每分钟8滴开始静滴,无规律宫缩,每0.5小时调整滴速1次,每分钟增加4滴,最高每分钟60滴,静滴完毕若未引起规律宫缩停止输液,次日方法同前。对照组采用单纯0.5%浓度缩宫素静脉滴注,10单位(毫升)1支,将2.5单位缩宫素加入5%葡萄糖注射液500毫升,从每分钟4~5滴开始,根据宫缩情况每0.5小时调整1次,通常不超过每分钟64滴,每天最多7500单位,直至出现规律宫缩,静滴缩宫素过程中连续监护胎心及宫缩情况。无临产者,进行宫颈成熟度评分。杜胜巧等将256例初产足月、宫颈成熟度差的孕妇随机分为治疗组129例和对照组127例。结果:治疗组促宫颈成熟总有效率为79.84%,显著优于对照组的56.27%。[④]

6. 催产饮 当归10克、川芎6克、白芍10克、熟地黄10克、香附10克、牛膝10克、莪术10克、益母草10克、枳壳6克。免煎颗粒加水冲调

① 汪佳宇,李海燕.加味催生饮联合宫颈球囊扩张对晚期妊娠引产患者宫颈 Bishop 评分、阴道分娩率及母婴结局的影响[J].中国医院用药评价与分析,2019,19(5):570-572.
② 周意园,等.加味脱花煎促晚期妊娠宫颈成熟30例临床疗效观察[J].贵阳中医学院学报,2015,37(6):45-47.
③ 柯晓燕,等.加味八珍汤联合催产素对足月妊娠孕妇宫颈成熟影响的临床研究[J].中国中药杂志,2015,40(9):1821-1824.
④ 杜胜巧,等.芎归无忧汤配合缩宫素促宫颈成熟及引产疗效观察[J].陕西中医,2014,35(10):1362-1364.

为 400 毫升,分 2 次服,每日 1 剂。杜亚丽将 70 例孕 40 周的过期妊娠孕妇随机分为治疗组与对照组各 35 例。自妊娠 40+1 周起,两组均采用静滴缩宫素诱导宫缩,同时对照组采用对症支持治疗,治疗组采用催产饮口服。观察临产时间。结果:治疗组显效 26 例,有效 7 例,无效 2 例;对照组显效 5 例,有效 6 例,无效 24 例。总有效率治疗组为 94.29%,对照组为 31.43%。两组效果差异有显著意义。[1]

7. **催产助生汤** 当归、益母草、红花、川芎、牛膝、枳壳、冬葵子、党参、五味子。每日 1 剂,水煎服。蔡良良等将 90 例需要引产的足月妊娠孕妇随机分为治疗组、对照组与安慰剂组各 30 例。治疗组采用口服催产助生汤,对照组采用催产素 1 单位加入 5%葡萄糖注射液 500 毫升中静脉滴注,安慰剂组采用口服大麦茶,均连用 3 天。结果:促宫颈成熟总有效率治疗组为 96.7%,对照组、安慰剂组分别为 83.3%、26.7%,治疗组明显优于对照组及安慰剂组($P<0.05$)。治疗组和对照组用药前后比较血中 PGE2α、IL-8 及 ET-1 水平均升高(均 $P<0.05$);用药后比较,治疗组血中 PGE2α、IL-8 及 ET-1 水平较安慰剂组升高(均 $P<0.05$),对照组血中 PGE2α 及 IL-8 水平均高于安慰剂组(均 $P<0.05$)。[2]

8. **当苏姜汤** 当归 40 克、紫苏梗 12 克、生姜 12 克、红糖 20 克。每日 1 剂,水煎服。杨小红等以上方治疗 100 例孕周超 41 周无任何分娩征象的孕妇。将上药加 800 毫升清水,文火煎成 400~500 毫升晚睡前和次日清晨服,不能用任何西药。结果:服中药汤剂后 48 小时有分娩先兆者占 48.6%,72 小时进入分娩先兆者 51.4%;总产程 6 小时完成占 32%,14 小时完成占 59%,24 小时之内占 7%,剖宫产占 2%。[3]

9. **催生汤** 当归 10 克、益母草 15 克、川芎 10 克、红花 10 克、牛膝 8 克、鳖甲 5 克、艾叶 8 克。罗敏等将 600 例待产而宫颈未成熟孕妇随机分为观察组与对照组各 300 例。观察组采用上方保留灌肠,对照组采用等量生理盐水保留灌肠。观察两组宫颈成熟情况。结果:催生汤促宫颈成熟的总有效率为 91.3%,用药后能诱发自然临产的比例为 64.3%,未发现与产后出血、胎儿窘迫、羊水污染等有关不利因素。[4]

10. **催生饮** 当归 15 克、川芎 15 克、大腹皮 15 克、枳壳 15 克、鳖甲(先煎)15 克、白芷 15 克、益母草 35 克。随症加减:气血虚弱者,加黄芪 20 克、党参 20 克;气滞血瘀者,加川牛膝 15 克、陈皮 8 克。每日 1 剂,水煎成 200 毫升口服,复渣再服。3 天为 1 个疗程。陈善茹等以上方加减治疗 50 例过期妊娠患者,有效 48 例,无效 2 例,总有效率 96%。[5]

11. **催产饮** 党参 15 克、炒白术 10 克、丹参 10 克、川芎 10 克、生黄芪 15 克、川牛膝 15 克、当归 10 克、桑寄生 15 克、桃仁 10 克、红花 10 克、续断 15 克、制香附 10 克。随症加减:畏寒肢冷尿清者,加吴茱萸 10 克、肉桂 10 克;性情急躁、喜怒无常,面赤畏热者,加枸杞、白芍;体肥多痰多湿,舌苔淡白腻者,加茯苓、陈皮。3 剂为 1 个疗程。张艳波等以上方加减治疗 108 例过期妊娠孕妇。另配合缩宫素 10 单位+5%葡萄糖注射液 500 毫升每分钟 6~10 滴缓慢静滴,密切观察宫缩,调节滴数。结果:108 例过期妊娠孕妇经服用催产饮 3 剂加缩宫素静滴,12 小时内胎儿全部从阴道娩出,产后出血少,无其他并发症,无新生儿死亡。随访幼儿智力正常。[6]

12. **催产汤** 黄芪 20 克、当归 20 克、菟丝子 15 克、白芍 15 克、川贝母 15 克、川芎 10 克、厚朴 10 克、枳壳 10 克、艾叶 10 克、甘草 10 克。水煎至

① 杜亚丽.加用自拟催产饮预防过期妊娠效果观察[J].广西中医药,2012,35(2):35.
② 蔡良良,胡玲卿,等.催产助生汤对晚期妊娠宫颈成熟的影响[J].中国中西医结合杂志,2010,30(7):682-684.
③ 杨小红,等.当苏姜汤剂促宫颈成熟临床应用[C]//江西省中西医结合学会.首届赣鄂湘中西医结合(生殖内分泌)学术研讨会论文集.南昌:江西省中西医结合学会,2006:244-245.
④ 罗敏,等.中药灌肠促宫颈成熟临床观察[J].广东医学,2006,27(4):591-592.
⑤ 陈善茹,等.催生饮治疗过期妊娠 50 例[J].新中医,2005,37(2):76.
⑥ 张艳波,等.中西医结合治疗过期妊娠 108 例[J].中国中医药科技,2004,11(4):255.

350 毫升,早晚各 1 次,24 小时无效再服 1 剂。朱瑞珍将 100 例过期妊娠无合并胎儿宫内窘迫、无阴道试产禁忌的孕妇随机分为 A 组、B 组各 50 例。A 组采用上方引产,B 组采用催产素引产。均以≤72 小时为限,观察其临产、分娩、新生儿及产后出血情况。结果:A 组有效率为 98.0%,且阴道分娩率为 95.9%,均明显高于 B 组(均 $P < 0.05$)。[1]

13. 新定所以载丸 白术、人参、桑寄生、茯苓、杜仲。一般采取节孕措施 3～5 个月,计划怀孕前口服新定所以载丸 7 剂,隔日 1 剂,水煎兑服 2 次,孕后则在既往流产半月前服 3～5 剂,或出现先兆流产时服至症状体征消失。对未经上述治疗而已怀孕者随机应用新定所以载丸。张春亮以上方治疗 15 例复发性流产引发过期妊娠患者。结果:经上述治疗过期妊娠两周者 6 例,17 天者 3 例,19 天者 3 例,24 天者 3 例。其中对过期妊娠半月以上者,有 7 例是口服蓖麻油或静滴催产素诱发宫缩而生产的。[2]

14. 过期煎 人参 12 克、黄芪 15 克、白术 12 克、丹参 12 克、川芎 10 克、当归 10 克、香附 12 克、红花 8 克、桃仁 8 克、枸杞子 12 克、续断 12 克、怀牛膝 15 克、陈皮 6 克、甘草 3 克。随症加减:畏寒肢冷者,加吴茱萸 10 克;心烦易怒者,加栀子 12 克、淡豆豉 10 克;舌苔白腻者,加茯苓 12 克、薏苡仁 10 克;脉象细数者,加鳖甲 12 克。每日 1 剂。服中药 1 小时后结合针灸治疗,取穴太冲、合谷、三阴交、足三里,诸穴经常规消毒后,垂直进针,得气后留针。外接韩氏多用电治疗仪,用簇形波,频率 60 赫兹,强度 1.5～2.0,可逐渐加强,每次 20～30 分钟,每日 1 次。用药 1 剂施针 1 次为治疗 1 次,3 次为 1 个疗程。吴永祥等将 112 例过期妊娠患者随机分为治疗组 58 例与对照组 54 例。治疗组采用上述方法治疗。对照组观察 6 天后仍不分娩者再采用上法治疗。结果:治疗组

治疗 1 次分娩者 8 例,2 次分娩者 12 例,3 次分娩者 19 例,第 4 天分娩者 13 例,第 5 天分娩者 6 例;对照组在 6 天观察期中无 1 例分娩,经上法治疗 1 次分娩者 4 例,2 次分娩者 13 例,3 次分娩者 23 例,3 次后分娩者 9 例,其余 5 例在第 5 天仍无临产征象,故未继续治疗。[3]

15. 引产汤 当归 30 克、川芎 30 克、赤芍 30 克、牛膝 12 克。每日 1 剂,每剂早、晚各水煎服 1 次,5 剂为 1 个疗程。熊勇刚以上方治疗 105 例孕妇,其中过期妊娠孕妇 18 例,妊娠 40 周至 42 周的孕妇 80 例,各种原因要求提前终止妊娠(妊娠 36 周至 40 周)孕妇 7 例。结果:治愈 78 例,占 74.2%;好转 18 例,占 17.14%;无效 9 例,占 8.57%。总有效率为 91.43%。[4]

16. 催生顺气饮 益母草 18 克、鸡血藤 18 克、乌药 18 克、当归 15 克、川芎 15 克、红花 15 克、枳壳 15 克、车前子 15 克、冬葵子 15 克、生芝麻 10 克、瓜蒌仁 10 克、生大黄(后下)4 克。上药水煎 2 次,浓缩成汁 300 毫升,早晚温服,服药后散步半小时,3 剂无效者停服。赵良倩等以上方治疗 60 例过期妊娠产妇。结果:49 例有效,11 例无效(服药 3 剂后无阵发性下腹疼痛,肛查宫颈管无变化)。[5]

17. 黄芪催生汤 黄芪 30 克、党参 10 克、白术 10 克、当归 10 克、川芎 10 克、生地黄 10 克、枳壳 9 克、怀牛膝 6 克、木通 6 克、甘草梢 6 克。每日 1 剂,水煎服。李来祥以上方治疗 23 例过期妊娠患者,服药后均顺利分娩。[6]

单 方

1. 薏苡仁 组成:薏苡仁。用法用量:用薏苡仁 150 克煮糖水,熟透后水与渣顿服,每日 1 次,连服 3 日。服用第 1 天或第 2 天引起规则腹痛者不需继续服用。临床应用:陈文慧等将 80 例

① 朱瑞珍.中药催产汤用于过期妊娠引产的疗效观察[J].广东医学院学报,2003,21(2):155－156.
② 张春亮.服"新定所以载丸"治疗习惯性流产引发过期妊娠报告[J].中医药研究,2002,18(1):29－30.
③ 吴永祥,等.自拟过期煎配合针灸治疗过期妊娠 58 例[J].安徽中医临床杂志,1999,11(2):106.
④ 熊勇刚.引产汤临床应用 105 例报告[J].宜春医专学报,1999,11(1):30.
⑤ 赵良倩,等.催生顺气饮加减用于过期妊娠催产 60 例观察[J].浙江中医杂志,1998(1):13.
⑥ 李来祥.黄芪催生汤治疗过期妊娠 23 例[J].湖北中医杂志,1992,14(5):42.

过期妊娠患者随机分为薏仁组和催产素组各 40 例,薏仁组服上方,催产素组用催产素治疗。比较两组的引产成功率和新生儿窒息发生率。结果:引产成功率薏仁组为 72.5%,对照组为 40.0%,两组比较差异有统计学意义($P<0.01$)。[1]

2. 番泻叶　组成:番泻叶 20 克。用法用量:开水冲泡当茶饮。临床应用:蒋爱英等用上方治疗 50 例过期妊娠患者。结果:38 例饮用番泻叶 1 小时后出现规律性宫缩而进入第二产程至分娩;6 例饮后出现不规律宫缩,同时行剥膜术,催产素引产分娩;4 例出现规律宫缩,胎儿宫内窘迫而行剖宫产术;2 例饮后因无宫缩出现腹痛,不能接受,停饮番泻叶。患者出现宫缩时间长短不等,最早发动宫缩于饮后 1 小时,最长可达 5 小时。[2]

① 陈文慧,等.中药薏仁用于 40 例过期妊娠引产的效果观察[J].广东医学院学报,2009,27(3):280-281.
② 蒋爱英,等.番泻叶用于过期妊娠引产 50 例报告[J].时珍国医国药,1999,10(6):461-462.

前 置 胎 盘

概　述

妊娠 28 周后，胎盘附着于子宫下段，甚至胎盘下缘达到或覆盖宫颈内口，其位置低于胎先露部，称为前置胎盘。

妊娠晚期发生无诱因无痛性阴道出血是前置胎盘典型的临床表现。前置胎盘是妊娠晚期出血的主要原因之一，是妊娠期的严重并发症。多见于经产妇，尤其是多产妇。

临床症状：妊娠晚期发生无诱因无痛性反复阴道流血。初次流血量一般不多，偶尔亦有第一次出血量多的病例。随着子宫下段不断伸展，出血往往反复发生，且出血量亦越来越多。阴道流血发生时间的早晚、反复发生的次数、出血量的多少与前置胎盘的类型有很大关系。完全性前置胎盘往往初次出血的时间早，在妊娠 28 周左右，反复出血的次数频繁，量较多，有时一次大量出血即可使孕妇陷入休克状态；边缘性前置胎盘初次出血发生较晚，多在妊娠 37～40 周或临产后，量也较少；部分性前置胎盘初次出血时间和出血量介于上述两者之间。临床体征：大量出血时可有贫血貌、脉搏微弱增快、血压下降等出血性休克表现。腹部检查：子宫大小与停经月份相符，由于胎盘覆盖宫颈内口影响胎先露入盆，胎先露部多高浮。可在耻骨联合上方听到胎盘血管杂音。

前置胎盘如果能及时发现、及时就诊、正确处理，预后一般较好。如出血量较多、病情严重可危及生命。

中医没有此病名，本病常见于"胎漏""坠胎""小产"之中。本病发生的病因病机有胎元本身及母体两个方面。胎元方面多因父母先天精气不足造成胎元不能成实，发育不良而延缓着床时机；母体方面多因禀赋不足或房劳、多产伤肾，气血不足，造成天癸紊乱，胎元不能准时、精确着床所致。

辨 证 施 治

张光明分 4 型

（1）心脾两虚型　治宜益气补血、健脾养胎、益心。

（2）脾胃气虚、中气下陷型　治宜补中益气、升阳举陷。

（3）心脾两虚型　方用益气养血归脾汤合八珍汤加味：党参、炒白术、黄芪、当归、茯神、炙远志、炒酸枣仁、广木香、桂圆肉、大枣、熟地黄、川芎、炒白芍、鹿茸等。

（4）中气亏虚者型　方用补中益气汤加味：炙黄芪、升麻、焦白术、陈皮、柴胡、党参、炙甘草、大枣等。随症加减：如有腰痛者，加菟丝子、巴戟天、炒杜仲、续断、枸杞子、山茱萸；见红者，酌加阿胶、艾叶炭、侧柏炭、棕榈炭等。10 天为 1 个疗程，一般 1～3 个疗程即可治愈。

临床观察：张光明以上方辨证治疗 20 例前置胎盘患者。结果：痊愈和明显好转 19 例，因其他疾病医治无效者 1 例。总有效率为 95%。[①]

经 验 方

1. 张良英经验方　保胎Ⅰ号方：炙黄芪、党

---

① 张光明.气血双补治疗前置胎盘临床分析[J].中国医药科学,2012,2(3)：136,138.

参、炙升麻、淮山药、杜仲、女贞子、墨旱莲、熟地黄、菟丝子、川续断、桑寄生、酒黄精、甘草。补肾益气，固冲止血安胎。补中益气方加味：炙黄芪、炙柴胡、炙升麻、党参、炙甘草、白术、淮山药、陈皮、酒黄精。补气益气，升阳止血。随症加减：在两方基础上，若流血量多或不止，可加阿胶、炒蒲黄、艾叶炭；小腹、腰部畏寒，可加肉苁蓉、补骨脂、巴戟天、淫羊藿；睡眠差、焦躁不安者，可加夜交藤、炒酸枣仁、茯神；口干口苦、牙龈肿痛者，可加黄芩、炒栀子、玄参；纳差、消化不良、胃脘不舒、舌苔厚腻者，可加砂仁、炒神曲；小便灼热，可加淡竹叶；乏力倦怠、大便溏者，可加薏苡仁。[1]

2. **补中益气汤合寿胎丸1** 黄芪 30 克、白术 10 克、升麻 3 克、柴胡 12 克、桑寄生 20 克、续断 30 克、菟丝子 30 克、炙甘草 5 克、杜仲 20 克。随症加减：腹痛者，加白芍 30 克；阴道少量流血者，加仙鹤草 30 克；大便秘结者，加肉苁蓉 30 克。每日 1 剂，水煎至 150 毫升，早晚各 1 次分服。董智力等将 134 例胎盘低置状态的孕妇随机分为对照组与观察组各 67 例。对照组患者采用氨甲苯酸联合硫酸镁，观察组患者采用补中益气汤合寿胎丸加减。比较两组患者症状综合疗效、胎盘位置变化疗效及不良反应。结果：综合疗效方面，观察组总有效率为 52.24%，对照组总有效率为 40.30%。胎盘位置变化疗效方面，观察组痊愈 27 例，有效 34 例，无效 6 例，总有效率为 91.04%；对照组痊愈 18 例，有效 31 例，无效 18 例，总有效率为 73.13%。不良反应方面，对照组患者中 11 例发生胸闷、心悸，但无呼吸次数减少、尿量减少及膝反射减弱等情况发生，观察组患者未发生药物不良反应。[2]

3. **益气升提法** 黄芪 20 克、党参 15 克、炒白术 10 克、菟丝子 10 克、续断 10 克、桑寄生 10 克、柴胡 6 克、炙升麻 6 克、阿胶 10 克、白芍 10 克、炙甘草 3 克。每日 1 剂，早晚分服。左圣兰将 60 例脾肾气虚型晚期先兆流产伴胎盘前置状态患者随机分为治疗组与对照组各 30 例。治疗组采用益气升提法，对照组采用氨甲苯酸、硫酸镁静滴。两组均以 5 天为 1 个用药疗程，观察 2 个疗程，此后治疗组继续予益气升提法治疗，对照组不予处理。结果：(1) 两组综合疗效的比较，治疗后两组总有效率分别为 93.33%、90.00%，经统计学处理，两组有显著差异($P < 0.05$)，表明益气升提法的综合疗效优于对照组。(2) 两组经治疗后胎盘位置改善情况比较，总有效率治疗组为 92.86%，对照组为 74.08%，经统计学处理，两组有显著差异($P < 0.05$)，说明益气升提法改善胎盘前置状态较对照组疗效更好。(3) 经过治疗后两组均能降低脾肾气虚型晚期先兆流产伴胎盘前置状态患者的中医临床症状总积分，但治疗组降低更明显，经统计学处理，两组有显著差异($P < 0.05$)，说明益气升提法可以更好地治愈或改善本病的临床症状。(4) 两组患者治疗后各项中医症状积分比较，治疗后两组患者的阴道出血、小腹疼痛比较，无显著性差异($P > 0.05$)，而腰膝酸软、头晕耳鸣、心悸气短等症比较，有显著性差异($P < 0.05$)。说明益气升提法不仅在阴道出血、小腹疼痛的治疗上有效，且能明显消除或改善其他症状。(5) 两组患者发生药物不良反应的比较，治疗组未发生药物不良反应，而对照组发生不良反应的概率为 66.67%，说明益气升提法在治疗晚期先兆流产伴胎盘前置状态方法更安全。[3]

4. **补中益气汤合寿胎丸2** 黄芪 30 克、太子参 15 克、白术 10 克、升麻 3 克、柴胡 12 克、续断片 30 克、盐杜仲 20 克、菟丝子 30 克、炙甘草 5 克。何慧以上方治疗 30 例胎盘低置状态患者。结果：妊娠晚期胎盘位置正常者 24 例，其余 6 例患者阴道出血、腹痛症状消失，妊娠维持到足月生产，母儿均体健。[4]

5. **补中益气汤加减1** 黄芪、党参、白术、陈

① 高青.张良英教授治疗胎盘前置出血经验总结[J].云南中医中药杂志,2019,40(1)：9-10.
② 董智力,等.补肾健脾益气法在妊娠中期胎盘低置状态患者中应用效果[J].辽宁中医药大学学报,2016,18(8)：139-141.
③ 左圣兰.益气升提法治疗脾肾气虚型晚期先兆流产伴胎盘前置状态的临床观察[D].福州：福建中医药大学,2015.
④ 何慧.补中益气汤合寿胎丸加减治疗胎盘低置状态[J].光明中医,2014,29(3)：588-589.

皮、甘草、升麻、柴胡。每日 1 剂,水煎服。随症加减:若有肾虚表现,可加桑寄生、续断;若有血热表现,可加三七、蒲黄。杨花亭等将 42 例前置胎盘患者随机分为治疗组和对照组各 21 例。治疗组采用静脉滴注葡萄糖注射液和氨甲苯酸并配合补中益气汤加减治疗,中药每日 1 剂,服至胎盘位置恢复正常。对照组采用静脉滴注硫酸镁加葡萄糖注射液进行治疗。结果:治疗组保胎成功率为 95.2%,妊娠足月率为 85.7%,24 小时阴道出血停止率为 95.2%;对照组保胎成功率为 81.0%,妊娠足月率为 52.4%,24 小时阴道出血停止率为 71.4%。两组相比差异显著(P<0.05)。①

6. **补中益气汤加减 2** 黄芪 30 克、炙甘草 10 克、党参(或太子参)10 克、白术 10 克、菟丝子 10 克、茯苓 10 克、陈皮 6 克、升麻 6 克、柴胡 6 克。随症加减:气虚甚者,重用黄芪、党参(或太子参);血虚者,加阿胶;便溏、纳差者,改白术为焦白术,加怀山药、砂仁、红枣;肾虚腰酸者,加续断、川杜仲、菟丝子;阴道出血者,加仙鹤草、苎麻根炭、艾叶炭等。每日 1 剂,水煎分 2 次服。叶咏菊等以上方加减治疗 42 例妊娠中期胎盘低置状态患者。结果:患者经服补中益气汤 15～30 剂治疗后,行 B 超复查显示胎盘位置正常、足月顺产者 36 例;6 例为前置胎盘,无 1 例终止妊娠。总有效率为 85.7%。②

7. **补中益气汤加减 3** 黄芪、党参、白术、炙甘草、甘草、陈皮、升麻、柴胡。随症加减:肾虚,加桑寄生、菟丝子、续断等;血热者,加地榆炭、茜草炭、仙鹤草等;有血瘀阻滞者,酌加田三七、蒲黄等。每日 1 剂,水煎服。邱峰等以上方加减治疗 30 例前置胎盘状态患者,其中 12 例阴道出血、腹痛患者予 5% 葡萄糖注射液和氨甲苯酸静脉滴注,5% 葡萄糖注射液和硫酸镁静脉滴注抑制宫缩。18 例无症状患者连续服用中药,直至 B 超提示胎盘位置正常。结果:经治疗的患者,胎盘位置均得到不同位置的提升。27 例不对称型胎盘前置状态脱离胎盘前置状态,3 例对称性胎盘前置状态有 2 例转为边缘性前置胎盘,1 例完全纠正。总有效率 100%,总治愈率 93.3%。③

8. **加味举元煎** 黄芪 30 克、人参 15 克、熟地黄 30 克、白术 12 克、阿胶(烊化)12 克、炙甘草 5 克、升麻 5 克。每日 1 剂,连服 4 周为 1 个疗程,症状未消失或既往有前置胎盘史者建议服药至 36 周,出血多者配合西药止血、输血并嘱咐绝对卧床休息。赵文研等以上方治疗 38 例前置胎盘患者。结果:治愈 24 例,占 62.73%;显效 8 例,占 21.05%;有效 4 例,占 10.53%;无效 2 例,占 5.69%。总有效率为 94.31%。④

预 防 用 药

益母草注射液 组成:益母草提取物(国药准字 Z51020114)。用法用量:肌内注射,每日 1～2 毫升。临床应用:侯纪湘等选取 68 例非凶险性前置胎盘剖宫产产妇随机分成两组,对照组 34 例采取常规欣母沛联合缩宫素预防治疗,治疗组 34 例在此基础上增加益母草注射液预防治疗,术后 4 小时再次给予 2 毫升益母草注射液肌注,并持续预防治疗 3 天。观察比较两组产妇的术中出血量及产后 2 小时、24 小时出血量,产后子宫复旧情况及药物不良反应。结果:两组产妇经预防干预后,出现术中或产后大出血率比较有统计学差异(P<0.05);术中出血量及产后 2 小时、24 小时出血量比较有统计学差异(P<0.05);产后第 3 天、第 5 天的宫底高度比较有统计学差异(P<0.05);出现药物不良反应率比较有统计学差异(P<0.05)。结论:益母草注射液联合欣母沛、缩宫素预防非凶险性前置胎盘剖宫产术中及术后出血的临床疗效显著,产后子宫复旧良好,且药物不良反应少。⑤

① 杨花亭,等.应用中药汤剂治疗 42 例胎盘前置患者的临床疗效观察[J].当代医药论丛,2014,12(3):152.
② 叶咏菊,等.加减补中益气汤治疗妊娠中期胎盘低置状态 42 例[J].浙江中医杂志,2012,47(12):872.
③ 邱峰,等.中药治疗胎盘前置状态 30 例疗效分析[J].光明中医,2010,25(6):1017-1018.
④ 赵文研,等.加味举元煎治疗前置胎盘 38 例[J].光明中医,2010,25(7):1221-1222.
⑤ 侯纪湘,等.益母草注射液预防非凶险性前置胎盘剖宫产术中及术后出血临床研究[J].陕西中医,2017,38(5):623-624.

胎 膜 早 破

概　述

胎膜破裂（PROM）发生于产程正式开始前称胎膜早破。如果发生在 37 周后，称足月胎膜早破，占分娩总数的 10%，而发生在妊娠不满 37 周者，称足月前胎膜早破，发生率为 2.0%～3.5%。

胎膜早破是围生期最常见的并发症，可导致早产率升高，围产儿病死率增高，宫内感染率及产褥感染率均升高。

创伤、宫颈内口松弛、感染、羊膜腔压力增高、胎儿先露部与骨盆入口衔接不好、胎膜发育不良等都有可能成为胎膜早破的原因。

临床症状：孕妇有或没有各种原因的突然阴道排液，排液的量可多可少。排液通常为持续性，持续时间不等，开始量多然后逐渐减少，少数为间歇性排液。所流出的液体通常稀薄如水，可能混有胎粪或胎脂。阴道排液通常与孕妇体位变动、活动与否有关。临床体征：肛诊将胎先露部上推，胎头按压宫底或孕妇变动体位可有液体由阴道口流出。阴道窥器检查见阴道后穹隆有羊水集聚。感染时子宫压痛，母儿心率增快。

经过积极治疗，大部分预后较好。若处理不当，可出现难产，也可造成产褥期感染。

中医称胎膜早破为"胞衣先破""胞浆先破"，属中医"胎漏""胎动不安"范畴。气血不足、胞衣脆弱为内因，分娩过程中用力过猛、过早或不慎损伤等为外因。其发病机理和肾虚密切相关，孕母肾中精气因禀赋不足、多产等原因遭到耗损，引起冲任不固，血海不藏，阴血下漏，导致胎失所系。

辨 证 施 治

杨彦霞分 2 型

（1）气血虚弱型　症见临产前胞衣先破，胎水流出过多，产道干涩，阵痛微弱，产程过长。伴见神疲乏力，心急气短，舌淡苔薄，脉细弱或虚大。药用炙黄芪 15 克、当归 15 克、枸杞子 15 克、制龟甲 15 克、刘寄奴 15 克、党参 30 克、茯苓 9 克、白芍药 9 克、川芎 9 克。每日 1 剂，水煎 2 次取汁 200 毫升，分 2 次服。

（2）气滞血瘀型　症见为临产前胞衣先破，胎水流出过多，产道干涩，阵痛难忍，产程过长，烦躁不安，胸闷脘胀，舌暗红，苔薄白，脉弦或至数不齐。药用当归 15 克、大腹皮 15 克、刘寄奴 15 克、黄芩 9 克、泽兰 15 克、川芎 9 克、香附 9 克、枳壳 9 克、菟丝子 10 克、续断 10 克。每日 1 剂，水煎 2 次取汁 200 毫升，分 2 次服。

临床观察：杨彦霞将 120 例胎膜早破患者随机分为治疗组和对照组各 60 例。治疗组与对照组均以西医常规用药治疗，治疗组另加服上方辨证治疗。结果：总有效率治疗组为 88.33%，对照组为 71.67%，两组总有效率有统计学差异（$P < 0.05$）。[1]

经 验 方

1. 益气助产汤　太子参 10 克、黄芪 10 克、益母草 15 克、当归 10 克、川芎 6 克。每日 1 剂，煎

---

[1]　杨彦霞.中西医结合治疗胎膜早破 60 例临床观察［J］.河北中医，2014，36（6）：863 - 864.

取 400 毫升,早晚分次温服。吴燕虹等将 80 例足月胎膜早破引产患者随机分为治疗组与对照组各 40 例。对照组仅采用催产素干预,治疗组在对照组治疗基础上加用益气助产汤干预。结果:治疗组剖宫产率明显低于对照组($P<0.05$);治疗组用药后至规律宫缩的时间及第一产程、第二产程及总产程的时间较对照组明显缩短($P<0.05$);治疗组的外阴侧切率、宫颈裂伤率及产后出血率均低于对照组($P<0.05$),巨大儿分娩成功率高于对照组($P<0.05$)。[1]

2. 易黄汤加减 山药 30 克、芡实 30 克、黄柏 10 克、车前子 6 克、桑螵蛸 10 克、海螵蛸 10 克、桑寄生 15 克、黄芩 10 克、炒白术 15 克。每日 1 剂,水煎 2 次取汁 300 毫升,分早晚 2 次服。7 天为 1 个疗程。光辉将 60 例孕周为 28～34 周、中医辨证均属湿热型的未足月胎膜早破患者随机分为对照组(A 组)与治疗组(B 组)各 30 例,均予患者绝对卧床休息,抬高臀部并保持外阴清洁,抑制宫缩,促胎肺成熟,补充微量元素。A 组采用抗生素(选用注射用头孢呋辛钠),B 组采用易黄汤加减联合抗生素。结果:A 组、B 组预防感染的有效率分别为 93.33％、96.55％,经卡方检验分析,两组在预防感染方面无统计学差异($P>0.05$)。两组用药 24 小时后,A 组白细胞数值降低,与入院时白细胞数值相比无统计学意义($P>0.05$);B 组白细胞数值降低,与入院时白细胞数值相比有统计学意义($P<0.05$);两组间比较,A 组、B 组白细胞数值有统计学差异($P<0.05$)。用药 48 小时、72 小时后,两组间比较,A 组、B 组白细胞数值无统计学差异($P>0.05$),与入院时白细胞数值相比有统计学差异($P<0.05$)。以上结果说明,易黄汤加减联合抗生素在降低 PROM 患者发生感染风险性的时间上,较单纯应用抗生素具有一定优势。A 组、B 组的中医证候有效率分别为 83.33％、96.55％,经卡方检验分析,两组在中医证候疗效方面有统计

学差异($P<0.05$),治疗后治疗组中的中医证候积分与对照组比较有明显差异($P<0.05$)。说明易黄汤加减联合抗生素在对 PROM 自身症状的改善较单纯应用抗生素,有一定疗效。[2]

3. 寿胎丸加味 菟丝子 25 克、续断 25 克、桑寄生 15 克、阿胶(烊化)10 克、生地黄 15 克、黄芩 12 克、砂仁 6 克、生白术 12 克、山茱萸 15 克、黄芪 30 克、甘草 15 克等。每日 1 剂,水煎服,早晚各 1 次。刘俊华将 100 例胎膜早破型先兆早产患者随机分为治疗组与对照组各 50 例。对照组采用单纯利托君药物治疗(100 毫克利托君溶于 500 毫升 5％葡萄糖注射液静脉滴注),而治疗组在对照组的基础上再加寿胎丸加味和临床护理干预。结果:两组治疗后在宫缩时间、孕龄延长、新生儿存活率、新生儿平均体重及不良反应率等指标的比较有显著性差异($P<0.05$);两组患者在保胎成功率上比较有显著性差异($P<0.05$),保胎率治疗组为 90％,对照组为 74％;两组治疗后的抑郁自评量表(SDS)、焦虑自评量表(SAS)评分均明显降低($P<0.05$),且治疗组优于对照组($P<0.05$)。[3]

4. 安胎合剂加活血药 1 黄芪、党参、黄芩、白术、菟丝子、桑螵蛸、续断、黄精、怀山药、当归、丹参。每日 1 剂,内服。高青等将 72 例胎膜早破患者随机分为治疗组和对照组各 36 例。对照组给予子宫收缩抑制剂、抗生素、促胎膜成熟药、能量合剂、补充血容量和微量元素治疗,治疗组在对照组治疗的基础上增加中药安胎合剂加活血药,使用 B 超对胎儿生长情况进行监测,记录患者分娩方式和新生儿不良事件发生情况。结果:治疗组胎儿腹径、股骨长和羊水池直径与对照组比较,差异均具有统计学意义(均 $P<0.05$);治疗组手术产率(27.78％)与对照组(52.78％)比较,差异具有统计学意义($P<0.05$);治疗组新生儿不良事件发生率(30.56％)与对照组(58.33％)比较,差异具有统计学意义($P<0.05$)。[4]

① 吴燕虹,等."益气助产汤"联合催产素干预足月胎膜早破引产 40 例临床研究[J].江苏中医药,2018,50(12):45-46.
② 光辉.易黄汤加减联合抗生素预防未足月胎膜早破感染的临床观察[D].晋中:山西中医学院,2016.
③ 刘俊华.寿胎丸加味联合利托君和护理干预治疗胎膜早破型先兆早产的临床研究[J].时珍国医国药,2015,26(7):1681-1683.
④ 高青,等.中西医结合治疗胎膜早破 36 例临床观察[J].河南中医,2014,34(5):922-923.

5. **安胎剂加活血药** 黄芪、党参、白术、黄芩、菟丝子、续断、黄精、桑螵蛸、当归、川芎、丹参。每日1剂,水煎服。梁秀琴将36例胎膜早破患者随机分为对照组与治疗组各18例。对照组采用西医综合治疗,治疗组在对照组治疗的基础上加用安胎剂加活血药治疗。结果:治疗组破膜时平均孕周为32.2周,治疗后平均延长胎龄23.6天;对照组破膜时平均孕周为33.1周,治疗后平均延长胎龄7天。[1]

6. **自拟方** 黄芪30克、仙鹤草30克、白术10克、炒杜仲12克、菟丝子15克、台参20克、续断20克、甘草6克。随症加减:如阴道流血多,加用地榆炭15克、棕榈炭20克;阴虚血热,加墨旱莲15克、麦冬12克、生地黄30克;恶心呕吐,加砂仁6克、紫苏梗10克、竹茹10克;屡经堕胎小产,损伤肾气,加桑寄生15克、山药20克、苎麻根12克;腹痛,加白芍12克。每日1剂,水煎服。孙海燕以上方加减结合西药治疗8例妊娠中期胎膜早破患者。结果:6例足月分娩,1例8个月妊娠早产,1例因羊水过少胎儿畸形终止妊娠。[2]

7. **安胎合剂** 菟丝子20克、续断15克、桑寄生15克、党参15克、黄芪20克、白术15克、阿胶(冲服)15克、当归10克、川芎15克。每日1剂,水煎服。另补充血容量及能量合剂,如ATP40毫克、辅酶A100单位,加入10%葡萄糖注射液500毫升中静滴,或复方氨基酸250毫升静滴,促进羊水与母体、胎儿间交换。补充各种微量元素、维生素,促进破膜的修复。还应卧床休息,抬高臀部,常规应用抗生素直至分娩。[3]

8. **安胎合剂加活血药2** 党参、黄芪、白术、黄芩、菟丝子、续断、黄精、桑螵蛸、当归、川芎、丹参、怀山药。每日1剂。陈世莲以上方结合治疗6例胎膜早破患者。结果:平均胎龄延长20天,期间未出现感染的临床征象,羊水量均保持稳定。[4]

① 梁秀琴.中西医结合治疗胎膜早破18例临床观察[J].基层医学论坛,2005,9(1):50-51.
② 孙海燕.中西医结合治疗中期妊娠胎膜早破8例[J].实用中医药杂志,1999,15(5):34.
③ 陈静波.中西医结合治疗胎膜早破探要[J].中医函授通讯,1998,17(2):42-43.
④ 陈世莲.中西医结合治疗胎膜早破的体会[J].青海医药杂志,1996,26(11):43.

胎 盘 植 入

概　述

　　胎盘植入指胎盘绒毛穿入部分宫壁肌层，发生于孕早期。胎盘植入患者子宫切除已成为围生期子宫切除的第一位原因。

　　胎盘植入是妊娠的严重并发症之一，可导致产妇大出血、休克、子宫穿孔、继发感染，甚至死亡。多产、人工流产、引产、剖宫产、产褥感染、子宫切开史、盆腔放疗史、前置胎盘、高龄被认为是导致胎盘植入的高危因素。对有高危因素的产妇，产前彩超筛查胎盘植入是必要的。

　　胎盘植入在产前缺乏典型的临床表现、体征及实验室指标。胎儿娩出后的临床表现：胎盘娩出不完整、母体面粗糙，或胎儿娩出后超过30分钟，胎盘不能自行从子宫壁分离娩出，需用手剥离，部分徒手剥离困难或发现胎盘与子宫肌层粘连紧密无间隙。胎盘持续不下者，伴有或不伴有阴道出血。

　　中医没有"胎盘植入"的病名，根据胎盘植入的症状与病因，当属中医"癥瘕""胞衣不下""血证""腹痛"等范畴。《诸病源候论·胞衣不出候》言："有产儿下，若胞衣不落者，世谓息胞"，息胞即胞衣不下。中医认为，产后病"多虚多瘀"，素体虚弱，气不摄血，或素多忧郁，经脉失畅，均易导致产伤出血而瘀结胞中，胞衣阻滞而不下。若胎盘植入子宫肌层，致血络阻滞不通，血行不循常道，瘀块内阻，即为此病。瘀血，又称为恶血、败血、衃血、蓄血等。《说文解字》载："瘀，积血也。"瘀血，即体内血液停滞凝聚所形成的病理产物，属于继发性病因之一。唐容川在《血证论》言："离经之血，虽清血鲜血，亦是瘀血。"瘀血停滞体内，不仅失去正常血液的濡养作用，而且会影响全身或局部的血液循环导致脏腑功能失调，又可阻碍新血生成。此外，瘀血壅积，尤其是离经之瘀血或痰瘀污秽互结之死血，留滞日久不能及时清除，亦可化热化毒，形成瘀、热、毒互结之势。

辨 证 施 治

　　气虚血少、湿瘀互结型　症见面色无华，气短，口渴多汗，纳可，大便干结、三四日一行，舌质暗、散见瘀斑，苔白稍厚，脉沉细滑。方用消息化癥落胞汤：黄芪20克、党参20克、当归12克、赤芍15克、熟地黄15克、桃仁12克、红花10克、益母草30克、川牛膝15克、泽兰10克、醋三棱15克、醋莪术10克、炙鳖甲15克、薏苡仁12克、桂枝10克。每日1剂，水煎服。临床观察：王转红等以上方治疗1例胎盘植入患者，疗效满意。①

经 验 方

　　1. 产妇康煎剂　黄芪50克、益母草30克、党参20克、白术15克、茯苓15克、当归15克、川芎15克、赤芍12克、炮姜12克、厚朴12克、木香10克。此中药汤剂由河南省中医院（河南中医药大学第二附属医院）中药房及制剂室统一煎熬后包装，每袋200毫升，早晚各1次温服，每次1袋。吕孝丽将72例产后胎盘植入患者随机分为试验组与对照组各36例。对照组采用米非司酮片口

---

① 王转红，等.益气活血散结法治疗胎盘植入[J].中医杂志，2018，59（14）：1244-1246.

服,25 毫克,每 12 小时 1 次,连用 1 周;第 2 周改为 25 毫克,每日 1 次,连用 1 周。试验组采用产妇康煎剂口服。结果:(1)观察 3 个月,比较两组痊愈、有效和无效例数,差异有统计学意义($P<$0.05),表明试验组治疗效果优于对照组。(2)比较治疗 2 周及 4 周两组患者中医证候总积分变化情况,差异均有统计学意义(均 $P<0.05$)。时间因素 $P<0.01$,表明两组在各自时间点上的中医证候总积分下降均具有统计学差异;时间与组别的交互作用为 $P<0.05$,说明两组在时间变化趋势上具有统计学差异,均呈现下降趋势,且试验组下降趋势大于对照组。表明试验组在改善临床症状方面明显优于对照组。(3)比较治疗 2 周及 4 周两组患者血 β-HCG 值下降情况,治疗 2 周差异无统计学意义($P>0.05$);治疗 4 周差异有统计学意义($P<0.05$)。时间因素 $P<0.01$,表明两组在各自时间点上的血 β-HCG 值下降具有统计学差异;时间与组别的交互作用为 $P<0.05$,说明两组在时间变化趋势上具有统计学差异,两组随时间变化血 β-HCG 值均呈现下降趋势。(4)比较治疗 2 周及 4 周胎盘植入组织最大直径的变化情况,差异均有统计学意义(均 $P<0.05$)。时间因素 $P<0.01$,表明两组在各自时间点的胎盘植入组织最大直径的缩小均具有统计学差异;时间与组别的交互作用为 $P<0.05$,说明两组在时间变化趋势上具有统计学差异,两组随时间变化胎盘植入组织最大直径呈现缩小趋势,且试验组缩小趋势大于对照组。(5)观察 3 个月,比较两组血 β-HCG 值降至正常所需时间,差异有统计学意义($P<0.05$)。(6)观察 3 个月,两组患者胎盘植入组织完全消失所需时间相比无统计学差异($P>0.05$)。(7)比较两组患者治疗后不良反应的发生率,差异具有统计学意义($P<0.05$);试验组肝肾功能及血常规未见明显异常,对照组有 2 例 ALT 和(或)AST 略高于正常值,但均为一过性。结论:(1)益气化瘀中药产妇康煎剂治疗产后胎盘植入疗效优于米非司酮;(2)益气化瘀中药产妇康煎剂可以明显改善产后胎盘植入患者的临床症状;(3)益气化瘀中药产妇康煎剂可以促进产后胎盘植入患者血 β-HCG 值的下降及胎盘植入组织的排出、吸收及消散;(4)益气化瘀中药产妇康煎剂治疗产后胎盘植入患者的不良反应低于米非司酮。[1]

2. 傅金英经验方 黄芪 30 克、党参 20 克、炒白术 15 克、茯苓 15 克、当归 15 克、川芎 12 克、木香 10 克、厚朴 12 克、益母草 30 克。胎盘植入子宫肌层,致血络阻滞不通,血行不循常道,瘀块内阻,加之产后亡血伤津、元气受损、瘀血内阻所形成的产妇"多虚多瘀"的病机特点,是产后病发生的基础和内因。且产后妇人活动量减少,长期卧床,"久卧伤气",影响脾胃运化功能,导致产妇脾胃虚弱,脾胃为后天之本,补虚化瘀散结的同时,重在调理脾胃。随症加减:若气虚明显,伴头晕乏力者,增黄芪为 50~60 克以补气摄血;若心烦口渴者,加栀子、牡丹皮、枸杞子、芦根以清热养阴生津;若腹满而胀、纳呆者,加枳壳、鸡内金以行气宽中、行滞消胀;若大便秘结者,加火麻仁、炒决明子以润肠通便;若肢体疼痛不利者,加桑寄生、羌活、秦艽以祛风止痛;若瘀血明显者,加三棱、莪术以破血行气、化瘀止痛;若胎盘植入部位存在血流信号,加紫草、姜黄、天花粉以杀胚消癥。韩云霞等以上方加减治疗 1 例胎盘植入患者,疗效满意。[2]

3. 莪棱元坤合剂 醋莪术 24 克、醋三棱 15 克、土鳖虫 12 克、益母草 40 克、生蒲黄 15 克、醋没药 12 克、桃仁 12 克、红花 12 克、川芎 12 克、赤芍 15 克、牡丹皮 15 克、当归 12 克、川牛膝 15 克、丹参 15 克、桂枝 10 克、茯苓 15 克、生地黄 12 克、醋香附 12 克、生大黄 6 克、清半夏 6 克、大血藤 15 克、甘草 6 克(由山东省立医院中药房提供)。每日 1 剂,水煎服,7 剂为 1 个疗程。尹真真选取 98 例胎盘植入患者,并按照 1:2 的比例随机抽取同期 196 例非胎盘植入产妇作为对照,对两组年龄、

① 吕孝丽.益气化瘀法治疗产后胎盘植入的临床观察[D].郑州:河南中医药大学,2018.
② 韩云霞,等.傅金英教授治疗胎盘植入经验拾萃[J].中国中医药现代远程教育,2017,15(12):75-76.

文化程度、孕产次等一般资料进行研究分析,以探讨本病的发病因素。根据治疗用药情况将收集到的胎盘植入患者进行分组,采用莪棱元坤合剂＋甲氨蝶呤＋米非司酮方案治疗的 30 例为 A 组,采用甲氨蝶呤＋米非司酮方案治疗的 26 例为 B 组,分析比较两组的临床总体疗效、人绒毛膜促性腺激素(血 β-HCG 值)治疗前后变化情况、胎盘植入面积大小变化、阴道流血情况及药物不良反应。结果:通过胎盘植入组与同期非胎盘植入组一般临床特征比较分析可见,高龄、孕产次、流产史、前置胎盘和妊娠合并高血压是胎盘植入的危险致病因素,其中前置胎盘和妊娠合并高血压则是胎盘植入的独立危险因素。在临床疗效方面,A 组治疗有效率为 100%,B 组治疗有效率为 84.61%,两组比较有显著差异性($P < 0.05$)。在降低血 β-HCG 值方面,两组治疗后血 β-HCG 值均较治疗前有明显下降($P < 0.01$);治疗后的血 β-HCG 值 A 组下降更为明显,与 B 组比较有显著差异性($P < 0.01$)。在胎盘植入面积方面,两组治疗后较治疗前明显缩小($P < 0.01$);A 组胎盘植入面积缩小情况较 B 组更为显著,差异有统计学意义($P < 0.05$)。在子宫缩复情况方面,两组治疗后较治疗前有显著差异性($P < 0.01$);A 组促进产后子宫修复的作用明显高于 B 组,两组比较有显著差异性($P < 0.01$)。在治疗阴道流血方面,A 组的阴道流血停止时间明显短于 B 组,两组比较有显著差异性($P < 0.01$)。不良反应及药物的毒副反应方面,A 组出现食欲减退、恶心呕吐、腹胀腹泻、过敏反应及药物毒副反应的例数明显少于 B 组,两组比较有显著差异性($P < 0.05$)。[1]

4. 宫外孕Ⅰ号方　丹参、桃仁、赤芍、天花粉、蜈蚣、黄芪。加减口服,每日 1 剂,21 天为 1 个疗程。康亚波等将 86 例胎盘植入患者(足月阴道分娩及中晚期妊娠引产后或剖宫产术中发现胎盘植入)随机分为对照组与观察组各 43 例。对照组采用米非司酮治疗,观察组采用米非司酮联合宫外孕Ⅰ号方加减治疗。观察两组患者的干预效果并进行比较。结果:观察组治愈率为 95.35%,高于对照组的 76.74%,两组比较差异有统计学意义($P < 0.05$)。两组患者均无明显不良反应。[2]

5. 益气活血逐瘀汤　黄芪 30 克、益母草 20 克、丹参 20 克、当归 15 克、川牛膝 15 克、车前子 15 克、土鳖虫 10 克、枳实 10 克、香附 10 克、红花 10 克、桃仁 10 克、刘寄奴 10 克、赤芍 10 克、蒲黄 10 克、王不留行 10 克。同时结合患者的实际情况相应加减药物,每日 1 剂,水煎口服,分早晚 2 次服用,连续治疗 2 周。黄翕芬等将 36 例胎盘植入患者随机分为对照组与实验组各 18 例。对照组采用常规西医治疗,实验组在常规西医的基础上实施中医辅助治疗。分析比较两组胎盘植入患者的临床疗效、胎盘组织排出时间、阴道出血持续时间及 HCG 降至正常时间。结果:实验组总有效率为 83.33%,显著高于对照组的 61.11%,两组比较有统计学差异($P < 0.05$);实验组患者的胎盘组织排出时间、阴道出血持续时间及 HCG 降至正常时间均显著短于对照组患者,两组比较有统计学差异(均 $P < 0.05$)。[3]

6. 加味生化汤 1　当归 15 克、益母草 30 克、川芎 10 克、桃仁 10 克、炮姜 6 克、甘草 4 克、桃仁 15 克、红花 10 克、天花粉 15 克、川牛膝 10 克。1 周为 1 个疗程。马彦超将 80 例中期妊娠引产后部分性胎盘植入患者随机分为治疗组与对照组各 40 例。治疗组采用甲氨蝶呤(MTX)联合米非司酮及生化汤,并对瘢痕子宫用药疗程进行研究。对照组采用米非司酮治疗。对胎盘植入患者的出血量、B 超血流消失及血 β-HCG 转阴时间、子宫复旧等方面进行比较。结果:MTX 联合米非司酮及生化汤治疗中孕引产后部分性胎盘植入成功率为 100%,合并瘢痕子宫用药疗程长。[4]

7. 逐盘汤加味　当归 15 克、桃仁 15 克、川芎

① 尹真真.莪棱元坤合剂联合西药治疗胎盘植入临床分析[D].济南:山东中医药大学,2017.
② 康亚波,等.米非司酮联合宫外孕Ⅰ号加减方治疗胎盘植入的临床疗效及安全性分析[J].中国现代药物应用,2017,11(21):121-122.
③ 黄翕芬,等.中医辅助治疗胎盘植入的效果评定及分析[J].中医临床研究,2017,9(19):94-95.
④ 马彦超.MTX 联合米非司酮及生化汤治疗中孕引产后部分性胎盘植入的疗效观察[J].中医临床研究,2016,8(7):60-62.

15克、生地黄15克、鳖甲15克、益母草30克、三棱10克、莪术10克、蒲黄10克、五灵脂10克、牛膝10克、红藤15克、败酱草15克、甘草6克。每日1剂，水煎服，早晚饭后分服。邱黎明等以上方治疗1例产后部分性胎盘植入患者，疗效满意。对于产后胎盘部分植入且出血不多者可采用保守治疗，以避免子宫切除。临证提示单用活血化瘀止血效果并不太满意。产妇素体阴虚加之产时出血，阴虚更甚，阴虚化热使血瘀、血不归经，故治疗当滋阴清虚热。新产妇阴血骤虚，血室未闭，正气不存，易感邪毒，引起产后发热、产后恶露不绝。治疗应清热解毒防未病，其治则为活血化瘀、清热养血、软坚下胞。逐盘汤由《金匮要略》的生化汤和《太平惠民和剂局方》的失笑散再加滋阴清热、软坚散结及清热解毒类药组成。①

8.益气活血逐瘀汤　黄芪25～30克、当归15克、丹参20克、刘寄奴10克、土鳖虫10克、香附10克、枳实10克、桃仁10克、红花10克、赤芍10克、川牛膝15克、益母草20克、车前子15克、蒲黄10克、王不留行10克。随症加减：如血HCG不下降或下降不明显，加天花粉20克、莪术12克；如痰阻胞宫，加蛤蚧壳15克、生牡蛎30克、皂角刺10克；寒凝胞宫，加桂枝6克、小茴香5克；感染邪毒，加红藤20克、败酱草20克、蒲公英20克、七叶一枝花15克；如出血量大，去刘寄奴3克、土鳖虫3克，加血竭末3克、琥珀末3克。每日1剂，水煎取汁，每日服2次，共14天。姜云等将26例胎盘植入患者随机分为治疗组14例与对照组12例。治疗组采用在肌注甲氨蝶呤并口服米非司酮的基础上口服自拟益气活血逐瘀汤。对照组单纯采用西药治疗。结果：治疗组治愈率为85.71%，高于对照组的66.67%；治疗组的阴道出血持续时间、胎盘组织排出时间、HCG降至正常时间均短于对照组（均 $P<0.05$）。②

9.加味生化汤2　当归15克、蒲公英15克、

天花粉15克、川芎10克、桃仁10克、炮姜6克、红花6克、甘草4克、益母草30克。每日1剂，水煎服，每日2次，直至胎盘排出，出血停止。1周后再次做B超检查，如发现胎盘局部无血流或只有极少的血流，则可做胎盘钳刮术，在B超引导下进行。黑江荣等以上方治疗34例胎盘植入患者，16例部分性胎盘植入，18例完全性胎盘植入。部分性胎盘植入者清除胎盘组织后子宫肌壁止血。完全性胎盘植入者，先用米非司酮和甲氨蝶呤，在此基础上结合中医活血化瘀治疗，然后行胎盘钳刮术。结果：部分性胎盘植入患者有6例经剥离胎盘及缝合后出血停止，5例经宫腔填塞后出血停止，4例经动脉结扎后出血停止，1例在子宫部分切除并宫腔填塞后止血；完全性胎盘植入患者经化疗药及中药治疗后用胎盘钳刮术治疗，成功17例。③

10.加味生化汤3　当归8克、川芎8克、桃仁14粒、益母草9克、血竭5克、陈皮6克、炮姜6克、炙草5克。每日1剂，水煎分2次服用，共服5天为1个疗程。谢莉将29例部分性胎盘植入患者随机分为治疗组14例与对照组15例。对照组术后采用米非司酮片口服，服药前后2小时禁食水，口服米非司酮片50毫克，每12小时服药1次，连用3天为1个疗程。治疗组术后采用加味生化汤联合米非司酮片口服，米非司酮片服药方法同对照组。结果：治疗组总有效率为92.85%，明显优于对照组的73.33%。④

11.加味桂枝茯苓汤　桂枝15克、茯苓15克、桃仁10克、赤芍15克、益母草30克、三棱15克、莪术15克、水蛭5克等。每日1剂，水煎2次取汁400毫升，分2次温服。刘新霞将142例胎盘植入患者随机分为对照组66例与治疗组76例。对照组在静脉滴注5-氟尿嘧啶（5-FU）基础上加用宫缩素及抗生素治疗。治疗组在静脉滴注5-FU的基础上联合加味桂枝茯苓汤治疗。

① 邱黎明,蔡平平,等.逐盘汤治疗产后部分性胎盘植入举隅[J].实用中医药杂志,2014,30(8)：773－774.
② 姜云,等.中西医结合治疗胎盘植入临床观察[J].中国中医急症,2014,23(1)：124－125.
③ 黑江荣,等.加味生化汤辅助治疗胎盘植入34例[J].陕西中医,2014,35(9)：1199－1200.
④ 谢莉.加味生化汤联合米非司酮治疗部分性胎盘植入疗效观察[J].湖北中医杂志,2013,35(6)：42－43.

结果：对照组 19 例行清宫术，14 例行全宫切除；治疗组行清宫者 15 例，行子宫切除 8 例。①

12. 血府逐瘀汤加减 1　柴胡 10 克、生地黄 10 克、当归 10 克、川芎 10 克、枳实 10 克、桃仁 10 克、红花 10 克、益母草 10 克、赤芍 10 克、三棱 10 克、莪术 10 克。每日 1 剂，水煎服，连服 7 天。赵龙等将 68 例胎盘植入患者随机分为治疗组 36 例与对照组 32 例。治疗组在静脉滴注甲氨蝶呤的基础上结合血府逐瘀汤加减治疗。对照组不服中药，加用宫缩素及抗生素治疗。结果：治疗组服中药后 7 天内痊愈 12 例，继续服中药至 14 天内治愈 12 例，连续服中药 28 天治愈 12 例。对照组治愈 8 例；无效 24 例，其中行清宫术 20 例，仍需行子宫切除 4 例。②

13. 逐胞宁　失笑散、桃仁、海藻、当归、川芎、益母草、牛膝等。每日 1 剂，水煎分 2 次服，7 天为 1 个疗程。杨吟秋等将 109 例植入性胎盘患者随机分为治疗组 64 例与对照组 45 例。治疗组内服逐胞宁，对照组内服生化合剂（南京市妇幼保健院制剂室生产，由当归、川芎、桃仁、红花、炮姜、炙甘草等组成）50 毫升，每日 2 次。结果：治疗组治愈 18 例，有效 46 例，无效 0 例，总有效率 100%；对照组治愈 5 例，有效 35 例，无效 5 例，总有效率 88.9%。两组比较差异有显著性。③

14. 血府逐瘀汤加减 2　柴胡、生地黄、当归、川芎、枳实、桃仁、红花、赤芍、三棱、莪术等。每日 1 剂，水煎服。蒋惠贞等将 17 例胎盘植入患者随机分为治疗组 9 例与对照组 8 例。治疗组采用在静脉滴注 MTX 的基础上结合血府逐瘀汤加减治疗。对照组不服中药，加用宫缩素及抗生素治疗。结果：治疗组全部免行清宫术及子宫切除而获痊愈；对照组 5 例行清宫术，1 例行全宫切除。④

15. 当归补血汤　黄芪 50 克、当归 10 克、鸡血藤 10 克、川芎 5 克、枳壳 5 克、桃仁 9 克、阿胶

（化服）9 克、炮姜 5 克。首诊 3 剂内服，后随症加减。随症加减：若出血量多，加人参 10 克（或党参 30 克）、乌贼骨 10 克、茜草 10 克；腰痛者，加续断 10 克、桑寄生 10 克；出汗多者，加五味子 10 克。杨祚年等以上方加减治疗 11 例胎盘植入患者，配合抗感染及宫缩剂。首诊中药内服后，大多能见到排出残留胎盘、蜕膜及血块；随症加减中药内服后，阴道出血逐渐减少。结果：8 例服中药 6 剂后阴道出血停止，3 例服中药 9 剂后阴道出血停止。出院后随访 3 个月，无 1 例因阴道出血再诊。⑤

中 成 药

1. 天花粉蛋白注射液　组成：天花粉提取物（上海金山制药有限公司生产）。用法用量：肌内注射 1.2 毫克，疗程为 14 天。临床应用：吴燕等将 80 例胎盘植入保守治疗患者随机分为观察组与对照组各 40 例。对照组采用甲氨蝶呤进行治疗，观察组在对照组的基础上联合天花粉蛋白注射液治疗。观察比较两组患者临床疗效，同时监测血清 β－HCG 水平、宫腔内病灶面积的变化。结果：治愈率观察组为 92.50%，对照组为 72.50%，两组比较差异有统计学意义（$P<0.05$）；治疗后 1、10、20 天，两组血清 β－HCG 水平均较治疗前降低（$P<0.05$），且观察组上述各时段 β－HCG 水平降低较对照组更显著（$P<0.05$）；治疗后 7、14 天，两组宫腔内病灶面积均较治疗前缩小（$P<0.05$），且观察组上述各时段病灶面积缩小较对照组更显著（$P<0.05$）。⑥

2. 五加生化胶囊　组成：刺五加浸膏 150 克、当归 200 克、川芎 125 克、桃仁 100 克、干姜（炮）60 克、甘草 60 克。用法用量：6 粒，每日 3 次。临床应用：张晓琴等以上方联合米非司酮治疗 8 例胎盘植入患者，用药 1 周后观察疗效。结

① 刘新霞.中西医结合治疗胎盘植入 76 例[J].河南中医，2009，29(3)：284－285.
② 赵龙，等.中西医结合治疗胎盘植入临床分析[J].辽宁中医杂志，2009，36(2)：248－249.
③ 杨吟秋，等.逐胞宁治疗植入性胎盘 64 例[J].中医杂志，2004，45(5)：368.
④ 蒋惠贞，等.中西医结合治疗胎盘植入[J].广州中医药大学学报，2000，17(4)：306－308，366.
⑤ 杨祚年，等.中西医结合治疗胎盘植入 11 例小结[J].江苏中医，1994，15(12)：16.
⑥ 吴燕，等.天花粉蛋白注射液联合甲氨蝶呤治疗胎盘植入临床研究[J].新中医，2016，48(9)：120－122.

果：8例患者均恢复良好，其中1例再次妊娠。结论：五加生化胶囊联合米非司酮治疗胎盘植入疗效显著。①

3.产康颗粒　组成：当归、益母草、川芎、焦山楂、泽兰、荆芥炭、党参、枳壳、七叶一枝花、甘草（泰安市中医医院制剂室制备）。功效：活血化瘀，益气清热，修复子宫。用法用量：每次20毫克，每日2次。临床应用：赵丽萍选取9例中期妊娠引产胎盘植入患者，给予抗生素、缩宫素治疗，在产后24小时内患者体温不超过37.5℃时，于B超引导下经腹以7号腰穿针刺向胎盘植入部分的宫壁，分4个点位将5-FU 300毫克＋0.9％氯化钠注射液10毫升注入，隔日1次，共行3次。同时给予产康颗粒服1周。用药期间，密切观察阴道流血量、阴道排出物及生命体征变化。结果：均取得较好的治疗效果。②

① 张晓琴,等.五加生化胶囊联合米非司酮治疗胎盘植入8例[J].河南中医,2013,33(2)：241-242.
② 赵丽萍.产康颗粒配合5-氟脲嘧啶治疗中期妊娠胎盘植入9例[J].中国中医急症,2009,18(3)：456-457.

胎 盘 早 剥

概　述

妊娠 20 周后或分娩期,正常位置的胎盘在胎儿娩出前,部分或全部从子宫壁剥离,称为胎盘早剥。临床表现分两种:轻型胎盘早剥和重型胎盘早剥。(1)轻型胎盘早剥:以外出血为主,胎盘剥离面通常不超过胎盘的 1/3,多见于分娩期。主要症状为阴道流血,出血量一般较多,色暗红,可伴有轻度腹痛或腹痛不明显,贫血体征不显著。若发生于分娩期则产程进展较快。腹部检查示子宫软,宫缩有间歇,子宫大小与妊娠周数相符,胎位清楚,胎心率多正常,若出血量多则胎心率可有改变,压痛不明显或仅有轻度局部(胎盘早剥处)压痛。(2)重型胎盘早剥:以内出血为主,胎盘剥离面超过胎盘的 1/3,同时有较大的胎盘后血肿,多见于重度妊高征。主要症状为突然发生的持续性腹痛和(或)腰酸、腰痛,其程度因剥离面大小及胎盘后积血多少而不同,积血越多疼痛越剧烈。严重时可出现恶心、呕吐,以至面色苍白、出汗、脉弱及血压下降等休克征象。可无阴道流血或仅有少量阴道流血,贫血程度与外出血量不相符。腹部检查示子宫硬如板状,有压痛,尤以胎盘附着处最明显。若胎盘附着于子宫后壁,则子宫压痛多不明显。子宫比妊娠周数大,且随胎盘后血肿的不断增大,宫底随之升高,压痛也更明显。偶见宫缩,子宫处于高张状态,间歇期不能很好放松,因此胎位触不清楚。若胎盘剥离面超过胎盘的 1/2 或以上,胎儿多因严重缺氧而死亡,故重型患者的胎心多已消失。

临床特征和并发症:(1)产后出血。胎盘早剥对子宫肌层的影响及发生 DIC 而致的凝血功能障碍,发生产后出血的可能性大且严重。(2)急性肾功能衰竭。重型胎盘早剥大多伴有妊高征,在此基础上加上失血过多、休克时间长及 DIC 等因素,均严重影响肾的血流量,出现急性肾功能衰竭。

妊娠高血压综合征是引起胎盘早剥的重要诱因,系统治疗妊娠高血压综合征,可使围产儿死亡率下降。

胎盘早剥的预后与胎盘早剥的类型、是否有妊娠期高血压有关。引产早期发现,正确处理与预后有关。

本病多由素体阴虚,或失血伤阴,或久病失养,或多产房劳耗散精血所致;孕后血聚养胎,阴血益感不足,虚热内生,热扰胎元;或因瘀血内停,胞脉阻隔,冲任不固而致胎盘早剥。

辨 证 施 治

张遒岩分 3 型

(1)阴血不足型　孕后血聚养于胎,肝阴益亏,肝阳上亢,致阴虚肝旺,主症为头晕目眩,夜寐多梦易惊,面红眼花,舌红或绛,脉弦数。治宜育阴潜阳。方用杞菊地黄丸加减:六味地黄丸、枸杞子、菊花、石决明、龟甲、钩藤。

(2)脾虚肝旺型　化源不足,运化失职,水湿停聚,泛溢肌肤;脾虚肝郁则面及肢肿,头晕头重,胸肋胀满,纳差便溏。治宜健脾利湿、平肝潜阳。方用白术散加减:白术散、钩藤、石决明。

(3)重度妊高征　患者突发四肢抽搐甚至昏不知人。治宜清热、豁痰、开窍。痰火上扰型,症见气粗痰鸣。方用牛黄清心丸加减:牛黄、竹沥、黄芩、黄连、栀子、朱砂。方中牛黄、竹沥清心化痰开窍，黄芩、黄连、栀子清心肝之热，朱砂安神镇惊。也可用安宫牛黄丸。肝风内动型，症见颜面潮红。方用羚角钩藤饮加减。

临床观察：张迺岩以上方辨证结合西药治疗160例妇产科急腹症胎盘早剥患者，并与同期单纯西药治疗患者进行比较。结果：单纯西药治疗妊高征围产儿死亡率为79％，而中西医结合治疗妊高征围产儿死亡率降至18％。[①]

---

① 张迺岩.中西医结合治疗妇产科急腹症胎盘早剥160例临床分析[J].天津中医，1999，16(3)：16-17.

羊水量异常

羊水过少

概　述

妊娠晚期羊水量少于 300 毫升者，称羊水过少。

发病特征和并发症：孕妇自觉胎动时腹痛，产前诊断检查发现腹围及子宫底高度均较同期妊娠者小。子宫的敏感性较高，轻微刺激引起宫缩。胎儿在宫内有充实感而无胎块漂浮或浮动感。

临床症状体征：以腹围及宫底高度一般小于正常孕月为主要症状。凡临床遇有过期妊娠、胎儿宫内发育迟缓或并发严重妊高征的产妇，未临产以前已有胎心变化而原因不明，应考虑羊水过少。

中医古籍中无"羊水过少"之病名，但从其相关或者连属的妊娠病"胎萎不长""妊娠胎萎燥"中可获启迪。《诸病源候论·妇人妊娠病诸候》首载本病，并指出："胎元在胞血气资养，若血气虚损，胞脏冷者，胎则翳燥，萎伏不长。"对其病因病机已有较明确的认识，若不及时治疗，可影响胎儿的生长发育。后世医家认为本病的发病机制多为母体气血不足或者胞脉阻滞，胎失所养，或因胎元不健，禀赋不足，故胎萎不长。由于孕后母血下聚养胎，母体处于阴血偏虚，阳血偏旺状态，阴血虚则阴津匮乏不能下注冲任，冲任干涸，以致胎水涩少；又因气为血之帅，津血同源，阴血同类，气虚则血虚，血虚则津乏，故临床可见羊水过少的患者常伴有心悸乏力，或者烦躁、大便干等气阴两虚的表现，故益气养阴为首选治则。

辨　证　施　治

1. 曾倩等分 3 型

（1）气血虚弱型　症见孕中晚期腹形及宫体稍小，超声检查发现羊水过少，面色萎黄或白，身体羸弱，头晕心悸，少气懒言，舌质淡嫩，苔少，脉滑细弱。方用胎元饮（《景岳全书·妇人规》）加减：人参、白术、炙甘草、当归、白芍、熟地黄、杜仲、陈皮。此方为八珍汤去茯苓、川芎，加杜仲、陈皮。

（2）肾阴亏虚型　症见孕中晚期腹形及宫体稍小，超声检查发现羊水过少，或有胎动异常，腰膝酸软，头晕耳鸣，失眠健忘，五心烦热，盗汗，大便干，舌红少苔，脉滑细数。方用当归地黄饮（《景岳全书·妇人规》）加减：当归、熟地黄、山茱萸、山药、杜仲、怀牛膝、甘草。方中以六味地黄丸去三泻滋肾阴，配当归补血并活血，杜仲鼓舞阳气，少用牛膝以引药下行。

（3）瘀阻胞脉型　症见孕中晚期腹形及宫体稍小，超声检查发现羊水过少，并见明显胎盘回声不均或散在强回声斑。主症不明显，多在孕检中发现。舌紫暗苔少，脉细数。方用自拟丹麦饮：丹参、麦冬、党参、黄芪、生地黄、白芍、山药、当归、五味子。方中以丹参活血化瘀为君，使胞脉通畅，胞浆生成无碍；当归活血补血；麦冬、生地黄、白芍、五味子滋阴生液共为臣药；党参、黄芪益气以生阴，补气以行血。[①]

---

① 曾倩，等.羊水过少的中医辨证论治[J].中国医药导报，2012，9（7）：101 - 102.

经 验 方

1. 增液育胎方　玄参 15 克、麦冬 12 克、生地黄 12 克、黄芪 15 克、当归 6 克、熟地黄 9 克、白术 9 克、枸杞子 9 克、炙甘草 9 克。每日 1 剂，水煎 2 次，取汁 200 毫升，早晚各服 100 毫升。章青英等将 120 例妊娠晚期羊水过少患者随机分为观察组和对照组各 60 例。对照组采用常规西医治疗，每日饮水不少于 2.5 升，输注复方氯化钠注射液，500 毫升静脉滴注，每天 1 次；并将维生素 C 2 克加入 5％葡萄糖注射液 500 毫升中静脉滴注，每天 1 次；每日以每分钟 2 升氧流量进行吸氧，每次 30 分钟，每天 2 次。观察组在此基础上服用自拟增液育胎方。7 天为 1 个疗程，两组患者均治疗 2 个疗程后评价疗效。结果：观察组的有效率为 83.33％，高于对照组的 73.33％；观察组治疗后羊水指数（AFI）、最大羊水池深度（AFD）明显高于对照组，而胎儿脐动脉血流 S/D 明显低于对照组（$P<0.05$）；观察组早产、新生儿窒息、新生儿低体重、新生儿 Apgar 评分≤7 分等不良妊娠结局发生率均明显低于对照组（均 $P<0.05$）；观察组自然分娩率明显高于对照组，而剖宫产率明显低于对照组（$P<0.05$）。[1]

2. 参芪增液活血汤　太子参 20 克、黄芪 15 克、玄参 12 克、麦冬 12 克、生地黄 12 克、丹参 12 克、赤芍 12 克、苎麻根 30 克、杜仲 12 克、桑寄生 12 克。每日 1 剂，水煎 2 次，取汁 500 毫升，分早晚 2 次口服。林希等将 70 例妊娠晚期羊水偏少患者随机分为观察组和对照组各 35 例。对照组给予补液治疗（5％葡萄糖注射液 500 毫升＋维生素 C 2 克，林格氏液 1500 毫升），观察组在对照组的基础上加用参芪增液活血汤口服治疗。嘱两组患者日饮水量＞2 升，两组均治疗 2 周。结果：治疗后，观察组 AFI 高于对照组，胎儿窘迫率、新生

儿窒息率、羊水Ⅱ～Ⅲ污染率均低于对照组，新生儿 Apgar 评分高于对照组，产妇产时羊水量高于对照组，两组差异均有统计学意义（均 $P<0.05$）。[2]

3. 滋阴生液益胎方 1　当归 12 克、桑寄生 12 克、生地黄 12 克、杜仲 12 克、五味子 9 克、知母 9 克、黄芩 9 克、山茱萸 9 克、熟地黄 15 克、生白术 15 克、乌梅 15 克、党参 15 克、白芍 15 克、麦冬 15 克。加水熬煮成 300 毫升，分早晚 2 次喝完（每次 150 毫升），连续半个月。徐振芝将 66 例羊水过少的产妇患者随机分为甲组与乙组各 33 例。甲组采用低分子肝素钠进行治疗，乙组采用滋阴生液益胎方联合低分子肝素钠进行治疗。对比两组患者治疗前后的羊水指数情况以及新生儿窒息率。结果：甲组治疗后的羊水指数情况相比于乙组治疗后的羊水指数情况要差（$P<0.05$）；甲组治疗后的新生儿窒息率为 27％，乙组治疗后的新生儿窒息率为 6％（$P<0.05$）。[3]

4. 滋阴生液益胎方 2　麦冬 15 克、熟地黄 15 克、生白术 15 克、党参 15 克、乌梅 15 克、生地黄 12 克、杜仲 12 克、桑寄生 12 克、当归 12 克、山茱萸 10 克、五味子 9 克、知母 9 克、黄芩 9 克。每日 1 剂，水煎取汁，每日 2 次，早晚分服。苏玉美将 80 例羊水过少患者随机分为对照组与观察组各 40 例。对照组采用低分子肝素钠治疗；观察组在此基础上采用滋阴生液益胎方联合治疗。结果：观察组治疗后有效率明显高于对照组（87.5％、65％）；观察组新生儿未窒息比例明显高于对照组，轻度窒息、重度窒息比例低于对照组（$P<0.05$）。[4]

5. 增液汤　北沙参 20 克、太子参 15 克、麦冬 15 克、生地黄 20 克、丹参 10 克、当归 9 克、紫苏梗 15 克、砂仁 6 克、枸杞子 20 克、续断 15 克、阿胶珠 10 克、炙远志 6 克、炙甘草 6 克。每日 1 剂，随症加减，连用 10 天。杜文霞等将 80 例羊水过少的孕妇随机分为对照组与观察组各 40 例。对照组静脉予复方氨基酸、5％葡萄糖注射液 500 毫升加

① 章青英，等.自拟增液育胎方治疗妊娠晚期羊水过少的临床效果观察[J].数理医药学杂志，2020，33(2)：242-244.
② 林希，等.参芪增液活血汤结合补液治疗对妊娠晚期羊水偏少患者羊水指数及母婴结局的影响[J].健康研究，2019，39(1)：78-80.
③ 徐振芝.滋阴生液益胎方联合低分子肝素钠治疗羊水过少临床观察[J].中国农村卫生，2019，11(24)：37-38.
④ 苏玉美.滋阴生液益胎方联合西医常规治疗羊水过少的临床效果观察[J].健康周刊，2018(21)：20-21.

丹参注射液 4 毫升、生理盐水 500 毫升加脂溶性及水溶性维生素、10％葡萄糖注射液 500 毫升加维生素 C 及能量合剂 10 天；观察组在此基础上加入中药增液汤加减口服。治疗 10 天后观察两组 AFI、胎儿脐动脉血流 S/D 值、雌三醇、胎盘泌乳素、剖宫产率、产后出血率、新生儿窒息率、围产儿病死率的变化。结果：与对照组比较，观察组羊水指数明显升高，脐动脉血流 S/D 值明显降低，剖宫产率、产后出血率、新生儿窒息率、围产儿病死率明显降低，血清雌三醇和胎盘泌乳素升高。[1]

6. **滋阴生液益胎方 3** 生地黄 12 克、桑寄生 12 克、杜仲 12 克、当归 12 克、熟地黄 15 克、麦冬 15 克、党参 15 克、生白术 15 克、白芍 15 克、乌梅 15 克、五味子 9 克、黄芩 9 克、知母 9 克、山茱萸 10 克。每日 1 剂，水煎取汁 300 毫升，早晚各服 150 毫升。共治疗 14 天。王德玲等将 62 例羊水过少的初产妇随机分为治疗组与对照组各 31 例。对照组采用低分子肝素钠治疗，同时静脉补液 1500 毫升；治疗组在对照组用药基础上加用滋阴生液益胎方。结果：治疗后，两组 AFI 均较治疗前升高（$P<0.01$），治疗组的 AFI 高于对照组（$P<0.05$）。有效率治疗组为 83.9％，对照组为 58.1％，两组比较差异有统计学意义（$P<0.05$）。[2]

7. **滋阴生液益胎方 4** 生地黄 12 克、桑寄生 12 克、杜仲 12 克、当归 12 克、熟地黄 15 克、麦冬 15 克、党参 15 克、生白术 15 克、白芍 15 克、乌梅 15 克、五味子 9 克、黄芩 9 克、知母 9 克、山茱萸 10 克。以水煎取汁约 300 毫升，每日 1 剂，每日 2 次，早晚各 150 毫升。叶艳阳将 70 例羊水过少孕妇随机分为对照组与观察组各 35 例。对照组采用低分子肝素钠进行治疗，观察组则在对照组治疗基础上附加滋阴生液益胎方进行治疗。治疗干预后，观察比较两组患者治疗前后的 AFI、新生儿窒息程度以及剖宫产率。结果：治疗后两组 AFI

均有明显升高，且观察组高于对照组，差异具有统计学意义（$P<0.05$）。[3]

8. **生水方** 菟丝子 18 克、桑寄生 18 克、盐续断 30 克、当归 9 克、党参 30 克、麸炒白术 15 克、炒山药 30 克、生地黄 15 克、沙参 30 克、麦冬 15 克、石斛 30 克、玉竹 30 克、栀子 9 克、黄柏 12 克、知母 15 克、炙甘草 6 克。每日 1 剂，水煎服，分早晚 2 次温服。韩荣等以上方治疗 1 例妊娠晚期羊水过少患者，疗效满意。[4]

9. **增液活血汤** 太子参 30 克、麦冬 10 克、五味子 10 克、丹参 10 克、当归 10 克、赤芍 10 克、阿胶 10 克、山药 15 克、生地黄 15 克、桑寄生 15 克、续断 15 克、石斛 6 克、甘草 5 克。每日 1 剂，水煎服，每剂浸泡 1 小时，煎煮 2 次，每次煎煮药液 150 毫升，将 2 次药液混匀，分 2 次于早晚饭后半小时温热口服。黄月颖等将 176 例羊水过少孕妇随机分为对照组与观察组各 88 例。对照组采用常规西医治疗，观察组在对照组基础上加用增液活血汤治疗。结果：总有效率观察组为 93.18％，对照组为 79.55％，两组比较差异有统计学意义（$P<0.05$）；治疗后两组 AFI 均较治疗前明显升高（$P<0.05$），且观察组升高较对照组更显著（$P<0.05$）。[5]

10. **自拟方** 制黄精 10 克、制玉竹 10 克、生白芍 10 克、制首乌 10 克、川石斛 10 克、天冬 10 克、炒白术 10 克、淮山药 15 克、焦山楂 15 克、黄芩 6 克、砂仁 5 克、陈皮 5 克、生地黄 20 克。早晚 2 次口服，疗程为 7 天。适用于脾肾不足型妊娠晚期孕妇，症见腹形小于妊娠月份，腰膝酸软，纳少便溏，乏力，舌淡苔白，脉沉迟。张琼等以上方治疗 60 例妊娠 34 周后经静脉输液、吸氧治疗的羊水过少孕妇。结果：中西结合治疗有效率为 91.66％。[6]

11. **滋阴活血方** 人参、葛根、生地黄、白芍、山药、麦冬、当归、丹参、五味子。每日 1 剂，水煎服。曾倩等将 42 例羊水过少患者随机分为滋阴

① 杜文霞,范敬.加减增液汤联合西药治疗羊水过少的临床观察[J].中国中医基础医学杂志,2018,24(5):635.
② 王德玲,张晓云,等.滋阴生液益胎方联合低分子肝素钠治疗羊水过少临床观察[J].新中医,2017,49(3):73-75.
③ 叶艳阳.滋阴生液益胎方联合低分子肝素钠治疗羊水过少的临床观察[J].深圳中西医结合杂志,2017,27(21):40-41.
④ 韩荣,王哲,等.王哲从中医补肾健脾论治妊娠晚期羊水少[J].世界最新医学信息文摘,2017,17(14):148-149.
⑤ 黄月颖,等.增液活血汤治疗孕妇羊水过少临床观察[J].新中医,2016,48(6):141-142.
⑥ 张琼,等.中西医结合治疗羊水过少的临床疗效分析[J].海峡药学,2015,27(4):177-178.

活血方结合补液治疗组与补液治疗组各 21 例,并取 13 例饮水治疗作为对照,观察各组治疗前、治疗 1 周后、4 周后 AFI 及围生期胎儿窘迫、胎儿生长受限、剖宫产、新生儿窒息、死亡情况。结果:两治疗组治疗 1 周、4 周后 AFI 均较治疗前增加(P<0.05),对照组前后无差异;滋阴活血方结合补液治疗组与补液治疗组治疗 1 周后 AFI 增加量无差异,但 4 周后滋阴活血方结合补液治疗组 AFI 增加量优于补液治疗组。滋阴活血方结合补液治疗组胎儿窘迫、剖宫产构成比分别为 14.3%、38%,低于补液治疗组的 42.8%、71.4%(P<0.05)和对照组的 61.5%、76.9%(P<0.05);三组胎儿生长受限、新生儿窒息、死亡构成比无显著性差异。[1]

12. 增液寿胎汤 沙参 30 克、麦冬 15 克、生地黄 20 克、熟地黄 20 克、白芍 30 克、川续断 30 克、杜仲 20 克、菟丝子 20 克、枸杞子 20 克、金银花 20 克、黄芩 12 克、紫苏梗 15 克、炙甘草 5 克。随症加减:胎动而腹痛者,加延胡索、艾叶;兼食少纳呆,神疲乏力者,加党参、黄芪、陈皮;兼舌暗淡或舌边尖有瘀点,酌加川芎、丹参、当归。每日 1 剂,1 剂 3 煎,混合后早、晚各服 1 次。1 周为 1 个疗程,持续治疗 2～3 个疗程。韩宁以上方加减治疗 132 例羊水过少患者。结果:治愈 40 例,显效 44 例,有效 36 例,无效 12 例。总有效率 90.9%。[2]

13. 加味八珍汤 人参、黄芪、白术、黄精、熟地黄、当归、川芎、丹参。每日 1 剂。孙兴云等以上方治疗 46 例妊娠 35 周后 B 超显示为羊水过少患者。结果:疗程结束后,有效 39 例,无效 7 例,有效率为 84.8%。[3]

14. 中药方 熟地黄 15 克、山茱萸 15 克、覆盆子 10 克、党参 20 克、炒白芍 15 克、炒白术 15 克、麦冬 15 克、玄参 10 克、黄精 15 克、山药 15 克。随症加减:兼有先兆流产者,加杜仲、苎麻根;兼有胎盘低置者,加黄芪、升麻;兼有贫血者,加当归、枸杞子。每日 1 剂,水煎分 2 次服。邱明娟以上方加减治疗 31 例羊水过少患者。结果:痊愈(治疗后 B 超检查羊水指标在正常范围)18 例,有效(治疗后 B 超检查羊水指标上升,但未达到正常范围)11 例,无效(治疗后 B 超检查羊水指标无改善或下降)2 例。总有效率 93.55%。[4]

15. 参神白锁散 党参 25 克、茯神 15 克、白术 15 克、锁阳 25 克、黄芪 25 克、桑寄生 25 克、续断 25 克、杜仲 25 克、黄芩 20 克、柴胡 15 克。每日 1 剂,水煎服,7 剂为 1 个疗程。邓清兰以上方治疗 50 例羊水过少患者。结果:治愈 47 例,无效 3 例。治愈率为 94%。[5]

16. 增液汤加减 玄参 30 克、麦冬 24 克、生地黄 30 克、玉竹 8 克、黄芪 30 克、当归 12 克、白芍 12 克、枸杞子 12 克、淮山药 18 克、川石斛 30 克、炒杜仲 12 克。随症加减:腰酸腹痛者,加桑寄生 12 克、续断 20 克、炙甘草 3 克;阴道流红者,加苎麻根 30 克、地榆炭 12 克、仙鹤草 30 克、阿胶珠 12 克、山茱萸 10 克;神疲乏力,加炒党参 10 克、炒白术 10 克、黄精 30 克;口臭而干,大便秘结者,加淡子芩 10 克、知母 10 克、金银花 15 克;纳呆者,加砂仁 3 克、陈皮 3 克。每日 1 剂,每剂煎二服。方聪玉以上方加减治疗 21 例妊娠羊水过少患者。结果:痊愈 11 例,显效 6 例,无效 4 例。痊愈显效病例全部追踪随访,母婴均健康。[6]

单 方

1. 黄芪 组成:黄芪。临床应用:石小平等选取 32 例妊娠晚期羊水过少患者,均给予能量合剂及黄芪代茶饮治疗。结果:有效 29 例,无效 3 例。有效率为 90.6%。[7]

① 曾倩,等.滋阴活血法结合补液治疗晚期妊娠羊水过少对羊水量及围生期结局的影响[J].中国医药导报,2010,7(6):92-93.
② 韩宁.增液寿胎汤治疗羊水过少 132 例[J].中国民间疗法,2009,17(1):33-34.
③ 孙兴云,等.中西医结合治疗妊娠晚期羊水过少临床观察[J].山东医药,2007,47(7):54.
④ 邱明娟.中西医结合治疗羊水过少 31 例[J].江苏中医药,2007,39(12):48.
⑤ 邓清兰.参神白锁散治疗羊水过少的探讨[J].实用医学杂志,2004,20(6):626.
⑥ 方聪玉.增液汤治疗妊娠羊水过少 21 例临床观察[C]//中华全国中医药"五新"暨"五方"学术研讨会论文集.2002.
⑦ 石小平,刘照娟.黄芪代茶饮治疗可疑羊水过少 32 例[J].河南中医,2014,34(11):2243.

2. 增液汤　组成:玄参 20 克、麦冬 15 克、生地黄 20 克。制备方法:加水 500 毫升,用武火煎开后改用文火煎到 200 毫升。用法用量:每日 2 剂,早晚各服 1 剂,温服。临床应用:蔡丹青等将 60 例羊水过少患者随机分为治疗组与饮水组各 30 例。治疗组采用增液汤治疗,饮水组每日喝温开水总量≥4 升。观察两组 AFI、剖宫产率、Apgar 评分等指标。结果:治疗后两组间 AFI、Apgar 评分及剖宫产率差异均有统计学意义($P<0.05,P<0.01$)。①

中 成 药

1. 复方丹参注射液 1　组成:每毫升相当于丹参 1 克、降香 1 克。用法用量:16 毫升复方丹参注射液加入 5％葡萄糖注射液 250 毫升中静脉滴注,每天 1 次。临床应用:刘粤萍等将 100 例妊娠晚期羊水过少患者分为对照组和观察组各 50 例。对照组予复方丹参注射液治疗,观察组予复方丹参注射液联合饮水疗法治疗。结果:对照组行剖宫产比例、早产率、新生儿窒息率均高于观察组;治疗后观察组孕产妇 AFI 高于对照组,S/D 低于对照组,差异均有统计学意义(均 $P<0.05$)。②

2. 复方丹参注射液 2　组成:丹参、降香(四川升和药业股份有限公司生产,国药准字 Z51021303)。用法用量:20 毫升复方丹参注射液与 500 毫升葡萄糖注射液相混合后,静脉滴注,每日 1 次。临床应用:伊菊英选取接受治疗的 78 例妊娠晚期羊水过少患者作为研究对象,按照随机原则将其分为研究组和对照组各 39 例。对照组采用羊膜腔灌注方式进行治疗,研究组则采用复方丹参注射液。共需连续治疗 14 天,观察并对比两组患者的临床效果。结果:研究组患者的 AFI、S/D 比值和新生儿 Apgar 评分均显著优于对照组。③

3. 参麦注射液　组成:红参、麦冬,辅料为聚

山梨酯。功效主治:益气固脱,养阴生津,生脉;适用于气阴两虚型之休克、冠心病、病毒性心肌炎、慢性肺心病、粒细胞减少症。用法用量:参麦注射液 60 毫升＋1 000 毫升平衡液静脉滴注。临床应用:张奕梅等选取 70 例宫内妊娠 28～36 周经 B 超诊断为羊水过少、中医辨证为气阴两虚型的孕妇,分为观察组与对照组各 35 例。对照组每天用平衡液 1 000 毫升、5％葡萄糖注射液 1 000 毫升＋维生素 C 2.0 克治疗,治疗组另加参麦注射液 60 毫升入平衡液中。疗程结束后观察两组孕妇血液流变学的变化。结果:两组孕妇的羊水量均有不同程度的提高,治疗组羊水量的提高优于对照组,差异有统计学意义。④

4. 丹参滴注液 1　组成:丹参、降香。功效主治:活血化瘀,通脉养心;适用于冠心病、胸闷、心绞痛。临床应用:吴华琼将 85 例妊娠期羊水过少患者随机分为对照组 42 例和观察组 43 例。对照组采用常规药物静脉输液治疗;观察组在对照组基础上给予丹参注射液治疗,每日 1 次,持续治疗 7 天。结果:两组治疗前患者羊水指数比较,差异无统计学意义($P>0.05$);治疗后,观察组患者羊水指数高于对照组($P<0.05$)。⑤

5. 丹参滴注液 2　组成:丹参、降香(安徽天洋药业有限公司生产,国药准字 Z20026671)。临床应用:黄月婷将 90 例妊娠期羊水过少的孕妇作为研究对象,并随机分为对照组与观察组各 45 例。对照组实施低分子肝素钠静脉输液治疗;观察组在此基础上予以丹参滴注液进行静脉滴注治疗,每日 1 次,治疗周期 7 天。比较两组治疗效果。结果:观察组的自然分娩率和羊水指数高于对照组,妊娠并发症发生率低于对照组,两组比较差异显著($P<0.05$)。⑥

6. 参芎葡萄糖液　组成:丹参、川芎。临床应用:袁宝花将 40 例晚期妊娠羊水过少孕妇分为

① 蔡丹青,等.增液汤治疗羊水过少的疗效观察[J].中国现代医生,2007,45(13):80－81.
② 刘粤萍,等.复方丹参注射液加饮水疗法治疗妊娠晚期羊水过少的疗效观察[J].中医临床研究,2018,10(8):108－110.
③ 伊菊英.复方丹参注射液治疗妊娠晚期羊水过少的临床观察[J].西藏医药,2017,38(4):83－85.
④ 张奕梅,等.参麦注射液对妊娠晚期羊水过少的血液流变学影响[J].上海医药,2017,38(23):28－31.
⑤ 吴华琼.丹参滴注液联合静脉输液疗法治疗妊娠期羊水过少的临床疗效[J].实用心脑肺血管病杂志,2017(25):193－194.
⑥ 黄月婷.丹参滴注液联合低分子肝素钠静脉输液治疗妊娠期羊水过少临床研究[J].北方药学,2017,14(2):85－86.

观察组和对照组各 20 例。观察组给予静脉滴注参芎葡萄糖液 200 毫升，复方氨基酸注射液 250 毫升，转化糖电解质 250 毫升，林格液 500 毫升，葡萄糖注射液 1 000 毫升加维生素 C 3 克、环磷腺苷葡胺 60 毫克、多种微量元素 4 毫升，每日 1 次，7 天为 1 个疗程，于治疗前 1 天、治疗后第 8 天分别测 AFI，并坚持饮水疗法（每天饮水 3 000 毫升）至分娩。对照组按日常生活量进餐及饮水，于观察前 1 天、第 8 天分别测 AFI。两组每 2 周测定 1 次 AFI 至分娩。结果：观察组 AFI 第 8 天＞8.0 者 19 例，AFI 仍未变化者 1 例；对照组 AFI 均无太大变化，仅有 1 例 AFI＝8.0。对妊娠结局的影响，观察组新生儿 Apgar 评分≤7 分者 1 例，剖宫产者 1 例，对照组分别为 4 例、10 例。两组分别比较差异均有统计学意义（均 $P<0.05$）。[1]

7. 益脾汤颗粒 组成：党参 15 克、茯苓 10 克、白术 10 克、熟地黄 10 克、当归 10 克、川芎 10 克、白芍 10 克、丹参 10 克、麦冬 10 克，甘草 3 克。随症加减：兼胎盘低置者，加黄芪、升麻；兼贫血者，加阿胶、枸杞子。用法用量：每日 1 剂，水煎分 2 次服。临床应用：顾云将 115 例羊水过少孕妇分为治疗组 58 例和对照组 57 例。对照组增加饮水量，每日增加饮水量 1 500～2 000 毫升，并予能量合剂（10％葡萄糖注射液、ATP、辅酶 A）、多种维生素（维生素 C、维生素 B）、平衡液、生理盐水等静脉滴注，每日 1 000～1 500 毫升。治疗组在对照组的基础上加用益脾汤颗粒。结果：治疗组总有效率为 96.6％，对照组总有效率为 68.4％。[2]

8. 参麦注射液和复方丹参注射液 1 参麦注射液组成：红参、麦冬（四川川大华西制药有限公司生产）。复方丹参注射液组成：丹参、降香。临床应用：张奕梅等将 60 例孕晚期未孕足月羊水过少孕妇随机分为观察组和对照组各 30 例。观察组给予静滴低分子右旋糖酐加复方丹参注射液、葡萄糖注射液加参麦注射液、林格氏液，每日 1 次，7 天为 1 个疗程，治疗 1 个疗程；对照组给予静滴低分子右旋糖酐加复方丹参注射液、葡萄糖注射液加维生素、林格氏液。治疗前后以多普勒超声检测羊水指数（AFI）、S/D 值，观察不同用药对剖宫产率、新生儿出生状况及新生儿体重的影响。结果：治疗后，两组 AFI 值均明显提高（$P<0.01$），S/D 值均明显降低（$P<0.01$）；观察组 AFI 值明显高于对照组（$P<0.01$）而 S/D 值明显低于对照组（$P<0.05$）。[3]

9. 参麦注射液和复方丹参注射液 2 复方丹参注射液组成：丹参、降香提取液。参麦注射液组成：红参、麦冬等。临床应用：王秀兰等将 60 例羊水过少孕妇给予静脉低分子右旋糖酐加复方丹参注射液、5％葡萄糖注射液加参麦注射液、林格氏液静滴，每日 1 次，7 天为 1 个疗程，以多普勒彩超检测 AFI。结果：新生儿出生状况明显改善，发病率低，孕产妇剖宫产率下降。[4]

10. 益脾生津颗粒 组成：菟丝子 15 克、桑寄生 15 克、续断 15 克、阿胶 10 克、当归 15 克、党参 15 克、白术 15 克、云茯苓 10 克、甘草 6 克、黄精 30 克、白芍 15 克、龟甲 20 克、麦冬 15 克。制备方法：以上中药按比例扩大剂量制成颗粒，每袋 12 克，密封包装。用法用量：每次 12 克，每日 2 次。临床应用：毕显清选择 107 例羊水过少孕妇，治疗 3 天、5 天、7 天、10 天、14 天分别显效 9 例（8％）、36 例（34％）、48 例（45％）、10 例（9％）、4 例（4％）。[5]

羊 水 过 多

概　述

妊娠期间羊水量超过 2 000 毫升称为羊水过多。多数孕妇羊水量增加缓慢，在长时期内形成，

① 袁宝花.参芎葡萄糖液治疗晚期妊娠羊水过少临床体会[J].包头医学院学报,2013,29(2)：65-66.
② 顾云.中西医结合治疗羊水过少疗效观察[J].实用中医药杂志,2010,26(8)：549.
③ 张奕梅,等.参麦丹参注射液联合低分子右旋糖酐治疗妊娠晚期羊水过少临床分析[J].中国妇幼保健,2009,24(7)：886-888.
④ 王秀兰,等.参麦丹参注射液治疗羊水过少体会[J].中国社区医师(医学专业半月刊),2009,11(14)：133.
⑤ 毕显清.益脾生津颗粒治疗羊水过少疗效观察[J].现代中西医结合杂志,2008,17(16)：2492.

称慢性羊水过多；少数孕妇羊水在数日内迅速增加，称急性羊水过多。发病率为 0.5%～1%，合并妊娠糖尿病时，其发病率高达 20%。根据本病的临床特点属于中医"子满""胎水肿满"范畴。

发病特征和并发症：孕妇妊娠 20～32 周左右，腹部胀大迅速，子宫明显大于妊娠月份，且伴有压迫症状，胎位不清，胎心音遥远等。

临床症状：（1）急性羊水增多。占 1%～2%，多发生在妊娠 20～24 周。因羊水急剧增加，子宫过度膨胀，横膈上升，孕妇行走不便，呼吸困难，甚至发生紫绀，不能平卧，仅能端坐，痛苦面容；自觉腹部胀满疼痛，进食减少，出现便秘。检查时腹部过度膨胀，有震水感腹壁变薄，皮下静脉显露，腹部可有触痛；下肢、外阴或腹部皮肤有凹陷性水肿。子宫显著大于妊娠月份，胎位不清或易于变更，胎心音遥远或听不清。（2）慢性羊水过多。约占 98%，多发生于妊娠 28～32 周。由于羊水缓慢增多，子宫逐渐膨大，症状亦较缓和，压迫症状不明显。体格检查时子宫大于正常妊娠月份，腹壁皮肤发亮、变薄，触诊时感觉皮肤张力大，液体震颤感明显，胎位不清且有浮沉感，胎心音遥远或听不清。

羊水过多引产时应严防羊水栓塞、胎盘早剥等严重并发症的出现。若不合并胎儿畸形，则预后一般良好。

本病属中医"胎水肿满""子满""胎水"等范畴。人体水液代谢与肺、脾、肾三脏关系密切。隋代巢元方在《诸病源候论·妊娠胎间水气子满体肿候》中云："胎间水气，子满体肿者，此由脾胃虚弱，脏腑之间有停水，而夹以妊娠故也。妊娠之人，经血壅闭。以养于胎，夹有水气，则水血相搏，水渍于胎，兼伤腑脏。"《陈素庵妇科补解》言："妊娠肿满，由妇人脏气本弱，怀妊则血气两虚，脾土失养不能制水，散入四肢，遂致腹胀，手足面目俱肿，小水闭涩，名曰胎水。"根据历代记载和临床特征，本病的形成多与脾肾两脏亏虚有关。妇女妊娠依靠肾中精血聚以养胎，孕后阴血聚于下，有碍于肾阳的敷布，无力运化水液，膀胱气化受阻，津液运行障碍，水道不畅，故水湿内聚于胞中，而致

胎水肿满。脾主运化水湿，脾气虚弱，运化失职，水谷精微失布，则易导致水湿内生，水湿停留，气机不畅，中焦脾胃升降失常则生腹胀，气机阻滞，水液代谢失常，湿邪内阻，易发为胎水。

辨 证 施 治

1. 王苗苗分 3 证

（1）脾气虚弱证　主要症见妊娠中后期，腹部增大异常，胸膈满闷，呼吸短促，神疲乏力，四肢不温，小便短少，甚则喘不得卧，舌淡胖，脉沉滑无力。治宜健脾利水、养血安胎。方用鲤鱼汤（《千金要方》）加减：鲤鱼、白术、白芍、当归、茯苓、生姜、橘红。其中鲤鱼行水消肿，白术、茯苓、橘红健脾理气、燥湿行水。随症加减：喘息不得卧者，可加桑白皮、杏仁下气利水；尿少甚闭者，可加泽泻利尿消肿；腰酸不适者，可加桑寄生、续断补肾安胎；中阳不足者可予苓桂术甘汤加减。

（2）肾阳亏虚证　症见妊娠中后期，腹部增大异常，胸闷气短，甚则不能平卧，伴腰酸、下肢水肿、逆冷，小便不利，舌淡苔白润，脉沉迟。治宜补肾温阳、化气行水安胎。方用真武汤（《伤寒论》）加减：附子、桂枝、生姜、白术、茯苓、白芍、杜仲、续断、桑寄生。方中附子温肾阳，助气化，但其大热、有毒，非病势急重不用，用则用量不宜太重，宜先煎久煎。一般用桂枝通阳化气行水即可。生姜、白术、茯苓健脾利水，白芍与阳药同用引阳入阴以消阴翳。另加杜仲、续断、桑寄生温肾固肾安胎。随症加减：若兼脾阳不足、腹胀满痛者，可予实脾饮加减。

（3）气滞湿郁证　症见妊娠数月，腹大异常，胸膈满闷，胁肋胀痛，喘息不得平卧，下肢水肿，甚则一身悉肿，皮色不变，舌苔腻，脉弦滑。治宜理气行滞、除湿消肿。方用天仙藤散（《校注妇人良方》）加减：天仙藤、香附、乌药、紫苏、橘皮、木瓜。方中天仙藤行气祛风消水，香附、乌药疏肝理气，紫苏宣肺行水，橘皮、木瓜理脾和胃。随症加减：气滞湿盛，一身悉肿，可予五皮散以健脾利肺，利水与行气并调，使气行水行。方中茯苓皮利水渗

湿,陈皮理气化湿和中,大腹皮行气利水,桑白皮降气行水,生姜皮散水消肿;胁胀明显、情志不畅者,用柴胡、佛手疏肝理气;气逆甚者,予葶苈子、桑白皮降气平喘。[1]

2. 肾阳亏虚型　症见腹部胀满,腰酸行动不便,甚至有胸闷、气喘,不能平卧。方用真武汤加减:熟附片6～9克、炒白术10克、炮干姜6克、白芍10克、茯苓15克、党参15克、泽泻10克、台乌药6克、生姜3片、鹿角霜10克。随症加减:心悸不宁者,加炙桂枝5克、炙甘草8克、合欢皮10克;烦躁寐差者,加钩藤15克、黄连3克;小便不畅并有淋痛之感者,加炒黄柏9克、泽泻10克、黛灯心1米。上药加水800毫升,煎取400毫升,每次服200毫升,每日2次,7～14剂为1个疗程。临床观察:沈建锋以上方加减治疗80例肾阳亏虚型羊水过多患者。结果:除5例因早产中断治疗外,治愈39例,有效30例,无效6例。总有效率91.25%。[2]

3. 脾肾两虚型　症见下肢浮肿,按之没指,腹部胀满,子宫底达剑突下二横指,听诊胎心遥远。治宜健脾行气利水。方用王耀廷经验方:茯苓30克、紫苏梗20克、炒白术15克、桑白皮15克、大腹皮15克、炒枳壳15克、木瓜10克、防己10克、葶苈子10克、砂仁(后下)5克、木香5克。每日1剂,水煎,早、中、晚各服1次。临床观察:王耀廷以上方治疗1例脾肾两虚型羊水过多患者,疗效满意。[3]

4. 脾虚湿盛型　症见伴腹部胀满,腰酸肢软,心悸气短,小便短小,纳谷欠馨,舌淡胖,苔白腻,脉沉滑。治宜健脾渗湿、温阳化气,佐以安胎。方用五苓散加减:党参15克、泽泻10克、白术10克、猪苓10克、茯苓10克、桂枝6克、陈皮6克、桑寄生15克、杜仲10克、谷芽15克。每日1剂,水煎服。临床观察:金真以上方治疗1例脾虚湿盛型羊水过多患者,疗效满意。[4]

经 验 方

1. 补气健脾利水方　黄芪15克、白术15克、泽泻15克、熟地黄15克、当归12克、茯苓10克、炒白芍10克、车前子9克。取水1 000毫升,浸泡半小时后浓煎取汁300毫升,每日1剂。季华等将120例羊水过多患者随机分为对照组和观察组各60例。对照组采用常规对症治疗,指导患者尽量取左侧卧位,采取低盐饮食并适当控制饮水,对胎儿宫内情况进行监测。观察组在对照组基础上采用中药补气健脾利水方治疗。6天为1个疗程,共治疗2个疗程。结果:观察组的总有效率高于对照组,两组差异有统计学意义($P<$0.05)。治疗前两组症状评分对比,两组差异无统计学意义($P>$0.05);治疗后观察组症状评分低于对照组,两组差异有统计学意义($P<$0.05)。观察组胎膜早破、早产、产后出血、胎儿窘迫、新生儿窒息发生率均低于对照组,两组差异有统计学意义(均$P<$0.05)。观察组治疗前后血压及血常规、尿常规、大便常规、心电图、肝肾功能、凝血三项等检查未见异常,且无其他过敏及任何不适。[5]

2. 宣肺利水固本方　茯苓皮30克、冬瓜皮30克、陈皮3克、大腹皮6克、炙桑白皮10克、菟丝子15克、桑寄生15克、白术15克、人参叶3克、泽泻15克、猪苓15克、葶苈子3克、杏仁10克、瓜蒌15克、玄参10克。每日1剂,分早晚2次口服,每次200毫升。王跃旗等将72例特发性羊水过多患者随机分为对照组和研究组各36例。所有孕妇入组后均给予适当低盐饮食、控制饮水、左侧卧位休息和心理辅导等,改善子宫胎盘循环,预防胎盘早剥等。对照组给予常规西药双氢克脲塞治疗,每次25毫克,每天1次。研究组在对照组基础上给予中药宣肺利水固本方治疗。6天为1个疗程。结果:两组均无脱落或剔除病例,两组

① 王苗苗.试述羊水过多的辨证论治[J].实用中医药杂志,2013,29(8):681-682.
② 沈建锋.真武汤加减治疗羊水过多80例临床观察[J].内蒙古中医药,2013,32(35):25.
③ 王丹.王耀廷教授临证验案3则[J].新中医,2007,39(12):76-77.
④ 金真.经方妇科治验3则[J].河北中医,2004,26(5):359.
⑤ 季华,等.中药补气健脾利水治疗羊水过多的临床疗效[J].山西医药杂志,2021,50(3):388-390.

治疗后腹胀、胸闷、口渴、下肢肿和气急 5 项主要症状积分均较本组治疗前明显下降（$P<0.05$），研究组均显著低于对照组，两组差异有统计学意义（$P<0.05$）；研究组治疗后 AFI 显著低于对照组，临床总有效率为 83.33%，明显高于对照组的 61.11%，两组差异均有统计学意义（均 $P<0.05$）；研究组早产、胎膜早破、胎儿窘迫、产后出血和新生儿窒息发生例数均少于对照组，且早产、胎膜早破发生率显著低于对照组，两组差异有统计学意义（$P<0.05$）；两组治疗均未出现明显不良反应。[①]

3. 白术散　白术 15 克、大腹皮 10 克、陈皮 6 克、茯苓 15 克、生姜 6 克、当归 5 克、芍药 12 克。与鲫鱼 1 条（约 250 克）同煎浓汤，煎好后去药材，饮汤吃鱼。王坚红等将 62 例羊水过多患者随机分成治疗组与对照组各 31 例。对照组采用常规饮食控制治疗，治疗时减少日常饮用水，每天减少 1 000 毫升，同时以低盐饮食为主。治疗组在对照组的基础上采用白术散。结果：总有效率治疗组为 93.55%，对照组为 70.97%，两组比较差异有统计学意义。[②]

4. 子满方　白术 20 克、杜仲 15 克、桑白皮 15 克、云茯苓 20 克、猪苓 20 克、续断 12 克、黄芪 15 克、茯苓皮 20 克、泽泻 10 克、陈皮 10 克、大腹皮 10 克。随症加减：气虚明显者，加党参；血虚明显者，加当归；气滞明显者，加紫苏梗、砂仁；大便偏干者，加生白术；大便偏溏者，加炒白术；虚寒明显者，加桂枝、生姜皮。以上药方为 1 剂，每日取 1 剂用水煎煮取药汁 400 毫升，分早晚 2 次服用，每次 200 毫升，连续用药 7 天。张晓颖以上方加减治疗 43 例特发性慢性羊水过多患者。结果：治愈 24 例，显效 11 例，有效 6 例，无效 2 例，总有效率为 95.3%；治疗后患者临床症状评分及羊水指数均较治疗前明显降低，差异具有统计学意义（$P<0.05$），疗效满意。[③]

5. 真武加桂汤　制附子 3 克、白术 12 克、桂枝 6 克、茯苓 15 克、陈皮 6 克、冬瓜皮 10 克、续断 10 克、白芍 10 克。曹毅君将 41 例羊水过多患者随机分为中药治疗组 21 例与空白对照组 20 例。两组均适当控制水盐摄入，中药治疗组另外加用真武加桂汤治疗。结果：治疗组总有效率为 95.2%，对照组总有效率为 60%，两组差异有统计学意义（$P<0.05$）。[④]

6. 温脾益肾自拟方　白术 30 克、茯苓 15 克、续断 15 克、大腹皮 10 克、冬瓜皮 10 克、生姜皮 10 克、陈皮 10 克、桂枝 10 克、白芍 6 克、甘草 3 克。上述药材加水 1 000 毫升浸泡 30 分钟，武火煮沸后，文火煎煮 30 分钟，取汁约 400 毫升，口服，每日早晚各 1 次，每日 1 剂，7 天为 1 个疗程。王亚茴将 102 例羊水过多患者随机分为对照组与观察组各 51 例。对照组患者采用常规消炎痛治疗，观察组患者采用温脾益肾自拟方治疗。结果：与对照组比较，观察组患者治愈率和总有效率明显提高，分别为 70.59%、96.08%，无效率明显降低；观察组患者治疗后羊水指数明显降低，胎儿动脉无狭窄率明显提高，轻度狭窄率、中度狭窄率及重度狭窄率均明显下降，差异均有统计学意义（均 $P<0.05$）。[⑤]

7. 当归芍药散加减　当归 12 克、生白芍 12 克、川芎 12 克、茯苓 15 克、炒白术 15 克、泽泻 15 克。每日 1 剂，共用 14 天。许晓英等将 155 例羊水过多患者随机分为治疗组 86 例与对照组 69 例。治疗组采用当归芍药散加减治疗，对照组采用无药物干预。结果：治疗后羊水指数及临床症状评分，两组比较差异显著（$P<0.05$）；在妊娠期糖尿病及胎膜早破的发生率两组存在差异（$P<0.05$）。[⑥]

8. 启肺利水安胎方　桔梗 12 克、桑白皮 12 克、生黄芪 12 克、生白术 10 克、续断 15 克、茯苓皮 12 克、紫苏梗 10 克、大腹皮 10 克、当归 5 克。

① 王跃旗,等.宣肺利水固本方治疗特发性羊水过多 72 例临床研究[J].四川中医,2020,38(11):167-170.
② 王坚红,等.白术散加减治疗羊水过多 31 例疗效观察[J].湖南中医杂志,2018,34(5):84,95.
③ 张晓颖.子满方治疗特发性慢性羊水过多的效果分析[J].中国实用医药,2016,11(21):171-172.
④ 曹毅君.健脾温肾法治疗羊水过多的临床疗效研究[D].南京:南京中医药大学,2014.
⑤ 王亚茴.中药温脾益肾法治疗羊水过多患者的临床研究[J].湖南中医药大学学报,2013,33(2):11-12.
⑥ 许晓英,田莉,等.当归芍药散加减治疗羊水过多 86 例[J].西部中医药,2013,26(12):83-84.

上药加水 1 000 毫升，浸泡 30 分钟后浓煎取汁 300 毫升，早晚分服，每日 1 剂。10 天为 1 个疗程，共治疗 2 个疗程。李蕾将 86 例特发性羊水过多患者随机分为治疗组 46 例与对照组 40 例。治疗组采用自拟启肺利水安胎方汤治疗，对照组采用限盐、适当控制饮水、左侧卧位休息等常规对症治疗，不使用任何药物，疗程与治疗组相同。结果：治疗后治疗组患者羊水指数改善的总有效率为 82.6%，对照组总有效率为 50.0%，两组比较差异有统计学意义。①

9. 白术散加减 白术 15 克、茯苓 15 克、大腹皮 15 克、陈皮 10 克、生姜 10 克、泽泻 15 克、生黄芪 30 克、杏仁 10 克、益母草 15 克。每日 1 剂，水煎服，7 天为 1 个疗程。张高军等以上方治疗 127 例羊水过多孕妇。结果：痊愈 87 例（68.5%），有效 22 例（17.3%），无效 18 例（14.2%）。总有效率为 85.8%。②

10. 子满方加减 杜仲 15 克、桑白皮 15 克、黄芪 15 克、续断 12 克、白术 20 克、云茯苓 20 克、猪苓 20 克、茯苓皮 20 克、大腹皮 10 克、泽泻 10 克、陈皮 10 克。随症加减：偏于气虚者，加党参；偏于血虚者，加当归；偏于虚寒者，加桂枝、生姜皮；气滞者，加砂仁、紫苏梗；如大便偏干，用生白术；大便偏溏，用炒白术。水煎取药汁，每次服 200 毫升，每日 2 次。7 天为 1 个疗程。蔡宇萍以上方加减治疗 62 例特发性慢性羊水过多患者。结果：治愈 30 例，显效 16 例，有效 11 例，无效 5 例。总效率为 91.94%。③

11. 五皮饮加黄芪方 茯苓皮 20 克、生姜皮 20 克、大腹皮 15 克、陈皮 10 克、桑白皮 20 克、黄芪 30 克。每日 1 剂，水煎服。兰晓玲将 60 例妊娠期羊水过多患者随机分为治疗组与对照组各 30 例。对照组单纯服用吲哚美辛，治疗组在服用吲哚美辛基础上加用五皮饮加黄芪方。结果：对于慢性羊水过多，治疗组与对照组均有疗效，总有效率两组分别是 83.3%、56.7%，治疗组疗效明显优于对照组（$P<0.01$）。④

12. 鲤鱼真武汤加减 鲤鱼 1 条、茯苓 12 克、白术 12 克、白芍 9 克、附子 6 克、陈皮 9 克、当归 9 克、生姜 6 克。随症加减：若阳虚盛者，加桂枝；兼腹胀者，加砂仁；腰膝酸软者，加补骨脂、大枣皮；下肢肿甚者，加防己；气血虚者，加黄芪、熟地黄。取 1 斤重鲤鱼 1 条，去鳞及内脏，洗净火煮，取鱼汁再与上述中药同煎内服。每日 1 剂，开水煎药，分早晚各 1 次温服，10 剂为 1 个疗程，连服 2～3 个疗程。梁相民等以上方加减治疗 33 例子满患者。结果：痊愈 20 例，好转 11 例，无效 2 例，总有效率为 93.91%。⑤

13. 苓桂术甘汤加减 桂枝 5 克、茯苓 12 克、白术 12 克、当归 10 克、白芍 10 克、生姜皮 5 克、大腹皮 10 克、桑白皮 10 克、甘草 5 克。随症加减：腹胀甚者，加泽泻 10 克、车前子（包煎）10 克；神疲乏力，气虚者，加黄芪 15 克；肾虚甚者，加菟丝子 12 克、桑寄生 12 克；面色㿠白血虚者，加阿胶（另烊）10 克、首乌 10 克；气急喘促甚者，加杏仁 10 克。鲤鱼 1 条（1 斤左右，去内脏）加水适量。先煮鲤鱼至熟，澄清取汤，纳药煎煮至 250 克药液，每日分 2 次服。杨玉荣以上方加减治疗 32 例急性羊水过多孕妇。结果：经治疗 7 天，临床症状消失，随访足月。正常分娩者为痊愈，共 22 例；经治疗 15 天临床症状基本消失、随访足月分娩者为有效，共 7 例；经治疗 15 天以上临床症状无改变为无效，共 3 例。⑥

14. 补肾健脾利水方 杜仲 20 克、桑寄生 20 克、续断 15 克、白术 15 克、云茯苓 15 克、泽泻 20 克、砂仁 15 克、陈皮 15 克、益母草 20 克、香附 15 克。随症加减：偏于气虚者，加黄芪、党参；偏于血虚者，加当归、首乌；偏于虚寒者，加桂枝、生姜；

① 李蕾.启肺利水法治疗特发性羊水过多 46 例临床观察[J].北京中医药,2012,31(9):698-700.
② 张高军,马娟峰,等.白术散加减治疗羊水过多 127 例疗效观察[J].中国优生优育,2012,18(2):115-116.
③ 蔡宇萍.子满方治疗特发性慢性羊水过多 62 例[J].浙江中医杂志,2011,46(4):268.
④ 兰晓玲.五皮饮加黄芪方治疗慢性羊水过多临床研究[J].湖北中医杂志,2011,33(2):22-23.
⑤ 梁相民,等.鲤鱼真武汤加减治疗子满 33 例[J].现代中医药,2010,30(5):53.
⑥ 杨玉荣.急性羊水过多用苓桂术甘汤加味治疗[J].中国现代药物应用,2008,2(8):42.

偏于虚热者,加知母、黄柏;偏于阴虚者,加沙参、麦冬;气滞者,加木香、紫苏梗。每日1剂,随症加减。陈桂芳等将313例羊水过多患者随机分为实验组167例与对照组146例。对照组采用吲哚美辛100毫克每日2次口服,实验组采用补肾健脾利水方治疗。结果:实验组有效133例,较有效16例,无效18例,有效率为89.22%,无1例动脉狭窄发生。对照组有效120例,较有效14例,无效12例,有效率为91.78%;动脉狭窄发生情况,无狭窄86例,轻度狭窄21例,重度狭窄7例。[1]

15. 降水安胎方 川桂枝6克、白术15克、茯苓15克、白芍6克、大腹皮10克、冬瓜皮30克、续断15克、甘草3克。上药加水1 000毫升,浸泡30分钟,沸开后文火煎煮30分钟,取汁口服,每日2次,7天为1个疗程。尤庆华等以上方治疗101例羊水过多患者。结果:治疗后患者各种症状均有显著改善,羊水疗效分布程度例数有显著差异,病情轻、中、重度例数均有显著改变,总有效率为96.4%。[2]

16. 健脾渗湿安胎汤 白茯苓15克、薏苡仁15克、白茅根15克、西党参15克、白术12克、淮山药30克、桑寄生15克、菟丝子15克、陈皮10克、甘草6克。随症加减:若腹大异常,膨胀极甚,加紫苏梗、车前子;若舌尖红,口渴喜饮,加生地黄、黄芩,去西党参;如阳虚者,可酌加桂枝通阳化气。徐玲以上方加减治疗20例羊水过多孕妇。结果:临床治愈14例,显效5例,无效1例。总有效率为95.0%。[3]

17. 白术十皮饮 生白术30克、杜仲15克、茯苓皮15克、冬瓜皮10克、大腹皮10克、生姜皮10克、陈皮10克、白豆蔻10克、砂仁壳10克、阿胶10克、厚朴6克。上药水煎2遍,合汁400毫升,早晚分服,每日1剂。6剂为1个疗程。孙中朝以上方治疗10例羊水过多孕妇。结果:经1~

2个疗程治疗后,痊愈7例,好转3例。总有效率为100%。[4]

18. 真武汤加减 熟附片6克、茯苓皮15克、白术15克、白芍10克、生姜9克。随症加减:若阳虚不甚,去附子,加桂枝10克;心悸气喘,加桑白皮10克、葶苈子10克;腹胀甚者,加泽泻10克、大腹皮20克;下肢浮肿,加防己15克;面色不荣、疲乏、舌质淡、脉弦无力,加党参15克、黄芪15克;腰酸痛甚,加杜仲12克、续断10克。上药加水750毫升,煎取250毫升,再加水400毫升,煎取150毫升,混合煎取药液,每次服200毫升,每日2次,7~14剂为1个疗程。罗梅以上方加减治疗56例羊水过多孕妇。结果:除3例发生早产为失败病例,余均正常分娩。治愈21例,显效17例,有效13例,无效5例。总效率为91.07%。[5]

19. 利水保产方加减 茯苓皮15克、冬瓜皮15克、大腹皮15克、山药15克、白扁豆15克、石莲子10克、车前子10克、防己6克、川芎10克、天仙藤10克、枳壳5克、生姜皮5克、桂枝10克、冲天草(又名水葱)10克。徐宏仙将150例羊水过多患者随机分成治疗组、中西医结合组、西药组各50例。治疗组采用利水保产方加减治疗,西药组为吲哚美辛片,中西医结合组采用利水保产方加减+吲哚美辛片治疗。结果:治疗组治愈38例,有效10例,无效2例,总有效率为96%;中西医结合组治愈41例,有效8例,无效1例,总有效率为98%;西药组治愈18例,有效20例,无效12例,总有效率为76%。[6]

20. 五苓散加减 猪苓20克、茯苓20克、泽泻20克、白术20克、桑白皮15克、杜仲15克、桂枝10克、薏苡仁10克、黄芪9克、党参9克。水煎服。李励军等将167例羊水过多患者随机分为治疗组124例与对照组43例。对照组采用单纯吲哚美辛片治疗,治疗组采用中西医综合治疗。结果:治疗组显

① 陈桂芳,等.中药治疗羊水过多167例疗效观察[J].光明中医,2007,22(6):42-43.
② 尤庆华,赵翠英,等.中药温脾益肾法治疗羊水过多的临床研究[J].辽宁中医杂志,2007,34(4):473-474.
③ 徐玲.自拟健脾渗湿安胎汤治疗羊水过多20例[J].实用中西医结合临床,2005,5(6):49.
④ 孙中朝,等.白术十皮饮治疗羊水过多[J].山东中医杂志,2005,24(4):233.
⑤ 罗梅.真武汤加减治疗羊水过多的临床观察[J].辽宁中医杂志,2004,31(6):488.
⑥ 徐宏仙.利水保产方加减治疗羊水过多50例[J].湖南中医杂志,2003,19(3):44.

效 102 例(82.26％)，有效 16 例(12.90％)，无效 6 例(4.85％)；对照组显效 4 例(9.32％)，有效 16 例(37.21％)，无效 23 例(53.50％)。①

21. **十皮饮**　陈皮 10 克、茯苓皮 20 克、厚朴 12 克、豆蔻壳 10 克、冬瓜皮 30 克、大腹皮 20 克、生姜皮 20 克、杜仲 15 克、砂仁壳 10 克、阿胶(烊化)12 克。每日 1 剂，水煎服，10 剂为 1 个疗程。孙晋超以上方治疗 28 例子满患者。结果：总有效率为 92.9％。②

22. **熟附片加减**　黄芪 15～20 克、防己 15 克、制附片 6～10 克、炒白芍 10 克、茯苓 15～20 克、生姜 6 克、冬瓜皮 30 克、车前子 20～30 克。赵翠英以上方治疗 184 例羊水过多患者。结果：总治愈率为 91.41％。③

23. **当归芍药散**　当归 10 克、广木香 10 克、砂仁 10 克、川芎 9 克、白芍 12 克、泽泻 12 克、白术 12 克、茯苓 15 克、猪苓 15 克、陈皮 15 克、大腹皮 15 克。随症加减：兼见体倦乏力属气虚者，加党参 15 克、黄芪 20 克；肾虚腰膝酸软者，加菟丝子 15 克、杜仲 15 克；胸闷气喘偏重者，加桑白皮 15 克、紫苏子 12 克。每日 1 剂，水煎取汁 500 毫升，分 2 次温服。胡晓华等以上方加减治疗 36 例羊水过多患者。结果：治愈 23 例，有效 11 例。总有效率为 94.5％。④

24. **生白术散加味**　白术 20 克、茯苓皮 50 克、大腹皮 15 克、生姜皮 10 克、陈皮 10 克、砂仁 6 克、鲤鱼 1 条(约 1 斤)。加水 1 200 毫升先煎鲤鱼待熟，去鱼取汤，入诸药再煎，煎取药汁 300 毫升，分 3 次温服，隔日 1 剂。李武忠用上方治疗 1 例子满孕妇，疗效显著。⑤

① 李励军,等.中西医结合治疗羊水过多 124 例分析[J].河南中医,2003,23(11)：50－51.
② 孙晋超.自拟十皮饮治疗子满 28 例[J].上海中医药杂志,2002(4)：18.
③ 赵翠英.真武汤治疗羊水过多症 184 例[J].中国医药学报,1995,10(4)：23－25.
④ 胡晓华,等.当归芍药散治疗羊水过多 36 例[J].湖北中医杂志,1994,16(5)：24.
⑤ 李武忠.羊水过多治验[J].四川中医,1993(1)：47.

胎儿生长受限

概　述

胎儿生长受限(FGR)指胎儿本应有的生长潜力受损,估测出生体重低于同胎龄体重第10百分位数的新生儿。它是围生期的重要并发症。对部分胎儿的体重经估测达到同孕龄的第10百分位数,但胎儿有生长潜力受损,不良妊娠结局增加的风险可按FGR进行处理。严重的FGR指估测的胎儿体重小于同孕龄第3百分位数。

本病的特点是妊娠中晚期后,腹形明显小于妊娠月份,B超提示胎儿存活而生长缓慢。严重时可致胎死腹中或过期不产。影响胎儿生长的因素,包括母亲营养供应、胎盘转运和胎儿遗传潜能等,其病因复杂,约40%患者病因尚不明确。

根据发生时期、胎儿体型及结合发病原因分为三类。(1)内因性匀称型FGR:新生儿体重、头围、身长匀称,但与孕周不符,外表无营养不良状态;器官分化和成熟度与孕周相称,但各器官的细胞数均减少;脑重量低,神经功能不全和髓鞘形成延缓;胎盘较小,除非胎盘受到感染,组织无异常,半数胎儿有严重先天性畸形。无胎儿缺氧现象,但有轻度代谢不良。新生儿生长发育有困难,常伴有脑神经发育障碍。属于原发性FGR。(2)外因性不匀称型FGR:胎儿发育不均匀,头围和身长与孕周符合,体重偏低,胎头较大而腹围较小,外表有营养不良或过熟情况;各器官细胞数正常,但细胞体积缩小,尤其是肝脏内细胞团数目减少;胎盘常有病理变化,但体积不小,DNA含量基本正常。常有胎儿缺氧现象及代谢不良。由于肝脏较小,肝功能不足以供应葡萄糖给相对较大的大脑,故出生后常发生新生儿低血糖。新生儿

出生后躯体发育正常,但由于在围生期缺氧,常有神经损伤。属于继发性FGR。(3)外因性匀称型FGR:新生儿体重、身长与头径均减少,发育匀称但有营养不良表现;各器官均小,肝脾更严重;器官的细胞数目可减少15%~20%,有些细胞体积也缩小;胎盘小,外表无异常,但DNA量减少。在新生儿期还受到营养不良的影响,60%的患儿脑细胞数目也减少。

FGR的近期及远期并发症发病率均较高。临产时胎儿窘迫的发生率为正常的3~4倍。出生后常易发生新生儿窒息、低氧血症、胎粪吸入综合征、红细胞增多症、酸中毒、低血糖等。远期并发症主要有脑瘫、智力障碍、行为异常、神经系统障碍;成年后高血压、冠心病、糖尿病的发病率约为正常儿的2倍。

本病属中医"胎萎不长"范畴,亦称"妊娠胎萎燥""胎弱证"或"胎不长"。《诸病源候论·胎萎燥候》早有记载:"胎之在胞,血气资养,若血气虚损,胞脏冷者,胎则翳燥萎伏不长。"《校注妇人良方》云:"夫妊娠不长者,因有宿疾,或因失调,以致脏腑衰损,气血虚弱,而胎不长也。"又如《陈素庵妇科补解·胎瘦不长》谓:"何至瘦而不长……盖胎瘦由于母血不足也。母血之不充由于脾胃之衰弱耳。"胎气本乎血气而长,气虚而血滞,滞而成瘀,供养胎儿气血不足实则是子宫血液循环障碍所致。

辨　证　施　治

1. 气血虚弱型　药用党参10克、白术10克、茯苓20克、当归10克、川芎10克、白芍15克、熟地黄30克、炙甘草6克、姜片10克、大枣5枚。

441

临床观察：兰素华等用上方治疗 104 例气血虚弱型胎儿生长受限患者。结果：99 例有效，5 例无效。①

2. **阴虚内热型** 药用丹参 20 克、生地黄 15 克、熟地黄 15 克、赤芍 15 克、制首乌 15 克、知母 12 克、山茱萸 10 克、枸杞 10 克、菟丝子 10 克、龟甲胶(烊化)10 克、黄柏 9 克、黄芩 9 克。临床观察：何启会等用上方治疗 6 例阴虚内热型胎儿生长受限患者。结果：总有效率为 100%。②

3. **肾精亏虚型** 症见患者形体瘦弱，纳差，易患感冒，舌淡脉弱。月经史正常，伴痛经，白带正常。治宜补益气血、滋补肾精。方用八珍益母丸加味：熟地黄 40 克、川芎 40 克、当归 40 克、鹿茸 40 克、白术 40 克、制首乌 40 克、酒曲子 6 个、紫河车 30 克、西洋参 30 克、砂仁 30 克、茯苓 30 克、沉香 30 克、益母草 30 克、菟丝子 30 克、白芍 50 克、黄芪 50 克、甘草 20 克。上药共研为细末，炼蜜丸，每丸重 9 克，每日 3 丸。临床观察：宋琴用上方治疗 1 例肾精亏虚型胎儿生长受限患者，疗效满意。③

4. **谢素云等分 3 型**

(1) **血虚型** 平素血虚，孕后恶阻严重，致脾胃虚弱，肾气亏损，胎营不足，表现为面色无华，头晕心悸，精神倦怠，纳谷不振，腰膝酸软，脉细滑无力，舌质淡红，苔薄。治宜益气养血。方用八珍杨(《正体类要》)加减：党参、黄芪、白术、白芍、当归身、熟地黄、淮山药、杜仲、红枣。

(2) **血瘀型** 素多忧郁，孕后胎体渐长，阻滞气机，气滞血瘀，胎失供养，表现为精神抑郁，头胀，胸闷胀痛，肢体浮肿，脉弦滑，舌质有瘀点，苔薄白。治宜活血养血。方用当归芍药散(《金匮要略》)加减：当归、白芍、川芎、白术、茯苓、泽泻、香附。

(3) **血热型** 素体内热，孕后聚阴养胎，胎火耗阴，阴虚火旺，胎受熬煎，胎萎不长，表现为口干唇燥，面红升火，五心烦热，头晕目花，脉滑数，质红或绛或有裂纹，苔薄。治宜滋阴养血。方用两地汤(《傅青主女科》)加减：生地黄、麦冬、玄参、白芍、地骨皮、淡黄芩、太子参。

随症加减：纳呆，加砂仁、白术；口干，加石斛、芦根；眠差，加酸枣仁、朱茯苓等；腰酸，加桑寄生、杜仲；热甚，加黄芩、栀子；血压高，加钩藤。临床观察：谢素云等用上方辨证治疗 13 例血虚型胎儿生长受限患者，2 例血瘀型胎儿生长受限患者，5 例血热型胎儿生长受限患者，有效率分别为 85%(显效 6 例，占 46%；有效 5 例，占 39%；效差 2 例，占 15%)、100%(有效 2 例)、100%(显效 2 例，占 40%；有效 3 例，占 60%)。④

经 验 方

1. **六五四合方** 熟地黄 18 克、炒山药 12 克、制山茱萸 12 克、泽泻 9 克、茯苓 9 克、牡丹皮 9 克、桂枝 8 克、猪苓 9 克、炒白术 9 克、当归 15 克、炒白芍 15 克、炒川芎 12 克、党参 15 克、丹参 15 克、炙甘草 3 克。常鸣等将 78 例胎儿生长受限(FGR)孕妇随机分为治疗组 42 例与对照组 36 例。两组均采用复方氨基酸及能量合剂静脉滴注治疗，治疗组同时加用中药复方六五四合方治疗。每日 1 剂，水煎，分 2 次口服。两组均以 7 天为 1 个疗程，间隔 3～5 天后，再进行下一个疗程，共 3～4 个疗程。比较分析两组临床疗效及胎儿脐血流变化。结果：治疗组临床总有效率 92.9% 及胎儿脐血流异常指标的改善均明显优于对照组(均 $P<0.05$)。⑤

2. **泰山磐石散** 人参、黄芪、白术、甘草、当归、熟地黄、芍药、桑寄生、续断、黄芩、白术。气血调和，冲任得固，胎元得长。樊俊华将 64 例胎萎不长患者随机分为治疗组与对照组各 32 例。两组在常规左侧卧位休息及加强营养的基础上，静脉营养给予丹参注射液 20 毫升加入 10% 葡萄糖注射液 500 毫升；复方氨基酸注射液 250 毫升、钠

① 兰素华,等.中西医结合治疗胎儿生长受限 104 例疗效观察[J].光明中医,2007,22(8)：78.
② 何启会,等.中药联合硫酸镁治疗胎儿宫内生长迟缓 32 例[J].中国中医药科技,2007,14(2)：135－136.
③ 宋琴.验案 2 则[J].新疆中医药,2000,18(3)：64－65.
④ 谢素云,李国维,邵延龄.辨证分型治疗胎萎不长 20 例[J].上海中医药杂志,1988(3)：8－9.
⑤ 常鸣,滕玉莲,等.六五四合方治疗胎儿生长受限 42 例[J].中国中医药现代远程教育,2019,17(17)：53－54.

钾镁钙葡萄糖注射液 500 毫升。每日 1 次,7 天为 1 个疗程,共 2 个疗程。治疗组另加用泰山磐石散加减治疗。结果:足月低体重儿(<2 500 克)发生率治疗组为 31%,对照组为 56%,两组比较差异有统计学意义(P<0.05)。[1]

3. 益气养血活血方 党参 10 克、白术 15 克、茯苓 15 克、甘草 6 克、黄芪 20 克、白芍 15 克、当归 10 克、熟地黄 15 克、丹参 15 克、菟丝子 30 克、杜仲 20 克。上述药物用冷水慢泡 30 分钟,水过药面 3 厘米,武火煮沸后 15 分钟,再用文火煎 20 分钟,第 1 次药液 200 毫升,之后翻渣煲,加水 400 毫升,武火煮沸后用文火煎 10 分钟,成汁 200 毫升,两次药液混合共 400 毫升,每日 1 剂,连续治疗 10 天。徐慧芳等将 60 例胎儿生长受限患者随机分为研究组与对照组各 30 例。两组均采用常规治疗,研究组另加用益气养血活血方治疗。结果:治疗后研究组胎儿生长发育参数增加幅度、新生儿出生体质量较对照组有明显增加,与对照组比较差异有统计学意义(P<0.05);研究组血液流变学各项指标与治疗前比较有明显改善(P<0.05),与对照组比较差异有统计学意义(P<0.05);研究组治疗后脐血流 S/D 比值明显低于对照组,差异有统计学意义(P<0.05);研究组治疗前后脐血流 S/D 比值下降幅度明显高于对照组,差异有统计学意义(P<0.05)。[2]

4. 补肾养胎方 菟丝子、桑寄生、续断、党参、熟地黄、白术、当归、白芍、砂仁、川芎、丹参。郭秋琼等将 60 例 FGR 孕妇随机分为中药组(A 组)与肝素组(B 组)各 30 例,另外选择同期孕 26～34 周正常孕妇 30 例为正常组(C 组)。A 组采用营养支持常规治疗外,同时服中药补肾养胎方,每日 1 剂,10 天为 1 个疗程;B 组除常规治疗外,用低分子肝素(速避凝)0.2 毫升皮下注射,每日 1 次,10 天为 1 个疗程,每组治疗 2 个疗程(疗程之间休息 1 周);C 组不予特殊处理。结果:治疗后,A 组

与 B 组胎儿双顶径(BPD)、头围(HC)、腹围(AC)、胎儿股骨长(FL)均高于治疗前,与正常组对比差异有显著性;但 A 组与 B 组组间胎儿生长参数的增长幅度比较无明显差异性。治疗后脐血流参数 A 组与 B 组 S/D、PI、RI 均低于治疗前,差异有显著性;治疗后 A 组与 B 组 S/D、PI、RI 的降幅比较无明显差异性;新生儿出生体重均有增加。[3]

5. 肥儿壮子方 杜仲 10 克、续断 10 克、菟丝子 20 克、白芍 10 克、黄芪 20 克、黄芩 10 克、川芎 10 克、丹参 10 克、砂仁 10 克。血虚甚者,酌加枸杞、首乌。每日 1 剂,水煎分 2 次服。许凌寒用上方治疗 25 例胎儿生长受限患者,同时结合卧床休息,左侧卧位,每天吸氧 2 次,每次 30 分钟,补充叶酸、维生素 E、维生素 B 族、钙、镁、锌等,同时应用复方氨基酸注射液 250 毫升静脉滴注,10% 葡萄糖注射液 500 毫升+ATP 针 40 毫克+辅酶 A 针 100 单位+维生素 C 针 2.0 克静脉滴注,每日 1 次;右旋糖酐 40 注射液 500 毫升+复方丹参注射液 40 毫升静脉滴注,每日 1 次。7～10 天为 1 个疗程。结果:治愈 22 例,无效 3 例。治愈率为 88%。[4]

6. 八珍汤加减 党参 15 克、白术 15 克、茯苓 10 克、当归 12 克、川芎 6 克、白芍 15 克、熟地黄 8 克、炙甘草 6 克、续断 5 克、砂仁 6 克、柴胡 9 克、姜片 3 片、肥大枣 3 枚。每日 1 剂,水煎 400 毫升,早晚分温服。[5]

7. 四君寿胎方 黄芪 60 克、炒白术 60 克、党参 20 克、杜仲 20 克、枸杞子 20 克、女贞子 20 克、山药 20 克、桑寄生 30 克、续断 15 克、当归 15 克、丹参 10 克、黄芩 9 克、砂仁(后下)9 克、木香 6 克。每日 1 剂,水煎服,连用 7 天为 1 个疗程。李侠将 60 例胎儿生长受限患者随机分为治疗组与对照组各 30 例。对照组采用复方氨基酸 250 毫升、10% 葡萄糖注射液 500 毫升加辅酶 A 200 单位、ATP 40 毫克、维生素 C 3 克,10% 葡萄糖注射液

[1] 樊俊华.中西医结合治疗胎萎不长临床观察[J].实用中医药杂志,2016,32(6):568-569.
[2] 徐慧芳,等.益气养血活血法治疗胎儿生长受限对孕妇血液流变学的影响[J].中国中医基础医学杂志,2014,20(8):1104-1106.
[3] 郭秋琼,等.补肾养胎方治疗不均称型胎儿生长受限的临床研究[J].临床医学工程,2014,21(2):149-151.
[4] 许凌寒.中西医结合治疗胎儿生长受限 25 例疗效观察[J].国医论坛,2014,29(5):36.
[5] 孟兆慧,刘兆娟.八珍汤配合静脉营养治疗胎萎不长[J].长春中医药大学学报,2013,29(5):867-868.

500 毫升加 654 - 2 10 毫克静脉滴注,每日 1 次,7 天为 1 个疗程。治疗组采用四君寿胎方治疗。结果:治疗组治愈 23 例,有效 4 例,无效 3 例,总有效率 90.0%;对照组治愈 12 例,有效 3 例,无效 15 例,总有效率 50.0%。两组比较差异有显著性意义($P<0.05$)。[①]

8. 泰安合剂 熟地黄 18 克、炒杜仲 12 克、桑寄生 12 克、炙黄芪 18 克、炒白术 15 克、当归 10 克、丹参 10 克、黄芩 6 克、砂仁 6 克等。每日 1 剂,水煎服。张立青等将 42 例 FGR 孕妇随机分为治疗组与对照组各 21 例。两组均采用常规西药治疗。治疗组另加用中药泰安合剂,随症加减,两组均以 7 天为 1 个疗程,间隔 3~5 天后,再进行下一个疗程,共 3~4 个疗程。结果:治疗组临床有效率及胎儿脐血流异常指标的改善均明显优于对照组($P<0.05$)。[②]

9. 补肾活血汤 熟地黄 20 克、桑寄生 30 克、黄芪 20 克、白术 15 克、当归 15 克、丹参 15 克。刘春思等将 60 例胎萎不长孕妇随机分为治疗组与对照组各 30 例。两组均采用西医常规治疗,对照组另加用抗凝治疗,治疗组加用补肾活血汤。结果:对照组能改善胎儿各项生长指标且降低脐动脉血流阻力($P<0.05$);治疗组能显著改善胎儿各项生长指标及降低脐动脉血流阻力($P<0.01$)。[③]

10. 益气和血补肾法 黄芪 12 克、太子参 12 克、白术 12 克、首乌 12 克、当归 9 克、丹参 10 克、桃仁 9 克、桑寄生 12 克、巴戟天 12 克、菟丝子 15 克。每日 1 剂,水煎服,煎服 2 次,药后随诊,连服 2~3 周。熊正根用上方治疗 12 例胎萎不长患者。结果:痊愈 7 例,有效 4 例,无效 1 例。总有效率为 91.6%。[④]

11. 加味黄芪散 生黄芪、人参、炒白术、麦冬、茯苓、白芍、丹参、怀山药、川芎、当归、陈皮、甘草等。每日 1 剂,水煎服,每日 3 次。李智泉将 50 例孕 30~33 周的早发型重度子痫前期合并胎儿生长受限患者随机分为中药干预组 26 例(A 组)与常规治疗组 24 例(B 组),另外选择同期孕检正常孕妇 20 例作为正常妊娠对照组(C 组)。多普勒超声观察胎儿生长指标、脐动脉血流,比较 A、B 组疗效和妊娠结局及新生儿存活率。常规治疗组采用如下治疗:(1)左侧卧位,鼻导管吸氧 30 分钟,每日 2 次,每分钟 3 升。(2)心痛定 10 毫克,口服,每日 3 次;拉贝洛尔 0.1 克,口服,每日 3 次;硫酸镁 15 克+5%葡萄糖注射液 500 毫升静脉滴注,每日 1 次,必要时加用甘露醇及酚妥拉明静脉滴注。(3)静脉滴注复方氨基酸 250 毫升,每日 1 次,连用 5 日。中药干预组在常规治疗组的基础上采用加味黄芪散治疗。正常妊娠对照组不采用任何其他处理。结果:治疗后 A 组脐动脉阻力指数(RI 值)、脐动脉血流速率在收缩期末和舒张期末的比值(S/D 值)较治疗前显著降低($P<0.05$),疗效显著优于 B 组治疗后($P<0.05$),平均延长孕龄、新生儿体重、新生儿存活率显著高于 B 组($P<0.01$)。[⑤]

12. 益气养胎法 黄芪、白术、党参、当归、杜仲、桑寄生、丹参等。每日 1 剂,水煎服。刘亚华将 47 例胎儿宫内发育迟缓的初产妇随机分为治疗组 28 例与对照组 19 例,另选择正常晚孕初产妇 20 例作为正常组,均在同一医院分娩。治疗组采用益气养胎中药,并予复方丹参注射液及能量合剂静脉滴注。对照组采用复方氨基酸注射液及能量合剂静脉滴注。结果:治疗后治疗组、对照组临床有效率分别为 85.7%、73.7%,两组比较有显著性差异($P<0.05$)。[⑥]

13. 八珍汤加减 当归 9 克、熟地黄 15 克、白

① 李侠.四君寿胎方治疗胎儿生长受限 60 例疗效观察[J].新中医,2012,44(7):98 - 99.
② 张立青,吕晓云,等.中药泰安合剂治疗胎儿宫内生长受限临床观察[J].中华中医药学刊,2012,30(12):2732 - 2733.
③ 刘春思,等.补肾养血汤治疗胎萎不长 30 例[J].河南中医,2011,31(9):1027 - 1028.
④ 熊正根.益气和血补肾法治疗胎萎不长 12 例疗效分析[J].中国社区医师(医学专业),2011,13(36):195.
⑤ 李智泉.加味黄芪散联合丹参注射液对早发型重度子痫前期合并胎儿生长受限患者的干预性研究[J].中华中医药学刊,2010,28(5):1110 - 1112.
⑥ 刘亚华.益气养胎法治疗胎儿宫内发育迟缓的临床研究[J].河北中医,2003,25(5):329 - 331.

芍 12 克、党参 15 克、白术 12 克、茯苓 12 克、炙甘草 9 克、杜仲 15 克、枸杞子 20 克、何首乌 12 克、黄芪 12 克、桑寄生 12 克。每日 1 剂,水煎 2 次,早晚各服 1 次,7 天为 1 个疗程。梁华用上方治疗 32 例胎儿宫内发育迟缓孕妇。结果:用药时间最长 28 天,最短 7 天,平均 18 天。其中 28 例治愈,4 例无效。治愈率为 87.5%。[①]

14. 胎元饮加丹参 党参 20 克、当归 12 克、杜仲 10 克、白芍 10 克、熟地黄 10 克、白术 10 克、陈皮 6 克、丹参 12 克、甘草 6 克。随症加减:若纳呆,便溏,倦怠乏力,加山药 15 克、茯苓 15 克;腰部酸冷,形寒畏冷,手足不温,舌淡苔白润,脉沉,加巴戟天 12 克、覆盆子 10 克;腰膝酸软,手足心热,口干喜饮,舌红而干,脉细数,去熟地黄改生地黄 10 克,加黄芩 10 克、地骨皮 10 克。水煎 2 次,取汁 400 毫升,分 2 次服,2 周为 1 个疗程。吴冬梅用上方加减治疗 23 例胎儿宫内生长迟缓患者。结果:治愈 21 例,未愈 2 例。总治愈率为 91.3%。[②]

15. 双参养胎汤 人参 10 克(另炖服)、黄芪 30 克、白术 15 克、砂仁 6 克、丹参 15 克、当归 10 克、菟丝子 10 克、桑寄生 10 克、续断 10 克、黄芩 10 克、甘草 6 克。尤昭玲等将 60 例胎萎不长患者随机分为观察组(中药组)和对照组(西药组)各 30 例。对照组服用舒喘灵片,早晚各服 2.4 毫克。观察组采用双参养胎汤,每日 1 剂,2 次煎煮各 30 分钟,滤渣取汁并混匀,分早晚饭前半小时温服。结果:观察组孕妇宫高、腹围、体重增长明显优于对照组,且两组有统计学差异($P<0.05$)。[③]

16. 养胎汤 枸杞子 20 克、党参 10 克、杜仲 15 克、黄芪 10 克、白术 10 克、阿胶(烊化)20 克、当归 10 克、熟地黄 15 克、益智仁 10 克、炙甘草 10 克、山药 15 克、山茱萸 10 克。上方加水 600 毫升,先浸泡 20 分钟,文火煎 20 分钟,取汁 200 毫升;复煎加水 350 毫升,文火煎 20 分钟,取汁 150 毫升,两煎混

合,分 2 次温服。每日 1 剂,7 天为 1 个疗程。卢艳用上方治疗 25 例胎萎不长患者,患者均治愈。[④]

17. 黄芩炖鸡汤 黄芪 15 克、党参 15 克、白术 12 克、当归 10 克、枸杞 15 克。上方加母鸡 1 只炖服,每周 1 剂,3 剂为 1 个疗程。于凤霞用上方联合西药治疗 42 例妊娠中晚期妇女胎儿宫内发育迟缓孕妇。结果:39 例孕妇每周宫高>1 厘米,腹围平均增长>2 厘米,胎儿双顶径>2～3 毫米,有效率为 94.3%。[⑤]

18. 当归汤加味 全当归、白术、芍药、西川芎、淡黄芩。随症加减:腰酸、腿软而有流产史者,加桑寄生、续断;纳差、便溏伴语音低、脉弱者,加党参、黄芪;面色㿠白、贫血貌者,重用当归、白术;阴虚火旺者,加生地黄、地骨皮;阳虚者,酌加肉桂。每日 1 剂,煮两汁温服,连服 7 天为 1 个疗程。朱文新等将 94 例胎儿宫内生长迟缓孕妇随机分为中药组 40 例与西药组 54 例。西药组采用能量合剂治疗,中药组采用当归汤加味治疗。结果:中药组痊愈 39 例,西药组痊愈 48 例,经统计学分析,两者无显著差异;但孕妇体重、宫底高度、新生儿出生体重、分娩时失血、妊娠贫血治愈率等临床指标的改善,中药组均明显优于对照组,其中妊娠贫血的治愈率中药组为 91%。[⑥]

单 方

1. 自拟方 1 组成:丹参、黄芪、麦冬。用法用量:每日 1 剂,水煎分 2 次服,10 天为 1 个疗程。临床应用:张红花将 160 例胎儿宫内生长受限孕妇随机分成治疗组和对照组各 80 例。治疗组采用上述自拟方。每日 1 次,水煎分 2 次服,10 天为 1 个疗程;对照组采用常规 5%复方氨基酸注射液 500 毫升、5%葡萄糖注射液 250 毫升、肌苷注射液 0.5 克、维生素 C 注射液 2 克静脉点滴治

① 梁华.中西医结合治疗胎儿宫内发育迟缓 32 例[J].医学文选,2001,20(4):516.
② 吴冬梅.胎元饮加丹参治疗胎儿宫内生长迟缓 23 例[J].福建中医药,2000,31(2):31.
③ 尤昭玲,等.益气化瘀法对胎萎不长孕妇影响的临床研究[J].中国中医药科技,1999,6(3):138-140,5.
④ 卢艳.自拟养胎汤治疗胎萎不长 25 例[J].广西中医药,1999,22(1):28.
⑤ 于凤霞.中西医结合治疗胎儿宫内发育迟缓 42 例[J].深圳中西医结合杂志,1999,9(6):37.
⑥ 朱文新,金毓翠,等.当归汤加味与能量合剂对照治疗胎儿宫内生长迟缓 94 例[J].上海中医药杂志,1988(3):5-7.

疗,每日1次,10天为1个疗程。结果:治疗组显效率为56.7%,总有效率为90.0%;对照组显效率为36.3%,总有效率为63.7%,两组的显效率和总有效率均有统计学意义($P<0.01$和$P<0.05$),治疗过程中未见不良反应。结论:丹参、黄芪、麦冬治疗胎儿生长受限疗效显著,优于常规对照组。[1]

2. 自拟方2 组成:丹参15克、黄芪20克、麦冬20克。用法用量:每日1次,水煎分2次服。临床应用:赵瑞芳等将160例胎儿生长受限孕妇随机分成治疗组和对照组各80例。治疗组采用上述自拟方治疗,每日1次,水煎分2次服;同时给予复方氨基酸250毫升及能量合剂静脉滴注,每天1次;10天为1个疗程。对照组仅给予西药治疗,用法同上,连用10天为1个疗程。结果:治疗组显效率为62.7%,总有效率为91.5%;对照组显效率为41.3%,总有效率为65.8%。两者比较有统计学差异($P<0.01$)。[2]

3. 灯盏花素 组成:灯盏花素10毫克。临床应用:丁春英等将72例胎龄28~36周胎儿宫内生长迟缓(IUGR)的围产妇随机分为治疗组37例(双胎1例)和对照组35例(双胎2例)。两组均取左侧卧位,吸氧30分钟,每日2次。治疗组另注射灯盏花素10毫克加10%葡萄糖注射液500毫升静脉点滴,连续7天为1个疗程。结果:两组的围产结局,治疗组正常体重儿34例,低体重儿3例,对照组分别为3例、32例。两组之间有非常显著性差异($P<0.001$)。[3]

4. 丹参 组成:丹参[四川五粮液集团宜宾制药厂生产,川卫药准字(1999)第013806号]。临床应用:张英等选择符合条件的32例胎儿宫内生长迟缓孕妇,随机分为对照组20例和治疗组12例。对照组采用丹参30克加入5%葡萄糖注射液500毫升中静脉滴注,及复方氨基酸250毫升静脉

滴注,7天为1个疗程;治疗组在对照组治疗基础上加用高压氧治疗。结果:治疗组的孕妇宫高、腹围及体重均明显高于对照组,胎儿双顶径及股骨长净增长值差异有显著性。[4]

5. 人参皂苷 组成:人参提取物。功效:可改善孕妇胎盘功能和胎盘血流量,有利于营养物质经胎盘转运,对肝细胞核RNA聚合酶具有激活作用,使细胞核RNA合成速率增加,促进胎儿机体生长,从而降低胎儿宫内生长迟缓的发生率。[5]

中 成 药

1. 丹参注射液 功效:活血化瘀,改善微循环,降低毛细血管通透性。临床应用:梁敏将123例FGR产妇随机分为对照组61例和观察组62例。对照组接受丹参注射液治疗,观察组接受低分子肝素治疗。对比两组胎儿疗效差异。结果:观察组胎儿双顶径、头围、腹围、股骨长度等生长指标的增长值与对照组胎儿相比明显升高,对比存在统计学意义($P<0.05$);观察组产妇新生儿娩出体质量、Apgar评分与对照组产妇娩出胎儿相比明显升高,对比存在统计学意义($P<0.05$)。[6]

2. 丹香冠心注射液 组成:丹参加工制成的灭菌水溶液(上海中西制药有限公司生产,国药准字Z20027937)。功效:活血化瘀,通脉养心。临床应用:杨耀文将63例胎儿生长受限孕妇随机分为治疗组32例和对照组31例。两组均予维生素C注射液+10%葡萄糖注射液500毫升+复方氨基酸注射液+阿司匹林肠溶片;治疗组另予丹香冠心注射液,每日1次静脉滴注。结果:两组分娩前胎儿脐动脉S/D比值、胎儿大脑中动脉搏动指数、胎儿体质量第10百分位数、羊水量与本组治疗前比较差异均有统计学意义(均$P<0.05$);两组分娩

① 张红花.丹参、黄芪、麦冬治疗胎儿生长受限疗效探讨[J].实用中西医结合临床,2006,6(4):9-10.
② 赵瑞芳,等.中西医结合治疗胎儿生长受限疗效观察[J].中国误诊学杂志,2010,10(12):2818-2819.
③ 丁春英,等.灯盏花素治疗37例胎儿宫内生长迟缓效果观察[A].中华医学会.第八次全国妇产科学术会议论文汇编[C].中华医学会:2004:1.
④ 张英,张岳.高压氧与丹参等治疗胎儿宫内生长迟缓12例[J].医药导报,2003,22(3):174.
⑤ 卢维.人参皂苷治疗胎儿宫内生长迟缓研究[J].中华医学信息导报,1994(10):7.
⑥ 梁敏.丹参注射液与低分子肝素治疗胎儿生长受限的临床疗效对比[J].中外女性健康研究,2018(3):127,146.

前胎儿大脑中动脉搏动指数、胎儿体质量第10百分位数组间比较,差异有统计学意义($P<0.05$),治疗组指标改善优于对照组。[1]

3. 杜仲颗粒　组成:杜仲、杜仲叶(贵州圣济堂制药有限公司生产)。功效主治:补肝肾,强筋骨,安胎;适用于肾虚腰痛,腰膝无力,胎动不安,先兆流产,高血压病。用法用量:每次5克,每天2次,口服,2周为1个疗程,直至妊娠结束。临床应用:彭红梅等将64例妊娠合并慢性高血压且胎儿生长受限患者随机分为对照组和试验组各32例。试验组给予杜仲颗粒。对照组常规治疗,嘱加强营养,卧床休息,左侧卧位。结果:(1)试验组胎儿平均每周双顶径、股骨长、头围、腹围长度均明显增长,试验组增长优于对照组($P<0.05$);新生儿1分钟Apgar评分、体质量、胎龄均明显增加(均$P<0.05$);(2)所有病例均未出现不良反应及胎儿畸形。[2]

4. 复方丹参注射液联合川芎嗪　临床应用:章伟红等将40例胎儿生长受限孕妇随机分为常规治疗组和治疗组各20例。两组均予常规治疗,治疗组另加用复方丹参、川芎嗪;同时选择同期在同一医院产检并分娩20例FGR患者不愿接受任何治疗为对照组。结果:治疗组宫高腹围增长值、胎儿生长发育参数增加幅度、新生儿生长发育情况及胎盘重量均较其他两组增加,治疗组与其他两组均有显著性差异(均$P<0.05$)。[3]

5. 参麦注射液联合复方丹参注射液　参麦注射液组成:人参、麦冬(广西中医学院第一附属医院制剂室研制)。复方丹参注射液组成:丹参(江苏安格药业有限公司生产)。功效:益气养血,活血化瘀,使气盛血充则胎自长。临床应用:李善霞等将60例胎儿生长受限孕妇随机分为治疗组和对照组各30例。治疗组用参麦合复方丹参注射液治疗,静脉点滴参麦注射液100毫升(院内制剂室研制)、10%葡萄糖注射液500毫升加复方丹

参注射液16毫升,每日1次,连用10天为1个疗程。对照组予复方氨基酸注射液250毫升静脉点滴,10%葡萄糖注射液500毫升加ATP 40毫克、CoA 100单位、维生素C 2.0克静脉点滴,均每日1次,连用10天为1个疗程。结果:治疗组显效18例(60%),有效10例(33.33%),无效2例(6.67%),总有效率93.33%;对照组显效11例(36.67%),有效10例(33.33%),无效9例(30%),总有效率70%。两组疗效比较有显著性差异。治疗组新生儿出生体重显著高于对照组;治疗组母体宫高、腹围以及胎儿生长均较对照组快。[4]

6. 补肾益气活血方　组成:黄芪、当归、川芎、丹参、桑寄生(同济医院药剂科制备)。用法用量:每瓶100毫升口服液,每毫升含生药1.5克,患者按每日每千克体重0.75克,分3次口服,7天为1个疗程,治疗4个疗程,其间未使用其他药物治疗。临床应用:黄光英等将55例胎儿宫内生长迟缓孕妇分为中药组30例和氨基酸组25例。中药组予上方治疗。氨基酸组予复方氨基酸注射液250毫升静脉滴注,每日1次;10%葡萄糖注射液500毫升加维生素C 2.0克静脉滴注,每日1次,7天为1个疗程,用药2~4个疗程,其间亦未使用其他药物治疗。结果:中药组新生儿出生体重显著高于氨基酸组($P<0.05$);中药组母体宫高、腹围以及胎儿生长参数,包括双顶径、头围、腹围、股骨长的增长均较氨基酸组快($P<0.05$,$P<0.01$)。[5]

7. 复方丹参注射液　功效主治:活血化瘀,通脉养心;适用于冠心病胸闷,心绞痛。用法用量:复方丹参注射液20毫升加入5%葡萄糖注射液500毫升静滴,每日1次,7天为1个疗程。临床应用:吴文用复方丹参注射液治疗10例胎儿宫内发育迟缓的孕妇,观察胎儿宫内发育迟缓患者的胎儿生长情况与血流动力学变化。结果:经7天治疗后,胎儿的增长速度明显增快,血流动力学改变明显。[6]

① 杨耀文.超声监测下丹香冠心注射液预防外因性不均称型胎儿生长受限32例临床观察[J].河北中医,2013,35(8):107-108.
② 彭红梅,等.杜仲颗粒治疗妊娠合并慢性高血压患者胎儿生长受限临床研究[J].中医学报,2012,27(10):1373-1374.
③ 章伟红,等.复方丹参注射液+川芎嗪治疗胎儿生长受限临床疗效观察[J].井冈山学院学报(自然科学),2008,29(6):109-110,114.
④ 李善霞,等.参麦合复方丹参注射液治疗胎儿生长受限观察[J].广西中医学院学报,2005,8(1):9-10.
⑤ 黄光英,等.补肾益气活血中药治疗胎儿宫内生长迟缓的临床研究[J].中国中西医结合杂志,1999,19(8):19-22.
⑥ 吴文.复方丹参注射液治疗胎儿宫内发育迟缓10例疗效观察[J].安徽中医临床杂志,1999,11(6):387-388.

妊娠合并内外科疾病

妊娠合并心脏病

概　述

妊娠合并心脏病包括妊娠前已有心脏病及妊娠后新发生的心脏病。从妊娠、分娩及产褥期对心脏的影响看，妊娠 32～34 周、分娩期(第一产程末第二产程)、产后 3 日内心脏负担最重，是心脏病孕妇的危险时期，极易发生心力衰竭。为我国孕产妇死因顺位中第 2 位，是最常见的非直接产科死因。其发病率各国报道为 1%～4%，我国约为 1%。

妊娠合并心脏病主要分为结构异常性心脏病、功能异常性心脏病和妊娠期特有心脏病三类。以结构异常性心脏病为主，其中先天性心脏病占35%～50%。随着生活及医疗条件的改善，以往发病率较高的风湿性瓣膜性心脏病发病率逐年下降。妊娠期特有心脏病如妊娠期高血压疾病性心脏病、产期心肌病等也占有一定的比例。

并发症

1. 心力衰竭　是妊娠合并心脏病常见的严重并发症，也是妊娠合并心脏病孕产妇死亡的主要原因。以急性肺水肿为主要表现的急性左心衰多见，常为突然发病。病情加重时可出现血压下降，脉细弱、神志模糊，甚至昏迷休克、窒息而死亡。

2. 感染性心内膜炎　最常见的症状是发热、心脏杂音、栓塞表现。若不及时控制，可诱发心力衰竭。

3. 缺氧和发绀　妊娠时外周血管阻力降低，使发绀型先天性心脏病的发病加重。非发绀型左

向右分流的先天性心脏病，可因肺动脉高压及分娩失血，发生暂时性右向左分流引起缺氧和发绀。

4. 静脉栓塞和肺栓塞　妊娠时血液呈高凝状态，若合并心脏病伴静脉压增高及静脉淤滞者，有时可发生深部静脉血栓，虽不常见，一旦栓子脱落可诱发肺栓塞，是孕产妇的重要死亡原因之一。

5. 恶性心律失常　是孕妇猝死和心源性休克的主要原因。

分类

(一)结构异常性心脏病

妊娠合并结构异常性心脏病常见有先天性心脏病、瓣膜性心脏病和心肌炎。

1. 先天性心脏病指出生时即存在心脏和大血管结构异常的心脏病，包括左向右分流型、右向左分流型和无分流型三类。

2. 风湿性心脏病包括二尖瓣狭窄、二尖瓣关闭不全、主动脉狭窄及关闭不全。其中二尖瓣狭窄最多见，占风湿性心脏病的 2/3～3/4。

3. 心肌炎为心肌本身局灶性或弥漫性炎性病变。可发生于妊娠任何阶段。

(二)功能异常性心脏病

主要包括各种无心血管结构异常的心律失常。按照发生时心率的快慢，分为快速型心律失常和缓慢型心律失常。快速型心律失常包括室上性心律失常和室性心律失常。缓慢型心律失常以心率减慢为特征，常见有窦性心动过缓、病态窦房结综合征、房室传导阻滞。

(三)妊娠期特有的心脏病

1. 妊娠期高血压疾病性心脏病　以往无心脏病病史的妊娠期高血压疾病孕妇，突然发生以左心衰竭为主的全心衰竭，称为妊娠期高血压疾病性心脏病，系因冠状动脉痉挛、心肌缺血、周围小

动脉阻力增加、水钠潴留及血黏度增加等因素加重心脏负担而诱发急性心力衰竭。

2.围生期心肌病　指既往无心血管疾病史的孕妇,在妊娠晚期至产后6个月内发生的扩张性心肌病,表现为心肌收缩功能障碍和充血性心力衰竭。

妊娠前有心悸、气短、心力衰竭史,或曾有风湿热病史。临床表现不尽相同,主要表现为有劳力性呼吸困难,经常性夜间端坐呼吸、咯血,经常性胸闷、胸痛等症状。有发绀、杵状指、持续性颈静脉怒张。心脏听诊有舒张期2级以上或粗糙的全收缩期3级以上杂音。有心包摩擦音、舒张期奔马律和交替脉等。心电图有严重心律失常,如心房动、心房扑动、Ⅲ度房室传导阻滞、ST段及T波异常改变等。胸部X线摄片见心脏普遍增大、肺淤血。超声心动图示心肌肥厚、瓣膜运动异常、心内结构变形。

本病的预后与心脏病的类型、心功能分级、临床表现的轻重程度密切相关,心功能差、临床表现严重者预后差。一部分患者可因发生心力衰竭、肺梗死或心律失常而死亡。初次心力衰竭经早期治疗后,1/3~1/2患者可以完全康复,再次妊娠可能复发。曾患妊娠期心肌病、心力衰竭且遗留心脏扩大者,应避免再次妊娠。

中医无此病名,据其临床表现与"子悬""子肿"等病证相关。子悬首见于宋代许叔微的《普济本事方》:"妊娠胎逆上逼,重则胀满疼痛,谓之子悬。"《医学心悟》记载:"紧塞于胸次之间,名曰子悬。其症由于恚怒伤肝者居多,亦有不慎起居者,亦有脾气郁结者,宜用紫苏饮加减主之。"《傅青主女科》认为子悬乃"怀抱忧郁,肝气不通"所致,创"解郁汤"平肝解郁,柔肝养血。《叶氏女科》卷二所载"子悬汤",治疗"胎气不和逆上,心胸胀满疼痛",认为其病机为"君相火盛",药亦以健脾养血、理气安胎为主。子悬,或因脾胃亏虚,或因肝气郁结,更有胎热、胎寒致病一说,众说纷纭。中医对子肿病机的认识,历代医家著作中都有相关论述,其中《素问·水热穴论》称:"肾者胃之关也,关门不利,故聚水而从其类也,上下溢于皮肤,故为胕肿",考虑肾阳亏虚,不能化气行水,发为子肿;《妇人大全良方》提出其病机为胎气不和,浊气上逆,以紫苏饮主之。紫苏饮,即当归、川芎、白芍、陈皮、大腹皮、紫苏梗、甘草等。脾虚甚者,六君子汤加减;夹痰上逆,二陈汤化裁。

辨 证 施 治

1.脾虚湿盛型　症见双下肢高度水肿,恶心,腹胀,不思饮食,夜卧不安,乏力,小便少,色黄,舌淡胖,脉沉滑数。治宜健利脾肾、化气行水,佐以和胃止呕。方用黄芪防己汤加减:生黄芪30克、炒白术20克、防风10克、防己20克、地龙10克、僵蚕10克、大腹皮20克、桑白皮30克、厚朴10克、茯苓20克、泽兰20克、莲须10克、冬瓜皮30克、车前草30克、芡实20克、山药30克、神曲10克、玄参10克、炒麦芽20克、大枣5个。临床观察:杜蕴博等用上方治疗1例脾虚湿盛型妊娠合并心脏病患者,疗效满意。[1]

2.周凤洁分3型

(1)脾虚型　妊娠数月,面浮肢肿,甚至遍身浮肿,皮薄光亮,按之凹陷,脘腹胀满,气短懒言,口中淡腻,食欲不振,小便短小,大便溏薄,舌体胖嫩,边有齿痕,苔薄白或薄腻,脉缓滑无力。治宜健脾除湿、行水消肿。方用健脾消肿方:白术15克、茯苓20克、大腹皮15克、生姜皮12克、橘皮12克、猪苓15克、泽泻15克、白芍15克、党参15克、北芪30克、芡实15克、菟丝子15克、首乌15克。

(2)肾虚型　妊娠数月,面浮肢肿,下肢尤甚,按之没指,头晕耳鸣,腰酸乏力,下肢逆冷,心悸气短,小便不利,面色晦暗,舌淡,苔白腻,脉沉滑。治宜温肾化气行水,兼健脾。方用温肾消肿方:桂枝6克、白术15克、茯苓20克、猪苓15克、泽泻15克、山药20克、菟丝子20克、桑寄生15克、杜仲15克、续断15克、益智仁15克、陈皮6

① 杜蕴博,等.中医药治疗子肿验案1则[J].湖南中医杂志,2016,32(12):108-109.

克、白芍15克。

（3）气滞型 妊娠数月，肢体肿胀，始肿两足，渐及于腿，皮色不变，皮痕不显，头晕胀痛，胸胁胀满，饮食减少，苔薄腻，脉弦滑。治宜理气行滞、化湿消肿。方用理气消肿方：天仙藤15克、香附12克、陈皮9克、甘草6克、乌药9克、生姜10克、木瓜15克、紫苏叶15克、茯苓20克、泽泻15克、桑寄生15克、白芍15克。

临床观察：周凤洁用上方辨证治疗76例妊娠肿胀患者。各型均以10天为1个疗程，每日1剂，水煎，复渣煎，连续服用。结果：痊愈50例，占65.8％；有效14例，占18.4％；无效12例，占15.8％。总有效率为84.2％。[1]

3. 肾阳虚型 症见动则喘息，夜间睡眠差，不能平卧，心悸气短，形寒肢冷，小便短少，舌质淡胖，苔白，脉沉细无力。方用真武汤合苓桂术甘汤：炮附子（先煎）15克、茯苓12克、白术10克、泽泻10克、桂枝10克、黄芪15克、当归6克、地龙6克、甘草6克、生姜3片。临床观察：王彩云用上方治疗1例肾阳虚型妊娠合并心脏病患者。疗效满意。[2]

4. 徐敏华分2型

（1）子肿 症见浮肿，按之凹陷，皮薄而光亮，小便短少，苔薄舌淡嫩或嫩红，质润有津，脉濡软或细软。治宜健脾养血、分利水湿。方用全生白术散合《金匮要略》当归散加减。

（2）子气 症见肿胀，按之无明显凹陷，皮厚色不变或暗红，小便如常，苔薄腻，舌红或暗红，质干少津，脉细弦滑。治宜养血安胎、理气化湿。方用天仙藤散合紫苏饮加减。

临床观察：徐敏华用上方辨证治疗42例子肿患者与64例子气患者。结果：浮肿消退时间，子肿患者最快1天，最慢14天；子气患者最快2天，最慢10天。子肿患者和子气患者治疗后减轻的体重及浮肿消退的时间基本相同，无明显差异。[3]

5. 王鼎三分3型

（1）子气 妊娠三四个月后，先由脚肿，渐及于腿，或皮色不变，随按随起，或皮白光亮，按之凹陷不起，甚至脚趾出黄水，小便自利，食少，苔薄腻，脉沉弦而滑。治宜理气和血、利湿消肿。方用自制子气退肿方：当归12克、鸡血藤6克、香附6克、天仙藤15克、木瓜12克、泽泻12克、甘草4.5克。

（2）子肿 ① 脾虚：妊娠数月，四肢面目浮肿，或遍及全身，面色浮黄，神疲乏力，四肢清冷，口中淡腻，胸闷腹胀，纳食减少，大便溏薄，小便黄少，常有白带，舌苔白润，脉象虚滑。治宜健脾行水。方用自制子肿健脾汤：党参9克、白术12克、带皮茯苓12克、车前子9克、泽泻9克、大腹皮6克、陈皮6克、生姜皮6克。② 肾虚：妊娠数月，面浮肢肿，面色晦暗，心悸气短，下肢畏冷，腰胀腹满，舌淡，苔薄白而滑，脉沉迟细滑。治宜温肾利水。方用自制子肿温肾汤：桂枝6克、巴戟天6克、薏苡仁9克、白术12克、带皮茯苓12克、甘草4.5克、生姜5克。

（3）子满 妊娠晚期腹部在短时期内异常胀大，胸中满闷，喘逆不安，唇颊青紫，纳少腹胀，下肢及前阴浮肿，严重者遍及全身，小便短少，舌质淡，苔薄而润，脉沉滑。治宜温阳健脾、行气导水。方用加减茯苓导水汤：白术12克、茯苓15克、泽泻9克、猪苓9克、木香6克、陈皮6克、大腹皮9克、紫苏梗6克、当归身6克、川芎6克、木瓜9克、枳壳9克。[4]

经 验 方

1. 自拟方 方一：胡桃肉30克、五味子5克、磁石15克、枸杞子12克、太子参12克、沉香1克、补骨脂10克、山茱萸10克、益智仁10克。方二：生晒参（调）6克、五味子6克、麦冬10克、杜

① 周凤洁.辨证治疗妊娠肿胀76例［J］.四川中医,2008,26(1)：90－91.
② 王彩云.围产期急病中医临证举隅［J］.辽宁中医杂志,2006,33(10)：1347－1348.
③ 徐敏华.106例妊娠水肿的分型及治则［J］.上海中医药杂志,1985(2)：25－26.
④ 赵建生,等.王鼎三治疗妊娠肿胀的经验［J］.中医杂志,1983(3)：17－19.

仲 10 克、枸杞子 10 克、胡桃肉 30 克、沉香(冲)1克、蛤蚧 1 只、山茱萸 12 克。每日 1 剂,水煎服。疏肝解郁,健脾理气。适用于肝郁脾虚,胸胁胀满,呼吸不畅。马大正用上方治疗 2 例子悬患者,疗效满意。①

2. 保产无忧散　酒当归、川芎、菟丝子、炙黄芪、炒白芍、荆芥穗、艾叶、姜厚朴、炒枳壳、川贝母、羌活、甘草。疏肝健脾,通畅气机,调理气血。适用于因气血不和所致的妊娠腹痛、胎漏、胎动不安、胎位异常等多种妊娠病。魏小雪等用上方治疗 1 例子肿患者,疗效满意。②

3. 寿胎丸合紫苏散加减　菟丝子 15 克、焦杜仲 15 克、续断 15 克、党参 15 克、麦冬 12 克、炙甘草 6 克、炒白芍 15 克、紫苏 9 克、陈皮 9 克、砂仁(后下)6 克、黄芩 9 克、白术 15 克、生姜 5 片、大枣 5 枚。服药 6 剂,水煎,每日 1 剂,分 3 次每日早中晚饭后半小时服。补肾健脾,养血安胎,疏肝解郁,降气行滞。适用于母体本身体质虚弱,或病程日久更易致肾亏血虚、冲任不调。张明亮等用上方治疗 1 例妊娠子悬患者。结果:服药后胸脘部胀满不适已除,腰背酸楚明显好转。原方继服 3 天。同年 11 月顺产一女婴,母女均健。③

4. 健脾补肾利水方　白术 30 克、熟地黄 30 克、杜仲 30 克、续断 30 克、白扁豆 30 克、黄芩 12 克、桑寄生 12 克、砂仁 10 克、茯苓皮 10 克、陈皮 10 克。刘莉萍用上方治疗 100 例妊娠肿胀患者,服药 10 天为 1 个疗程,随症加减,服药 1～5 个月。结果:痊愈 72 例,水肿消失,足月分娩,母婴均健;好转 18 例,水肿明显减轻,足月分娩,母婴均健;有效 8 例,水肿减轻,足月分娩,母婴均健;无效 2 例,发展为产前子痫,孕 8 个多月提前剖宫产终止妊娠,母婴健康。总有效率为 98%。④

5. 黄芪消肿汤　黄芪 25 克、党参 12 克、白术 15 克、茯苓 20 克、当归 15 克、山药 20 克、泽泻 12

克、陈皮 10 克、腹皮 15 克、茯苓皮 15 克、五加皮 15 克、冬瓜皮 30 克、车前草 15 克。根据病情轻重不同,酌情加重黄芪或冬瓜皮的用量。随症加减:如兼肾气素虚,不能化气行水者,去党参、当归,加制附子 15 克、白芍 15 克、生姜 3 片;兼气滞者,去党参、山药,加香附 15 克、乌药 10 克;兼血虚者,加熟地黄 30 克、阿胶 20 克;兼胎动不安者,加杜仲 15 克、桑寄生 20 克;兼食欲不振者,加山楂 15 克、神曲 15 克。张志广等用上方加减治疗 58 例妊娠水肿患者。结果:服药后,病势迅速好转,主要症状体征消失,至分娩未再复发水肿者为治愈,共 43 例,占 74.1%;服药后病势迅速减轻,随之主要症状体征消失,但停药后又复现者为显效,共 14 例,占 24.1%;服药后,无变化,或者病情加重,转为他疾者为无效,共 1 例,占 1.7%。总有效率为 98.3%。⑤

6. 茯苓导水汤　茯苓 15 克、猪苓 15 克、砂仁 6 克、木香 6 克、陈皮 12 克、泽泻 10 克、白术 15 克、木瓜 10 克、桑白皮 12 克、紫苏梗 6 克、大腹皮 10 克。头煎加水 500 毫升,煎 20 分钟,二煎加水 300 毫升,煎 10 分钟,两次煎液混合,频服,每日 1 剂。李文红用上方治疗 27 例子肿患者。结果:治愈 10 例(37%),好转 14 例(48%),未愈 3 例(14.8%)。总有效率为 85%。⑥

7. 全生白术散加减方　白术 15 克、茯苓 15 克、丹参 15 克、益母草 15 克、泽泻 12 克、猪苓 12 克、地龙 12 克、大腹皮 12 克、陈皮 10 克、黄芪 20 克。随症加减:若脾虚明显者,加党参 12 克、山药 30 克;肾虚明显者,加续断 15 克、淫羊藿 15 克;气滞者,加紫苏叶 12 克、香附 12 克;眩晕者,加钩藤 30 克、石决明 30 克。上药每日 1 剂,水煎分 2 次服。曹怀宁等用上方加减治疗 30 例子肿患者。结果:痊愈(临床症状消失,血压正常,尿蛋白消失)13 例,好转[症状减轻,血压在 135/97 毫米汞柱

① 高楚楚,马大正,等.马大正益肾纳气法治疗子悬经验介绍[J].新中医,2018,50(9):243-244.
② 魏小雪,等.田丽颖运用保产无忧散治疗子肿的临床经验[J].世界最新医学信息文摘,2018,18(88):249,251.
③ 张明亮,张晓峰,等.张晓峰治疗妊娠子悬临床经验[J].实用中医药杂志,2011,27(1):45.
④ 刘莉萍.中药辨证治疗妊娠肿胀 100 例[J].中医临床研究,2011,3(15):104,106.
⑤ 张志广,等.自拟黄芪消肿汤治疗妊娠水肿 58 例[J].医学信息,2010,23(3):764.
⑥ 李文红.茯苓导水汤治疗子肿 27 例疗效观察[J].河北中医,2001,23(8):604.

以下,尿蛋白微量或(+)]12 例,无效(症状血压及尿蛋白均无改变)5 例。总有效率为 83.3%。①

8. **紫苏饮加味** 党参 10 克、白芍 10 克、陈皮 10 克、大腹皮 10 克、当归 10 克、延胡索 10 克、川芎 5 克、紫苏 6 克、木香 6 克、半夏 9 克、生姜 3 片。每日 1 剂,水煎服。高振乾等用上方治疗 3 例子悬患者,疗效满意。②

9. **当归芍药散** 当归 10 克、白芍 12 克、川芎 8 克、茯苓 12 克、泽泻 12 克、炒白术 12 克。每日 1 剂,水煎服。吴允聪用上方治疗 1 例子悬患者,当夜腹胀大减,安然入睡。翌日复诊按原方,连服 2 剂后,多日之苦楚若拔,起居如常。停药随访 7 天,无再复发。③

10. **白术散加味** 白术(蜜炙)20 克、茯苓 15 克、大腹皮 15 克、生姜皮 6 克、橘皮 10 克、扁豆 15 克、砂仁 3 克。每日 1 剂,分 3 次煎服,5 日为 1 个疗程。随症加减:下肢肿盛,加桂枝、泽泻、附子;气虚较甚,加人参、黄芪、山药;全身肿势较重,加通草、车前子;水肿发生于妊娠 23 周以前或随按随起,加天仙藤、香附、陈皮。王桂生用上方加减治疗 84 例子肿。结果:患者中 10 日内肿胀消失,血压降至正常范围,尿检无蛋白的为临床治愈者 62 例(73.8%);10 日内肿胀基本消失,即降至(+)水平,血压降至正常或恢复至妊娠前水平,24 小时尿蛋白量低于 0.5 克为显效者 17 例(20.2%);在 10 日内肿胀减轻,血压下降但仍未至正常范围或尿检蛋白(++)以下,二者只居其一为有效者 5 例(6.0%);肿胀不减或血压和尿检均异常为无效者 0 例。总有效率为 100%。④

11. **黄芪腹皮白术汤** 黄芪 30 克、白术 30 克、山药 30 克、腹皮 30 克、茯苓 20 克、当归 15 克、白茅根 15 克、泽泻 10 克。李昭荣用上方治疗 30 例妊娠水肿患者。结果:服药后,病势迅速减

轻,主要症状及体征消失,至分娩再未复发水肿者为治愈,共 20 例(占 67%);服药后,病势迅速减轻,随之主要症状及体征消失,但停药后症状复出者为显效,共 7 例(占 23%);服药后,症状无变化,甚或加重,或转为其他疾病者为无效,共 3 例(占 10%)。总有效率 90%。⑤

12. **八正散** 木通 12 克、萹蓄 15 克、车前子 15 克(包煎)、栀子 15 克、桑白皮 15 克、瞿麦 30 克、海金砂 30 克、甘草 10 克。随症加减:恶心呕吐者,加竹 15 克、伏龙肝 10 克;食欲不振胃脘胀满者,加白术 15 克、佩兰 15 克、大腹皮 15 克;身重无力者,加防己 10 克、黄芪 30 克;舌质紫暗或有瘀斑者,加王不留行 15 克。吴国春等用上方加减治疗 36 例妊娠肿胀患者。结果:治愈 33 例,好转 3 例,全部有效。治疗时间最短 14 天,最长 50 天。⑥

13. **全生白术散加味** 炒党参 9 克、焦白术 9 克、茯苓皮 9 克、陈皮 4.5 克、六神曲 12 克、大腹皮 9 克、黄芪皮 9 克、姜皮 2 片、炙甘草 3 克、大枣 4 枚。随症加减:兼腹胀甚者,加佛手片 9 克、焦枳壳(或枳实)9 克;兼大便溏薄者,加炒白扁豆 15～30 克、煨木香 4.5 克;兼心悸失眠者,加炒酸枣仁 6 克、辰灯芯 3 束。周世鹏用上方加减治疗 2 例子肿患者,疗效满意。⑦

单　方

甘松 组成:甘松。用法用量:根据患者浮肿情况之轻重而决定甘松的用量,一般用量为 100～200 克,重者可酌情增加;先用开水浸泡药物 1～2 小时,然后煮沸数分钟,去渣,待药液温度降至 40℃左右时,擦洗患处,每天 1～2 次,每剂可洗 2～3 次更换。临床应用:罗顺洪用上法治疗 1 例妊娠浮肿患者,2 剂浮肿全消。⑧

① 曹怀宁,等.全生白术散加减治疗"子肿"[J].上海中医药杂志,2000(9):28.
② 高振乾,等.紫苏饮治疗子悬症临床体会[J].实用中医药志,1999,15(5):42-43.
③ 吴允聪.当归芍药散治疗子悬[J].四川中医,1994(3):38-39.
④ 王桂生.白术散加减治疗子肿 84 例报告[J].北京中医,1994(6):28.
⑤ 李昭荣,等.中药治疗妊娠水肿 30 例[J].陕西中医,1993,14(6):249-249.
⑥ 吴国春,等.八正散加减治疗妊娠肿胀 36 例[J].陕西中医,1991,12(5):207.
⑦ 周家岐.老中医周世鹏诊治子肿病经验[J].上海中医药杂志,1982(2):14,47.
⑧ 罗顺洪.甘松外治子肿[J].中医外治杂志,1995(4):48.

妊娠合并消化性溃疡

概　　述

妊娠合并消化性溃疡主要指胃和十二指肠的慢性溃疡，即胃溃疡和十二指肠溃疡，简称溃疡病。临床上年轻女性以十二指肠溃疡多见。妊娠早期孕妇合并消化性溃疡发生率较低，因此易忽视对本病的诊断与治疗，致使妊娠晚期或分娩后由于肾上腺皮质功能增强，胃液内盐酸及蛋白酶含量的逐渐增高而使溃疡病情加重。

患者有慢性病程、周期性发作、发作期和缓解期相交替的节律性上腹痛、夜间痛及可用食物或制酸药物缓解等典型症状。消化性溃疡是由多种病因导致的疾病，近十多年来的研究证明幽门螺杆菌（Hp）感染是消化性溃疡的主要病因。此外胃酸分泌增加、胃蛋白酶活性增强、药物作用、急性应激和长期精神紧张焦虑、情绪波动和饮食不当等均与溃疡病的发病有关，为溃疡病的侵袭因素。

在妊娠晚期及产褥期由于体内激素水平的变化可使患者症状加重会出现上消化道出血、溃疡穿孔及幽门梗阻并发症。其中上消化道出血是消化性溃疡最为常见的并发症，以十二指肠溃疡并发出血较多见，若 12 小时内出血超过总血容量的 30%，可危及孕妇和胎儿的生命。

症状

1. 上腹痛，多数消化性溃疡患者有慢性上腹痛，妊娠早、中期由于胃酸分泌减少、胃蠕动减弱、胃黏膜充血减轻等，消化性溃疡症状可缓解。妊娠晚期、分娩期及产褥期，由于肾上腺皮质功能增强、乳汁的形成和分泌，胃液的分泌随之增加或减弱，胃液内盐酸和蛋白酶含量升高，少数胃溃疡患者症状加重，甚至发生溃疡出血或穿孔。疼痛具有明显的节律性，呈周期性发作，与非孕期相同。疼痛多为烧灼痛或钝痛。

2. 嗳气、反酸、恶心、呕吐，孕早期上述症状可与妊娠反应混淆。

体征

多数患者有上腹部局限性压痛，发生并发症时可有相应的体征，但并发穿孔时腹膜刺激征可不明显，仅表现轻度腹胀，上腹部相当于溃疡所在部位有腹部轻压痛和肠鸣音亢进。

消化性溃疡预后较好，大多数的溃疡经过治疗可以痊愈，只有少部分的消化性溃疡因危险因素不能全部根除，或长期服用一些易引起消化性溃疡的药物，而导致预后不好，溃疡容易反复发作。为减少妊娠合并消化性溃疡的发生，孕妇应注意避免劳累和精神刺激，注意保暖。溃疡发作期应注意休息，疼痛剧烈合并出血时要卧床。因本病发作与精神因素有很大关系，长期忧郁可造成对胃黏膜的损害，因此要树立乐观情绪，消除焦虑。

本病属中医"吐酸""吞酸""咽酸"等范畴。《灵枢·四时气》曰："善呕，呕有苦，长太息，心中憺憺，恐人将捕之；邪在胆，逆在胃，胆液泄，则口苦，胃气逆，则呕苦，故曰呕胆。"描述反酸的同时伴有胆汁反流的情况。

本病病位在胃，与肝脾有关，是以脾胃虚弱为本，气滞、寒凝、热郁、湿阻、血瘀为标的虚实夹杂之证。元代朱震亨指出，食郁有热可致吞酸。《丹溪心法》载："吐酸是吐出酸水如醋。平时津液，随上升之气郁积而久，湿中生热，故从火化，遂作酸味。"《景岳全书》言："脾胃虚寒，中气不健，而三焦胀满者，是为气虚中满。其为证也，必多吞酸嗳腐，恶食恶寒，或常为溏泄，而别无火证火脉者，必属脏寒，此所谓脏寒生满病也，惟宜温补。"

关于治法，《丹溪心法》载："噫气吞酸，此系食郁有热，火气冲上，黄芩为君，南星、半夏、陈皮为佐，热多加青黛。"清代叶天士指出，内有肝火，外寒束表，可致反酸。治疗以辛热之药散其外寒。《景岳全书发挥》云："其人素有肝火，为寒所束，不得宣通而作酸，故暂用辛热之药，散其外寒，其火发越，则酸自止。"

经　验　方

温土毓麟汤加减　巴戟天 20 克、覆盆子 18

克、太子参 15 克、白术 15 克、山药 15 克、白芍 15 克、海螵蛸 15 克、紫苏梗 10 克、百合 10 克、茯苓 10 克、陈皮 10 克、郁金 6 克、当归 6 克、甘草 6 克。每日 1 剂，水煎取汁 150 毫升，分 2 次小口温服。徐嵘将 65 例妊娠合并消化性溃疡患者随机分为治疗组 35 例和对照组 30 例。治疗组给予温土毓麟汤加减。对照组予胃得乐口服，每次 2 片，每天 3 次，饭后嚼服。两组均以 6 周为 1 个疗程。结果：两组临床疗效比较，治疗组总有效率为 91.42%，高于对照组的 83.33%。两组复发情况比较，停药后，治疗组治愈 20 例中复发 4 例，复发率为 20%；对照组治愈 12 例中复发 7 例，复发率为 58.33%。两组复发率比较差异有显著性意义（$P < 0.05$）。①

妊娠合并甲状腺功能亢进

概　述

甲状腺功能亢进（简称甲亢）是指甲状腺腺体分泌的甲状腺激素增多，造成机体本身甲状腺激素过高，引起体内的神经、循环及消化等系统兴奋性增高、代谢亢进的内分泌疾病。由于妊娠期机体本身会发生一系列变化，故妊娠合并甲亢的诊断、治疗与非孕期有所不同。妊娠合并甲亢者并不多见，国内报道发生率为 0.1%～0.2%。

发病特征多为甲状腺对称性、弥漫性肿大，质软，无压痛，突眼征。有神经系统症状、高代谢率等体征。

当甲亢未治疗或治疗欠佳的孕妇于分娩或手术应激、感染及停药不当时，可诱发甲亢危象。反之，重症或未经治疗控制的甲亢孕妇容易发生流产和早产、胎儿生长受限及胎儿甲状腺功能减退和甲状腺肿等。

妊娠期甲亢症状与非孕期相同，表现为代谢亢进、易激动、怕热多汗、皮肤红、脉搏快、脉压＞50 毫米汞柱等。体格检查可见皮温升高、突眼、手指震颤，严重者心律不齐、心界扩大，实验室检查血清促甲状腺激素（TSH）降低，游离 T4（FT4）或总 T4（TT4）增高。

各种甲亢症状急骤加重和恶化称甲亢危象，表现为焦虑、烦躁、大汗淋漓、恶心、厌食、呕吐、腹泻、大量失水引起虚脱、休克甚至昏迷、体温＞39℃、脉率＞140 次/分，甚至＞160 次/分、脉压增大，常因房颤或房扑而病情危重，有时伴有心衰或肺水肿，偶有黄疸、血白细胞及 FT3、FT4 增高。

甲亢不是终止妊娠的适应证，轻症和经治疗可控制的甲亢对妊娠影响不大，重症或经治疗不能控制的甲亢对妊娠及胎儿、新生儿有影响，可考虑终止妊娠。

本病属中医"子瘿"范畴。本病中医病机主要为情志失调和体质因素。《诸病源候论·瘿候》云："瘿者，由忧恚气结所生。"这是最早指出瘿病的主要病因是情志因素。《济生方·瘿瘤论治》曰："夫瘿瘤者，多由喜怒不节，忧思过度……气血凝滞，为瘿为瘤。"《医学入门·瘿病》载："瘿气，今之所谓瘿囊者是也，由忧恚所生。"以上均指出精神抑郁，忧思日久，导致肝失调达，气机郁结从而影响了气血津液的正常输布，使得有形实邪聚结于颈前，发为瘿病；凝聚于目，则眼球突出。若暴怒伤肝，肝疏泄功能失司，从而气郁日久化火，灼伤津液而成痰，痰火壅结于颈前而成瘿。《圣济总录》中首次提出："妇人多有之，缘忧恚有甚于男子也。"《小品方·论瘿病》言："长安及襄阳蛮人，其饮沙水喜瘿……其地妇人患之。"《杂病源流犀烛·瘿瘤》载："西北方依山聚涧之民……其间妇女，往往结囊如瘿。"以上均指出妇人在瘿病的发生中较为多见，由此可见体质的因素决定了是否发病。《圣济总录·瘿瘤门》曰："山居多瘿颈，处险而瘿也。"指出瘿病以山区发病较多。《治病百法》云："颈如险而瘿，水土之使然也。"《名医类案》言："汝州人多病颈瘿，其地饶风沙……饮其水则生瘿。"说明了饮食水土因素是瘿病的致病原因之一。

治疗方法早在《神农本草经》中就有记载："海

① 徐嵘.温土毓麟汤加减治疗妊娠合并消化性溃疡疗效观察［J］.湖北中医杂志，2008（11）：33－34.

藻主瘿瘤气。"《本草经疏》中云："昆布……瘿坚如石者，非此不除。"《外科正宗》记载海藻玉壶汤一方，言："夫人生瘿瘤之证，非阴阳正气结肿，乃五脏淤血、浊气、痰滞而成……痰聚也，行痰顺气。"《外台秘要》中有云："疗瘿细气方，深师紫苏子膏疗气瘿方。"同书还记载了："疗冷气咽喉噎塞兼瘿气昆布丸。"

经 验 方

1. 基本方 1 玄参 15 克、牡蛎 30 克、夏枯草 15 克、柴胡 15 克、栀子 10 克、连翘 10 克、黄芩 10 克、贝母 10 克、党参 15 克、甘草 10 克。每日 1 剂，水煎服。30 天为 1 个疗程，共服 3 个疗程。根据临床症状适当加减。后改用上方细研为末再服 3 个月。程芙蓉将 40 例妊娠合并甲状腺功能亢进的单胎头位孕妇随机分为西医治疗组与中西医结合治疗组各 20 例。西医治疗组采用口服丙基硫氧嘧啶等西药治疗，中西医结合治疗组在西医治疗的基础上服用上方进行治疗。结果：中西医结合治疗组发生人工流产 1 例，早产 2 例，足月产正常新生儿 16 例，1 例新生儿死亡；西医治疗组发生人工流产 3 例，早产 5 例，足月产正常新生儿 8 例，2 例新生儿死亡，2 例新生儿出生时发生轻度窒息。中西医结合治疗组患者甲状腺功能检查的各项指标与西医治疗组比较差异有统计学意义（$P<0.05$）；妊娠结局及分娩方式两组比较差异有统计学意义（$P<0.05$）。[1]

2. 基本方 2 玄参 15 克、牡蛎 30 克、夏枯草 15 克、柴胡 15 克、栀子 10 克、连翘 10 克、黄芩 10 克、贝母 10 克、党参 15 克、甘草 10 克。随症加减：中青年患者起病初期，肝火偏亢，急躁易怒者，加龙胆草 10 克、牡丹皮 10 克、白蒺藜 15 克；心火亢盛、心阴亏虚、心悸失眠较重者，可加丹参 20 克、生地黄 20 克、夜交藤 30 克；肝风内动、肢颤较重者，加钩藤 15 克、白蒺藜 15 克、白芍 15 克；

胃热亢盛，多食易饥者，加石膏 20 克；脾胃运化失常，便多乏力者，可加白术 10 克、茯苓 15 克、麦芽 15 克；病久正气耗伤，可加黄芪 30 克，加重党参的用量；火旺灼阴，加麦冬 12 克、沙参 15 克、天花粉 15 克。每日 1 剂，水煎服。30 天为 1 个疗程，共服 3 个疗程。后改用上方为末再服 3 个月。辅助治疗：丙基硫氧嘧啶，中度患者每日 300～400 毫克，重度患者每日 400～500 毫克；维生素 B_4 20 毫克，每日 3 次。服药 15 天～1 个月做甲状腺功能检查。若临床症状完全消失，三项指标均正常每日可服丙基硫氧嘧啶 200～300 毫克，维持 1 年半左右停药。维生素 B_4 根据血常规中性粒细胞的多少而用药。曲艳妮用上方加减治疗 38 例妊娠合并甲亢患者，年龄最小 21 岁，最大 45 岁。病情从有症状到确诊最短 1 个月，最长 2 年。呈高代谢症候群者 30 例，有神经系统症状者 33 例，心律失常者 31 例。外观看均有甲状腺不同程度的肿大及突眼症，均有消化系统及运动系统症状。结果：痊愈 31 例，有效 7 例。痊愈率为 81.6%，总有效率为 100%。其中服药 3 个月临床症状基本消失、化验正常者 29 例；4 个月正常者 31 例；停药 1 年无复发者 31 例。[2]

妊 娠 咳 嗽

概 述

妊娠咳嗽，是指女性在妊娠期间频繁发生咳嗽或咳嗽经久不愈，也称作"子嗽"。

本病的发生、发展与妊娠期母体内环境的特殊改变有关。临床特征以伴随咳嗽、干咳、喉痒、咽痛、痰稠或痰少、咯痰不爽为主。倘若剧烈咳嗽或久咳迁延不愈，便会损伤胎气，引起胎漏、胎动不安，严重者可导致堕胎、小产。

临床症状多以咳嗽不已，无痰或有黄色黏痰，少而难以咯出；口干，咽喉痒痛；初起者或有头痛，

① 程芙蓉.中西医结合治疗妊娠合并甲亢的临床研究[J].医药前沿,2012(36)：174-175.
② 曲艳妮,等.中西医结合治疗妊娠合并甲亢[J].中国民间疗法,2011,19(9)：53.

伴或不伴体温升高,体温升高者甚至可达近40℃,且热势多是以午后渐增,夜间为重。咳嗽前或有感冒病史。

患者孕前均无慢性咳嗽病史,临床体检提示宫内胎儿发育正常,孕妇语声或重浊或嘶哑,咽腔稍充血,听诊双肺呼吸音清晰或稍粗糙,但未闻及明显的干湿啰音。实验室检查发现支原体感染者较多,血常规检查等或有白细胞计数的轻度升高或未见明显异常。

本病经过适当的治疗和休息,一般预后良好。若久咳不已,或失治、误治,或原有流产甚至复发性流产病史患者,病情进一步发展,损伤胎气,可导致胎漏、胎动不安,甚至堕胎、小产。

妊娠咳嗽病名最早见于《诸病源候论》,有"妊娠咳嗽候"的记载,认为本病的发生主要责之于肺,但应四时之变更,五脏应之,皆能令人咳。子嗽一般无寒热之表证,子嗽的发生多因素体阴虚,肺阴不足孕后血聚以养胎,致阴血愈虚,阴虚则火旺,上灼肺金,肺失濡润,发为子嗽。《女科经纶》引朱丹溪云:"胎前咳嗽,由津血聚养胎元,肺失濡润,又兼郁火上炎所致。"亦因素体阳旺,加之孕后胎气盛,火乘肺金,炼液成痰,肺失宣降,发为子嗽。《医宗金鉴·妇科心法要诀》曰:"妊娠咳嗽谓之子嗽,嗽久每致伤胎。有阴虚火动痰饮上逆,有感冒风寒之不同。"《女科指掌》言:"然肺属辛金生于己土,久嗽不已,多因脾虚不能生肺气,腠理不密,外感风邪。或因肺虚不能生水,致阴火上炎,治当补土生金,滋肾安胎为要也。"本病的病机为肺阴不足,痰热上扰,胎火上炎,热灼伤肺,肺失濡润,遂发子嗽,又有外感风寒邪气所致者。同时又有脾虚生痰、素体肾虚而致咳嗽者。

辨 证 施 治

1. 但启宏分3型

驱邪利肺汤:紫苏叶12克、桔梗12克、化橘红9克、浙贝母15克、前胡12克、炙枇杷叶15克、砂仁(后下)5克、白术9克、炙甘草6克。

(1)风寒袭肺 咳嗽声重,咯痰稀薄色白,恶寒,或有发热,无汗,舌苔薄白,脉浮滑而紧。方用驱邪利肺汤加荆芥12克、防风12克、白前12克。

(2)风热犯肺 咳嗽气粗,咯痰粘白或黄,咽痛或咳声嘶哑,或有发热,微恶风寒,口微渴,舌尖红,苔薄白或黄,脉浮滑数。方用驱邪利肺汤加桑叶15克、菊花12克、薄荷(后下)9克、连翘15克。热重者,加黄芩12克、大青叶20克。

(3)燥邪伤肺 干咳少痰,咯痰不爽,鼻咽干燥,口干,舌尖红,苔薄黄少津,脉细滑数。方用驱邪利肺汤加桑叶15克、川贝母(分冲)8克、北沙参15克、麦冬12克、玉竹12克。

临床观察:但启宏将47例妊娠外感咳嗽患者用上方进行辨证治疗,并观察其疗效和不良反应。结果:治疗7天后治愈33例(70.2%),好转12例(25.5%),未愈2例。总有效率95.7%。全部病例均未出现明显不良反应。[①]

2. 高慧分2证

(1)脾虚痰饮证 妊娠期间咳嗽痰多,胸闷气促喘不得卧,神疲纳呆,舌质淡胖,苔白腻,脉滑。治宜健脾除湿、化痰止咳。方用六君子汤加紫苏梗、紫菀。

(2)阴虚肺燥证 妊娠期间咳嗽不已,干咳无痰或带血,口干燥,失眠盗汗,舌红,少苔,脉细滑数。治宜养阴润肺、止嗽安胎。方用百合固金汤(《医方集解》)去当归、熟地黄,加桑叶、阿胶、黑芝麻、炙百部。[②]

3. 妊娠寒咳

初起咳痰清稀,如水或夹有泡沫,每于晨间、夜半或受寒后咳嗽加重,流清涕,口淡不渴或渴喜热饮或欲漱不咽,尿清长,大便软烂,怯寒喜暖,面色㿠白。外感引起可伴恶寒重发热轻,舌淡苔白,脉浮紧等风寒表证,因阳虚所致常有咳嗽欲呕,咽痒异常,甚至咳伴腰腹疼痛,常自汗出,易感冒,舌质淡或舌体胖大有齿痕,或舌

① 但启宏.自拟驱邪利肺汤治疗妊娠外感咳嗽47例[J].内蒙古中医药,2018,37(5):3-4.
② 高慧.全国名老中医高慧经带胎产杂病论[M].北京:中国中医药出版社,2017:222-223.

质暗淡,苔薄而润,甚则伸舌欲滴,脉沉或弱。方用桂枝二陈汤加减:防风 10 克、桂枝 10 克、生白芍 10 克、大枣 15 克、生姜 15 克、炙甘草 6 克、紫菀 15 克、陈皮 10 克、法半夏 10 克、生白术 15 克、茯苓 10 克。[1]

4. 何桂英等分 3 型

(1)**肺寒痰饮型** 症见痰白清稀,呕吐痰涎,甚则喘息不得平卧,舌质淡白苔白滑,脉细滑。治宜温肺化饮、止咳平喘。方用玉屏风散合小青龙汤加减:黄芪 15 克、白术 12 克、桂枝 9 克、细辛 4 克、干姜 4 克、白芍 9 克、炙甘草 5 克、五味子 4.5 克、淫羊藿 6 克、半夏 9 克。

(2)**脾肺气虚型** 症见咳嗽痰白质稀,神疲纳呆,伴有恶心呕吐,气促气短,口淡无味等妊娠反应,舌质淡红,苔白厚,脉细滑。治宜补脾益肺、止咳化痰。方用六君子汤加味:党参 15 克、黄芪 15 克、白术 9 克、炙甘草 5 克、陈皮 5 克、半夏 9 克、白芥子 6 克、紫菀 9 克、茯苓 10 克。

(3)**胎火犯肺型** 症见咳嗽痰黄质稠,或干咳无痰,面赤口干,尿黄便秘,胎动频作,舌质红苔薄黄,脉滑数。治宜清肺化痰、安胎止咳。方用黄芩泻白散加减:黄芩 10 克、桑白皮 15 克、甘草 5 克、白芍 15 克、苎麻根 30 克、百合 10 克、浙贝母 9 克、苇茎 10 克、冬瓜仁 9 克、鱼腥草 15 克。

临床观察: 何桂英等用上方辨证治疗肺寒痰饮型妊娠咳嗽、脾肺气虚型妊娠咳嗽、胎火犯肺型妊娠咳嗽患者各 1 例,疗效满意。[2]

经 验 方

1. 止嗽散合六君子汤加减 党参 15 克、炒白术 9 克、陈皮 9 克、炙紫菀 9 克、茯苓 9 克、白前 9 克、制百部 9 克、荆芥 6 克、炙甘草 5 克。随症加减:咽痒明显的患者,加防风 6 克;咽痛明显的患者,加马勃 9 克、玄参 9 克;咳黄色痰的患者,加黄

芩 12 克;有痰不易咳出的患者,加制半夏 9 克。水煎服,每日早晚 2 次服用。徐英将 88 例妊娠咳嗽患者随机分为观察组与对照组各 44 例。两组均采用抗感染、雾化吸入等常规治疗措施,观察组另采用止嗽散合六君子汤加减进行治疗。所有患者均连续治疗 7 天后比较临床疗效。结果:观察组显效 30 例,有效 13 例,无效 1 例,有效率为 97.73%;对照组显效 23 例,有效 13 例,无效 8 例,有效率为 81.82%,两组差异有统计学意义($P<0.05$);对所有患者随访 1 个月,观察组阴道出血、胎动不安以及流产的发生率分别为 2.27%、6.82%、0,均显著低于对照组的 13.64%、27.27%、11.36%,两组差异均有统计学意义(均 $P<0.05$)。[3]

2. 小柴胡汤 醋北柴胡 6 克、姜半夏 6~9 克、党参 15~30 克、黄芩 6~25 克、生姜 6~20 克、大枣 3~10 克、炙甘草 3~12 克。每日 1 剂,水煎服,3~7 日为 1 个疗程。随症加减:咳嗽重者,加川贝母、蜜紫菀、蜜款冬花、蜜百部;气虚甚者,重用党参;热胜重用黄芩,再加金荞麦、连翘;痰多,加二陈汤;肝郁,加香附、陈皮;口干、口渴,加麦冬、五味子。臧大伟等用上方加减治疗 60 例妊娠咳嗽患者。结果:患者服用 1 天后,咳嗽、咳痰症状减轻,3 天后症状基本消除;7 例患者服用 2 天后无发热,症状有所减轻,但仍有咳嗽,原方中川贝母、蜜紫菀、蜜百部加量,再服 4 天,症状基本消除。总有效率 100%。[4]

3. 玄麦甘桔汤 玄参、麦冬、桔梗、生甘草。随症加减:若伴咽干、咽痒,可加生地黄、熟地黄、山茱萸;痰中带血者,可加仙鹤草、侧柏叶;腰酸、腹坠者,可加菟丝子、桑寄生、女贞子;肝火犯肺者,可加黄芩、栀子。[5]

4. 桔梗汤 紫苏叶、桔梗、麻黄、桑白皮、杏仁、赤茯苓、天冬、百合、川贝母、前胡。随症加减:若伴头痛者,加荆芥、白芷;伴发热者,加金银花、连翘;伴咽痛者,加板蓝根、甘草;伴纳差

[1] 潘佳蕾,等.桂枝二陈汤治疗妊娠寒咳的体会[J].中国中医急症,2016,25(1):176-177.
[2] 何桂英,等.妊期咳嗽的治疗心得[J].福建中医学院学报,2004,14(3):10-11.
[3] 徐英.止嗽散合六君子汤加减治疗妊娠咳嗽的效果评价[J].黑龙江医药,2018,31(5):93-95.
[4] 臧大伟,王小龙,等.小柴胡汤加减治疗妊娠咳嗽 60 例[J].世界最新医学信息文摘,2018,18(13):163.
[5] 萧园丽,陆华,等.加味玄麦甘桔汤治疗阴虚型妊娠咳嗽[J].中医药临床杂志,2017,29(7):1023-1024.

者,加砂仁、陈皮;伴呕吐者,加砂仁、生姜;伴腹痛者,加黄芩、白术。伴气虚者,加党参、黄芪。发散风寒,理肺润肺止咳。适用于外感风寒型妊娠咳嗽。①

5. **益肺止咳汤** 百合15克、麦冬15克、生地黄10克、白芍20克、当归15克、浙贝母15克、桔梗20克、桑寄生25克、菟丝子30克、阿胶15克、制半夏9克、五味子6克、党参25克、甘草10克。每日1剂,分2次,每次1袋150毫升。早晚饭后半小时温服,疗程为2周。付丽媛用上方治疗30例阴虚肺燥型妊娠咳嗽患者,观察患者疗程均为2周。结果:总有效率为90.00%,其中痊愈率为10.00%,显效率为50.00%,有效率为30.00%;对治疗前后中医证候总积分数据进行分析,经统计学分析可以认为治疗前后症状积分有显著差异,且治疗前症状积分明显高于治疗后症状积分,具有统计学意义。②

6. **止嗽散加味** 荆芥9克、百部12克、白前12克、桔梗9克、陈皮6克、白术10克、紫菀12克、甘草6克。随症加减:风热表证者,加用黄芩9克;风寒表证者,加用紫苏叶12克、防风10克、白芍15克、生姜6克;痰液较多者,加用浙贝母10克、鱼腥草15克、桑白皮10克;伴咳嗽气喘、夜间尤甚者,紫苏叶改用紫苏子12克,加用干姜6克、炙麻黄4克。每日1剂,水煎服,用药3天。邓黎等将60例妊娠咳嗽患者随机分为观察组与对照组各30例。对照组采用头孢羟氨苄胶囊治疗,观察组采用止嗽散加味治疗。结果:观察组治疗总有效率为96.67%,对照组为76.67%,观察组的治疗效果明显优于对照组,两组差异有统计学意义($P<0.05$)。③

7. **傅金英经验方** 麦冬、玄参、金银花、连翘、黄芩、鱼腥草、桔梗、枇杷叶、杏仁、百部、川贝母、炒白术、甘草。随症加减:风寒者,加紫苏叶、荆芥;痰多者,加陈皮、竹茹;久咳不已者,加桑白皮、地骨皮;腰酸、腹部不适者,加续断、杜仲、菟丝子等。滋阴清热,润肺止咳,补肾健脾。适用于子嗽。傅金英用上方加减治疗1例子嗽患者,停药后随访至生产患者咳嗽未复发。④

8. **清热化痰止咳汤** 鱼腥草20克、黄芩15克、炙款冬花15克、炙枇杷叶15克、浙贝母15克、牛蒡子15克、桔梗12克、杏仁12克、甘草6克。随症加减:干咳无痰,加麦冬20克、南沙参15克;痰中带血,加白及9克;咽痒不适,加射干9克、山豆根9克。每日1剂,水煎2次,混合取汁400毫升,分2次口服。崔翠林用上方加减治疗100例妊娠外感久咳患者。结果:临床疗效显著,治愈79例,好转17例,未愈4例。有效率为96%。⑤

9. **止咳化痰汤** 黄芩10克、栀子10克、灯台叶8克、桔梗10克、麦冬10克、桑白皮12克、川贝母10克、知母6克、前胡10克、陈皮10克、茯苓15克、甘草6克。随症加减:若心烦呕吐,加砂仁;风寒,加紫苏叶、桑叶;咳甚津伤,加百合、玄参。每日1剂,水煎服,每日3次。喻洪将136例妊娠咳嗽患者随机分为治疗组与对照组各68例。治疗组采用止咳化痰汤加减治疗。对照组采用西药青霉素静滴,药物剂量按体重及年龄给药。两组均以6天为1个疗程。结果:对照组、观察组的有效率分别为88.23%、97.06%。⑥

10. **止嗽安胎汤** 熟地黄30克、川贝母10克、生地黄9克、山茱萸15克、麦冬15克、五味子6克、益母草6克、阿胶(烊化)6克、黄芩3克。随症加减:若兼恶心、呕吐,加生姜10克、竹茹10克;痰中带血者,加侧柏叶10克、仙鹤草10克、墨旱莲15克;咽喉疼痛者,加牛蒡子10克、金银花10克;鼻塞流涕、头痛恶寒者,加麻黄6克、紫苏叶10克;咳嗽痰多者,加姜半夏10克;胃脘胀痛、不思饮食者,加砂仁6克;咳血或胎漏下血者,加苎

① 张跃飞、李红梅.李红梅教授治疗外感风寒型妊娠咳嗽经验[J].亚太传统医药,2017,13(15):67-69.
② 付丽媛.益肺止咳汤治疗妊娠咳嗽的临床观察[D].哈尔滨:黑龙江中医药大学,2017.
③ 邓黎,等.止嗽散加味治疗妊娠咳嗽临床观察[J].深圳中西医结合杂志,2017,27(12):54-55.
④ 苏纪春,等.傅金英教授治疗子嗽的经验[J].中国中医药现代远程教育,2015,13(11):33-34.
⑤ 崔翠林,等.妊娠外感久咳的中医治疗[J].中医临床研究,2015,7(15):14,16.
⑥ 喻洪.自拟止咳化痰汤治疗妊娠咳嗽68例[J].云南中医中药杂志,2015,36(2):22.

麻根 20 克。每日 1 剂,水煎分 2 次服。俞东英用上方加减治疗 70 例妊娠久咳患者。结果:治疗 7 天,48 例治愈(咳嗽及临床体征消失),20 例好转(咳嗽减轻,痰量减少),2 例未愈(症状无明显改变)。总有效率为 97.1%。[①]

11. 杏苏散　杏仁 10 克、紫苏叶 15 克、前胡 10 克、桔梗 8 克、陈皮 10 克、炙甘草 6 克。随症加减:若久咳不已,痰少咽干,咽痛者,加地骨皮、桑白皮;加沙参、麦冬、川贝母以养阴润肺、清热散结;若伴咽痛、咳嗽痰多、黄稀、头痛、发热等初期表证明显者,加金银花、桑叶、黄芩等;痰多、色白、胸闷、呕恶者,加法半夏。每日 1 剂,水煎取汁 400 毫升,分早晚温服,5 剂为 1 个疗程。余德海用上方加减治疗 74 例妊娠咳嗽患者。结果:治愈 30 例(40.54%),好转 38 例(51.36%),无效 6 例(8.10%)。总有效率为 91.89%。[②]

12. 自拟方 1　白菊花 10 克、桑叶 10 克、桔梗 10 克、薄荷 10 克、连翘 10 克、杏仁 10 克、干芦根 10 克、炙甘草 6 克、生地黄 15 克、麦冬 10 克、制玉竹 15 克、南沙参 15 克。随症加减:对于出现咽痛患者,加黄芩 12 克;对于出现咳嗽加重患者,加鱼腥草 30 克;对于出现鼻塞及流清涕患者,加紫苏梗 10 克、紫苏叶 10 克;对于出现发热患者,加鸭跖草 30 克;对于出现痰黄稠且不易咳出患者,加浙贝母 10 克、瓜蒌皮 10 克。王晓华将 84 例妊娠合并急性上呼吸道感染患者随机分为治疗组与对照组各 42 例。治疗组采用上方进行治疗,每日口服 2 次中药,每日 1 剂,进行为期 3 个月的治疗。对照组采用西药进行治疗,为期 3 天。结果:治疗组、对照组的临床治疗总有效率分别为 97.62%、95.24%,两组没有显著差异性,无统计学意义。治疗组采用中药进行治疗后,其妊娠结局出现不良现象发生率为 2.38%,其中 1 例出现早产现象,0 例新生儿出现窒息现象,0 例出现流产现象;对照组采用西药进行治疗后,其妊娠结局出现不良

现象发生率为 19.04%,其中 4 例出现早产现象,2 例新生儿出现窒息现象,2 例出现流产现象。治疗组妊娠结局出现不良现象发生率显著低于对照组,两组差异有统计学意义。[③]

13. 子咳方　白术 15 克、黄芩 10 克、茯苓 15 克、陈皮 10 克、桔梗 5 克、浙贝母 10 克、钩藤 6 克、地骨皮 15 克、桑白皮 15 克、紫菀 10 克、甘草 5 克。健脾益肾,清热宣肺。适用于妊娠咳嗽。聂玲辉等用上方治疗 1 例妊娠咳嗽患者,疗效满意。[④]

14. 苏芩止咳汤　紫苏叶 10 克、黄芩 10 克、杏仁 10 克、甘草 10 克、桔梗 10 克、炙枇杷叶 15 克、柴胡 10 克、浙贝母 15 克、连翘 15 克。随症加减:若鼻塞重,加白芷 10 克、辛夷花 10 克、苍耳子 10 克;若咽痛甚,加牛蒡子 15 克、射干 15 克、玄参 15 克;若咯痰黄稠,加地骨皮 20 克、桑白皮 20 克、鱼腥草 20 克;气短乏力,加太子参 15 克、黄芪 15 克、白术 15 克;口干咽燥,舌红少苔,加麦冬 15 克、北沙参 15 克、百合 15 克;伴恶心呕吐,加陈皮 10 克、竹茹 10 克、桑寄生 20 克。每日 1 剂,清水浸泡 1 小时后连续煎煮 2 次,每次取汁 150 毫升,混匀后分早、中、晚 3 次服。王士军等用上方加减治疗 54 例妊娠咳嗽患者。治疗 7 天后统计临床疗效。结果:治愈 39 例,好转 13 例,未愈 2 例。总有效率 96.3%。[⑤]

15. 沙参麦冬汤加减　南沙参 30 克、麦冬 15 克、乌梅 15 克、炙甘草 12 克、白术 10 克、云茯苓 15 克、黄芩 15 克、紫苏子 15 克、桔梗 12 克、炙百合 15 克、川贝母 15 克、炙双皮 15 克。随症加减:若久咳不已,口干咽燥,舌红少苔者,加地骨皮;若咳声重浊、气急、喉痒、鼻塞、头痛、流清涕者,去乌梅、紫苏子,加麻黄 10 克、炙杏仁 12 克、紫苏 15 克;若伴喉燥、咽痛、痰黄,口渴恶风头痛者,去乌梅、双皮,加桑叶 15 克、菊花 15 克、薄荷 12 克;若痰多黄稠,胃满者,加陈皮 15 克、半夏 12 克、竹茹 15 克。每日 1 剂,水煎 400 毫升分早晚温服。高

① 俞东英.止嗽安胎汤治疗妊娠久咳 70 例[J].浙江中医杂志,2015,50(9):672.
② 余德海.杏苏散加减治疗妊娠咳嗽 74 例[J].光明中医,2014,29(12):2574-2575.
③ 王晓华.妊娠合并急性上呼吸道感染的中医治疗[J].中国卫生产业,2014,11(15):179-180.
④ 聂玲辉,孙升云,等.沈英森教授治疗妊娠咳嗽经验[J].四川中医,2012,30(3):7-8.
⑤ 王士军,等.苏芩止咳汤加减治疗妊娠咳嗽 54 例[J].中国中医药现代远程教育,2012,10(2):31.

爱芝用上方加减治疗 36 例妊娠咳嗽患者。结果：临床治愈 33 例，显效 3 例，无效 0 例。①

16. 止咳方　陈皮 10 克、黄芩 10 克、杏仁 10 克、枇杷叶 10 克、款冬花 10 克、紫苏子 10 克、川贝母 10 克、桔梗 10 克、麦冬 15 克、甘草 6 克。随症加减：恶心呕吐，加生姜 10 克、竹茹 10 克；咳嗽痰中带血，加侧柏叶 10 克、仙鹤草 10 克、墨旱莲 15 克；大便干，加肉苁蓉 15 克；胃脘胀痛、不思饮食，加砂仁 6 克；咽喉疼痛音哑，加牛蒡子 10 克、金银花 10 克；鼻塞流涕、头痛恶寒，加麻黄 6 克、紫苏叶 10 克；咳嗽痰多，加姜半夏 10 克；腰酸下坠，加续断 15 克、桑寄生 15 克、阿胶 10 克；咳血或胎漏下血，加苎麻根 20 克。每日 1 剂，水煎 2 次取汁 300 毫升，分早晚 2 次温服。张金兰等用上方加减治疗 56 例妊娠咳嗽患者。结果：治愈 38 例（67.9％），好转 17 例（30.4％），未愈 1 例（1.7％）。总有效率为 98.3％。1 例未愈患者结合西药治疗，病情好转。②

17. 金化痰汤　炒黄芩 12 克、栀子 12 克、贝母 10 克、生甘草 6 克、麦冬 12 克、桔梗 6 克、桑白皮 10 克、知母 12 克、瓜蒌 12 克、化橘红 12 克、茯苓 12 克。随症加减：表寒重者，加紫苏梗 9 克；痰多者，加鱼腥草 12 克；便秘者，加炒草决明 15 克；声嘶者，加炙枇杷叶 12 克；咽疼甚者，加金银花 20 克、牛蒡子 10 克、连翘 15 克；发热者，加黄芩 15 克、柴胡 10 克、生石膏 12 克；鼻塞者，加辛夷花 10 克、苍耳子 10 克；咳吐白痰者，加紫菀 10 克、生姜 6 克；咽痛者，加牛蒡子 10 克；气喘者，加杏仁 10 克；阴虚内热者，加北沙参 15 克、五味子 10 克；恶心呕吐者，加砂仁 6 克。每日 1 剂，文火水煎，分 2 次口服，7 天为 1 个疗程。李焱等用上方加减治疗 20 例子嗽患者。结果：治愈 17 例，好转 2 例，未愈 1 例。有效率为 95.0％。③

18. 百合固金汤　百合 15 克、生地黄 15 克、玄参 15 克、麦冬 10 克、白芍 10 克、川贝母 10 克、桔梗 10 克、阿胶（烊化）10 克、桑叶 15 克、炙百部 10 克、炙甘草 5 克。随症加减：痰火犯肺者，加黄芩、瓜蒌皮、炙枇杷叶；腰痛、下腹坠胀者，加续断、桑寄生、菟丝子；若咳嗽而久不愈者，加党参或太子参、五味子。每日 1 剂，水煎 2 次，取汁 300 毫升，早晚 2 次分服（饭后温服），5 天为 1 个疗程，未见效者停用。唐厚秀等用上方加减治疗 66 例子嗽患者。治疗 5 天后评定疗效。结果：治愈（服药 5 剂，咳嗽症状消失）50 例，好转（咳嗽症状明显减轻，次数明显减少）12 例，无效（症状无改善）4 例。总有效率 93.9％。在治愈的 50 例孕妇中已分娩 6 例，婴儿均发育正常。④

19. 止嗽散加味　桔梗 12 克、紫菀 12 克、百部 12 克、白前 12 克、荆芥 9 克、甘草 6 克、陈皮 6 克、白术 10 克。随症加减：兼风热表证者，加黄芩 10 克、连翘 10 克；兼风寒表证见恶寒者，加防风 10 克、紫苏叶 10 克；痰多黄者，加浙贝母 10 克、桑白皮 10 克、鱼腥草 15 克；兼腹胀硬不适者，加墨旱莲 10 克、女贞子 10 克。每日 1 剂，水煎服，连服 3 天。黄少雅等将 120 例上呼吸道感染孕妇随机分为治疗组 80 例与对照组 40 例。治疗组采用中药止嗽散加味加减煎服，对照组采用口服头孢羟氨苄胶囊。疗程均为 3 天。结果：治疗组临床治愈 56 例，好转 22 例，未愈 2 例，治愈率为 68.8％，有效率为 97.6％；对照组临床治愈 17 例，好转 11 例，未愈 12 例，治愈率为 42.5％，有效率为 70％。两组比较，治愈率及有效率差异均有显著性意义。⑤

20. 止嗽散加减　桔梗 10 克、荆芥 10 克、紫菀 10 克、百部 10 克、白前 10 克、陈皮 10 克、甘草 6 克。随症加减：发热，加黄芩 15 克、连翘 10 克、柴胡 10 克；鼻塞，加辛夷花 10 克、苍耳子 10 克；痰多，加半夏 10 克、川贝母 10 克；咽痒，加橘红 10 克、僵蚕 10 克；咽痛，加牛蒡子 10 克、玄参 10 克；咽干，加芦根 10 克、百合 10 克；气喘，加麻黄 6

① 高爱芝.自拟沙参麦冬汤加减治疗妊娠咳嗽 36 例[J].中国当代医药,2011,18(15)：83.
② 张金兰,等.止咳方治疗妊娠咳嗽 56 例临床观察[J].河北中医,2011,33(8)：1146－1147.
③ 李焱,等.翟凤霞运用清金化痰汤治疗子嗽 20 例[J].河南中医,2011,31(11)：1285.
④ 唐厚秀,等.百合固金汤加味治疗子嗽 66 例[J].广西中医药大学学报,2011,14(3)：13－14.
⑤ 黄少雅,等.止嗽散加味治疗妊娠上呼吸道感染 80 例[J].中国民族民间医药,2011,20(1)：121.

克、杏仁 10 克。每日 1 剂,水煎服,5～7 日为 1 个疗程。朱勤芬用上方加减治疗 60 例妊娠咳嗽患者。结果:全部痊愈(咳嗽止,热退,喘停,无咽痛、咽痒、咽干、鼻塞等症状,全身情况良好)。疗程 3～7 日,痊愈率 100％。[①]

21. 自拟方 2　桑叶 10 克、荆芥 6 克、杏仁 8 克、桔梗 6 克、贝母 10 克、黄芩 10 克、紫菀 12 克、甘草 3 克。随症加减:新咳表证,偏风寒者,加紫苏 10 克;偏风热者,加薄荷 6 克、金银花 10 克、连翘 10 克;痰湿重者,加陈皮 6 克、黛蛤散 30 克;久咳阴虚燥咳,加沙参 20 克、百合 20 克;痰火盛,加桑白皮 12 克。每日 1 剂,水煎服,分 2 次早晚服。5 天为 1 个疗程。陆玉华用上方加减治疗 68 例妊娠咳嗽患者。结果:所选病例中,1 个疗程治愈(咳嗽及其他症状均消失)20 例,2 个疗程治愈 35 例,3 个疗程治愈 13 例。68 例全部治愈。[②]

22. 桑菊饮加减　桑叶 10 克、白菊花 10 克、薄荷 10 克、桔梗 10 克、杏仁 10 克、连翘 10 克、干芦根 10 克、炙甘草 6 克。随症加减:若妊娠合并急性上呼吸道感染的患者,均予桑菊饮加麦冬 10 克、生地黄 15 克、南沙参 15 克、制玉竹 15 克;若咽痛者,加黄芩 12 克;鼻塞流清涕者,加紫苏叶 10 克、紫苏梗 10 克;咳剧者,加鱼腥草 30 克;发热者,加鸭跖草 30 克;若肺热咳甚伤络,痰中夹血丝者,可加白茅根 30 克;若有痰黄稠,不易略出者,可加瓜蒌皮 10 克、浙贝母 10 克;邪深病重者,加白花蛇舌草 25 克。商良波等用上方加减治疗 206 例妊娠合并急性上呼吸道感染患者。结果:早期妊娠服中药 3 剂愈者 20 例,服 5 剂愈者 6 例;中期妊娠服中药 3 剂愈者 98 例,服 5 剂愈者 30 例;晚期妊娠服中药 3 剂愈者 28 例,服 5 剂愈者 24 例。[③]

23. 止嗽汤　沙参 20 克、陈皮 10 克、黄芩 10 克、白芍 10 克、紫苏叶 10 克、桑叶 15 克、菊花 10 克、玄参 15 克、桔梗 10 克、前胡 10 克、炙枇杷叶 20 克、款冬花 15 克、瓜蒌仁 12 克、百合 15 克、杏仁 10 克、甘草 4 克。随症加减:阴虚肺燥者,去陈皮,加麦冬、玉竹;痰火犯肺者,去紫苏叶、白芍,加竹茹、茯苓。取水 500 毫升,水煎 2 次,煎取 300 毫升,每日 1 剂,每次 100 毫升,分 3 次服用,连用 4 剂未见效者停用。另外,每个患者皆以苏子川贝冰糖饮(川贝母 15 克、紫苏子 15 克研细,用粳米汤加冰糖烊化),每次 5 克,每日 2～3 次,服妊娠止嗽汤 30 分钟后服用。尚发全用上法治疗 82 例妊娠咳嗽患者。结果:临床治愈 68 例,好转 8 例,无效 6 例。总有效率为 92.9％。[④]

24. 止嗽散加减　橘红、紫菀、款冬花、桔梗、荆芥、白前、百部、甘草、川贝母、杏仁。随症加减:阴虚肺燥者,加阿胶、麦冬、白芍;痰火犯肺者,加黄芩、炙枇杷叶;肺虚久咳者,加太子参、五味子等。每日 1 剂,水煎服,早晚 2 次分服。张军丽等将 228 例子嗽患者随机分为治疗组与对照组各 114 例。治疗组服用止嗽散加减,对照组采用抗生素以及化痰止咳平喘西药等对症处理。结果:治疗组治愈 103 例,好转 8 例,未愈 3 例,有效率为 97.4％;对照组治愈 100 例,好转 4 例,未愈 10 例,有效率为 91.2％。治疗组疗效优于对照组。[⑤]

25. 新加马兜铃汤(夏桂成经验方)　蜜炙马兜铃 10 克、桔梗 6～9 克、甘草 5 克、贝母 6～9 克、紫苏 5 克、陈皮 6 克、炙桑白皮 10 克、炙百部 9 克、杏仁 10 克、青蛤壳(先煎)10 克、炙枇杷叶 9 克。每日 1 剂,水煎分服。适用于妊娠咳嗽。[⑥]

26. 润躁安胎汤　熟地黄 30 克、生地黄 9 克、益母草 6 克、五味子 6 克、阿胶(烊化)6 克、黄芩 3 克、麦冬 15 克、山茱萸 15 克。每日 1 剂,水煎 2 次,取汁 400 毫升,分 2 次服。服药期间可停用其他药物(但对起病急骤、有明显细菌感染症状者,可适当应用抗生素)。史国平用上方治疗妊娠期

① 朱勤芬.止嗽散加减治疗妊娠咳嗽 60 例[J].江西中医药,2010,41(10):50.
② 陆玉华.自拟中药方加减治疗妊娠咳嗽 68 例[J].中医药临床杂志,2010,22(2):150-150.
③ 商良波,等.桑菊饮加减治疗妊娠合并上呼吸道感染 206 例[J].实用中医内科杂志,2008,22(8):58-59.
④ 尚发全.妊娠止嗽汤治疗子嗽 82 例临床观察[J].甘肃中医,2007,20(12):40.
⑤ 张军丽,等.止嗽散加减治疗子嗽 114 例[J].河南中医,2006,26(9):76.
⑥ 夏桂成.中医妇科理论与实践[M].北京:人民卫生出版社,2003:544.

间上呼吸道感染引起咳嗽和慢性咽喉炎者56例。结果：经服药3～5天，咳嗽症状均能缓解，有效率为100％。[1]

27. 百合固金汤加味 百合、参地、玄参、麦冬、白芍、川贝母、甘草、黑芝麻、阿胶、桑叶、炙百部、桔梗。每日1剂，水煎服。随症加减：虚火较盛，可少佐黄芩；腰痛者，加续断、桑寄生；痰火较盛者，去黑芝麻、阿胶，加用枇杷叶、瓜蒌、法半夏。叶玲珍用上方加减治疗28例妊娠咳嗽患者，病程最长者3周，最短者4天，排除因外感而致咳者，即有表证未除的患者。结果：2天治愈6例，3天治愈14例，4天治愈者8例。[2]

28. 千金麦冬汤加减 麦冬15克、桔梗10克、桑皮15克、贝母10克、生地黄15克、紫菀15克、竹茹10克、五味子5克、麻绒10克、瓜蒌10克、生姜10克、甘草5克、白蜜（兑服）30克。肖建峰用上方治疗60例子嗽患者。结果：治愈45例，显效12例，好转3例。全部有效。[3]

中成药

止嗽散加味 组成：生甘草5克、陈皮6克、木蝴蝶10克、白前10克、荆芥10克、桔梗10克、百部12克、紫菀15克、川贝母15克。随症加减：伴神疲纳呆、咳嗽痰多、色白黏稠者，加橘红10克、法半夏6克、茯苓15克；伴咽痛者，加连翘12克、金银花10克、牛蒡子10克；久咳不止者，加淮山药15克、山茱萸10克、五味子9克；伴潮热盗汗、干咳无痰者，加玄参12克、麦冬20克、地骨皮15克、生地黄15克。用法用量：本药物为颗粒剂，每日1剂，分成早晚2次口服，5天为1个疗程。临床应用：顾小青将60例妊娠咳嗽患者随机分为两组。对照组30例接受常规雾化吸入与抗感染治疗，观察组30例在此基础上联合止嗽散加味治疗。对比两组临床疗效。结果：观察组总有效率为96.67％，高

于对照组的76.67％，差异显著（$P<0.05$）；与治疗前对比，两组治疗后的中医证候积分均有所降低，且观察组低于对照组，差异显著（$P<0.05$）。[4]

妊娠合并病毒性肝炎

概　述

病毒性肝炎是由肝炎病毒引起的以肝脏病变为主的传染性疾病，致病病毒包括甲型肝炎病毒（HAV）、乙型肝炎病毒（HBV）、丙型肝炎病毒（HCV）、丁型肝炎病毒（HDV）及戊型肝炎病毒（HEV）五种，其中以乙型肝炎最为常见。妊娠合并病毒性肝炎的总体发病率为0.8％～17.8％，妊娠合并重型肝炎是我国孕产妇死亡的主要原因之一。

病因多为与病毒性肝炎患者密切接触史，半年内曾接受输血、注射血液制品史。病毒性肝炎的潜伏期，一般甲型肝炎为2～7周，乙型肝炎为6～20个月，丙型肝炎为2～26周，丁型肝炎为4～20周，戊型肝炎为2～8周。本病临床特征以妊娠后出现身目俱黄，恶心、呕吐、腹痛、乏力等。

对母体的影响：妊娠早期可加重早孕反应，妊娠晚期可能因肝脏灭活醛固酮的能力下降，使子痫前期发病率增加。病情严重时影响凝血因子合成功能，导致凝血因子降低，容易发生产后出血；妊娠晚期合并肝炎易发展为重型肝炎，增加孕产妇死亡率。对围产儿的影响：可增加流产、早产、死胎和新生儿死亡的发生率。肝功能异常时，围产儿死亡率高达4.6％。妊娠期患病毒性肝炎，病毒可通过胎盘屏障垂直传播感染胎儿。

临床症状和体征：出现食欲减退、恶心、呕吐、腹胀、肝区疼痛。继而出现乏力、畏寒、发热，部分患者有皮肤巩膜黄染、尿色深黄。可触及肝大，肝区有叩击痛。妊娠晚期受增大子宫影响，肝

① 史国平.润躁安胎汤治疗妊娠咳嗽56例［J］.浙江中医杂志,2002(1)：14.
② 叶玲珍.加味百合固金汤治疗子嗽临床体会［J］.时珍国医国药,2001(7)：649.
③ 肖建峰.千金麦冬汤治疗子嗽60例［J］.湖南中医杂志,1999,15(4)：31.
④ 顾小青.止嗽散加味治疗妊娠咳嗽的临床疗效［J］.世界最新医学信息文摘,2018,18(89)：149-150.

脏极少被触及,如能触及为异常。

急性肝炎发生于妊娠期预后较非孕期差,重症肝炎发病率及死亡率均高,对母婴都有一定危险性,甲型肝炎积极治疗多能治愈,乙型、丙型肝炎则易转成慢性或病毒携带者,日久易引起肝硬化、肝癌。

中医称本病为"妊娠黄疸",妊娠合并无黄疸型肝炎,据其临床表现,与"胁痛""积聚""鼓胀"等相关。本病病变脏腑在肝,与脾、肾密切相关,初起在肝、脾,久则及肾。基本病机为肝肾脾三脏功能失调,气滞、血结、水停腹中;病机特点为本虚标实。本病系水湿郁而化热蒙闭心神,引动肝风,迫血妄行。

经 验 方

1. **自拟方1** 杜仲 15 克、白术 12 克、七叶一枝花 12 克、川续断 12 克。七叶一枝花加适量沸水浸泡 20 分钟,倒掉浸泡水,再用砂锅加 500 毫升清水浸泡 10 小时,并加入其他三味药,小火熬制 2 次,每次 30 分钟。合并 2 次药液,分早晚 2 次温服,治疗 1 个月为 1 个疗程,疗程间隔 1 周后再服药,连续服用至妊娠 8 个月。于瑞英将 60 例妊娠乙型病毒性肝炎患者随机分为对照组与观察组各 30 例。两组采用常规西医治疗,给予还原型谷胱甘肽钠(1.2~1.8 克)加入 10% 葡萄糖注射液 200 毫升混合静脉滴注,每日 1 次,持续治疗 12 周;同时予拉米夫定片口服,每日 1 次,连续服用 1 年。观察组另加用上方中药治疗。治疗 1 年后观察比较两组患者的临床疗效。结果:观察组患者治疗总有效率为 73.3%,明显高于对照组的 40.0%,差异具有统计学意义(P<0.01);观察组患者的肝功能指标及乙肝病毒标志物等改善情况明显优于对照组,差异具有统计学意义(P<0.05)。[①]

2. **强肝汤** 黄精 15 克、黄芪 20 克、生地黄 12 克、当归 10 克、白芍 12 克、山药 10 克、郁金 6 克、

板蓝根 15 克、茵陈 15 克、丹参 10 克、泽泻 10 克、山楂 15 克、神曲 15 克、秦艽 10 克。水煎约 200 毫升口服,每日 2 次。张慧芳将 50 例慢性乙型病毒性肝炎随机分为治疗组 30 例与对照组 20 例。治疗组采用上方治疗并配合恩替卡韦 0.5 克,每日 1 次,1 个月为 1 个疗程;对照组采用恩替卡韦治疗,服法及疗程同治疗组。两组均治疗 3 个疗程。治疗过程 1 个月查 1 次肝功能,3 个疗程结束后查 HBV - DNA 和 B 超,观察临床症状改善情况、肝脾肿大缩小情况和肝功能改善情况。结果:结合 B 超检查,治疗组肝肿大回缩 50% 占 80%,对照组占 60%,两组比较无显著性差异;治疗组肝功能复常显著优于对照组(P<0.05)。[②]

3. **疏肝解毒散** 虎杖、柴胡、蕲白花蛇舌草、半枝莲、山豆根、郁金、茵陈、板蓝根、黄芪、白术、当归、五味子、甘草。每次 10 克,每天 3 次,辅以维生素类治疗。李雪松将 112 例慢性乙肝患者随机分为治疗组 58 例与对照组 54 例。对照组采用拉米夫定,辅以肌苷、维生素类常规治疗。治疗组采用苦参素氯化钠注射液+拉米夫定+疏肝解毒散。两组疗程均为 24 周。结果:治疗组谷丙转氨酶(ALT)、γ-谷氨酸转肽酶(γ-GT)正常分别为 53 例、51 例,好转分别为 4 例、5 例,有效率分别为 98.2%、96.6%;对照组 ALT、γ-GT 正常分别为 40 例、38 例,好转分别为 6 例、6 例,有效率分别为 85.2%、81.5%。两组有效率比较,差异有统计学意义(P<0.05)。[③]

4. **安胎护肝汤** 炒黄芩 9 克、白术 15 克、酸枣仁 15 克、山茱萸 15 克、木瓜 10 克、五味子粉(冲服)3 克、白芍 10 克、乌梅 10 克、女贞子 15 克、陈皮 6 克、吴茱萸 3 克、柴胡 6 克、甘草 6 克。每日 1 剂,水煎服,早晚分服。14 天为 1 个疗程。焦克德等治疗 42 例妊娠合并乙型肝炎患者,除常规使用促肝细胞生长素针剂、维生素 C、门冬氨酸钾镁针剂静脉滴注综合保肝、护肝治疗外,另加用自拟安胎护肝汤治疗。结果:42 例患者中完成 1 个

① 于瑞英.中西医结合治疗妊娠乙型病毒性肝炎 30 例临床研究[J].亚太传统医药,2015,11(20):102-103.
② 张慧芳.中西医结合治疗慢性乙型病毒性肝炎 50 例疗效观察[J].中国社区医师·医学专业,2010,12(5):100.
③ 李雪松.中西医结合治疗慢性乙型病毒性肝炎疗效观察[J].湖北中医杂志,2010,32(12):27.

疗程者 39 例,完成 2 个疗程者 3 例。显效率为 78.69％,总有效率为 95.2％。①

5. 当归芍药散加味 当归 15 克、川芎 6 克、生白芍 20 克、云茯苓 12 克、白术 12 克、泽泻 9 克、茵陈 20 克、大黄 6 克、黄芩 6 克、黄芪 15 克。每日 1 剂,水煎服,早晚分服。李虹等将 66 例符合妊娠合并急性病毒性肝炎西医诊断标准和中医辨证标准者随机分为治疗组 36 例和对照组 30 例进行临床研究。治疗组给予上方治疗,对照组给予茵陈蒿汤加味(茵陈 30 克、栀子 12 克、大黄 10 克、黄柏 15 克、连翘 15 克)治疗。在观察期间,禁止使用与治疗本病有关的其他药物。结果:治疗组痊愈 18 例,显效 9 例,有效 5 例,无效 4 例,总有效率为 89％;对照组痊愈 6 例,显效 7 例,有效 9 例,无效 8 例,总有效率为 73％。两组疗效比较,治疗组总有效率明显高于对照组($P<0.05$)。②

6. 安胎清肝方 叶下珠 40 克、白术 15 克、云茯苓 15 克、猪苓 15 克、丹参 15 克、五味子 10 克、蒲公英 10 克、血余炭 10 克、黄芪 15 克、菟丝子 15 克、熟地黄 15 克、黄芩 15 克、木香 15 克。全方水煎后 2 次分服,每日 1 剂,30 天为 1 个疗程。部分病情较重者给予肝安、维生素、能量合剂等支持疗法。王霞灵等用上方治疗 50 例妊娠期慢性乙型病毒性肝炎患者。结果:在用上方治疗的 1～3 个疗程中,孕妇基本情况未出现异常,胎儿宫内大小与妊娠周数相符,未出现异常胎心曲线和子宫收缩曲线,经检测尿、血雌三醇(E_3)等指标,所有孕妇胎盘功能未见异常,未出现早产、流产和死胎。肝炎症状和体征变化,经 30 天治疗后,约 80％的患者肝炎症状明显减轻或消失,少数患者有轻至中度黄疸和少量腹水;经 60 天治疗后肝炎症状和体征均基本消退;经治疗后肝功能复常率 1 个疗程为 50％,2 个疗程为 70％,3 个疗程为 76％。③

7. 自拟方 2 茵陈 15 克、栀子 9 克、大黄 5 克、蒲公英 30 克、陈皮 12 克、黄芪 20 克、板蓝根 30 克、丹参 20 克、白花蛇舌草 20 克、黄芩 10 克、藿香 10 克、白术 10 克,有黄疸者,茵陈用至 30～60 克。每日 1 剂,水煎服。王秀云等将 86 例妊娠合并急性病毒性肝炎随机分为治疗组 46 例与对照组 40 例。对照组单纯采用西药治疗。西药疗法均口服肝泰乐(葡醛内酯)、维生素、654-2、静滴葡萄糖、能量合剂、门冬氨酸钾镁。治疗组另加服上述中药。治疗 1 个月后统计疗效。结果:治疗组和对照组近期治愈分别为 31 例、16 例,好转 12 例、13 例,无效 3 例、11 例,近期治愈率分别为 67.3％、40％,总有效率分别为 93.5％、72.5％。经统计学处理,治疗组与对照组总有效率有显著性差异($P<0.05$)。④

中 成 药

茵栀黄颗粒 组成:茵陈、栀子、黄芩苷、金银花等(鲁南厚普制药有限公司生产,国药准字 Z20030028)。用法用量:每天 3 次,每次 6 克。临床应用:陈保生将 80 例妊娠早期肝炎患者随机分为对照组和观察组各 40 例。对照组运用多烯磷脂酰胆碱胶囊(赛诺菲北京制药有限公司生产,国药准字 H20059010,228 毫克/粒)治疗,每次 456 毫克,每天 3 次;观察组运用茵栀黄颗粒与多烯磷脂酰胆碱胶囊治疗,多烯磷脂酰胆碱胶囊用药与对照组一致。1 个疗程为 1 个月,在治疗 1 个月后做效果评价。结果:观察组、对照组的治疗有效率分别为 95％、82.5％,两组差异有统计学意义($P<0.05$);观察组、对照组的不良反应发生率分别为 7.5％、22.5％,两组差异有统计学意义($P<0.05$);观察组在治疗前后肝功能改善幅度上高于对照组,两组差异有统计学意义($P<0.05$)。⑤

① 焦克德,等.安胎护肝汤治疗妊娠合并乙型肝炎 42 例[J].山东中医杂志,2009,28(9):31-32.
② 李虹,等.当归芍药散加味治疗妊娠合并急性病毒性肝炎 66 例临床观察[J].山西中医学院学报,2005,6(2):22-23.
③ 王霞灵,等.安胎清肝法治疗妊娠期慢性乙型病毒性肝炎的临床研究[J].广州中医药大学学报,2003,20(1):40-42.
④ 王秀云,等.中西医结合治疗妊娠合并急性病毒性肝炎 46 例[J].长春中医学院学报,1998,12(4):14.
⑤ 陈保生.茵栀黄颗粒与多烯磷脂酰胆碱胶囊治疗妊娠早期肝炎的临床疗效[J].中外医疗,2016,35(8):146-148.

妊娠贫血

概　述

贫血是妊娠期最常见的疾病。由于妊娠期血容量增加，且血浆增加多于红细胞增加，血液呈稀释状态，又称生理性贫血，其中以缺铁性贫血最常见。在妊娠各期贫血对孕妇及胎儿生长发育均有一定负面影响，严重时会造成孕产妇死亡。

既往有月经过多等慢性失血性疾病史；有长期偏食、妊娠早期呕吐、胃肠功能紊乱导致的营养不良病史等。临床特征以伴随心悸、气短、头晕眼花、面色苍白。世界卫生组织的标准：孕妇外周血血红蛋白<110克/升及血细胞比容<0.33为妊娠期贫血。根据血红蛋白水平分为轻度贫血（100～109克/升）、中度贫血（70～99克/升）、重度贫血（40～69克/升）和极重度贫血（<40克/升）。

贫血孕妇对分娩、手术和麻醉的耐受能力差，即使是轻度或中度贫血。重度贫血可因心肌缺氧导致贫血性心脏病；贫血对失血耐受性降低，易发生失血性休克；贫血会降低产妇抵抗力，容易并发产褥感染。同时孕妇中重度贫血时，经胎盘供氧和营养物质不足以满足胎儿生长所需，容易造成胎儿生长受限、胎儿窘迫、早产或死胎，同时对胎儿远期也构成一定影响。

临床表现：轻者无明显症状，或只有皮肤、口唇膜和睑结膜稍苍白；重者可有乏力、头晕、心悸、气短、食欲缺乏、腹胀、腹泻、皮肤黏膜苍白、皮肤毛发干燥、指甲脆弱以及口腔炎、舌炎等。再生障碍性贫血还可有出血、发热（易伴呼吸道、泌尿道出血）、全身皮肤黏膜苍白、干燥、水肿、脾大。

实验室检查

（1）血象　外周血涂片为小细胞低色素性贫血。血红蛋白<110克/升，红细胞<$3.5×10^{12}$/升，血细胞比容<0.33，红细胞平均体积（MCV）<80飞升，红细胞平均血红蛋白浓度（MCHC）<32％，而白细胞及血小板计数均在正常范围。

（2）血清铁浓度（SI）　能灵敏反映缺铁状况，正常成年妇女血清铁为7～27摩尔/升。若孕妇血清铁<6.5摩尔/升，可以诊断为缺铁性贫血（IDA）。

（3）铁代谢检查　血清铁蛋白（SF）是评估铁缺乏最有效和最容易获得的指标。根据储存铁水平，IDA可分为3期：① 铁减少期：体内储存铁下降，血清铁蛋白<20微克/升，转铁蛋白饱和度及血红蛋白正常；② 缺铁性红细胞生成期：红细胞摄入铁降低，血清铁蛋白<20微克/升，转铁蛋白饱和度<15％，血红蛋白正常；③ IDA期：红细胞内血红蛋白明显减少，血清铁蛋白<20皮克/升，转铁蛋白饱和度<15％，血红蛋白<110克/升。

（4）骨髓象　红系造血细胞呈轻度或中度增生活跃，以中、晚幼红细胞增生为主，骨铁染色可见细胞内外铁均减少，尤以细胞外铁减少明显。

妊娠合并轻度贫血，对妊娠、分娩及孕产妇、新生儿影响不大；但若合并中、重度贫血，孕产妇死亡率可增加5倍，流产、早产、胎儿宫内生长受限、死胎、死产率均增高，对母儿危害较大。缺铁性贫血、巨幼红细胞性贫血及早诊治大多预后良好，再生障碍性贫血是否合并妊娠，均预后不良。

中医无此病名，据其临床表现当属"虚劳""血虚""血证"等范畴。主要是因先天不足、精血亏虚、脾胃失调、气血失衡等导致，妊娠时精血聚于下而温养胎儿，导致母体精血不足而发病。

辨　证　施　治

张容分3证

（1）脾胃虚弱证　方用香砂六君子汤加减，配合适当补充铁元素的方式加食疗。

（2）心脾两虚证　方用归脾汤加减，配合服用铁元素和叶酸的方式加食疗。

（3）肝肾不足证　方用苁蓉菟丝子丸加减，适当补充铁和叶酸及食疗。[①]

---

① 张容.中西医结合治疗妊娠贫血[J].中外女性健康研究,2019(22)：84-85.

经 验 方

1. 当归补血汤　黄芪 75 克、当归 20 克、熟地黄 15 克、阿胶 20 克、红参 15 克、白芍 15 克、甘草 8 克。每日 1 剂，水煎煮 1 小时，每日 3 次，每次 200 毫升，饭前温服。艾恒玲等将 130 例妊娠贫血患者随机分为观察组和对照组各 65 例。对照组口服硫酸亚铁片，每次 1 片，每日 2 次，早晚饭后立即服下。观察组采用自拟当归补血汤治疗。6 天为 1 个疗程，连服 3 个疗程。结果：治疗后，观察组的总有效率高于对照组，两组差异有统计学意义（P＜0.05）；治疗后两组 RBC、SF 水平均上升，且观察组高于对照组，两组差异有统计学意义（P＜0.05）。①

2. 补血助孕养胎汤　黄芪 30 克、党参 20 克、白术 15 克、山药 20 克、当归 20 克、阿胶 15 克、枸杞子 15 克、菟丝子 15 克、何首乌 15 克、陈皮 10 克、木香 6 克、砂仁 6 克、桑寄生 10 克、炙甘草 10 克、大枣 6 克。沈雪华等将 200 例妊娠贫血患者随机分为观察组与对照组各 100 例。对照组与观察组均采用多糖铁复合物胶囊治疗，每次 0.15 克，每天 2 次口服，连续服用 1 个月。观察组患者另采用自拟中药补血助孕养胎汤治疗，将上述中药用水煎取 200 毫升左右药汁，分早晚 2 次温服，每日 1 剂，连续治疗 1 个月。结果：观察组总有效率为 97％，对照组总有效率为 67％。观察组出现 3 例胃痛，1 例乏力，1 例口干，不良反应发生率为 5％；对照组出现 4 例胃痛，2 例呕吐恶心，2 例腹泻，不良反应发生率为 8％，两组间不良反应发生率比较差异无统计学意义。②

3. 归脾汤　黄芪 30 克、当归 22 克、茯苓 22 克、党参 20 克、熟地黄 20 克、龙眼肉 18 克、酸枣仁 18 克、白术 15 克、远志 15 克、甘草 12 克。随症加减：心慌者，加入柏子仁、夜交藤；血虚者，加入熟地黄、阿胶；出血者，加入地榆炭、茜草；气虚者，加入黄芪、党参。每日 1 剂，水煎服，早晚各 1 次，连续服用 28 天。张春营选取 219 例妊娠期缺铁性贫血患者作为研究对象，将其随机分为观察组 110 例和对照组 109 例。对照组与观察组均采取西药治疗，给予富马酸亚铁片口服，每次 0.4 克，每天 3 次；观察组加用归脾汤治疗。比较两组患者的疗效和 SI 及 SF 水平。结果：观察组总有效率为 99.09％，明显高于对照组的 73.39％，SI 和 SF 水平也明显高于对照组，差异均有统计学意义（均 P＜0.05）。③

4. 补肾养血安胎方　黄芪 30 克、仙茅 6 克、淫羊藿 6 克、菟丝子 20 克、党参 15 克、熟地黄 15 克、枸杞子 15 克、黄精 15 克、白术 12 克、当归 10 克、甘草 10 克。随症加减：有出血症状者，加仙鹤草 15 克、紫珠草 15 克；恶心呕吐者，加竹茹 10 克、半夏 10 克；妊娠后期去仙茅、淫羊藿，加阿胶（烊化）15 克、白茅根 15 克。每日 1 剂，水煎服，分 2 次服用。王忠芬等用上方加减治疗 5 例再生障碍性贫血合并妊娠患者。结果：经治疗后患者临床贫血症状均有改善，如心慌、气短、头晕等症状明显好转，心律不齐消失。血象亦有好转。5 例中有 2 例足月顺产；1 例中期流产 1 活婴，未能存活；1 例中期引产；1 例胎死宫内。④

5. 二至汤加味　墨旱莲 50 克、女贞子 25 克、阿胶 15 克、桑椹子 20 克、熟地黄 40 克、党参 25 克、何首乌 20 克、龙骨 25 克、牡蛎 25 克。每日 1 剂，水煎 250 毫升。李晓兰等对 15 例妊娠期并发再生障碍性贫血孕妇给予支持治疗及刺激骨髓造血功能的西药，同时合用中药二至汤加味。结果：痊愈 7 例，显效 4 例，有效 3 例，无效 1 例。总显效率 73.3％，总有效率 93.3％。⑤

单 方

枸杞子加乌鸡　组成：枸杞子 250 克、乌鸡

① 艾恒玲，等.当归补血汤对妊娠贫血患者红细胞及血清铁蛋白水平的影响[J].中医临床研究,2019,11(36)：48－49.
② 沈雪华,等.补血助孕养胎汤合多糖铁复合物胶囊治疗妊娠贫血效果分析[J].中国中医药科技,2017,24(6)：800－801,825.
③ 张春营.中西医结合治疗妊娠期缺铁性贫血的疗效观察[J].中西医结合心血管病电子杂志,2015,3(21)：92－93.
④ 王忠芬,等.补肾养血安胎方治疗再生障碍性贫血合并妊娠 5 例[J].中国实验方剂学杂志,1998,4(2)：49－50.
⑤ 李晓兰,等.中西医结合治疗妊娠期再生障碍性贫血[J].齐齐哈尔医学院学报,1996,17(1)：34－35.

1只。制备方法：用枸杞子250克加乌鸡(1 000克左右)文火煮熟,放入少量糖。用法用量：在怀孕早、中、晚期各服1次,不但可防贫血,且产后乳汁充足,对新生儿的哺养亦很有利。但因其性滋腻易助湿,故孕妇患湿嗽痰多或中寒便溏者则不适用。临床应用：芮抗美给190例正常孕妇早期服用上方,无一例发现贫血;给18例轻度贫血孕妇服用2次,15天后血象已恢复正常;给6例中度贫血孕妇服用2次后贫血症状均有明显好转。[1]

中 成 药

1. 健脾生血片 组成：党参、白术、茯苓、鸡内金、山药、麦冬等(武汉健民药业集团股份有限公司生产,国药准字Z19991066)。临床应用：史生辉等将180例缺铁性贫血的妊娠期孕妇随机分为观察组和对照组各90例。观察组给予健脾生血片口服治疗,每次3片,每日3次;对照组给予右旋糖酐铁片治疗,每次25毫克,每日3次。两组患者均连续治疗3个月,观察临床疗效以及红细胞计数(RBC)、血红蛋白(Hb)、SF含量变化,记录不良反应。结果：临床总有效率观察组为92.05%,对照组为74.16%,两组比较差异有统计学意义($P<0.05$);两组治疗后RBC、Hb、SF均显著改善($P<0.05$),且观察组各时点指标均优于对照组($P<0.05$);观察组不良反应虽低于对照组,但差异无统计学意义($P>0.05$)。[2]

2. 养血膏 组成：广山药50克、金樱子50克、茯苓80克、菟丝子50克、龙眼肉30克、酒黄精50克、桑寄生70克、熟地黄50克、党参50克、枸杞子30克、阿胶40克。制备方法：上药制成膏方。用法用量：每次1勺,温开水送服,每天3次。临床应用：刘梅珍将60例妊娠合并贫血临产及产后42天内的产妇随机分为两组。对照组30例为空白组,不予任何药物干预;观察组30例采用养血膏治疗。两组均连续服用至产后42天复查,比较两组患者的临床疗效、贫血各指标情况。结果：观察组治疗总有效率为96.67%,明显高于对照组的70.00%,差异有统计学意义($P<0.05$);观察组治疗后Hb、RBC、SF、MCV、MCHC水平与对照组相比明显升高,差异有统计学意义$P<0.05$);观察组恶心呕吐、腹痛腹泻、便秘、黑便等不良反应发生率明显低于对照组,差异有统计学意义($P<0.05$)。[3]

3. 益气补血片 组成：人参、当归、黄芪、大枣、制何首乌、陈皮、黄芪等。临床应用：罗红玉等选择100例妊娠合并缺铁性贫血孕妇,随机分为对照组和观察组各50例。两组均给予右旋糖酐铁片治疗每次50毫克,每日3次,饭后口服,同期接受维生素C治疗;观察组另加用益气补血片治疗。1个疗程为1周,两组均连续治疗1个月。结果：观察组治疗后RBC、Hb、MCV、MCH水平均优于对照组(均$P<0.05$)。[4]

4. 生血宁片 组成：主要为蚕沙提取物(铁叶绿酸钠、叶绿素衍生物)(武汉联合药业有限责任公司生产,国药准字Z20030088)。功效主治：益气补血;适用于缺铁性贫血属气血两虚证者,症见面部、肌肤萎黄或苍白,神疲乏力,眩晕耳鸣,心悸气短,舌淡或胖,脉弱等。临床应用：宋秋华选取300名孕妇为研究对象,按治疗方法的不同将其分为A组、B组、C组各100例。其中A组服用琥珀酸亚铁片1次1片,1天3次;B组服用生血宁片,1次2片,1天2次;C组采用常规食疗。三组均接受孕妇妊娠期常规护理,A、B两组均服药8周,停药4周后继续口服4周。分别检测用药8周后和分娩当天的三组孕妇血常规指标,观察其不良反应发生率和贫血发生率。结果：服药8周后和分娩当天,B组的HbG(血红蛋白值)和RBC比A、C组高($P<0.05$);B组的贫血发生率低于A组、C组($P<0.05$);B组的不良反应发生率低于A组($P<0.05$)。[5]

① 芮抗美.枸杞子加乌鸡治疗和预防妊娠贫血[J].中国民间疗法,2000,8(9):47.
② 史生辉,郭红,等.健脾生血片与右旋糖酐铁片治疗妊娠期缺铁性贫血的临床对比研究[J].世界中医药,2018,13(9):158-160.
③ 刘梅珍.养血膏治疗妊娠期贫血的临床疗效观察[J].中医临床研究,2018,10(25):54-55.
④ 罗红玉,等.益气补血片联合右旋糖酐铁片治疗妊娠期缺铁性贫血临床研究[J].基层医学论坛,2016,20(35):5023-5024.
⑤ 宋秋华.生血宁片在妊娠中期孕妇缺铁性贫血100例中的应用[J].中国民族民间医药,2015,24(21):107-109.

5. **益血生胶囊** 组成：阿胶、龟甲胶、鹿角胶、鹿血、牛髓、紫河车、鹿茸、茯苓、黄芪(蜜制)、白芍、当归、党参、熟地黄、白术(麸炒)、制何首乌、大枣、炒山楂、炒麦芽、炒鸡内金、知母(盐制)、大黄(酒制)、花生衣。功效主治：健脾补肾，生血填精；适用于脾肾两虚、精血不足所致的面色无华，眩晕气短，体倦乏力，腰膝酸软，缺铁性贫血、慢性再生障碍性贫血见上述证候者。临床应用：刘俊等随机选取 120 例妊娠贫血患者均行益血生胶囊治疗，30 天为 1 个疗程，共服用 3 个疗程。若是 3 个疗程之后无效，则停止服用。观察患者治疗前与治疗后贫血状况的改善情况。结果：经治疗后，115 例面色惨白、嗜睡、乏力、倦怠、头晕等症状明显改善，总有效率为 95.83%；115 例治疗后贫血状况明显优于治疗前，治疗前与治疗后差异明显，具有统计学意义(P<0.05)；5 例治疗后与治疗前贫血状况无明显变化，不具备统计学意义(P>0.05)。[1]

6. **复方阿胶浆** 组成：东阿胶、红参、熟地黄、党参、山楂(山东东阿股份有限公司生产)，以东阿阿胶为主要成分。功效主治：补气养血；适用于气血两虚，头晕目眩，心悸失眠，食欲不振及白细胞减少症和贫血。临床应用：秦明芳等将 60 例妊娠 20~40 周的孕妇随机分为治疗组和对照组各 30 例。治疗组每日给予 1 次复方阿胶浆口服液 20 毫升，每天 3 次，共 10 天。对照组给予益血生胶囊口服，每次 4 粒，每天 3 次，共 10 天。结果：治疗组与对照组治疗前的血红蛋白值差异无统计学意义；治疗组治疗后的血红蛋白值明显高于治疗前，差异有统计学意义；治疗组治疗后的血红蛋白值高于对照组治疗后的血红蛋白值，差异有统计学意义。[2]

7. **阿归养血颗粒** 组成：当归、党参、白芍、炙甘草、茯苓、黄芪、熟地黄、川芎、阿胶。功效主治：补养气血；适用于气血亏虚，面色萎黄，头晕乏力，月经量少色淡。临床应用：史金玲等将 60 例中期妊娠合并轻中度缺铁性贫血的初孕妇随机分成实验组和对照组各 30 例。实验组给予阿归养血颗粒 10 克，每日 3 次，饭前 1 小时口服；铁之缘片 3 片，每日 3 次，饭后 1 小时口服。对照组未服用任何药物。两组均每 2 周复查血常规、血清铁，观察时间为 30 天。结果：实验组显效 25 例(83.3%)，有效 4 例(13.3%)，总有效率为 96.6%，治愈 22 例(73.3%)，无效 1 例(3.3%)。对照组无疗效。[3]

8. **健脾生血颗粒** 组成：党参、茯苓、炒白术、甘草、黄芪、山药、炒鸡内金、龟甲、麦冬、南五味子、龙骨、牡蛎、大枣、硫酸亚铁(武汉健民药业集团股份有限公司生产)。功效：补益气血，健脾和胃，调和阴阳。用法用量：每次 3 包，每日 3 次，饭后服用(用吸管饮用，否则短期内有铁剂沉着牙齿的可能)。临床应用：黄逸玲将 96 例妊娠合并贫血患者根据就诊日期的单双号分为治疗组和对照组各 48 例。治疗组用健脾生血颗粒；对照组用阿归养血糖浆(宁波四明制药有限公司生产)，每次 15 毫升，1 日 3 次口服。两组均以 4 周为 1 个疗程。结果：治疗组痊愈 32 例，好转 16 例；对照组痊愈 15 例，好转 8 例，无效 25 例。[4]

9. **养血灵冲剂** 组成：黄芪、当归、阿胶、皂矾、山楂、大枣、党参、白术、陈皮、紫苏叶(青岛市第五人民医院药厂生产，10 克/包，相当于生药 25 克)。用法用量：每次 10 克，每天 2 次，4 周为 1 个疗程。功效：补益气血。临床应用：邵翠华等将 150 例妊娠贫血患者分为治疗组 100 例和对照组 50 例。治疗组单纯服用养血灵冲剂。对照组服用硫酸亚铁(济南永宁制药厂生产，批号 9508191-5)，每次 0.6 克，每天 2 次，4 周为 1 个疗程。结果：服药 1 个疗程结束后治疗组和对照组患者头晕、乏力、嗜睡、倦怠、面色苍白等贫血症状与体征减轻率分别为 100%、80%。治疗组治疗前有 46 例患者有不同程度的恶心、呕吐、食欲不振，治疗后 37

① 刘俊,等.益血生胶囊治疗妊娠贫血疗效观察[J].中国中医药现代远程教育,2014,12(22)：17-18.
② 秦明芳,等.复方阿胶浆治疗妊娠中晚期贫血的临床观察[C].中华中医药学会,2011：390.
③ 史金玲,等.铁之缘片联合阿归养血颗粒治疗妊娠缺铁性贫血的临床观察[J].中国现代医生,2010,48(2)：59-60.
④ 黄逸玲.健脾生血颗粒治疗妊娠合并贫血 48 例观察[J].实用中医药杂志,2006,22(2)：103.

例症状消失,9 例明显减轻,未发现腹痛、腹泻等不良反应;对照组治疗前有 24 例患者有不同程度的恶心、呕吐、食欲不振,治疗后 6 例症状消失,8 例症状减轻,7 例无变化,3 例症状加重;50 例中有 6 例出现腹痛、腹泻等不良反应。治疗后两组各指标比较无显著性差异,说明养血灵冲剂与硫酸亚铁疗效相当。①

10. 复血康冲剂　组成:白参、白芍、黄芪、当归、山药、女贞子、大枣、升麻、鸡血藤、陈皮。功效主治:活血化瘀,止血调经;适用于瘀血阻滞所致的月经量多,经期延长。制备方法:将以上中药研制成冲剂,每包 15 克。用法用量:每次 15 克,每日 3 次,饭前半小时开水 100～200 毫升冲服,15 天为 1 个疗程。临床应用:周慧玲将 74 例妊娠贫血患者随机分为中成药组和对照组各 37 例。中成药组口服复血康冲剂;对照组口服硫酸亚铁0.3～0.6 克,叶酸 0.1 克,维生素 C 0.1 克,每日 3 次,饭后服,45 天为 1 个疗程。结果:中成药组总有效率为 93.30%,对照组总有效率为 62.16%,两组总有效率相比,中成药组显著高于对照组($P<0.01$)。②

妊娠合并急性肾盂肾炎

概　述

急性肾盂肾炎以寒战高热、尿频、尿急、尿痛、腰痛为主要临床表现。是妊娠常见的并发症,发病率为孕妇的 1%～2%。

发病特征和并发症:妊娠合并急性肾盂肾炎严重者,可有寒战,高热,体温可上升到 39℃～40℃。如反复发作,可发展为慢性肾炎,应当引起重视。

急性肾盂肾炎引起高热,可诱发流产、早产、胎儿畸形,因细菌感染还可能发生败血症、中毒性休克(发病率可达 3%)。

临床症状和体征:突发高热、寒战、头痛等全身症状,并有尿频、尿急、尿痛、排尿未尽感、排尿时下腹痛等膀胱刺激症状。肋腰点(腰大肌外缘与第 12 肋骨交叉处)有压痛,肾区叩击痛阳性。

多数患者经治疗可痊愈(体温正常后仍需用药 10 日以上)。若治疗不彻底,可致慢性肾盂肾炎,甚至引发肾衰竭。

本病属中医"子淋"范畴。妊娠期间出现小便不畅、淋沥涩痛等症状者,称为"妊娠小便淋痛",亦称"子淋",又称"小便难"。子淋是最常见的妊娠并发症。子淋最早见隋代《诸病源候论·卷四十二·妇人妊娠诸候》中妊娠患子淋候:"淋者,肾虚膀胱热也。肾虚不能制水,则小便数也;膀胱热则水行涩,涩而且数,淋沥不宣。妊娠之人,胞系于肾,肾患虚热成淋,故谓子淋也。"认为子淋的症状为妊娠期间,小便数而涩,淋沥不尽,认为淋的形成是由于"肾虚而膀胱热",而子淋则又和怀孕期间的特殊体质相关,认为子宫系于肾,胚胎发育时自然会加重肾的负担,使肾更易虚热。探讨并基本确立了子淋的症状和病机,后世的认识也是在此基础上发展的。

《陈素庵妇科补解》载:"子淋者,便后点滴淋沥不止也,欲便则涩而不利,已便则时时淋沥",形象地描绘了"子淋"的主要临床表现。《妇人大全良方》又言:"疾甚者心烦闷乱",《圣济总录》载子淋"令溲少而数,水道涩痛。痛引于脐者"。明代《普济方》在此基础上又载症状为"淋沥数急,每欲尿时,痛不可言。大便亦里急,似痢非痢。必以手从胸间按至脐下,庶可立出小便,否则逆上,出而不禁,甚者因此腹胀浮肿"。至此子淋症状即小便数,尿急而涩痛,小腹拘急,甚则心烦闷乱。③

病因主要责之于肾虚,膀胱积热,气化失司。临床上常见有实热、虚热两种。实热多因素体阳盛,或过食辛温助阳,孕后因血养胎元,阴不济阳,心火偏亢,移热小肠,传入膀胱,灼伤津液,则小便淋沥涩痛;或因湿热蕴盛,盘踞下焦,膀胱气化失职,发为子淋。虚热则由素体阴虚,孕后血聚养

①　邵翠华,等.养血灵治疗妊娠贫血 100 例[J].中国中西医结合杂志,1999,19(3):151.
②　周慧玲.中成药治疗妊娠贫血的疗效观察[J].河南医药信息,1997,5(1):40-41.
③　战佳阳,等.子淋中医源流探析[J].辽宁中医药大学学报,2013,15(6):148-149.

胎,阴血愈亏,虚热内生,灼脬伤津所致。对于子淋的病因认识,宋代《严氏济生方》提出:"本因调摄失宜,子脏气虚,盖缘酒色过度,伤其血气,致水脏闭涩。"明代《普济方》认为:"忍缩小便,或喜食煎炒,或胞胎为热所迫。"清代《女科正宗》:"若孕妇酒色不节,内伤胞门,或饮食积,水道闭涩。"将病因主要归纳为房室、饮食与胞胎三方面,房室方面为孕妇平素调摄失宜,酒色过度,损伤气血使然;而饮食方面则胃饮食不节,喜食煎炒辛辣之品,以及食积;或者胞胎为热所迫,使小肠之气逆而不通,肾、膀胱虚热不能制水。明代万全的《广嗣纪要》又论"子淋之病,须分二症:一则妊母自病,一则子为母病。然妊母自病,又分二症:或服食辛燥,因生内热者,或自汗自利,津液燥者。其子为母病,亦分二症:或胎气热壅者,或胎形迫塞者"。将病因分为孕妇自身和胞胎两方面,孕妇病因又分为二:一为饮食过于辛燥,则产生内热;另一则为发汗或利下而造成津液亏虚而燥。而胞胎方面则又有胎气热壅和胚胎压迫阻塞两个病因。《诸病源候论》提出子淋的病机是"肾虚而膀胱热";《胎产心法》云:"妊娠胞系于肾,肾间虚热,移于膀胱,而成斯证。"对此《女科精要》中认为病机"由气血聚养胎元,不及敷荣渗道,遂使膀胱郁热",强调子淋的病机为孕妇怀孕时气血荣养胎儿的特殊生理情况所致。总之,以上医书皆把子淋的病机归结为肾与膀胱的虚热。明代孙文胤的《丹台玉案》认为子淋为"妊娠受湿,渗于膀胱,积热不行",以湿热为子淋的病机。明代薛己在《校注妇人良方》中提出论治子淋肝经湿热、肝经虚热等病机,发展了对子淋的病机认识。[①]

子淋之证,虽多属热,但以虚证为主,所谓"肾虚膀胱热也",即或实证,也多本虚标实,其治与一般淋证不同,尚须顾及胎元。治疗原则应以清、润为主,不宜过于通利,以免伤胎。《金匮要略》已有"妊娠,小便难……当归贝母苦参丸主之"的记载。临床上常用导赤散加减治疗,阴虚甚加知柏地黄

汤、车前草、地骨皮使火平水足,津液来复,淋证自愈;湿热重加五淋散清热利湿通淋。

辨 证 施 治

1. 卓雨农分3证

(1)虚热证 怀孕数月,小便频数涩少,或时觉尿道作痛,尿黄,体瘦面红,头目眩晕,有时两颧发红,或午后潮热,咽燥口渴,心烦,夜寐不安,舌质红,苔黄燥或光剥无苔,脉虚数。治宜泻火养阴。方用知柏地黄饮(自制方):黄柏、黄芩、知母、生地黄、玄参、甘草、栀子仁。随症加减:如平素血虚体燥,血液不足,加之孕时因胎需血养,更感虚燥,血虚生热、热郁而津液涩少,仲景有当归苦参丸养血以开阴窍,滋血以濡脏气;临床亦可用养血止淋汤(生地黄、阿胶、栀子仁、甘草梢、黄连、益智仁)。

(2)郁热证 妊娠小便短赤,艰涩不理,解时疼痛,频数而短,面色微红,口苦而干,烦躁不安,大便燥结,带下黄色,舌红,苔厚黄而燥,脉滑数力。治宜清热通淋。方用加减五淋散(自制方):赤茯苓、赤芍、黄芩、甘草梢。随症加减:若心移热于小肠,症见口舌糜烂,口苦而干,舌红苔黄者,方用导赤散(即生地黄、木通、甘草梢、淡竹叶)加黄连、黄柏、金银花、通草或石膏;若见头晕耳鸣,心烦尿热,此乃心肾火结所致,方用清热止淋汤:黄连、黄柏、龙胆草、焦栀子、甘草梢、车前草;如属心经郁热,症见妊娠期面赤心烦,口干舌燥,渴欲冷饮,睡眠不静,小便频数,溲前尿道作痛,舌红苔黄,脉数有力,方用连翘清心饮(自制方)(连翘心、莲子心、竹叶心、灯心草、焦栀子、黄连、金银花);若出现小便短赤,或有尿血,频数便结,舌尖红,苔黄,脉滑数者,可加赤芍、琥珀、甘草梢,以清热解毒利尿,并治尿血。

(3)气虚证 妊娠数月,小便数痛而痛,痛于尿后较甚,尿量不减,色白,尿胀欲解不能自制,舌淡苔正常,脉濡而虚。治宜扶气通淋。方用加减

① 战佳阳,等.子淋中医源流探析[J].辽宁中医药大学学报,2013,15(6):148-149.

安荣汤(自制方):人参、当归、白术、茯苓、甘草、灯心草。随症加减:肺气虚者,可加桔梗;心气虚者,可加远志;肾气虚者,可加制益智仁;胎气下陷者,可加升麻;若症见妊娠数月,小便频数而痛,尿量不减,色白,有时呈淡黄色,欲解不能,腰部作胀,舌淡苔正常,脉缓无力者,当用益气止淋汤(自制方)加减(泡参、杜仲、续断、制益智仁、茯苓、甘草梢、炒前仁、升麻)。①

2.高慧分3证

(1)心火亢盛证　妊娠期间小便频数,尿短赤,艰涩刺痛,面赤心烦,渴喜冷饮,甚至口舌生疮,舌红少,脉细数。治宜清心泻火、润燥通淋。方用导赤散加玄参、麦冬。

(2)湿热下注证　妊娠期间突感尿频、尿急、尿痛、尿意不尽、欲解不能,小便短伴小腹坠胀,纳少胸闷,带下黄稠量多,舌红,苔黄腻,脉弦滑数。治宜清热利湿、润燥通淋。方用加味五苓散。

(3)阴虚津亏证　妊娠期间尿频,淋沥涩痛,午后潮热,手足心热,大便干结,颧赤唇红,舌红少苔,脉细滑数。治宜滋阴清热、润燥通淋。方用知柏地黄丸。②

3.储婷婷分2型

(1)心火偏亢　症见孕妇小便淋沥涩痛,尿少局赤,心烦口渴喜饮,甚则口舌糜烂,舌尖红,苔少或无苔,脉数。治宜泻火通淋、补肾益气安胎。药用生地黄15克、麦冬12克、黄芩12克、淡竹叶12克、炒知母10克、炒黄柏10克、太子参10克、木通6克、黛灯心3克、黄连3克、桑寄生30克。

(2)湿热下注　症见孕期小溲短数而急,腰痛口干,胸闷食少,舌质红,苔黄腻,脉细滑或有早期流产病史。治宜清热通淋。药用炒知母10克、炒黄柏10克、生栀子10克、瞿麦15克、苦参15克、地榆炭15克、泽泻12克、车前子12克、木通6克、桑寄生20克、白花蛇舌草30克。

临床观察:储婷婷用上述清热通淋药物制成尿感冲剂,每次20克,每日3次。临床辨证治疗88例妊娠期合并尿路感染患者,治疗7～15天,治愈率为96%。③

经 验 方

1.当归贝母苦参丸加减　当归6克、浙贝母10克、苦参10克、焦栀子10克、黄柏6克、土茯苓15克、地肤子15克。水煎服,一次200毫升,每日2次。米海霞等将60例湿热下注型妊娠小便淋痛患者随机分为观察组与对照组各30例。观察组采用中药当归贝母苦参丸加味口服治疗。对照组采用清淋颗粒(浙江一新制药生产,10克×10袋,国药准字Z19993290)口服治疗,每次10克,每日3次。两组均治疗7天。结果:观察组治愈率为83.3%,优于对照组的53.3%,两组差异有统计学意义(P<0.05)。④

2.清淋汤　猪苓9克、茯苓9克、泽泻12克、车前子9克、阿胶(烊)9克、当归6克、贝母9克、苦参9克。每日1剂,水煎服,2煎分服。顾映玉将108例子淋患者随机分为治疗组55例与对照组53例。治疗组采用清淋汤治疗,对照组采用阿莫西林治疗。两组均以5天为1个疗程,2个疗程后作疗效评估,对比治疗前后两组的尿常规指标、自觉症状等的变化。结果:总有效率治疗组为92.7%,对照组为75.5%,两组比较差异具有统计学意义(P<0.05)。⑤

3.安荣散(李今庸经验方)　麦冬8克、木通6克、滑石6克、当归6克、灯心草6克、甘草5克、人参5克。上药7味以量水煎,汤成去,取汁温服,每日1剂,分2次服。适用于阴不济阳,火热偏下移,膀胱气化不行所导致的妊娠子淋,症见妊娠期间出现尿频、尿急、尿痛,小便淋沥涩少,色黄

① 曾倩,等.川派中医药名家系列丛书·卓雨农[M].北京:中国中医药出版社,2018:71-72.
② 高慧.全国名老中医高慧经带胎产杂病论[M].北京:中国中医药出版社,2017:227-228.
③ 储婷婷.子淋中医证治[J].黑龙江中医药,2001(6):58.
④ 米海霞,赵玲玲,等.当归贝母苦参丸加味治疗湿热下注型妊娠小便淋痛30例疗效观察[J].中国现代医生,2018,56(10):135-138.
⑤ 顾映玉.清淋汤治疗子淋55例[J].光明中医,2016,31(7):953-954.

赤,舌红,脉滑数等。[1]

4. 子淋汤　金钱草30克、葛根30克、柴胡30克、金银花30克、连翘30克、茵陈12克、土茯苓15克、芦根15克、车前草15克、白花蛇舌草25克。随症加减:心火偏亢,加麦冬、淡竹叶;湿热下注,加瞿麦、萹蓄;气虚乏力,加黄芪、党参、太子参;肝肾阴虚,加知母、黄柏;血尿,加白茅根、茜草根;尿频尿痛,加萹蓄、土茯苓、白茅根。每日1剂,加水500毫升浸泡20分钟,煎取150毫升,次煎加水400毫升,煎取150毫升,两煎混匀,分2次服用。王淑敏等将64例子淋患者随机分为对照组与治疗组各32例。治疗组采用自拟子淋汤加减治疗。对照组采用氧哌嗪青霉素4克静滴,每天3次,并予对症处理。结果:总有效率治疗组为93.75%,对照组为87.50%,两组比较差异有统计学意义(P<0.05)。[2]

5. 知柏地黄丸　知母12克、山茱萸12克、山药12克、泽泻9克、茯苓9克、牡丹皮9克、熟地黄24克。每日1剂,水煎服。滋阴清热,润燥通淋。适用于妊娠小便淋痛。郝林莲等用上方治疗1例妊娠小便淋痛患者,疗效满意。[3]

6. 知柏地黄汤加减　知母9克、黄柏9克、生地黄12克、山茱萸12克、生山药12克、牡丹皮9克、泽泻15克、茯苓12克、阿胶(烊)12克、车前子(包煎)9克、瞿麦9克、白茅根24克、生白芍15克。每日1剂。赵新民用上方治疗1例子淋患者,同时嘱患者要注意孕期卫生。二诊诸症皆失,唯有腰酸、五心烦热,嘱长期服用六味地黄丸滋补肾阴以善后。[4]

7. 导赤散　生地黄、淡竹叶、生甘草、黄芩、黄柏、白茅根、通天草、桑寄生、苎麻根。随症加减:口干,加麦冬、玄参;便秘,加瓜蒌仁。清热利湿通淋。适用于子淋。[5]

8. 清热滋肾汤　金银花9克、栀子6克、蒲公英10克、黄芩10克、生地黄10克、天冬10克、墨旱莲10克。水煎600毫升,每次300毫升,每日2次,早晚餐后1小时服,7天为1个疗程。陈书明用上方治疗48例子淋患者。结果:治愈40例,占83%;好转7例,占15%;未愈1例(因频发呕吐而改西药治疗),占2%。[6]

9. 自拟方　黄连6克、黄柏9克、杜仲9克、桑寄生15克、续断9克、生地黄15克、女贞子15克、墨旱莲15克。杜锦海等用上方治疗1例子淋患者,服药5剂后小便通利,全身症状消失,尿常规复查基本正常,续服5剂,以资巩固。[7]

10. 子淋汤加味　黑栀子10克、白芍10克、黄芩12克、泽泻12克、车前草12克、甘草梢15克、生地黄15克、木通6克、桑寄生20克、白花蛇舌草30克。随症加减:心火偏亢,加麦冬、淡竹叶、灯心;湿热下注,加苦参、瞿麦、萹蓄;气虚乏力,加黄芪、党参、太子参;肝肾阴虚,加知母、黄柏、山茱萸;血尿,加茅草根、茜草根、地榆炭;尿频尿痛,加萹蓄、土茯苓、白茅根。每日1剂,水煎早晚空腹服。舒珊将58例子淋患者随机分为对照组22例与治疗组36例。治疗组采用子淋汤加味,部分病情重者加用氨苄青霉素1克,每日2次,肌内注射,好转后可单用中药口服。对照组采用氨苄青霉素每日5克静滴,个别用头孢噻肟钠每日4克或头孢三嗪钠每日2~3克静滴。两组均以5天为1个疗程,治疗3个疗程评定疗效。结果:两组临床治愈率相比,治疗组(91.7%)优于对照组(77.7%),经统计学处理,差异具有显著性(P<0.05)。[8]

11. 琥珀通淋汤　琥珀(吞)5克、黄芩15克、生黄芪15克、蒲公英15克、生地黄15克、白花蛇舌草15克、生白术10克、黄柏10克、车前草10

① 李今庸.李今庸临床用方集粹[M].北京:中国中医药出版社,2015:311.
② 王淑敏,等.自拟子淋汤治疗子淋32例临床观察[J].国医论坛,2013,28(4):41.
③ 郝林莲,等.知柏地黄丸治疗妇科病举隅[J].山西中医,2011,27(2):62.
④ 赵新民.子淋论治体会[J].陕西中医学院学报,2009,32(1):23.
⑤ 严宇仙.何子淮妊娠病辨证治疗经验[J].中华中医药杂志,2008,23(5):412-414.
⑥ 陈书明.清热滋肾汤治疗子淋48例[J].福建中医药,2005(5):38.
⑦ 杜锦海,等.妇科病辨证医证[J].光明中医,2004,19(3):36.
⑧ 舒珊.加味子淋汤治疗子淋36例临床观察[J].河南中医,2003,23(3):24-25.

克、泽泻 10 克、炒栀子 10 克、生甘草 5 克。随症加减：尿血明显者，加白茅根；阴虚症状明显者，加沙参、麦冬；白带质黏，如豆腐渣状者，加土茯苓；白带质黏如泡沫状者，加苦参。梅明友用上方加减治疗 42 例子淋患者，妊娠期 2 个月至 8 个月余不等，年龄最大 32 岁，最小 22 岁。结果：40 例自觉症状消失，理化检查正常；1 例自觉症状好转；1 例因厌恶中药，服之作呕，停用而无效。一般 3 剂即效，最多 7 剂。①

12. 龙凤八正汤　九龙根 15 克、凤尾草 15 克、地肤子 10 克、瞿麦穗 10 克、萹蓄草 10 克、土茯苓 15 克、黄芩 10 克、白术 10 克、生甘草 5 克。随症加减：伴发热，加柴胡 6 克；恶心呕吐，加竹茹 10 克、陈皮 10 克；腰痛，加续断 15 克、桑寄生 15 克；血尿，加生地黄 15 克、牡丹皮炭 10 克、白茅根 30 克。每日 1 剂，水煎分 2 次服，连服 10 天为 1 个疗程。王澧兰用上方加减治疗 66 例子淋患者。结果：经服药 1 个疗程，临床症状消失，尿常规检查 3 次均阴性者为临床治愈，计 50 例；临床症状消失，尿常规检查偶有阳性者为显效，计 12 例；临床症状未完全消失，尿常规检查仍有异常者为无效，计 4 例。总有效率 93.9%。②

13. 子淋散　麦冬 12 克、赤茯苓 10 克、大腹皮 10 克、木通 6 克、甘草 6 克、淡竹叶 6 克。随症加减：妊娠期间尿急、尿频、尿痛、尿黄涩少，舌红苔黄脉象滑数者，加生地黄 12 克、赤芍 10 克、白茅根 15 克；伴恶寒发热，口干口渴，肾区压痛、叩击痛者，加金银花 15 克、连翘 15 克、知母 10 克；若小便短少，灼热刺痛，溲黄混浊，胸闷头晕，纳呆食少者，加栀子 10 克、黄芩 10 克、滑石 15 克、陈皮 9 克；妊娠小便短少，尿痛，伴口干咽燥，面颊潮红，五心烦热，不寐，舌红少苔，脉象细数者，加山茱萸 10 克、生山药 10 克、牡丹皮 10 克、泽泻 10 克；若尿频而短，外阴部下坠感，神疲乏力，面色少

华，舌淡苔薄者，加黄芪 15 克、党参 10 克、白术 10 克、云茯苓 10 克；伴腰腹坠痛者，加川续断 10 克、菟丝子 10 克、阿胶（烊化）10 克、桑寄生 10 克。每日 1 剂，水煎分 2 次服。弭阳用上方加减治疗 92 例子淋患者。结果：治愈（症状、体征消失，尿常规检验正常，尿细菌培养阴性者）72 例，占 78.26%；好转（症状消除，体征基本消失，尿细菌培养阳性者）14 例，占 15.21%；无效（症状、体征均无好转，以致中断妊娠者）6 例，占 6.43%。总有效率为 93.47%。③

14. 加味五淋散加减　黑栀子 10 克、黄芩 10 克、当归 10 克、木通 10 克、苎麻根 10 克、茯苓 12 克、泽泻 12 克、车前子 12 克、生地黄 12 克、白芍 12 克、桑寄生 12 克、甘草 5 克。刘胜利用上方治疗 1 例子淋患者，服药 8 剂，热退，腰痛好转，尿频、尿急、尿痛减轻，胃纳增加。再服 6 剂，诸症消除血，尿化验无异常。④

15. 通淋方　金银花 30 克、连翘 18～30 克、蒲公英 18～30 克、紫花地丁 18～30 克、萹蓄 18～30 克、石韦 12～15 克、黄柏 12～15 克、茯苓 12～15 克、车前草 12～15 克、白术 12 克、山药 12 克、生栀子 12 克、白茅根 10 克、甘草梢 6 克。随症加减：腰痛，加杜仲、川续断；血尿，加苎麻根、墨旱莲；便下，加冬葵子；发热，加柴胡、黄芩；呕吐，加半夏、竹茹。每日 1 剂，水煎服，服药同时大量饮水。桑海莉用上方加减治疗 30 例子淋患者。结果：服药 6～9 剂后，治愈（临床症状消失，尿常规 1 个月内连续 3 次化验正常，尿细菌培养连续 3 次阴性）18 例，占 60%；显效（临床症状消失，尿常规正常，但未连续 3 次检验）8 例，占 26%；好转（临床症状减轻，尿常规检查尚有少量红细胞、白细胞者）2 例，占 7%；无效（临床症状和尿常规检查无好转）2 例，占 7%。总有效率为 93%，治疗未发现不良反应。⑤

---

① 梅明友.琥珀通淋汤治疗"子淋"[J].上海中医药杂志,2000(9)：28-29.

② 王澧兰.龙凤八正汤治疗子淋 66 例[J].江苏中医,1996,17(5)：20.

③ 弭阳.子淋散治疗子淋 92 例[J].福建中医药,1995,26(1)：29.

④ 刘胜利.子淋治验[J].江西中医药,1992,23(8)：62.

⑤ 桑海莉.通淋方治疗子淋 30 例临床小结[J].安徽中医药大学学报,1989,8(4)：35-36.

妊娠合并特发性血小板
减少性紫癜

概　述

特发性血小板减少性紫癜(ITP)又称免疫性血小板减少性紫癜,是最常见的一种自身免疫性血小板减少性疾病。临床上主要表现为皮肤黏膜出血、月经过多,严重者可致内脏出血,甚至颅内出血而死亡。

发病特征和并发症:临床上分为急性型和慢性型。急性型多见于儿童,慢性型好发于青年女性。妊娠合并ITP多为慢性型,表现多为常规检查发现的无症状性血小板减少。部分患者可有轻微鼻出血、皮肤黏膜出血点、青紫、瘀斑等。

ITP对妊娠的影响主要是出血,尤其是血小板$<50×10^9$/升的孕妇。在分娩过程中,孕妇用力屏气可诱发颅内出血;亦可产道裂伤出血、血肿形成及产后出血。ITP患者妊娠时,自然流产和母婴死亡率均高于正常孕妇。由于部分抗血小板抗体能通过胎盘进入胎儿血液循环,引起胎儿血小板破坏,导致胎儿、新生儿血小板减少。孕妇血小板$<50×10^9$/升,胎儿(新生儿)血小板减少的发生率为9%～45%。严重者有发生颅内出血的危险。

临床症状和体征:主要表现是皮肤黏膜出血和贫血。轻者仅有四肢及躯干皮肤的出血点、紫癜及瘀斑、鼻出血、牙出血,严重者可出现消化道、生殖道、视网膜及颅内出血。脾脏不大或轻度增大。

实验室检查:血小板计数低于$100×10^9$/升。一般血小板计数低于$50×10^9$/升时才有临床症状。骨髓检查,巨核细胞正常或增多,成熟型血小板减少。血小板抗体测定大部分为阳性。

治疗方法:血小板计数大于$20×10^9$/升且未见出血症状者(除即将分娩外)不需治疗。妊娠合并特发性血小板减少性紫癜患者的治疗指征是血小板计数小于$10×10^9$/升,孕中、晚期为$(10～30)×10^9$/升,或$(10～30)×10^9$/升且伴出血倾向者,治疗药物多选用糖皮质激素及丙种球蛋白。丙种球蛋白含多种抗体,能够增强机体免疫力。病情较重的特发性血小板减少性紫癜孕妇或血小板计数小于$50×10^9$/升者,尤其是单用糖皮质激素效果不佳或无效时,可静脉滴注丙种球蛋白。为了确保手术能够顺利进行,术前1天可输注血小板悬液1～2单位,次日即可终止妊娠。多次输注会使血小板破坏加快,血小板计数反而降低,故必须严格把握适应证。[1]

ITP是产科较为常见的血液系统合并症,妊娠期的发病率为1‰～3‰,如果诊断不及时或处理不当,可能导致产时、产后大出血和新生儿颅内出血等并发症。妊娠可导致ITP病情恶化,或使处于缓解期的患者病情加重。

本病属中医"血证""阴阳毒""发斑""肌衄""葡萄疫""紫癜""紫斑"等范畴。古代医家对血证的论述较多,早在《黄帝内经》即对血的生理及病理有较深入的认识,对其所涉及的咳血、呕血、溺血、便血等做了论述。《灵枢·百病始生》对络伤血溢的病机论述:"起居不节,用力过度则络脉伤。阳络伤则血外溢,血外溢则衄血;阴络伤则血内溢,血内溢则后血。"《景岳全书·血证》指出"血动之由,惟火惟气耳",将引起出血的病机提纲挈领地概括为"火盛"及"气伤"两个方面。《济生方·失血论治》则强调出血因于热者多。现代中医认为本病的基本病机是热、虚、瘀(郁)。热包括热、火、毒;虚包括阴虚内热、阳虚气寒血凝、气血不足、脾虚不摄、肝肾不足;瘀包括实热瘀滞、气虚血瘀、血虚血瘀;郁则肝郁气滞、郁而化火。热、虚、瘀(郁)可以是单独为患,亦可以合邪为患,表现在肌肤,病变脏腑涉及肺、胃、脾、肝、肾。本虚标实,虚实互见,本虚多责之脾、肾,标实多责之血热、血瘀。[2] 各种原因所致血证,其共同的病理变化可归为火热熏

① 苗原.妊娠合并特发性血小板减少性紫癜65例临床分析[J].河南医学研究,2014(5):117－118.
② 赵伟,等.中医诊治特发性血小板减少性紫癜综述[J].河南中医,2015(6):1451－1453.

灼、迫血妄行及气虚不摄、血溢脉外两类。

辨 证 施 治

高玉东分 2 型

1. 脾肾不足、冲任瘀滞型　症见神疲乏力,下腹坠胀,腰膝酸软,畏寒,舌淡,苔薄白,脉细。治宜温补脾肾、养血安营。药用生黄芪 30 克、焦白术 15 克、熟地黄 12 克、巴戟天 12 克、菟丝子 12 克、当归 9 克、蒲黄炭 9 克、僵蚕 9 克。

2. 肝肾不足、血热扰冲型　症见急躁易怒,口干口苦,大便干结,胎动不安,舌偏红,苔薄,脉细滑。治宜滋肾育阴、清营固冲。药用水牛角 30 克、牡丹皮 15 克、炒黄芩 9 克、苎麻根 9 克、桑寄生 12 克、白茅根 15 克、地骨皮 9 克。

以上各方均每日 1 剂,30 天为 1 个疗程。临床观察:高玉东将 65 例妊娠合并 ITP 患者随机分为对照组 34 例与治疗组 31 例。对照组与治疗组均采用常规糖皮质激素和丙种球蛋白治疗,治疗组另联合上方中药辨证施治。结果:两组血小板计数及出血情况均得到改善,但差异无统计学意义($P > 0.05$);而中药治疗组患者中医证候改善显著优于对照组($P > 0.05$);对分娩及新生儿结局亦有改善趋势。[1]

妊娠合并急性阑尾炎

概　　述

急性阑尾炎是妊娠期常见的外科急腹症,发病率占妊娠总数的 1/1 000～1/2 000。妊娠各期均可发生急性阑尾炎,但以妊娠前 6 个月内居多。妊娠期子宫增大能使阑尾的位置发生改变,临床表现不典型,从而诊断的难度增大。妊娠期病程发展快,穿孔和腹膜炎的发生率显著增加,对孕产妇和胎儿极为不利,因此早期诊断和处理极为重要。

发病特征和并发症:妊娠合并急性阑尾炎主要有发热、恶心、呕吐、下腹痛等症状,检查右下腹部有压痛、反跳痛和肌紧张等表现。

妊娠合并阑尾炎是较常见且严重的并发症。由于子宫增大,使阑尾及大网膜位置改变,临床表现不典型,易造成误诊、延误治疗,阑尾易穿孔,炎症不易局限,易发展成为弥漫性腹膜炎、脓毒血症,甚至感染性休克。妊娠期阑尾炎穿孔继发弥漫性腹膜炎比非孕期多 1.5～3.5 倍。全身炎症反应及弥漫性腹膜炎可导致胎儿缺氧;诱发子宫收缩导致流产、早产;妊娠期间手术、药物可对胎儿产生不良影响,围产儿死亡率增加。

临床症状和体征:妊娠早期急性阑尾炎,出现发热、恶心、呕吐、下腹痛,检查右下腹部有压痛、反跳痛和肌紧张等表现,白细胞总数增高,其症状和体征与非妊娠时急性阑尾炎相似。妊娠中、晚期急性阑尾炎,因增大的子宫引起阑尾移位,检查时压痛点升高,压痛最剧的部位甚至可达右肋下肝区。由于妊娠子宫撑起腹壁腹膜,阑尾又处于腹腔深处,被增大的妊娠子宫掩盖,使局限性腹膜炎体征不典型。

(1)转移性右下腹痛　典型的急性阑尾炎,腹痛开始时多在中上腹或肚脐周围,患者不能准确地辨明疼痛的确切部位。经数小时或十几个小时后,腹痛转移到右下腹部,疼痛呈持续性。

(2)胃肠道症状　患上急性阑尾炎,一般都伴有恶心、呕吐、食欲减退、腹泻或便秘等症状。

(3)显著的压痛点　阑尾炎发作后,一般在右下腹部有一个明显的压痛点,是阑尾炎的最重要特征。

一旦起病,多伴有头晕、头痛、无力等症状。如果病情严重还会出现发烧、心慌等症状。

预后的好坏主要和是否早期诊断和及时手术治疗有关,另外与妊娠月份有关。妊娠越晚期,临床表现越不典型,延误治疗的可能性越大,预后越差。

本病属中医"肠痈"范畴。"肠痈"一词首见于《黄帝内经》,如《素问·厥论》曰:"少阳厥逆,机关

① 高玉东.中西医结合治疗对妊娠合并血小板减少性紫癜的影响[J].中国中医基础医学杂志,2013,19(11):1314-1316.

不利,机关不利者,腰不可以行,项不可以顺,发肠痛。"《灵枢·上膈》言:"喜怒不适,饮食不节,寒温不时……卫气不营,邪气居之",明确提出了肠痈的病名,记述了肠痈的成因。

历代医家对肠痈的病机论述精当。隋代巢元方在《诸病源候论》云:"邪气与营卫相干,在于肠内,遇热加之,血气蕴积,结聚成痈,热积不散,血肉腐坏,化而为脓。"宋代《圣济总录》指出:"肠痈由喜怒不节,忧思过甚,肠胃虚弱,寒温不调,邪热交攻,故营卫相干,血为败浊流渗入肠,不能传导,蓄结成痈。"清代陈实功在《外科正宗》指出:"夫肠痈者,皆湿热瘀血流入小肠而成也。又由来有三:男子暴急奔走,以致肠胃传送不能舒利,败血浊气壅遏而成者一也;妇人产后,体虚多卧,未经起坐,又或坐草(胎产)艰难,用力太过,育后失逐败瘀,以致败血停积肠胃,结滞而成者二也;饥饱劳伤,担负重物,致伤肠胃,又或醉饱房劳,过伤精力,或生冷并进,以致气血乖违,湿动痰生,多致肠胃痞塞,运化不通,气血凝滞而成者三也。"

有关治法,汉代张仲景所创的"大黄牡丹汤""薏苡附子败酱散"实为治疗肠痈的有效方剂,现代临床治疗肠痈的方药,多由此化裁而来。

辨 证 施 治

李林生等分3期

1. 瘀滞期　不寒不热或仅有微热,脘腹胀闷,嗳气纳呆,恶心反胃,大便正常或秘结,尿清或黄,脉象弦紧,舌苔白,舌质正常。治以行气活血为主,辅以清热解毒及调理脾胃。方用阑尾化瘀汤:川楝子15克、延胡索9克、牡丹皮9克、桃仁9克、木香9克、金银花15克、大黄(后下)9克。

2. 温热期　低热或午后发热,腹痛重,食欲不佳,口干渴,便秘,尿赤黄,脉弦数,舌苔黄干,舌质红。治宜清热解毒、行气活血、利湿通便。方用阑尾清化汤:金银花30克、蒲公英30克、牡丹皮15克、大黄(后下)15克、川楝子9克、赤芍12克、桃仁9克、生甘草9克。随症加减:湿热重,加黄芩、黄连;湿重,加佩兰、白豆蔻、藿香。

3. 毒热期　发热,恶寒,口干渴,面红目赤,唇干舌燥,恶心,不能进食,腹胀痛拒按,大便秘结,小便赤黄,尿痛,脉洪大,滑数,舌苔黄燥,舌质红绛,尖红。方用阑尾清解汤:金银花30克、蒲公英30克、冬瓜子30克、牡丹皮15克、川楝子9克、生甘草6克。随症加减:大热大渴,加生石膏30克;有流产先兆者,可加杜仲、桑寄生、续断、菟丝子、延胡索安胎止痛;因气血虚、肾气不足,以致隐痛者,治宜补肾益气、养血、止痛,均用当归、川芎、生白芍、熟地黄、焦白术、杜仲、鹿角霜、川续断、延胡索、川楝子、金银花、甘草。

临床观察:李林生等用上方辨证施治结合西医治疗104例妊娠合并阑尾炎患者。结果:保守治愈89例,占86%;手术治愈15例,占14%。16例保守治愈产后复发均行阑尾切除术治愈。[1]

经 验 方

阑尾汤　川楝子15克、红藤60克、紫花地丁30克、金银花30克、蒲公英30克、赤芍15克、白花蛇舌草60克、益母草30克、莱菔子15克、生黄芪20克、生薏苡仁30克、黄芩15克等。随症加减:蕴热型,可加芒硝;毒热型,可酌加桃仁、皂角刺;湿热型,可合龙胆泻肝汤加减。配合外治法:以硝黄膏(芒硝30克、大黄15克、葱白10根,捣烂如泥)外敷麦氏点,每4小时1次。曹天顺等用上法加减治疗110例妊娠合并急慢性阑尾炎患者。结果:患者自觉症状和腹部压痛消失,血象正常者为痊愈,计104例,占94.6%;手术6例,占5.4%。疗程最长者34天,最短者3天,平均9天。[2]

① 李林生,等.中西医结合治疗妊娠合并阑尾炎[J].山西临床医药,1997,6(2):119.
② 曹天顺,等.中西医结合治疗妊娠合并阑尾炎110例[J].天津中医,1992(1):31-32.

产后疾病

晚期产后出血

概　述

晚期产后出血指产后 24 小时后发生的子宫大量出血，又称为产褥期出血。晚期产后出血的发生率各国报道不一，但多在 0.3％左右。晚期产后出血以产后 1～2 周发病者居多，也有发生于产后 8～10 周以后者，更有时间长达产后 6 个月者。

发病特征和并发症：本病临床特征以产后 24 小时后发生，表现为子宫大量出血。多由产后子宫复旧不全、胎盘胎膜残留、蜕膜残留，子宫胎盘附着而复旧不全、感染、剖宫产术后子宫切口裂开等所导致。常伴感染，出血可伴有色、质、气、味的异常；或伴有腹痛，出血多时可合并贫血，重者可致失血性休克。

临床症状和体征：（1）阴道流血。胎盘胎膜残留，蜕膜残留引起的阴道流血多在产后 10 日发生。胎盘附着而复旧不良发生在 2 周左右，可以反复多次阴道流血，也可突然大量阴道流血。剖宫产子宫切口裂开或愈合不良所致的阴道流血多在术后 2～3 周发生，常常是子宫突然大量出血，可导致失血性休克。（2）腹痛和发热。常合并感染，伴发恶露增加，恶臭。（3）子宫复旧不良者，子宫较同期正常产褥子宫大而软，或有压痛，宫口松弛，有时可见血块或组织物堵塞于宫口。

治疗及时者，预后良好。若迁延日久，可变生他病，尤其出血量少，但淋沥不尽者，排除其他病变，应考虑滋养细胞肿瘤的可能，需进一步检查，以明确诊断。

本病属中医"产后恶露不绝"范畴。产后恶露不绝的记载最早见于《金匮要略方论》中，仲景云："产后七八日，无太阳证，少腹坚痛，此恶露不尽"。《诸病源候论》将其病机归纳为"风冷搏于血""虚损""内有瘀血"。《胎产心法》之"产后恶露不止……由于产时伤其经血，虚损不足，不能收摄，或恶血不尽，则好血难安，相并而下，日久不止"。《妇人大全良方》提出用牡蛎散、独圣汤等方药治之；《医宗金鉴·妇科心法要诀》提出根据恶露的颜色、形质、气味辨虚实的原则。

辨　证　施　治

1. 邱素芳等分 3 型

（1）血瘀型　症见恶露过期不尽，量时多时少，淋沥涩带，色紫暗有血块，小腹疼痛拒按，块下痛减，舌紫暗，边尖有瘀斑瘀点，脉沉弦。治宜理气活血、散结逐瘀。方用生化汤加味：益母草 15～30 克、山楂 12 克、当归 10 克、茯苓 10 克、赤芍 10 克、桃仁 10 克、川芎 6 克、炒蒲黄（包煎）6 克、炮姜 5 克、甘草 5 克。依照患者个体症状加减方药。

（2）气虚型　症见恶露量多或淋沥不断，色淡红，质稀薄，无臭味，神倦懒言，小腹空坠，面色白，舌淡，苔薄，脉缓弱。治宜补中益气、固冲摄血。方用补中益气汤加味：党参 30 克、黄芪 30 克、白术 10 克、炒当归 10 克、阿胶（另烊冲）10 克、炙甘草 6 克、炙升麻 6 克、炒柴胡 6 克、陈皮 5 克。依照患者个体症状加减方药。

（3）血热型　症见恶露逾期不止，量较多，色红或深红，质稠，或色如败酱，有臭味，面色潮红，口燥咽干，或有腹痛，便秘或有五心烦热，舌红，苔燥，脉滑数或细数。治宜养阴清热、凉血止血。方用保阴煎加味：墨旱莲 15 克、地榆 12 克、生熟地黄各 10 克、山药 10 克、白芍 10 克、炒黄柏 10 克、炒黄芩 6 克、生甘草 6 克。

以上方药每日1剂,水煎服早晚分服,7天为1个疗程。临床观察:邱素芳等用上方辨证治疗30例产后恶露不绝患者。结果:治愈(恶露停止,彩超宫内异常回声区消失,临床症状消失)22例,显效(恶露明显减少,彩超异常回声区减少,临床症状消失)5例,有效(阴道出血减少,彩超异常回声区减少)2例,无效(所有症状均无减轻甚至加重)1例。总有效率96.67%。[1]

2. 肝郁血热型 主症:产后恶露过期不止,量较多,色深红,质稠黏;兼症:乳房、少腹胀痛,心烦易怒,恶露中夹有血块,口苦咽干,脉弦数者。方用清热解郁汤:黄芩12克、黄柏12克、白术12克、当归12克、牡丹皮15克、赤芍药12克、生地黄9克、熟地黄9克、山药12克、青皮9克、柴胡9克、郁金9克、生甘草6克。每日1剂,水煎服,早晚各1次,每次200毫升,餐后服用,疗程3周。临床观察:项生群用上方治疗34例肝郁血热型产后恶露不绝患者。结果:治愈(治疗后患者临床症状全部消失,阴道出血停止,B超检查宫腔内无积液)30例,好转(治疗后患者临床症状减轻,阴道出血减少,B超检查宫腔积液减少)3例,未愈(治疗后患者临床症状无改善或加重)1例。总有效率88.2%。[2]

3. 气虚血瘀型 症见产后血性恶露持续10天以上仍淋沥不断者,量时多时少,色暗红或淡红,偶夹小血块,伴少腹隐痛,时有心悸,气短,神疲乏力,失眠多梦,舌暗淡苔白,脉沉涩。

(1) 补气化瘀方 黄芪25克、当归25克、桃仁15克、赤芍15克、白术15克、香附15克、五灵脂15克、小茴香10克、阿胶(烊化)10克、五倍子10克、蒲黄(包)10克、焦山楂10克、炙甘草10克。随症加减:对于兼有神疲乏力者,加党参10克、茯苓10克;对于产后恶露少者,加红花10克;对于腹痛拒按者,加川芎10克、延胡索10克。每日1剂,水煎服,水煎600毫升,三餐后口服,连服

7天。临床观察:冯丽霞将80例气虚血瘀型剖宫产后子宫复旧不全恶露不绝患者随机分为治疗组和对照组各40例。两组均给予常规西药缩宫素治疗,治疗组另给予上方加减治疗。两组均连续治疗7天。分析两组治疗后产后子宫下降程度及恶露排出情况。结果:两组术后子宫下降幅度均呈先升高后降低趋势,而在术后1天及2天时子宫下降幅度比较差异无统计学意义,但术后3天以后,治疗组每日子宫下降幅度均大于对照组($P<0.05$);两组术后恶露排出量均呈降低趋势,虽在术后1天及2天时两组比较差异无统计学意义,但术后3天、4天及5天,治疗组高于对照组,而术后6天及7天,治疗组低于对照组($P<0.05$);同时,治疗组血性恶露排出时间及恶露排出总时间均低于对照组($P<0.05$);完成7天治疗后,治疗组治疗总有效率高于对照组($P<0.05$)。[3]

(2) 生化汤合补中益气汤加减 党参20克、黄芪20克、益母草15克、当归10克、桃仁10克、炙甘草10克、白术10克、升麻10克、川芎5克、炮姜5克。随症加减:若血色紫暗,少腹刺痛,腰酸,舌质暗苔薄白,脉细涩者,加三七粉(冲服)3克、贯仲炭15克;若伴腹胀便溏,舌质淡苔白,脉沉者,加山药20克、陈皮10克。每日1剂,水煎服,一般连用7剂。临床观察:张华用上方加减治疗36例气虚血瘀型产后恶露不绝患者。结果:治愈(服药后恶露于7天内血止,主要症状消失)20例,好转(服药后恶露减少,于7天内血止,主要症状明显改善)13例,无效(与治疗前相比,各方面均无改善)3例。总有效率为91.7%。[4]

4. 张良英分3型

(1) 气虚型 症见产后恶露过期不止而量多,色淡,质清稀,无臭气,亦可见到夹有小血块,小腹空坠,神疲懒言,面色苍白或萎黄,舌淡苔白,脉缓弱。治宜补气摄血,少佐以化瘀止血及收敛止血之品。方用补中益气汤加益母草、海螵蛸、茜

① 邱素芳,等.中医辨证论治对产后恶露不绝的临床疗效观察[J].中医临床研究,2018,10(13):66-67.
② 项生群.自拟清热解郁汤治疗肝郁血热型产后恶露不绝34例[J].中国中医药科技,2018,25(6):860-861.
③ 冯丽霞.补气化瘀方治疗气虚血瘀型剖宫产后子宫复旧不全恶露不绝临床观察[J].陕西中医,2017,38(5):621-622.
④ 张华.生化汤合补中益气汤治疗气虚血瘀型产后恶露不绝36例[J].山西中医,2010,26(7):24-25.

实。随症加减：若夹有血块多者，则应去收敛止血之海螵蛸、芡实，加炒蒲黄、炒贯众以加强化瘀止血之力，使血止而不留瘀；若伴见腰痛者，加续断、补骨脂以补肾；若面色苍白明显者，加阿胶、鸡血藤以补血；若小腹疼痛，恶露有臭味者，加牡丹皮、败酱草、川楝子、延胡索以清热解毒、行气止痛。血止之后还须进一步调理，以促使其恢复气血或正常月经，常用八珍汤气血双补，可适当加入黄精、何首乌等。

（2）血瘀型　症见产后恶露过期不止，量或多或少，色紫暗夹血块，胸胁胀痛，小腹痛剧，拒按，血块排出后疼痛减轻，舌紫暗或边尖有瘀点瘀斑，脉弦涩。治宜益气活血、逐瘀止血。方用益气生化汤（即生化汤加炙黄芪、潞党参）加益母草、炒蒲黄、枳壳。随症加减：若畏寒肢冷明显者，加炒艾叶温经止血；若胸胁胀痛明显者，加香附、柴胡以疏肝理气；若恶露臭秽难闻者，加牡丹皮、败酱草、川楝子。

（3）热毒型　症见产后恶露过期不止，量多，色紫暗，质如败酱，味臭秽，多伴发热，下腹刺痛。妇科检查时子宫甚至波及双附件有压痛。血常规中白细胞、中性粒细胞可有升高。治宜清热解毒、凉血止血。方用五味消毒饮加益母草、枳壳、墨旱莲、茜草。①

5. 黄烈生分 3 型

（1）气虚型　症见产后恶露过期不止，量多或淋沥不断，色淡红，质稀薄，无臭味，小腹空坠，神倦懒言，面色㿠白，舌淡，苔薄，脉缓弱。治宜补中益气、固冲摄血。方用补中益气汤加味：党参30 克、黄芪30 克、白术10 克、炙甘草6 克、陈皮5 克、炙升麻6 克、炒柴胡6 克、炒当归10 克、阿胶（另烊冲）10 克。随症加减：若脾运不佳，腹胀矢气，大便溏泄者，加入煨木香9 克、砂仁（后下）5 克、炮姜3 克；若小腹冷痛，腰俞酸楚者，加入杜仲10 克、鹿角胶（另炖烊冲）10 克、川续断12 克、艾叶炭6 克；若小腹作痛，恶露色紫黑有小血块者，

加入五灵脂6 克、炒蒲黄（包煎）6 克、益母草15克；若恶露色紫红，质黏腻，舌苔根部腻厚者，加入制苍术12 克、茯苓10 克、薏苡仁20 克、败酱草15 克。

（2）血热型　症见产后恶露淋沥不爽，量少，色紫暗有血块，小腹疼痛拒按，或按之有块，舌紫暗或有瘀点，苔薄白，脉弦涩或沉而有力。治宜养阴清热、凉血止血。方用保阴煎加味：生熟地黄各10 克、白芍10 克、山药10 克、炒黄柏10 克、炒川续断9 克、炒黄芩6 克、生甘草6 克、地榆12 克、墨旱莲15 克。随症加减：兼气虚，伴有神疲无力，短气懒言者，加入黄芪15 克、太子参30 克；若兼肝郁化火，忿怒急躁，头疼口苦者，加入钩藤15克、炒栀子10 克、醋炒柴胡5 克、苦丁茶12 克；若兼夹湿热，可见小便量少，神疲乏力，苔腻，恶露黏稠，有明显的秽臭气者，加入红藤30 克、败酱草30克、薏苡仁20 克、制苍术10 克；若兼有血瘀，小腹胀痛，恶露色紫红，有血块者，加入马鞭草15～30克、五灵脂10 克、益母草20 克。

（3）血瘀型　症见产后恶露过期不止，量较多，色鲜红或深红，质稠而臭，面色潮红，口燥咽干，舌红，苔薄黄，脉虚细而数。治宜理气活血、散结逐瘀。方用生化汤加味：当归10 克、赤芍10克、桃仁10 克、川芎6 克、炮姜5 克、炒蒲黄（包煎）6 克、甘草5 克、益母草15～30 克、茯苓10 克、山楂12 克。

随症加减：气虚脾弱，小腹空坠，神疲无力者，加党参15 克、黄芪20 克、荆芥6 克；若兼肝郁气滞，胸胁胀痛，情绪忧郁急躁者，加炒柴胡5 克、广郁金10 克、制香附9 克、川楝子10 克；若兼有寒湿，形寒肢冷，小腹有冷感，得热舒适者，加肉桂（后下）5 克、艾叶6～10 克、大小茴香各5 克；若脾胃失和，腹胀矢气，大便溏泄者，加广木香9 克、砂仁（后下）5 克；若兼湿热下注，恶露黏稠，有秽臭气者，加红藤15 克、败酱草30 克、鱼腥草12 克、马齿苋15 克、薏苡仁30 克。临床观察：黄烈生用

① 姜丽娟,张良英.国家级名医张良英教授诊治妇科疾病学术经验(十)——产后恶露不绝[J].中国中医药现代远程教育,2015,13(4): 26－27.

上方加减辨证治疗 86 例产后恶露不绝患者。结果：治愈（恶露停止，临床症状消失，B 超显示宫腔内异常回声区，宫腔积液消失）62 例，显效（恶露明显减少，临床症状消失，B 超示宫腔及盆腔积液有效）18 例，有效（阴道出血减少，临床症状减轻，B 超示宫腔及盆腔积液减少）5 例，无效（临床症状及 B 超均无改善）1 例。总有效率为 98.84%。①

6. 瘀热互结证　方用产后方加减：益母草 30 克、桃仁 15 克、当归 15 克、川芎 15 克、炙甘草 6 克、鸡血藤 15 克、马齿苋 15 克、贯众 15 克、蒲黄炭 10 克、生茜草 30 克、焦山楂 20 克。5～7 剂后再予滋肾养阴、固冲止血的经验方宫血方 7 剂善后（炙女贞 15 克、墨旱莲 30 克、生地黄 15 克、山茱萸 10 克、炒白芍 15 克、龙骨 30 克、牡蛎 30 克、海螵蛸 30 克、鹿衔草 30 克、马鞭草 30 克、仙鹤草 30 克、茜草 30 克、苎麻根 15 克、槐花炭 30 克、益母草炭 30 克）。临床观察：王淼用上方治疗 33 例产后恶露不绝瘀热互结证患者，治愈率为 90.9%。②

7. 阴虚血瘀证　症见产后恶露过期不止，并伴有不同程度的口燥咽干、小腹疼痛。方用养阴清瘀汤加减：女贞子 30 克、墨旱莲 30 克、茜草 30 克、炒白芍 30 克、乌贼骨 30 克、续断 30 克、生地黄 10 克、山茱萸 10 克、蒲黄炭 10 克、刘寄奴 10 克。随症加减：小腹空坠、神倦懒言，加炙黄芪、太子参；恶露臭秽、紫暗有块，加红藤、败酱草、益母草。每日 1 剂，水煎 2 次，早晚饭后服。连服 10 天观察治疗效果。临床观察：杨艳琳用上方加减治疗 86 例阴虚血瘀证产后恶露不绝患者。结果：治愈（阴道出血停止，临床症状消失，B 超见宫腔内异常回声区、宫腔及盆腔积液消失）58 例，好转（阴道出血减少，临床症状减轻，B 超见宫腔及盆腔积液减少）21 例，未愈（临床症状及 B 超均无改善）7 例。总有效率 91.9%。③

8. 湿热瘀结证　症见阴道出血淋沥不断，量不甚多，色黑红，质黏稠，味腥臭，小腹坠痛，腰酸痛，伴口干不欲饮，小便色黄，灼热涩痛，舌红苔黄，脉滑数。方用清宫汤加减：龙胆草 20 克、茵陈 15 克、柴胡 12 克、生地黄 10 克、栀子 15 克、黄芩 10 克、泽泻 10 克、滑石 15 克、木通 10 克、黄柏 10 克、牡丹皮 10 克、赤芍 15 克、车前子 10 克、益母草 10 克。每日 1 剂，水煎服，分 2 次温服。临床观察：岳琳等用上方治疗 12 例湿热瘀结型产后恶露不尽患者。结果：全部治愈，疗程最短 3 天，最长 17 天。④

经 验 方

1. 参酱止露汤　黄芪 20 克、败酱草 20 克、炒党参 15 克、当归 15 克、丹参 12 克、山楂 15 克、红藤 10 克、益母草 15 克、三七末 6 克、蜈蚣 2 条、茜草 15 克、醋炒延胡炭 10 克、炮姜炭 6 克、甘草 6 克。随症加减：瘀血甚者，加全蝎 4 克、桃仁 15 克；产后虚热甚者，加生地黄 15 克、黄芩炭 12 克；心烦甚者，加牡丹皮 6 克、郁金 15 克、合欢皮 9 克；眠差甚者，加夜交藤 30 克；腹痛甚者，加川楝子 12 克；恶寒甚者，加肉桂 4 克、盐小茴香 6 克；恶风甚者，加防风 8 克、荆芥炭 8 克。每日 1 剂，水煎取汁 250 毫升，早晚分服。秦丹将 118 例产后恶露不绝患者随机分为对照组和观察组各 59 例。对照组采用醋酸甲羟孕酮片口服治疗，观察组在对照组的基础上加用参酱止露汤治疗。7 天为 1 个疗程，两组患者均连续治疗 1 个疗程后判定疗效，观察两组患者临床疗效及相关指标的变化情况。结果：对照组的有效率为 77.97%，观察组的有效率为 91.53%，两组有效率比较，差异有统计学意义（$P < 0.05$）；两组患者治疗后中医证候积分均较治疗前降低，且观察组低于对照组，两组差异有统计学意义（$P < 0.05$）；观察组患者恶露持续时间、月经复潮时间短于对照组，两组差异有统计学意义（$P < 0.05$）；观察组患者子宫底部下降程

① 黄烈生.辨证论治产后恶露不绝临床观察［J］.辽宁中医药大学学报，2012，14（11）：164－165.
② 王淼.中药治疗产后恶露不绝（瘀热互结型）33 例［J］.中国实用医药，2008，3（6）：94－95.
③ 杨艳琳."养阴清瘀汤"治疗产后恶露不绝 86 例［J］.江苏中医药，2003，24（7）：33.
④ 岳琳，等.清宫汤治疗产后恶露不尽［J］.天津中医，1999，16（6）：35－36.

度与对照组比较,差异有统计学意义($P<0.05$);两组患者治疗后子宫体积均较治疗前明显减小,且观察组明显低于对照组,两组差异有统计学意义($P<0.05$);观察组卵巢、子宫搏动指数(PI)、收缩期峰值流速(PSV)与对照组比较明显升高,阻力指数(RI)值明显下降,两组差异有统计学意义($P<0.05$);两组患者治疗后纤维原蛋白(FIB)、D-二聚体(D-D)含量均较治疗前明显降低,且观察组明显低于对照组,两组差异有统计学意义($P<0.05$);两组患者治疗后血管生成素-1(Ang-1)、CRP含量均较治疗前明显降低,且观察组明显低于对照组,两组差异有统计学意义($P<0.05$);对照组不良反应发生率为8.47%,并发症发生率为16.95%,观察组不良反应发生率为3.39%,并发症发生率为6.78%,两组患者不良反应发生率及并发症发生率比较,差异均有统计学意义(均$P<0.05$)。[1]

2. **花蕊生化汤** 黄芪15～30克、党参15～30克、花蕊石15～30克、当归15～30克、桃仁10克、大枣10克、生蒲黄10克、川芎9克、益母草20克、炮姜6克、红花6克、生甘草6克。每日1剂,水煎,早晚餐后各温服150毫升。徐俊将80例气虚血瘀型产后恶露不绝患者随机分成观察组和对照组各40例。对照组采用缩宫素(肌内注射,每次10单位,1天1次)和头孢呋辛酯片(口服,每次0.25克,1天2次)常规治疗。观察组选用花蕊生化汤。两组均治疗1周。结果:总有效率观察组为92.50%,对照组为72.50%。两组比较差异有统计学意义($P<0.05$)。[2]

3. **清热缩宫汤** 茜草15克、地榆6克、黄芩18克、黄柏9克、连翘15克、金银花9克、败酱草9克、益母草15克、枳壳15克、泽泻15克、茯苓9克、生地黄20克、白芍6克、甘草6克。王红新等将286例血热型产后恶露不绝患者随机分为治疗组150例和对照组136例。治疗组口服清热缩宫汤,对照组口服益母草颗粒加头孢氨苄片。结果:经过1周治疗,治疗组症状改善的总有效率高于对照组,两组差异具有统计学意义($P<0.05$);治疗后,治疗组子宫体积小于对照组,两组差异具有统计学意义($P<0.05$);治疗后,治疗组阴道出血停止时间短于对照组,两组差异具有统计学意义($P<0.05$)。[3]

4. **升陷汤** 黄芪20克、党参20克、山茱萸6克、柴胡6克、升麻6克、桔梗15克、仙鹤草30克、益母草30克。随症加减:瘀久化热伤阴者,加石斛15克、北沙参15克;肝郁脉弦,加香附10克;出汗甚者,加浮小麦30克。谢斯炜将80例气虚血瘀型产后恶露不绝患者随机分为对照组和治疗组各40例。对照组予缩宫素肌注治疗,治疗组在对照组基础上联合升陷汤加味治疗。治疗5天后观察两组血液指标变化情况、子宫复旧相关指标、恶露止血时间。结果:治疗组的总有效率为90.0%,高于对照组的72.5%,两组差异有统计学意义($P<0.05$);治疗后,两组患者子宫复旧的各项指标均较治疗前降低,组内差异有统计学意义($P<0.01$),且治疗组优于对照组($P<0.05$);治疗后,治疗组恶露止血时间与恶露排出总时间与对照组比较明显缩短($P<0.05$)。[4]

5. **产后复元汤** 益母草30克、泽兰15克、黄芪15克、白术15克、当归15克、桃仁10克、川芎10克、生山楂10克、牛膝10克、炮姜10克、炙甘草10克。葛丹丹等将60例剖宫产后子宫复旧不良患者随机分为观察组和对照组各30例,两组患者均给予缩宫素每次20单位,每天2次,肌内注射。观察组同时给予自拟产后复元汤。两组均治疗7天。结果:治疗后,观察组的总有效率(93.3%)显著高于对照组(73.3%),两组差异具有统计学意义($P<0.05$);治疗后,观察组患者阴道出血量及小腹坠痛评分减少较对照组更为显著($P<0.05$);治疗后,观察组患者血性恶露及恶露

① 秦丹,等.参酱止露汤治疗药物流产后恶露不绝气虚血瘀证疗效观察[J].河南中医,2022,42(6):914-918.
② 徐俊.花蕊生化汤治疗气虚血瘀型产后恶露不绝临床观察[J].浙江中医杂志,2022,57(6):446-447.
③ 王红新,等.清热缩宫汤治疗血热型产后恶露不绝的临床研究[J].中国社区医师,2022,38(15):111-113.
④ 谢斯炜.升陷汤加味治疗气虚血瘀型产后恶露不绝临床观察[J].山西中医,2021,37(6):36-37.

消失时间明显早于对照组($P<0.05$);治疗后,观察组患者子宫三径线之和减小程度较对照组更为显著($P<0.05$)。[①]

6. 化瘀活血汤　益母草 30 克、马齿苋 20 克、党参 10 克、炙黄芪 10 克、炒枳壳 10 克、炒桃仁 10 克、醋莪术 10 克、蒲黄 10 克、茜草 10 克、川芎 10 克、川牛膝 10 克、当归 10 克、连翘 10 克、炙甘草 10 克。王晓霞等将 40 例药物流产后恶露不绝患者随机分为试验组和对照组各 20 例。两组均以米非司酮与米索前列醇进行药物流产,在此基础上对照组给予缩宫素注射液治疗,试验组给予自拟化瘀活血汤治疗。两组患者均治疗 14 天。结果:与对照组比,治疗后试验组临床总有效率升高;试验组治疗期间不良反应总发生率低于对照组;试验组月经复潮时间、阴道出血时间较对照组均缩短,且阴道出血量较对照组均减少;治疗后两组血清 E_2 水平高于治疗前,试验组高于对照组;两组血清 P、β-HCG 水平低于治疗前,试验组低于对照组(均 $P<0.05$)。[②]

7. 益气化瘀汤　益母草 30 克、黄芪 20 克、白术 15 克、党参 15 克、川牛膝 15 克、川芎 15 克、当归 10 克、炙甘草 10 克、炮姜 10 克、艾叶 10 克、桃仁 10 克。随症加减:恶露色红,咽干口燥,五心烦热属于虚热者,加生地黄 20 克、女贞子 15 克、墨旱莲 15 克;恶露如败酱,气秽臭,面红等属实热者,加鱼腥草 20 克、黄柏 10 克、蒲公英 10 克;腰酸、腰痛者,加桑寄生 20 克、续断 15 克;下腹坠胀明显者,加升麻 10 克、柴胡 10 克;下腹疼痛剧烈者,加延胡索 10 克、五灵脂 10 克。张帆将 115 例产后恶露不绝气虚血瘀证患者随机分为对照组 57 例和观察组 58 例。两组均服用头孢拉定颗粒、静脉滴注缩宫素注射液,观察组另加服益气化瘀汤。两组疗程均为 7 天。结果:观察组临床疗效优于对照组($P<0.05$);观察组产后血性恶露、小腹疼痛、小腹空坠、泌乳情况、宫底下降情况评分均低

于对照组(均 $P<0.01$);观察组子宫下降幅度大于对照组,恶露排出量少于对照组,两组差异均有统计学意义(均 $P<0.01$)。[③]

8. 益气凉血祛瘀汤　黄芪 20 克、牡丹皮 15 克、生地黄 15 克、炭侧柏叶 15 克、当归 15 克、川芎 15 克、益母草 15 克、炮姜 15 克、蒲公英 10 克。张喜芝等将 120 例晚期产后出血患者随机分为对照组和观察组各 60 例。对照组给予益母草片和头孢拉定胶囊治疗,观察组在对照组基础上联合益气凉血祛瘀汤治疗。结果:观察组的总有效率为 95.00%,显著高于对照组的 80.00%($P<0.05$);治疗前,两组血清炎症因子水平比较,差异无统计学意义($P>0.05$);治疗后,两组 IL-6、CRP、TNF-α 水平较治疗前明显降低,其中观察组 IL-6、CRP、TNF-α 水平低于对照组,差异均有统计学意义(均 $P<0.05$);治疗前,两组中医证候评分比较,差异无统计学意义($P>0.05$);治疗后,两组中医证候评分均较治疗前降低,且观察组低于对照组,差异均有统计学意义(均 $P<0.05$);治疗后,观察组出血停止时间和子宫三径均低于对照组($P<0.05$)。[④]

9. 益气凉血祛瘀汤　黄芪 20 克、牡丹皮 15 克、生地黄 15 克、炭侧柏叶 15 克、当归 15 克、川芎 15 克、益母草 15 克、炮姜 10 克、蒲公英 10 克。每日 1 剂,水煎 400 毫升,分早晚 2 次温服。张喜芝等将 120 例晚期产后出血患者随机分为对照组和观察组各 60 例。两组均给予益母草片和头孢拉定胶囊治疗,观察组再联合上方治疗。两组均连续服用 5 天为 1 个疗程,如 1 个疗程后出血未停止,则继续服用 1~2 个疗程。比较两组中医证候评分、血清白细胞介素-6(IL-6)、C-反应蛋白(CRP)、肿瘤坏死因子-α(TNF-α)水平、出血停止时间、子宫复旧情况和临床疗效。结果:观察组总有效率为 95.00%,显著高于对照组的 80.00%($P<0.05$);治疗前,两组血清炎症因子水平比较,差异

① 葛丹丹,等.产后复元汤治疗剖宫产后子宫复旧不良的疗效观察[J].中国中医药科技,2021,28(4):687-688.
② 王晓霞,等.自拟化瘀活血汤对药物流产后恶露不绝患者血清 E_2、P、β-HCG 水平的影响及安全性分析[J].现代医学与健康研究电子杂志,2020,4(17):68-70.
③ 张帆.益气化瘀汤联合常规用药治疗产后恶露不绝临床研究[J].新中医,2019,51(9):168-170.
④ 张喜芝,等.益气凉血祛瘀汤联合西药治疗晚期产后出血临床研究[J].新中医,2019,51(10):187-189.

无统计学意义($P>0.05$);治疗后,两组 IL-6、CRP、TNF-α水平较治疗前明显降低,其中观察组 IL-6、CRP、TNF-α水平低于对照组,差异均有统计学意义(均 $P<0.05$);治疗前,两组中医证候评分比较,差异无统计学意义($P>0.05$);治疗后,两组中医证候评分均较治疗前降低,且观察组低于对照组,差异均有统计学意义(均 $P<0.05$);治疗后,观察组出血停止时间和子宫三径均低于对照组(均 $P<0.05$)。结论:益气凉血祛瘀汤联合西药治疗晚期产后出血,通过降低炎症因子水平来改善患者病情,效果显著,值得推广。①

10. **朱南孙经验方**　方一:生蒲黄 18 克、茜草炭 18 克、女贞子 9 克、菟丝子 9 克、墨旱莲 18 克、续断 12 克、杜仲 12 克、仙鹤草 30 克、生地黄 9 克、鹿角霜 18 克、柏子仁 12 克、制香附 9 克。益气养血,化瘀止血。方二:生黄芪 18 克、太子参 18 克、焦白术 9 克、山药 18 克、生茜草 18 克、益母草 9 克、炒地榆 12 克、女贞子 9 克、墨旱莲 18 克、鹿衔草 18 克、炮姜炭 6 克、续断 12 克。健脾益肾,扶正化瘀。②

11. **刘金星经验方**　当归 12 克、川芎 12 克、炒桃仁 12 克、炮姜 12 克、炙甘草 9 克、陈皮 12 克、紫草 18 克、益母草 30 克、川牛膝 15 克、桂枝 12 克、厚朴 15 克、炒枳壳 15 克、马齿苋 30 克。每日 1 剂,水煎服。活血化瘀,行气止血。适用于产后恶露不尽。刘金星用上方治疗 1 例产后恶露不尽患者,疗效满意。③

12. **益母养阴汤**　益母草 25 克、延胡索 20 克、桂枝 20 克、白芍 15 克、甘草 15 克、黄芪 10 克、党参 15 克、茯苓 25 克、郁金 10 克、佛手 15 克。温水煎服,早晚各 1 次,7 天为 1 个疗程,连续治疗 2 个疗程。李占辉将 200 例分娩后恶露不尽患者随机分为对照组与治疗组各 100 例。两组均采用常规抗感染治疗,并口服米非司酮,每天 25 毫克,早晚各 1 次,连续服用 2 天,第 3 天早晨口服米非司酮 25 毫克,晚上口服米索前列醇。观察组再联合益母养阴汤进行治疗。结果:观察组的愈显率为 97%,显著高于对照组 85%($P<0.05$);观察组的总有效率与对照组比较,差异无统计学意义($P<0.05$)。④

13. **复旧汤 1**　益母草 30 克、川芎 12 克、炒蒲黄 10 克、赤芍 12 克、红花 15 克、炙甘草 6 克、当归 10 克、牛膝 10 克、桃仁 6 克。每日 1 剂,每日 2 次。刘振丹将 79 例产后恶露不绝患者随机分为对照组 39 例与观察组 40 例。对照组采用肌注宫缩素＋口服头孢拉定治疗,观察组采用自拟复旧汤治疗。两组均治疗 1 个疗程(7 天)。结果:观察组治疗总有效率为 95.00%,高于对照组的 76.92%,两组差异有统计学意义($P<0.05$)。⑤

14. **养血复宫方**　全当归 15 克、川芎 10 克、芍药 12 克、桃仁 10 克、枸杞子 15 克、炮姜 6 克、杜仲 15 克、续断 15 克、侧柏叶炭 15 克、地榆炭 15 克、益母草 20 克、蒲公英 15 克、炙甘草 15 克、阿胶(烊化)20 克。随症加减:如小腹刺痛者,加延胡索索、蒲黄(炒);小腹坠胀者,加桑寄生 15 克;气虚者,加黄芪、人参;血瘀,加蒲黄、三棱、莪术;腹痛严重者,加五灵脂。每日 1 剂,冷水煎煮,分早晚各服用 1 次。沈宇明等将 40 例气虚血瘀型产后恶露患者随机分为观察组和对照组各 20 例。观察组给予上方加减治疗。对照组患者采用头孢克肟胶囊联合益母草片治疗,如患者对头孢类过敏则改用罗红霉素片。两组均以 7 天为 1 个疗程,连续治疗 3 个疗程观察疗效。结果:治疗后,总有效率观察组为 95%,对照组为 80%($P<0.05$);观察组的子宫三径均明显优于对照组,差异有统计学意义(均 $P<0.05$)。⑥

15. **红藤败酱生化汤**　黄芪 15 克、当归 12 克、川芎 6 克、桃仁 6 克、益母草 30 克、红藤 30

① 张喜芝,等.益气凉血祛瘀汤联合西药治疗晚期产后出血临床研究[J].新中医,2019,51(10):187-189.
② 蔡颖超,胡国华.朱南孙教授辨治产后恶露不绝[J].吉林中医药,2017,37(5):453-456.
③ 张晓莉,刘金星.刘金星治疗产后恶露不绝经验[J].世界最新医学信息文摘,2017,17(45):159,161.
④ 李占辉.益母养阴汤治疗分娩后恶露不尽的临床疗效分析[J].检验医学与临床,2017,14(2):268-270.
⑤ 刘振丹.自拟复旧汤治疗产后恶露不绝的疗效分析[J].现代诊断与治疗,2017,28(21):3943-3945.
⑥ 沈宇明,沈家骥,等.自拟养血复宫方治疗气虚血瘀型产后恶露 20 例临床观察[J].云南中医中药杂志,2016,37(12):55-56.

克、败酱草 30 克、马齿苋 30 克、紫草 20 克、甘草 6 克。随症加减：出血量多、子宫内膜偏厚者，加煅花蕊石 15 克、蒲黄炭 10 克；腹痛明显者，加延胡索 9 克；腰酸明显者，加杜仲 9 克。每日 1 剂，水煎取汁 200 毫升，分早、晚饭后服用。王瑛等将 100 例早孕妇女随机分为治疗组与对照组各 50 例，均接受药物流产后待孕囊排出。治疗组采用红藤败酱生化汤加减治疗；对照组采用鲜益母草胶囊治疗，每日 3 次，每次 2 粒。两组均连续服用 4 周。结果：药物流产后，治疗组成功流产率为 96%，其中完全流产 48 例，不完全流产 2 例；对照组流产成功率为 84%，完全流产 42 例，不完全流产 8 例，两组比较差异具有统计学意义($P<$ 0.05)。[1]

16. **安血汤** 熟地黄 20 克、当归 20 克、川芎 15 克、益母草 20 克、蒲黄炭 15 克、白芍 20 克、党参 30 克、通草 10 克。头煎加水 400 毫升，煎煮 30 分钟，取汁 100 毫升；二煎加水 300 毫升，煎煮 30 分钟，取汁 100 毫升相混，每日 2 次早晚分服。姚美玉等将 60 例剖宫产后恶露不绝产妇随机分为治疗组与对照组各 30 例。对照组采用西医常规治疗 4～7 天，治疗组予安血汤联合西医常规治疗 4～7 天。结果：治疗组总有效率为 100%，高于对照组的 93.3%。结论：安血汤对于产后恶露不绝、促进子宫复旧、补气养血有良好的作用。[2]

17. **清热凉血安宫汤** 赤芍 15 克、枸杞子 15 克、蒲公英 15 克、侧柏叶炭 15 克、仙鹤草 15 克、益母草 15 克、鱼腥草 15 克、地榆炭 15 克、牡丹皮 12 克、生地黄 12 克、阿胶(烊化)20 克。常规煎煮，每日 1 剂，分早晚服用 2 次。杨英等将 64 例血热型产后恶露不绝患者随机分为观察组与对照组各 32 例。观察组患者采用清热凉血安宫汤治疗，5 日为 1 个疗程，连续治疗 2～3 个疗程。对照组患者采用头孢拉定胶囊联合益母草片治疗，头孢拉定胶囊每日 3 次，每次 0.5 克；益母草片每日

3 次，每次 1 克。5 日为 1 个疗程，连续治疗 2～3 个疗程。结果：观察组、对照组的临床治疗效果总有效率分别为 84.38%、78.13%，两组总有效率对比，差异有统计学意义($P<0.05$)。[3]

18. **活血祛瘀汤** 益母草 30 克、当归 30 克、黄芪 30 克、当归 15 克、炮姜 15 克、枳壳 15 克、玄参 15 克、炒白术 15 克、泽兰 12 克、川芎 10 克、阿胶 10 克、桃仁 10 克、甘草 6 克、大枣 5 枚。所有中药均混水浸泡 1 小时，武火煮沸，文火煮 20 分钟。重复加水再煎 1 次，2 次汤汁混合，分 3 次饮用，每次 200 毫升。7 天为 1 个疗程，连续服用 14 天。程丽丽等将 82 例产后恶露不绝患者随机分为观察组与对照组各 41 例。观察组采用活血祛瘀汤治疗。对照组采用产后逐瘀胶囊治疗，并予以抗感染、抗产后出血治疗。抗感染：口服琥乙红霉素，每次 0.25 克，每日 3 次，1 周为 1 个观察疗程，连续治疗 2 周。抗产后出血治疗：口服产后逐瘀胶囊，每日 3 次，每次 3 粒。结果：观察组中医证候疗效显著，其愈显率(87.80%)和总有效率(97.56%)均明显高于对照组患者治疗后的愈显率(63.41%)和总有效率(78.05%)，两组比较具有显著性差异($P<$ 0.05)；观察组患者恶露停止时间明显短于对照组患者，两组差异具有明显统计学意义($P<0.05$)。[4]

19. **补中益气汤加减**(李振华经验方) 黄芪 20 克、党参 15 克、白术 10 克、茯苓 15 克、当归 10 克、白芍 12 克、生地黄炭 15 克、黑地榆 15 克、乌药 10 克、丹参 15 克、黑柏叶 12 克、阿胶 10 克、酸枣仁 15 克、甘草 3 克。益气摄血，养血活血。适用于产后亡血伤津，元气受损，瘀血内阻而形成气虚血瘀。[5]

20. **生化缩宫止漏汤** 当归 15 克、川芎 10 克、桃仁 10 克、炮姜 9 克、益母草 30 克、枳壳 15 克、刘寄奴 12 克、七叶一枝花 20 克、焦山楂 15 克、甘草 6 克。随症加减：脾虚型恶露不绝表现为恶露量多，色淡质稀，伴神疲乏力，面色㿠白，小腹空坠，舌质淡，脉细弱者，加党参 15 克、黄芪 60

① 王瑛，等.红藤败酱生化汤治疗药物流产后阴道出血疗效观察[J].世界临床药物，2016,37(3)：181-184.
② 姚美玉，等.安血汤加减对剖宫产后恶露不绝的 30 例临床观察[J].生物技术世界，2016(2)：200.
③ 杨英，等.清热凉血安宫汤治疗血热型产后恶露不绝的临床效果[J].光明中医，2016,31(7)：970-971.
④ 程丽丽，等.活血祛瘀汤治疗产后恶露不绝 41 例疗效观察[J].云南中医中药杂志，2016,37(7)：34-36.
⑤ 康志媛，等.国医大师李振华教授论治妇科病经验[J].中医学报，2016,31(12)：1904-1907.

克;血热内扰型表现为恶露量多,色紫红,有臭味,舌质红,脉细数者,去炮姜,加黄柏10克、地榆10克;气血瘀滞型表现为恶露量时多时少,紫暗有块,小腹疼痛拒按,舌质紫暗,边尖有瘀点瘀斑,加蒲黄15克、五灵脂15克。水煎400毫升,早晚温服,连用7剂。李昕芹等用上方加减治疗38例产后恶露不绝患者。结果:痊愈18例,显效12例,有效5例,无效3例。总有效率92.1%。①

21. 补气化瘀方 党参15克、黄芪15克、白术15克、山药15克、牡丹皮15克、桃仁15克、当归12克、红花12克、蒲黄9克、艾叶9克、炮姜5克、阿胶(烊化)2克。每日1剂,水煎分2次服。陈丽敏等将128例气虚血瘀型剖宫产后恶露不绝患者随机分为对照组与观察组各64例。观察组采用上方中药治疗,对照组采用缩宫素注射液、头孢拉定胶囊、米非司酮片等治疗。两组均以5天为1个疗程,共治疗3～6个疗程后观察统计疗效。结果:观察组总有效率为92.2%,高于对照组的73.4%,两组比较差异有统计学意义($P<0.05$)。②

22. 复旧汤2 炙甘草6克、益母草30克、当归10克、炒蒲黄10克、牛膝10克、赤芍12克、桃仁6克、红花15克。依据患者的不同病情适当加减药物。每日1剂,水煎分2次服。吴俊萍将84例产后恶露不绝患者随机分为对照组与研究组各42例。对照组采用西药治疗,研究组采用复旧汤治疗。两组患者均以治疗7天为1个疗程。结果:研究组止血临床总有效率(92.2%)高于对照组(73.4%),两组差异具有统计学意义($P<0.05$)。③

23. 产后复旧汤 益母草30克、王不留行12克、当归15克、黄芪15克、熟地黄10克、川芎6克、炙甘草5克、五灵脂5克、藕节炭5克、炒蒲黄3克。随症加减:瘀久化热,恶露有严重异味,加马齿苋10克、蒲公英10克、紫草10克;肝郁化热,恶露有红块,胀痛,加茜草10克、墨旱莲15

克。每日1剂,水煎,于产后2小时开始服用,连续使用7天。治疗期间严禁食用辛、辣、凉的食物。胡晓彦将160例产后恶露不绝患者随机分为观察组与对照组各80例。两组均采用常规西医治疗,缩宫素10单位肌内注射,每天2次,连续注射5天。观察组另加用产后复旧汤治疗。两组均于产后10天统计疗效。结果:观察组、对照组的总有效率分别为97.50%、88.75%,两组比较差异有统计学意义($P<0.05$)。④

24. 益气化瘀汤 当归20克、黄芪20克、丹参20克、益母草20克、川芎15克、山药15克、红花10克、阿胶10克、艾叶10克、甘草5克。每日1剂,水煎至400毫升,分早晚2次口服。李巍将82例产后恶露不尽产妇随机分为观察组与对照组各41例。观察组采用上方治疗,对照组采用缩宫素10单位肌内注射,每天1次。两组均以7天为1个疗程,共治疗1个疗程。结果:观察组、对照组的总有效率分别为92.7%、75.6%,两组比较差异有统计学意义($P<0.05$)。⑤

25. 复旧汤3 益母草30克、当归10克、川芎12克、桃仁12克、赤芍15克、炒蒲黄10克、牛膝10克、炙甘草6克。随症加减:气虚甚者,加党参、黄芪、杜仲;血热者,加败酱草、牡丹皮、茜草;腹痛者,加延胡索、吴茱萸。上药水煎服,每日2次,7天为1个疗程。陈莉莉将120例产后恶露不绝患者随机分为治疗组与对照组各60例。治疗组采用上方治疗,对照组采用西医治疗(肌注缩宫素,口服头孢拉定等)。两组均以7天为1个疗程。结果:治疗组、对照组改善中医证候总有效率分别为95%、80%,两组比较差异有统计学意义($P<0.05$)。⑥

26. 加味生化汤 当归10克、川芎10克、益母草20克、桑寄生20克、牛膝15克、白术15克、茯苓15克、桃仁6克、炙甘草6克、姜炭6克。上

① 李昕芹,崔晓萍.生化缩宫止漏汤治疗产后恶露不绝38例[J].实用中医药杂志,2016,32(10):975-976.
② 陈丽敏,等.补气化瘀方治疗气虚血瘀型剖宫术后恶露不绝疗效观察[J].新中医,2016,48(9):122-124.
③ 吴俊萍.自拟复旧汤治疗产后恶露不绝的疗效分析[J].光明中医,2016,31(6):819-820.
④ 胡晓彦.产后复旧汤治疗产后恶露不绝80例疗效观察[J].新中医,2015,47(4):176-177.
⑤ 李巍.益气化瘀汤治疗产后恶露不尽疗效观察[J].新中医,2015,47(8):135-136.
⑥ 陈莉莉.自拟复旧汤治疗产后恶露不绝120例[J].中国处方药,2014,12(6):36-38.

药物用冷水浸泡 30 分钟,水过药面 3 厘米,武火煮沸后 15 分钟,再用文火煎 20 分钟,取药液 200 毫升;之后加水 400 毫升复煎,武火煮沸后用文火煎 10 分钟,取汁 200 毫升,2 次药液混合共 400 毫升,每日 1 剂,分 2 次口服。徐慧芳等将 120 例经阴道分娩的血瘀型产后恶露不绝产妇随机分为观察组、对照组与空白组各 40 例。观察组采用上方,对照组采用催产素 10 单位肌内注射,空白组采用安慰剂多维元素胶囊。结果:中医证候愈显率、总有效率观察组分别为 75.0%、95.0%,对照组分别为 52.5%、75.0%,空白组分别为 55.0%、77.5%。观察组愈显率、总有效率与对照组、空白组比较,差异均有显著性意义(均 $P<0.05$)。[1]

27. 加味生化汤(宋光济经验方) 当归 9 克、川芎 3 克、炮姜 3 克、桃仁 9 克、山楂 6 克、失笑散(包)9 克。养血活血,祛瘀生新。适用于产后受寒,恶露不下,儿枕块痛。[2]

28. 复方生化汤(何少山经验方) 当归 10 克、炒川芎 6 克、熟军 9 克、桃仁 6 克、炮姜炭 5 克、益母草 10 克、牡丹皮 9 克、炙甘草 5 克。随症加减:如胎盘残留,当归增至 60 克,川芎增至 15 克,加血竭 5 克、莲房 30 克。活血祛瘀生新。适用于产后子宫复旧不良,恶露淋沥不净,小腹隐痛。[3]

29. 补中益气汤(杨吉日经验方) 党参 10 克、白术 10 克、当归 10 克、陈皮 6 克、升麻 6 克、柴胡 6 克、黄芪 10 克、炙甘草 10 克、阿胶 10 克、艾叶炭 10 克。温养经脉,补气摄血。适用于产后恶露不尽。[4]

30. 双花汤(姚寓晨经验方) 鸡冠花 15 克、金银花 15 克、全当归 10 克、泽兰 10 克。清热解毒,活血行水。适用于人流或引产后,恶露不尽,或作为人流后的常规用药。[5]

31. 益母饮(陈雨苍经验方) 当归 9 克、川芎 6 克、益母草 15 克、泽兰叶 10 克、北山楂 10 克、百草霜(布包)12 克。补血活血止血,散瘀止痛。适用于产后瘀血阻滞,小腹疼痛,或恶露不行,或恶露不净,或不全流产等症。[6]

32. 缩宫逐瘀汤(许润三经验方) 当归 10 克、川芎 10 克、枳壳 10 克、生蒲黄 10 克、生五灵脂 10 克、党参 20 克、益母草 15 克。缩宫逐瘀。适用于产后恶露不绝、不全流产及痛经等。随症加减:血虚明显者,党参改用 50 克;出血量多者,党参改用 100 克。[7]

33. 血竭化癥汤(何子淮经验方) 血竭 4.5 克、制大黄 4.5 克、炮姜 4.5 克、艾叶炭 4.5 克、炒当归 15 克、藕节炭 15 克、炒川芎 6 克、赤芍 9 克、白芍 9 克、失笑散(包)9 克、小蓟炭 9 克、血余炭 9 克、延胡索 9 克、益母草 15 克。活血化癥。适用于胞衣不下及产后留瘀等,症见恶露不止,有时夹血块而带紫色,腥秽臭浊,小腹隐痛,脉象弦涩,舌质紫暗,皆为瘀血不尽之象。[8]

34. 韩百灵经验方 (1)气虚不固型,药用黄芪、人参、白术、甘草、陈皮、当归、升麻、柴胡、生姜、大枣、鹿角胶、艾炭。(2)血瘀气滞型,药用当归、川芎、桃仁、炮姜、枳壳、炒香附、三七粉、炙甘草。(3)血热型:① 虚热,药用生地黄、熟地黄、白芍、山药、川续断、黄芩、黄柏、甘草、墨旱莲、阿胶。② 实热,药用当归、白芍、柴胡、茯苓、牡丹皮、栀子、白术、甘草、薄荷、炒地榆、黄芩。[9]

35. 益气复宫汤(胡国华经验方) 潞党参 12 克、炒白术 9 克、炙黄芪 12 克、炒怀山药 12 克、炒杜仲 12 克、川续断 12 克、鹿角胶(烊冲)9 克、金樱子 12 克、金毛狗脊 12 克。益气养血,活血止血。[10]

① 徐慧芳,等.加味生化汤防治血瘀型产后恶露不绝临床研究[J].新中医,2013,45(11):68-69.
② 张奇文.中国当代名医验方选编妇科分册[M].北京:中国中医药出版社,2013:231.
③ 张奇文.中国当代名医验方选编妇科分册[M].北京:中国中医药出版社,2013:232.
④~⑤ 张奇文.中国当代名医验方选编妇科分册[M].北京:中国中医药出版社,2013:233.
⑥ 张奇文.中国当代名医验方选编妇科分册[M].北京:中国中医药出版社,2013:234.
⑦ 张奇文.中国当代名医验方选编妇科分册[M].北京:中国中医药出版社,2013:235.
⑧ 张奇文.中国当代名医验方选编妇科分册[M].北京:中国中医药出版社,2013:236.
⑨ 韩延华.韩百灵百年百名妇科专家[M].北京:中国中医药出版社,2013:110-113.
⑩ 崔应珉.中华名医名方薪传妇科病[M].郑州:郑州大学出版社,2009:306.

36. 清营凉阴止血汤（许卯珍经验方）　生地黄30克、马齿苋30克、白芍12克、黄芩9克、黄柏9克、墨旱莲15克、鱼腥草15克、蒲黄炭15克、生甘草6克。每日1剂，水煎2次，早晚分服。清营凉血止血。①

37. 加减胶艾四物（华廷芳经验方）　当归、白芍、生地黄、川芎、杜仲炭、川续断、贡胶、艾叶炭、炙草、地榆炭。每日1剂，水煎2次，早晚分服。养血止血。②

38. 加味生化汤（何任经验方）　当归9克、桃仁6克、炮姜4.5克、炙甘草6克、炒蒲黄9克、五灵脂6克、延胡索9克、佛手片9克、玫瑰花4.5克。③

39. 活血行瘀方（刘惠民经验方）　当归12克、白芍9克、仙鹤草12克、续断12克、党参12克、生白术12克、金毛狗脊15克、生菟丝子25克、生牡蛎12克、生乌贼12克、山药6克、炒酸枣仁37克、柏子仁9克、茯神12克、炮姜6克、砂仁（盐炒）9克。每日1剂，水煎2次，早晚分服。益气活血行瘀，补肾养心安神。④

40. 固肾养血祛瘀方（朱小南经验方）　潞党参6克、黄芪6克、熟地黄9克、赤芍6克、杜仲9克、续断9克、白术6克、陈皮6克、地榆炭12克、五灵脂（包）9克、茯苓9克。每日1剂，水煎2次，早晚分服。固肾养血，兼以逐瘀。⑤

41. 益气活血方（胡少玲经验方）　黄芪15克、党参15克、桑寄生15克、当归12克、白术12克、黑姜9克、益母草9克、川芎6克、炙甘草6克。随症加减：气滞血瘀，加理气药，如香附、白芍；兼寒证，加温散寒邪药，如吴茱萸、桂枝。每日1剂，水煎2次，早晚分服。益气活血，化瘀调中。⑥

42. 健脾养血止血方（罗元恺经验方）　党参20克、白术15克、炙甘草9克、艾叶9克、血余炭9克、桑寄生30克、益母草15克、制首乌30克。每日1剂，水煎2次，早晚分服。益气健脾养血，佐以收涩止血。⑦

43. 调冲养血方（邹云翔经验方）　炒杜仲12克、川续断肉12克、东北参4.5克、当归9克、杭白芍9克、清阿胶（烊化冲入）9克、小川芎1.2克、荆芥炭2.4克、炙乌贼骨9克、艾绒炭4.5克、五灵脂（包煎）3.6克、蒲黄炭（包煎）3克、炙甘草4.5克、震灵丹（吞服）6克。每日1剂，水煎2次，早晚分服。⑧

44. 益气生新方（王现图经验方）　党参15克、白术12克、炙黄芪20克、茯苓20克、当归身15克、川芎10克、桃仁10克、炮姜5克、炙甘草5克、荆芥炭12克、阿胶珠12克、艾叶炭10克、首乌炭15克、蒲黄灰12克。每日1剂，水煎2次，早晚分服。补益心脾，益气养血，活血化瘀，生新补血。⑨

45. 和血消瘀方（蒲辅周经验方）　桂枝4.5克、白芍6克、茯苓9克、炒牡丹皮3克、桃仁（去皮）3克、炮姜2.4克、大枣4枚。每日1剂，水煎2次，早晚分服。调营卫，和血消瘀。⑩

46. 三黄调冲汤（王少华经验方）　黄芪15～30克、当归身10克、生熟地黄各15～20克、大黄3～6克、乌贼骨20～30克、茜草10克。每日1剂，水煎2次，早晚分服。健脾益气，补气，止血，祛瘀。⑪

47. 产后恶露净（戚华经验方）　黄芪30克、乌贼骨30克、益母草30克、桑寄生30克、党参15克、当归15克、茜草炭15克、侧柏炭15克、血余炭15克、炒蒲黄15克、枳壳10克、三七粉（吞服）3克、甘草5克。随症加减：气虚型，重用黄芪50

①～②　崔应珉.中华名医名方薪传妇科病［M］.郑州：郑州大学出版社,2009：307.
③　崔应珉.中华名医名方薪传妇科病［M］.郑州：郑州大学出版社,2009：308.
④　崔应珉.中华名医名方薪传妇科病［M］.郑州：郑州大学出版社,2009：309－310.
⑤　崔应珉.中华名医名方薪传妇科病［M］.郑州：郑州大学出版社,2009：311－312.
⑥　崔应珉.中华名医名方薪传妇科病［M］.郑州：郑州大学出版社,2009：313.
⑦　崔应珉.中华名医名方薪传妇科病［M］.郑州：郑州大学出版社,2009：314.
⑧　崔应珉.中华名医名方薪传妇科病［M］.郑州：郑州大学出版社,2009：315.
⑨　崔应珉.中华名医名方薪传妇科病［M］.郑州：郑州大学出版社,2009：316.
⑩　崔应珉.中华名医名方薪传妇科病［M］.郑州：郑州大学出版社,2009：317.
⑪　崔应珉.中华名医名方薪传妇科病［M］.郑州：郑州大学出版社,2009：318.

克、党参 30 克;血瘀型,重用三七粉(吞服)6 克,加桃仁 10 克、红花 10 克;血热型,轻用黄芪 10 克、党参 10 克,加生地黄 30 克、牡丹皮 10 克、栀子 10 克。每日 1 剂,水煎 2 次,早晚分服。益气补肾,活血止血。①

48. 益气固冲汤(白安宁经验方) 党参 15 克、黄芪 30 克、桑寄生 15 克、续断 30 克、羌活 3 克、益母草 10 克、贯众炭 15 克、茜草炭 30 克、仙鹤草 15 克、三七粉(冲服)3 克、炙甘草 30 克、败酱草 30 克、椿根皮 15 克。每日 1 剂,水煎 2 次,分早晚服。益气固冲。②

49. 夏桂成经验方 (1)气虚失摄证,方用补中益气汤(《脾胃论》):党参 20 克、黄芪 20 克、白术 10 克、炙甘草 6 克、陈皮 5 克、升麻 6 克、柴胡 6 克、阿胶(烊冲)10 克。随症加减:偏寒者,加鹿角胶(烊)10 克、艾叶炭 10 克;大便偏溏者,加炮姜 5 克、砂仁(后下)6 克;恶露质黏腻,有臭气者,加红藤 15 克、败酱草 15 克、薏苡仁 15 克。(2)瘀浊阻滞证,方用生化汤(《景岳全书》引钱氏方)加减:当归 10 克、川芎 6 克、桃仁 6 克、失笑散(包煎)10 克、益母草 10 克、红藤 15 克、败酱草 15 克、薏苡仁 12 克。随症加减:气虚,小腹空坠者,加党参 20 克、黄芪 20 克;肝气郁结,胸胁胀痛,脉弦者,加郁金 10 克、香附 10 克、川楝子 10 克;偏寒,得暖稍舒者,加肉桂 5 克、小茴香 6 克、炮姜 5 克,或用少腹逐瘀汤;兼有湿热下注,恶露黏稠臭秽者,加红藤 15 克、败酱草 15 克、蒲公英 10 克、马齿苋 15 克、薏苡仁 15 克。(3)血(阴)虚火旺证,方用保阴煎(《景岳全书》):生地黄 10 克、白芍 10 克、山药 10 克、川续断 10 克、黄芩 6 克、黄柏 10 克、熟地黄 10 克、甘草 6 克。随症加减:兼气虚者,加炙黄芪 10 克、太子参 10 克;肝郁化火,两胁胀痛,心烦口苦,苔黄,脉弦数者,用丹栀逍遥散;感受邪热,兼夹湿热者,加红藤 30 克、败酱草 30 克、地榆

10 克。③

50. 针刺法 取关元、气海、太溪、足三里、隐白、大敦。平补平泻,留针 30 分钟。也可针灸并用。④

51. 补气活血方 黄芪 30 克、白术 15 克、党参 30 克、荆芥炭 6 克、赤芍 15 克、白芍 15 克、阿胶 15 克、益母草 15 克、生蒲黄 10 克。上药水煎服,每日 2 次,每次 150 毫升,连续 7 天。郭建芳将 121 例气虚血瘀型产后恶露不绝患者随机分为治疗组 60 例与对照组 61 例。治疗组采用上方中药治疗。对照组采用生化冲剂,每天 2 次,每次 6 克,口服给药,7 天为 1 个疗程。结果:治疗组、对照组的临床有效率分别为 86.67%、68.85%,中医证候有效率分别为 91.67%、77.49%,差异均有显著性意义(均 $P<0.05$)。⑤

52. 王自平经验方 (1)消瘀汤:当归、桃仁、红花、川芎、枳壳。行气活血,祛瘀生新。只需服 2～3 剂,中病即止,不可滥用而伤正。(2)缩宫止露汤:益母草、三七粉、蒲黄炭、茜草炭、贯众炭、枳壳。缩宫止血,祛浊生新。3～5 剂便可瘀浊去,恶露止。(3)固本汤:续断、熟地黄、枸杞子、杜仲、黄芪、白术、当归、白芍、香附、炙甘草。益气养血,固本求源。随症加减:若气虚者,加人参、白术;血虚,加当归、阿胶;血热者,加牡丹皮、栀子、黄柏;肝郁者,加柴胡、香附、郁金;血瘀明显者,加水蛭、三棱;出血量多者,加升麻、人参、阿胶;寒凝重者,加艾叶、肉桂;阴虚盗汗者,加山茱萸、麦冬、五味子;形体肥胖或兼有痰湿者,加法半夏、白芥子;湿热内蕴,恶露臭秽者,加金银花、败酱草、龙葵、紫花地丁;纳差者,加陈皮、鸡内金;小腹坠胀者,加柴胡、升麻;夜寐不安者,加酸枣仁、远志;小便频数者,加益智仁、金樱子;大便干燥者,加肉苁蓉、火麻仁。⑥

53. 生化净露汤 当归 20 克、川芎 10 克、桃仁 12 克、炮姜 6 克、甘草 6 克、益母草 30 克、枳壳

① 崔应珉.中华名医名方薪传妇科病[M].郑州:郑州大学出版社,2009:318.
② 崔应珉.中华名医名方薪传妇科病[M].郑州:郑州大学出版社,2009:319.
③ 夏桂成.夏桂成实用中医妇科学[M].北京:中国中医药出版社,2009:452-454.
④ 夏桂成.夏桂成实用中医妇科学[M].北京:中国中医药出版社,2009:454.
⑤ 郭建芳.补气活血法方治疗气虚血瘀型产后恶露不绝疗效观察[J].中医药临床杂志,2009,21(5):430-431.
⑥ 王晓卫.王自平教授治疗产后恶露不绝经验[J].中医研究,2006,19(2):42-44.

20 克、黄芪 20 克、白术 10 克。随症加减：气虚甚者，加党参；血虚甚者，加生地黄、鹿角胶；腹痛甚者，加失笑散、延胡索；下腹冷痛者，加肉桂；阴虚者，加二至丸。每日 1 剂，水煎服，连服 7 剂。许振燕等用上方加减治疗 48 例产后恶露不绝患者。结果：痊愈（连服 2～7 剂，恶露净，腹痛等症状消失者）43 例，好转（服 7 剂，恶露减少，其他症状亦减轻者）4 例，无效（服 7 剂后阴道仍流血不止，其他症状亦无改善者）1 例。①

54. 缩宫逐瘀汤　当归 12 克、川芎 12 克、炮姜 9 克、甘草 9 克、益母草 30 克、七叶一枝花 25 克、枳壳 15 克、桃仁 15 克、焦山楂 15 克。随症加减：气虚明显者，加黄芪 25 克、党参 15 克；脾虚明显者，加党参 15 克、白术 12 克；小腹冷痛者，加乌药 10 克、焦艾叶 15 克；恶露色淡质稀者，加补骨脂 10 克、赤石脂 10 克；腰痛明显者，加焦杜仲 15 克、续断 15 克；恶露混有黄水、味腥臭者，加黄柏 10 克、鱼腥草 12 克。每日 1 剂，水煎服。适用于产后恶露不绝，症见产后阴道流血、淋沥不净 10 余天，甚至近 2 个月。②

55. 孟维礼经验方　（1）气虚型，方用补中益气汤（《脾胃论》）加味：黄芪 15 克、炙甘草 15 克、人参 10 克（或党参 15 克）、当归 10 克、陈皮 6 克、升麻 3 克、柴胡 3 克、白术 10 克、阿胶 15 克、白及 15 克。（2）血热型，方用保阴煎（《景岳全书》）加减：生地黄 15 克、熟地黄 10 克、白芍 15 克、山药 15 克川续断 15 克、黄芩 10 克、黄柏 10 克、生甘草 5 克、焦地榆 15 克、茜草根 10 克。（3）血瘀型，方用生化汤（《傅青主女》）加减：益母草 15 克、三七粉（包冲）2 克、当归 10 克、川芎 6 克、桃仁 6 克、炮姜 6 克、炙甘草 5 克，黄酒、童便为引。恶露多而以上三型不典型者，方用家传"产后恶露方"加减：当归 10 克、川芎 6 克、赤芍 10 克、熟地黄 15 克、香附 10 克、延胡索 10 克、干姜 6 克、泽泻 6 克、白芥子 6 克、木香 6 克。随症加减：气虚者，去熟地黄，加黄芪 10 克；血热者，去干姜，熟地黄改用生地黄；血瘀者，去熟地黄、泽泻，加桃仁 10 克、丹参 10 克。③

56. 养阴清瘀汤　女贞子 30 克、墨旱莲 30 克、茜草 30 克、炒白芍 30 克、海螵蛸 30 克、续断 30 克、生地黄 10 克、山茱萸 10 克、蒲黄炭 10 克、刘寄奴 10 克。随症加减：小腹空坠、神倦懒言者，加炙黄芪、太子参；恶露臭秽、紫暗有块者，加红藤、败酱草、益母草。适用于产后恶露不绝，症见产后恶露过期不止，并伴有不同程度的口燥咽干、小腹疼痛等症状。B 超检查示：子宫内膜回声不均，宫腔内异常回声区，宫腔积液，盆腔积液。每日 1 剂，水煎 2 次，分早晚饭后服。连服 10 天为 1 个疗程。杨艳琳上方加减治疗 86 例产后恶露不绝患者，治愈（道出血停止，临床症状消失，B 超见宫腔内异常回声区、宫腔及盆腔积液消失）58 例，好转（阴道出血减少，临床症状减轻，B 超见宫腔及盆腔积液减少）21 例，未愈（床症状及 B 超均无改善）7 例。总有效率为 91.9％。④

57. 排瘀汤　黄芪 12～30 克、当归 15 克、川芎 9 克、桃仁 15 克、红花 15 克、牛膝 6 克、炮姜 6 克、三棱 6～12 克、莪术 6～12 克、甲片 12 克、炙甘草 6 克。随症加减：伴有腹疼、坠胀、感染邪毒者，加败酱草 20 克、蒲公英 20 克、红藤 15 克；子宫缩复不良，加益母草 20～30 克；气血两虚者，除增黄芪用量外，加党参 15～30 克、首乌 15 克。其间无须加用抗生素和缩宫素。每日 1 剂，水煎服，5 剂为 1 个疗程。陈玉梅等用上方加减治疗 50 例产后恶露不绝患者。结果：痊愈（服药 1 个疗程，阴道出血停止，B 超示宫腔内占位回声消失）34 例，显效（服药 2 个疗程，阴道出血停止，宫腔内占位消失）14 例，无效（服药 2 个疗程后，阴道出血减少，但宫腔内占位无明显改变）2 例。总有效率98％。⑤

① 许振燕，等.生化净露汤治疗产后恶露不绝 48 例[J].河南中医，2006，26(12)：48.
② 吴艳华.妇科病验方[M].广州：广东科技出版社，2005：272.
③ 孟国栋，杨援朝.孟维礼中医世家经验辑要[M].西安：陕西科学技术出版社，2004：147－148.
④ 杨艳琳.养阴清瘀汤治疗产后恶露不绝 86 例[J].江苏中医药，2003，24(7)：33.
⑤ 陈玉梅，等.排瘀汤治疗产后恶露不绝 50 例[J].河南中医药学刊，2000，15(5)：61－62.

58. 活血缩宫汤 当归15克、川牛膝15克、赤芍15克、枳壳15克、冬葵子15克、桃仁15克、马齿苋15克、贯众15克、川芎10克。随症加减：热毒较甚，加败酱草、蒲公英；腹胀痛者，加熟大黄、制乳香、蒲黄；肝郁气滞者，加柴胡、木香；气虚者，加党参、黄芪。每日1剂，水煎2次，分早晚服。服3～6剂后以滋肾固冲汤(炙龟板15克、墨旱莲15克、制女贞子15克、熟地黄15克、生地黄15克、仙鹤草15克、茜草根炭15克、太子参15克、续断15克、龙骨30克、牡蛎30克、石榴皮10克)5剂善后。郑晓红用上方加减治疗67例产后恶露不绝患者，治愈65例，无效2例，治愈率97%。①

59. 银黄汤 金银花炭15克、益母草15克、炒黄芩10克、炒牡丹皮10克、炒蒲黄10克、茜草10克、焦楂曲各10克、党参12克、贯众炭30克、大黄炭6克。每日1剂，水煎服。5剂为1个疗程，最多为2个疗程。适用于恶露不绝。②

中 成 药

1. 五加生化胶囊 组成：刺五加、当归、川芎、桃仁、干姜、甘草(多多药业有限公司生产，国药准字Z10950043，0.4克/粒)。用法用量：每次6粒，每天2次。临床应用：付久园等将90例产后出血患者随机分为对照组和研究组各45例。两组均采用宫缩素治疗，研究组再配合口服五加生化胶囊治疗，连续治疗7天。比较两组治疗疗效，治疗前后中医证候积分；比较两组治疗后第3天和第7天宫腔内残留组织；比较两组患者治疗后生命体征；比较两组治疗后出血持续时间、出血量和清宫率；比较两组治疗前后炎症因子CRP、TNF-α和IL-8水平。结果：研究组治疗总有效率高于对照组($P<0.05$)；研究组治疗后中医证候积分低于对照组($P<0.05$)；研究组治疗后第3天和第7天宫腔内残留组织均少于对照组($P<0.05$)；研究组治疗后收缩压、舒张压和尿量明显高于对照组($P<0.05$)；研究组患者出血持续时间较对照组短，研究组出血量较对照组少，研究组产后清宫率低于对照组(均$P<0.05$)；研究组治疗后炎症因子CRP、TNF-α和IL-8水平均低于对照组(均$P<0.05$)。结论：五加生化胶囊辅助产后出血效果确切，可促使产后残留组织排出，减少产后出血量，能够使患者的生命体征得以稳定，降低清宫率，降低炎症因子水平，提高疗效。③

2. 产妇康颗粒 组成：益母草、当归、桃仁、蒲黄、人参、黄芪、白术、何首乌、熟地黄、醋香附、昆布等(深圳三顺制药有限公司生产，国药准字Z20003385，5克/袋)。用法用量：内服，每次1袋，每天3次。功效：补气养血，祛瘀生新。临床应用：刘艳梅将124例产后恶露不绝患者随机分为对照组和观察组各62例。两组均采用缩宫素静脉滴注，观察组再加用产妇康颗粒内服。两组均连续用药7天为1个疗程。结果：观察组有效率为93.5%，优于对照组的79.0%($P<0.05$)；观察组治疗后子宫体积缩小程度更为突出($P<0.05$)；观察组经治疗后主要症状消失时间显著短于对照组($P<0.05$)。④

3. 参芪生化口服液 组成：党参、黄芪、益母草、川芎、当归、炮姜、甘草、红糖(周口市中医院制剂中心生产，豫药制字Z05160090)。用法用量：每次10～20毫升，每天2～3次，口服。临床应用：郭瑞选择120例产后恶露不绝患者，随机分为对照组和治疗组各60例。对照组给予益母草胶囊，每次3粒，每天3次，口服。治疗组给予参芪生化口服液。两组均以5天为1个疗程，治疗2个疗程后判定疗效。结果：治疗组总有效率为95%，高于对照组的80%，两组差异有显著性意义($P<0.05$)。⑤

① 郑晓红.中药治疗产后恶露不绝67例[J].江苏中医药,2002,23(8):28.
② 郭桃美.当代中医验方精选[M].上海:上海科学技术出版社,1990:203.
③ 付久园,等.五加生化胶囊辅助治疗产后出血临床研究及对炎症因子的影响[J].中华中医药学刊,2020,38(5):232-235.
④ 刘艳梅.产妇康颗粒联合缩宫素静脉滴注治疗产后恶露不绝的临床研究[J].世界最新医学信息文摘,2017,17(38):96,104.
⑤ 郭瑞.参芪生化口服液治疗产后恶露不绝60例[J].中医研究,2017,30(6):40-41.

4. 复方益母草胶囊 组成:益母草、熟地黄、当归(江西博士达药业有限责任公司生产,生产批号20140610)。功效:调经活血,祛瘀生新。临床应用:钟萍将78例产后恶露不尽患者随机分为对照组和试验组各39例,两组均给予常规治疗方法。对照组予米非司酮片每次50毫克,每日2次口服。试验组在对照组的基础上予复方益母草胶囊每次1.2克,每日3次口服。两组均以8日为1个疗程,共治疗4个疗程。结果:试验组、对照组的疗效总有效率分别为89.74%、71.79%,两组差异有显著性意义($P<0.05$)。[①]

5. 复方益母草胶囊联合桂枝茯苓胶囊 复方益母草胶囊组成:益母草、当归、熟地黄(江西博士达药业有限责任公司生产,国药准字Z20040012)。桂枝茯苓胶囊组成:桂枝、桃仁、牡丹皮、茯苓、芍药(江苏康缘药业股份有限公司生产,国药准字Z10950005)。功效:补虚,祛瘀。用法用量:复方益母草胶囊每次3粒,口服,每日2次;桂枝茯苓胶囊每次3粒,口服,每日3次。临床应用:包琴将220例产后恶露不尽患者随机分为观察组与对照组各110例。观察组联合使用复方益母草胶囊与桂枝茯苓胶囊进行治疗,对照组单纯使用桂枝茯苓胶囊治疗。1周为1个疗程,两组均治疗5个疗程。结果:观察组总有效率为95.5%,显著高于对照组的84.5%,两组差异有统计学意义($P<0.05$);观察组平均恶露干净时间为(4.26±1.15)天,明显短于对照组(7.28±1.42)天,两组差异有统计学意义($P<0.05$)。[②]

6. 葆宫止血颗粒 组成:牡蛎、白芍、侧柏叶(炒炭)、地黄、金樱子、仙鹤草、椿根皮、大青叶等(中盛海天制药有限公司生产,15克/袋)。功效:止血;加强子宫收缩,有利于宫腔内残留组织清除;修复子宫内膜;调节体内激素水平;抗炎、镇痛;调经。用法用量:每次15克,每日3次,温开水冲服。临床应用:胡克勤将138例产后恶露不

绝患者随机分为对照组和试验组各69例。试验组采用口服葆宫止血颗粒。对照组口服产复康颗粒,每次5克,每日3次,温开水冲服。两组患者均以7天为1个疗程,治疗1~2个疗程。结果:试验组患者止血总有效率、中医证候评分显著高于对照组,子宫体积显著小于对照组,两组比较差异均具有统计学意义(均$P<0.05$)。[③]

7. 产后逐瘀胶囊 组成:益母草、当归、川芎、炮姜(江西民济药业有限公司生产,国药准字Z20050455)。功效:活血化瘀,养血调经,祛瘀生新。用法用量:每次3粒,每日3次。临床应用:庞蓉蓉将76例产后恶露不绝患者随机分为观察组与对照组各38例。观察组采用产后逐瘀胶囊治疗,对照组采用生化冲剂治疗。两组均以7天为1个疗程,治疗7天后比较两组患者的临床症状改变情况、子宫复旧情况及安全性。结果:观察组总有效率高于对照组,差异有统计学意义($P<0.05$);观察组治疗后出血时间、血量、腹痛等均较对照组差异明显(均$P<0.05$);两组患者治疗后子宫三径均较治疗前减小,差异有统计学意义(均$P<0.05$);在安全性方面,两组患者血常规、尿常规、肝肾功能等均无明显变化,差异均无统计学意义(均$P>0.05$)。[④]

8. 伊血安颗粒 组成:滇桂艾纳香、益母草、延胡索、甘草等(广西万寿堂药业有限公司生产)。功效:活血止血,行气止痛。用法用量:每次15克,每日3次,口服。临床应用:林寒梅等将81例血瘀型产后恶露不绝患者随机分为治疗组60例和对照组21例。对照组采用益母草胶囊治疗,每次4粒,每日3次,口服。治疗组采用伊血安颗粒治疗。两组疗程均为7天。观察临床疗效、止血时间、安全性指标等。结果:止血疗效,治疗组总有效率为96.7%,对照组总有效率为81.0%,两组总有效率比较,差异有显著性意义($P<0.05$);中医证候疗效,治疗组愈显率为95.0%,总有效率为

① 钟萍.复方益母草胶囊联合米非司酮治疗产后恶露不尽临床观察[J].辽宁中医药大学学报,2016,18(12):204-206.
② 包琴.复方益母草胶囊与桂枝茯苓胶囊联合治疗恶露不尽110例[J].中国中医药现代远程教育,2016,14(16):135-136.
③ 胡克勤,等.葆宫止血颗粒治疗产后恶露不绝的临床观察[J].中国药房,2014,25(44):4182-4184.
④ 庞蓉蓉.逐瘀胶囊治疗产后恶露不绝临床疗效观察[J].亚太传统医药,2014,10(3):97-98.

100%,对照组分别为 71.4%、81.0%,两组愈显率、总有效率比较,差异均有非常显著性意义(均 $P<0.01$);治疗组止血时间平均(4.36±1.38)天,对照组止血时间平均(45.23±1.03)天,两组止血时间比较,差异有显著性意义($P<0.05$)。两组均未见不良反应。[1]

① 林寒梅,等.伊血安颗粒治疗血瘀型产后恶露不绝临床观察[J].新中医,2010,42(6):48-49.

产褥期抑郁症

概　　述

产褥期抑郁症,也叫产后抑郁,是以产妇在分娩后出现情绪低落、精神抑郁为主要症状的病证,是产褥期精神综合征中最常见的一种类型。

发病特征和并发症:本病临床特征本病一般在产后 2 周开始出现症状,产后 4~6 周逐渐明显,平均持续 6~8 周,甚则长达数年。如不及时诊治,产妇可伤害胎儿或自杀,应当重视,尽早发现尽快治疗。

临床症状和体征:表现为情绪低落,精神抑郁,悲观厌世,伤心落泪,失眠多梦,易感疲乏无力,或内疚,焦虑,易怒,或默默不语。严重者处理事情的能力低下,不能照料婴儿,甚至伤害婴儿。

妇科检查多无明显异常变化,血常规检查正常或血红蛋白低于正常。

本病初起,经过药物及心理治疗,预后良好。但再次妊娠约有 20%复发率,其子代的认知能力可能受一定影响。若治疗不及时,产妇可出现自杀倾向或伤害婴儿,应当予以重视。

本病属中医"产后郁证"范畴。《诸病源候论·妇人产后病诸候·产后风虚癫狂候》较早论述了类似的病症,《妇人大全良方》分别有"产后癫狂""产后狂言谵语如有神灵""产后不语""产后乍见鬼神"等方论。《陈素庵妇科补解·产后恍惚论》云:"产后恍惚,由心血虚而惶惶无定也。心在方寸之中,有神守焉,失血则神不守舍,故恍惚无主,似惊非惊,似悸非悸,欲安而忽烦,欲静而反忧,甚或头旋目眩,坐卧不安……"《医宗金鉴·妇科心法要诀》云:"产后血虚,心气不守,神志怯弱,故令惊悸恍惚不守也。"《傅青主女科·怔忡惊悸》云:"由产后忧惊劳倦,去血过多,则心中跳动不安,谓之怔忡;若惕然震惊,心中怯怯,如人将捕之状,谓之惊悸。"产妇时觉胆怯惊恐,情绪不稳,心神不安,记忆模糊,语言错乱,头晕目眩等,均是产后抑郁的表现。

辨　证　施　治

肝气郁结证　症见落泪,悲伤,情绪不稳,罪恶感,厌食,睡眠障碍,注意力不集中和记忆困难,疲乏,易激惹,应付婴儿不适当等。

1. **解郁汤加减**　柴胡 15 克、当归 15 克、白术 12 克、白芍 10 克、郁金 12 克、青皮 10 克、生地黄 10 克、麦冬 10 克、甘草 5 克。每剂用 500 毫升清水煎至 250 毫升,分 2 次服用,7 天为 1 个疗程,连服 4 个疗程。临床观察:王春香等将 56 例肝气郁结证产后抑郁症患者随机分为观察组 27 例和对照组 29 例。两组均应用氟西汀治疗,早餐后口服,20 毫克,每天 1 次,连续服用 4 周。观察组再联合上方治疗。结果:观察组总有效率为 88.89%,对照组为 72.41%,观察组总有效率明显高于对照组($P<0.05$),且配合中药治疗的患者发生的不良反应轻微。[1]

2. **逍遥散加减**　柴胡 9 克、当归 12 克、茯神 12 克、白芍 15 克、炒白术 15 克、酸枣仁 15 克、浮小麦 30 克、夜交藤 30 克、炙甘草 6 克。随症加减:面色少华、头晕神疲、舌淡脉细等心脾两虚证,加黄芪、党参、龙眼肉、郁金等;头昏脑胀、胸脘

---

① 王春香,等.解郁汤治疗产后抑郁症 27 例[J].中国实验方剂学杂志,2011,17(9):292.

痞闷、纳呆便秘等气滞痰瘀证,加陈皮、法半夏、竹茹、合欢皮、磁石等。每日 1 剂,水煎分服。临床观察:丁小玲将 54 例产后抑郁症患者随机分为治疗组 34 例和对照组 20 例。治疗组服上方加减治疗,对照予阿米替林片 25～50 毫克,每日 3 次口服。两组疗程均为 30 天。结果:治疗组、对照组的总有效率分别为 91.2%、90%,两组疗效差异无显著性意义($P > 0.05$);对照组的不良反应发生率明显高于治疗组($P < 0.05$)。[1]

3. 四逆散合桃红四物汤加减　炙甘草、枳实、白芍、柴胡、当归、川芎、熟地黄等。临床观察:刘一辉等将 126 例产后抑郁症患者分为治疗组 84 例和对照组 42 例。治疗组用上方治疗,对照组予西药盐酸氟西汀治疗。结果:治疗组和对照组的总有效率分别为 88.1%、85.7%,两组比较无显著性差异,但治疗组未见明显不良反应,由此提示中药治疗在用药安全性方面的优势所在。[2]

经 验 方

1. 疏肝解郁汤　柴胡 15 克、生龙骨 30 克、生牡蛎 30 克、黄芩 10 克、姜半夏 15 克、桂枝 10 克、郁金 10 克、炒酸枣仁 15 克、茯苓 15 克、川芎 10 克、白芍 12 克、党参 15 克、佛手 12 克、大枣 6 枚、炙甘草 5 克。汪金涛等将 94 例产后抑郁障碍患者按就诊顺序分为治疗组和对照组各 47 例。对照组给予盐酸帕罗西汀片,治疗组给予疏肝解郁汤联合揿针埋针治疗。两组均连续治疗 8 周后判定疗效。结果:治疗组的有效率为 93.62%,对照组的有效率为 78.72%,两组差别有统计学意义($P < 0.05$);两组治疗后,汉密尔顿抑郁量表(HAMD)、爱丁堡产后抑郁量表(EPDS)、匹兹堡睡眠质量指数(PSQI)评分及血清 5-羟色胺(5-HT)、去甲肾上腺素(NE)、多巴胺(DA)、γ-氨基丁酸(GABA)和血清雌二醇(E_2)含量均明显高于治疗前(均 $P < 0.01$),孕酮(P)含量明显低于治疗前($P < 0.01$),且治疗组各项指标改善程度明显优于对照组($P < 0.01$);治疗组不良反应发生率为 4.26%,明显低于对照组($P < 0.05$);治疗组治疗后第 6 个月复发率为 15.79%,明显低于对照组($P < 0.05$)。[3]

2. 解郁安神汤　百合 15 克、合欢皮 15 克、川芎 15 克、茯苓 15 克、白芍 15 克、柴胡 10 克、当归 10 克、郁金 10 克、桃仁 10 克、红花 10 克、香附 10 克。高玉方将 68 例产后抑郁症患者随机分为对照组和观察组各 34 例。两组均用盐酸阿米替林片治疗,观察组加用解郁安神汤治疗。结果:治疗 4、6、8 周后两组中医证候积分均下降,且观察组比对照组下降更明显,两组比较差异有统计学意义($P < 0.05$);两组治疗后 PSQI 评分降低,与治疗前比较差异有统计学意义($P < 0.05$),且观察组治疗后 PSQI 评分低于对照组($P < 0.05$);两组治疗后 HAMA、HAMD 评分均低于治疗前(均 $P < 0.05$),生存质量、生理健康、心理健康、环境领域评分均高于治疗前(均 $P < 0.05$),社会关系评分与治疗前比较无明显变化($P > 0.05$),且观察组治疗后 HAMA、HAMD 评分均低于对照组,生存质量、心理健康评分均高于对照组(均 $P < 0.05$);总有效率观察组高于对照组,两组比较差异有统计学意义($P < 0.05$)。结论:解郁安神汤联合阿米替林治疗产后抑郁症可改善焦虑抑郁症状、睡眠质量、生存质量及心理健康。[4]

3. 柴胡加龙骨牡蛎汤　柴胡 10 克、黄芩 10 克、姜半夏 10 克、桂枝 10 克、制大黄 10 克、生龙骨(先煎)30 克、生牡蛎(先煎)30 克、珍珠母(先煎)30 克、淮小麦 30 克、大枣 5 枚、甘草 10 克、炒酸枣仁 10 克。随症加减:肝郁气滞重者,加香橼、佛手、陈皮以行气;痰浊重者,加瓜蒌、紫苏子化痰行气;瘀阻重者,加海藻、昆布散瘀化结;肝肾阴虚者,可酌加滋水清肝饮。刘利红将 68 例产后抑郁

① 丁小玲.逍遥散加减治疗产后抑郁 34 例[J].浙江中西医结合杂志,2005,15(6):367.
② 刘一辉,等.中医辨证施治产后抑郁症 84 例疗效分析[J].中华实用中西医杂志,2003,3(16):1557-1558.
③ 汪金涛,等.疏肝解郁汤联合揿针埋针治疗产后抑郁障碍的临床疗效及对 HAMD、EPDS、PSQI 评分和血清神经递质、性激素水平的影响[J].中医研究,2022,35(3):42-46.
④ 高玉方.解郁安神汤联合阿米替林治疗产后抑郁临床观察[J].实用中医药杂志,2022,38(3):445-447.

患者随机分为观察组和对照组各 34 例。对照组采用帕罗西汀治疗；观察组采用帕罗西汀联合柴胡加龙骨牡蛎汤加减治疗。治疗前、治疗 2 周和治疗 4 周时记录患者 NE、5－HT、DA 及 HAMD、PSQI、健康调查简表(SF－36)，比较临床疗效及不良反应。结果：对照组的有效率为 76.47%，低于观察组的 94.12%，两组差异有统计学意义(P<0.05)；与治疗前比，两组治疗 2 周、治疗 4 周时血 NE、5－HT、DA 水平升高；与对照组比，观察组治疗 2 周、治疗 4 周时血 NE、5－HT、DA 水平较高，两组差异有统计学意义(P<0.05)；与治疗前比，两组治疗 2 周、治疗 4 周时 HAMD、PSQI 评分降低，SF－36 评分升高；与对照组比，观察组治疗 2 周、治疗 4 周时 HAMD、PSQI 评分较低，SF－36 评分较高，两组差异有统计学意义(P<0.05)。治疗期间两组患者无不良反应出现。[①]

4. 养血调肝汤　阿胶 5 克、桃仁 10 克、北柴胡 5 克、山药 5 克、白芍 5 克、白术 5 克、川芎 3 克、红花 3 克、甘草 10 克。蔡晓东等将 100 例产后抑郁症患者随机分为对照组和研究组各 50 例。对照组采用帕罗西汀进行治疗，研究组采用养血调肝汤联合帕罗西汀进行治疗。两组均治疗 2 个月。比较两组患者的临床疗效、中医症状积分、血清 5－HT 水平、NE 水平以及不良反应。结果：研究组患者的总有效率为 92%，高于对照组的 76%，两组差异有统计学意义(P<0.05)；治疗后研究组的各项中医症状积分(情绪低落、心神不安、失眠多梦、面色萎黄、乏力纳差)明显低于对照组，血清 5－HT、NE 水平明显高于对照组，差异均有统计学意义(均 P<0.05)；两组患者的不良反应总发生率比较，差异无统计学意义(P>0.05)。[②]

5. 解郁通阳汤　茯苓 15 克、石菖蒲 3 克、甘草 3 克、白术 9 克、酸枣仁 15 克、远志 3 克、柴胡 3 克、当归 9 克、人参 3 克、山药 15 克、巴戟天 9 克。俞娜等 60 例产后抑郁症患者随机分为治疗组与对照组各 30 例。对照组给予西药西酞普兰治疗，治疗组在对照组的基础上给予解郁通阳汤治疗。采用 EPDS 及 HAMD 分别于用药前、用药后 6 周进行评分，分析并评价两组患者的临床疗效及不良反应。结果：治疗组患者的有效率明显高于对照组，差异具有统计学意义(P<0.05)；治疗后两组患者的 EPDS 及 HAMD 评分均明显减少，差异具有统计学意义(P<0.05)；治疗后治疗组患者的 EPDS 及 HAMD 评分均低于对照组，差异具有统计学意义(P<0.05)；两组的不良反应发生率无明显差异(P>0.05)。[③]

6. 养元解郁汤　白芍 30 克、黄精 20 克、黄芪 20 克、天花粉 20 克、当归 15 克、茯神 15 克、鸡血藤 15 克、柴胡 15 克、红景天 12 克、郁金 12 克、太子参 10 克、乌梅 10 克、木香 9 克、合欢皮 9 克、巴戟天 8 克、远志 6 克、炙甘草 6 克。随症加减：神疲乏力者，加炒白术 15 克；失眠多梦者，加夜交藤 30 克、百合 15 克；肝郁化火者，加栀子 12 克、牡丹皮 15 克；肢体麻木者，加地龙 6 克、怀牛膝 15 克。王威将 120 例产后抑郁患者随机分为观察组和对照组各 60 例。对照组给予帕罗西汀治疗，观察组在对照组的基础上加用养元解郁汤。结果：对照组的有效率为 85.00%，观察组的有效率为 96.67%，两组有效率比较，差异具有统计学意义(P<0.05)；两组患者治疗后 SDS 评分及中医证候积分均低于本组治疗前，且观察组低于对照组，差异具有统计学意义(P<0.05)；两组患者治疗后 E_2 水平高于本组治疗前，P 水平低于本组治疗前，且观察组治疗后 E_2 水平高于对照组，P 水平低于对照组，差异具有统计学意义(P<0.05)；两组患者治疗后 5－HT、NE 含量均高于本组治疗前，且观察组治疗后高于对照组，差异具有统计学意义(P<0.05)。[④]

7. 王邦才经验方　陈皮 10 克、远志 10 克、制南星 10 克、姜半夏 15 克、郁金 15 克、茯苓 20 克、当归 20 克、炙甘草 3 克、黄连 3 克、干姜 6 克、石

① 刘利红.柴胡加龙骨牡蛎汤加减联合西药治疗产后抑郁患者的疗效及对 NE、5－HT 的影响[J].四川中医,2021,39(1)：162－165.
② 蔡晓东,等.养血调肝汤联合帕罗西汀治疗产后抑郁症疗效观察[J].现代中西医结合杂志,2020,29(8)：857－860.
③ 俞娜,等.解郁通阳汤联合西酞普兰治疗产后抑郁症的临床研究[J].实用妇科内分泌电子杂志,2020,7(6)：60－61.
④ 王威.养元解郁汤联合帕罗西汀对产后抑郁患者心理状态及雌激素水平的影响[J].河南中医,2019,39(10)：1532－1535.

菖蒲 20 克、红枣 10 枚、淮小麦 60 克。7 剂,每日 1 剂,水煎服。王邦才用上方治疗 1 例新产妇产后抑郁,初诊建议其可渐停抗抑郁药物,多与家人交流,培养兴趣爱好。二诊时情绪好转,悲伤情绪较前出现少,夜寐欠安,胃纳可,二便调,舌淡红苔薄,脉弦细。予上方去黄连、干姜,加佛手 10 克、玫瑰花 6 克,7 剂。嘱其可以停抗抑郁药,予以鼓励赞赏,并以要体谅父母不易等言而教导之。三诊时胃纳佳,夜寐好转,但易醒仍存,舌淡红苔薄,脉细。予前方去制南星,加党参 20 克、炒白术 15 克,7 剂,每日 1 剂,水煎服。四诊时夜寐好转,余症尚平,舌淡红苔薄白,脉细。予前方去党参,加酸枣仁 20 克、合欢皮 10 克,7 剂调之。嘱其病已愈,无需过多担忧,无特殊不适,无需再服药。①

8. 逍遥散加味　酸枣仁 15 克、合欢皮 15 克、茯苓 15 克、白芍 12 克、柴胡 10 克、香附 10 克、郁金 10 克、白术 10 克、当归 6 克、远志 6 克、甘草 6 克。随症加减:气血两亏,加黄芪、党参、大枣、龙眼肉;阴虚内热,加山茱萸、黄柏、熟地黄;肝气郁结,加青皮、佛手;肝郁化火,加牡丹皮、栀子、生地黄。每日 1 剂,分 2 次服用,治疗 8 周。王艳丽将 76 例产后抑郁症患者随机分为药物＋心理组与药物组各 38 例。药物组采用上方加减治疗,药物＋心理组采用上方加减结合心理疗法治疗。结果:药物＋心理组总有效率为 94.74％,高于药物组的 73.68％,两组差异有显著性意义(P＜0.05)。②

9. 加味疏肝解郁汤　百合 15 克、生地黄 15 克、桃仁 10 克、红花 10 克、合欢皮 15 克、香附 15 克、川芎 15 克、茯苓 15 克、郁金 15 克、白芍 15 克、当归 10 克、柴胡 10 克。随症加减:易怒、五心烦热者,加钩藤 15 克、牡丹皮 8 克、栀子 8 克;口苦口渴、便秘者,加炒枣仁 15 克、柏子仁 15 克、郁李仁 15 克;腹胀便溏、乏力者,加炒党参 15 克、木香 10 克。每日 1 剂,水煎服,收汁 500 毫升,早晚分 2 次服用。王敦建等将 72 例产后抑郁症患者

随机分为对照组与研究组各 36 例。两组均采用常规西医治疗(口服帕罗西汀每次 20 毫克,每天 1 次,参照患者耐受情况药物剂量逐渐增加至每次 50 毫克,每天 1 次;盐酸阿米替林每天 50 毫克,后药物剂量逐渐增加至每天 80 毫克)。研究组同时采用加味疏肝解郁汤＋醒脑开窍针法(取穴神门、三阴交、四神聪、人中、上星、内关、百会穴。心脾两虚、忧郁伤神者加通里、天枢、足三里穴;肝郁化火、肝郁气滞者加行间、太冲穴。三阴交、神门、内关以补法为主,其余穴位为平补平泻,头针不捻转;辨证穴位行间、太冲以泻法,其余为补法。每次 30 分钟,每周 5 次)治疗。两组均持续治疗 8 周。结果:治疗总有效率比较,研究组 94.44％较对照组 69.44％高,两组差异有统计学意义(P＜0.05)。③

10. 归脾汤合逍遥散加减　黄芪 30 克、当归 15 克、太子参 10 克、炒白术 10 克、茯神 15 克、陈皮 12 克、柴胡 12 克、白芍 20 克、乌梅 10 克、天花粉 30 克、砂仁(后下)6 克、藿香 10 克、木香 6 克、制附子 9 克、郁金 12 克、炙甘草 6 克。每日 1 剂,水煎服,分早、晚温服。④

11. 胡思荣经验方　桃核承气汤:桃仁 12 克、大黄 12 克、桂枝 6 克、芒硝 6 克、甘草 6 克。每日 1 剂,水煎分 2 次服。柴胡加龙骨牡蛎汤合甘麦大枣汤:柴胡 24 克、黄芩 10 克、清半夏 12 克、煅龙骨 15 克、煅牡蛎 15 克、磁石(打碎先煎)30 克、酒大黄 6 克、党参 30 克、茯苓 18 克、桂枝 10 克、大枣 30 克、生姜 10 克、浮小麦 90 克、炙甘草 10 克。每日 1 剂,分 2 次早晚服用。⑤

12. 丹栀逍遥散加减　牡丹皮 10 克、炒栀子 10 克、柴胡 10 克、白芍 15 克、当归 10 克、白术 10 克、茯苓 15 克、郁金 10 克、合欢皮 15 克、远志 10 克、酸枣仁 30 克、延胡索 30 克、甘草 6 克。时增科等将 45 例产后抑郁症患者随机分为治疗组 22 例与对照组 23 例。治疗中有睡眠障碍者使用少量的苯二氮卓类药物镇静催眠对症治疗。两组均

① 沈桂园,王邦才.王邦才辨治产后抑郁经验介绍[J].新中医,2018,50(11):255-256.
② 王艳丽.逍遥散加味结合心理疗法治疗产后抑郁症的临床观察[J].光明中医,2017,32(11):1598-1600.
③ 王敦建,等.加味疏肝解郁汤联合醒脑开窍针法治疗产后抑郁症临床研究[J].四川中医,2017,35(12):184-187.
④ 冯俊丽,等.褚玉霞教授治疗产后抑郁经验[J].中医研究,2017,30(5):50-51.
⑤ 李宝华,等.胡思荣应用经方治疗初产妇产后抑郁经验[J].河南中医,2016,36(11):1883-1884.

采用米氮平片治疗,起始剂量为每天15毫克,1~2周加至目标剂量每天30~45毫克。治疗组另加用上方中药治疗。两组治疗疗程均为6周。结果:治疗2周末时,治疗组总有效率为86.36%,对照组总有效率为56.52%;治疗6周末时,治疗组总有效率为95.45%,对照组总有效率为73.91%。两组临床疗效比较差异均有统计学意义(均P<0.05)。[1]

13. **益气养血方颗粒剂** 炙黄芪30克、当归6克、炒白术15克、茯苓10克、杜仲15克、丹参15克、何首乌10克、酸枣仁10克、远志10克、山楂6克。韩长月将200例健康初产妇随机分为观察组与治疗组各100例。观察组产妇自分娩后3日口服自拟益气养血方颗粒剂,每日1剂,早晚冲水分服,至产后14天。对照组产妇自产后3日采用益母草颗粒剂口服30克,每日1剂,早晚冲水分服,至产后14天。产后42天复查时填写产后抑郁筛查量表(PDSS量表),自我评价产褥期情况,从而判定效果。同时,为降低心理暗示的影响,均告知产妇口服中药有促进产后子宫收缩的作用,同时均使产妇得到充分的关心与照顾。结果:观察组PDSS平均分明显低于对照组,且观察组、对照组的发病率分别为1.03%、13.30%,两组差异有显著性(P<0.05)。[2]

14. **逍遥八珍汤加味** 柴胡20克、当归15克、白芍30克、党参20克、白术30克、茯神30克、木香15克、川芎15克、熟地黄10克、黄芪30克、合欢皮30克、酸枣仁15克、龙骨30克、牡蛎30克、香附15克、大枣15克。两日1剂,每剂水煎3次合药液600毫升,每次服药液100毫升,每日服药3次,7天为1个疗程,根据患者意愿,可继续哺乳。杨屿晴将100例肝郁脾血型产褥期抑郁症患者随机分为治疗组与对照组各50例。治疗组采用上方治疗,连续治疗8个疗程。对照组采用口服氟西汀,起始量为每日20毫克,根据病情增加至每日80毫克,疗程为8周,治疗开始即停

止哺乳。结果:治疗组和对照组的总有效率分别为94%、92%,不良反应发生率分别为6%、40%。[3]

15. **疏肝健脾开心汤** 柴胡15克、川芎15克、香附12克、陈皮12克、白芍12克、黄芪9克、白术9克、当归9克、远志8克、酸枣仁12克。煎药时加大枣3枚,煎煮2次合并药液500毫升,早、晚2次饭前温服。蔡香君将111例产后抑郁症患者随机分为治疗组71例与对照组40例。两组均采用舍曲林50毫克,每天1次,晨服;维生素D滴剂1粒,每晚1次,口服。同时根据患者的家庭情况、文化水平及心理特点等有针对性的实施认知疗法、行为疗法、松弛疗法、音乐疗法。治疗组加用上方治疗。结果:治疗组和对照组的有效率分别为92.96%、72.5%,治疗组明显高于对照组,差异有统计学意义(P<0.05)。[4]

16. **疏肝解郁方(张杰经验方)** 炒苍术15克、川芎15克、香附15克、炒栀子15克、神曲15克、炒酸枣仁50克、五味子10克、郁金15克、乳香6克、煅龙牡各30克、赤白芍各20克、制远志10克、柴胡10克。随症加减:纳谷不香、口淡乏味者,加炒二芽各10克、鸡内金10克;口咽干燥、急躁易怒者,加牡丹皮10克、丹参10克、龙胆草10克;忧郁神伤、头晕失眠者,加合欢皮10克、合欢花10克、珍珠母15克;心神不宁、两胁胀满者,加茯苓10克、茯神10克、玫瑰花10克。每日1剂,水煎2次,早晚各1次,14天为1个疗程,共2个疗程。张胜等用上方加减治疗40例产后抑郁症患者。结果:治疗后第7天有效率为17.5%,第14天有效率为42.5%,第28天有效率为70%,治疗后第14天、第28天与治疗后第7天比较,差异均有统计学意义(均P<0.05)。[5]

17. **甘麦大枣加味汤** 甘草12克、小麦18克、大枣9枚、生地黄15克、百合15克、远志15克、酸枣仁10克、牡蛎9克、合欢皮12克。每日1剂,水煎服,早晚分服。张娥等将60例产后抑郁

① 时增科,等.中西医结合治疗产后抑郁症的疗效分析[J].光明中医,2016,31(6):856-857.
② 韩长月.益气养血方预防产褥期抑郁症100例[J].中国中医药现代远程教育,2016,14(14):90-91.
③ 杨屿晴.逍遥八珍汤加味治疗肝郁血虚型产褥期抑郁症[J].中国卫生标准管理,2015,6(15):160-161.
④ 蔡香君.中医药干预产后抑郁症的临床对比研究[J].河北医药,2015,37(12):1830-1833.
⑤ 张胜,等.张杰经验方治疗产后抑郁症疗效观察[J].中医药临床杂志,2015,27(7):964-965.

症患者随机分为治疗组与对照组各 30 例。两组均采用氟哌噻吨美利曲辛片每次 21 毫克，每天 2 次。治疗组另加服上方。两组均以 10 天为 1 个疗程，共治疗 2 个疗程。结果：治疗组有效率为 86.67%，对照组有效率为 73.33%，两组疗效对比，差异有统计学意义（$P<0.01$）。①

18. 滋肾调肝方 熟地黄 20 克、菟丝子 10 克、当归 15 克、丹参 15 克、白芍 20 克、黄芪 15 克、党参 15 克、茯神 10 克、酸枣仁 15 克、龙齿 15 克、磁石 30 克、牛膝 10 克、益母草 10 克、柴胡 10 克、佛手 10 克、合欢皮 15 克、远志 10 克、百合 12 克、五味子 10 克。随症加减：失血过多者，加阿胶；伴乳汁不畅者，加王不留行、通草；伴纳差食少者，加砂仁、藿香；气滞血瘀明显者，加延胡索、红花；伴夜寐不安者，加龙眼肉、夜交藤；伴阴虚内热者，加黄柏、牡丹皮。杨焯等将 84 例产后抑郁症患者随机分为治疗组于对照组各 42 例。对照组采用口服盐酸氟西汀胶囊，每日 20 毫克，早餐后顿服，疗程 8 周。治疗组采用滋肾调肝方，疗程 8 周。结果：治疗组总有效率为 88.1%，对照组总有效率为 76.2%，两组临床疗效比较，差异有统计学意义（$P<0.05$）。②

19. 越鞠丸合甘麦大枣汤 香附、川芎、苍术、神曲、栀子、炙甘草、小麦、大枣。随症加减：肝气郁结证明显的患者，加柴胡、佛手；针对肝郁化火的患者，加黄连、牡丹皮；心脾两虚证患者，加党参、白术、黄芪、龙眼肉等；瘀血内阻证患者，加赤芍、当归等；针对失眠严重的患者，加夜交藤、益智。每日 1 剂，水煎服，每日 2 次，分别于早晚服用。周红香将 60 例产后抑郁症患者随机分为 C1 组（观察组）与 C2 组（对照组）各 30 例。C1 组在心理治疗基础上采用越鞠丸合甘麦大枣汤加减治疗的方法；C2 组采用心理治疗。结果：C1 组总有效率为 96.67%，高于 C2 组的 70%（$P<0.05$）。③

20. 半夏厚朴汤 制半夏 12 克、厚朴 10 克、茯苓 12 克、紫苏 10 克、生姜 10 克。随症加减：呕吐不能食，加砂仁 6 克、紫苏梗 10 克；少寐烦躁，加酸枣仁 20 克、夜交藤 20 克；咳嗽，加杏仁 6 克、五味子 6 克；腹痛，加制香附 9 克、延胡 10 克、白芍 10 克；腰痛，加菟丝子 10 克、炒杜仲 10 克；胸闷不舒者，加柴胡 10 克。每日 1 剂，分 2 次服。洪丽霞等将 192 例产后抑郁症患者随机分为研究组 97 例与对照组 95 例。两组均服用西酞普兰，每天 20～40 毫克，每晨 1 次。研究组另加用半夏厚朴汤加减。治疗期间禁用其他精神类药物。采用开放随机对照试验，疗程均为 4 周。结果：治疗 4 周后，研究组有效率为 95.88%，显效率为 83.15%，而对照组有效率为 83.16%，显效率为 61.05%。两组间比较临床有效率及显效率，差异均有显著性意义（均 $P<0.01$）。④

21. 祛郁汤 枇杷叶 10 克、郁金 10 克、泽兰 10 克、藕节 15 克。仅诉胸部闷塞不舒，善太息，脉弦滑，且排除心肺疾病者，用上方 1 剂与猪小肠 250 克炖服，每日 1 剂，10～14 剂为 1 个疗程。随症加减：兼有梅核气者，加半夏厚朴汤；气虚者，加黄芪、党参、大枣；气滞者，加山楂、麦芽；痰湿内盛者，加二陈汤；胸痛者，加瓜蒌薤白汤。苏世鑫等将 66 例产后抑郁症患者随机分为治疗组与对照组各 33 例。治疗组采用祛郁汤；对照组采用阿普唑仑片，每次半片，每日 3 次，共治疗 14 天。结果：治疗组总有效率为 81.8%，对照组总有效率为 78.8%，两组比较疗效无统计学差异。⑤

22. 茯神散 茯神 30 克、人参 3 克、黄芪 15 克、赤芍 10 克、牛膝 12 克、琥珀 5 克、龙齿 15 克、生地黄 8 克、桂心 3 克、当归 12 克。随症加减：若失血过多，加阿胶、芍药；伴恶露淋沥不尽者，加益母草；伴乳汁不行者，加王不留行、炮甲片；伴纳差食少者，加砂仁、藿香；若气短懒言者，加炙甘草；若寐差多梦，加炒酸枣仁、合欢皮。每日 1 剂，水煎 2 次取汁 500 毫升，分早晚 2 次温服，连服 60

① 张娥，等.中西医结合治疗产后抑郁症临床研究[J].中医学报，2015，30(10)：1499-1501.
② 杨焯，等.滋肾调肝方治疗产后抑郁症临床观察[J].上海中医药杂志，2015，49(4)：70-71.
③ 周红香，等.越鞠丸合甘麦大枣汤加减治疗产后抑郁症[J].中国医学创新，2015，12(6)：104-105.
④ 洪丽霞，等.半夏厚朴汤合并西酞普兰对产后抑郁症疗效的对照研究[J].精神医学杂志，2012，25(1)：45-47.
⑤ 苏世鑫，等.祛郁汤治疗产后抑郁症 33 例[J].中国民间疗法，2011，19(12)：32.

天观察疗效。王秋凤用上方加减治疗 48 例产后抑郁症患者。结果：痊愈 33 例，显效 8 例，有效 4 例，无效 3 例。总有效率 93.75%。[1]

23. 疏郁养心汤　黄芪 12 克、龙眼肉 12 克、人参 6 克、白术 9 克、当归 9 克、茯神 9 克、柴胡 9 克、郁金 9 克、酸枣仁 12 克、炙远志 6 克、木香 6 克、甘草 3 克。每剂加水 500 毫升由温火煎制，第 1 次需 30 分钟，约煎取 250 毫升煎完后滤出药汁，药渣另加水 500 毫升温火煎剂，需 15 分钟，约煎取 200 毫升两次药汁相合，温服，早晚各 1 剂，1 剂约 250 毫升。王佩将 60 例产后抑郁症患者随机分为研究组与对照组各 30 例。研究组采用中药结合心理疗法，根据患者症状进行中医辨证施治。对照组采用维生素 B1 和谷维素各 20 毫克，每日 3 次，辅以支持性心理疗法。连用 4 周为 1 个疗程，每周访视 1 次。结果：研究组总有效率为 93.3%，显著高于对照组的 85%。[2]

24. 夏桂成经验方　（1）心脾两虚证，方用甘麦大枣汤（《金匮要略》）合归脾汤（《济生方》）：小麦 10 克、甘草 6 克、大枣 5 枚、黄芪 20 克、太子参 30 克、广木香 6～9 克、白术 10 克、茯苓神 10 克、炙远志 6 克、炒酸枣仁 10 克、合欢皮 9 克。随症加减：失眠明显者，加柏子仁 10 克、青龙齿（先煎）10 克；腹胀矢气，大便偏溏者，加砂仁（后下）5 克、六曲 10 克；小腹有凉感，肠鸣便溏者，加炮姜 5 克、肉桂（后下）5 克；心烦口渴，夜寐甚差，舌尖尤红者，加黄连 5 克、莲子心 3 克、黛灯心 1 米；口腻痰多，舌苔厚腻，胡言乱语者，加竹沥 10 克、制半夏 6 克、广郁金（明矾拌）9 克、化橘红 6 克、陈胆南星 9 克，必要时可加服牛黄清心丸。（2）肝郁脾虚证，方用逍遥散（《太平惠民和剂局方》）加味：炒当归 10 克、赤白芍 10 克、白术 10 克、茯苓 10 克、炒柴胡 5 克、广郁金 9 克、石菖蒲 6 克、合欢皮 12 克、广陈皮 5 克、炙甘草 5 克。随症加减：脾虚明显，腹胀便溏，神疲乏力者，加广木香 9 克、党参 15

克、砂仁（后下）5 克；肝热偏重，大便燥结，口苦口渴者，加大黄 5 克、黄连 3 克、郁李仁 10 克、柏子仁 9 克；肝热扰心，五心烦热，急躁愤怒者，加栀子 10 克、牡丹皮 9 克、钩藤（后下）15 克、苦丁茶 9 克；胃脘痰浊偏甚，呕恶痰涎，脘部痞闷者，加制半夏 9 克、广藿香 6 克、炒枳壳 6 克。兼夹痰火证，方用黄连温胆汤（《温热经纬》）加味：黄连 5 克、炒竹茹 6 克、炒枳实 10 克、制半夏 6 克、化橘红 6 克、茯苓 12 克、甘草 3 克、陈胆南星 10 克、青龙齿（先煎）10 克、钩藤（后下）20～30 克、甘草 5 克。随症加减：火热偏甚，面红目赤，狂躁明显者，加大黄 6～10 克、玄明粉（后下）9 克、青礞石（先煎）10～15 克；夜难入寐，躁动不安者，加紫贝齿（先煎）10 克、生铁落（先煎）30～60 克；口腻痰多，舌苔黄白而厚者，加竹沥（吞服）1 匙、瓜蒌皮 10 克、制川厚朴 6～10 克。（3）血瘀证，方用癫狂梦醒汤（《医林改错》）加减：桃仁 15 克、红花 9 克、香附 10 克、青皮 6 克、柴胡 6 克、木通 6 克、赤芍 10 克、制半夏 5 克、桑白皮 10 克、大腹皮 10 克、紫苏子 10 克、甘草 3 克。随症加减：兼有热结，大便燥艰者，加大黄 6 克、炒枳实 10 克；瘀结较甚者，加五灵脂 10 克、琥珀粉（另吞）3 克，必要时可加土鳖虫 6 克、麝香粉（另吞）0.1～0.3 克；兼夹痰浊者，加制苍术 10 克、陈胆南星 9 克、化橘红 6 克。[3]

25. 体针　取肝俞、心俞、内关、神门、三阴交。上 5 穴均施捻转补法，中强刺激，留针 30 分钟，每日 1 次。[4]

26. 耳针　取脑点、脑干、神门、卵巢、内分泌、皮质下，用王不留行子激贴，每日可揉按 3 次。[5]

27. 逍遥散加味　柴胡 6 克、茯苓 15 克、白芍 12 克、白术 15 克、当归 10 克、大黄 5 克、香附 15 克、麦冬 10 克、生地黄 15 克。随症加减：伴有气郁化火，加黄连 6 克、龙胆草 15 克；气滞痰郁，加半夏 10 克、厚朴 10 克；忧郁伤神，加小麦 30 克、茯神 15 克；心脾两虚，加党参 20 克、茯神 15 克、

① 王秋凤.茯神散治疗产后抑郁 48 例临床观察[J].光明中医,2010,25(9)：1630－1631.
② 王佩.疏郁养心法治疗产后抑郁症临床应用分析[J].中国社区医师(医学专业),2010,12(10)：82－83.
③ 夏桂成.夏桂成实用中医妇科学[M].北京：中国中医药出版社,2009：434－439.
④～⑤　夏桂成.夏桂成实用中医妇科学[M].北京：中国中医药出版社,2009：437.

当归 15 克、远志 15 克;阴虚火旺,加熟地黄 30 克、山茱萸 15 克、黄柏 12 克。每日 1 剂,分 2 次服。任晓明将 60 例产后抑郁症患者随机分为实验组和对照组各 30 例。实验组采用氟西汀口服,20 毫克,每天 1 次,早餐后服用,连服 4 周,同时服用逍遥散加味汤剂。对照组则单用氟西汀,其用药方法同实验组。两组疗程均为 6 周。结果:实验组总有效率为 87%,高于对照组的 60% ($P<0.05$)。[①]

28. 补心汤　川芎 10 克、当归 15 克、熟地黄 12 克、杭芍 15 克、人参 10 克、玄参 10 克、麦冬 12 克、天冬 10 克、朱砂 1 克、茯苓 20 克、远志 10 克、酸枣仁 10 克、柏子仁 10 克。黄春蕾等将 60 例产后抑郁症患者随机分为治疗组和对照组各 30 例。两组均口服舍曲林,每日 50 毫克。治疗组在对照组基础上另加用上方治疗。两组均以 4 周为 1 个疗程。结果:治疗组和对照组的总有效率分别为 93.3%、80.0%,两组差异有显著性意义($P<0.05$)。[②]

29. 酸枣仁汤加减　炒酸枣仁 18 克、川芎 5 克、知母 10 克、茯苓 10 克、甘草 3 克。随症加减:血虚气弱者,加人参、黄芪;恶露不止者,加龙骨、牡蛎、血余炭;血瘀者,另包五灵脂冲服。每剂中药均用煎药机浓煎成 3 袋,每袋 150 克,每日 3 次,每次 1 袋温服。杨玉真用上方加减治疗 79 例产后抑郁症患者,并结合心理护理干预(解除产妇不良的社会心理因素,减轻心理负担和躯体症状;对于有不良个性的产妇,给予相应的心理指导,减少或避免精神刺激,减轻生活中的应激压力;倾听产妇诉说心理问题,做好产妇心理疏通工作;促进和帮助产妇适应母亲角色,指导产妇与婴儿进行交流、接触,为婴儿提供照顾,培养产妇的自信心;对于有焦虑症状,手术及产后存在抑郁症高危因素的产妇给予足够的重视,提供更多的帮助;发挥社会支持系统的作用,改善家庭关系,改善家庭生活环境;高度警惕产妇的伤害性行为,注重安全保护,避免危险因素;为产妇提供心理咨询)。结果:经 42 天的治疗,总有效率为 97.5%。[③]

30. 舒利欣汤加减　炙黄芪 30 克、当归 10 克、桔梗 10 克、升麻 6 克、柴胡 6 克、白芍 20 克、熟地黄 10 克、五味子 6 克、甘草 10 克、瓜蒌 10 克、桑白皮 10 克、玉竹 10 克、茯苓 10 克、泽泻 6 克、黄连 6 克、丹参 20 克、竹叶 10 克、牡丹皮 10 克、赤芍 10 克、山茱萸 10 克、郁金 10 克、焦三仙各 10 克、远志 10 克、酸枣仁 10 克。每日 1 剂,水煎分早晚 2 次温服,服用 8 周。李彩勤等用上方治疗 28 例产后抑郁症患者。结果:愈显率为 92.86%,总有效率为 96.43%。[④]

31. 大定风珠加减　生地黄 18 克、麦冬 18 克、白芍 18 克、当归 15 克、牡蛎 15 克、制龟板 15 克、制鳖甲 15 克、五味子 9 克、阿胶(烊化)9 克、炙甘草 9 克、鸡子黄 1 个。随症加减:伴口苦、小便短赤,加牡丹皮 10 克、知母 10 克;体倦乏力、纳差、脉细弱,加黄芪 15 克、党参 15 克;大便干结,加火麻仁 9 克。每日 1 剂,水煎分 2 次服用,14 天为 1 个疗程,连用 2～3 个疗程。李艳萍用上方加减治疗 38 例产后抑郁症患者,并配合心理治疗,调整患者情绪,树立战胜疾病的信心。结果:治愈(症状消失,情绪正常,半年内无复发)18 例,好转(症状减轻,情绪基本稳定)13 例,无效(症状、情绪均无改善)7 例。总有效率为 81.6%。[⑤]

32. 逍遥散加味　柴胡 6 克、茯苓 15 克、白芍 12 克、白术 15 克、当归 10 克、大黄 5 克、香附 15 克、麦冬 10 克、生地黄 15 克。每日 1 剂,水煎浓缩至 200 毫升,分 2 次服用。李仲平等将 60 例产后抑郁症患者随机分为对照组与实验组各 30 例。实验组采用阿米替林口服,每天 25～50 毫克,视病情增加剂量,最大不超过每天 300 毫克,同时服用逍遥散加味汤剂。对照组单用阿米替林,其用药方法同实验组。两组疗程均 6 周。结果:实验组显效率为 90%,对照组显效率为 86.7%,两组疗

① 任晓明.中西医结合治疗产后抑郁症 30 例疗效观察[J].中国医药导报,2009,6(10):103,106.
② 黄春蕾,等.舍曲林联合补心汤治疗产后抑郁症 30 例疗效观察[J].云南中医中药杂志,2008,29(10):11.
③ 杨玉真.中药结合心理护理干预治疗产后抑郁症 79 例[J].中国民间疗法,2008(10):24.
④ 李彩勤,等.舒利欣汤治疗产后抑郁症 28 例临床观察[J].河北中医,2008,30(11):1155-1156.
⑤ 李艳萍.大定风珠治疗产后抑郁症 38 例疗效观察[J].中医药学刊,2005,23(8):1491.

效无明显差异（$P>0.05$）。[1]

中 成 药

1. 乌鸡白凤丸　功效：补气养血，调经止带。用法用量：每次 9 克，每天 2 次。临床应用：刘伟杰等将 114 例产后抑郁患者随机分为对照组和治疗组各 57 例。两组均给予舍曲林治疗，起始剂量为 50 毫克，每日 1 次，1 周内根据患者情况酌情加至 100 毫克，每天早晨口服，连续治疗 8 周。治疗组另给予乌鸡白凤丸（北京同仁堂股份有限公司生产）治疗，治疗 8 周。结果：治疗组总有效率为 92.98%，优于对照组的 80.70%，差异具有统计学意义（$P<0.05$）。两组患者的爱丁堡产后抑郁量表（EPDS）和临床疗效总评量表（CGI）评分均明显低于治疗前，差异均具有统计学意义（均 $P<0.05$），而生活质量指数量表（QL-I）评分明显高于治疗前，差异均具有统计学意义（均 $P<0.05$）。[2]

2. 茯苓神志爽心丸　组成：茯苓、茯神、朱砂、远志、人参、酸枣仁、柴胡、炙甘草（河北省沧州中西医结合医院制剂室生产，冀药制字 H130522）。功效主治：安神解郁，健胃消食，行气止痛，健脾补中，疏肝解郁；适用于抑郁及安神类疾病。用法用量：每次 6 丸，每日 1 次，口服。临床应用：陈志彬等将 68 例产后抑郁症患者随机分为对照组和治疗组各 34 例。两组均给予西医常规治疗和全面护理干预联合药物治疗，药物使用盐酸舍曲林片 50 毫克，每日 1 次，口服；盐酸氟西汀片 10 毫克，每日 1 次，口服。治疗组另加用茯苓神志爽心丸治疗。结果：治疗组有效率为 76.7%，对照组有效率为 50%，两组差异有统计学意义（$P<$

0.05）。[3]

3. 乌灵胶囊　组成：乌灵菌粉（浙江佐力药业股份有限公司生产，国药准字 Z19990048，0.33 克/粒）。功效：益气养神，健脾养心，安神解郁。用法用量：每次 2 粒，每天 3 次。临床应用：黎会丽等将 120 例产后抑郁症患者随机分为实验组和对照组各 60 例。两组均口服舍曲林治疗，每次 50 毫克，每日 1 次。实验组另加用乌灵胶囊。两组均治疗 8 周。结果：治疗 4 周、8 周后两组患者的 EPDS 评分均低于治疗前（$P<0.01$），且实验组患者的 EPDS 评分显著低于对照组（$P<0.01$）。实验组痊愈 35 例，无效 9 例，总有效率 85%；对照组痊愈 16 例，无效 13 例，总有效率 78.33%。[4]

4. 参归仁合剂　组成：人参、当归、酸枣仁（成都中医药大学附属医院制剂，100 毫升/瓶）。功效：补气养血，宁心益神。用法用量：口服，每天 3 次，每次 20 毫升。临床应用：谢萍等将 108 例产后抑郁症患者分为对照组与治疗组各 54 例。治疗组采用参归仁合剂，对照组不予任何其他与本病疗效相关的中医药治疗。两组疗程均为 6 周，均给予适当的心理疏导。结果：治疗 6 周后，治疗组总有效率为 92.6%，对照组总有效率为 64.8%，两组临床疗效比较差异有统计学意义（$P<0.05$）。[5]

5. 天王补心丹（《世医得效方》）　每次 1 丸，每日 2 次。滋阴养血，补心安神。适用于产后阴血亏虚型产褥期抑郁症。[6]

6. 柏子仁散（《证治准绳》）　制备方法：用 1 个白羊心煎汤，柏子仁散 15 克入羊心汤煎煮，去滓，不拘时温服。适用于产后败血夹邪攻心的产褥期抑郁症。[7]

① 李仲平，等.中西医结合治疗产后抑郁症 30 例临床观察[J].现代中西医结合杂志，2002，11(10)：920.
② 刘伟杰，张瑞岭，等.乌鸡白凤丸联合舍曲林治疗产后抑郁症临床疗效观察[J].亚太传统医药，2018，14(9)：166-169.
③ 陈志彬，等.茯苓神志爽心丸治疗产后抑郁症 34 例临床观察[J].河北中医，2015，37(6)：844-845.
④ 黎会丽，李睿，等.乌灵胶囊联合舍曲林应用于产后抑郁症的疗效探析[J].国际精神病学杂志，2015，42(5)：85-87.
⑤ 谢萍，等.参归仁合剂治疗产后抑郁临床疗效评价研究[J].中国计划生育和妇产科，2013，5(1)：33-34.
⑥~⑦　夏桂成.夏桂成实用中医妇科学[M].北京：中国中医药出版社，2009：437.

产 后 尿 潴 留

概　述

　　产后尿潴留指产后排尿异常,尿液积聚在膀胱内不能排出谓之尿潴留。尿液完全不能排出者谓完全性尿潴留;能自行排尿,但排不尽者谓不完全性尿潴留。

　　产后尿潴留主要是指产后排尿异常,临床表现以小便不利、小腹胀痛为主,处理不及时,胀大的膀胱妨碍子宫收缩会引起产后出血增多,对孕产妇产后子宫的恢复较为不利,容易引发泌尿系统感染,还会影响产妇的乳汁分泌。产后尿潴留的发生率较高,其发生主要与产程延长、会阴切口疼痛、产前宣教不到位、心理因素、药物因素、膀胱因素有关。

　　产后排尿功能障碍可能是由于膀胱受损或梗阻引起,膀胱受损导致逼尿肌无力,或逼尿肌无反射。膀胱出口梗阻可能是由于尿道过度活跃(功能性梗阻),或解剖病理学(机械性阻塞)所致。这些基本机制可能是产后排尿功能障碍发病机制中的一部分:机械性膀胱出口梗阻可导致局部血肿或水肿,功能性梗阻可导致疼痛和逼尿肌收缩力受损,可能最终导致骨盆神经病变,使产妇对膀胱充盈不敏感,此外,孕酮升高、出生体重、产妇年龄、心理也是导致产后尿潴留的因素。[①]

　　产后尿潴留是产后常见的一种并发症,尤以产后6～8小时后或产褥期中出现排尿困难,点滴而下,小腹胀急,坐卧不安,甚或癃闭不通。正常产后尿潴留发生率约14%,而手术助产尿潴留发生率明显升高,产钳术后尿潴留发生率26%～38%。

　　腹部检查注意是否有下腹膨隆、膀胱充盈、触痛等情况。

　　一般预后良好。若延治,膀胱过度膨胀可致破裂,或肌肉失去张力而难以恢复,膀胱积尿过久,易感染邪毒影响产褥期恢复。

　　中医称产后尿潴留"产后小便不通"或"产后癃闭",是指产后产妇排尿困难,小便点滴而下,甚至闭塞不通,小腹胀急疼痛者。癃闭首次见于《黄帝内经》,出自《素问·宣明五气》篇:"膀胱不利为癃,不约为遗溺。"《素问·标本病传论》篇:"膀胱病,小便闭。"《灵枢·本输》篇:"三焦者……实则闭癃,虚则遗溺,遗溺则补之,闭癃则泻之。"中医认为本病多由产后气虚、肾虚、气滞、血瘀而导致产后小便不通。素体虚弱,产时劳力伤气,或失血过多,气随血耗,以致肺脾肾气虚,不通调水道,下输膀胱,或素体元气不足,肾气虚弱,产时损伤正气,肾阳不足,命门火衰,膀胱失其温煦,气化不利致小便不通;或产后五志过极,情志不遂,肝气郁结,气机升降失调,或产时滞产,膀胱受压过久,气血运行不畅,以致膀胱气化不利,小便不通。[②]

　　《素问·灵兰秘典论》云:"膀胱者,州都之官,津液藏焉,气化则能出矣。"尿液的正常排出,有赖于膀胱的气化,而膀胱的气化功能又与肺脾肾三脏密切相关,尤其与脾肾关系密切。因肺主气,通调水道,下输膀胱;脾主运化,转输水液;肾主水,司二便,与膀胱互为表里。《类证治裁·闭遗溺》有:"膀胱仅主藏溺,主出溺者,三焦气化

---

① 巴晓婧,李伟莉.中医药治疗产后尿潴留研究进展[J].中医药临床杂志,2016,28(12):1828-1832.
② 江红.产后尿潴留的中西医病因病机分析和临床治疗[J].当代医学,2014,20(12):150.

耳"。由于产后气血耗伤,三焦膀胱气化不利,而为癃闭之证。《谢映庐医案·癃闭门》有:"小便通与不通,全在气化与不化,补中益气汤,升举而化……"①产妇分娩后疲倦之极,"有所劳倦,形气衰少"(《黄帝内经》)。且产后脾胃气虚,不能通调水道,下输膀胱,故尿闭不通。故中医治以补气升清、温补肾阳、活血化瘀等通利小便为主的治疗法则。

辨 证 施 治

1. 肾气虚证 症见产妇产后6小时膀胱胀满而不能自解小便,或产后数天小便不能解尽,测残余尿不少于100毫升。方用济生肾气丸合补中益气汤化裁:党参10克、白术10克、炙黄芪30克、炙甘草5克、茯苓10克、山药10克、熟地黄12克、山茱萸10克、牡丹皮5克、泽泻10克、车前草6克、怀牛膝10克、附子3克。每日1剂,水煎分早晚2次温服。连服3日。临床观察:张华芬等用上方治疗21例肾气虚证产后尿潴留患者,服药期间嘱患者保持心情舒畅,清除产妇对解小便引起疼痛的顾虑与恐惧。并用开塞露20～40毫升纳入肛门3厘米处,保留5～10分钟后让其自解,使大便及小便同时解出。此法可重复使用,但一般使用1～3次均可自解小便通畅。结果:治愈16例,好转2例,无效3例。总有效率为85.7%。②

2. 气虚证 症见产后小腹胀痛,不能自行排尿。

(1)补气通脬饮加减 炙黄芪30克、党参20克、麦冬12克、猪苓15克、茯苓15克、炒知母10克、炒黄柏10克、炒枳壳10克、炙升麻10克、冬葵子10克、泽泻10克、车前子10克、肉桂2克、桔梗8克。随症加减:瘀血症状突出者,加琥珀粉(冲)5克、王不留行8克。临床观察:赵德荣用上方加减治疗25例气虚证产后尿潴留患者。结果:

治疗后患者恢复正常排尿,少腹胀满、腰部酸痛症状消失。③

(2)补气固脬饮 黄芪15克、党参15克、益母草12克、车前子10克、泽泻10克、当归10克、广木香8克、桔梗5克、白芷5克、甘草梢5克、通草5克。以上为1日量,加水煎取汁,分2次温服。临床观察:梅明友用上方治疗32例气虚证产后尿潴留患者。结果:30例服药1剂后有小便排出,连服3剂,排尿恢复正常;2例服药3剂后仍小便点滴而下,通而不畅,再配合针灸治疗而愈。④

(3)补气通脬饮加减 黄芪10克、麦冬10克、当归10克、桃仁10克、党参15克、白芍15克、益母草15克、通草6克、甘草6克。随症加减:伴尿道,灼热口干舌红者,去党参,加金银花、栀子;伴腰酸肢冷者,加杜仲、肉桂;舌苔白腻者,去麦冬。每日1剂,分2次服。2～4天为1个疗程。临床观察:周学同用上方加减治疗36例气虚证产后尿潴留患者。结果:服2剂痊愈24例,4剂痊愈12例。⑤

3. 血瘀证 症见面带红色,口作渴,心烦,身痛,苔薄黄舌尖红,脉细弦而数,血室有热,膀胱瘀热互结,因而阻塞尿窍,以致排尿困难。治宜凉血祛瘀。方用加味四物汤加减:当归12克、赤芍10克、川牛膝10克、木通10克、桃仁10克、川芎9克、生地黄20克、六一散15克、广木香6克。每日1剂,水煎分2次服。临床观察:刘庆红用上方治疗1例血瘀证产后尿潴留患者。结果:服药1剂后,小便已解2次,腹胀减轻,按上方续服4剂而痊愈,治疗效果满意。⑥

经 验 方

1. 加味五苓散 黄芪、当归、泽泻、茯苓、猪苓、白术、桂枝等。由广州中医药大学第一附属医

① 赵俊梅.补中益气汤加减产后尿潴留80例[J].中国中医药现代远程教育,2014,12(7):52.
② 张华芬,等.济生肾气丸合补中益气汤及开塞露治疗产后尿潴留21例[J].中国乡村医药,2005,12(8):42.
③ 赵德荣.补气通脬饮加减治愈产后尿潴留25例[J].陕西中医,2003,24(11):1021-1022.
④ 梅明友.补气固脬饮治疗小便不通32例[J].光明中医,2000,15(91).
⑤ 周学同.补气通脬饮加味治疗产后尿潴留36例[J].中国实用妇科与产科杂志,1999,15(1):43.
⑥ 刘庆红.加味四物汤治疗产后尿潴留举隅[J].实用中医药杂志,1999,15(9):34.

院中药房统一打成粉剂,每次取 11 克药粉加温开水 200 毫升。刘玉玲等将 218 例自然分娩后的初产妇随机分为试验组和对照组各 109 例。对照组给予产后常规处理,试验组在产后常规处理的基础上于产后 2 小时给予加味五苓散口服治疗。比较两组产妇产后 6 小时和产后 8 小时排尿情况积分以及产后 6 小时尿潴留发生率。结果:治疗后,试验组在同一时间段,即产后 6 小时和产后 8 小时的排尿情况积分均明显低于对照组,差异均有统计学意义(均 $P < 0.01$);治疗后,试验组患者产后 6 小时尿潴留的发生率为 0.0%,低于对照组的 7.3%,差异有统计学意义($P < 0.01$)。[①]

2. 补中益气汤 黄芪 18 克、炙甘草 9 克、白术 9 克、人参(去芦)6 克、橘皮(不去白)6 克、升麻 6 克、柴胡 6 克、当归(酒焙干或晒干)3 克。随症加减:口干口苦者,去人参,加金银花 6 克、栀子 6 克;腰膝酸软者,加杜仲 6 克、肉桂 6 克。荆秀琴将 80 例产后尿潴留产妇随机分为观察组和对照组各 40 例。对照组仅给予甲硫酸新斯的明注射液治疗,观察组在对照组的基础上服用补中益气汤加减。观察两组临床疗效,药物热、药疹、恶心/呕吐等不良反应的发生情况,以及自主排尿时间、尿残余量、住院时间等指标。结果:总有效率观察组为 92.5%,对照组为 85.0%,两组比较差异有统计学意义($P < 0.05$);自主排尿时间、尿残余量、住院时间,两组比较差异均有统计学意义(均 $P < 0.05$);不良反应发生率观察组为 10.0%,对照组为 7.5%,两组比较差异有统计学意义($P < 0.05$)。[②]

3. 真武汤 附子 15 克、生姜 10 克、白术 15 克、茯苓 15 克、白芍 15 克、熟地黄 20 克、山茱萸 15 克、牛膝 15 克、甘草 6 克。随症加减:气虚明显者,酌加黄芪、党参;膀胱湿热者,酌加黄柏、瞿麦、车前草、滑石等。上方用水煎至 200 毫升,每日 1 剂,分次口服。顾彦用上方加减治疗 20 例产后癃闭患者。结果:1~2 天治愈者 15 例,其余 5

例继续口服中药 3~5 天,全部治愈。[③]

4. 中药封包 莱菔子 100 克、菟丝子 100 克、王不留行子 100 克、补骨脂 100 克。上药混合打碎后装于 20 厘米×30 厘米的纯棉布袋内,将口封严后放入微波炉内高档加热 2 分钟后用大毛巾包裹(温度 60℃~70℃),患者仰卧暴露下腹部,用加热后的中药封包敷于腹部,从肚脐处按顺时针方向缓慢向小腹部及膀胱处推熨。中药封包温度高时,用力要轻,速度可稍快,随着药袋温度的降低,可适当增加力度,同时减慢速度。待温度适合时敷于耻骨联合上膀胱部位,当药包温度变冷时更换药包。治疗 30 分钟后嘱患者排尿。仲艳敏等将 112 例阴道分娩产后尿潴留产妇随机分为三组,分别为中药封包治疗组 45 例、肌注新斯的明组 37 例、诱导排尿组 30 例,分别给予中药封包治疗、新斯的明 1 毫克肌注、开塞露塞肛及听流水声传统方法诱导排尿。观察自行排尿及尿潴留症伏缓解情况。结果:中药封包治疗组 35 例自行排尿,总有效率 77.78%;肌注新斯的明组 25 例自行排尿,总有效率 67.57%;诱导排尿组 13 例自行排尿,总有效率 43.33%。三组比较有统计学意义($P < 0.01$)。中药封包治疗明显优于诱导排尿($P < 0.01$),中药封包与新斯的明肌注疗效相比无统计学意义($P > 0.05$)。中药封包治疗产后尿潴留临床效果显著,操作方法简单、安全无创,经济方便,患者无痛苦,是值得临床推广的方法之一。[④]

5. 八髎穴齐刺法联合盆底康复训练 (1)八髎穴齐刺法:定位为骶椎,上髎、次髎、中髎和下髎,左右共 8 个穴位,分别在第 1、2、3、4 骶后孔中,合称八髎穴。次髎穴为主穴,选用 60 毫米不锈钢毫针,先直刺 1 针,行捻转提插手法得气后,在其左右 0.2~0.4 寸处向次髎穴各刺 1 针,行捻转提插手法得气,其余穴位同上操作。(2)盆底康复训练。① 行为训练,主要包括定时排尿和提示性

① 刘玉玲,等.加味五苓散防治产后尿潴留的临床疗效观察[J].广州中医药大学学报,2021,38(4):712-716.
② 荆秀琴.补中益气汤联合甲硫酸新斯的明治产后尿潴留 40 例[J].西部中医药,2018,31(6):99-101.
③ 顾彦.真武汤加味辨证治疗产后癃闭 20 例[J].内蒙古中医药,2017,36(19):20-21.
④ 仲艳敏,等.中药封包治疗产后尿潴留疗效观察[J].安徽医药,2015,19(11):2217-2218.

排尿。② 盆底肌功能训练,主要包括 Kegel 训练和阴道锥训练,以增强盆底与括约肌力量,嘱产妇取舒适位,吸气时收缩肛门 3～5 秒,呼气时放松,逐渐延长收缩持续时间至 8～10 秒,每次 10～15 分钟,同时记录排尿量。王宝成等将 61 例顽固性产后尿潴留患者随机分为治疗组 30 例与对照组 31 例。两组均给予开放式导尿常规处理和心理疏导,治疗组再另加用八髎穴齐刺法联合盆底康复训练治疗。观察两组患者治疗后临床疗效及残余尿量。结果:两组患者治疗后,治疗组总有效率(100%)明显高于对照组(80.6%);治疗组治疗后导尿时间、残余尿量明显少于对照组,两组比较差异均有统计学意义(均 P<0.05)。八髎穴齐刺法联合盆底康复训练治疗顽固性产后尿潴留疗效显著,值得临床推广应用。①

6. 隔姜灸 患者取仰卧位,充分暴露腹部需治疗的部位,选取关元穴、双侧归来穴,先涂上适量的凡士林,把 3 片新鲜生姜片(厚 0.2～0.3 厘米、直径 2～3 厘米)置于所选腧穴上面;再将艾绒制成的圆锥艾炷放置在姜片上,点燃艾炷施灸。艾炷烧完后换一壮再灸,一般灸 2～5 壮,以施灸部位及周围发红但不起泡为准。一次治疗约 20 分钟,每日早晚 2 次,1 日为 1 个疗程,能自行排尿时停止治疗。冯海清将 60 例产后尿潴留患者随机分为两组。隔姜灸组 30 例采用隔姜灸关元及双侧归来穴治疗,共 3 个疗程(即 6 次),能自行排尿时停止治疗。西药组 30 例选择臀大肌注射新斯的明 1 毫克,每日 2 次,共 2 毫克,1 日为 1 个疗程,共 3 个疗程(即 6 次),能自行排尿时停止治疗。6 次之后再对两组的疗效进行对比分析,探讨隔姜灸治疗产后尿潴留的临床疗效,同时观察比较两组尿潴留程度改善差异。对于 6 次之后还未排尿的患者继续予相应组的方法治疗直至自行排尿为止。结果:治疗后隔姜灸组总有效率(93.3%)高于西药组(80.0%),两组疗效比较有

显著差异(P<0.01)。隔姜灸关元及双侧归来治疗产后尿潴留疗效确切,明显改善患者的症状和体征,并且比肌注新斯的明效果好。②

7. 耳穴贴压 取穴膀胱、三焦、肾、肺、脾、腰骶椎、腹、神经系统皮质下。具体方法:常规消毒耳穴,将粘有王不留行的胶布贴在耳穴上,用手按压胶布,使患者耳穴有明显的胀、痛及发热感。雷友金等将 60 例产后尿潴留患者随机分为对照组和治疗组各 30 例。两组均在传统诱导排尿基础上给予新斯的明各 0.5 毫克双侧足三里穴位注射,治疗组另给予王不留行耳穴贴按压刺激相应穴位。比较两组患者尿潴留的改善情况。结果:总有效率治疗组为 76.67%,对照组为 46.67%,治疗组疗效显著优于对照组,两组比较差异有统计学意义(P<0.05)。耳穴贴压配合足三里穴位注射新斯的明治疗产后尿潴留的疗效确切,值得临床推广应用。③

8. 针刺配合腹部按摩 (1)针刺:选取中极、关元、阳陵泉、足三里、三阴交等穴。操作:患者仰卧位,窝部位放枕垫,患者腿呈半屈膝状,使腹部放松以减轻会阴部撕裂伤所引起的疼痛。治疗穴位处消毒,使用 30 号毫针,进针方向斜向脊椎,进针深度为 1～2 寸,手法用补法。腹部穴刺激要轻、小,肢体部位刺激要重。得气后留针 20 分钟。下腹部穴针刺配艾条灸,以患部皮肤潮红,患者感到热气入腹内为度,1 次 1 根。(2)腹部按摩:可采用按摩膀胱、热水袋热敷、热水熏洗外阴、温水冲洗尿道口周围,进行按压穴位、针灸治疗、不保留灌肠等物理疗法,以刺激膀胱收缩,解除尿道痉挛。穴位按摩法:操作者站在患者右侧,用右手中指端对着患者的中极穴,食指和无名指端对着气冲穴,用顺时针方向与逆时针方向各按摩 3～5 分钟,间断 2～3 次,然后用手掌轻压膀胱,嘱患者排尿。周秋芳将 42 例产后尿潴留患者,采取针刺配合腹部按摩处理。结果:全部患者均得到及时

① 王宝成,于华.八髎穴齐刺法结合盆底康复训练治疗顽固性产后尿潴留的临床观察[J].世界中西医结合杂志,2015,10(1):107-108.
② 冯海清.隔姜灸治疗产后尿潴留临床疗效观察[D].福州:福建中医药大学,2014.
③ 雷友金,等.耳穴贴压配合足三里穴位注射新斯的明治疗产后尿潴留的疗效观察及护理体会[J].广州中医药大学学报,2014,31(1):59-61.

治疗并治愈,通过针刺配合腹部按摩处理自行排尿通畅,症状体征消失。①

9. 促排尿汤联合隔盐隔姜灸 促排尿汤:生黄芪 30 克、车前子 30 克、益母草 30 克、当归 15 克、怀牛膝 15 克、王不留行 15 克、桔梗 10 克、乌药 10 克、炙甘草 3 克。叶东霞将 68 例产后尿潴留患者随机分为对照组 30 例与治疗组 38 例。对照组采用促排尿汤治疗,急煎服,头煎水 500 毫升煎至 150 毫升,二煎水 400 毫升煎至 150 毫升,二煎隔 2 小时再服。治疗组采用促排尿汤,煎服方法参照对照组,并加用隔盐隔姜灸神阙治疗。方法:患者仰卧于床上,暴露脐部,取纯净干燥的食盐,填平神阙穴(即脐窝),取新鲜姜片(直径 2～3 厘米,厚度 0.2～0.3 厘米,中间用针刺数孔)放在上面,再将用艾绒制成的圆锥艾炷放于姜片上点燃施灸。艾炷燃尽或患者感到灼痛时则更换艾炷再灸。一般 3～7 壮,以灸处皮肤红润不起泡为度,每次治疗时间 20～30 分钟。治疗过程医务人员守护在患者身边,并认真观察,防止艾灰脱落灼伤皮肤或烧坏衣服。结果:总有效率治疗组为 97.4%,对照组为 83.33%。②

10. 艾箱灸联合耳穴贴压 (1)艾箱灸:选穴中极、关元、气海。操作:打开艾灸箱上面的盖子,将一整根艾条分成四小截,插入艾条孔,里面的格子可以固定艾条不松动,然后倒置点燃艾条,再把盖子盖上。患者取平卧位,暴露下腹部,注意保暖,取腹前正中线,从脐部下方开始平放艾箱,置于三穴上方一起施灸,艾条燃烧到一定程度,患处感觉稍烫时,可在艾箱及皮肤之间放一条毛巾隔开。按常规进行热烫 20 分钟,以患者感温热舒适,皮肤略微潮红为宜。治疗结束 30 分钟内无效或效果不理想再次干预。(2)磁珠贴压耳穴:选取膀胱、交感、皮质下、外生殖器、肾等穴位。手持探棒自耳轮由上而下在选区内寻找耳穴的敏感点,消毒局部皮肤,消毒范围视耳廓大小而定,消

毒时自上而下由内到外,从前到后顺序进行,然后一手固定耳廓,另一手用中华耳贴 A 型、1.8 毫米磁珠固定在耳穴部位,轻轻按压,使患者感到局部热、胀、麻、痛或感觉循经络放射传导,嘱患者保持局部皮肤不湿水,以按压为主,切勿揉搓,以免搓破皮肤造成耳穴感染。唐荣妹等将 80 例产后尿潴留患者随机分为对照组和干预组各 40 例。对照组给予热水袋热敷下腹部,干预组在常规护理的基础上加用艾箱灸联合耳穴贴压护理干预。护理前后评估临床疗效。结果:干预组的总有效率(92.5%)明显高于对照组(70.0%),两组比较差异有统计学意义($P<0.05$)。艾箱灸联合耳穴贴压治疗产后尿潴留疗效确切,值得进一步推广。③

11. 脏时相调法针刺 针刺主穴水道、中极、关元、三阴交,结合《子午流注》纳支法开取申时所生经的井穴至阴。随症加减:肝气郁滞取太冲、期门、膻中;肺肾虚证取中府、阴谷;脾胃湿滞取足三里、中脘。取仰卧位,中极、关元针刺时针尖向耻骨联合方向斜刺,针感要达前阴部同时下腹部有收缩感。主穴采取平补平泻手法,随症取穴,均以补虚泻实为原则施治,以局部酸胀为度。以上各穴均留针 30 分钟。针刺中如睡眠延时 10 分钟。3 天为 1 个疗程。拔尿管 4 小时内观察疗效。宁飞等将 120 例产后尿潴留患者随机分为两组。治疗组 60 例在常规辨证治疗基础上加以子午流注纳支法治疗,对照组 60 例采用新斯的明 1 毫克肌内注射疗法。对两组治疗 3 天后进行疗效评定。结果:治疗组整体疗效优于对照组($P<0.05$)。④

12. 桃蒲四物汤 熟地黄 15 克、黄芪 20 克、当归 10 克、甘草梢 6 克、通草 6 克、桃仁 10 克、蒲黄 10 克、川芎 10 克、白芍 10 克、滑石 10 克。随症加减:对素体虚弱者,加党参 20 克、白术 10 克。每日 1 剂,水煎服,分 2 次。钱玉琴用上方加减治

① 周秋芳.针刺配合腹部按摩护理产后尿潴留 42 例[J].中国中医药现代远程教育,2014,12(8):131-132.
② 叶东霞.促排尿汤加隔盐隔姜灸治疗产后尿潴留 38 例[J].福建中医药,2013,44(6):44-45.
③ 唐荣妹,等.艾箱灸联合耳穴贴压应用于产后尿潴留患者的效果观察[J].泰山医学院学报,2013,34(12):953-955.
④ 宁飞,张红石.脏时相调法针刺治疗产后尿潴留的临床观察[J].中国中医药现代远程教育,2013,11(13):51-52.

疗21例产后小便不通患者,患者服用中药5~7剂。结果:16例服用5剂后症状完全缓解,另5例症状缓解大半,后加以针灸治疗,也于4~5天后治愈。总有效率100%。[1]

13. 黄芪益通汤 黄芪30克、人参10克、路路通10克、芍药20克、当归15克、生地黄15克、茯苓30克、葛根15克、五味子10克、麦冬15克、升麻6克、炙甘草15克。1剂急煎250毫升,温服。不效再剂煎服。随症加减:若汗多不止,咽干口渴者,酌加沙参,葛根加量;伴腰膝酸软者,酌加杜仲、巴戟天;气虚夹气滞者,加佛手、香橼、郁金;气虚夹瘀,合生化汤。配合针灸:利尿穴、关元、中极、足三里、膀胱俞、三阴交、阴陵泉毫针刺,神阙艾灸。关元、中极、足三里、膀胱俞、三阴交、阴陵泉等穴平补平泻或补法;或强刺激,留针30分钟,在留针期间每隔5分钟运针1次。每日1~2次。配合艾灸:用盐填脐中,鲜生姜直径约2.5厘米,厚3毫米,上穿数孔,置盐脐上,用艾灸至患者自觉有热气入腹内。马尚林等用上法治疗53例产后小便不通患者。结果:总有效率100%。[2]

14. 益气通溺汤1 党参20克、黄芪20克、桔梗10克、当归10克、熟地黄10克、茯苓10克、桂枝6克、益智仁10克、益母草20克(药物采用三九免煎剂)。每次1剂开水冲服,每日2次,疗程1天。随症加减:血虚,加阿胶2克、白芍10克;腹胀急不适,加枳壳6克、乌药10克;便秘者,加火麻仁10克。陈冬梅等治疗26例分娩后尿潴留患者,针刺(双侧水泉、双侧三阴交、双侧阴陵泉)1次配合口服中药1日。结果:治愈21例,好转5例。有效率100%。好转者经过第2天再次针药结合治疗后均小便畅,腹部已触及不到膀胱,复查B超膀胱内残余尿少于100毫升。[3]

15. 通溺汤(孙润斋经验方) 党参30克、当归19克、焦白术30克、陈皮10克、柴胡6克、升麻6克、肉桂6克、通草10克、炙甘草6克。每日1剂,水煎2次,早晚分服。健脾补肾,升清降浊。[4]

16. 加味真武汤(孙鲁川经验方) 茯苓15克、炒白术12克、熟附片6克、杭白芍3克、淡干姜6克。每日1剂,水煎2次,早晚分服。温阳利水。[5]

17. 清热利水方(孙一民经验方) 海金砂12克、猪苓12克、赤苓皮24克、泽泻12克、萆薢9克、蒲公英9克、紫苏梗、桔梗6克、甘草梢3克。每日1剂,水煎2次,早晚分服。利水清热。[6]

18. 加味五苓散(胡彭寿经验方) 当归12克、川芎6克、炮姜5克、桃仁9克、炙甘草3克、桂枝6克、白术6克、茯苓9克、猪苓9克、泽泻9克。随症加减:舌苔白厚腻者,白术改用苍术;小腹部有胀痛者,加橘核9克。每日1剂,水煎2次,早晚分服。祛瘀复胞,温通膀胱。[7]

19. 益气通利汤(李祥云经验方) 党参12克、黄芪30克、白术15克、桔梗4.5克、枳壳4.5克、升麻9克、木通9克、猪苓9克、茯苓9克、泽泻9克、石菖蒲9克、乌药9克、桂枝6克。每日1剂,水煎2次,早晚分服。益气血,开肺气,通利小便。[8]

20. 旋覆通溺方(曹顺明经验方) 旋覆梗15克、川厚朴10克、小青皮9克、当归9克、赤芍12克、川芎9克、桃仁9克、红花9克、益母草30克、生川大黄(后下)6克、福泽泻15克。每日1剂,水煎2次,早晚分服。降气活血。[9]

21. 通尿汤(范自修经验方) 黄芪9克、当归9克、车前子9克、人参15克、升麻12克、通草6克、附片6克、沉香3克。每日1剂,水煎2次,早

① 钱玉琴.桃蒲四物汤治疗产后小便不通21例[J].山东中医杂志,2011,30(7):481-482.
② 马尚林,等."黄芪益通汤"结合针灸治疗产后小便不通53例临床观察[J].中国社区医师(医学专业),2011,13(19):200.
③ 陈冬梅,等.益气通溺汤结合针灸治疗产后尿潴留26例[J].中国实验方剂学杂志,2011,17(18):303-304.
④ 崔应珉,等.中华名医名方薪传妇科病[M].郑州:郑州大学出版社,2009:294.
⑤~⑥ 崔应珉,等.中华名医名方薪传妇科病[M].郑州:郑州大学出版社,2009:296.
⑦ 崔应珉,等.中华名医名方薪传妇科病[M].郑州:郑州大学出版社,2009:297.
⑧ 崔应珉,等.中华名医名方薪传妇科病[M].郑州:郑州大学出版社,2009:298.
⑨ 崔应珉,等.中华名医名方薪传妇科病[M].郑州:郑州大学出版社,2009:299.

晚分服。益气温阳补血,通利水道。①

22. 增液承气汤(渐秀松经验方) 玄参30克、车前子30克、生地黄20克、麦冬20克、大黄6克、芒硝6克、桔梗10克。随症加减:有感染发热者,加黄柏10克、蒲公英50克。每日1剂,水煎2次,早晚分服。通腑泄浊,益阴清热,宣畅气机。②

23. 利尿通窍汤(卓宏英经验方) 黄芪30克、当归10克、猪苓10克、白术10克、茯苓10克、杏仁10克、皂角刺10克、桂枝6克、木通6克、甘草6克、泽泻15克。随症加减:湿热盛者,选加苍术、薏苡仁、藿香、滑石、黄连;肺热壅盛者,加桑白皮、瓜蒌壳、柴胡、黄芩、薄荷;气血不足,倍用黄芪,加党参或太子参、黄精;阴虚者,加生地黄、女贞子、墨旱莲、枸杞子、地骨皮;会阴侧切,伤口肿痛,加金银花、蒲公英、红藤、败酱草。上药水煎,分2次服。一般服药1~2剂即可取效。温阳化气,宣肺利窍。服中药时停用其他疗法,上有导尿管的,服药后将导尿管夹住,让膀胱充分充盈,待患者不能忍受想排尿时,拔管同时令人排尿,常可因势利导一次成功。③

24. 通脬汤(姚锡安经验方) 肉桂3克、沉香3克、黄芪15克、茯苓15克、白术10克、黄柏10克、知母10克、泽泻10克、荆芥10克、木香10克、生大黄5克、车前子12克。每日1剂,水煎分2次服。将本方第2次煎后的药渣加生姜、葱、醋各适量同入锅中炒热,布包外敷小腹,每日1~2次。益气温肾,清热利尿。④

25. 夏桂成经验方 (1)气虚证,方用补中益气汤:党参20克、炙黄芪20克、白术10克、茯苓10克、陈皮6克、升麻6克、枳壳10克、当归10克、山药10克。随症加减:小便不通者,加泽泻10克、车前子(包煎)15克、猪苓10克;肺气虚者,加桔梗升提肺气,下病上取,提壶揭盖;小便频数

失禁者,去茯苓,加金樱子10克、芡实10克、益智仁10克。(2)肾虚证,方用金匮肾气丸:干地黄10克、山药15克、山茱萸10克、茯苓10克、牡丹皮10克、泽泻10克、桂枝10克、附子6克。随症加减:小便不通者,加车前子(包煎)15克、怀牛膝10克;小便频数自遗者,去泽泻、茯苓,加桑螵蛸10克、金樱子10克、芡实10克、覆盆子15克;偏阳虚者,重用附子,桂枝;偏阴虚,去附子、桂枝,加熟地黄10克、麦冬10克。(3)湿热证,方用加味五淋散:生栀子10克、茯苓10克、当归10克、白芍10克、生甘草10克、车前子(包煎)15克、泽泻10克、滑石15克、木通6克、黄芩10克。随症加减:恶露不尽者,加益母草15克、泽兰10克;湿重于热,小腹胀急,排尿不畅或癃闭者,加台乌药6克、肉桂(后下)3克、黄柏6克。⑤

26. 加味五苓散1 桂枝9克、茯苓15克、猪苓15克、泽泻15克、白术10克、红花10克、桃仁12克。随症加减:气虚,加生黄芪、党参、炙甘草;便秘,加肉苁蓉、麻子仁、生大黄;乳汁少,加通草、王不留行、炮甲片;瘀热,加瞿麦、生蒲黄、白茅根;肾虚,加覆盆子、补骨脂。每日1剂,水煎2次服。张先茂用上方加减治疗60例产后尿潴留患者。结果:服1剂小便能通者15例,服2剂通者20例,服3剂通者23例,服3剂以上通者2例。治愈率100%。⑥

27. 加味生化汤 当归10~15克、桑白皮10~15克、川芎6~10克、桃仁10~12克、紫菀10~12克、马兜铃10~12克、甘草3~5克、通草4~6克。随症加减:气虚小腹下坠者,加党参、黄芪、升麻;腰痛者,加续断、杜仲;口渴者,加麦冬;发热,加金银花。安莲英用上方加减治疗30例产后尿潴留患者。结果:11例于服药2天后治愈,16例疗程3~5天,3例疗程7天。全部治愈。⑦

① 崔应珉,等.中华名医名方薪传妇科病[M].郑州:郑州大学出版社,2009:300.
② 崔应珉,等.中华名医名方薪传妇科病[M].郑州:郑州大学出版社,2009:301.
③ 崔应珉,等.中华名医名方薪传妇科病[M].郑州:郑州大学出版社,2009:302.
④ 崔应珉,等.中华名医名方薪传妇科病[M].郑州:郑州大学出版社,2009:303.
⑤ 夏桂成.夏桂成实用中医妇科学[M].北京:中国中医药出版社,2009:463-464.
⑥ 张先茂.加味五苓散治疗产后尿潴留60例分析[J].社区医学杂志,2009,7(8):63.
⑦ 安莲英.加味生化汤治疗产后尿潴留30例[J].四川中医,2008,26(5):81.

28. 参芪五苓汤　黄芪 30 克、党参 15 克、当归 10 克、泽泻 12 克、茯苓 15 克、猪苓 15 克、白术 12 克、桂枝 5 克、甘草 5 克。随症加减：脾肾阳虚者，去桂枝改用肉桂 3 克；肾虚有习惯流产者，加杜仲 12 克；气虚者，原方黄芪 30 克改用炙黄芪 30 克；血虚者，重用当归至 20 克；血瘀尿血者，加琥珀末 1 克冲服；；大便溏、纳呆者，加陈皮 5 克。每日 1 剂，加 3 碗水煎至 1 碗，分 2 次温服。谭广兴用上方加减治疗 60 例产后尿潴留患者。结果：服用 1~3 剂自行排尿为明显效果，计 45 例，占 75%；服用 4~5 剂自行排尿为有效，计 12 例，占 20%；服用 6 剂仍不能自行排尿者为无效，计 3 例，占 5%。①

29. 益气通溺汤 2　党参 1.5 克、黄芪 15 克、白术 12 克、甘草 6 克、茯苓 12 克、柴胡 10 克、通草 10 克、桔梗 5 克、蟋蟀 3 克。随症加减：肾虚腰痛，加杜仲、续断；膀胱湿热，加车前子、六一散。每日 1 剂，水煎服，分 2 次服用。孟玉梅用上方加减治疗 68 例产后尿潴留患者。结果：全部治愈，其中服药 1 天自行排尿者 25 例，2 天自行排尿者 36 例，3 天自行排尿者 7 例。②

30. 补肾益气汤　肉桂（后下）10 克、肉苁蓉 15 克、炒山药 30 克、炒白术 15 克、茯苓 15 克、党参 20 克、黄芪 30 克、当归 15 克、车前子（布包）15 克、泽泻 10 克、猪苓 10 克、陈皮 15 克。随症加减：若精神紧张、心情烦躁者，加柴胡 15 克、远志 15 克；因疼痛引起，加川楝子 10 克、僵蚕 10 克。1 剂煎取药液 300 毫升，分 2 次口服，每次间隔 1 小时。讷志芳等用上方加减治疗 60 例产后尿潴留患者。结果：痊愈 58 例，无效 2 例。总有效率为 96.7%。③

31. 益气润肠汤　党参 30~50 克、沙参 30 克、桂枝 6 克、甘草 3 克、猪苓 15 克、茯苓 15 克、泽泻 15 克、车前子 15 克、苦杏仁 10 克、桑椹 30

克、何首乌 30 克、肉苁蓉 20 克、枳壳 10 克。随症加减：气血虚，头晕乏力，加黄芪、当归；津亏口干明显，加麦冬、生地黄；瘀热互结，恶露瘀黑，加桃仁、薏苡仁、益母草；肝郁胁痛，烦闷不安，加青皮、牡丹皮、黄芩。王志红用上方加减治疗 52 例产后尿潴留患者，服药 2 剂观察疗效。结果：痊愈 43 例（其中治疗 1 剂而痊愈者 32 例，占 61%；显效者继续治疗 3 剂后痊愈），显效 6 例，无效 3 例。总有效率为 93.8%。④

32. 芪术桂车汤　黄芪 30~50 克、白术 10 克、肉桂 3~10 克、车前子（布包）20~30 克。随症加减：汗多不止，咽干口渴者，加沙参、葛根；腰膝痿软者，加炒杜仲、桑寄生、续断；小腹下坠者，加党参、升麻；乳汁较少者，加王不留行、通草。李冬梅将 72 例产后尿潴留患者随机分为治疗组 42 例与对照组 30 例。治疗组采用芪术桂车汤，每日 1 剂，水煎，分 2 次服。对照组采用诱导排尿、物理治疗，如听流水声、热敷膀胱和针灸、理疗等。一般治疗 2~3 天后仍无效者则改留置导尿管，并定时开放 2~3 天，但总疗程不超过 1 周。结果：治疗组总有效率为 97.6%，对照组总有效率为 83.3%，差异具有统计学意义（$P < 0.01$）。⑤

33. 五苓散　茯苓 10 克、猪苓 10 克、泽泻 10 克、白术 10 克、桂枝 6 克。随症加减：体质虚弱者，加黄芪。每日 1 剂，水煎服。晏晚秋等用上方加减治疗 52 例产后尿潴留患者。结果：痊愈 44 例，好转 6 例，无效 2 例。总有效率 96%。⑥

34. 益气通淋汤　党参 30 克、黄芪 30 克、当归 10 克、枳实 30 克、桔梗 10 克、麦冬 10 克、泽泻 15 克、猪苓 15 克、茯苓 15 克、通草 6 克、炙甘草 10 克（有条件者以人参易党参）。随症加减：舌质偏红，苔黄腻，加金银花 15 克、栀子 10 克；纳呆、身体困重，加砂仁 4 克、蔻仁 4 克、生薏苡仁 15 克；腰酸，加杜仲 15 克、肉桂 2 克；舌红苔少，加生

① 谭广兴.自拟参芪五苓汤治疗孕产妇尿潴留 60 例[J].广西中医药,2008,31(6):36.
② 孟玉梅.自拟益气通溺治疗产后尿潴留 68 例疗效观察[J].中国社区医师(综合版),2006(9):42.
③ 讷志芳,蔡玉芬.自拟补肾益气法治疗产后尿潴留 60 例[J].实用中医内科杂志,2006,20(2):153.
④ 王志红.益气润肠汤治疗产后尿潴留[J].山东中医杂志,2005,24(3):133.
⑤ 李冬梅.芪术桂车汤治疗产后尿潴留 42 例[J].湖南中医杂志,2004,20(3):57-58.
⑥ 晏晚秋,等.五苓散治疗产后尿潴留 52 例[J].湖南中医杂志,2003(5):42.

地黄 15 克、山茱萸 10 克。每日 1 剂,加水 300 毫升,煎煮至 200 毫升,早晚各服 100 毫升,病重急者每日服 2 剂。一般 2 剂即愈,效不显者继服 2 剂。蔡士平用上方加减治疗 213 例分娩并发产后小便不通患者。结果:服药 2 剂症状消失,小便自解 185 例;服 4 剂痊愈 26 例;服 4 剂无疗效 2 例(膀胱麻痹,应用红汞酒精灌注治疗)。总有效率为 99.06%。①

35. 黄芪琥珀汤 黄芪 50 克、琥珀末(冲)10 克、升麻 10 克、荆芥 10 克、炙甘草 6 克、肉桂 6 克。适用于产后尿潴留。每日 1 剂,加清水 2 碗煎至 1 碗,待适温时服。②

36. 黄芪桂车汤 黄芪 12 克、肉桂末(吞)1.2 克、车前子(包)15 克、茯苓 12 克。随症加减:若产后出血多,加当归、川芎;腰酸、口干,肾虚症状明显,加杜仲、牛膝、麦冬;畏寒发热,小腹拘急胀痛,加淡竹叶、木通、忍冬藤。每日 1 剂,水煎 2 次,分次温服,3 剂为 1 个疗程。杜宇群用上方加减治疗 12 例产后小便不通患者。结果:服 3 剂内小便自解 7 例;3 剂后自解小便,但欠通畅,再服 3 剂正常 5 例。全部病例均有效。③

37. 生化八正汤 川芎 10 克、当归 10 克、栀子 10 克、炮姜 10 克、萹蓄 10 克、瞿麦 10 克、大黄 6 克、琥珀 6 克、木通 6 克、甘草 6 克、桃仁 12 克、滑石 12 克、车前子 12 克。每日 1 剂,水煎 2 次,取药液约 400 毫升,分早晚 2 次各服 200 毫升。并根据不同体质及症状调整药量。药渣用布包热敷膀胱部位,配合针刺梁丘、三阴交穴位,并根据不同体质选择针刺治疗手法。蹇骏用上法治疗 33 例产后尿潴留产妇,全部治愈。④

38. 生化八正汤加减 川芎 10 克、当归 10 克、栀子 10 克、炮姜 10 克、萹蓄 10 克、瞿麦 10 克、大黄 6 克、琥珀 6 克、木通 6 克、甘草 6 克、桃仁 12 克、滑石 12 克、车前子 12 克。随症加减:水煎 2 次,滤取汁约 400 毫升,早晚分服 200 毫升,据不同体质及症状调整药量,药渣用布包热敷膀胱部位,针刺梁丘、三阴交并据不同体质选择针刺治疗手法。蹇骏用上方加减治疗 33 例产后尿潴留患者。结果:全部治愈,用药最少 2 剂,最多 4 剂,针刺最少 1 次,最多 3 次。⑤

39. 加减肾气丸 山药 18 克、熟地黄 12 克、通草 12 克、枳壳 12 克、泽泻 12 克、山茱萸 10 克、制附子 10 克、肉桂 6 克、巴戟天 15 克、淫羊藿 15 克、桔梗 15 克、炙黄芪 40 克、郁李仁 9 克。每日 2 剂,每剂水煎取药液 300 毫升,每次服 150 毫升,每 2 小时 1 次。另用生姜 60 克、葱白 2 根,切碎,拌入药渣,趁热外敷于小腹部,每天 2 次,每次 15 分钟。同时配合红外线灯局部照射。排尿前先用葱 3 根、精盐 50 克冲入开水,熏蒸外阴,必要时可导尿,但仍服中药。赵良倩等用上方配合外敷、熏蒸治疗 30 例产后尿潴留产妇,均获治愈。其中 14 例于服药当天即自行排尿。⑥

40. 桂香琥珀散 肉桂、沉香、琥珀各等份。上药研为细末,每次服 3 克,每日 3 次,温开水送服。随症加减:体质虚者,另用人参须 10 克,煎汤送服。杨汉庭用上方加减治疗 47 例产后尿潴留患者。结果:服药 1 天小便通畅者 32 例,服药 2 天小便通畅者 10 例,服药 3 天小便通畅者 5 例。有效率为 100%。⑦

41. 补肾通脬汤加减 川附子 10 克、肉桂 10 克、熟地黄 30 克、山茱萸 10 克、山药 12 克、茯苓 12 克、牡丹皮 10 克、泽泻 12 克、川牛膝 12 克、车前子(包煎)12 克、党参 15 克、当归 15 克、枳壳 30 克、乌药 12 克、甲片 10 克、王不留行 12 克、通草 10 克。每日 1 剂,水煎服,分 2 次服。随症加减:气虚者,加黄芪 15 克、白术 10 克;兼尿路感染者,加金银花 15 克、黄芩 12 克;恶露较多者,加益母草 15 克。张允忠等用上方加减治

① 蔡士平.益气通淋汤治疗产后小便不通 213 例[J].辽宁中医杂志,2003,30(12):1001.
② 李金文,等.黄芪琥珀汤治疗产后尿潴留[J].新中医,2002,34(9):72.
③ 杜宇群.黄芪桂车汤治疗产后小便不通[J].浙江中医学院学报,2002,26(4):48-49.
④～⑤ 蹇骏.生化八正汤加减配合针刺治疗产后尿潴留 33 例[J].陕西中医,2001,22(11):682.
⑥ 赵良倩,等.补肾温阳通利法治疗产后尿闭[J].浙江中医杂志,2000(2):77.
⑦ 杨汉庭."桂香琥珀散"治疗产后尿潴留[J].江苏中医,2000(10):29.

疗 32 例产后尿潴留患者,拔除导尿管后,小便能自解,且小腹胀痛消失,尿分析正常为治愈。结果:1 天治愈者 26 例,2 天治愈者 6 例。治愈率 100%。[①]

42. 三拗汤合八正散　麻黄 5 克、杏仁 10 克、甘草 5 克、车前子(包煎)20 克、木通 10 克、滑石 15 克、瞿麦 10 克、萹蓄 10 克、茯苓 10 克、桑白皮 10 克。随症加减:气虚者,加生黄芪、白术;恶心欲吐者,加砂仁、半夏;纳差者,加鸡内金、神曲;胸闷心烦者,加郁金、炒栀子。陈成博用上方加减治疗 45 例产后急性尿潴留患者。结果:服药 2 天内小便通畅,症状完全消失,计 31 例;服药 3～6 天内小便通畅,症状消失,计 9 例;服药 6 天以上,或改用其他治疗方法,计 5 例。治愈率 68.80%,总有效率 88.89%。[②]

43. 加味五苓汤　生黄芪 20 克、生白术 10 克、猪苓 10 克、茯苓 10 克、泽泻 12 克、巴戟天 10 克、车前子(布包)10 克、台乌药 6 克、桂枝 9 克、苦桔梗 6 克。每日 1 剂,水煎服。艾叶 45 克研细,装入纱布袋中,封口,用时蒸 15 分钟,趁热外敷小腹部,每日 2 次。陈珍治将 100 例产后小便不通随机分为治疗组 56 例与对照组 44 例。治疗组采用加味五苓汤配合艾叶外敷治疗。对照组采用新斯的明肌注,普鲁卡因耻骨联合处封闭,留置导尿管或配合理疗。结果:治疗组显效(经治 1～2 天,排尿通畅,临床症状完全消失)19 例,有效(经治 3～4 天,排尿通畅,临床症状消失)28 例,低效(经治 5～6 天,排尿基本通畅,临床症状明显改善)7 例,无效(经治 7 天以上,小便困难,临床症状无明显改善)2 例;对照组显效 5 例,有效 20 例,低效 16 例,无效 3 例。两组疗效相比治疗组明显优于对照组,两组经统计学处理有显著性差异($P<0.01$)。[③]

44. 加味五苓散 2　桂枝 5 克、茯苓 15 克、猪

苓 10 克、泽泻 10 克、白术 10 克、桃仁 12 克、红花 10 克。戴冬生用上方治疗 50 例产后尿潴留患者。结果:服 1 剂小便通 10 例,服 2 剂小便通 18 例,服 3 剂小便通 20 例,服 3 剂以上小便通 2 例。治愈率为 100%。[④]

45. 益气温阳利尿汤　党参 30 克、黄芪 30 克、升麻 6 克、柴胡 6 克、肉桂粉 3 克、枳壳 10 克、茯苓 10 克、泽泻 10 克。随症加减:产后出血多时,加当归 10 克、白芍 15 克;口干喜饮,加麦冬 10 克、石斛 10 克。每日 1 剂,水煎 2 次,分次温服。2 剂为 1 个疗程。孙丽萍等用上方加减治疗 42 例产后小便不通患者。结果:服 2 剂内小便,自解 38 例;2 剂后自解小便,但欠通畅,再服 2 剂正常 4 例。全部病例均有效。[⑤]

46. 温阳通气汤　党参 30 克、黄芪 30 克、白术 30 克、熟地黄 30 克、猪苓 10 克、乌药 10 克、车前子 10 克、通草 10 克、杏仁 10 克、桂枝 10 克、牛膝 10 克、熟附片 10 克。随症加减:产后出血较多,加阿胶、三七、血余炭;少腹疼痛明显,加桃仁、丹参、麝香(兑冲)0.01 克;下焦湿热偏重者,加黄柏、蒲公英、金银花。朱士伏用上方加减治疗 60 例产后尿闭者。结果:服药 1～2 天排尿通畅者 34 例,服药 3 天排尿通畅者 21 例,服药 4 天通畅者 5 例。总有效率 100%。[⑥]

47. 利尿合剂　黄芪 15 克、潞党参 15 克、炒白术 15 克、防己 15 克、冬葵子 15 克、茯苓 15 克、泽泻 15 克、车前子 20 克、桂枝 10 克、瞿麦 10 克、桔梗 6 克。随症加减:湿热,甚加石韦、滑石、金钱草;肺热壅盛,加桑白皮、子芩、枳实;气血不足,加黄芪、熟地黄、砂仁;脾虚纳呆,加鸡内金、山楂;肾虚阳弱者,桂枝改附片;低热者,加青蒿、白薇;会阴感染,加金银花、败酱草、蒲公英;血瘀者,加鸡血藤、丹参、川牛膝等。刘桂书等用上方加减治疗 88 例产后尿闭者。结果:总有效率

① 张允忠、李本英.补肾通脬汤治疗产后尿潴留 32 例[J].时珍国医国药,1999,10(3):62-63.
② 陈成博.三拗汤、八正散合方治产后急性尿潴留 45 例[J].江西中医药,1999(1):24.
③ 陈珍治.加味五苓汤配合艾叶外敷治疗产后小便不通 56 例[J].中国民间疗法,1998(3):12.
④ 戴冬生.加味五苓散治疗产后尿潴留 50 例[J].中国中医急症,1997(5):236.
⑤ 孙丽萍,等.益气温阳利尿汤治疗产后小便不通[J].江西中医药,1996(S1):131.
⑥ 朱士伏.温阳通气汤治疗产后尿潴留 60 例[J].甘肃中医,1996,9(2):16.

为100％。[1]

48. 宣癃汤 蝉蜕 30 克、黄芪 15 克、益母草 15 克、肉桂 5 克、麦冬 10 克、当归 10 克、王不留行 10 克、车前子(包煎)12 克。每日 1 剂,水煎服。一般服 2～3 剂。胡坚用上方治疗 68 例产后尿潴留产妇,均获痊愈(能自主排尿)。[2]

49. 解癃汤 绵黄芪 30 克、炒白芍 10 克、当归 10 克、茯苓 10 克、桂枝 6 克、粉甘草 5 克、生姜 3 片。水煎服。[3]

50. 补气通脬饮 黄芪 60 克、金银花 20 克、蒲公英 30 克、麦冬 12 克、萹蓄 12 克、瞿麦 12 克、桔梗 12 克、通草 6 克、甘草 6 克。水煎服。张维天用上方治疗 50 例产后尿潴留产妇,一般服药 2 剂排尿功能即能恢复正常。[4]

单　方

1. 葱蒜末 组成:葱白 100 克、大蒜 100 克。制备方法:葱白和大蒜一同捣烂如泥之后覆于肚脐处,加保鲜膜遮盖,在其上加热水袋,每次热敷持续 20 分钟左右,每日 2 次,热敷后再对局部进行适当的按摩,并配合心理干预。临床应用:徐慧将 50 例产后尿潴留患者随机分为对照组和治疗组各 25 例。对照组采用毛巾热敷膀胱区域实施热敷处理,每次热敷持续 20 分钟左右,每日 2 次;再对局部进行适当的按摩,并配合心理干预。治疗组采用葱蒜末热敷膀胱区域治疗。结果:治疗组患者排尿生理功能恢复正常时间和产后住院治疗时间明显短于对照组($P<0.05$);治疗组在产后出现尿路感染症状的人数明显少于对照组($P<0.05$);治疗组的总有效率为 96.0％,明显优于对照组的 72.0％,差异显著($P<0.05$)。[5]

2. 坐浴法 组成:陈瓜蒌 30～60 克。适用于肺气不宣,小便不畅者。用法用量:上药煎汤坐浴约 20 分钟,可使肺气下行,膀胱清利,小便流畅。[6]

3. 滑石粉 组成:细滑石粉 50～60 克。用法用量:将细滑石粉以沸水浸泡至水温适宜时,再将其搅匀后稍作沉淀,取混浊药液 200～250 毫升,1 次服下。根据病情需要可每天服 1～2 次以上。临床应用:熊新年用上方治疗 30 例产后尿潴留产妇,除 1 例无效外,29 例均在 4 小时内排尿。[7]

4. 半夏糊 组成:生半夏 15 克、大蒜 2 瓣。用法用量:将上药加水少许,共捣烂为糊状,敷于脐中及关元穴上,并覆盖胶布,用热水袋热敷其上方,待自觉热气入腹,即有便意。如有灼痛,可先将热水袋去掉。一般 1～2 小时即可见效,小便自解之后,可继续保留 1 小时左右,以巩固疗效。临床应用:袁泉等用上方治疗 11 例产后尿潴留产妇,均获治愈,其中 7 例治疗 1 次痊愈。[8]

5. 桂香琥珀散 组成:肉桂、沉香、琥珀各等份。适用于产后尿潴留,症见产后排尿困难、小便胀急疼痛,甚至小便癃闭。用法用量:上药研为细末,每次服 3 克,每天 3 次,用温开水送服。体质虚者,另用人参须 10 克,煎汤送服。临床应用:杨汉庭用上方治疗 47 例产后尿潴留产妇,总有效率为 100％。其中 32 例服药 1 天小便通畅,10 例服药 2 天小便通畅,5 例服药 3 天小便通畅。[9]

6. 白芥子 组成:白芥子 5 克。制备方法:研末,纱布包裹。用法用量:置神阙穴,胶布固定后热敷(50℃)约 30 分钟,每日 2～3 次。临床

① 刘桂书,等.利尿合剂治疗产后尿闭 88 例[J].南京中医药大学学报,1995,11(4):51-52.
② 胡坚.宣癃汤治疗产后尿潴留 68 例[J].上海中医药杂志,1998(3):11.
③ 郭桃美.当代中医验方精选[M].上海:上海科学技术出版社,1990:206.
④ 郭桃美.当代中医验方精选[M].上海:上海科学技术出版社,1990:207.
⑤ 徐慧.葱蒜末热敷用于产后尿潴留防治的效果探讨[J].基层医学论坛,2016,20(30):4224-4225.
⑥ 夏桂成.夏桂成实用中医妇科学[M].北京:中国中医药出版社,2009:464.
⑦ 熊新年.单味滑石粉治疗产后尿潴留[J].新中医,2001,33(7):38.
⑧ 袁泉,等.半夏外用治疗产后尿潴留[J].中医杂志,2001,42(2):75.
⑨ 杨汉庭.桂香琥珀散治疗产后尿潴留[J].江苏中医,2000,21(10):29.

应用：马天丽用上法治疗 29 例产后小便不通患者。结果：25 例敷药 1 次见效，4 例患者敷药 1 次后小便通而不畅，配合诱导疗法或继敷 2～3 次，均痊愈。[1]

7. 茯苓葱泥 组成：葱白、茯苓。制备方法：取葱白 2 根、茯苓 10 克，先将茯苓捣碎，再将葱白捣烂为泥状，然后二者混合，加食盐 5 克，再加少量水，拌成泥状。用法用量：患者取仰卧位，将葱泥均匀贴敷于脐下气海和关元穴位上，其范围约 10 厘米×10 厘米为宜，泥上覆盖塑料薄膜，薄膜上用热水袋热敷，温度以 50℃～60℃为宜，以促使茯苓泥局部渗透发挥作用。临床应用：赵体连等将 150 例产后尿潴留产妇随机分为治疗组 100 例和对照组 50 例。治疗组予上法治疗，对照组患者取仰卧位，用热水袋敷于脐下气海和关元穴位上，温度以 50℃～60℃为宜，以促进血液循环。结果：治疗组应用葱泥穴位贴敷后 20～25 分钟，自行排尿者 10 例，占 10%；25～30 分钟自行排尿者 25 例，占 25%；30～35 分钟排尿者 40 例，占 40%；35～40 分钟排尿者 20 例，占 20%；40 分钟以上仍未排尿者 5 例，占 5%。有效率为 95%。对照组用热水袋敷于脐下后 20～25 分钟，自行排尿者 5 例，占 10%；25～30 分钟排尿者 10 例，占 20%；30～35 分钟排尿者 5 例，占 10%；35～40 分钟排尿者 10 例，占 20%；40 分钟以上仍未排尿者 20 例，占 40%。有效率为 60%。两组有效率经处理，差异有统计学意义（$P<0.001$）。[2]

8. 蝉蜕汤 组成：蝉蜕（去头足）9 克。用法用量：上药加水 500～600 毫升，煎开至 400 毫升左右煮沸 15 分钟后去渣加适量红糖给患者一次服完，若在 5～6 小时不能自解者，可重复再给一次，同时可辅以肌注新斯的明 0.5 毫克、针灸、物理疗法等。临床应用：陈莲珍等用上法治疗 125 例产后尿潴留患者，其中有效 108 例，占 82.4%；好转 14 例，占 11.2%；无效 3 例，占

2.4%。总有效率为 97.6%。有效的患者均在服药后 1 小时左右自解小便，最短者仅 5 分钟，其效显著。[3]

9. 逐水散 组成：磁石 5 克、商陆 5 克、麝香 0.1 克。用法用量：上述药物研成粉末，分为 2 份，分别敷于脐眼、关元穴，覆盖胶布（比药粉范围要大一点）。一般数小时即见效，能自行排尿即取去，若无效，次日更换敷。倘能配合针灸后外敷则效果更佳。[4]

中 成 药

桂枝茯苓胶囊 临床应用：李金芬等将 86 例分娩后发生顽固性尿潴留的产妇随机分为观察组和对照组各 43 例。对照组仅给予肌内注射新斯的明，观察组给予桂枝茯苓胶囊联合新斯的明进行治疗。记录并比较两组患者的疗效、不良反应发生情况、首次排尿时间以及治疗前后的残余尿量。结果：观察组的总有效率为 90.70%，高于对照组的 72.09%，两组差异有统计学意义（$P<0.05$）；观察组治疗后残余尿量以及首次排尿时间均低于对照组，两组差异均有统计学意义（均 $P<0.05$）；对照组与观察组治疗后残余尿量均低于本组治疗前残余尿量，差异有统计学意义（$P<0.05$）。[5]

预 防 用 药

热敷按摩联合低频脉冲临床应用： 林金花等将 112 例产后尿潴留患者随机分为观察组和对照组各 56 例。观察组产妇于产后 2～4 小时实施热敷按摩和低频脉冲治疗。让产妇取平卧位，双下肢伸直，将热湿毛巾放在膀胱区（耻骨联合上四横指）部位，上下方向轻轻推转按摩。配合使用产后康复综合治疗仪对产妇的脐耻之间和骶尾部进行

① 马天丽.白芥子外敷治疗产后小便不通 29 例疗效观察[J].甘肃中医,2000(5)：47.
② 赵体连,等.茯苓、葱泥穴位贴敷治疗产后尿潴留[J].菏泽医专学报,2000,12(3)：101－102.
③ 郭桃美.当代中医验方精选[M].上海：上海科学技术出版社,1990：204.
④ 郭桃美.当代中医验方精选[M].上海：上海科学技术出版社,1990：205.
⑤ 李金芬,等.桂枝茯苓胶囊联合新斯的明治疗顽固性产后尿潴留的临床观察[J].现代医院,2019,19(11)：1684－1686.

低频脉冲,以产妇能耐受为宜,常规治疗 20 分钟。对照组产妇实施一般常规护理。结果:观察组对预防产后尿潴留的效果明显优于对照组,差异有统计学意义($P<0.01$)。利用热敷按摩和低频脉冲治疗,能改善膀胱肌肉组织的舒缩,使排尿通畅,有效预防产后尿潴留的发生。[1]

① 林金花,等.热敷按摩联合低频脉冲预防产后尿潴留的效果观察[J].福建中医药,2011,8(25):22-23.

产后无乳

概　述

产后无乳指产妇产后分泌的乳汁量少,甚或不分泌乳汁者。

本病多见于产时产后出血过多、剖宫产、哺乳方法不正确、精神抑郁及营养缺乏的产妇。影响乳汁分泌的原因包括心理因素、环境因素、分娩因素、乳房及乳头因素、母婴身体因素、食物因素和药物因素等。

产妇在哺乳期中乳汁甚少或全无,不足以喂养婴儿,或原本乳汁正常,情志过度刺激后缺乳。

检查乳房,了解乳汁分泌情况,乳房大小、软弱或胀硬、有无红肿、有无压痛,乳腺组织情况,有无乳头凹陷或破裂。

本病若能及时治疗,使脾胃功能、气血津液恢复如常,则乳汁可下。先天乳腺发育不良"本生无乳者",或素体虚弱,虽经治疗,乳汁无明显增加者预后较差;若为乳汁壅滞,乳汁排出不畅,治疗不及时可转化为乳痈。

本病属中医"产后缺乳"范畴。缺乳病名首次见于隋代《诸病源候论》,认为缺乳病因为津枯血少。唐代《经效产宝》指出缺乳病因是"气血虚弱,经络不调"。宋代《三因极一病证方论》提出"产妇有二种乳脉不行,有气血盛而壅闭不行者,有血少气弱涩而不行者。虚当补之,盛当疏之。"将缺乳分为虚实两证进行讨论。宋代陈自明《妇人大全良方·产后乳少或止方论》谓:"妇母乳汁,乃气血所化,若元气虚弱,则乳汁短少,初产乳房欣胀,此乳未通……若累产无乳,此内亡津液。"清代《傅青主女科》提出"夫乳乃气血之所化而成也,无血固不能生乳汁,无气亦不能生乳汁。"进一步加深了对病因病机的认识。而朱丹溪在《格致余论·乳硬论》认为"乳子之母,不知调养,怒忿所逆,郁闷所遏,厚味所酿,以致厥阴之气不行,故窍不得通而汁不得出。"视为痰湿阻滞乳络之开端。因此,气血亏虚以致乳汁生化不足或情志抑郁导致肝气不舒而影响乳汁生成,为产后乳汁缺乏的主要发病机制。唐代《备急千金要方》列出了"治妇人乳无汁共二十一首下乳方",所用药食多为通草、麦冬、漏芦、瓜蒌根以及猪蹄、鲫鱼等,至今临床亦常用于催乳。

辨 证 施 治

1. 气血虚弱证　症见产后哺乳期所排出的乳汁量甚少或全无,乳房松软,不胀不痛,挤压乳汁点滴而出,质稀,面色少华,倦怠乏力,舌淡苔薄白,脉细弱。

(1) 益气养血生乳汤　黄芪30克、当归10克、党参20克、白术12克、熟地黄15克、麦冬15克、甲片10克、王不留行15克。临床观察:于少伟等用上方治疗103例气血虚弱证产后无乳患者,总有效率100%。[①]

(2) 参芪增乳汤　生黄芪60克、人参15克、熟地黄15克、白芍10克、川芎10克、通草6克、王不留行10克、路路通10克、麦冬10克、当归10克、山药15克、白术15克、茯苓15克、神曲10克、甘草5克、生姜3克、大枣3克。临床观察:宋克诚用上方治疗127例气血虚弱证产后缺乳患

---

① 于少伟,等.益气养血生乳汤治疗气血亏虚型产后缺乳疗效分析[J].实用中医药杂志,2016,32(4):309-310.

者,总有效率95.3%。①

（3）落花生粥 花生(不去红衣)45克、粳米100克、冰糖适量、山药30克,或百合15克。将花生洗净捣碎,加粳米、山药片同煮粥,熟时放入冰糖稍煮即可。黄芪通草鸡:炙黄芪50克、通草10克、母鸡1只。将净膛鸡切块,再将炙黄芪、通草洗净放入,撒上细盐,淋入黄酒1匙,旺火隔水蒸3~4小时,空腹食用。推拿疗法:取膻中、中堂、步廊、乳中、膺窗、神藏、胸乡等穴及乳房,用拇指、四指揉、双手扭揉、拇指按摩等手法,顺着经络方向施行,每日1次,每次1分钟。②

（4）通乳丹 党参30克、生黄芪20克、当归20克、麦冬15克、通草10克、桔梗5克、生地黄10克、王不留行10克。药材用纱布包好,加猪蹄2只,炖烂后食肉喝汤,每日1剂,5日为1个疗程。临床观察:应慧群用上方治疗40例气血虚弱证产后缺乳患者。结果:均获效,其中服2剂乳汁增多者35例,服3~5剂乳汁增多者5例,疗效满意。③

2. 肝郁气滞证 症见产后乳汁涩少、浓稠,或乳汁不下,乳房胀硬疼痛,情志抑郁,胸胁胀闷,食欲不振,或身有微热,舌质正常,苔薄黄,脉弦细或弦数。

（1）下乳涌泉散（《清太医院配方》） 当归10克、青皮10克、生地黄10克、白芷10克、甲片10克、白芍15克、川芎15克、柴胡15克、天花粉15克、漏芦15克、桔梗15克、王不留行20克、通草5克、甘草6克。临床观察:陈宝艳将100例肝郁气滞证产后缺乳患者随机分为治疗组和对照组各50例。治疗组予上方治疗,对照组予逍遥散治疗。结果:治疗后治疗组血清催乳素较对照组高,病情程度减轻、乳房充盈度增加、临床疗效及中医证候疗效均较对照组高,补授乳量减少,中医证候积分降低,两组比较差异均有统计学意义($P<0.05$)。④

（2）中医调护 用猪蹄或鲫鱼炖当归9克、漏芦9克、甲片9克、王不留行9克、柴胡9克、川芎6克、生麦芽6克、通草3克、瓜蒌15克。调以红糖,喝汤吃肉。推拿疗法:取食窦、膻中、灵墟、库房、乳中、乳根、中府、天池、极泉等穴及乳房;用拇指推压、四指揉压、双手揉中指点压等手法,逆着经络方向稍用力施行,每日1次,每次1分钟。⑤

（3）下乳涌泉散 当归10克、川芎10克、白芍10克、生地黄10克、柴胡10克、青皮10克、通草15克、桔梗6克、白芷10克、甲片(兑服)10克、王不留行10克、甘草6克。随症加减:气血虚弱,加党参15克、黄芪15克;兼肾气不足,加鹿角霜12克、巴戟天15克、熟地黄12克;食欲不振、大便溏泄,加茯苓15克、淮山药15克;身热,加黄芩12克、蒲公英12克;乳房胀硬,加橘络10克、路路通12克;乳房肿胀,加蒲公英12克、全瓜蒌12克。以上药物加水适量,煮开后以文火煎煮20分钟,煎药汁至300毫升;剩余药渣再加水,煮开后以文火煎煮15分钟,煎药汁至200毫升。将两次药汁混合。每日1剂,每日3次,温服。3天为1个疗程。临床观察:安莲英等用上方加减治疗60例肝郁气滞证产后缺乳患者。结果:显效40例,有效18例,无效2例。有效率96.67%。⑥

3. 痰浊阻滞证 症见痰湿凝聚,形体肥胖,腹部肥满,喜食肥甘甜黏,口黏苔腻,脉滑等痰湿表现。方用苍附导痰丸加减:茯苓20克、半夏15克、陈皮15克、苍术15克、香附15克、胆南星10克、枳壳10克、桔梗15克、神曲15克、甘草10克、生姜3片、猪蹄汤(猪前蹄2个,凉水大火煮开5分钟后改小火煮至汤浓呈白色为宜,捞出猪蹄,纳入草药)。随症加减:伴有气虚,加人参、黄芪、白术以健脾益气,以治生痰之源;伴有排乳不畅,可触及包块,加王不留行子、路路通、甲片等以通络下乳。每日1剂,水煎300毫升,早晚口服。7天为1个疗

① 宋克诚.参芪增乳汤治疗气血虚弱型产后缺乳临床疗效[J].山东中医杂志,2015,34(10):758-759.
② 顾晓春.产后缺乳的中医辨证调护[J].中国乡村医药,2012,19(9):37.
③ 应慧群.通乳丹治疗产后缺乳40例[J].中国民间疗法,2003,11(7):55-56.
④ 陈宝艳.疏肝通络法治疗肝郁气滞证产后缺乳临床研究[J].新中医,2015,47(9):154-156.
⑤ 顾晓春.产后缺乳的中医辨证调护[J].中国乡村医药,2012,19(9):37.
⑥ 安莲英,等.下乳涌泉散治疗产后缺乳60例[J].中医研究,2011,24(10):52-53.

程。临床观察：刘鑫等用上方加减治疗85例剖宫产术后痰浊阻滞证产后缺乳患者，并配合按摩、药膳治疗。结果：治疗1个疗程，痊愈（乳房胀大，乳汁分泌正常，能完全满足婴儿需要，不需要添加代乳品）43例，显效（乳量增加明显，能满足婴儿需要量2/3，余用代乳品）25例，有效（乳量增加，能满足婴儿需要量的1/3，余用代乳品）14例，无效（乳量增加不明显，婴儿完全由人工喂养或仅1/3以下需要量由母乳提供）3例。总有效率为96.47%。①

经 验 方

1. 益气补血生乳汤　白术15克、党参15克、炙黄芪20克、当归12克、阿胶（烊化水冲服）6克、太子参15克、通草9克、漏芦12克、王不留行12克、柴胡9克、炙甘草9克。朱益朵等将92例产后缺乳患者随机分为观察组和对照组各46例。两组患者均给予基础治疗。对照组给予生乳灵口服液。观察组给予自拟益气补血生乳汤联合耳穴贴压治疗，耳穴贴压：取穴神门、肝、内分泌、乳腺、交感、皮质下、三焦。将患者外耳廓部位进行常规消毒，固定患者耳廓，将王不留行子粘于医用胶布上，正对穴位贴好后按压5分钟，隔日更换1次，左右耳交替贴敷。共治疗2周。结果：治疗后观察组疗效优于对照组（P＜0.05）；两组患者乳汁自出、量少质稀、面色少华、神疲气短、动则心悸、食少懒言气血虚弱证候评分及乳房充盈程度评分均降低，泌乳量增加（P＜0.05），且观察组上述指标改善更明显（P＜0.05）。②

2. 疏肝理气解郁方　陈皮10克、丝瓜络10克、甲片（先煎）10克、白芍10克、通草10克、香附10克、桃仁15克、川芎15克、当归15克、瓜蒌15克、柴胡15克。随症加减：频繁恶露，加益母草20克；心烦，加麦冬10克；失眠多梦，加夜交藤20克；肝郁热，加栀子10克。陈雪媛等将80例产后

缺乳患者随机分为观察组和对照组各40例。对照组采用产后康复仪电极刺激治疗，观察组在对照组基础上使用疏肝理气解郁方加减治疗。各治疗1周。结果：治疗后观察组有效率为92.5%，对照组有效率为70%，两组差异有统计学意义（P＜0.05）；两组治疗后乳房胀痛、缺乳程度、乳房充盈度均较治疗前改善，且治疗后观察组优于对照组（P＜0.05）；两组治疗后血清E_2、P、PRL均较治疗前改善，且治疗后观察组优于对照组（P＜0.05）。③

3. 补益通乳颗粒　党参30克、黄芪30克、炒白术15克、当归15克、麦冬15克、桔梗10克、王不留行10克、通草5克、炙甘草6克。早晚用猪蹄汤冲服。徐福利等将60例气血虚弱型产后缺乳患者为随机分为观察组和对照组各30例。观察组予补益通乳颗粒联合耳穴压豆治疗，耳穴压豆：选取乳腺、胸、子宫、脾胃、交感、内分泌等耳穴，用酒精棉球消毒相应穴位后，将王不留行子粘贴于相应的穴位上，采用揉、按、捏、压等方法，以产妇耳廓局部出现胀麻感为宜，每天按摩3～5次，每次2分钟。对照组予以常规产后护理。连续治疗7天为1个疗程。对两组患者治疗后的临床症状、中医证候总积分、泌乳素水平进行比较。结果：治疗后，观察组的有效率明显高于对照组，两组差异有统计学意义（P＜0.05）；观察组的中医证候总积分明显低于对照组，两组差异有统计学意义（P＜0.05）；观察组的泌乳素水平明显高于对照组，两组差异有统计学意义（P＜0.05）。④

4. 通乳络方　黄芪25克、太子参20克、炒白术20克、茯苓20克、当归20克、白芍20克、黄精20克、山茱萸15克、川芎15克、路路通15克、王不留行10克、通草10克、丝瓜络6克、炙甘草10克。谢金荣等将100例气血两虚型产后缺乳患者随机分为对照组49例和观察组51例。对照组给予催产素治疗，观察组在对照组基础上给予通乳络方治疗。结果：治疗后观察组的总有效率（92.16%）

① 刘鑫，等.苍附导痰丸联合按摩、药膳治疗剖宫产术后痰浊壅阻产后缺乳85例临床观察[J].实用中医内科杂志，2016，30(3)：41-43.
② 朱益朵，等.自拟益气补血生乳汤联合耳穴贴压治疗产后缺乳的临床观察[J].中国中医药科技，2022，29(3)：504-505.
③ 陈雪媛，等.疏肝理气解郁方联合产后康复仪电极刺激治疗产后缺乳40例[J].浙江中医杂志，2022，57(3)：177.
④ 徐福利，等.补益通乳颗粒联合耳穴压豆治疗产后缺乳气血虚弱型临床观察[J].山西中医药大学学报，2021，22(5)：375-377.

高于对照组（73.47%），两组差异有统计学意义（$P<0.05$）；两组 E_2 水平均降低，且观察组低于对照组（$P<0.05$）；PRL、红细胞和血红蛋白水平均升高，且观察组高于对照组（$P<0.05$）。①

5. 益气养血增乳汤 黄芪 20 克、党参 15 克、白术 15 克、熟地黄 20 克、当归 12 克、麦冬 15 克、桑椹 15 克、通草 10 克、路路通 10 克、王不留行 10 克、川芎 10 克、神曲 15 克、甘草 5 克。汪旭虹等将 110 例产后缺乳患者随机分成观察组和对照组各 55 例。对照组予单纯耳穴压豆治疗，耳穴压豆：选取神门、内分泌、乳腺、脾、胃，首先找到耳穴敏感点，用酒精棉球消毒后，以一只手托耳廓，另一只手将中心粘有王不留行子的方块胶布（1 厘米×1 厘米），对准穴位后贴紧，用拇指和食指的指腹按压 3～5 分钟，感觉"酸、胀、痛、热"为宜，并指导产妇及其家属掌握按压技巧，每天自行按压 3～5 次，每次 2～3 分钟，2～3 天更换 1 次。观察组再对照组基础上联合自拟益气养血增乳汤治疗。两组患者均以 7 天为 1 个疗程，并于 2 个疗程结束后评定疗效。结果：治疗后观察组患者的临床总有效率（98.2%）显著高于对照组（83.6%），两组差异具有统计学意义（$P<0.05$）；治疗前，两组患者乳房充盈度、泌乳量、乳汁质量以及婴儿排尿量评分相当，治疗后两组患者上述指标评分均较前提高，且观察组显著高于对照组（$P<0.05$）。②

6. 补益气血通络下乳方 白芍 20 克、路路通 15 克、黄芪 25 克、王不留行 15 克、熟地黄 10 克、白术 10 克、桔梗 10 克、茯苓 10 克、熟地黄 15 克、佛手 15 克、当归 25 克、炮甲片 8 克、漏芦 15 克、党参 20 克、通草 15 克、甘草 10 克。随症加减：伴有肝郁气滞者，加香附 8 克、枳壳 10 克、柴胡 10 克、陈皮 8 克。刘佩珊将 56 例产后缺乳产妇随机分为治疗组和对照组各 28 例。对照组给予乳房按摩、针灸、毛巾热敷、母婴接触等产后护理，治疗组在此基础上给予补益气血通络下乳方治疗。

结果：治疗组治疗后的泌乳量评分、PRL 水平均高于对照组（均 $P<0.05$），其泌乳始动时间低于对照组（均 $P<0.05$）；且治疗组产后第 2 天、产后第 4 天、产后第 7 天泌乳量均较对照组高（均 $P<0.05$）。③

7. 催乳汤 炙黄芪 30 克、党参 15 克、白术 15 克、当归 12 克、川芎 6 克、柴胡 10 克、王不留行 12 克、漏芦 12 克、炙甘草 6 克、通草 6 克。高万里等将 130 例剖宫产术后缺乳产妇随机分为研究组和对照组各 65 例。两组产妇均接受常规健康宣教和母乳喂养指导，以及穴位按摩（晨起 10 点，患者选取舒适坐位或卧位，按摩前温毛巾热敷乳房 5 分钟，五指从乳房外周边缘向乳头方向进行，按摩 3 分钟，左右乳房交替进行。再以拇指按压膻中、乳根、乳中、少泽、三阴交、足三里、太冲、关元、脾俞、公孙等穴，力度适中，每一穴位各按摩 2 分钟，每天 1 次）治疗。研究组给予催乳汤联合穴位按摩治疗。疗程均为 7 天。结果：研究组与对照组治疗后泌乳量和补乳量比较，两组差异有统计学意义（$P<0.01$）；研究组产妇的总有效率为 98.46%，明显高于对照组的 84.62%，两组差异有统计学意义（$P<0.01$）。④

8. 通乳络方 黄芪 25 克、太子参 20 克、炒白术 20 克、茯苓 20 克、当归 20 克、白芍 20 克、黄精 20 克、山茱萸 15 克、川芎 15 克、路路通 15 克、王不留行 10 克、通草 10 克、丝瓜络 6 克、炙甘草 10 克。随症加减：气虚甚者，改太子参为党参；阴虚重者，加麦冬、北沙参；精血亏者，加熟地黄、鹿角霜；肝郁重者，加柴胡、香附；失眠多梦，加夜交藤、酸枣仁。刘胜春等将 66 例气血两虚型产后缺乳患者随机分为对照组和观察组各 33 例。对照组采用缩宫素注射液 0.5～2 单位肌内注射；观察组采用通乳络方治疗，每日 1 剂，持续治疗 7 天。结果：对照组的有效率为 75.76%，低于观察组的 93.94%，两组差异具有统计学意义（$P<0.05$）；治

① 谢金荣，等.通乳络方辅助治疗气血两虚型产后缺乳的效果[J].内蒙古中医药，2021，40（8）：17-18.
② 汪旭虹，等.益气养血增乳汤联合耳穴压豆治疗产后缺乳 55 例[J].中国中医药科技，2021，28（3）：426-428.
③ 刘佩珊.补益气血通络下乳方治疗产后缺乳的临床效果[J].智慧健康，2020，6（16）：133-134，155.
④ 高万里，马秀华，等.催乳汤联合穴位按摩治疗产后缺乳症的临床观察[J].医学研究杂志，2020，49（3）：162-165.

疗前两组患者中医证候积分及血 PRL、E₂ 比较,差异无统计学意义($P>0.05$);治疗后对照组和观察组产后乳少评分、乳房柔软评分、面色无华评分、神倦食少评分、血 PRL、血 E₂ 比较,差异均具有统计学意义(均 $P<0.05$)。对照组出现 2 例恶心呕吐,2 例胃部不适,对症处理后消失;观察组未见不良反应。[1]

9. 加减通乳丹 生黄芪 30 克、党参 15 克、熟地黄 15 克、山药 15 克、茯苓 15 克、白芍 10 克、白术 10 克、王不留行 10 克、麦冬 10 克、当归 10 克、路路通 10 克、通草 6 克、甘草 5 克。以水煎煮至 300 毫升,分 2 次服用,早晚各 1 次。梁艳将 86 例气血虚弱型产后缺乳产妇随机分为对照组和观察组各 43 例。对照组予维生素 E 口服联合缩宫素肌注治疗,7 天为 1 个疗程,共治疗 2 个疗程。观察组在对照组基础上给予加减通乳丹及艾灸治疗,中药服用 5 天为 1 个治疗周期,2 个治疗周期后统计疗效。艾灸治疗选取膻中、乳根、足三里 3 个穴位,将艾条的一端点燃,对准穴位,距离皮肤 2~3 厘米,确保灸时不烧烫到皮肤,使患者局部皮肤湿热红润但无烧烫感为度,按从上到下的顺序,每处灸 15~20 分钟,在艾灸过程中,若产妇出现恶心呕吐、头晕头昏等不适,需暂停治疗,待症状消失后再行艾灸,艾灸每天 1 次,10 天为 1 个疗程。结果:观察组乳汁初始分泌时间、大量流出时间及每次流出量均优于对照组($P<0.05$);观察组治疗总有效率高于对照组($P<0.05$);观察组产后乳房充盈度Ⅰ级比例明显高于对照组($P<0.05$)。观察组 48 小时内泌乳情况优于对照组($P<0.05$)。治疗后,观察组血红蛋白量高于对照组($P<0.05$)。[2]

10. 催乳汤 1 生黄芪 30 克、当归 15 克、柴胡 9 克、白芍 15 克、通草 6 克、漏芦 9 克、炮甲片粉(分冲)2 克、王不留行 9 克、炙甘草 6 克。随症加减:气血虚弱者,加党参、白术、炒谷芽;若兼宫缩乏力恶露不净,加益母草、炮姜;肝郁气滞者,加青皮、香附;双乳胀甚者,加丝瓜络、路路通;痰湿阻滞者,加瓜蒌、陈皮、姜半夏、茯苓。配合少泽穴揉按(在人体小指末节尺侧,距指甲角 0.1 寸),以皮肤微微发红为度,一侧揉按 5 分钟后换另一侧继续揉按 5 分钟,再重复一遍算操作 1 次,一天 2 次。另嘱咐患者保持心情愉快、作息规律,注意营养的均衡和多样。连续治疗 5 天后观察疗效。许娟等采用催乳汤口服配合少泽穴揉按治疗 60 例产后缺乳患者,观察泌乳量改善情况。结果:痊愈 24 例,好转 29 例,未愈 7 例。总有效率为 88.3%。[3]

11. 催乳汤 2 通草 8~10 克、当归 13~15 克、桔梗 8~10 克、白术 14~16 克、甘草 5~6 克、黄芪 9~10 克、麦冬 8~10 克、白芍 10~12 克、漏芦 8~10 克、猪蹄 2 只。每日 1 剂,口服,也可分为早晚 2 次服用。随症加减:气血虚弱,加党参 18~20 克;痰湿壅阻,加鸡内金 8~11 克、神曲 9~10 克、丝瓜络 14~15 克;肝气郁结,加柴胡 9~10 克、青皮 8~11 克。乔山幸等将 52 例产后缺乳患者随机分为观察组与对照组各 26 例。对照组采用催乳汤配合食疗(鲫鱼汤)进行治疗。观察组口服催乳汤并进行穴位按摩治疗。按摩方法:取产妇仰卧位,用一手将患者乳房拖起,另一只以乳房为圆心,自外向内进行按摩,按摩 5~6 分钟后依次交换,而后再对患者的乳根、肝俞、少泽、胃俞等穴位进行按摩,按摩 1~2 分钟,对其进行按摩时,早晚对其按摩 1 次,可询问患者以其耐受力为准。两组疗程均为 6~7 天。结果:观察组总有效率为 96.15%,明显高于对照组的 65.38%,两组差异有统计学意义($P<0.05$)。[4]

12. 催乳汤 3 猪蹄 2 只、白芍 13 克、黄芪 10 克、麦冬 10 克、甘草 6 克、桔梗 10 克、白术 10 克、漏芦 10 克、当归 15 克、通草 10 克。随症加减:气血两虚者,可加党参 20 克;肝郁气结者,加青皮 10 克、柴胡 10 克;痰湿壅阻者,加神曲 10 克、丝瓜络

① 刘胜春,等.通乳络方对气血两虚型产后缺乳疗效及催乳素的影响[J].中华中医药学刊,2019,37(11):2751-2753.
② 梁艳.中西医结合治疗气血虚弱型产后缺乳的临床效果[J].中国医学创新,2019,16(26):36-39.
③ 许娟,马丽灵.催乳汤口服配合少泽穴揉按治疗产后缺乳 60 例疗效观察[J].贵阳中医学院学报,2017,39(1):79-81,85.
④ 乔山幸,周艳艳.催乳汤联合穴位按摩治疗产后缺乳的疗效观察[J].实用妇科内分泌杂志(电子版),2017,4(1):162-163.

16 克。每日 1 剂，每天 2 次，分早晚服用。胡兰平等将 50 例产后缺乳患者随机分为观察组与对照组各 25 例。观察组采用口服催乳汤结合经络腧穴（脾俞、肝俞、膻中、中脘、合谷、少泽、合谷、三阴交、阴陵泉）按摩治疗，对照组单用催乳汤治疗。两组疗程均为 7 天。结果：观察组总有效率为 96.00%，明显高于对照组的 64.00%，两组差异有统计学意义（$P<0.05$）。[1]

13. 通络生乳方　黄芪、当归、川芎、生地黄、炮甲片、木香、王不留行（炒）、鹿角霜、通草。采用煎煮法制成合剂（将上述药材按比例混合后加入 80℃ 左右的双蒸水浸没为止，热浸半小时，之后煎煮 1.5 小时，过滤，药渣再加 80℃ 左右的双蒸水浸没，煎煮 1 小时，过滤，合并煎液，在 65℃ 下减压浓缩至适量，加入苯甲酸钠 3 克使溶解，调整至 1 000 毫升，低温静置 12 小时，弃沉淀物后分装，相当于每毫升 1 克生药）。每日口服 3 次，每次 50 毫升，相当于生药每天 150 克。马征等将 202 例剖宫产后缺乳患者随机分为治疗组 102 例与对照组 100 例。治疗组口服通络生乳方连续 7 天，每日 3 次，每次 50 毫升；对照组不服用任何催乳药物。结果：治疗 7 天后，治疗组总有效率为 90.2%，与对照组的 44.0% 比较，两组差异有统计学意义（$P<0.01$）。[2]

14. 参芪归甲通乳汤　黄芪 18 克、王不留行 30 克、当归 10 克、桔梗 12 克、通草 15 克、党参 24 克、丝瓜络 24 克、路路通 24 克、甲片 12 克、漏芦 15 克。随症加减：伴气血不足，加炒白术 24 克、熟地黄 18 克；伴失眠，加夜交藤 24 克、酸枣仁 15 克；伴乳房胀痛，加青皮 12 克、蒲公英 24 克；伴肝气凝结，加薄荷 9 克、柴胡 12 克；伴口干，加知母 12 克、天花粉 18 克；伴腰腿酸软，加女贞子 15 克、枸杞子 18 克。每日 1 剂，温水煎煮，早晚服用。杨富明将 60 例产后缺乳患者随机分为对照组与试验组各 30 例。对照组采用补血生乳冲剂进行

治疗。试验组采用参芪归甲通乳汤进行治疗。结果：总有效率对照组为 76.67%，试验组为 96.67%，两组差异有统计学意义（$P<0.05$）。[3]

15. 二通汤加味　通草、木瓜、路路通、王不留行、当归、川芎。随症加减：（1）乳汁稀少、乳房柔软无胀感者，加黄芪、党参、熟地黄、紫河车；配合王不留行、路路通、灵芝、透骨草，按比例研末调和成糊状，贴敷玉堂、屋翳、膺窗、乳根；同时配合耳穴压豆，选穴肾、脾、内分泌、神门。（2）乳汁少且稠、乳房胀硬、疼痛者，加柴胡、郁金、桔梗、白芷、青皮、天花粉；配合白芷、蒲公英、橘络、透骨草，按比例研末调和成糊状，贴敷神封、灵墟、天溪、天池；同时配合耳穴压豆，选穴肝、心、皮质下、内分泌。（3）乳汁少、乳房硕大不胀满、乳汁不稠者，加半夏、炒苍术、陈皮、白术、胆南星、漏芦；配合胆南星、半夏、白术、透骨草，按比例研末调和成糊状，贴敷屋翳、膺窗、灵墟、天溪；同时配合耳穴压豆，选穴脾、心、三焦、内分泌。中药每日 1 剂，水煎服；穴位贴敷和耳穴压豆 2 天 1 次。魏玮用上法治疗 100 例产后缺乳患者。结果：显效 62 例，有效 27 例，无效 11 例。总有效率为 89.0%。[4]

16. 通乳膏　炙黄芪 30 克、当归 30 克、白芍 15 克、川芎 10 克、熟地黄 10 克、柴胡 10 克、青皮 10 克、漏芦 10 克、小通草 10 克、桔梗 10 克、白芷 10 克、制甲片 10 克、王不留行 10 克、瓜蒌 5 克、路路通 10 克、白术 10 克、党参 10 克、炙甘草 9 克、麦冬 15 克、焦山楂 20 克、大枣 15 克、山药 30 克、砂仁 10 克、枸杞子 15 克、陈皮 10 克。加入红糖蜂蜜，水煎成膏剂，每日 1 剂（1 剂 2 袋，每袋 20 毫升），早饭前 30 分钟，晚饭后 30 分钟，温开水冲服。5 剂为 1 个疗程，1～2 个疗程有效甚至痊愈。同时可配合饮食疗法及乳房按摩。张丽娜用上方治疗 40 例气虚肝郁型产后缺乳患者，总有效率为 95%。[5]

17. 小柴胡汤加减　柴胡 15 克、黄芩 15 克、

① 胡兰平，等.催乳汤结合经络腧穴催乳技术治疗产后缺乳的疗效研究[J].现代诊断与治疗，2018,29(6)：853－855.
② 马征，等.通络生乳方治疗剖宫产后缺乳临床效果观察[J].中药药理与临床，2017,33(2)：203－206.
③ 杨富明.参芪归甲通乳汤治疗产后缺乳 60 例临床观察[J].中西医结合心血管病电子杂志，2017,5(9)：95－96.
④ 魏玮.自拟二通汤配合穴位贴敷和耳穴压豆治疗产后缺乳 100 例临床应用[J].中国民间疗法，2017,25(8)：66.
⑤ 张丽娜.自拟通乳膏治疗产后缺乳的临床疗效观察[J].中国医药指南，2017,15(22)：178－179.

姜半夏 15 克、党参 15 克、生姜 5 片、甲片 10 克、王不留行 10 克、漏芦 50 克、黄芪 20 克、通草 15 克、青皮 10 克、桔梗 15 克。浓煎取汁 150 毫升，每日 1 剂，早晚 2 次口服，10 剂为 1 个疗程。1 个疗程后疗效不佳者再追加 1 个疗程，上方不变，根据患者具体辨证增减剂量。沈妍姝等用上方治疗 60 例产后缺乳患者。结果：第 1 个疗程结束后，总有效率为 76.27%；第 2 个疗程结束后，总有效率为 89.83%。[1]

18. 通乳方　党参 12 克、当归 10 克、炮甲片 10 克、天花粉 12 克、王不留行 30 克、漏芦 12 克、路路通 15 克、香附 8 克。每日 1 剂，水煎服，另配猪蹄汤为引。随症加减：若伴有乳房柔软，面色无华，乏力，舌淡，脉细无力者，重用当归，加黄芪、炒白术；若伴有乳房胀硬或疼痛，胁腹胀痛，情志抑郁或急躁易怒，口苦，舌质边红或暗红，苔薄黄，脉弦或弦数者，加柴胡、黄芩、夏枯草、延胡索；若伴有不欲饮食，困倦欲寐，舌淡胖，脉濡缓者，加炒白术、陈皮、神曲；若伴有心烦，小便黄赤，便秘，舌尖红，苔薄黄，脉细数者，加通草、冬葵子、瓜蒌。5 天为 1 个疗程，连用 1～2 个疗程观察疗效。郭锦桥等用上方加减治疗 226 例产后缺乳证患者。结果：治愈 197 例，好转 26 例，未愈 3 例。总有效率为 98.7%。[2]

19. 催乳一号方　党参 10 克、黄芪 15 克、当归 10 克、川芎 6 克、麦冬 10 克、陈皮 6 克、山药 10 克、桔梗 6 克、茯苓 10 克、枸杞子 10 克、甘草 6 克、通草 6 克、王不留行 15 克。益气养血，通络下乳。随症加减：肝气郁结不畅者，加柴胡 6 克；恶露阻滞者，加苏木 6 克、益母草 150 克；乳房胀痛明显者，可酌加丝瓜络 6 克。上述药材加入适量水，大火煮沸后再用文火煎煮约 20 分钟，煎得汤剂 300 毫升，倒出药液再次添适量水，大火煮沸后采用文火煎煮约 15 分钟，煎得汤剂 200 毫升。将两次所煎的汤剂混合。每日 1 剂，每日 2 次，每

次 250 毫升，温水送服。3 天为 1 个疗程，治疗 1～2 个疗程。周顺娟将 60 例产后缺乳妇女随机分为对照组与治疗组各 30 例，对照组采用免煎剂通草进行治疗，治疗组采用催乳一号方治疗。两组均治疗 1～2 个疗程。结果：观察组治疗总有效率、临床治愈率分别为 100%、83.33%，而对照组分别为 50%、40%，差异均有统计学意义（均 $P < 0.01$）。[3]

20. 生津汤　黄芪 30 克、桔梗 10 克、路路通 15 克、南沙参 15 克、赤芍 12 克、阿胶 9 克、王不留行 20 克、陈皮 15 克、白术 20 克、当归 15 克、川芎 6 克、甲片 10 克、蒲黄 10 克、通草 10 克、熟地黄 20 克、石斛 20 克、党参 15 克。每日 1 剂，水煎，早晚分服，共服 5 天。配合两种按摩手法。(1) 全身手法按摩：患者半坐位，医师依次取膈俞、脾俞、胃俞、肝俞、期门、乳根、少泽、太冲，每穴点按 1 分钟；患者取仰卧位，将掌部置于产妇腹部，沿中脘—左天枢—关元—右天枢做环形摩动 2 分钟。达到健脾运胃、舒畅气血、调理气机的作用。(2) 局部手法按摩：产妇取仰卧位，先用热毛巾敷双侧乳房，以促进血液循环，也可减少按摩时的不适。操作者站立于产妇右侧，在产妇的乳房涂抹适量的精油，将一手置于乳下将乳房托起，另一手先轻轻挤压乳晕部分，再用拇指、食指、中指三指垂直胸部夹起乳头，轻轻向外拉，同时配合不断压迫收紧；双手手掌置于乳根部，由乳根部沿乳腺管向乳头方向推，以疏通乳腺管，双侧乳房共按摩 20 分钟。蔡丽娜等将 60 例产后缺乳患者随机分为治疗组与对照组各 30 例。治疗组采用生津汤联合手法按摩 5 天；对照组手法按摩 5 天，方法同治疗组。结果：治疗组总有效率为 86.7%，高于对照组的 70%，差异有统计学意义（$P < 0.05$）。[4]

21. 参芪增乳汤　生黄芪 60 克、人参 15 克、熟地黄 15 克、白芍 10 克、川芎 10 克、通草 6 克、王不留行 10 克、路路通 10 克、麦冬 10 克、当归 10

① 沈妍姝，等.小柴胡汤加减治疗产后缺乳 60 例[J].山东中医杂志，2016，35(2)：145，177.
② 郭锦桥，等.自拟通乳方治疗产后缺乳证 226 例[J].中医临床研究，2016，8(15)：58，60.
③ 周顺娟.催乳一号方治疗产后缺乳 30 例临床观察[J].中国民族民间医药，2016，25(19)：15-16.
④ 蔡丽娜，雷福云.自拟生津汤联合手法按摩治疗产后缺乳疗效观察[J].湖北中医杂志，2015，37(11)：43-44.

克、山药15克、白术15克、茯苓15克、神曲10克、甘草5克、生姜3克、大枣3克。先煎人参30分钟,再加余药及猪蹄汤适量烧开后改小火再煎30分钟,取汁150～200毫升;次煎加水烧开后小火煎30分钟后,取汁150～200毫升,再将两次煎液混合,分早晚各服1次。6天为1个疗程,连续3个疗程。随症加减:情志不舒者,加柴胡15克、青皮10克;大便干者,加何首乌30克。宋克诚用上方加减治疗127例产后缺乳气血虚弱型患者。结果:治愈76例,好转45例,无效6例。总有效率为95.3%。①

22. 增乳汤 黄芪30克、党参15克、炒白术15克、当归15克、路路通15克、王不留行15克、漏芦12克、通草12克、甲片6克。随症加减:痰气壅阻者,加茯苓12克、陈皮12克、姜半夏10克、炙甘草6克;肝郁者,加柴胡12克、白芍12克、青皮12克;阴虚者,加生地黄12克、麦冬12克。每日1剂,分早晚2次温服。董素玲将283例产后缺乳患者随机分为治疗组152例与对照组131例。两组均采用增乳汤加减治疗,治疗组加用甲氧氯普胺片口服治疗,每次3片,每天3次。同时对两组患者进行乳房按摩,并指导产妇进行正确的哺乳方法。4周为1个疗程,1个疗程后观察两组临床疗效。结果:治疗组总有效率为94.08%,高于对照组的74.81%,两组差异有统计学意义($P < 0.05$)。②

23. 补益气血通络下乳方 黄芪30克、白芍20克、路路通15克、王不留行15克、桔梗12克、熟地黄12克、当归12克、白术12克、茯苓12克、党参12克、漏芦10克、炮甲片6克、通草10克、甘草6克。随症加减:肝郁气滞者,酌情加香附、柴胡、枳壳、陈皮。将上述药物加水600毫升,浸泡1小时,煎30分钟,取汁200毫升;二煎加水500毫升,取汁200毫升。两煎混合分早晚饭后0.5～1小时口服。王梅真用上方加减治疗42例产后缺乳患者,总有效率为97.6%。③

24. 自拟方 王不留行3克、甲片3克、乳香3克、山药3克、槟榔3克。上药共研细面,共分2次冲服。④

25. 自拟方 全瓜蒌30克、黄芪15克、王不留行12克、当归10克、炮甲片10克、漏芦10克、茜草根10克、通草6克、白芷6克、葱白3寸为引。每日1剂。随症加减:体弱气血虚者,加党参15克、熟地黄15克、茯苓12克;自汗出表虚者,倍用黄芪,加地骨皮10克;肝郁偏重,加青皮9克、柴胡9克;大便秘结者,加火麻仁10克。⑤

26. 催乳方1 藿香9克、佩兰6克、砂仁15克、白术9克、王不留行15克、漏芦6克、通草6克、白芷9克、丝瓜络15克、花生仁30克。每日1剂,水煎取汁200毫升,分早晚2次温服。李开侠等将100例产后缺乳患者随机分为治疗组与对照组各50例。治疗组采用催乳方,对照组采用治疗组同等剂量的猪蹄汤或鲫鱼汤服用。两组均治疗5天后统计疗效。结果:治疗组治愈16例,好转31例,未愈3例,总有效率为94.0%;对照组治愈4例,好转27例,未愈19例,总有效率为62.0%。两组比较差异有统计学意义($P < 0.05$)。⑥

27. 催乳汤4 党参、黄芪、川芎、通草、当归、王不留行、大枣、柴胡、路路通、丹参、甲片等。随症加减:肝郁气滞者,加广郁金、青皮;气血虚弱者,加炒白术、茯苓、陈皮。颗粒剂,早晚分服,每日1剂,每次100毫升。5天为1个药物疗程。张茹等将120例产后缺乳患者随机分为对照组与治疗组各60例。对照组采用产后母乳喂养指导结合药膳治疗;治疗组在对照组的基础上采用催乳汤加减治疗。结果:治疗组、对照组的有效率分别为95%、60%,两组比较差异有统计学意

① 宋克诚.参芪增乳汤治疗气血虚弱型产后缺乳临床疗效[J].山东中医杂志,2015,34(10):758-759.
② 董素玲.研究增乳汤加减联合甲氧氯普胺片治疗产后缺乳的疗效[J].临床医药文献电子杂志,2015,2(15):3102-3103.
③ 王梅真.补益气血通络下乳方治疗产后缺乳的临床效果分析[J].中国继续医学教育,2015,7(29):203-204.
④～⑤ 马春瑜.经方验方治疗妇科常见病[M].兰州:甘肃科学技术出版社,2014:141-149.
⑥ 李开侠,等.醒脾通络方治疗产后缺乳50例临床观察[J].河北中医,2014,36(10):1479-1480.

义（$P<0.01$）。①

28.通乳饮（哈荔田经验方） 防风45克、海桐皮12克、稀莶草9克、威灵仙9克、川续断12克、秦当归12克、杭白芍9克、白薇9克、刘寄奴12克、王不留行12克、漏芦12克、甲片45克、炒青皮45克、北细辛15克。疏风通络，滋液通乳。适用于感受风寒而致实证之乳汁不行。②

29.益源涌泉汤（何子淮经验方） 党参30克、黄芪30克、当归30克、羊乳30克、熟地黄15克、焦白术12克、天花粉9克、王不留行9克、通草5克。补益气血，宣通乳络。适用于产后乳汁稀少属气血虚损型。③

30.催乳方（胡玉荃经验方） 生熟地黄、阿胶珠、黄芪、党参（或太子参）、花粉、小归、柴胡、甲片、王不留行、路路通、漏芦、鹿角霜、通草、桔梗、甘草。养血益气，疏肝通乳。适用于产后乳汁不足。④

31.通乳汤（周鸣岐经验方） 党参15克、黄芪20克、当归15克、甲片10克、王不留行15克、通草7克、丝瓜络10克、路路通7克、知母10克。每日1剂，用猪蹄汤水浸泡10分钟，再煎煮30分钟，每剂煎2次，将2次煎出的药液混合均分，早晚各温服1次。益气健脾，通乳活络。⑤

32.通乳方（杨毓书经验方） 当归9克、黄芪30克、通草6克、炒王不留行15克、炮甲片9克、全瓜蒌30克、漏芦9克、老鹳草9克、炙甘草5克、葱白3寸。补气生血，通乳生乳。适用于乳汁不通，乳房胀痛，产后体虚无乳等。⑥

33.下乳方（王渭川经验方） 沙参12克、细生地黄12克、生三七3克、鸡内金10克、胎盘粉10克、炒川楝子10克、生白芍10克、阿胶10克、川贝母10克、夏枯草10克、水蛭6克、䗪虫10克、夜交藤60克、王不留行24克、生蒲黄10克、茜草10克、蚕蛹20只。补益肝肾，通络下乳。适

用于产后肝肾不足、气血郁滞所致乳汁涩少而伴见乳房胀痛，腰酸腿软，头晕耳鸣，神倦懒言，口干心烦，心悸失眠。⑦

34.韩百灵经验方 （1）气虚血少，乳汁缺乏型，药用人参15克、黄芪15克、当归15克、麦冬15克、通草10克、桔梗15克。猪蹄汤煎服，每日1剂。或用八珍汤（《证治准绳》）加减：人参、白术、茯苓、甘草、当归、白芍、川芎、熟地黄、王不留行、通草。猪蹄汤煎服，每日1剂。（2）肝郁气滞，乳汁不通型，药用当归15克、白芍15克、生地黄15克、川芎10克、柴胡15克、青皮10克、天花粉15克、漏芦15克、桔梗15克、通草15克、川楝子10克、甲片15克、王不留行15克、甘草10克。猪蹄汤煎服，每日1剂。⑧

35.催乳方2 当归5克、黑芝麻10克、阿胶5克、人参5克、黄芪10克、通草8克、漏芦5克、瓜蒌5克、益母草5克、蒲公英8克、麦冬5克、甘草5克。将黑芝麻、阿胶分别制成细粉，将当归、人参、黄芪、通草、漏芦、瓜蒌、益母草、蒲公英、麦冬、甘草加水浸泡120分钟，烧开后文火煎煮30分钟，滤除药渣，制成水煎剂400毫升，加入阿胶粉烊化，临用前加黑芝麻粉一同服下。李敏将78例产后缺乳患者随机分为治疗组41例与对照组37例。治疗组采用催乳方，对照组采用安慰剂（红糖30克，黑芝麻10克，开水40毫升）。5天为1个疗程，最长治疗时间2个疗程判定结果。结果：总有效率治疗组为90.2%，对照组为48.6%，治疗组疗效优于对照组，产妇泌乳量高于对照组，组间差异有统计学意义（$P<0.05$）。⑨

36.通乳汤加减1 甲片6克、通草10克、当归10克、丹参15克、陈皮10克、瓜蒌15克、王不留行15克、路路通15克、桔梗10克、甘草6克。随症加减：气血虚弱者，加黄芪30克、党参15克、

① 张茹,等.催乳汤结合药膳治疗产后缺乳60例的效果观察[J].中国当代医药,2014,21(7)：114-115,118.
② 张奇文.中国当代名医验方选编妇科分册[M].北京：中国中医药出版社,2013：237.
③ 张奇文.中国当代名医验方选编妇科分册[M].北京：中国中医药出版社,2013：238.
④~⑤ 张奇文.中国当代名医验方选编妇科分册[M].北京：中国中医药出版社,2013：239.
⑥~⑦ 张奇文.中国当代名医验方选编妇科分册[M].北京：中国中医药出版社,2013：240.
⑧ 韩延华.韩百灵百年百名妇科专家[M].北京：中国中医药出版社,2013：113-115.
⑨ 李敏.中药"催乳方"治疗产后缺乳的临床疗效观察[J].中国医疗前沿,2013,8(6)：55,113.

阿胶(烊化)20克。莫静将48例产后缺乳患者随机分为治疗组28例与对照组20例,治疗组采用通乳汤加减,每日1剂;对照组采用通乳颗粒,每次30克,每日3次。结果:治疗组痊愈16例,有效10例,无效2例,有效率为92.9%;对照组痊愈6例,有效9例,无效5例,有效率为75.0%。[1]

37. 通乳络方 炙黄芪12克、当归10克、党参10克、炒白术10克、川芎6克、王不留行10克、白芷6克、桔梗6克、漏芦6克、通草6克、陈皮6克、柴胡10克、青皮10克。水煎取汁300毫升,每日1剂,分早晚2次口服。刘胜春等将90例产后缺乳患者随机分为治疗组与对照组各45例。治疗组采用通乳络方中药。对照组采用生乳汁糖浆,每次口服100毫升,每日2次。两组均以3日为1个疗程。结果:治疗组总有效率为97.78%,对照组总有效率为77.78%,两组比较有显著性差异($P<0.01$)。[2]

38. 通乳汤加减2 当归10克、炙黄芪30克、通草6克、甲片6克、王不留行10克、麦冬20克、桔梗6克、猪蹄2个。随症加减:肝郁者,加柴胡3克;肝经有热者,加漏芦10克。将猪蹄加水煮烂,去猪蹄、浮油,取猪蹄汤煎药,每日1剂,分2次口服。李雪冬将90例气血虚弱型产后缺乳患者随机分成治疗组50例与对照组40例。对照组采用生乳灵,治疗组采用自拟通乳汤加减治疗。两组均以5天为1个疗程,持续服用1~2个疗程(1个疗程痊愈者不需再服,未痊愈继续服第2个疗程)。结果:治疗组总有效率为96.00%,明显高于对照组的62.50%($P<0.05$)。[3]

39. 催乳方3 木通10克、麦冬10克、王不留行25克、炮甲片15克、通草15克、路路通15克。加1升水浸泡1小时,然后将4个猪蹄壳放入锅中用武火煮沸,再用文火慢慢煎至剩600毫升水左右,再放入4根葱白,10分钟即可出锅。1剂

药每日分2~3次口服。注意:(1)产后24小时内服用效果最好;(2)如果服用1剂效果不佳,第2天可再服1剂。韦素娟将84例产后缺乳患者依顺序按照1:1分为治疗组和对照组各42例。治疗组予上方治疗,产后当天即开始治疗,观察产后4天乳汁分泌情况、有无乳汁淤积。对照组按常规食疗即炖猪脚、黄豆、木瓜服用,每日3次。结果:治疗组有32例使用1剂药、10例使用2剂药乳汁分泌就充足了,无1例乳汁淤积;对照组产后第1天乳汁分泌均不足,产后第3天还有10例乳汁分泌少,并且有3例产妇乳汁淤积。[4]

40. 催乳汤5 党参15克、当归15克、白术15克、柴胡15克、黄芪15克、通草20克、甲片15克。王春香等将74例产后缺乳患者随机分为观察组和对照组各37例,所有患者均给予产后常规治疗及护理;观察组在此治疗基础上加用自拟催乳汤进行产后催乳治疗,用猪蹄汤煎煮,每日1剂,分早晚2次服用,每次100毫升。7天后比较两组产后缺乳情况。结果:观察组治愈及好转37例,总有效率为100.0%;对照组治愈及好转31例,总有效率为83.8%。两组总有效率比较有显著性统计学差异($P<0.05$)。[5]

41. 下乳汤1 当归10克、川芎10克、炒白芍15克、天花粉15克、生地黄10克、柴胡10克、桔梗10克、青皮10克、漏芦10克、白芷10克、王不留行15克、甲片5克。每日1剂,水煎,分上下午2次温服。3剂为1个疗程,1~3个疗程后判定疗效。刘新霞用上方治疗62例产后缺乳患者,有效率为93.55%。[6]

42. 下乳汤2 生黄芪20克、党参15克、当归15克、炮甲片15克、木通6克、通草6克、漏芦6克、甘草6克。随症加减:气血虚弱,加熟地黄20克、白术15克;肝气郁结,加柴胡10克、郁金10

① 莫静.通乳汤治疗产后缺乳28例[J].中医研究,2013,26(6):31-32.
② 刘胜春,等.通乳络方治疗产后缺乳90例观察[J].中成药,2013,35(3):641-642.
③ 李雪冬.通乳汤治疗产后缺乳50例临床观察[J].世界中西医结合杂志,2012,7(8):690-691,699.
④ 韦素娟.催乳方治疗产后缺乳和防止乳汁淤积的临床疗效观察[J].当代医学,2011,17(1):154.
⑤ 王春香,等.自拟催乳汤治疗产后37例缺乳[J].中国实验方剂学杂志,2011,17(7):286.
⑥ 刘新霞.下乳汤治疗产后缺乳62例[J].中医研究,2011,24(11):53-54.

克、王不留行 10 克;恶露阻滞,加炮姜 10 克、桃仁 10 克;乳房肿胀者,加蒲公英 10 克、全瓜蒌 10 克。将诸药共置于一煎药容器中,加凉水适量,文火煎煮 20 分钟,取汁 300 毫升,二煎煎煮 15 分钟,取汁 200 毫升,两煎混合分 3 次温服,每日 1 剂,连服 4 天为 1 个疗程。李瑞用上方加减治疗 625 例产后缺乳患者,总有效率为 93.28%。[①]

43. 通乳散　人参 10 克、桔梗 10 克、黄芪 15 克、当归 12 克、木通 6 克、甘草 6 克。以上均用猪蹄煮汤煎药服,每日 1 剂煎 2 次,取汁 400 毫升,分早晚 2 次服。白金凤用上方配合心理指导治疗 64 例气血虚弱型产后缺乳患者。结果:57 例乳汁分泌充足能哺育小儿,总有效率为 95%。[②]

44. 夏桂成经验方　(1) 虚证:① 气血虚弱证,方用通乳丹(《傅青主女科》)加味:党参 12 克、黄芪 12 克、当归 10 克、麦冬 9 克、桔梗 6 克、甘草 5 克、猪蹄 1 对。随症加减:头晕心悸者,加枸杞子 10 克、丹参 10 克、炒酸枣仁 6 克;纳呆腹胀者,加陈皮 6 克、广木香 5 克。② 阴虚证,方用归芍地黄汤加味:当归 10 克、白芍 10 克、熟地黄 10 克、怀山药 10 克、山茱萸 10 克、桑椹子 10 克、炙鳖甲(先煎)10 克、玄参 10 克、炒牡丹皮 10 克、茯苓 10 克、麦冬 9 克、通草 5 克。随症加减:心悸失眠者,加酸枣仁 6 克、柏子仁 10 克;脘腹作胀者,加陈皮 6 克、娑罗子 9 克。③ 阳虚证,方用参茸丸(《北京市中药成方选集》)加味:红参 3 克、鹿角片(先煎)10 克、怀山药 10 克、熟地黄 10 克、淫羊藿 9 克、黄芪 10 克、肉桂 3 克、紫河车(先煎)9 克、炒当归 10 克、通草 3 克、炙甘草 6 克。随症加减:腹胀便溏者,去熟地黄、当归,加炒白术 10 克、炮姜 6 克、砂仁(后入)5 克、补骨脂 9 克;关节酸痛,胸闷不舒者,加炒柴胡 5 克、鸡血藤 15 克、羌独活各 5 克、桂枝 3 克。(2) 实证:① 肝郁气滞证,方用下乳涌泉散(清太医院配方):当归 10 克、赤白芍各 10

克、川芎 6 克、生地黄 9 克、柴胡 6 克、青陈皮各 6 克、天花粉 9 克、漏芦 9 克、桔梗 5 克、白芷 5 克、木通 5 克、甲片(先煎)9 克、王不留行 9 克、甘草 5 克。随症加减:大便偏溏者,去生地黄、天花粉,加炒白术 10 克、煨木香 9 克;夜寐甚差者,去白芷、川芎,加炙远志 6 克、炒酸枣仁 9 克。② 痰湿壅阻证,方用漏芦散加味(《妇人大全良方》):漏芦 10 克、瓜蒌皮 10 克、茯苓 10 克、土贝母 10 克、炙远志 6 克、制苍术 6 克、制香附 6 克、王不留行 6 克、炙甲片(先煎)6 克。随症加减:形体畏寒,加干姜 5 克、川桂枝 3 克;大便溏泄者,去瓜蒌皮,加炒白术 5 克、砂仁(后下)5 克。③ 乳汁蓄积证,方用连翘汤(《经效产宝》)加味:连翘 10 克、升麻 5 克、玄参 9 克、赤芍 9 克、白蔹 9 克、甘草 5 克、杏仁 10 克、甲片(先煎)10 克、王不留行 10 克、蒲公英 10 克。随症加减:发热甚者,加金银花 15 克、大黄(后下)6 克、皂角刺 9 克、天花粉 10 克;疼痛甚者,加制乳没各 6 克、白芷 5 克。[③]

45. 活血逐瘀汤(张润民经验方)　桃仁 12 克、红花 9 克、当归 9 克、生地黄 9 克、牛膝 9 克、川芎 6 克、赤芍 6 克、桔梗 6 克、柴胡 6 克、枳壳 6 克、甘草 6 克。每日 1 剂,水煎服。服 3 剂后加黄芪 20 克、王不留行 15 克。活血祛瘀生新。[④]

46. 丛春雨益气通乳丹　党参 15 克、黄芪 15 克、当归 10 克、麦冬 10 克、王不留行 15 克、甲片 10 克、天花粉 10 克、陈皮 4 克、通草 3 克。每日 1 剂,水煎 2 次,早晚分服。补气养血,通络催乳。[⑤]

47. 周灿营健脾化痰通乳方　瓜蒌 30 克、漏芦 12 克、半夏 12 克、云茯苓 15 克、北芪 30 克、当归 12 克、川贝母(粉吞)3 克、制胆南星 9 克、路路通 12 克、甲片 12 克。每日 1 剂,水煎 2 次早晚分服。化痰健脾,佐以通乳。[⑥]

48. 益肾增乳汤(金栋经验方)　熟地黄 24

① 李瑞.自拟下乳汤治疗产后缺乳 625 例[J].亚太传统医药,2011,7(11):63-64.
② 白金凤.通乳散配合心理指导治疗气血虚弱型产后缺乳 64 例[J].陕西中医,2010,31(10):1355-1356.
③ 夏桂成.夏桂成实用中医妇科学[M].北京:中国中医药出版社,2009:473-476.
④ 崔应珉,等.中华名医名方薪传妇科病[M].郑州:郑州大学出版社,2009:322-323.
⑤ 崔应珉,等.中华名医名方薪传妇科病[M].郑州:郑州大学出版社,2009:323-324.
⑥ 崔应珉,等.中华名医名方薪传妇科病[M].郑州:郑州大学出版社,2009:324-325.

克、何首乌 20 克、枸杞子 15 克、山茱萸 15 克、川续断 30 克、女贞子 15 克、天冬 15 克、黄精 15 克、黄芪 20 克、当归 15 克、甲片 10 克、王不留行 15 克、路路通 15 克、桔梗 6 克。每日 1 剂，水煎 2 次，早晚分服。①

49. 朱小南健脾养血汤 当归 6 克、黄芪 9 克、川芎 4.5 克、焦白术 6 克、白芍 6 克、陈皮 6 克、郁金 6 克、路路通 6 克、炒枳壳 4.5 克、通草 6 克、茯苓 6 克。每日 1 剂，水煎 2 次，早晚分服。益气养血，充养乳汁。②

50. 益气生津通乳汤（刘惠民经验方） 当归 9 克、黄芪 12 克、天花粉 19 克、王不留行（酒炒）9 克、炙甲片 9 克、漏芦 12 克、陈皮 9 克、通草 9 克，加猪蹄 2 只，煮汤同服。每日 1 剂，水煎 2 次，早晚分服。补气血，生津液，通络下乳。③

51. 何任增乳方 通草 4.5 克、甲片 9 克、当归 6 克、王不留行 9 克，另外用猪蹄汤冲药汁服。每日 1 剂，水煎 2 次，早晚分服。养血通络下乳。④

52. 马英疏肝通乳汤 当归 10 克、白芍 10 克、柴胡 6 克、薄荷（后下）5 克、麦冬 10 克、川芎 6 克、甲片 10 克、王不留行 10 克、漏芦 9 克、皂角刺 3 克、瓜蒌 15 克、青皮 6 克。每日 1 剂，水煎 2 次，早晚分服。疏肝解郁，通络下乳。⑤

53. 周可贵通络增乳汤 王不留行 12 克、炮甲片 12 克、路路通 9 克、漏芦 9 克、川芎 9 克、天花粉 9 克、麦冬 9 克、丝瓜络 15 克。随症加减：气血亏虚者（乳房不充盈，无胀痛感，舌淡脉细），加党参 12 克、黄芪 15 克、当归 9 克、白术 9 克、神曲 9 克、通草 3 克，去炮甲片；肝气郁滞者（乳汁不行，乳房胀满而痛，精神抑郁，胸胁不舒，胃脘胀满，食欲不振，苔薄，脉弦），加柴胡 6 克、青皮 6 克、桔梗 9 克、通草 3 克。先将诸药用纱布包好放入去内脏的公鸡腹内，温水泡半小时，以慢火煎，开锅后再

煎半小时，待鸡脱骨后即可喝汤吃肉，数量不限，一般 3 剂为 1 个疗程，如产妇产前因催乳服大量己烯雌酚抑制脑垂体前叶促性腺激素及催乳素分泌者，应再加 1 个疗程，同样可达治疗目的。活血通络，养阴增乳。⑥

54. 通乳丹和通肝生乳汤 通乳丹：党参 60 克、黄芪 60 克、当归 60 克、麦冬 30 克、小通草 15 克、桔梗 30 克、猪蹄 2 只。通肝生乳汤：柴胡 20 克、白芍（炒）15 克、当归 15 克、白术（炒）20 克、熟地黄 30 克、麦冬 15 克、川芎 15 克、小通草 15 克、甘草 10 克、远志 10 克、粳米（炒）50 克。均每日 2 次，水煎服，5 剂为 1 个疗程。廖云霞以通乳丹加减治疗 42 例产后气血两虚乳汁不下者，以通肝生乳汤治疗 52 例产后肝气郁结乳汁不畅患者。两组均于 1 个疗程后判定疗效。结果：采用通肝生乳汤加减治疗的总有效率为 94.23％，采用通乳丹加减治疗的总有效率为 95.23％。⑦

55. 孟维礼经验方 （1）气血虚弱型，方用通乳丹（《傅青主女科》）加减：王不留行 18 克、巨胜子 15 克、人参 10 克、黄芪 15 克、当归 10 克、麦冬 10 克、通草 6 克、桔梗 6 克、七孔猪蹄 2 个。（2）肝郁气滞血瘀型，方用家传经验方"舒肝通乳汤"：当归 15 克、川芎 10 克、柴胡 6 克、瓜蒌 15 克、花粉 15 克、郁金 10 克、甲片 5 克、通草 3 克、王不留行 10 克、丝瓜络 10 克。⑧

56. 升清下乳汤 党参 30 克、黄芪 30 克、益母草 30 克、白术 15 克、麦冬 15 克、当归 10 克、川芎 10 克、桃仁 10 克、炮姜 10 克、陈皮 6 克、桔梗 6 克、通草 6 克、炙甘草 6 克、升麻 3 克、柴胡 3 克。随症加减：恶露不绝者，加乌贼骨 15 克、茜草 10 克；腹痛者，加蒲黄（包煎）10 克、五灵脂 10 克。水煎温服，每日 1 剂，早晚分服，7 天为 1 个疗程。服药 2 个疗程。庞庆平等用上方加减治疗 78 例产

① 崔应珉，等.中华名医名方薪传妇科病[M].郑州：郑州大学出版社，2009：326.
② 崔应珉，等.中华名医名方薪传妇科病[M].郑州：郑州大学出版社，2009：326－327.
③ 崔应珉，等.中华名医名方薪传妇科病[M].郑州：郑州大学出版社，2009：327－328.
④ 崔应珉，等.中华名医名方薪传妇科病[M].郑州：郑州大学出版社，2009：328－329.
⑤ 崔应珉，等.中华名医名方薪传妇科病[M].郑州：郑州大学出版社，2009：329－330.
⑥ 崔应珉，等.中华名医名方薪传妇科病[M].郑州：郑州大学出版社，2009：330－331.
⑦ 廖云霞.傅青主女科二方加减治疗产后缺乳临床疗效观察[J].医学信息，2009，22(12)：2742－2743.
⑧ 孟国栋，等.孟维礼中医世家经验辑要[M].西安：陕西科学技术出版社，2004：152－153.

后缺乳患者。结果：治愈（乳汁量多充足者）65例，好转（乳汁量增加但仍不足以哺育婴儿者）13例。78例全部有效。服药最少3剂，最多15剂，平均9剂。[①]

57. 下乳方 党参15克、云茯苓10克、白术10克、桔梗10克、甲片10克、王不留行10克、路路通10克、当归12克、木通6克、通草5克。水煎服。茹颖莲用上方治疗104例产后缺乳患者，其中显效81例，占77.9%；有效20例，占19.2%；无效3例，占2.9%。一般服药3～15剂即可。[②]

58. 参芪生乳汤 党参20克、黄芪20克、当归10克、白术10克、麦冬10克、王不留行10克、桔梗3克、木通3克。每日1剂，水煎服，猪蹄为引，炖汤食用。刘淑珍用上方治疗50例产后缺乳患者，其中痊愈47例，效果不佳者3例。[③]

单 方

1. 芒硝外敷 组成：芒硝1 000克。制备方法：将芒硝1 000克研成细末分成两份装入布袋中。用法用量：患者双侧乳房皮肤清洗干净，平卧床上，将布袋平铺敷于两侧乳房上并固定，范围应大于肿胀面积2～3厘米，定时观察芒硝的性状，当发现布袋变硬时，及时更换。临床应用：魏敏敏等选取分娩的80例肝郁气滞型产后缺乳产妇，运用芒硝外敷联合下乳涌泉散（醋柴胡12克、炒青皮9克、党参20克、黄芪20克、当归15克、白芍12克、香附9克、王不留行15克、炙甲片9克、通草6克、桔梗6克、川芎6克、熟地黄9克、甘草6克）加减治疗。结果：治愈78例，好转2例。治愈率为97.5%。[④]

2. 南瓜子仁 组成：生南瓜子仁15～18克。用法用量：捣烂如泥，每日1剂，分2次口服。[⑤]

3. 蒲公英 组成：蒲公英15克。用法用量：每日1剂，水煎服。[⑥]

4. 螃蟹 组成：小河中螃蟹200克。用法用量：将螃蟹置铁锅中慢火炒至黄焦捣碎，冲沸水500毫升搅拌后去，加红糖50克，趁热服下，卧床，盖被发汗，不能压迫乳房。[⑦]

5. 鸡睾丸 组成：雄鸡睾丸2～4个。用法用量：将鸡睾丸去掉外膜捣碎，用麻油10克加水约200毫升，烧开后冲入捣碎的鸡睾丸，也可直接用开水冲服，服时加少许白糖。[⑧]

6. 藕节、薏苡仁 组成：藕节120克、薏苡仁120克。用法用量：先煮藕节，煮沸后过滤去藕，再煮薏苡仁熬成粥喝。[⑨]

7. 自拟方1 组成：炒甲片9克、川贝母9克、菊花9克。用法用量：用布将药包好，老母鸡1只去肠肚，将药纳入鸡腹内炖汤服，加糯米1匙，食鸡肉，汤中可少加酱油，不可过咸。[⑩]

8. 自拟方2 组成：鸡蛋3个、生羊脑1个。用法用量：羊脑和鸡蛋蒸为嫩膏，服时少放盐，1顿吃完，连吃4～5天。[⑪]

9. 自拟方3 组成：鸡蛋1个、胡椒7粒。用法用量：将鸡蛋打一小口，把胡椒放入蛋内，以纸将口封住，蒸熟去皮食之。[⑫]

10. 自拟方4 组成：羊肉500克、当归120克。用法用量：肉药加水共煮，肉熟去药，汤肉同吃，1日吃完。[⑬]

11. 大葱炝醋方（金泗海经验方） 组成：大葱适量、食用油适量、陈醋100毫升。功效：补气养血，疏肝解郁，消滞通络。用法用量：食用陈醋100毫升，大葱、食用油各适量，将油加热后，炝葱于醋中，每日用饭时作调味品，每次2汤匙，或据个人口味可多调服，在喝开水时加一些大葱炝醋也可，连服2～3日就可使乳汁增多。[⑭]

① 庞庆平,等.升清下乳汤治疗产后缺乳78例[J].四川中医,2003,21(7)：66.
② 郭桃美.当代中医验方精选[M].上海：上海科学技术出版社,1990：206.
③ 郭桃美.当代中医验方精选[M].上海：上海科学技术出版社,1990：207.
④ 魏敏敏,等.芒硝外敷联合下乳涌泉散加减治疗产后缺乳80例[J].世界最新医学信息文摘,2016,16(52)：86.
⑤～⑧ 马春瑜.经方验方治疗妇科常见病[M].兰州：甘肃科学技术出版社,2014：138-140.
⑨～⑬ 马春瑜.经方验方治疗妇科常见病[M].兰州：甘肃科学技术出版社,2014：141-149.
⑭ 崔应珉,等.中华名医名方薪传妇科病[M].郑州：郑州大学出版社,2009：325.

12. **鹿角粉** 组成：鹿角粉。适用于肾阳虚乳汁不下者。用法用量：每次 4 克，每日 2 次。[①]

13. **夏桂成经验方** 用法用量：用热水或葱汤熏洗乳房，也可用桂皮煎水，或三棱 15 克煎汁后洗乳房。功效主治：宣通乳络；适用于肝郁气滞型产后缺乳。[②]

中 成 药

1. **麦当乳通颗粒** 组成：黄芪、当归、麦冬、天花粉、漏芦、王不留行、通草(安庆回音必制药股份有限公司生产，国药准字 Z20153074)。功效：益气养血，疏经通络。临床应用：王朝红等将 100 例气血虚弱型产后缺乳患者随机分为治疗组和对照组各 50 例。两组均予麦当乳通颗粒治疗；治疗组加用神经肌肉刺激治疗仪穴位刺激治疗。两组均治疗 5 天。结果：治疗组总有效率为 92%，对照组总有效率为 78%，治疗组疗效优于对照组($P < 0.05$)。[③]

2. **复元下乳颗粒** 组成：党参 30 克、熟地黄 8 克、木通 5 克、核仁 9 克、炙黄芪 30 克、枸杞子 9 克、王不留行 15 克、当归 10 克、炙甘草 6 克。制备方法：洗净晾干，过 12 目筛后放入小型旋转式颗粒机中制成颗粒直接装入中药配方颗粒调剂专用袋中密封，每袋 20 克。用法用量：每次 1 袋，每天 2 次。临床应用：聂风华等将 76 例气血虚弱型产后缺乳患者随机分为观察组和对照组各 38 例。观察组给予自拟复元下乳颗粒口服，对照组给予生乳颗粒口服。两组均予相同健康教育干预，14 天后观察治疗效果。结果：观察组有效率为 89.47%，显著高于对照组的 71.05%($P < 0.05$)。[④]

3. **八珍颗粒** 组成：党参、白术、茯苓、甘草、当归、白芍、川芎、熟地黄等。功效主治：调理脾胃，气血双补，通经活络；适用于产妇在哺乳期中乳汁甚少，不足以喂养婴儿或全无乳汁。临床应用：杨春旭等将 40 例产后缺乳患者随机分为治疗组和对照组各 20 例。两组患者均采用一般治疗，治疗组另加用八珍颗粒，对照组则另加用催乳颗粒。结果：总有效率治疗组为 85%，对照组为 90%，两组比较差异无统计学意义($P > 0.05$)。[⑤]

4. **速泌通乳贴** 组成：黄芪 60 克、党参 30 克、白术 12 克、当归 12 克、川芎 10 克、熟地黄 10 克、路路通 15 克、通草 10 克、不留行 10 克、甲片 10 克、漏芦 15 克、益母草 20 克、甘草 5 克(常德市第一中医院药剂科制备)。功效：补益气血，通络下乳。用法用量：取穴膻中、乳根、足三里，每天贴 12 小时(晚 8 点至次日早 8 点)。使用前先用温水清洗局部皮肤，用干毛巾擦干后敷药。于第 2 天早上 8 点取下该药，同时用温水再次做好局部清洗。贴药过程中若有任何不适则停止使用。临床应用：聂含竹等将 60 例气血虚弱证产后缺乳患者随机分为治疗组和对照组各 30 例。治疗组给予速泌通乳贴及按摩。对照组服用生乳灵每次 100 毫升，口服，每日 2 次。两组均治疗 3 天为 1 个疗程，3 天后观察疗效。结果：中医证候疗效治疗组总有效率为 96.7%，对照组总有效率 93.3%，两组比较差异无统计学意义($P > 0.05$)。[⑥]

5. **通乳颗粒** 组成：黄芪、当归、熟地黄、白芍(酒炒)、党参、柴胡、甲片(烫)、王不留行、路路通、鹿角霜、漏芦、天花粉等[辽宁好护士药业(集团)有限责任公司生产，国药准字 Z20063368]。用法用量：每袋 5 克，每次 2 袋，每日 3 次，连用 6 天为 1 个疗程，共治疗 1 个疗程。临床应用：殷黎忠等将 100 例产后缺乳产妇随机分为用药组 70 例和对照组 30 例。对照组不用任何药物，用药组

---

① 夏桂成.夏桂成实用中医妇科学[M].北京：中国中医药出版社,2009：476.
② 夏桂成.夏桂成实用中医妇科学[M].北京：中国中医药出版社,2009：477.
③ 王朝红,王彩珊,等.麦当乳通颗粒联合神经肌肉刺激治疗仪穴位刺激治疗气血虚弱型产后缺乳临床观察[J/OL].河北中医,2018,40(11)：1664－1666.
④ 聂风华,等.复元下乳颗粒治疗气血虚弱型缺乳疗效观察[J].现代临床医学,2017,43(3)：189－190.
⑤ 杨春旭,等.八珍颗粒治疗产后缺乳临床疗效观察[J].中国现代药物应用,2017,11(5)：179－180.
⑥ 聂含竹,等.速泌通乳贴配合按摩对产后缺乳气血虚弱证的疗效观察[J].湖南中医药大学学报,2013,33(1)：121－123,131.

予通乳颗粒。观察用药前后产妇的乳房充盈、乳汁分泌情况。结果：用药组乳房充盈、乳汁分泌量优于对照组。[1]

6. 五加生化胶囊联合麦当乳通颗粒 五加生化胶囊组成：刺五加浸膏、当归、川芎、桃仁、干姜、甘草（黑龙江多多药业有限公司生产）。麦当乳通颗粒组成：黄芪、当归、麦冬等（浙江亚东制药公司生产）。用法用量：五加生化胶囊每次 6 粒，每天 2 次；麦当乳通颗粒每次 1 袋（10 克），每日 3 次，温开水冲服。临床应用：何华将 400 例产后缺乳患者随机分为实验组 220 例和对照组 180 例。实验组联合服用五加生化胶囊与麦当乳通颗粒，对照组按常规服用麦当乳通颗粒。两组病例均服用 7 天。结果：总有效率实验组为 97.7%，对照组为 91.7%，实验组疗效明显高于对照组，两组比较具有显著差异性（$P < 0.05$）。[2]

7. 十全大补丸 适用于虚证乳少。用法用量：每次 6 克，每日 2 次。[3]

8. 逍遥丸 适用于肝郁证乳少。用法用量：每次 6 克，每日 2 次。[6]

9. 芎归平胃散 适用于痰湿证乳少。用法用量：每次 6 克，每日 2 次。[7]

10. 通乳饮口服液 组成：生黄芪 20 克、当归 15 克、甲片 10 克、鹿角霜 10 克、熟地黄 15 克、天花粉 10 克、柴胡 10 克、漏芦 10 克、王不留行 10 克、通草 5 克、甘草 3 克。用法用量：每次 60 毫升，每日 2 次，饭后口服。临床应用：王秀丽等将 380 例产后缺乳产妇采用单盲随机对照分为治疗组 260 例和对照组 120 例。治疗组采用通乳饮口服液治疗。对照组用鹿角霜，每次 3 克，每日 2 次，开水冲服。两组均以 5 天为 1 个疗程，观察疗效。结果：有效率治疗组为 95.00%，对照组为 78.33%。[6]

① 殷黎忠，王文丽.通乳颗粒治疗产后缺乳 70 例疗效观察[J].辽宁中医杂志,2011,38(7)：1404 - 1405.
② 何华.五加生化胶囊与麦当乳通颗粒联用治疗产后缺乳[J].内蒙古中医药,2010,29(6)：6 - 7.
③～⑤ 夏桂成.夏桂成实用中医妇科学[M].北京：中国中医药出版社,2009：476.
⑥ 王秀丽,等.通乳饮口服液治疗产后缺乳 260 例临床疗效观察[J].四川中医,2007,25(10)：82 - 83.

产后关节痛

概　　述

产后关节痛指产妇在产褥期内,出现肢体、关节酸痛、麻木、重着者,又称为"产后身痛""产后遍身疼痛""产后痹证""产后痛风"等。西医的产褥期因风湿、类风湿引起的关节痛、产后坐骨神经痛、多发性肌炎等病,可与本病互参。

产后百脉空虚,气血不足为其发病的重要内在因素,风、寒、湿之邪乘虚而入,为其外在因素。主要病机为产后气血虚弱,风、寒、湿之邪乘虚而入,经脉痹阻,不通则痛;或经脉失养,不荣则痛。

本病是妇女产后的常见病,西医临床主要以解热镇痛药或激素治疗,中医药治疗本病已有悠久历史,疗效肯定,具有优势。本病若及时治疗,预后佳。如果失治、误治,日久不愈,正气愈虚,经脉气血瘀阻愈甚,转虚实夹杂之证,可致关节肿胀不消,屈伸不利,僵硬变形,甚则肌肉萎缩,筋脉拘急,而成痿痹残疾。南北朝陈延之在《小品方》将产后身痛称为"产后中柔风",其曰:"产后中柔风,举体疼痛,自汗出。"陈氏指出遍身疼痛为本病主症。隋代巢元方在《诸病源候论》描述:"柔风者四肢不收,或缓或急,不得俯仰也。"进一步解释产后身痛可有轻重缓急,不得俯仰之兼症。唐代孙思邈在《千金要方》曰:"(葛根汤)治四肢缓弱、身体疼痛不遂、妇人产后中柔风及气满方。"后世如宋代王怀隐等所编《太平圣惠方》、陈自明的《妇人大全良方》等均以"产后中柔风"称之。后有医家将本病称为产后遍身疼痛。宋代郭稽中在《产育宝庆集》云:"产后遍身疼痛者何? 答曰……腰背不能转侧,手脚不能动摇,身头痛也。"宋氏提出"产

后遍身疼痛"之病名,并描述症状。《医宗金鉴·妇科心法要诀》概括本病病因主要有血虚、外感与血瘀。《沈氏女科辑要笺正》根据产后多虚多瘀的特点进一步指出本病的治疗当以"养血为主,稍参宣络,不可峻投风药"。

辨　证　施　治

1. 风寒型　症见产后关节肿胀疼痛;次症为恶风畏寒,肢体麻木;舌质偏淡,舌苔薄白,且双侧脉象浮紧感。方用加味独活寄生汤:独活 18 克、桑寄生 18 克、秦艽 15 克、防风 12 克、细辛 3 克、当归 12 克、川芎 12 克、白芍 15 克、熟地黄 15 克、桂心 10 克、茯苓 12 克、杜仲 10 克、党参 15 克、牛膝 12 克、甘草 6 克、菟丝子 15 克、鸡血藤 15 克。中药煎汤口服,早晨和晚上温服 150 毫升,1 个月需连续温服 10 天,服用 3 个治疗周期。三伏贴穴位贴敷:三伏贴是由白芥子、细辛、延胡索、肉桂、艾叶等中药材制成细粉,配上姜汁或蜂蜜,把细粉按照比例配好,手工调制,均匀地抹在敷贴中央,贴在特定的穴位上。主穴:命门穴、肾俞穴、关元穴、三阴交穴。配穴:肩井、肩髃、足三里、阳陵泉、阿是穴。依据所有患者临床表现的差异,治疗时加减配穴。贴敷时间为 2～6 小时,根据患者皮肤及耐受能力而定,贴敷时间为农历三伏天的一、二、三伏第 1～3 天贴敷,每伏 1 次。临床观察:朱文燕等将 80 例风寒型产后身痛患者随机分为对照组和观察组各 40 例。对照组患者予口服加味独活寄生汤,观察组患者在对照组的基础上再联合三伏贴穴位贴敷疗法。从两组的疗效,肩关节、肘关节、腕关节、膝关节治疗前后的肿胀和疼痛指数及患者的满意度方面进行比较。结果:观察组

的总有效率为 97.5％,高于对照组的 85.0％($P<0.05$);治疗前两组患者肩关节、肘关节、腕关节、膝关节肿胀及疼痛指数均相当($P>0.05$),治疗后两组患者在肩关节、肘关节、腕关节、膝关节肿胀和疼痛指数方面都有好转,观察组改善优于对照组($P<0.01$);观察组的治疗满意率为 92.5％,高于对照组的 80％($P<0.05$)。①

2. 寒凝气滞型　症见肢体关节疼痛、麻木、酸楚、屈伸不利、肿胀,畏风恶寒、重着,久病不愈可见关节变形、肌肉萎缩等。方用温经汤加减:甘草 6 克、生姜 3 片、阿胶(烊化)10 克、牡丹皮 8 克、麦冬 20 克、细辛末 1 克、川芎 10 克、当归 15 克、荆芥 15 克、吴茱萸 8 克、桂枝 15 克、炒白术 10 克、炒白芍 30 克、制附子 8 克、生黄芪 15 克、炙黄芪 20 克、人参 8 克。随症加减:下肢痛甚者,加川牛膝 15 克;畏寒者,加鹿角胶 15 克,改人参为红参;腰痛甚者,加桑寄生 15 克、炒川续断 15 克、炒杜仲 15 克;头痛甚者,增加川芎至 15 克;畏风者,加独活 6 克、制川乌 6 克、防风 10 克。每日 1 剂,水煎服,分早晚 2 次温服,持续治疗 1 个月。临床观察:陆晓倩将 80 例产后身痛寒凝气滞证患者随机分为试验组和对照组各 40 例。试验组采用温经汤加减治疗,对照组采用布洛芬缓释胶囊治疗。结果:治疗后中医证候积分、VAS 评分、不良反应率、各维度生存质量评分等,经对比试验组更优($P<0.05$);试验组的总有效率为 95.0％,对照组为 82.5％,两组差异有统计学意义($P<0.05$)。②

3. 裘笑梅分 4 证

(1) 血虚证　临证多由于孕期养胎加上分娩之时失血耗气以致产后气血亏虚,经脉、骨节失于濡养所致。症见产后遍身关节酸楚、疼痛,肢体麻木,伴面色萎黄,气短乏力,头晕心悸,夜寐不安,舌淡苔薄,脉细弱。治宜养血益气、温经通络。方用黄芪桂枝五物汤加减:黄芪、白芍、桂枝、大枣、当归、秦艽、丹参、鸡血藤。随症加减:若上肢痛

甚者,加羌活、桑枝;下肢痛甚者,加牛膝、独活;周身疼痛者,加海风藤、威灵仙;麻木肿胀者,加薏苡仁、蚕沙;脾胃亏虚者,加白术、山药。

(2) 肾虚证　临证多由于肾虚精亏,腰膝经络失于濡养而见产后腰膝、足跟疼痛,艰于俯仰,头晕耳鸣,夜尿频多,舌淡暗,脉沉细弦。治宜补肾养血、强腰壮骨。方用养荣壮肾汤加减:当归、川芎、独活、肉桂、续断、杜仲、桑寄生、防风、生姜。随症加减:若腰部冷痛者,加淫羊藿、巴戟天温肾祛寒、通络止痛;病情较重,可酌加鹿茸、熟地黄、紫河车等补肾填精之品。

(3) 风寒证　临证多由于血脉空虚,元气耗损,腠理不密,感受风寒湿邪,稽留于关节、筋脉,瘀阻经络所致。症见产后肢体骨节疼痛,屈伸不利,或痛无定处,或冷痛剧烈,宛如针刺,得热则舒,或关节肿胀、麻木、重着,苔薄白或腻,脉濡细。治宜养血祛风、散寒除湿。方用趁痛散加减:黄芪、当归、白术、肉桂、独活、牛膝、薤白、杜仲、甘草。随症加减:风邪偏胜者,加防风、威灵仙以祛风胜湿、通络止痛;湿邪偏胜者,加木瓜、苍术、海风藤以祛风除湿、舒筋活络;寒邪偏胜者,加细辛、艾叶温经散寒止痛。

(4) 血瘀证　临证多由于瘀血内阻、瘀阻经络而致产后身痛,尤见下肢疼痛、麻木、发硬、重着、肿胀明显,屈伸不利,小腿压痛;恶露量少,色紫暗夹血块,小腹疼痛,拒按;舌暗,苔白,脉弦涩。治宜养血活血、化瘀止痛。方用身痛逐瘀汤加减:秦艽、川芎、桃仁、红花、甘草、羌活、没药、当归、五灵脂、香附、牛膝、地龙。随症加减:恶露淋沥不尽,加蒲黄炭、花蕊石祛瘀止血;足跟疼痛,加桑寄生补肾强筋壮骨。③

4. 王云铭分 2 证

(1) 血虚证　症见遍身关节疼痛,肢体酸楚、麻木,头晕,心悸,舌淡红,少苔,脉细无力。治宜补气养血、温经通络。药用当归 9 克、川芎 6 克、白芍 9 克、熟地黄 15 克、党参 15 克、白术 9 克、

① 朱文燕,等.加味独活寄生汤联合三伏贴穴位贴敷治疗风寒型产后身痛临床观察[J].光明中医,2021,36(19):3274-3276.
② 陆晓倩.温经汤加减治疗产后身痛寒凝气滞证的临床观察[J].甘肃科技纵横,2020,49(7):15-17.
③ 吴燕平,等.中医临床家:裘笑梅[M].北京:中国中医药出版社,2009:148-150.

鸡血藤 20 克、炮姜 6 克、茯苓 9 克、甘草 6 克。水煎服。

(2) 血瘀证　症见产后身体疼痛，腰尻部痛重，连及下腹，按之痛甚，面唇色紫，舌质暗，或有瘀点，脉象沉涩等。治宜活血化瘀、疏经通络。药用秦艽 9 克、川芎 6 克、桃仁 15 克、红花 9 克、羌活 9 克、没药 6 克、当归 12 克、炒五灵脂 9 克、制香附 9 克、川牛膝 15 克、地龙 9 克、甘草 6 克。水煎服。[1]

5. 路志正分 4 证

(1) 气血大伤、筋脉失荣证　症见遍身疼痛，肢体酸楚麻木，头晕，目眩，心悸，失眠，面色㿠白，舌淡少苔，脉细弱无力等症。治宜益气养血、柔肝祛风。方用养血荣筋汤(自拟方)：太子参 12 克、麦冬 9 克、生黄芪 15 克、炒白芍 9 克、炒白术 6 克、丹参 12 克、墨旱莲 6 克、地龙 3 克、夜交藤 9 克、防风 3 克。

(2) 肾虚骨节失荣证　症见素体瘦弱，月经期腰腿痛楚酸困，产后腰脊冷痛更加明显，乏力，足跟痛甚，舌淡红，脉沉细。治宜补肾强腰，佐以祛风散寒。药用当归 9 克、杜仲 12 克、川续断 12 克、寄生 15 克、肉桂(后下)6 克、金毛狗脊 10 克、淡附片 3 克、秦艽 9 克、独活 6 克、甘草 3 克、谷麦芽各 6 克。

(3) 瘀血阻滞经络证　症见产后身痛，按之痛甚，四肢关节屈伸不利，或伴小腹疼痛，恶露不下或下而不畅，舌质紫暗，或有瘀斑，脉沉涩。治宜养血活血。方用产后逐瘀汤(自拟方)：当归 12 克、川芎 6 克、桃仁 6 克、益母草 15 克、路路通 9 克、没药 3 克、炮姜 10 克、阿胶珠 6 克、鸡血藤 12 克。随症加减：如关节肿胀者，加松节 6 克。

(4) 风寒湿痹阻证　症见周身关节疼痛，宛如锥刺，屈伸不利，或痛无定处，剧烈难忍，或肢体肿胀麻木重着，步履艰难，遇寒加重，得热则舒，舌淡，苔薄白，脉细缓。治宜养血祛风、散寒除湿。方用风寒湿痹汤(自拟方)：防风 6 克、防己 6 克、

当归 12 克、川芎 6 克、细辛 3 克、制附片 6 克、鲜姜 3 片、片姜黄 9 克、桂枝 6 克、炙甘草 3 克。若变化为湿热痹者，则当随症治之。[2]

经 验 方

1. 温经养血逐瘀汤　吴茱萸 15 克、桂枝 12 克、干姜 12 克、高良姜 9 克、当归 12 克、川芎 12 克、阿胶(烊化冲服)18 克、川牛膝 9 克、党参 15 克、白芍 12 克、甘草 9 克。每日 1 剂，水煎服。郑书真将 103 例产后身痛患者随机分为对照组 51 例和观察组 52 例。两组患者均进行健康指导，嘱患者注意产褥期护理，注意保暖，防治受风、受凉，居住环境要冷暖及湿度适宜；注意产妇的营养，指导下进行产后康复，增强体质，保持产妇心情舒畅。对照组患者予布洛芬缓释胶囊口服，每次 0.3～0.6 克，每天 1 次。观察组口服布洛芬缓释胶囊同时服用自拟温经养血逐瘀汤治疗。两组共用药 2 周。结果：观察组的总有效率为 88.5％，优于对照组的 66.7％，两组差异有统计学意义($P<0.05$)；治疗后两组患者的寒凝血瘀中医证候评分均降低($P<0.05$)，两组的疼痛 VAS 评分均降低($P<0.05$)；且观察组降低更明显($P<0.05$)。[3]

2. 养坤祛痛方　牛膝 30 克、黄芪 18 克、白术 15 克、独活 15 克、当归 12 克、川芎 12 克、桂枝 9 克、薤白 9 克、丹参 6 克、甘草 6 克。每日 1 剂，水煎 400 毫升，早晚分服。配合督灸治疗：以背部督脉(大椎穴至腰俞穴)为施灸部位，以医用 75％的酒精常规消毒，将自制督灸粉(附子、肉桂、丁香等药物)均匀铺在施灸部位，覆盖桑皮纸于药粉之上，将姜泥铺于桑皮纸上，厚约 3 厘米，垒成梯形，在姜泥中间压出一条凹槽，艾炷呈叠瓦状放置于内，点燃艾炷上、中、下三点，任其自燃自灭，待一壮完全燃烧后再放置第二壮，连续灸 3 壮，待 3 壮燃烧完后，清理背部，督灸结束，做好保暖。耿媚

① 王云铭.中国百年百名中医临床家丛书·王云铭[M].北京：中国中医药出版社，2002：171.
② 王九一，等.路志正治疗产后痹病的经验[J].北京中医杂志，1992(6)：4-5.
③ 郑书真.自拟温经养血逐瘀汤治疗产后身痛的临床观察[J].中国中医药科技，2021，28(6)：957-958.

等将60例产后身痛患者随机分为治疗组和对照组各30例。对照组予养坤祛痛方治疗,治疗组予养坤祛痛方联合督灸治疗。疗程结束后分别记录两组患者治疗前后的VAS评分。结果:治疗组的总有效率为90.00%,明显高于对照组的76.67%(P<0.05);治疗后,两组VAS总评分均较治疗前下降,差异有统计学意义(P<0.05),且治疗组高于对照组(P<0.05);治疗后两组各部位VAS评分均较治疗前下降(P<0.01),腰部及膝关节、踝关节积分改善治疗组优于对照组(P<0.05)。[1]

3. **独活寄生汤加减** 独活10克、桑寄生10克、防风15克、细辛3克、秦艽9克、川芎15克、当归12克、熟地黄30克、赤芍15克、白芍15克、桂枝10克、茯苓12克、杜仲12克、川牛膝20克、人参6克、羌活9克、黄芪30克、甘草6克。文火煎煮两遍取汁约400毫升,早晚各200毫升,饭后温服。韩颜华等将180例寒湿瘀阻型产后身痛患者随机分为试验组和对照组各90例。试验组患者采用独活寄生汤加减治疗,每日1剂,7天为1个疗程,共4个疗程。对照组患者口服正清风痛片治疗,每次2片,每天3次,共治疗4周。结果:试验组临床治愈36例,占40.0%;显效38例,占42.2%;有效14例,占16.6%;无效2例,占2.2%。临床总有效率为97.8%。对照组临床治愈16例,占17.8%;显效38例,占42.2%;有效22例,占24.4%;无效14例,占15.6%。临床总有效率为84.4%。治疗后两组的临床总有效率差异具有统计学意义(P<0.05),表明试验组临床疗效优于对照组。[2]

4. **中药熏洗联合穴位按摩** 中药熏洗方:宽根藤50克、防风35克、川芎50克、艾叶30克。将上药磨成粉状,溶入开水,调至所需的量和温度后泡双脚,并用毛巾敷四肢关节。正常分娩剖宫产术后第一天开始给予中药熏洗。需要注意的是,水温应控制在37℃~38℃,皮肤过敏者禁用,

水肿产妇不用。穴位按摩:① 双上肢按摩,患者取平卧位,对手臂内侧、外侧进行按摩,采取捏、揉、搓手法,从肘至手,并对曲池穴、外关穴、内关穴、合谷穴进行点按,以出现酸麻胀痛得气感为准,按摩之后被动活动腕关节5分钟左右;② 双下肢按摩,患者取平卧位,身体稍向床边移动,对小腿内侧、外侧进行按摩,采用捏、揉、搓手法,从上至下,并对血海穴、三阴交穴、足三里穴、昆仑穴进行点按。在按摩过程中,应以不同部位症状严重程度为依据有所侧重,按摩结束后,予以屈伸、内外翻踝关节活动6~8分钟。庞逸云将240例产后身痛患者随机分为对照组和研究组各120例。对照组行穴位按摩治疗,研究组行中药熏洗联合穴位按摩治疗。对照分析两组临床疗效。结果:总有效率研究组为94.17%,高于对照组的72.50%(P<0.05);从疼痛评分来看,治疗后研究组头痛评分、肩关节痛评分、手指关节痛评分、腰痛评分、膝关节痛评分、脚踝痛评分、全身痛评分、肘关节痛评分、后背痛评分、臀部痛评分、脚后跟痛评分、总评分均低于对照组(均P<0.05)。[3]

5. **养血通痹方** 当归20克、熟地黄20克、黄芪15克、桂枝15克、芍药15克、独活10克、防风10克、桑寄生10克、川续断10克、大枣10克。每日1剂,水煎,早晚分服,服用4周。配合温针灸:取穴曲池、外关、血海、足三里、大椎、肩井、命门、环跳、委中;进针,行针得气后将点燃的艾段(2厘米)放在针柄上,以局部有温热感为宜,待艾段燃尽后清理灰烬,每天1次,每次1壮,治疗10天后停2天为1个疗程,治疗2个疗程。李巧珍等将80例产后身痛患者随机分为观察组和对照组各40例。对照组用自拟养血通痹方,观察组采用温针灸联合养血通痹方治疗。结果:观察组的总有效率为90.0%,对照组为72.5%,两组比较差异有统计学意义(P<0.05)。[4]

6. **温经通络汤** 艾叶15克、鸡血藤15克、杜

[1] 耿媚,王哲,等.养坤祛痛方联合督灸治疗产后身痛临床观察[J].山西中医,2021,37(2):19-21.
[2] 韩颜华,等.独活寄生汤加减治疗寒湿瘀阻型产后身痛的临床观察[J].中医临床研究,2020,12(12):137-139.
[3] 庞逸云.中药熏洗联合穴位按摩治疗产后身痛的疗效观察[J].内蒙古中医药,2020,39(2):122-123.
[4] 李巧珍,等.自拟养血通痹方联合温针灸治疗产后身痛的临床观察[J].中国中医药科技,2019,26(4):638-639.

仲 15 克、当归 15 克、桂枝 15 克、益母草 15 克、黄芪 15 克、羌活 15 克、独活 15 克、透骨草 15 克。根据辨证,酌情加减。每日 1 剂,水煎 2 次,取汁混合,共约 2 000 毫升,早晚温热后足浴。配合穴位贴敷,药物组成:丹参 15 克、当归 15 克、红花 10 克、土鳖虫 6 克、白芷 10 克、续断 15 克、桑寄生 15 克、淫羊藿 10 克、木香 6 克、砂仁 3 克、黄芪 15 克、肉桂 6 克、吴茱萸 2 克。上药打粉,温水及陈醋调制成糊状,每日 2 次,每 3 日 1 个疗程。穴位选取神阙、气海、关元、足三里、阴陵泉、命门、血海。随症加减:上臂疼明显,加曲池;肩背疼,加肩井、大杼;下肢疼,加三阴交、承山、委中。徐伟等用温经通络汤足浴配合穴位贴敷治疗 100 例产后身痛患者。结果:治愈 45 例,占 45%;好转 50 例,占 50%;无效 5 例,占 5%。总有效率为 95%。[1]

7. 扶正益气止痹汤 党参 30 克、炙黄芪 30 克、蒲公英 30 克、当归 20 克、熟地黄 20 克、续断 20 克、怀牛膝 20 克、桑寄生 20 克、鸡血藤 20 克、茯苓 15 克、川芎 15 克、金毛狗脊 15 克、赤芍 15 克、白芍 15 克、生甘草 15 克、秦艽 10 克、杜仲 10 克、桂枝 10 克、防风 10 克、独活 10 克、生姜 10 克。每日 1 剂,将上药放入适量清水中浸泡 30 分钟,大火煮沸后再换成文火继续煎煮 25 分钟,倒出汤药,将药渣继续加水煎煮 20 分钟,2 次合为 1 剂,取汁 300 毫升,每日分早中晚 3 次服用。圆利针针刺:针刺处方根据患者疼痛部位、程度而定,主要在华佗夹脊穴和局部疼痛部位选穴,如后背、肩颈疼痛者,选华佗夹脊穴、背腧穴;手指关节疼痛者,选八邪、阿是穴;腰腿疼痛者,选腰夹脊、环跳、八髎、风市、中渎及腰部与臀部的肌肉筋节点;膝关节疼痛者,选犊鼻;足部与踝部疼痛者,选承山、承筋、昆仑。操作方法:患者取仰卧位,针刺部位常规消毒,背部腧穴所用针具规格为 0.8 毫米×75 毫米,四肢腧穴所用针具规格为 0.5 毫米×50 毫米。针刺手法近似于"合谷刺"的扇形

斜刺法,经皮深刺进针,针身穿过肌肉或肌腱韧带上的附着点,针尖到达深层肌肉病灶部位,对针刺点进行有效刺激,其为圆利针取得疗效的关键。不讲究提插捻转等手法,亦不强调得气与否,治疗过程无需留针。每日治疗 1 次。陈绵虹等将 84 例产后身痛患者随机分为对照组和治疗组各 42 例。对照组予扶正益气止痹汤治疗。治疗组在对照组的基础上加圆利针针刺治疗。两组均连续治疗 7 天。结果:治疗组的总有效率为 95.2%,对照组为 78.6%,治疗组疗效优于对照组($P<0.05$);两组治疗后四肢酸楚、四肢麻木、肢体肿胀、异常出汗、吹风后冷痛症状积分均较本组治疗前降低($P<0.05$),且治疗组降低更明显($P<0.05$);两组治疗后头痛、关节疼痛、腰痛、臀部疼痛、脚部疼痛NPRS 评分均较本组治疗前降低($P<0.05$),且治疗组降低更明显($P<0.05$)。[2]

8. 趁痛散加减 当归 20 克、桑寄生 15 克、黄芪 15 克、独活 10 克、怀牛膝 10 克、桂心 5 克、薤白 9 克、炒白术 10 克、炙甘草 5 克、生姜 3 片。随症加减:血瘀甚者,加桃仁 15 克、红花 15 克、益母草 15 克;肾虚甚者,加杜仲 15 克、续断 15 克;风寒甚者,加防风 15 克、荆芥 15 克。每日 1 剂,水煎,分为 2 次服。梁艳用趁痛散加减治疗 45 例产后身痛患者,总有效率为 97.78%。[3]

9. 胡国华经验方 生黄芪 30 克、党参 18 克、川续断 12 克、川杜仲 12 克、鸡血藤 18 克、络石藤 18 克、伸筋草 18 克、首乌藤 18 克。随症加减:若病在上肢、颈项,可用桑枝、葛根、桂枝、延胡索;若病在下肢,可用川牛膝、威灵仙;尤以膝关节痛甚者,可用伸筋草;足跟痛甚者,可用独活、首乌藤;若病在腰间,用桑寄生、川续断、杜仲、补骨脂;腰腿痛甚者,可酌情选用制川乌、制草乌。[4]

10. 芪桂寄姜汤 生黄芪 15 克、炒白术 15 克、川芎 15 克、当归 15 克、桂枝 12 克、熟地黄 12 克、炒白芍 12 克、防风 8 克、独活 10 克、桑寄生 10

① 徐伟,等.温经通络汤足浴配合穴位贴敷治疗产后身痛临床观察[J].中国中医药现代远程教育,2019,17(3):66-68.
② 陈绵虹,等.圆利针针刺联合扶正益气止痹汤治疗产后身痛临床观察[J].河北中医,2018,40(12):1889-1892.
③ 梁艳.趁痛散加减治疗产后身痛临床观察[J].实用中医药杂志,2018,34(11):1312-1313.
④ 李娟,胡国华,等.胡国华运用"通""养"法治疗产后身痛经验[J].河南中医,2017,37(3):404-405.

克、生姜 10 克、炙甘草 5 克。根据患者不同辨证对处方进行随症加减。每日 1 剂，分 2 次，水煎取汁，饭后 1 小时服用。林奕岑将 50 例产后身痛患者随机分为治疗组和对照组各 25 例。治疗组予芪桂寄姜汤进行加减治疗。对照组服用桂枝颗粒，每日 3 次，每次 1 包。两组均以 3 周为 1 个疗程。结果：总有效率治疗组为 100％，对照组为 48％，两组比较差异有统计学意义（$P<0.05$）。[1]

11. 王氏变化逍遥散（三晋王氏妇科经验方）当归 15 克、炒白芍 15 克、醋柴胡 6 克、茯苓 10 克、苍术 8 克、陈皮 6 克、栀子（捣）8 克、炒薏苡仁 15 克、甘草 3 克、生姜 3 片。适用于妇人产后肝血不足、外感风湿之痹证。[2]

12. 自拟方 黄芪 20 克、桂枝 10 克、白芍 15 克、当归 15 克、熟地黄 15 克、白芍 15 克、何首乌 15 克、川芎 10 克、独活 10 克、防风 10 克、羌活 10 克、秦艽 10 克、桑寄生 15 克、杜仲 15 克、续断 15 克、党参 15 克、白术 15 克、炙甘草 5 克、生姜 3 片、大枣 5 枚。随症加减：血瘀者，加桃仁 10 克、红花 10 克、丹参 12 克；上肢症状者，加桑枝 15 克、伸筋草 15 克、细辛 3 克；下肢及足跟疼者，加菟丝子 30 克、怀牛膝 15 克。1 天 1 剂，水煎至 400 毫升，分早晚 2 次温服。穴位注射治疗，取穴气海、关元、双足三里、双太溪、双脾俞、双肾俞，取黄芪注射液 10 毫升和鹿茸精注射液 2 毫升混合液共 12 毫升，刺入穴位得气后，除足三里注射 2 毫升外，其他穴位各注射 1 毫升，1 天 1 次。10 天为 1 个疗程，无效者休息 10 天后继续第 2 个疗程，治疗 2 个疗程后判定疗效。张娜等用穴位注射联合中药口服治疗 68 例产后身痛患者。结果：治愈 49 例，有效 15 例，无效 4 例，有效率为 94.2％。[3]

13. 补血通痹汤 阿胶（烊化）15 克、黄芪 15 克、桂枝 15 克、当归 20 克、熟地黄 20 克、鸡血藤 20 克、黄酒 50 毫升、生姜 6 克、大枣 5 个。随症加减：血瘀关节肌肉刺痛明显者，加炒甲片 9 克、穿山龙 20 克；气虚乏力身困明显者，加太子参 15 克；阳虚畏风寒明显者，加淫羊藿 20 克、制附子 6 克；肾虚腰膝酸软耳鸣明显者，加女贞子 15 克、制首乌 20 克、杜仲 20 克；风胜者，加防风 15 克、羌活 15 克。郭永昌等将 62 例产后痹患者随机分为治疗组和各对照组各 31 例。治疗组予补血通痹汤加减治疗。对照组选用舒筋活血片治疗，每次 5 片，每日 3 次饭后服用，1 个月为 1 个疗程。结果：脱落病例 5 例，其中治疗组脱落 2 例，对照组组脱落 3 例。停药 2 个月后进行访视，治疗组临床治愈 7 例（24.14％），显效 15 例（51.72％），有效 5 例（17.24％），无效 2 例（6.90％），总有效率为 93.1％；对照组组临床治愈 4 例（14.29％），显效 10 例（35.71％），有效 6 例（21.43％），无效 8 例（28.57％），总有效率 71.4％。治疗组明显优于对照组组（$P<0.05$）。[4]

14. 黄芪桂枝五物汤加味 黄芪 30 克、桂枝 10 克、赤芍 12 克、白芍 12 克、当归 10 克、川芎 10 克、伸筋草 12 克、鸡血藤 15 克、细辛 6 克、生姜 7 片、大枣 7 枚。生姜 7 片、大枣 7 枚作为药引，和其他中药一起用冷水浸泡 1 小时，然后再煎煮。第一次煮沸后文火煎煮 25 分钟，过滤药液，再加水煎煮，煮沸后文火煎煮 20 分钟，过滤药液，2 次药液混合，分早晚 2 次顿服，一般服药 3～5 剂，重者 7 剂。刘英才等用黄芪桂枝五物汤加味加减治疗 532 例产后身痛患者，根据疼痛部位分组，头痛组 136 例，上肢痛（含颈肩痛）组 128 例，腰背痛组 164 例，下肢痛组 80 例，全身痛 24 例。根据疼痛部位进行加减治疗，头痛组，川芎用量加大至 15 克；上肢痛组（含颈肩痛），加羌活 12 克、桔梗 10 克；腰背痛组，加杜仲 12 克、川续断 15 克、桑寄生 12 克；下肢痛组，加牛膝 12 克、木瓜 12 克；全身痛组，上述诸药减桔梗。结果：治愈 268 例，占 50.4％；有效 221 例，占 41.5％；无效 43 例，占 8.1％。总有效率为 91.9％。[5]

① 林奕岑.芪桂寄姜汤治疗产后身痛 50 例观察［J］.浙江中医杂志,2016,51(10)：748.
② 胡国华.全国中医妇科流派名方精粹［M］.北京：中国中医药出版社,2016：235－236.
③ 张娜,等.穴位注射联合中药口服治疗产后身痛 68 例［J］.中医研究,2015,28(4)：55－57.
④ 郭永昌,等.自拟补血通痹汤治疗产后痹临床观察［J］.中外医疗,2012,31(20)：124.
⑤ 刘英才,等.黄芪桂枝五物汤加味治疗产后身痛临床观察［J］.山东中医杂志,2012,31(2)：109－110.

15. **当归四逆汤加味**　桂枝 10 克、细辛 10 克、制附子 10 克、川牛膝 10 克、威灵仙 15 克、当归 15 克、白芍 15 克、通草 15 克、黄芪 60 克、大枣 20 枚、炙甘草 10 克。随症加减：气虚，加党参；血虚，加鸡血藤；血瘀，加益母草；肾虚，加杜仲、川续断。每日 1 剂，水煎分 2 次服，15 剂为 1 个疗程。药渣用布袋包好，热敷患处，每次热敷 30 分钟。注意勿烫伤皮肤。许雪梅用上方加减治疗 56 例产后身痛患者。结果：痊愈 41 例，好转 13 例，无效 2 例，总有效率为 96.42%。[1]

16. **加味补阳还五汤**　黄芪 50 克、桂枝 10 克、白芍 15 克、当归 15 克、川芎 10 克、地龙 5 克、甘草 6 克、桃仁 10 克、五爪金龙 30 克、牛大力 30 克、川续断 15 克、独活 10 克。随症加减：血虚明显，加鸡血藤 30 克；血瘀明显，加益母草 30 克；兼外感，加防风 15 克；肾虚，加杜仲 15 克。每日 1 剂，水煎服，一般 10～30 剂为 1 个疗程。药渣用布袋包，热敷患处，每次热敷 30 分钟。热敷患部时要保持室内温暖无风，以免患者感受风寒，热敷的温度以患者能忍受为限，要防止烫伤和晕厥，药渣凉了可加少量水煎热再敷。周凤洁用上法治疗 45 例产后身痛患者。结果：10 剂治愈 5 例，20 剂内治愈 10 例，30 剂内治愈 17 例，共治愈 32 例，占 71%；好转 11 例，占 24%；无效 2 例，占 4%。总有效率为 95%。[2]

17. **舒筋散（徐志华经验方）**　丝瓜藤 10 克、夜交藤 10 克、海风藤 10 克、活血藤 10 克、络石藤 10 克、当归 10 克、赤白芍各 10 克、金毛狗脊 10 克、桑寄生 10 克、寻骨风 10 克、伸筋草 10 克、鹿衔草 10 克。舒筋活络，祛风散湿，通瘀止痛。适用于产后关节痛。[3]

18. **蠲痹八珍汤（徐志华经验方）**　秦艽 10 克、防风 10 克、川续断 10 克、片姜黄 10 克、当归 10 克、白芍 10 克、生地黄 10 克、川芎 5 克、党参 10 克、白术 10 克、茯苓 10 克、甘草 5 克。补气养血，祛风止痛。适用于营卫两虚，风湿痹痛。[4]

19. **滋补汤加减（方和谦经验方）**　党参、白术、茯苓、甘草、熟地黄、白芍、当归、肉桂、陈皮、木香、大枣、桑寄生、枸杞子、黄芪、山药。滋补肝肾，调和气血。适用于产后身痛证属肝肾两虚。[5]

20. **清热除痹汤（刘奉五经验方）**　金银花藤 30 克、威灵仙 9 克、青风藤 15 克、海风藤 15 克、络石藤 15 克、防己 9 克、桑枝 30 克、追地风 9 克。清热散湿，疏风活络。适用于产后身疼，关节红肿、灼痛等症。[6]

单　方

晚蚕沙（裘笑梅经验方）　组成：晚蚕沙 500 克。功效：祛风除湿，活血定痛。用法用量：文火炒热，置于布袋内备用，嘱患者将痛处用温热水浸泡、洗净，取药袋敷于患处，完全冷却后更换药袋，每日 2 次，每次 30 分钟。[7]

中　成　药

1. **复方雪莲胶囊和河车大造胶囊**　复方雪莲胶囊组成：雪莲花、延胡索、制川乌、制草乌、羌活、独活、木瓜等（新疆制药总厂生产）。功效：温经散寒，祛风除湿，化瘀消肿，舒筋活络。河车大造胶囊组成：紫河车、熟地黄、天冬、麦冬、杜仲、牛膝、黄柏、鳖甲（黄山市天目药业有限公司生产）。功效：滋阴清热，补肾益肺。选择上述两种中成药合用进行治疗，有扶正祛邪、祛邪而不伤正之功效。用法用量：复方雪莲胶囊每次 2 粒，每天 2 次；河车大造胶囊每次 3 粒，每天 3 次，4 周为 1

① 许雪梅.当归四逆汤加味治疗产后身痛 56 例临床观察[J].中医正骨,2008(8)：22.
② 周凤洁.加味补阳还五汤治疗产后身痛 45 例临床观察[J].四川中医,2008(2)：70－71.
③ 梁文珍.中国百年百名中医临床家丛书・徐志华[M].北京：中国中医药出版社,2001：223－224.
④ 梁文珍.中国百年百名中医临床家丛书・徐志华[M].北京：中国中医药出版社,2001：226.
⑤ 赵铁良.方和谦运用"滋补汤"临床经验介绍[J].北京中医,1996(1)：3－4.
⑥ 北京中医医院,等.刘奉五妇科经验[M].北京：人民卫生出版社,1982：289－290.
⑦ 吴燕平,等.中医临床家：裘笑梅[M].北京：中国中医药出版社,2009：152.

个疗程。临床应用：陆双军用中成药复方雪莲胶囊和河车大造胶囊治疗 50 例产后关节痛患者。观察治疗前后关节痛的改善情况并评估临床疗效。结果：治愈 40 例，好转 9 例，无效 1 例，总有效率为 98%。[1]

2. **产后风湿康胶囊**　组成：基本方、细辛、乌梢蛇、生黄芪、当归、秦艽、乳香、没药、香附、丝瓜络、鸡血藤、甘草等。1 号胶囊为基本方加七叶一枝花、赤芍；2 号胶囊为基本方加威灵仙、防风；3 号胶囊为基本方加防己、蚕沙；4 号胶囊为基本方加附子、淫羊藿。制备方法：采用现代工艺，将药物提取物经过技术处理，加入辅料，装入胶囊，每粒 0.4 克。用法用量：每次 6 粒，每天 3 次，疗程 12 周。临床应用：杨仓良等用产后风湿康胶囊治疗 310 例产后风湿病患者，将患者辨证分为内热外寒型、风邪偏胜型、湿邪偏胜型、寒邪偏胜型，内热外寒型用产后风湿康 1 号胶囊，

风邪偏胜型用产后风湿康 2 号胶囊，湿邪偏胜型用产后风湿康 3 号胶囊，寒邪偏胜型用产后风湿康 4 号胶囊。疗程为 12 周。结果：临床痊愈 185 例，显效 60 例，有效 45 例，无效 20 例，总有效率为 93.55%。[2]

3. **产后宁胶囊**　组成：制川乌、天麻、细辛、白术、黄芪、酒当归、川芎、甘草等。功效：通经络，祛风湿，镇痛祛寒。用法用量：每粒 0.5 克，每日 3 次，每次 6 粒，温开水送服。临床应用：宋红湘等将 347 例产后身痛患者随机分为治疗组 260 例和对照组 87 例。治疗组用产后宁胶囊治疗。对照组用追风透骨丸(乳香、没药、当归、赤芍、防风、桂枝、麻黄、白术、秦艽、制天南星、甘草等)治疗，每次 6 克，每日 2 次口服。两组均以 6 天为 1 个疗程，一般服用 1～3 个疗程。结果：总有效率治疗组为 91.15%，对照组为 79.31%，两组比较有统计学差异($P<0.01$)。[3]

① 陆双军.产后关节痛的治疗体会[J].长春中医药大学学报,2008,24(4)：426－427.
② 杨仓良,等.产后风湿康胶囊治疗产后风湿病 310 例疗效观察[J].新中医,2005,37(5)：54－55.
③ 宋红湘,等.产后宁胶囊治疗产后身痛 260 例临床观察[J].中国中医药科技,2004,(4)：239－240.

产后发热

概　述

产褥期(俗称坐月子)内出现发热持续不退,或突然高热寒战,并伴有其他症状者,称产后发热。西医认为产后发热的主要致病原因是病菌感染,故临床治疗以抗菌消炎为主。但近年来随着抗生素滥用现象的日渐普遍,且抗生素治疗还可能导致人体器官功能损伤,对肝肾功能产生不利影响,因此这一治疗方法也逐渐受到质疑。

中医对产后发热早有论述,如《素问·通评虚实论》载"帝曰:乳子而病热,脉悬小者何如? 岐伯曰:手足温则生,寒则死。"本条叙述新产后患热病,认为脉极小为顺,手足温则病情容易好转,若手足寒冷则病情恶化。汉代张仲景在《金匮要略·妇人产后病脉证治》曰:"产后风续之数十日不解,头微痛,恶寒,时时有热,心下闷,干呕,汗出虽久,阳旦证续在耳,可与阳旦汤。""产后中风,发热,面正赤,喘而头痛,竹叶汤主之。"这是记载产后中风发热持续不愈及产后中风发热兼阳虚的佐证。隋代巢元方在《诸病源候论》列有"产后虚热候"及"产后寒热候"。唐代孙思邈在《千金翼方》曾列有5首方剂治疗"产后烦热"。宋代陈素庵在《陈素庵妇科补解·产后众症门》列"产后发热总论"等多篇,病因病机论述全面,金元明清历代医家对本病病因病机及辨证论治不断完善。

中医认为本病病因较为复杂,常见的有外感、感染、瘀血、气虚、血虚、乳蒸等。如明代医家张景岳所指出:"产后发热,有风寒外感而热者,有郁火内盛而热者,有水亏阴虚而热者,有因产后劳倦虚烦而热者,有失血过多、头晕闷乱烦热者,诸症不同,治当辨察。"历来医家将产后发热分虚实论治,虚者如血虚发热,实者如外感发热、血瘀发热、感染邪毒发热等。《中医妇科学》教材总称为"产后发热",并多分为上述4型。其中感染发热证情严重,传变迅速。中医临床在治疗上以祛风散寒、清热解毒、导滞逐瘀、通乳消肿、活血祛瘀、甘温除热、滋养阴血、泄热通腑、消导食滞等治法多见。

辨　证　施　治

1. 感染邪毒型　以产后发热恶寒或高热寒战为主要表现,伴有小腹疼痛拒按,恶露初时量多,继则量少,色紫暗,或如败脓,其气臭秽,心烦不宁,口渴喜饮,小便燥结,舌红,苔黄而干,脉数有力。一般体温在 39℃以上。

(1) 加味解毒活血汤　石膏 30 克、丹参 30 克、知母 12 克、葛根 12 克、当归 12 克、柴胡 15 克、连翘 15 克、生地黄 15 克、赤芍 15 克、枳壳 9 克、生甘草 6 克。临床观察:王青等将 80 例感染邪毒型产后发热患者随机分为治疗组和对照组各 40 例。治疗组使用加味解毒活血汤联合西药治疗,对照组单独使用西药治疗。比较并观察两组的总体治疗效果、体温降至正常例数、C 反应蛋白、白细胞计数及不良反应。结果:治疗组的疗效优于对照组,治疗组的总有效率为 90.00%,高于对照组的 77.50%($P<0.05$);治疗组治疗 1、2、3 天体温降至正常例数显著高于对照组($P<0.05$);治疗 3 天后治疗组 C 反应蛋白及白细胞计数低于对照组($P<0.05$);两组均未发生不良反应。[①]

① 王青,等.加味解毒活血汤联合西药治疗感染邪毒型产后发热临床研究[J].陕西中医,2018,39(6):777-780.

（2）银翘红藤解毒汤　金银花、连翘、红藤、败酱、薏苡仁、牡丹皮、栀子、赤芍、川楝子、延胡索、桃仁、乳香、没药。随症加减：若大便秘结，加大黄、芒硝泻热解毒、凉血化瘀；兼表证发热恶寒，或寒热往来，加柴胡、荆芥、防风解表和营；若高热不退，烦渴引饮，腹痛拒按，恶露秽臭如脓，大便燥结不通，甚则全腹满痛，神昏谵语，舌紫暗，苔黄燥，脉滑数者，此热毒在里，壅结不解，方用大黄牡丹汤（《金匮要略》）加红藤、败酱清泄里热、急下存阴；若高热不退，汗出不止，烦渴引饮，脉虚大而数者，此阳明热盛伤津，方用白虎加人参汤（《伤寒论》）清热除烦、益气生津；若寒战高热，烦躁不安，汗出不止，斑疹隐隐，舌质红绛，脉细数者，此邪毒内陷营血，急宜清营解毒、泻热凉血，用清营汤（《温病条辨》）加牡丹皮、蒲公英、紫花地丁；若高热持续不退，神昏谵语，肢冷脉微而数者，以银翘红藤解毒汤送服安宫牛黄丸或紫雪丹清心泻火、解毒开窍。以上同时选用大剂量广谱高效抗生素综合治疗，必须同时配合应用肾上腺皮质激素，提高机体应激能力；防止中毒性休克及肾功能衰竭的发生。[1]

（3）银翘红酱解毒汤合生化汤加减　金银花30克、连翘12克、红藤30克、败酱草30克、牡丹皮9克、生地黄20克、丹参10克、炒桃仁9克、当归12克、土茯苓30克、紫花地丁15克、蒲公英15克、益母草15克。随症加减：腹痛重，加白芍18克、生蒲黄9克、五灵脂9克；大便干，加大黄6克。[2]

2. 外感发热型　以产后恶寒发热为主要表现，或伴头痛身痛，或鼻塞流涕，或咳嗽咳痰，苔薄白或微黄脉浮。外感风寒，可见产后发热恶寒，头痛身疼，鼻塞流涕，咳嗽，苔薄白，脉浮紧；感冒风热，症可见发热微恶风寒，头痛身疼，咽喉肿痛，口渴欲饮，咳嗽，痰黄，苔薄黄，脉浮数；外感暑热，症可见身热多汗，口渴心烦，倦怠乏力，舌红少津，脉虚数。

（1）荆防四物汤加减　荆芥15克、防风15克、当归12克、川芎12克、白芍12克。随症加减：高热者，加地骨皮10克、连翘10克；便秘者，加大黄10克、黄芩10克；头痛者，加白芷12克、川芎12克；咳嗽咳痰明显者，加茯苓15克、半夏12克、竹茹12克。[3]

（2）参苏饮（《和剂局方》）化裁　荆芥、当归、防风、党参、茯苓、炙甘草、苏叶、葛根、桔梗、前胡、枳壳、半夏、生姜、木香、陈皮、大枣。若外感时邪，症见产后发热恶寒，头痛身楚，鼻塞流涕，喉痒咳嗽，痰清稀，苔薄白，脉浮紧，治宜扶正解表、散寒宣肺，可选此方。[4]

（3）银翘散（《温病条辨》）加减　金银花、连翘、竹叶、荆芥、牛蒡子、豆豉、鲜苇根、薄荷、桔梗、生甘草。若外感风热，症见发热头痛，汗出恶风，咽喉肿痛，口渴欲饮，咳嗽痰稠，苔薄黄，脉浮数者，治宜辛凉解表、清热宣肺，可用此方。[5]

（4）清暑益气汤（《温热经纬》）化裁　西洋参、麦冬、石斛、知母、黄连、荷梗、竹叶、甘草、粳米、西瓜翠衣。若感受暑热，产值盛夏，产妇突然头痛发热，心烦口渴，汗出气短，神疲乏力，舌红少津，脉虚数者，治宜清暑益气、养阴生津，可选此方。[6]

（5）柴葛三仁汤　柴胡10克、葛根10克、蔻仁10克、薏苡仁10克、通草3克、清水豆卷10克、竹叶10克、六一散10克。治疗外感暑热兼有湿邪，症见发热发冷，汗出热退，汗止烧又起，胸闷，便溏，苔黄腻，脉濡滑。[7]

3. 气血两虚型　以产后持续低热、动则加重为主要表现，或伴肢倦神疲，面色苍白，或头晕目眩，或心悸不安，少寐，或恶露或多或少，色淡质稀，小腹绵绵作痛，喜按，或四肢麻木，唇甲色淡，舌淡，苔薄或少苔，脉细弱。治宜益气养血、升阳举陷、补益脾胃、甘温除热等。

① 刘敏如.中医妇科学［M］.长沙：湖南科学技术出版社，2003：196 - 197.
② 王爱华，等.辨证治疗产后发热69例［J］.山东中医杂志，1997（3）：112.
③ 李淑荣，等.辨治产后发热的经验［J］.中医临床研究，2016，8（25）：77 - 78.
④～⑥ 刘敏如.中医妇科学［M］.长沙：湖南科学技术出版社，2003：197.
⑦ 许润三，等.中医妇科临床证治系列讲座［J］.中级医刊，1993，28（8）：44 - 46.

（1）八珍汤加减　黄芪 30 克、麦冬 15 克、党参 10 克、白术 12 克、茯苓 12 克、当归 15 克、川芎 6 克、白芍 12 克。随症加减：心悸不寐者，加酸枣仁 30 克、五味子 10 克；头晕目眩明显者，加天麻 10 克、钩藤 10 克；食少便溏、气虚下陷者，加柴胡 10 克、升麻 10 克；肢体麻木明显者，加夜交藤 30 克、丝瓜络 30 克；纳差、不欲饮食者，加焦三仙各 15 克。①

（2）一贯煎加减　黄芪 30 克、当归 20 克、生地黄 15 克、麦冬 15 克、五味子 10 克、北沙参 15 克、枸杞子 15 克、茯苓 15 克、甘草 10 克。临床观察：董保芝等选用一贯煎加减治疗 50 例产后发热患者，痊愈 36 例，显效 10 例，有效 4 例，总有效率为 100%。②

（3）人参黄芪汤（《济阴纲目》）　人参、黄芪、当归、白芍、阿胶、白术、艾叶。随症加减：若头晕眼花较甚，加枸杞子、山茱萸、珍珠母养精血、濡清窍；心悸少寐，加酸枣仁、柏子仁、夜交藤养心安神；若见五心烦热，或颧红潮热，咽干口燥，舌红少苔者，加龟板、知母、地骨皮、白薇养阴清热。③

（4）归芪两地汤　当归 15 克、黄芪 20 克、生地黄 15 克、白芍 15 克、地骨皮 10 克、玄参 12 克、麦冬 20 克、沙参 15 克、香附 12 克、银柴胡 12 克、焦山楂 10 克、焦麦芽 10 克、焦神曲 10 克、阿胶（烊化）10 克。随症加减：伴两胁胀满，情志郁闷者，加柴胡 12 克、橘皮 10 克；伴手术切口感染者，加连翘 30 克、蒲公英 20 克；伴乳房胀痛，乳汁不下者，加路路通 12 克、王不留行 12 克。临床观察：刘春龙等用上方加减治疗 48 例产后阴虚发热患者，痊愈 38 例，有效 8 例，无效 2 例，总有效率为 95.8%。④

（5）补中益气汤加减　黄芪 30 克、白术 10 克、陈皮 5 克、升麻 5 克、柴胡 10 克、党参 30 克、当归 10 克、炙甘草 3 克。随症加减：兼外感风寒，加防风 10 克、钩藤 10 克；脾虚湿聚肢体浮肿，重用白术 20～30 克；兼肝郁气滞，瘀血停留，加桃仁 10 克、枳壳 10 克。临床观察：谢妙兴上方加减治疗 32 例剖宫产术后发热患者，全部退至正常体温。其中 16 例服 1～2 剂治愈，12 例服 3～6 剂治愈，4 例服 8 剂治愈。⑤

（6）增损四物汤（《济生方》）　当归 6 克、白芍 6 克、川芎 6 克、炮姜 6 克、人参 6 克、炙甘草 3 克。补气养血，行气和血。⑥

（7）地骨皮饮（《医宗金鉴》）　生地黄 15 克、当归 9 克、白芍 9 克、川芎 3 克、牡丹皮 9 克、地骨皮 9 克。⑦

4.血瘀发热型　以午后明显或夜间热甚为主，或伴口干不欲饮，或面色暗黑，或少腹痛、腹胀拒按，或恶露淋沥不尽，紫暗有血块，舌质紫暗或有瘀斑瘀点，脉弦涩。治宜活血化瘀。

（1）桃红四物汤加减　桃仁 6 克、红花 10 克、熟地黄 12 克、当归 15 克、川芎 15 克、白芍 10 克。随症加减：恶露不尽者，加益母草 15 克、地榆炭 10 克；腹痛明显者，加延胡索 10 克、蒲黄 6 克、五灵脂 6 克；腹胀者，加木香 10 克、香附 10 克。⑧

（2）生化汤加减　当归 30 克、川芎 10 克、桃仁 10 克、益母草 20 克、丹参 20 克、牡丹皮 10 克、七叶一枝花 10 克、炮姜 6 克、甘草 6 克。随症加减：若恶露已行而腹微痛者，可将桃仁减去；若小腹冷痛甚者，可加肉桂以温经散寒；若瘀滞较甚或腹痛剧烈者，可加延胡索、五灵脂、蒲黄等以祛瘀止痛；若气滞明显者，加乌药、香附、木香等以理气止痛。临床观察：印贤琴等将 178 例血瘀型产后发热患者随机为观察组和对照组各 89 例。对照组予物理降温、补液等基础治疗，并根据细菌培养结果采用合适的抗菌药物；观察组在对照组的基

① 李淑荣,等.辨治产后发热的经验[J].中医临床研究,2016,8(25)：77-78.
② 董保芝,等.加减一贯煎治疗产后发热[J].浙江中医学院学报,2004(4)：46.
③ 刘敏如.中医妇科学[M].长沙：湖南科学技术出版社,2003：198.
④ 刘春龙,等.归芪两地汤治疗产后阴虚发热 48 例[J].北京中医药大学学报,2001(1)：20.
⑤ 谢妙兴.补中益气汤治疗剖腹产后发热(附 32 例分析)[J].实用医学杂志,1992(6)：25-26.
⑥ 钱伯煊.女科方萃[M].北京：人民卫生出版社,1986：183.
⑦ 钱伯煊.女科方萃[M].北京：人民卫生出版社,1986：184.
⑧ 李淑荣,等.辨治产后发热的经验[J].中医临床研究,2016,8(25)：77-78.

础上加用生化汤加减,每日 1 剂,分早晚 2 次服用。两组疗程均为 5 天。结果:观察组总有效率(94.38%)显著高于对照组(82.02%),两组差异有统计学意义($P<0.05$);两组患者治疗 1、3、5 天后的白细胞计数均较治疗前显著下降,且观察组下降幅度显著大于对照组同期,两组差异有统计学意义($P<0.05$);两组患者治疗 1、3、5 天后的体温降至正常例数组内比较,差异均有统计学意义($P<0.05$),且观察组体温降至正常例数显著多于对照组同期,两组差异有统计学意义($P<0.05$);两组患者治疗后的血浆黏度、红细胞沉降率、纤维蛋白原水平均较治疗前显著下降,且观察组显著低于对照组,两组差异均有统计学意义(均 $P<0.05$)。两组治疗期间均未见明显不良反应。[①]

(3) 桃红消瘀汤加味 桃仁、红花、当归尾、丹参、川牛膝、乳香、蕺菜。随症加减:若因寒凝血瘀,腹部冷痛,畏寒肢冷,加艾叶、炮姜或细辛、肉桂温经散寒、通经和脉;若因气滞血瘀,胁腹胀痛,加香附、枳壳或延胡索、川楝行气化瘀、调畅气血;气虚血滞,心悸气短者,加人参、黄芪补气行血。[②]

经 验 方

1. 通用加减方 泽兰叶 10～15 克、荆芥 10 克、秦艽 10 克、炮姜炭 6 克。随症加减:因感染邪毒而发,加金银花 30 克、赤芍 15 克、紫丹参 15 克、细生地黄 10 克、薄荷 6 克;大便未解,加火麻仁 30 克;纳差,加焦山楂 30 克、陈皮 30 克、青蒿梗 15 克;瘀血,加王不留行 30 克、桃仁 10 克、益母草 10 克;外感风寒,加金银花 30 克、海桐皮 30 克、焦山楂 15 克、薄荷 6 克;感受湿热,加海桐皮 30 克、益元散 30 克、焦山楂 15 克、荷梗 10 克、炒当归 10 克;失眠,加酸枣仁 12 克、夜交藤 12 克;气滞腹痛不止,加延胡索 10 克、香橼 10 克、沉香 10 克;发热甚,加金银花 15 克、连翘 15 克、紫花地

丁 10 克;寒热往来,加柴胡 10 克、黄芩 10 克、半夏 10 克、生姜 6 克。每日 1 剂,水煎煮 2 次,将两煎药液混合均匀分 2 次服。[③]

2. 卓雨农经验方 (1) 外感证,方用银翘散(《温病条辨》):金银花 15 克、连翘 9 克、竹叶 9 克、荆芥 9 克、牛蒡子 12 克、淡豆豉 10 克、薄荷 6 克、桔梗 6 克、芦根 12 克、甘草 3 克。随症加减:若头痛身痛,恶寒发热,腰背酸楚,口干不渴,可用荆防双解散(自制方)加减:荆芥 9 克、防风 4.5 克、桑枝 15 克、淡豆豉 10 克、黄芩 9 克;若见头痛发冷,心烦,无汗,不忌食,苔白薄,舌淡,脉浮而数,可用加味栀豉汤(自制方)加减:荆芥 9 克、桔梗 6 克、淡豆豉 9 克、焦栀子 10 克、枳壳 4.5 克。(2) 血热证,方用两地汤(《傅青主女科》)加减:生地黄 18 克、地骨皮 9 克、玄参 9 克、牡丹皮 6 克、白芍 12 克、淡竹叶 9 克、天花粉 9 克、芦根 12 克。随症加减:如高热不解,口干心烦,面赤肤热,恶露呈脓样有铁臭味,便秘尿黄,脉洪数,可用加减青蒿鳖甲汤加减(自制方):青蒿 9 克、鳖甲 9 克、生地黄 9 克、牡丹皮 9 克、麦冬 12 克、茯神 15 克等;若产妇发热数日,口干唇燥,舌红,苔黄乏液,面赤心烦,脉大而数或洪大数,为血大热证,治用四物汤(《医宗金鉴》)加减:当归 6 克、川芎 4.5 克、生地黄 12 克、黄连 6 克、黄芩 9 克、黄柏 12 克、芍药 12 克。热过甚者,可加芦根 12 克,心烦甚者可加莲子心 6 克,恶露骤然停滞者加桃仁 6 克、通草 6 克。(3) 血虚证,方用人参当归汤(《太平惠民和剂局方》):人参 9 克(或党参 30 克)、当归 6 克、生地黄 12 克、白芍 12 克、麦冬 9 克、地骨皮 9 克、制首乌 12 克、炙甘草 3 克。随症加减:若产后发热数日,午后尤甚,肤热颧红,手心发热,心烦不安,舌质红,苔薄黄而干,脉细数,加青蒿 9 克、鳖甲 9 克、牡丹皮 9 克;若产前身体素弱,产后潮热加剧,面热颧赤,手足心热,口唇干燥,舌红苔黄,脉虚数,宜加百部 9 克、枇杷叶 15 克、浙贝母 9 克;若患者不思饮食,舌上无苔,舌质淡红,加生谷

① 印贤琴,等.生化汤加减联合抗菌药物治疗血瘀型产后发热的临床观察[J].中国药房,2016,27(14):1966-1968.
② 刘敏如.中医妇科学[M].长沙:湖南科学技术出版社,2003:198.
③ 肖国仕,等.妇科病诊疗手册[M].郑州:河南科学技术出版社,2019:272.

芽15克、知母9克;血虚失荣,阴虚内燥,久则肝肾亏虚,可见自汗盗汗,若有喘咳,很容易发展为虚劳,血虚木火刑金,金虚不能生水,相互影响,治以六味地黄汤;中气虚者,可用四君子汤加麦冬9克、五味子3克。(4)血瘀证,方用桃红消瘀汤(自制方):丹参12克、土牛膝6克、当归尾6克、桃仁3克、红花3克、乳香6克、鱼腥草9克。随症加减:若患者产后伴腹痛,兼血寒者,可加用炮姜3克、艾叶9克、牡丹皮9克、益母草9克、茜草4.5克。[1]

3. **产后外感发热方(龚志贤经验方)** 川芎12克、泡参18克、炙甘草6克、当归10克、柴胡12克、法半夏10克、陈皮10克、大枣10克、生姜10克、黄芩10克、艾叶6克。随症加减:伤风者,加炒荆芥10克、防风10克;伤寒者,加紫苏叶10克;恶露不尽者,去大枣,加益母草25克、醋炒香附12克;纳差者,加谷芽30克。[2]

4. **感染邪毒证针法** 关元、中极、维胞、阴陵泉、曲池、合谷。操作要点:① 关元、中极直刺,针深1～1.5寸,施捻转泻法;② 维胞直刺,深1.5寸,施捻转泻法;③ 阴陵泉、曲池、合谷均直刺,进针1～2寸,施提插捻转泻法。每次留针30分钟,行针3次,每日1～2次。[3]

5. **耳针法1** 选穴子宫、肝、下屏尖、神门、卵巢、肾上腺、内分泌、肺、外生殖器。若外感选加内鼻、外鼻、咽喉、额。操作要点:局部皮肤常规消毒,用0.5～1寸毫针刺之,每日取4～6穴,用提插捻转泻法。每日1～2次,每次留针1～2小时.病愈则止。或用埋针、埋豆法。

6. **针灸法** (1)外感风寒证针法:选穴列缺、合谷、风门、风池、三阴交、血海。操作要点:① 列缺向腕关节方向成45°角斜刺,进针0.5～1寸,施捻转泻法;② 合谷直刺,深1～1.5寸,施捻转平补平泻法;③ 风门向脊柱方向斜刺,进针0.5寸,施捻转泻法;④ 风池向对侧眼眶下缘方向进针,深

0.5～1寸,施捻转泻法;⑤ 三阴交、血海均直刺深1～2寸,施捻转平补平泻手法。每次留针30分钟,行针3次,每日1次。(2)外感风热证针法:选穴大椎、曲池、合谷、外关、鱼际、血海、三阴交。操作要点:① 大椎、曲池、合谷、外关、鱼际均浅刺,施捻转泻法;② 三阴交、血海施捻转平补平泻法。每次留针30分钟,行针3次,每日1次。(3)外感暑湿证针法:选穴合谷、鱼际、血海、三阴交、曲泽、委中、阴陵泉、足三里。操作要点:① 合谷、鱼际、曲泽、委中、阴陵泉、足三里均施捻转泻法,其中合谷、鱼际均浅刺,曲泽、委中用三棱针点刺出血;② 三阴交、血海施捻转平补平泻法。每次留针30分钟,行针3次,每日1次。(4)瘀血内停证针法:选穴中极、气海、行间、血海、合谷、三阴交、归来。操作要点:① 气海直刺,中极向耻骨联合方向斜刺,针刺1～1.5寸,施捻转泻法;② 行间直刺,深0.5寸,血海直刺深1～2寸,均施捻转提插泻法;③ 合谷直刺,深1～1.5寸,施捻转泻法;④ 三阴交、归来,施捻转泻法。每次留针30分钟,行针3次,每日1次。(5)血虚证针法:气海、关元、中极、膈俞、血海、足三里、三阴交。操作要点:针刺提插补法,可配合艾灸。每次留针30分钟,行针3次,艾灸每次15分钟,以温热舒适感为度,均每日1次。[4]

7. **中药灌肠方1** 黄芪30克、桂枝30克、白芍30克、生姜30克、大枣30克、赤芍30克、丹参30克、桃仁30克。操作要点:上药以2000毫升水煎取汁置于熏蒸仪中,熏蒸全身。熏蒸后可辅以刮痧治疗,病愈则止。适宜于外感风寒证及血瘀证。注意事项:一般将蒸汽温度控制在43℃～45℃,时间设定在30分钟。熏蒸前后嘱患者适量饮水。血虚证者禁用。[5]

8. **中药浴足** 荆芥30克、防风30克、紫苏叶30克、陈艾叶30克、葱白30克、生姜30克。操作要点:将上药3000毫升水煎取汁,倒入浴盆中,

---

① 曾倩.川派中医药名家系列丛书·卓雨农[M].北京:中国中医药出版社,2018:82-84.
② 田丰玮,等.龚志贤[M].北京:中国中医药出版社,2018:69-70.
③ 谢萍.中医妇科外治法[M].成都:四川科学技术出版社,2018:209.
④ 谢萍.中医妇科外治法[M].成都:四川科学技术出版社,2018:210.
⑤ 谢萍.中医妇科外治法[M].成都:四川科学技术出版社,2018:211.

先熏双足心,待温度适宜时再洗浴双足,并浸泡10～15分钟。每天1剂,每天2～3次,病愈则止。适宜于外感风寒证。①

9. 熨烫 桂枝30克、竹叶15克、白薇15克、栀子15克、黄连15克、赤芍20克、黄芩20克、丹参20克。操作要点:将上药共研为粗末,分装在2个纱布袋内,略洒白酒,放锅内蒸半小时,取出后放置至温度适合皮肤温度时,放在双侧涌泉及神阙,每日1次,每次20～30分钟。病愈则止。②

10. 补中益气汤 黄芪15克、党参15克、炙甘草15克、白术10克、当归10克、陈皮6克、升麻6克、柴胡12克、生姜9克、大枣5枚。彭小凤等将60例产后发热患者随机分对照组和治疗组各30例。两组均予常规治疗,即每天采用温水酒精擦拭进行物理降温。在此基础上对照组予抗生素注射治疗,即头孢菌素类＋硝基咪唑类合成抗菌药物静注。治疗组则在常规治疗基础上加用补中益气汤治疗。结果:治疗后,治疗组的白细胞计数和退热时间均显著低于对照组水平,组间差异有统计学意义($P<0.05$);治疗组产妇中有1例出现轻微腹泻,对照组中有3例腹泻、2例头晕;治疗组产妇不良反应发生率和婴儿不适反应发生率均显著低于对照组水平,组间差异有统计学意义($P<0.05$)。③

11. 柴胡生化汤 柴胡10克、黄芩10克、川芎10克、当归20克、桃仁10克、炮姜6克、益母草15克、炙甘草6克。1日1剂,水煎服。李伟等将100例产后发热患者随机分为观察组和对照组各50例。对照组采用常规处理及抗生素控制感染治疗,观察组在对照组基础上采用柴胡生化汤治疗。结果:观察组的总有效率为94.0%,明显高于对照组的80.0%,两组比较差异有统计学意义($P<0.05$)。④

12. 武权生经验方 先用自拟湿热瘀阻慢盆方加减以祛标,后用自拟黄芪桂枝五物汤以固本培元。湿热瘀阻慢盆方:金银花、天葵子、荆芥、黄芩、黄柏、柴胡、赤芍、大黄、牡丹皮、桃仁、冬瓜仁、红藤、败酱草、生白术、茯苓、藿香、枳实、厚朴、薏苡仁、益母草、生甘草。此方连服6剂,为祛湿热邪毒标证之方,若体温下降至正常,当立即停药,不可多服。后用黄芪桂枝五物汤加减:当归、熟地黄、党参、炒白术、炙甘草、炙黄芪、大枣、枸杞子、鹿角霜、续断、巴戟天、菟丝子、陈皮。此方连服7剂,服后症减者可守方继进。⑤

13. 银翘散合生化汤 金银花15克、连翘15克、荆芥穗10克、防风10克、薄荷6克、桔梗(后下)10克、淡竹叶10克、芦根10克、当归10克、川芎10克、桃仁10克、炮姜6克、炙甘草6克。⑥

14. 生化汤加减 当归20克、白芍20克、川芎6克、桃仁10克、益母草15克、紫草10克、五灵脂(醋炙)10克、蒲黄炭10克、炮姜3克、炙甘草3克。随症加减:兼有外感者,加荆芥10克、防风10克、柴胡10克;兼有血瘀者,加丹参10克、牡丹皮10克;邪毒内盛者,加败酱草15克、红藤15克、黄柏10克、金银花10克、连翘10克;兼有阴虚者,加生地黄15克、地骨皮15克。陈梅竹将120例剖宫产术后发热患者随机分为中药组和对照组各60例。中药组采用生化汤加减治疗,对照组使用抗生素治疗。观察两组疗效。结果:中药组疗效优于对照组,两组差异有统计学意义($P<0.05$)。⑦

15. 韩百灵经验方 (1)阴血虚型产后发热,药用生地黄、白芍、麦冬、熟地黄、知母、地骨皮、甘草、青蒿、牡蛎、龟板。(2)瘀血型产后发热,药用川芎、当归、桃仁、炮姜、炙甘草、牛膝、红花。(3)外感型产后发热,① 外感风寒,药用杏仁、苏叶、当归、熟地黄、川芎、白芍;② 外感风热,药用金银

①～② 谢萍.中医妇科外治法[M].成都:四川科学技术出版社,2018:211.
③ 彭小凤,等.补中益气汤治疗产后发热无需中断母乳喂养的临床研究[J].实用中西医结合临床,2017,17(3):127-128.
④ 李伟,等.柴胡生化汤治疗产后发热的临床疗效探讨[J].中国医药指南,2017,15(19):196-197.
⑤ 丛植苡,等.武权生教授辨证治疗产后发热经验撷菁[J].中医临床研究,2017,9(28):61-62.
⑥ 朱月.朱颖教授运用银翘散合生化汤加减治疗外感夹瘀型产后发热经验[J].现代中医药,2014,34(1):9-10.
⑦ 陈梅竹.生化汤加减治疗剖宫产术后发热的临床观察[J].吉林医学,2013,34(27):506.

花、连翘、豆豉、牛蒡子、桔梗、薄荷、竹叶、荆芥穗、甘草。(4)脾虚停食型产后发热,药用木香、砂仁、党参、白术、茯苓、陈皮、半夏、甘草。[1]

16. 刘云鹏经验方 (1)正虚邪实,治宜和解少阳,方用小柴胡汤增损:柴胡9克、黄芩9克、党参9克、半夏9克、甘草3克、生姜9克、大枣9克。随症加减:胸胁乳房痛甚,加郁金12克、香附12克;恶寒甚则,加荆芥9克、防风9克;热势甚,加金银花15克、蒲公英15克;血虚腹痛,加白芍15~24克;血瘀腹痛,恶露不净者,加蒲黄炭9克、五灵脂12克、益母草15~30克。(2)内外湿热,治宜表里分消,方用黄芩滑石汤化裁:豆蔻仁6克、黄芩9克、茯苓皮15克、猪苓9克、通草6克、竹叶9克、滑石30克、大腹皮9克。随症加减:恶寒甚,加荆芥9克、防风9克、藿香9克;身痛,加防己15克、薏苡仁15克;发热重,加淡竹叶9克、黄连9克。(3)瘀热互结,治宜泻热化瘀,方用自拟半夏汤加味:半夏9克、黄芩9克、黄连6克、杏仁9克、陈皮9克、郁金9克、厚朴9克、当归24克、川芎9克、桃仁9克、蒲黄9克、益母草15克。随症加减:兼恶寒、头痛、鼻塞,可加柴胡9克、紫苏叶9克、荆芥9克;热甚伤津,舌红口渴,加石斛15克、玉竹2克、天花粉12克;心慌气短,舌淡脉弱者,酌减厚朴、陈皮,再加党参15克、甘草6克;兼食积纳呆者,加焦山楂12克;大便秘者,加大黄9克;恶露已尽,无腹痛等瘀血证候者,去当归、川芎、桃仁、益母草等。[2]

17. 四物汤加减 当归25克、川芎10克、赤芍15克、熟地黄15克。随症加减:感染邪毒型,加金银花15克、葛根15克、连翘15克、桃仁10克、枳壳10克,改熟地黄为生地黄;外感型,若外感风寒加荆芥15克、防风10克。若外感风热,加金银花15克、连翘15克、牛蒡子10克、桔梗10克。若外感暑热,加西洋参15克、麦冬15克、知母15克;血虚型,加黄芪20克、云茯苓15克、地骨皮15克;血瘀型,加益母草20克、桃仁10克、枳壳10克、牡丹皮10克。刘莉萍应用四物汤加减治疗200例产后发热患者。感染邪毒型治愈8例,余4例患者壮热不退,神昏谵语,配合使用清开灵注射液或炎琥宁注射液等痊愈。外感型56例、血虚型63例、血瘀型67例均用四物汤加减治疗而痊愈。[3]

18. 徐荣斋经验方 (1)实证,① 产后感染,方用清瘟败毒散。随症加减:高热不退,加大青叶、黄连;抽搐不止,加钩藤、地龙;衄血、吐血,加牡丹皮、紫草;腹痛、恶露不畅,去玄参、知母,加泽兰、赤芍。如见热入营血分症状及脉舌,按照温病热入营血分治法。② 风寒感冒,方用四物汤去生地黄,加玉竹、柴胡、荆芥、苏梗、葱白。③ 伤食,方用异功散去甘草,加山楂、焦曲、川厚朴、生姜。④ 瘀血,方用生化汤加丹参、红花、制香附、益母草。(2)虚证,① 气虚发热,方用补中益气汤加减。随症加减:如气血两虚又伴见虚烦,用当归补血汤合甘麦大枣汤加党参;脾胃虚弱,食不知味,肢重乏力,易觉疲劳,烦热而口不渴,咽干而不欲饮,脉虚数或不数,舌质淡红,用益胃升阳汤加减。② 血虚发热,方用圣愈汤加地骨皮。随症加减:食欲不振,加神曲、荷叶;常以上方再加乌梅干2个、红枣5枚,对退热进食效果较好;如食欲较好的血虚发热患者,常用八珍汤加黄芪、地骨皮、枸杞子、山茱萸、柴胡、红枣,颇有疗效,方中川芎3克、柴胡6克、熟地黄24克,余药使用一般用量。[4]

19. 三仁汤加减 杏仁10克、白豆蔻6克、薏苡仁30克、滑石10克、蒲公英15克、鱼腥草15克、生黄芪6~15克、当归12克、川芎6克。随症加减:气虚甚,加党参;阴血虚,加麦冬;兼外感,加荆芥、防风;纳少乳汁分泌不足,加生麦芽、王不留行;大便黏腻不爽,加莱菔子。每日1剂,水煎取汁200毫升,早晚各服100毫升。张长花采用

① 韩延华.韩百灵百年百名妇科专家[M].北京:中国中医药出版社,2013:108-110.
② 刘云鹏.刘云鹏百名中医临床家[M].北京:中国中医药出版社,2013:126-133.
③ 刘莉萍.四物汤加减治疗产后发热200例临床分析[J].中医临床研究,2011,3(22):35.
④ 徐荣斋.妇科知要[M].北京:中国中医药出版社,2011:72-73.

上方加减治疗 36 例湿热型产后发热患者(治疗组),并与抗感染及对症治疗的 18 例对照观察(对照组)。两组均连续治疗 3 天后统计疗效。结果：两组的总有效率比较差异有统计学意义($P <$ 0.05)，治疗组优于对照组。①

20. 夏桂成经验方 (1)产褥感染，1)血瘀发热证，方用清解生化汤：当归 15 克、益母草 15 克、川芎 6 克、炮姜 6 克、桃仁 9 克、山楂 9 克、炙甘草 5 克、金银花 10 克、连翘 10 克、败酱草 15 克、贯众 9 克。随症加减：寒热往来者，加柴胡 10 克、黄芩 12 克、生姜 3 片、大枣 3 枚、赤芍 9 克、牡丹皮 9 克；胎盘胎膜残留引起感染者，加川牛膝 10 克、瞿麦 9 克、冬葵子 9 克；纳谷不馨，苔厚腻者，加红藤 15 克、薏苡仁 10 克、制苍术 10 克。2)火毒发热证，① 初期：邪热火毒证，方用五味消毒饮(《医宗金鉴》)加味：蒲公英 15 克、金银花 15 克、净连翘 15 克、野菊花 15 克、紫花地丁 15 克、败酱草 15 克、当归 10 克、赤芍 10 克、山楂 10 克、制乳没各 6 克、大黄(后下)6 克。② 中期：热毒入营证，方用清营汤(《温病条辨》)加减：连翘 15 克、金银花 15 克、生地黄 10 克、牡丹皮 10 克、当归 10 克、赤芍 10 克、山楂 10 克、大青叶 15 克、益母草 15 克、玄参 10 克、红藤 30 克、败酱草 30 克、大黄(后下)6 克、生薏苡仁 15 克。随症加减：恶露过多者，加地榆 10 克、槐花 10 克；小腹疼痛剧烈者，加制乳没各 6 克、延胡索 10 克；热度过高，神志不清者，加服安宫牛黄丸或紫雪丹，同时应采取输液、输血等扶正措施。逆传心包证，方用犀角地黄汤(《千金要方》)加减：水牛角(另煎)15 克、牡丹皮 15 克、带心连翘 15 克、金银花 15 克、牛黄 3 克、板蓝根 15 克、生地黄 10 克、黄芪 10 克、升麻 5 克、五灵脂 10 克、败酱草 30 克。随症加减：高热神昏者，加服安宫牛黄丸，每次 1 粒，每日 2 次，或加服紫雪丹，每次 3 克，每日 2 次；大便秘结，恶露臭秽者，加大黄(后下)6~9 克、玄明粉(冲)10 克。③ 晚期：脓瘀证，方用大黄牡丹汤合薏苡附子败酱散

(《金匮要略》)：大黄 9 克、牡丹皮 10 克、桃仁 10 克、赤芍 10 克、薏苡仁 15 克、败酱草 15 克、山楂 10 克、炙甲片(先煎)9 克、制乳没 6 克、皂角刺 6 克、桔梗 9 克、益母草 15 克。随症加减：腹胀矢气，大便偏溏者，去大黄、桃仁，加煨木香 5 克、六曲 10 克、五灵脂 9 克、茯苓 15 克；发热时轻时重，苔黄腻者，加红藤 15 克、蒲公英 15 克。(2)产后血虚发热，1)血虚气浮证，方用八珍汤(《正体类要》)加减：当归 10 克、白芍 10 克、熟地黄 10 克、白术 10 克、党参 10 克、茯苓 10 克、炙甘草 5 克、黄芪 15 克、炮姜 3 克。随症加减：脾胃虚弱，大便溏泄者，加砂仁(后下)5 克、六曲 10 克；失眠明显者，加炒酸枣仁 6 克、合欢皮 10 克、炙远志 5 克；恶露臭秽，小腹隐痛明显者，加败酱草 15 克、广木香 6 克、延胡索 10 克。2)血虚火旺证，方用一阴煎(《景岳全书》)加减：生熟地黄各 9~15 克、白芍 10 克、麦冬 6 克、炙甘草 3 克、怀牛膝 4.5 克、丹参 6 克、青蒿 9 克、炙龟甲(先煎)10 克、炒牡丹皮 10 克。随症加减：心悸失眠者，加夜交藤 15 克、炒酸枣仁 6 克、青龙齿(先煎)10 克；神疲乏力者，加太子参 15 克、黄芪 15 克、陈皮 6 克；恶露臭秽，小腹作痛，舌苔黄腻者，加红藤 15 克、败酱草 15 克、炒黄柏 9 克、延胡索 10 克。②

21. 体针法 取穴关元、中极、维胞、阴陵泉、曲池、合谷。施用泻法，每日 1~2 次，留针 30 分钟。③

22. 耳针法 2 取穴子宫、卵巢、外生殖器、神门。可埋针。④

23. 中药灌肠方 2 丹参 30 克、鸡血藤 30 克、桃仁 20 克、红花 20 克、三棱 20 克、莪术 20 克、五灵脂 15 克、蒲黄 15 克、红藤 25 克、金银花 25 克、败酱草 25 克。上药浓煎至 100 毫升，保留灌肠，每日 1 次。⑤

24. 桂枝茯苓丸加味 桂枝 20 克、茯苓 20 克、桃仁 12 克、牡丹皮 18 克、芍药 18 克、当归 15 克、川芎 15 克、熟地黄 12 克、栀子 15 克、地骨皮

① 张长花.三仁汤加减治疗湿热型产后发热 36 例临床观察[J].河北中医,2009,31(2):233,249.
② 夏桂成.夏桂成实用中医妇科学[M].北京:中国中医药出版社,2009:443 - 450.
③~⑤ 夏桂成.夏桂成实用中医妇科学[M].北京:中国中医药出版社,2009:447.

15克、甘草3克。随症加减：外感发热，去熟地黄，加荆芥18克、防风18克、白芷18克；血瘀发热，加酒大黄5克；兼便秘，加火麻仁12克、枳实12克；血虚发热，加阿胶（烊化）10克、黄芪30克。周俊文以上方加减治疗48例产后发热患者，服2剂痊愈6例，服4剂痊愈10例，服5剂痊愈14例，服6剂痊愈15例，无效3例转上级医院治疗。平均服药4.79剂，治愈率为93.75%。[①]

25. **孟维礼经验方** (1) 外感发热，方用小柴胡汤（《伤寒论》）加味：荆芥穗15克、当归10克、柴胡10克、黄芩15克、人参6克、炙甘草5克、生姜3克、大枣3枚。(2) 风热遏卫，方用银翘散（《温病条辨》）加减：金银花15克、连翘10克、竹叶6克、荆芥穗6克、牛蒡子10克、薄荷6克、桔梗6克、淡豆豉10克、甘草5克、芦根10克、生石膏30克、知母10克。(3) 伤食发热，方用柴平煎（《增补内经拾遗方论》）加减：柴胡6克、苍术10克、厚朴10克、陈皮10克、半夏10克、紫苏10克、黄芩10克、枳实10克、大黄3克、姜枣为引。(4) 瘀血发热，方用生化汤（《傅青主女科》）加减：当归10克、川芎6克、桃仁6克、炮姜10克、炙甘草5克、牛膝10克、丹参15克、黄酒、童便为引。(5) 血虚发热，方用地骨皮饮（《和剂局方》）加减：生地黄15克、当归10克、川芎10克、白芍15克、地骨皮15克、牡丹皮10克、桑寄生15克、首乌10克、青蒿10克。或方用十全大补汤（《和剂局方》）加减：人参10克、柴胡6克、黄芪15克、白术6克、茯苓10克、甘草5克、肉桂6克、当归10克、川芎6克、白芍15克、熟地黄15克。(6) 蒸乳发热，方用祖传经验方"瓜蒌佛手汤"加减：全瓜蒌20克、当归15克、川芎10克，黄酒、童便引。(7) 实火发热，方用祖传经验方"解热承气汤"加减：大黄6克、厚朴10克、当归10克、枳实10克、薄荷4.5克、玄参20克、炙甘草5克、水牛角10克。[②]

26. **祝谌予经验方** 产褥热：轻者用荆防双解散（黑芥穗、防风、桑枝、紫苏梗、竹叶、荠菜），同时加血分药如牡丹皮、生地黄、茅根。重者用银花戢菜饮加味（金银花30克、鱼腥草30克、黑芥穗9克、土茯苓15～30克、甘草15～30克、连翘9～15克、赤芍9克、枳壳9克、牡丹皮9克、白茅根30克）。外感初始时还可加芦根30克。[③]

27. **小柴胡汤合生化汤** 柴胡、党参、半夏、黄芩、当归、川芎、桃仁、炙甘草、生姜、大枣。随症加减：夏季暑湿偏重者，加藿香、佩兰；冬季，加荆芥、防风、紫苏叶；春秋季，加金银花、连翘、薄荷；体温在40℃以上且血象明显偏高者，加大青叶、蒲公英、紫花地丁。体温在40℃以下者，每日1剂，2次分服，体温在40℃以上者，每日2剂，4次分服，每剂药煎煮20分钟，两煎药混合后分次服用。赵英明用上方加减治疗28例产后发热患者，自服用中药时间起12小时退热9例，24小时退热15例，48小时退热4例。[④]

28. **清化汤** 艾叶5克、薏苡仁30克、柴胡10克、泽兰10克、桃仁10克、枳壳10克、青蒿20克、地骨皮20克。随症加减：感染邪毒，加白花蛇舌草、败酱草、生大黄；血瘀重，加丹参、益母草；外感，加荆芥、防风、藿香；血虚，加黄芪、当归、炒白术。张惺荣用上方加减治疗112例产后发热患者，痊愈（体温正常，症状消失，血降正常，B超宫内无残留）98例，好转（体温有所下降，症状改善，精神好转）10例，无效（体温、症状均无变化）4例。[⑤]

29. **蔡小荪经验方** (1) 产褥期内出现以发热为主症者，治宜清热解毒、凉血化瘀，药用连翘9克、葛根6克、柴胡6克、枳壳9克、当归9克、赤芍9克、生地黄9克、红花6克、桃仁6克、甘草3克。(2) 产后体虚外感时邪，治宜清宣解表、和营退热，药用青蒿梗9克、川厚朴6克、藿梗9克、焦薏苡仁12克、香薷6克、栀子9克、赤芍9克、茯

---

① 周俊文.桂枝茯苓丸加味治疗产后发热48例疗效观察[J].四川中医,2008,26(2)：79.
② 孟国栋,等.孟维礼中医世家经验辑要[M].西安：陕西科学技术出版社,2004：149－154.
③ 祝肇刚.祝谌予临床经验辑要[M].北京：中国医药科技出版社,2003：183.
④ 赵英明.小柴胡汤合生化汤治疗产后发热附28例临床观察[J].天津中医,2002,19(6)：58.
⑤ 张惺荣.清化汤治疗产后发热112例[J].四川中医,2000,18(7)：38.

苓 9 克、荷梗 9 克。(3) 盛夏产后恶露不绝、瘀积化热,治宜活血化瘀、解毒清热,药用炒当归 12 克、赤芍 9 克、牡丹皮 9 克、怀牛膝 9 克、桔梗 6 克、荆芥穗 6 克、郁金 9 克、益母草 9 克、鲜藿梗 12 克、鲜荷梗 9 克、葱白 6 克。(4) 蒸乳发热,治宜活血疏络、通乳清热,药用全瓜蒌 9 克、白芷 9 克、通草 6 克、蒲公英 9 克、漏芦 6 克、王不留行 9 克、车前子 9 克。(5) 血虚发热,治宜补益气血、和营清热,药用党参 9 克、当归 9 克、白芍 9 克、熟地黄 9 克、白术 9 克、茯苓 9 克、五味子 6 克、陈皮 6 克、生姜 3 片、大枣 7 枚。随症加减:失血过多者,加阿胶、龟板胶;下腹坠者,加柴胡、升麻;汗出不止者,加浮小麦、牡蛎;血虚伤阴便秘者,加生地黄、瓜蒌仁、黑芝麻。[1]

30. **五物汤加味** 党参 15 克、当归 15 克、川芎 15 克、白芍 15 克、炙甘草 15 克。随症加减:风寒袭表者,有汗加桂枝 12 克,无汗加麻黄 6 克,往来寒热加柴胡 12 克,头痛加藁本 12 克,口渴加花粉 12 克、淡竹叶 6 克;气血虚,加黄芪 30~50 克、地骨皮 15 克、鳖甲 15 克;卫阳不固、产道不洁等,邪毒侵入者,加金银花 30 克、鱼腥草 30 克、土茯苓 30 克;伤食者,加焦山楂 15 克、建曲 15 克;血瘀者,加丹参 15 克、益母草 15 克、红花 6 克;恶露少而腹痛者,加牡丹皮 12 克、桃仁 10 克。孙元乐以上方加减治疗 186 例产后发热患者,均治愈(热退,其他症状、体征消失),其中服药 2 剂愈者 75 例,4 剂愈者 58 例,6 剂愈者 48 例,7 剂愈者 5 剂。[2]

31. **姚寓晨经验方** 产褥热专病专方:细川黄连 6 克、水牛角(磨冲)12 克、京玄参 2 克、紫丹参 15 克、大青叶 30 克、败酱草 30 克、粉牡丹皮 12 克、鲜生地黄 15 克、失笑散(包煎)12 克、制川大黄 6 克、太子参 20 克。[3]

32. **黄从周经验方** (1) 风寒,药用太子参、生黄芪、炒白术、全当归、淡豆豉、荆芥穗、西秦艽、连翘壳、香白薇、新会皮、炒枳壳、苏桔梗、料豆衣、粉甘草等。随症加减:无汗者,加麻黄;表虚有汗或多者,可加桂枝、白芍、防风。(2) 风温,药用太子参、冬桑叶、杭菊花、连翘壳、济金银花、香白薇、焦栀子、瓜蒌皮、净蝉衣、双钩藤等。随症加减:无汗者,加薄荷、料豆衣;汗多伤津者,加麻黄根、浮小麦、生白芍、天麦冬等敛汗之品;如夹湿夹暑,又当芳香化湿,可用六一散、三仁汤等清暑化湿之品。(3) 血虚发热,药用当归身、夜交藤、墨旱莲、女贞子、粉牡丹皮、嫩白薇、香青蒿、野料豆、地骨皮、灵龟板、灵鳖甲、胡黄连、鳖血炒银柴胡等。随症加减:如症见阳随阴衰者,加党参、黄芪等品;血虚较甚者,用陈阿胶、龟板胶、肥玉竹等滋补阴血。(4) 血瘀发热,药用全当归、丹参、桃红、益母草、香白薇、瓜蒌皮、炒荆芥、双钩藤、生白芍、粉牡丹皮、炒茜草、炒小蓟等。瘀滞者用失笑散、花蕊石、震灵丹、熟茸炭等。(5) 食滞发热,药用焦白术、焦枳壳、焦谷芽、新会皮、西砂仁、炙鸡内金、云茯苓、连翘壳、双钩藤、香白薇等。(6) 蒸乳发热,药用石钟乳、漏芦、荆芥穗、炙甲片、通草、露蜂房、蒲公英、青防风、忍冬藤、路路通、王不留行子、生甘草等。若因儿夭折或其他原因自己不哺乳者,服用"回乳汤",则能乳回热退,"回乳汤"系黄从周老中医家传经验方,由焦建曲 30 克、焦麦芽 30 克、白糖 30 克组成,水煎服。[4]

33. **孙朗川经验方** (1) 感染邪毒发热,方用五味消毒饮酌加荆芥、连翘、牡丹皮、黄芩、栀子、赤芍、益母草、茵陈、薏苡仁、蒲黄、五灵脂等。随症加减:如见高热不恶寒,恶露臭秽,大便秘结者,可合用大黄牡丹皮汤(大黄、牡丹皮、桃仁、芒硝、冬瓜仁);如邪气入营,症见高热汗出烦躁,或见斑疹隐隐者,可用清营汤(玄参、麦冬、生地黄、金银花、连翘、竹叶、丹参、黄连、水牛角);并见神昏者,可合安宫牛黄丸或紫雪丹。(2) 外感发热,方用四物汤加紫苏叶、荆芥、防风、甘草。(3) 血瘀

① 蔡小苏.蔡小苏谈妇科病[M].上海:上海科技教育出版社,2000:106-107.
② 孙元乐.五物汤加味治疗产后发热 186 例[J].湖北中医杂志,1993,15(4):15.
③ 姚寓晨.姚寓晨女科证治选粹[M].南京:南京出版社,1992:53.
④ 黄孝周.黄从周治疗产后发热的经验[J].中医临床与保健,1990,2(1):23-24.

发热,方用生化汤加牡丹皮、丹参、益母草。(4)血虚发热,方用八珍汤去川芎加黄芪。(5)阴虚内热,方用加减一阴煎(生地黄、白芍、麦冬、熟地黄、知母、地骨皮、甘草)加青蒿、鳖甲。①

34. 孙一民经验方　苇根 18 克、桑叶 9 克、炒豆豉 9 克、炒栀子 6 克、黑芥穗 9 克、赤芍 9 克、醋柴胡 5 克、甘草 3 克、酒当归 9 克、酒川芎 6 克、泽兰 9 克、桃仁 9 克。②

35. 秦正生经验方　小荆芥 3～5 克(出血多者用荆芥炭)、泽兰叶 10～15 克、秦艽 5～10 克、炮姜炭 2～5 克。③

36. 裘笑梅经验方　(1)血虚发热,方用当归补血汤。若阴虚阳浮而潮热盗汗者,宜用一阴煎加青蒿、鳖甲。(2)感邪发热,方用四物汤为基本方,外感风寒引起发热者,加荆芥、防风、紫苏梗;外感风温引起发热者,加桑叶、薄荷、菊花;若营卫不和发热者,宜桂枝汤化裁。此外,临床有邪毒侵犯胞宫,血热互结,治以清热解毒为主,佐以活血散瘀。方用五味消毒饮加牡丹皮、赤芍、益母草、红藤、败酱草、大黄之类。(3)瘀血发热,方用生化汤去炮姜加山楂、金银花、红藤、连翘、牡丹皮、蒲公英之类。(4)伤食发热,方用香砂积术丸为主,若积食重者,加鸡内金曲、山楂之类。(5)蒸乳发热,方用瓜蒌散(瓜蒌、甘草、酒、生姜)加甲片、王不留行、通草之类,或用通乳散。④

37. 何子淮经验方　桂枝生化汤(祖传方):桂枝、炒白芍、炒荆芥、蔓荆子、炒当归、炒川芎、益母草、艾叶、炮姜、通草、炙甘草。⑤

38. 钱伯煊经验方　(1)血虚,方用白薇散加减:白薇 9 克、当归 12 克、甘草 6 克、干地黄 12 克、白芍 9 克、黑豆 12 克、生牡蛎 15 克。(2)劳伤,方用十全大补汤加减:白术 9 克、人参 6 克、黄芪 12 克、茯苓 12 克、甘草 6 克、熟地黄 12 克、当归 9 克、白芍 9 克、川芎 3 克、桂枝 6 克。(3)感寒,方用桂枝汤加味:桂枝 6 克、赤芍 9 克、炙甘草 6 克、生姜 6 克、大枣 4 枚、荆芥 6 克、酒淋黑豆 12 克。(4)邪毒,方用小柴胡汤加减:生甘草 6 克、柴胡 6 克、黄芩 6 克、清半夏 9 克、生姜 6 克、大枣 4 枚、牡丹皮 9 克、金银花 9 克、川楝子 9 克。随症加减:如热毒盛者,原方去柴胡、半夏、生姜、大枣,加生地黄 15 克、大青叶 15 克、蒲公英 15 克、败酱草 15 克以清营而解毒;如腹痛恶露少,上方加赤芍 9 克、桃仁 9 克、益母草 15 克以行瘀。⑥

中 成 药

1. 清开灵注射液　功效:清热解毒,镇静安神。用法用量:每次 2 毫升,每日 3 次,肌内注射;或每天 20～40 毫升稀释于 10％葡萄糖注射液 200 毫升中,静脉滴注。⑦

2. 安宫牛黄丸　适用于高热惊厥,神昏谵语,舌红绛,苔黄,脉数者。用法用量:每日 2 次,每次 1 丸,口服。⑧

3. 紫雪丹　适用于高热烦躁,神昏谵语,尿赤便秘者。用法用量:每日 2 次,每次 1.5～3.0 克,口服。⑨

4. 生脉饮　适用于血虚发热型患者。用法用量:每日 3 次,每次 10 毫升,口服。⑩

5. 牛黄安宫片　适用于高热不退者。用法用量:每日 3 次,每次 4 片,口服。⑪

6. 柴胡注射液　用法用量:每日 2 次,每次 2～4 毫升,肌内注射。⑫

7. 妇科千金片　用法用量:每日 4 次,每次 6 片,口服。⑬

① 孙平抚.孙朗川妇科经验[M].福州:福建科学技术出版社,1988:48－49.
② 孙一民.临证医案医方[M].郑州:河南科学技术出版社,1985:230－231.
③ 裘玉鹏.秦正生老师治疗产后发热的经验[J].辽宁中医杂志,1984(4):5－6.
④ 裘笑梅.裘笑梅妇科临床经验选[M].杭州:浙江科学技术出版社,1982:95－101.
⑤ 何子淮.何子淮女科经验集[M].杭州:浙江科学技术出版社,1982:99－100.
⑥ 钱伯煊.女科证治[M].北京:人民卫生出版社,1979:56－58.
⑦～⑬　肖国仕,等.妇科病诊疗手册[M].郑州:河南科学技术出版社,2019:273.

8. 穿心莲片　用法用量：每日 4 次，每次 6 片，口服。[①]

9. 六神丸　适用于邪热火毒证发热初期。用法用量：每次 10～15 粒，每日 3 次。[②]

10. 牛黄清心丸　适用于邪热火毒证发热中期。用法用量：每次 1 丸，每日 2 次。[③]

11. 补中益气丸　适用于气血虚弱之产后发热。用法用量：每次 6 克，每日 3 次。[④]

12. 知柏地黄丸　适用于血虚火旺之产后发热。用法用量：每次 5 克，每日 3 次。[⑤]

① 肖国仕，等.妇科病诊疗手册［M］.郑州：河南科学技术出版社，2019：273.
②～⑤　夏桂成.夏桂成实用中医妇科学［M］.北京：中国中医药出版社，2009：447.

不孕症

概　述

不孕症是指一种在 1 年内没有进行避孕措施,在性生活正常的情况没有成功妊娠的疾病。其中,从未妊娠者即原发性不孕,古称"全不产";既往有过妊娠但不一定为活产,而后又尝试 1 年未孕者即继发性不孕,古称"断绪"。①

不孕症分为原发性不孕症和继发性不孕症。

女性不孕有排卵障碍性、双侧输卵管不通畅性、黄体功能发育不全性等。

因引起不孕的原因不同伴随症状有别。如排卵障碍者常伴有月经紊乱、闭经等;子宫内膜异位症引起者常伴有痛经、经量过多,或经期延长;宫腔粘连引起者常伴有周期性下腹痛;生殖器官病变,如输卵管炎引起者常伴有下腹痛、白带量增多等。

因致病原因不同体征各异,如输卵管炎症,妇科检查可见有附件增厚、压痛;子宫肌瘤可伴有子宫增大;多囊卵巢综合征常伴有多毛、肥胖等。

本病预后尚无统一认识,增龄所致卵巢功能低下、卵巢早衰,以及子宫内膜异位、子宫肌瘤等增加了治疗难度。

中医认为能够正常受孕在于肾气充足、天癸成熟、冲任脉通盛,氤氲之时男女之精相合则成胎。冲任-天癸-肾-胞宫之间协调失常,肝肾脾功能失调是造成不孕的原发病因,寒、热、湿、瘀、痰是常见病邪,病机多为虚实夹杂。

辨 证 施 治

1. 哈孝贤分 4 证

(1) 阳虚夹痰证　症见月经初潮晚或月经后期,月经稀发甚则闭经;头晕耳鸣,婚久不孕,腰背酸楚,体胖嗜睡,形寒肢冷,小便清长,性欲淡漠,白带量少质稀,多毛,舌淡胖苔薄白,脉沉细无力。治宜温肾涤痰、活血调冲。方用苍附导痰汤合右归丸加减。若腰背酸痛甚者,加川续断、仙茅、巴戟天,同时加丹参、桃仁、益母草等活血化瘀之品。

(2) 阴虚夹痰证　症见月经迟至,量少甚则闭经;或经血淋沥不尽,婚后久不孕,形体瘦小,腰膝酸软,手足心热,口干咽燥,心烦失眠,便秘溲黄,舌红边有瘀点瘀斑,苔少,脉细数。治宜滋阴清热、和胃化痰、通经活血。方用二陈丸合瓜石汤加减。随症加减:便干,加玄参、郁李仁;失眠者,常予酸枣仁汤或莲子心、夜交藤、合欢皮加减;对于多囊状态改变,哈孝贤善于运用搜剔通络的土鳖虫、水蛭、甲片,攻剔久病入络之痼邪。

(3) 气滞痰湿证　症见月经量少,经行延后,甚则停闭,婚久不孕,带下量多,体胖多毛,头晕头沉,咽中有痰,乳房胁肋胀痛,胸闷泛恶,四肢倦怠嗜卧,纳少便溏,舌苔薄腻,脉弦滑。治宜行气散结、燥湿化痰。方用柴胡疏肝散合导痰汤加减。随症加减:乳腺增生者,酌加王不留行、皂角刺、石菖蒲化痰通络;卵巢明显增大,加软坚散结药如海藻、昆布、夏枯草之类;胸脘痞闷者,加柴胡、枳壳、瓜蒌等。

(4) 肝火郁结证　症见月经常紊乱,或量少、月经延后;或量多、淋沥不断,婚久不孕,带下色黄量多,阴痒,毛发浓密,面部痤疮,经前乳房胸胁胀痛或有溢乳,性情急躁易怒,口干口苦喜饮,大便秘结,苔黄腻,脉弦数。治宜涤痰软坚。方用龙胆泻肝汤清肝泻火合温胆汤。随症加减:对于胸胁乳房胀痛明显者,加理气通络药如郁金、王不留行、路路通、甲片等;多毛者,加玉竹、黄精;大便干结,加桃仁、大黄。

临床观察:哈孝贤以上辨证加减治疗 1 例不

① 谈勇.中医妇科学[M].北京:中国中医药出版社,2016:247-253.

孕症患者,疗效满意。①

2. 艾炳蔚分 4 型

(1)脾肾阳虚型　症见月经后期伴经量过少,色淡质稀,无血块,少腹隐痛,平素可有形寒肢冷,面色㿠白,腰膝酸软,腹中冷痛,舌淡,苔白,脉沉迟或细弱。治疗当以健脾补肾为主,加强先后天之本以促进卵子生长。艾炳蔚认为肾为生殖元气之本,脾为气血生化之源,因而补益脾肾是促进生殖功能的重要阶段。

(2)肝郁肾虚型　症见月经先后无定期,经量或多或少,经色暗红或暗紫,或有块,或经行不畅,可伴胸胁、乳房、小腹胀痛,胸脘憋闷,善太息,嗳气少食,或腰膝酸软,或头晕耳鸣,舌苔白或薄黄,脉弦。治以疏肝活血调经为主。此类患者经前易肝气郁滞,经血不行,治疗应疏肝气使经血得散,则痛经得解,从而有助于卵子的成熟与排出。

(3)痰湿阻滞型　症见月经延后,量少,色淡质稠,甚至月经停闭,形体肥胖,神疲倦怠,胸闷呕恶,面浮肢肿,带下量多,色白质稠,头晕目眩,心悸气短,苔白腻,脉滑。治疗以健脾燥湿化痰、活血调经为主。此类患者多肥胖气虚,气虚者多痰湿,痰湿日久,壅滞胞宫,进而影响卵泡排出。

(4)气滞血瘀型　症见月经先后无定期,经量或多或少,或闭经,色紫暗有块,经行不畅,或伴小腹疼痛拒按,或胸胁、乳房、少腹胀痛,脘闷不舒,舌淡,苔薄白,脉弦涩。冲任气血运行不畅,日渐成瘀,则少腹积块、疼痛。治以活血化瘀行气为主,以促进成熟卵子的排出。

临床观察:艾炳蔚根据多年临床经验,通过辨证、辨经期相结合的理论,运用针刺、耳穴贴压及艾灸等方法治疗排卵障碍性不孕症,疗效显著。②

3. 肾阴虚型　婚后不孕,经行先期,量少色红,五心烦热,咽干口渴,头晕心悸,腰腿软,舌红,少苔,脉细数。治宜滋养肾阴,佐以温补肾阳。

(1)加味五子衍宗加减　覆盆子 15 克、菟丝子 15 克、枸杞子 20 克、五味子 5 克、车前子(布包煎)15 克、山药 20 克、当归 15 克、紫河车(研粉冲服)15 克、桑椹 20 克、墨旱莲 20 克、黄芪 30 克、路路通 15 克。每日 1 剂,每剂药物煎煮时间为 30 分钟,煎煮 2 次,混合药液至 400 毫升,分早晚 2 次内服。每个疗程连续服用 28 天,经期不停服。临床观察:张丽梅等将 130 例肾阴虚型不孕症患者随机分为对照组和观察组各 65 例。观察组用上方治疗,对照组采用地屈孕酮片。两组疗程均连续观察 3 个月经周期。结果:临床疗效总有效率对照组为 77.42%,观察组为 93.65%,观察组高于对照组;临床妊娠率对照组为 32.26%,观察组为 52.38%,观察组高于对照组。③

(2)助黄汤加减　熟地黄 30 克、何首乌 20 克、枸杞子 10 克、玄参 10 克、麦冬 10 克、牡丹皮 10 克、益母草 30 克、覆盆子 10 克、菟丝子 15 克、淫羊藿 10 克、巴戟天 10 克。临床观察:孟东红用上方治疗 48 例肾阴虚型不孕症患者,根据基础体温结果,在体温升高后第 2 天开始用药,持续至下次来月经为止。结果:总有效率为 79.16%。④

4. 肾阳虚型　婚久不孕,月经后期,量少色淡,或月经稀发,闭经,面色晦暗,形寒肢冷,腰膝酸软,头晕耳鸣,性欲淡漠,小腹冷坠,带下清稀,小便清长,夜尿频多,舌质淡,苔薄白,脉沉细。治宜温肾暖宫、养血调经。

(1)温冲汤加减　当归 12 克、生山药 24 克、乌附子 6 克、小茴香 6 克、核桃仁 6 克、鹿角胶 6 克、补骨脂 9 克。每日 1 剂,水煎服,分早晚 2 次用药,连服 5 天。临床观察:汤传梅将 68 例黄体功能不全性不孕症患者随机分成对照组和观察组各 34 例。观察组用上方治疗,对照组给予克罗米芬(氯米芬)治疗。结果:观察组临床疗效显著优于对照组,差异有统计学意义(P<0.05)。⑤

(2)参芪圣愈汤加味　黄芪 15 克、党参 15 克、当归 15 克、白芍 15 克、淫羊藿 15 克、菟丝子

① 冯婷丽,等.哈孝贤辨治多囊卵巢综合征所致的不孕症经验撷拾[J].时珍国医国药,2020,31(5):1253-1255.
② 张瑞,等.艾炳蔚教授治疗排卵障碍性不孕症经验摘要[J].中国针灸,2019,39(3):293-295.
③ 张丽梅,等.加味五子衍宗丸治疗肾虚精亏证黄体功能不全所致的女性不孕[J].中国实验方剂学杂志,2017,23(13):197-202.
④ 孟东红.中药治疗黄体功能不足造成不孕症的临床观察[J].辽宁中医学院学报,2005,7(3):243.
⑤ 汤传梅.温冲汤治疗黄体功能不全所致不孕症临川研究[J].中外医学,2016(2):176-177.

15 克、枸杞 15 克、熟地黄 12 克、麦冬 12 克、川芎 10 克、砂仁 10 克、五味子 10 克、生甘草 10 克。随症加减：失眠多梦者，加炒酸枣仁 20 克、紫石英 20 克；白带多，质稀色淡者，加白果 10 克、芡实 10 克；闭经或经期延后，形体虚弱，头晕目眩，心悸怔忡者，加茯神 10 克、紫河车 10 克、阿胶 10 克。临床观察：刘怀敏用上方加减治疗 23 例肾阳虚型不孕症患者，效果满意。①

5. 肝郁型　婚后不孕，月经不调，量或多或少，色紫红有血块，情志失畅，经前胸闷急躁，乳房作胀，行经少腹疼痛，舌苔薄黄，脉弦。治宜疏肝解郁，佐以补肾。方用疏肝种玉汤加减：柴胡 10 克、白芍 10 克、当归 10 克、香附 12 克、川芎 10 克、茯苓 15 克、白术 10 克、杜仲 10 克、楮实子 15 克、茺蔚子 10 克、菟丝子 15 克。随症加减：合并输卵管不通者，加甲片 10 克、皂刺 10 克、通草 10 克；妇科炎症明显，加红藤 30 克、鱼腥草 30 克；失眠多梦，加合欢皮 15 克、炒酸枣仁 15 克、夜交藤 30 克。临床观察：王海英用上方加减治疗 43 例肝郁型不孕症患者。结果：1 年内受孕 35 例，未受孕 8 例。总有效率为 81.4%。②

6. 柏林分 4 型

（1）肾虚型　治宜温养肝肾、调补冲任。① 先天肾气亏损者，方用归芍地黄汤合五子补肾丸加减：当归 8 克、白芍 10 克、川芎 10 克、淮山药 10 克、菟丝子 10 克、枸杞子 10 克、覆盆子 10 克、女贞子 10 克、桑螵蛸 10 克、海螵蛸 10 克、炒续断 10 克。② 后天肾气亏损者，方用补肾八珍汤加减：菟丝子 10 克、紫石英 15 克、熟地黄 10 克、覆盆子 10 克、枸杞子 10 克、当归 10 克、川芎 10 克、炒白术 10 克、党参 10 克、茯苓 10 克。

（2）肝郁型　治宜疏肝解郁、活血调经。方用逍遥散加减：醋柴胡 10 克、醋香附 10 克、当归 10 克、白术 10 克、白芍 10 克、薄荷（后下）5 克、川楝子 10 克、延胡索 10 克、丹参 15 克。随症加减：肝郁化火者，加牡丹皮 10 克、生栀子 10 克；肝郁

血者，加桃仁 10 克、红花 10 克、生五灵脂 10 克。

（3）痰湿型　治宜燥湿化痰、理气调经。方用苍附导痰汤加减：制苍术 10 克、制香附 10 克、茯苓 15 克、法半夏 10 克、制南星 10 克、陈皮 6 克、广木香 6 克、砂仁（后下）4 克、党参 15 克、白术 10 克、炙甘草 5 克。

（4）血瘀型　治宜活血化瘀调经。方用少腹逐瘀汤加减：小茴香 6 克、肉桂（后下）5 克、当归 10 克、川芎 10 克、赤芍 10 克、生蒲黄（包煎）10 克、生五灵脂 10 克、延胡索 15 克、丹参 15 克。随症加减：偏热者上方去肉桂、小茴香，加牡丹皮 10 克、生栀子 10 克；伴输卵管不通者，加路路通 15 克、皂角刺 15 克。③

7. 杨艺分 4 型

（1）肾阳虚型　是不孕症中最常见的证型，表现为婚久不孕，月经后期，量少色淡，或月经稀发，闭经，面色晦暗，形寒肢冷，腰膝酸软，头晕耳鸣，性欲淡漠，小腹冷坠，带下清稀，小便清长，夜尿频多，舌质淡，苔薄白，脉沉细。治宜温肾暖宫、养血调经。方用右归丸加减：制附子 10 克、肉桂（焗服）1.5 克、菟丝子 20 克、淫羊藿 15 克、鹿角胶（另溶或用鹿角霜 12 克代）10 克、枸杞子 5 克、当归 5 克、熟地黄 20 克、党参 20 克、白术 15 克、炙甘草 6 克。随症加减：月经后期未至，加川芎 10 克、丹参 20 克、牛膝 15 克以活血调经；基础体温显示已有排卵但黄体不健，加紫河车（先煎）12 克；夜尿频多，加金樱子 20 克、覆盆子 15 克。

（2）肾阴虚型　婚久不孕，月经先期，或周期正常，量少色红，形体消瘦，腰膝酸疼，五心烦热，心悸失眠，口燥咽干，大便干结，舌质偏红，苔少，脉细数。治宜滋肾养阴、调冲益精。方用六味地黄汤合二至丸加减：山茱萸 15 克、泽泻 15 克、熟地黄 15 克、牡丹皮 12 克、怀山药 15 克、茯苓 20 克、女贞子 15 克、墨旱莲 15 克、菟丝子 20 克、桑椹子 15 克。随症加减：阴虚火旺，见五心烦热，午后潮热，口干口苦者，熟地黄改生地黄 20 克，加知

① 刘怀敏.辨证分型治疗继发性不孕症 157 例［J］.四川中医,2000,18(2)：45-46.
② 王海英.疏肝种玉汤治疗排卵障碍性不孕症 43 例［J］.陕西中医学院学报,2010,33(4)：57-58.
③ 柏林.中医辨证治疗不孕症［J］.中国中医药现代远程教育,2010,8(20)：102.

母 10 克、黄柏 10 克、龟板(先煎)15 克以清热降火、育阴填精;兼肝气郁结,见抑郁、胁痛、善叹息者,加白芍 15 克、郁金 15 克以疏肝解郁;心悸失眠者,加五味子 9 克、酸枣仁 12 克、柏子仁 12 克以养心安神;大便干结者,加玄参 15 克、生地黄 20 克、厚朴 12 克、枳实 12 克以通便润肠。

(3)气血虚弱型 原发或继发不孕,月经后期,量少色淡,甚则闭经,面色无华,头晕眼花,心悸乏力,失眠健忘,舌质淡,苔薄白,脉细弱。治宜益气养血。方用八珍汤加减:当归 15 克、熟地黄 30 克、白芍 15 克、川芎 10 克、党参 20 克、黄芪 20 克、白术 12 克、紫河车(先煎)12 克、枸杞子 15 克、炙甘草 6 克。随症加减:兼肾虚见腰膝酸软者,加菟丝子 20 克、川续断 15 克、巴戟天 15 克;兼下焦虚寒见下腹冷痛者,加艾叶 10 克、肉桂(焗服)1.5 克;性欲淡漠者,加淫羊藿 12 克、仙茅 12 克、锁阳 12 克;心悸失眠者,加五味子 9 克、酸枣仁 12 克。

(4)痰湿型 婚久不孕,月经失调,月经稀发或稀少,甚则闭经,形体肥胖,肢体多毛,面色白,胸闷痰多,神疲乏力,带下量多,色白质稀,舌质淡胖,苔白腻,脉细滑。治宜燥湿化痰、活血调经。方用启宫丸加减:法半夏 15 克、陈皮 6 克、茯苓 30 克、苍术 10 克、石菖蒲 10 克、当归 15 克、川芎 10 克、香附 12 克、党参 15 克、白术 15 克。随症加减:兼肾虚见腰酸耳鸣者,加川续断 15 克、菟丝子 20 克、巴戟天 15 克;形寒肢冷者,加制附子 10 克、肉桂(焗服)1.5 克;月经后期未至者,加牛膝 15 克、泽兰 10 克、丹参 20 克;卵巢稍增大者,加甲片(先煎)15 克、浙贝母 12 克。

临床观察:杨艺将 132 例排卵障碍性不孕症患者随机分为中医组 67 例和对照组 65 例。中医组按上述方法辨证施治,对照组用氯米芬促排卵治疗。两组均以 3 个月经周期为 1 个疗程。结果:3 个疗程后,受孕率中医组为 80.9%,对照组为 32.3%,两组综合疗效差异有显著性(P<0.01)。[①]

8.胡端英分 5 型

(1)肾阳虚型 婚后不孕,经行量少色淡,头晕耳鸣,腰形寒,小腹冷感,带下清稀,性欲淡漠,有时便溏,舌淡胖苔白,脉沉细尺弱。治以温补肾阳为主,兼以滋肾阴、补脾气。方用自拟益精二方加减:锁阳 15 克、巴戟天 15 克、枸杞子 15 克、白术 15 克、茯苓 15 克、淫羊藿 10 克、白芍 10 克、菟丝子 20 克、熟地黄 20 克、何首乌 20 克、党参 20 克、炙甘草 8 克。

(2)肾阴虚型 婚后不孕,月经后期,量少色淡,形体肥胖,胸闷口腻,白带多黏腻,舌苔白腻,脉弦滑。治以燥湿化痰为主,兼以补肾。方用自拟益精一方加减:熟地黄 20 克、枸杞子 20 克、何首乌 20 克、桑寄生 20 克、菟丝子 20 克、续断 20 克、山茱萸 8 克、龙眼肉 15 克、山药 15 克、白芍 15 克、墨旱莲 15 克、杜仲 15 克。

(3)痰湿型 婚后不孕,经行先期,量少色红,五心烦热,咽干口渴,头晕心悸,腰腿软,舌红少苔,脉细数。治以滋养肾阴为主,兼以温补肾阳。方用二陈汤加味加减:半夏 15 克、橘红 15 克、白术 15 克、炙甘草 10 克、浙贝母 10 克、淫羊藿 10 克、茯苓 30 克、鸡血藤 30 克、何首乌 20 克、续断 20 克、白扁豆 20 克、远志 5 克。

(4)肝郁型 婚后不孕,月经不调,量或多或少,色紫红有血块,情志失畅,经前胸闷急躁,乳房作胀,行经少腹疼痛,舌苔薄黄,脉弦。治以疏肝解郁为主,兼以补肾。方用柴胡疏肝散加减:柴胡 15 克、白芍 15 克、枳壳 15 克、香附 15 克、郁金 15 克、牡丹皮 15 克、陈皮 10 克、何首乌 20 克、续断 20 克、桑寄生 20 克、薄荷 5 克。

(5)血瘀型 婚后不孕,经行后期量少,色紫有块,小腹疼痛,临经尤甚,舌苔薄黄,边或有紫斑,脉弦或涩。治以祛瘀通络为主,兼以补肾。方用少腹逐瘀汤加减:蒲黄 10 克、五灵脂 10 克、延胡索 10 克、赤芍 10 克、路路通 10 克、穿破石 10 克、威灵仙 10 克、益母草 10 克、当归 15 克、何首乌 20 克、续断 20 克、杜仲 20 克。

① 杨艺.中医辨证治疗排卵障碍性不孕症疗效观察[J].辽宁中医杂志,2006,33(3):321-322.

均每日 1 剂，水煎服。治疗 3 个月为 1 个疗程，可连续治疗 3 个疗程。临床观察：胡端英用上方辨证治疗 143 例肾阳虚型不孕患者、98 例肾阴虚型不孕患者、17 例痰湿型不孕患者、36 例肝郁型不孕患者和 25 例血瘀型不孕患者。结果：肾阳虚型痊愈 85 例，占 59.44%，好转 44 例，无效 14 例；肾阴虚型痊愈 57 例，占 58.16%，好转 32 例，无效 9 例；痰湿型痊愈 2 例，占 11.76%，好转 5 例，无效 10 例；肝郁型痊愈 15 例，占 41.67%，好转 14 例，无效 7 例；血瘀型痊愈 8 例，占 32%，好转 8 例，无效 9 例。总有效率为 84.64%。[1]

9. 朱惠云分 4 型

(1) 肾阳虚型　治宜温补肾气、调补冲任。方用寿胎饮合右归饮加减。

(2) 肾阴虚型　治宜滋阴养血、调补冲任。方用杞菊地黄汤加减。

(3) 肝郁型　治宜疏肝解郁、养血健脾。方用逍遥散加减。

(4) 血瘀型　治宜活血化瘀调经。方用血府逐瘀汤加减。

临床观察：朱惠云用上方辨证治疗 88 例不孕患者，其中肾阳虚型 25 例、肾阴虚型 42 例、肝郁型 16 例、血瘀型 5 例。治疗期间要求患者采用避孕套避孕 3～6 个月，对丈夫抗精子抗体异常者，要求夫妻同时治疗。结果：经治疗后，75 例转为阴性，转阴率为 85.2%，49 例正常妊娠，妊娠率为 56.7%。其中肾阳虚型抗精子抗体转阴 19 例，妊娠 13 例，妊娠率 52%；肾阴虚型抗精子抗体全部转阴，妊娠 27 例，妊娠率 64.28%；肝郁型抗精子抗体转阴 11 例，妊娠 7 例，妊娠率 43.75%；血瘀型抗精子抗体转阴 3 例，妊娠 2 例，妊娠率 40%。[2]

经　验　方

1. 宁心疏肝汤　香附 12 克、栀子 12 克、川芎 12 克、牛膝 12 克、桑寄生 10 克、川楝子 9 克、枳实 12 克、青皮 12 克、甘草 9 克、钩藤（后下）12 克、莲子心 5 克、当归 12 克、党参 15 克、炒白术 10 克、合欢皮 10 克、茯神 10 克、熟地黄 10 克、山茱萸 10 克、山药 10 克。水煎服 200 毫升，早晚温服，月经来潮时停服。冯华等将 84 例高催乳素血症性不孕症患者随机分为观察组和对照组各 42 例。对照组给予甲磺酸溴隐亭片治疗，观察组在对照组基础上给予宁心疏肝汤治疗。均治疗 3 个月经周期。结果：观察组的总有效率为 88.09%，高于对照组的 71.43%（$P<0.05$）；两组治疗后中医证候总积分及单项中医证候积分、血清 PRL 水平、血清 miR-126、miR-145 表达水平均较治疗前降低，且观察组低于对照组（$P<0.05$）；两组治疗后血清 FSH、E_2 水平、血清神经肽吻素（kisspeptin）表达水平均较治疗前升高，且观察组高于对照组（$P<0.05$）；治疗后观察组妊娠率及排卵率高于对照组，观察组双相体温病例多于对照组（$P<0.05$）；两组在改善血清 LH 水平方面差异无统计学意义（$P>0.05$）。[3]

2. 通管消癥汤　桃仁 10 克、红花 10 克、当归 15 克、川芎 9 克、赤芍 15 克、炒白芍 15 克、路路通 15 克、丝瓜络 10 克、鸡血藤 20 克、柴胡 10 克、甲片 6 克。水煎服，14 天为 1 个疗程，之后每次月经干净之后服用 1 个疗程，1 日 1 剂，分早晚 2 次温服。灌肠方：桂枝 10 克、当归 10 克、川芎 9 克、赤芍 15 克、三棱 12 克、莪术 12 克、枳壳 10 克、王不留行 10 克、皂角刺 10 克、路路通 10 克、延胡索 10 克、丹参 15 克、生薏苡仁 30 克、败酱草 20 克、瞿麦 10 克等加减。将以上药物煎成 200 毫升制成灌肠液在术后出血干净后保留灌肠。1 日 1 次，连用 10 天。外敷方：桂枝 10 克、当归 15 克、红花 15 克、丹参 30 克、乳香 10 克、没药 10 克、千年健 10 克、防风 10 克、透骨草 15 克、路路通 15 克、皂角刺 10 克等贴敷患侧腹部。1 日 1 次，连用 10

① 胡端英.辨证治疗不孕症 319 例疗效观察[J].新中医,1998,30(8)：41-42.
② 朱惠云.辨证分型治疗女性抗精子抗体异常所致不孕与流产 88 例[J].广西中医药,1997(1)：15-16.
③ 冯华,等.宁心疏肝汤联合甲磺酸溴隐亭对高催乳素血症性不孕症患者 kisspeptin、miR-126、miR-145 表达的影响[J].中药新药与临床药理,2022,33(4)：537-542.

天。吴芳等将 90 例输卵管阻塞性不孕症患者随机分为观察组和参照组各 45 例。参照组采用输卵管介入术进行输卵管再通,术后口服常规西药治疗。观察组在输卵管介入术后采用通管消癥汤内服结合灌肠、外敷疗法进行中医综合治疗。连续治疗 12 周。比较两组治疗前后中医证候积分、治疗疗效,比较治疗前后炎症因子水平,随访 12 个月,比较两组输卵管再通率、自然受孕率和流产率。结果:观察组治疗疗效较参照组高($P<0.05$);观察组治疗后下腹刺痛、腰骶酸痛、带下异常、舌质暗淡、脉弦细涩临床症状积分较参照组低($P<0.05$);观察组治疗后 IL-6、IL-8 和 TNF-α 水平低于参照组($P<0.05$);观察组治疗后输卵管再通率、自然受孕率均高于参照组($P<0.05$),流产率低于参照组($P<0.05$)。[①]

3. **温经通胞饮** 黄芪 15 克、淫羊藿 15 克、丹参 15 克、鸡血藤 20 克、小茴香 6 克、肉桂 6 克、桃仁 10 克、红花 10 克、当归 15 克、川芎 12 克、醋三棱 20 克、醋莪术 20 克、路路通 20 克、瞿麦 15 克、薏苡仁 20 克、甘草 6 克。采用电煎制成汤剂,每袋 200 毫升,每天 2 次,早晚空腹温服,术后第 2 天开始口服,共服用 14 天。注意服药期间注意饮食,忌食辛辣、腥冷、油腻之品。李淑荣等将 66 例通过宫腹腔镜联合手术获得输卵管复通的输卵管阻塞性不孕症(寒凝血瘀型)患者随机分为观察组和对照组各 33 例。对照组予以常规治疗,观察组予以常规治疗+温经通胞饮治疗。比较两组患者治疗效果、输卵管通畅情况、妊娠情况、不良反应发生情况以及治疗前后炎性指标和血流变指标。结果:对照组和观察组患者的有效率分别为 66.67%、93.94%,观察组的有效率高于对照组($P<0.05$)。两组患者治疗后输卵管通畅比较具有统计学差异($P<0.05$),观察组患者输卵管通畅率高于对照组。观察组患者宫内妊娠率高于对照组,未孕率低于对照组($P<0.05$);两组患者异位妊娠率比较

无统计学差异($P>0.05$)。两组患者治疗后 IL-6、TNF-α、血浆黏度、高切全血黏度、低切全血黏度水平均低于治疗前($P<0.05$),且观察组均低于对照组($P<0.05$)。两组患者治疗期间均无不良反应情况发生。[②]

4. **紫仙助孕汤** 淫羊藿 20 克、白术 20 克、熟地黄 15 克、炙黄芪 15 克、丹参 15 克、当归 15 克、紫石英 10 克、巴戟天 10 克、香附 10 克、柴胡 10 克、茯苓 10 克、川牛膝 10 克、莪术 10 克、三棱 10 克。患者于月经周期第 3 天开始服用上方治疗,每日 1 剂,水煎煮,取汁 300 毫升早晚温服,连续服药 14 天为 1 个疗程,连续治疗 4 个疗程。刘永娟等将 111 例多囊卵巢综合征不孕症患者随机分为观察组 56 例和对照组 55 例。对照组采用西医常规疗法,连用 5 天为 1 个治疗疗程,连续治疗 4 个疗程。观察组在西医常规疗法基础上联合紫仙助孕汤及调任通督针刺疗法治疗,调任通督针刺疗法:主穴中脘、气海、关元、命门、中极、腰俞、腰阳关,配穴肾俞、阴交、三阴交、太溪、气穴、足三里、肝俞、太冲。选用 0.30 毫米×25 毫米毫针快速进针,不留针,采取平补平泻针刺之法,于患者月经干净后治疗,隔日针刺,针刺 4 次为 1 个疗程,连续治疗 4 个疗程。结果:观察组的总有效率(96.43%)高于对照组(83.64%),两组差异有统计学意义($P<0.05$);观察组的不良反应率(3.57%)低于对照组(16.36%),优卵排出率(67.86%)高于对照组(36.36%),1 年妊娠率(53.57%)高于对照组(27.27%),两组差异均有统计学意义(均 $P<0.05$)。[③]

5. **寿胎丸联合桃红四物汤** 寿胎丸:菟丝子 20 克、桑寄生 20 克、续断 20 克、白芍 15 克、白术 15 克、阿胶 10 克、杜仲 10 克。每日 1 剂,早晚餐后 30 分钟分服,于排卵日后开始服用,持续 15 天。桃红四物汤:当归 15 克、熟地黄 15 克、川芎 15 克、桃仁 15 克、红花 15 克、白芍 15 克。随症加

① 吴芳,等.通管消癥汤内服结合灌肠、外敷疗法对输卵管阻塞性不孕症 IL-6、IL-8 和 TNF-α 水平的影响[J].中华中医药学刊,2021,39(5):243-246.

② 李淑荣,王丽娜.温经通胞饮联合宫腹腔镜对输卵管阻塞性不孕症患者的疗效研究[J].中国现代应用药学,2021,38(4):463-467.

③ 刘永娟,王丽娜.紫仙助孕汤结合调任通督针刺疗法治疗多囊卵巢综合征不孕症临床疗效及安全性观察[J].中华中医药学刊,2021,39(7):208-211.

减：偏肾阳虚者，加杜仲、肉桂、淫羊藿、炙甘草；偏肾阴虚者，加麦冬、怀牛膝。每日 1 剂，早晚各服用 1 次，于月经结束后服，持续 7 天。在月经周期第 12 天对卵泡发育情况进行监测，当卵泡发育至 18 毫米×18 毫米时同房，治疗 3 个月经周期。邓永丽等将 120 例不孕症患者随机分为对照组与观察组各 60 例。对照组患者给予常规西药治疗，观察组患者给予寿胎丸联合桃红四物汤治疗。比较两组患者的临床疗效及治疗后妊娠质量、免疫功能、卵巢功能。结果：观察组患者的 FSH、LH 水平显著低于对照组，E_2、P 水平显著高于对照组，且观察组患者 CD3＋、CD4＋、CD4＋/CD8＋ 水平显著高于对照组，Bishop 评分、子宫内膜厚度、卵泡直径、排卵率、妊娠率显著高于对照组（均 $P < 0.05$）。[1]

6. 银红方　红藤 30 克、牡丹皮 15 克、延胡索 15 克、败酱草 20 克、三棱 10 克、莪术 10 克、丹参 15 克、路路通 10 克、水蛭 6 克、金银花 10 克、皂角刺 20 克、连翘 10 克。水煎 200 毫升，保留灌肠，每次保留 4 小时及以上，每天 1 次，疗程为 20 天，经期停药。马常宝等将 60 例输卵管不通不孕患者随机分为中西医组和西医组各 30 例，同期收集健康者 30 名作为对照组。西医组采用宫腹腔镜手术治疗；中西医组在西医组的基础上采用银红方保留灌肠。测定健康者及两组患者治疗前后血清炎症因子 IL－1、IL－2、IL－6、TNF－α、IL－8、单核细胞趋化蛋白－1（MCP－1）水平。结果：治疗前，中西医组、西医组患者血清 IL－1、IL－2、IL－6、TNF－α、IL－8、MCP－1 水平无显著性差异，但两组患者上述指标较对照组显著升高（$P < 0.01$）；治疗后，中西医组、西医组患者血清 IL－1、IL－2、IL－6、TNF－α、IL－8、MCP－1 水平均较治疗前显著下降（$P < 0.01$），且中西医组较西医组显著下降（$P < 0.05$，$P < 0.01$）。[2]

7. 补肾化痰方（侯丽辉经验方）　黄芪、苍术、茯苓、淫羊藿、丹参。最佳配伍比例是黄芪：苍术：茯苓：淫羊藿：丹参为 5：3：3：3：1。随症加减：肝气郁结者，加香附、郁金；瘀血阻络者，加桂枝、泽兰；肝肾阴虚者，加女贞子、墨旱莲；睡眠欠佳者，加酸枣仁、远志、龙眼肉等。适用于 PCOS 不孕症患者常合并 HI、IR、IGT、高脂血症等代谢功能障碍，甚至伴有严重的非酒精性脂肪肝。补肾化痰方具有调节机体生殖内分泌及代谢状态，降低雄激素水平，改善 IR 从而改善 PCOS 患者的临床症状，同时本方可明显改善 PCOS 患者高雄激素血症状态、调整月经周期、提高排卵率，改善子宫内膜容受性、提高妊娠率，调控胰岛素信号传导分子，改善 PCOS 卵巢局部胰岛素抵抗状态。侯丽辉以上加减治疗 1 例 PCOS 不孕症患者，为期 2 个月，疗效显著。[3]

8. 补肾消抗助孕汤、祛湿清热达孕汤、活血调冲促孕汤　（1）补肾消抗助孕汤：女贞子 20 克、墨旱莲 20 克、菟丝子 15 克、续断 15 克、山茱萸 12 克、当归 12 克、枸杞子 12 克、夏枯草 10 克、皂角刺 10 克、赤芍 10 克、川牛膝 10 克、鹿角胶（烊化）6 克、甘草 6 克。随症加减：若腰膝酸软甚者，常加用杜仲、桑寄生以加强补肾强腰膝之力；若手足不温、形寒肢冷，加巴戟天、淫羊藿以温肾助阳；若脘腹胀满，加白术、陈皮、佛手以健脾助运；月经量少，加紫河车、鸡血藤、丹参补肾通经；夜尿频多，加金樱子、覆盆子以固肾涩精。（2）祛湿清热达孕汤：丹参 15 克、赤芍 15 克、红藤 20 克、薏苡仁 20 克、败酱草 20 克、荔枝核 10 克、苍术 20 克、土茯苓 20 克、蒲黄 10 克、炒五灵脂 10 克、延胡索 10 克、川牛膝 15 克、川芎 15 克。随症加减：若小腹胀痛，加苏木、乌药以宽中理气；若输卵管积水，加皂角刺、夏枯草、石见穿以活血通络；经前乳房胀痛，加柴胡、丝瓜络以理气通络止痛；经前小腹冷痛且白带多，加巴戟天、鹿角霜温阳暖胞；带下量多色黄，加土茯苓、黄柏、苍术、芡实清热除湿止带。（3）活血调冲促孕汤：北柴胡 10 克、郁金 15 克、当归 20 克、菟丝子 15 克、杜仲 15 克、丹参 10

① 邓永丽，等.寿胎丸联合桃红四物汤在不孕症患者治疗期间对妊娠质量和免疫因子的影响[J].中药材，2021，44(7)：1767－1769.
② 马常宝，等.银红方治疗瘀滞胞宫型输卵管阻塞性不孕症机制研究[J].中华中医药杂志，2021，36(7)：4372－4375.
③ 张美微，侯丽辉，等.侯丽辉治疗多囊卵巢综合征不孕症助孕前干预措施经验拾萃[J].中华中医药杂志，2020，35(7)：3447－3451.

克、赤芍 10 克、川楝子 12 克、白芍 20 克、茯苓 15 克、白术 15 克、延胡索 15 克、川芎 15 克、川牛膝 15 克。随症加减：乳房胀痛甚，加丝瓜络、荔枝核理气止痛；经色淡暗、子宫发育异常，加紫石英、鹿角胶、紫河车温肾促孕；月经量少、经行不畅，加鸡血藤、益母草养血活血；头晕耳鸣，加熟地黄、山茱萸、枸杞子滋肾填精；阴道 B 超监测有成熟卵泡后，加皂角刺、路路通破结通络促排卵。厉健等以上方加减治疗 1 例不孕症患者，患者成功受孕。①

9. 滋养肝肾抑抗汤　桑椹 15 克、枸杞子 12 克、山药 12 克、知母 10 克、黄柏 10 克、玄参 10 克、生地黄 12 克、当归 10 克、僵蚕 12 克、徐长卿 30 克、生甘草 6 克。随症加减：兼有胸闷烦躁，乳房胀痛等肝郁化火者，加柴胡、黄芩、栀子；兼有带下色黄，湿热甚者，加茵陈、薏苡仁。本方于月经干净后开始服用，至排卵前后可加入桑寄生、菟丝子、淫羊藿续服。滋养肝肾，滋阴降火，祛风抑抗。适用于肝肾阴虚火旺所致免疫性不孕不育，多见月经先期，经量偏少或多，经色红或暗红黏稠，腰腿酸软，口干咽燥，或头晕心悸，五心烦热，舌质红，苔少，脉细数或带弦。②

10. 温养脾肾调抗汤　生黄芪 15 克、菟丝子 10 克、党参 15 克、炒白术 12 克、广木香 6 克、怀山药 12 克、淫羊藿 15 克、制黄精 15 克炒当归 10 克、丹参 15～30 克、僵蚕 12 克、徐长卿 30 克、甘草 6 克。随症加减：兼夹痰浊者，加胆南星、冰球子；如小腹冷痛，大便稀薄等虚寒甚者，加肉桂、补骨脂；如腰膝酸冷，小便清长，夜尿频数等肾阳失固者，加益智仁、桑螵蛸。温养脾肾，祛风调抗。适用于脾肾阳虚所致免疫性不孕不育，多见月经后期，经色偏淡或量少，腰膝酸软，头晕耳鸣或神疲乏力，大便不实，小溲清长或频数，四肢不温，舌质淡红或边有齿痕，脉细或细软。③

11. 利湿化瘀消抗汤　知母 10 克、黄柏 10 克、土茯苓 15 克、马鞭草 30 克、红藤 30 克、败酱草 30 克、蛇舌草 30 克、炒当归 10 克、牡丹皮 10 克、黄芩 9 克、茵陈 30 克、徐长卿 30 克、僵蚕 12 克、生甘草 6 克。随症加减：如经行不畅夹血块.大便秘结等瘀甚者，加三棱、莪术、制川大黄；经行痛甚者，加延胡索、制乳香、制没药。清热利湿，活血化瘀，祛风消抗。适用于湿热夹瘀所致免疫性不孕不育，多见经期尚准或先后不定，经色红，时夹血块，带下增多，色黄或气秽，质黏稠，小腹隐痛，以排卵期和经期为甚，或腰骶酸痛，口腻，小便色黄而短，舌质红，苔黄腻，脉细滑数或濡数。④

12. 骆氏松达汤　黄芪 15 克、当归 10 克、丹参 30 克、川芎 9 克、地龙 10 克、夏枯草 30 克、皂角刺 12 克、冰球子 10 克、甲片粉（吞服）6 克、甘草 6 克、红枣 20 克。活血化瘀，软坚散结通络。适用于输卵管阻塞，或炎症后所致的盆腔炎性粘连、输卵管管壁僵硬等输卵管炎性不孕症。⑤

13. 蒲丁藤酱消炎汤加减（朱南孙）　蒲公英、红藤、紫花地丁、败酱草、延胡索、川楝子、刘寄奴、三棱、莪术、蒲黄。⑥

14. 齐聪经验方　（1）补肾健脾方：党参、黄芪、白术、白芍、当归、黄精、女贞子、菟丝子、肉苁蓉、巴戟天、炙甘草等。补肾健脾，益气养血。（2）化痰活血方：陈皮、半夏、竹茹、茯苓、厚朴、白术、白芍、当归、丹参、川芎、郁金、莪术、水蛭、土鳖虫等。（3）齐氏宫腔 1 方：鹿角片、黄芪、菟丝子、巴戟天、当归、熟地黄、牛膝、水蛭、川芎、炙甘草等。（4）新通管方：桃仁、红花、当归、白芍、川芎、丹参、皂角刺、路路通、制附子、鳖甲等。⑦

15. 助孕汤、排卵汤、固冲汤、调冲汤　根据患者月经周期进行 4 期治疗。（1）卵泡期予自拟助孕汤：菟丝子 15 克、枸杞子 15 克、覆盆子 15 克、

①　厉健，等.补肾、祛湿、活血法治疗不孕症［J］.中医杂志,2020,61(11)：997－999,1003.
②　骆春.海派骆氏妇科治疗不孕不育症［M］.北京：中国中医药出版社,2019：139.
③　骆春.海派骆氏妇科治疗不孕不育症［M］.北京：中国中医药出版社,2019：140.
④　骆春.海派骆氏妇科治疗不孕不育症［M］.北京：中国中医药出版社,2019：141.
⑤　骆春.海派骆氏妇科治疗不孕不育症［M］.北京：中国中医药出版社,2019：144.
⑥　林倍倍，等.国医大师朱南孙治疗输卵管阻塞性不孕症经验［J］.中华中医药杂志,2019,34(7)：3035－3037.
⑦　杨红，等.齐聪治疗不孕症学术思想［J］.中华中医药杂志,2019,34(9)：4102－4104.

巴戟肉 6 克、鹿角片 10 克、续断 10 克、杜仲 15 克、桑椹 15 克、制首乌 10 克、山药 20 克、紫石英 30 克、当归 6 克。（2）排卵期予自拟排卵汤：当归 9 克、川芎 9 克、桃仁 10 克、红花 5 克、桔梗 6 克、牛膝 20 克、丹参 15 克、泽兰 10 克、赤芍 10 克、柴胡 10 克、枳壳 10 克、路路通 15 克、三棱 10 克、莪术 10 克、甘草 5 克。（3）黄体期予自拟固冲汤：菟丝子 10 克、枸杞子 10 克、覆盆子 10 克、巴戟肉 6 克、鹿角片 10 克、续断 10 克、制首乌 15 克、桑椹 15 克、熟地黄 15 克、女贞子 10 克、墨旱莲 10 克、山药 20 克。一旦患者体温高相维持不降，尿妊娠试验阳性时，予以停药。（4）若未妊娠，行经期予自拟调冲汤：菟丝子 10 克、枸杞子 10 克、覆盆子 10 克、制首乌 10 克、山药 20 克、巴戟肉 6 克、当归 6 克、续断 10 克、鸡血藤 15 克、茺蔚子 10 克、路路通 10 克、醋香附 10 克。陈湘宜等将 96 例排卵障碍性不孕患者随机分成试验组与对照组各 48 例。对照组予以常规治疗，试验组则在常规治疗的基础上予自拟中药人工周期疗法干预。两组均治疗 6 个月经周期，试验组患者每日 1 剂，水煎 300 毫升，早晚分服。比较两组临床疗效、排卵率、妊娠率、子宫内膜厚度。结果：试验组的总有效率比对照组高（$P<0.05$）；试验组的排卵率、妊娠率均高于对照组（均 $P<0.05$）；试验组的子宫内膜厚度比对照组较厚（$P<0.05$），同时试验组血清性激素水平较对照组明显改善，FSH、E_2 水平升高，LH、T 水平下降，两组差异均有统计学意义（均 $P<0.05$）。[①]

16. 滋阴方、补阳方、温胞饮加减、养精种玉汤加味　（1）调周组：采用滋阴补阳方序贯治疗，具体方药如下。① 经后期予滋阴方：炙龟板（先煎）12 克、淮山药 15 克、山茱萸 10 克、白芍 15 克、丹参 10 克、菟丝子 15 克、川续断 10 克。水煎服。月经周期（或撤药性出血）第 6 天起口服，基础体温双相者低温相服用，基础体温单相者服用至 B 超见卵泡发育成熟（卵泡平均直径≥16 毫米），则停服；最多连续服药 21 天，B 超下仍未见优势卵

泡（卵泡平均直径≥14 号码），则停服。② 经前期予补阳方：党参 15 克、山药 10 克、白芍 10 克、淫羊藿 10 克、续断 15 克、杜仲 10 克、紫石英 15 克。水煎服。于基础体温双相者高温相或未见优势卵泡生长者连续服用 14 天，月经来潮停服。若经前期补阳方服完 14 天以上月经未潮者，根据病情需要选择适宜激素类药物引发撤药性出血。（2）辨证组：采用中药辨证治疗，具体用药如下。① 肾阳虚证，方用温胞饮加减：党参 15 克、巴戟天 10 克、补骨脂 10 克、杜仲 10 克、菟丝子 15 克、芡实 10 克、山药 15 克、肉桂（后下）6 克、制附片 8 克。② 肾阴虚证，方用养精种玉汤加味：熟地黄 10 克、炒当归 10 克、炒白芍 15 克、山茱萸 10 克、菟丝子 10 克、续断 10 克、茯苓 10 克。辨证组如出现肝郁明显，加紫苏叶 10 克、荆芥 10 克；肥胖，加石菖蒲 12 克、陈皮 12 克；便溏稀，加木香 12 克、焦楂曲 12 克；失眠者，加酸枣仁 15 克、茯神 12 克。月经干净后连续服用至下次月经来潮停服。（3）调周联合辨证组：采用滋阴补阳方序贯治疗同时联合辨证治疗。谈勇等治疗 329 例排卵障碍性不孕症患者，其中调周组 115 例（肾阳虚证 75 例、肾阴虚证 40 例），辨证组 106 例（肾阳虚证 54 例、肾阴虚证 52 例），调周联合辨证组 108 例（肾阳虚证 60 例、肾阴虚 48 例），分别予中药调周、辨证、调周联合辨证治疗。观察 3 个周期为 1 个疗程，连续 4 个疗程。若女方妊娠，随访至产科 B 超确定临床妊娠；若女方未妊娠，则继续治疗。比较三组的临床妊娠率、周期排卵率、月经症状积分、证候积分的差异。结果：肾阳虚型排卵障碍性不孕患者，调周组、辨证组、调周联合辨证组的临床妊娠率分别为 62.67％、59.26％、63.33％，周期排卵率分别为 67.43％、53.21％、65.31％，调周组、调周联合辨证组的周期排卵率显著高于辨证组（$P<0.01$）；三组的证候积分无显著差异，但辨证组、调周联合辨证组的月经症状积分均显著低于调周组（$P<0.05$）。肾阴虚型排卵障碍性不孕症患者，调周组、辨证组、调周联合辨证组的临床妊

---

① 陈湘宜，等.中药人工周期疗法治疗排卵障碍性不孕疗效观察［J］.中华中医药学刊，2019，37(9)：2277－2280.

娠率分别为 65.00%、53.85%、62.50%,周期排卵率分别为 79.70%、51.03%、77.97%,调周组、调周联合辨证组周期排卵率显著高于辨证组(P<0.01);三组的月经症状积分无显著性差异,调周组、调周联合辨证组的证候积分显著低于调周组(P<0.01)。结论:中医生殖节律调节理论指导下的调周法对排卵障碍性不孕症具有积极的治疗作用,可促进排卵,提高妊娠。[1]

17. **益肾活血化痰汤** 菟丝子 15 克、淫羊藿 15 克、肉苁蓉 15 克、石菖蒲 15 克、山茱萸 15 克、熟地黄 15 克、牡丹皮 15 克、泽兰 15 克、苍术 15 克、甘草 5 克。周期加减:第 1 周加用鸡血藤 30 克、首乌 15 克、墨旱莲 15 克;第 2 周加用黄芪 30 克、丹参 15 克、益智仁 15 克;第 3 周加用王不留行 20 克、香附 15 克、桑寄生 15 克。以上为 1 个月经周期,每日 1 剂,水煎分早晚各 1 次温服,经期停药,连续用药 6 个月经周期。陈琰等将 106 例 PCOS 不孕伴 IR 患者随机分为观察组与对照组各 53 例。对照组采用西药治疗,观察组采用西药联合益肾活血化痰汤加减治疗。结果:观察组的总有效率为 94.34%,显著高于对照组的 77.36%(P<0.05);治疗后,观察组的月经恢复率、排卵率、妊娠率均显著高于对照组(均 P<0.05),卵巢过度刺激综合征(OHSS)发生率显著低于对照组(P<0.05);观察组的 BMI、WHR、FPG、胰岛素抵抗指数(HOMA-IR)、T、LH、LH/FSH、胰岛素样生长因子 1(IGF-1)及其蛋白受体(IGFBP-1)、IGF-1/IGFBP-1 均显著低于对照组,E_2、性激素结合球蛋白(SHBG)、IGFBP-1 均显著高于对照组(均 P<0.05)。[2]

18. **补肾调冲方** 菟丝子 30 克、覆盆子 30 克、黄精 30 克、仙茅 15 克、鹿角霜 15 克、紫石英 15 克、熟地黄 15 克、当归 10 克、巴戟天 10 克、桑寄生 10 克,肉苁蓉 10 克。随症加减:痰湿阻滞者,加陈皮 15 克、茯苓 20 克、半夏 10 克、石菖蒲

15 克;肝郁气滞者,加郁金 15 克、白芍 15 克、柴胡 10 克。自月经第 5 天开始服用,每日 1 剂,水煎取汁 400 毫升早晚分服,经期停药,1 个月为 1 个疗程,持续治疗 3 个月。韩国征等将 150 例肾阳亏虚型不孕症患者随机分为观察组和对照组各 75 例。对照组采用常规枸橼酸氯米芬片、绒毛膜促性腺激素治疗,观察组在对照组基础上加用补肾调冲方加减治疗。两组均持续用药 3 个月并接受 3 个月随访。结果:治疗后观察组患者的 E_2 水平、子宫内膜厚度、成熟卵泡直径及宫颈黏液评分(Insler 评分)均高于对照组(均 P<0.05),排卵率、妊娠率、总有效率、双相体温恢复率均高于对照组(均 P<0.05),血清 T、FSH、LH、FSH/LH 值及不良反应发生率明显低于对照组(P<0.05)。[3]

19. **中医周期疗法 1** 淫羊藿 15 克、菟丝子 15 克、墨旱莲 15 克、女贞子 15 克、益母草 15 克、黄芪 15 克、当归 15 克、鹿角霜 10 克、仙茅 10 克、川芎 10 克、炙甘草 6 克。随症加减:卵泡期,在月经后的 5~11 天服用上方;排卵期,加用丹参 15 克、泽兰 10 克、赤芍 10 克、香附 10 克;黄体期,加用杜仲 10 克、川续断 15 克、制首乌 10 克、肉苁蓉 10 克;月经前期(月经周期第 24~28 天),加用川牛膝 10 克、红花 10 克、茺蔚子 10 克、熟地黄 10 克。每日 1 剂。孙刚将 80 例多囊卵巢综合征性不孕症患者随机分为治疗组与对照组各 40 例。治疗组按上述方法实施中医周期疗法。对照组患者采用氯米芬治疗,在月经期的第 5 天开始服用,1 天 50 克,连续服用 5 天。结果:治疗组总有效率为 92.5%,明显高于对照组的 82.5%,两组差异具有统计学意义(P<0.05)。[4]

20. **补肾活血除湿汤** 茯苓 20 克、生地黄 20 克、续断 20 克、桑寄生 20 克、白术 20 克、川芎 15 克、赤芍 15 克、薏苡仁 15 克、牡丹皮 10 克、红藤 10 克、甘草 5 克、紫河车 5 克。随症加减:阴虚者,加女贞子、知母等;气虚者,加黄芪、党参等。

① 谈勇,等.调周法治疗肾虚型排卵障碍性不孕症的临床研究[J].南京中医药大学学报,2019,35(5):541-546.
② 陈琰,任青玲,等.益肾活血化痰汤对多囊卵巢综合征不孕伴胰岛素抵抗患者 IGF-1、糖代谢及性激素的影响[J].中药材,2019,42(11):2701-2705.
③ 韩国征,等.补肾调冲方治疗肾阳亏虚型不孕症疗效观察[J].中华中医药学刊,2019,37(12):3030-3033.
④ 孙刚.探讨应用中医周期疗法治疗多囊卵巢综合征性不孕的效果[J].世界最新医学信息文摘,2018,18(8):127-130.

取 400 毫升水,使用文火熬煮上述药材,每日服用 1 次,药量约为 150 毫升。关东锋将 120 例免疫性不孕不育随机分为观察组与对照组各 60 例。观察组采用补肾活血除湿汤按上述方法治疗;对照组在治疗期间需要按照医嘱服用泼尼松、氯米芬、维生素 C 和维生素 E,每天服用剂量分别为 4.8 毫克(分 2 次服用)、46 毫克(分 3 次服用)、170 毫克(分 3 次服用)、80 毫克(分 2 次服用)。两组患者连续接受 12 周的治疗。结果:观察组各项治疗效果较为理想,其中在三项免疫性抗体(抗精子抗体、抗子宫内膜抗体、抗卵巢抗体)的转阴方面,治疗前检查呈现阳性的人数分别为 57 例、44 例、35 例,治疗后转阴人数为 51 例(89.47%)、37 例(84.09%)、28 例(80.00%),与对照组的三项指标转阴率(58.00%、46.51%、53.52%)比较,观察组优于对照组(P<0.05)。①

21. 中医周期疗法 2　卵泡期,月经第 6～10 天用药,药用熟地黄 15 克、山药 15 克、怀牛膝 15 克、当归 15 克、菟丝子 15 克、山茱萸 10 克;排卵期,月经第 13～15 天,药用熟地黄 15 克、山药 15 克、怀牛膝 15 克、当归 15 克、菟丝子 15 克、丹参 12 克、茺蔚子 12 克、红花 12 克、鸡血藤 12 克、香附 6 克;黄体期,月经第 18～23 天,药用熟地黄 15 克、山药 15 克、怀牛膝 15 克、当归 15 克、菟丝子 15 克、制首乌 15 克、龟甲 10 克、续断 10 克、肉苁蓉 10 克;月经前期,第 25 天到来潮的期间,药用山药 15 克、怀牛膝 15 克、当归 15 克、菟丝子 15 克、丹参 10 克、赤芍 10 克、茺蔚子 10 克、泽兰 10 克、香附 6 克。均每日 1 剂,早上和晚上分别服用。刘兆红将 82 例多囊卵巢综合征性不孕症患者随机分为对照组与观察组各 41 例。两组均采用西医疗法,药用氯米芬;观察组另加用中医周期疗法。结果:观察组有 32 例恢复正常排卵,占 78.05%,最终 23 例成功妊娠,有效率为 56.10%;对照组有 26 例恢复正常排卵,占 63.41%,最终 15

例成功妊娠,有效率为 36.59%,两组差异明显有统计学意义(P<0.05)。②

22. 牡丹散加减　牡丹皮 15 克、桂心 10 克、当归 15 克、延胡索 9 克、莪术 9 克、牛膝 9 克、赤芍 12 克、荆三棱 6 克、炙甘草 6 克。随症加减:伴痰湿者,加姜半夏 6 克、陈皮 12 克、茯苓 15 克等。每日 1 剂,水煎,每日 200 毫升,每日 2 次,口服。郭华林将 90 例慢性盆腔炎性不孕症患者随机分为对照组与治疗组各 45 例。两组均采用抗生素治疗,于月经期给予注射用头孢唑肟钠 2 克联合奥硝唑氯化钠注射液 100 毫升,静脉滴注,每日 2 次,连续治疗 5 天后停药,于下一个月经周期再继续按此方法治疗。治疗组加用牡丹散加减。两组治疗期间均畅情志,调饮食,忌食生冷刺激、肥甘厚味食物等,注意静卧休息,禁房事。两组均以 4 周为 1 个月经周期,连续治疗 3 个月经周期,随访半年。结果:治疗组痊愈 20 例,有效 22 例,无效 3 例,有效率为 93.33%;对照组痊愈 9 例,有效 19 例,无效 17 例,有效率为 62.22%。两组对比差别有统计学意义(P<0.01);治疗组持续妊娠(或分娩)率较对照组明显提高(P<0.05)。③

23. 安坤汤　巴戟天 15 克、淫羊藿 10 克、菟丝子 10 克、龟甲 10 克、鹿角胶 15 克、黄芪 10 克、白芍 5 克、当归 10 克、香附 5 克、柴胡 5 克、丹参 10 克、牡丹皮 10 克、甘草 15 克。每次 1 剂,每日 1 次。连续服药 7 天为 1 个疗程,治疗 3 个疗程。李艳丽将 70 例黄体功能不全性不孕症患者随机分为观察组与对照组各 35 例。两组均采用黄体酮胶囊口服,每次 100 毫克,每日 2 次;观察组另加口服安坤汤。结果:观察组治疗后妊娠率为 31.43%,明显高于对照组的 17.14%,两组差异具有统计学意义(P<0.05)。④

24. 补肾疏肝方　当归 20 克、黄芪 20 克、首乌 20 克、茯苓 20 克、郁金 15 克、肉苁蓉 15 克、木瓜 15 克、熟地黄 15 克、柴胡 10 克、白芍 10 克、菟

① 关东锋.中医补肾活血除湿法治疗免疫性不孕不育患者的临床疗效观察[J].双足与保健,2018,27(9):186,188.
② 刘兆红.中医周期疗法配合克罗米芬治疗多囊卵巢综合征性不孕临床观察[J].内蒙古中医药,2018,37(6):46-47.
③ 郭华林,等.牡丹散加减联合抗生素治疗慢性盆腔炎性不孕症气滞血瘀型 45 例[J].中医研究,2018,31(2):20-22.
④ 李艳丽.安坤汤对黄体功能不全性不孕患者子宫内膜容受性影响研究[J].亚太传统医药,2017,13(14):140-141.

丝子 10 克、石菖蒲 10 克。随症加减：肾阴虚，加威灵仙、熟地黄、白术、巴戟天；肾阳虚者，加桃仁、败酱草、泽兰、红花、灵芝；肾阴阳两虚者，加小茴香、桂枝、茯苓、陈皮、三棱等。煎成 400 毫升药汁，分早晚 2 次服用。两组患者均连续治疗 1 个月经周期。董燕将 180 例黄体功能不全致不孕患者随机分为观察组与对照组各 90 例。观察组患者采用中医补肾疏肝方加减治疗，对照组患者采用常规西药地屈孕酮片和枸橼酸氯米芬片治疗。结果：观察组总有效率为 98.89%，明显高于对照组的 90.0%，两组差异具有统计学意义（$P < 0.05$）。①

25. **红藤合剂**　红藤 30 克、炙乳香 10 克、炙没药 10 克、夏枯草 20 克、毛冬青 30 克、炙皂角刺 30 克、半枝莲 20 克、白芷 10 克、桔梗 10 克。徐晓庆将 61 例不孕症患者随机分为对照组 31 例与治疗组 30 例。对照组于月经干净后 3～7 天，完善各项常规检查。输卵管梗阻选择性输卵管造影＋再通术。治疗后 1 例再通失败，3 例重度通而不畅，2 例轻度通而不畅。重度及轻度通而不畅予腹腔镜手术。术后抗生素预防感染 1 周，待下个月经周期月经干净 3～7 天行输卵管通液术。治疗组予红藤合剂保留灌肠，水煎 150 毫升；选择性输卵管造影＋再通术后阴道无异常出血或下次月经干净后排空膀胱和直肠，取左侧卧位，双腿屈曲，臀部加枕头抬高至少 10 厘米，药液加温至 36℃～37℃，注入距床面高度约 50 厘米灌肠袋，灌肠器前端涂液体石蜡，排净灌肠器前段气体，缓慢插入肛门内 15～20 厘米，缓慢输入药液后将灌肠器从肛门轻柔退出，保留至少 2 小时，每晚 1 次，经期停用；西医治疗同对照组。连续治疗 1 个月经周期为 1 个疗程。观测临床症状、受孕、输卵管通畅、不良反应。连续治疗 3 个疗程（3 个月经周期），判定疗效。结果：输卵管再通率对照组为 71.00%，低于治疗组的 93.33%（$P < 0.05$）；妊娠率对照组为 51.6%，低于治疗组的 86.7%（$P < 0.05$）。②

26. **左归疏肝汤**　熟地黄 20 克、山茱萸 10 克、枸杞 10 克、补骨脂 12 克、菟丝子 12 克、香附 10 克、川楝子 10 克、山药 15 克、合欢皮 10 克、玉竹 10 克、怀牛膝 6 克。随症加减：自月经周期第 3 天开始服用左归疏肝汤，服至排卵期；排卵期服用左归疏肝汤加丹参 30 克、鸡血藤 30 克、王不留行 10 克、枳壳 15 克，服至优势卵泡排出后 1 天；黄体期服用左归疏肝汤去玉竹加紫苏梗 10 克、炒杜仲 10 克。每日 1 剂，水煎 400 毫升，分 2 次服用。陈旭锋等将 150 例多囊卵巢综合征不孕症患者随机分为对照组与试验组各 75 例。两组均采用克罗米芬治疗，试验组另加用左归疏肝汤加减治疗，当直径＞1.4 厘米的卵泡数多于 3 个时停止治疗。两组的治疗和观察周期不超过 6 个月。结果：治疗后试验组患者血清 LH、FSH、T 水平低于对照组，差异有统计学意义（$P < 0.05$）；治疗后对照组患者血清 LH、FSH 水平低于治疗前，试验组患者血清 LH、FSH、T 水平低于治疗前，差异有统计学意义（$P < 0.05$）；而对照组患者血清 T 水平与治疗前比较，差异无统计学意义（$P > 0.05$）。试验组患者优势卵泡出现率、排卵率、临床妊娠率高于对照组，差异有统计学意义（$P < 0.05$）；两组患者早期流产率比较，差异无统计学意义（$P > 0.05$）；试验组临床疗效优于对照组，差异有统计学意义（$P < 0.05$）。③

27. **苍附导痰汤**　苍术 10 克、香附 10 克、胆南星 6 克、陈皮 6 克、枳壳 10 克、菟丝子 15 克、淫羊藿 9 克、皂角刺 10 克、丹参 15 克、当归 10 克、熟地黄 15 克、甘草 3 克。每日 1 剂，水煎取汁 400 毫升，每日 2 次。李杏英等将 116 例多囊卵巢综合征合并不孕症的患者随机分为观察组与对照组各 58 例。两组患者均于月经第 5 天起采用调节激素水平治疗，同时采用枸橼酸氯米芬胶囊 50 毫克，每日 1 次；观察组另加服苍附导痰汤，水煎取汁 400 毫升，每日 2 次。两组患者均治疗 3 个月经周期。结果：治疗前，两组患者

① 董燕.中药补肾疏肝方治疗黄体功能不全致不孕不育 90 例疗效探讨［J］.海峡药学,2017,29(3)：163 - 164.
② 徐晓庆.红藤合剂保留灌肠联合选择性输卵管造影再通治疗血瘀输卵管阻塞性不孕症随机平行对照研究［J］.实用中医内科杂志,2017,31(7)：39 - 42.
③ 陈旭锋,吕玲,等.左归疏肝汤加减治疗多囊卵巢综合征不孕症的临床疗效研究［J］.中国全科医学,2017,20(22)：2796 - 2800.

E₂、LH、Em、子宫内膜螺旋动脉搏动指数(PI)、阻力指数(RI)比较,差异均无统计学意义($P>0.05$);治疗后,两组患者 E₂、LH、Em 水平显著升高,PI、RI 显著降低,且观察组显著优于对照组,差异均有统计学意义(均 $P<0.05$)。随访 1 年,两组患者排卵率(77.59%、72.41%)比较,差异无统计学意义($P>0.05$);观察组患者妊娠率为 41.38%,显著高于对照组的 22.41%,差异有统计学意义($P<0.05$)。①

28. 温胆汤加味　竹茹 15 克、茯苓 15 克、陈皮 15 克、甘草 5 克、半夏 10 克、枳实 12 克、丹参 15 克、生姜 12 克。以上药物用水浸泡 1 小时,煎煮 2 次,取汁 300 毫升,早晚分服,每日 1 剂,用药时间为 4 个月。郭华林等将 80 例痰湿型不孕症患者随机分为对照组与观察组各 40 例。两组均采用来曲唑片治疗,观察组加服温胆汤治疗。对比两组患者的临床疗效和相关指标。结果:观察组的排卵率为 87.5%,妊娠率为 85.0%,与对照组比较差异具有统计学意义($P<0.05$);治疗后观察组的雄激素和 LH 显著低于对照组,差异具有统计学意义($P<0.05$);观察组的血清抗精子蛋白 17 抗体和抗顶体蛋白酶抗体均低于对照组,差异具有统计学意义($P<0.05$);观察组的不良反应发生率低于对照组,差异具有统计学意义($P<0.05$)。②

29. 消癥灌肠方　红藤 20 克、败酱草 20 克、乳香 10 克、没药 10 克、香附 10 克、三棱 10 克、莪术 10 克、土鳖虫 10 克、蒲公英 10 克、川桂枝 10 克。灌肠治疗,每晚 1 次,连用 7 天为 1 个疗程,对未孕者于下次月经干净后继续下一个疗程,最多连用 6 个疗程。张晓勇等将 144 例输卵管阻塞性不孕症患者随机分为观察组 78 例与对照组 66 例。对照组单纯行腹腔镜手术治疗。观察组在行腹腔镜手术治疗后再应用消癥灌肠方灌肠治疗。观察并记录两组患者的妊娠情况并进行统计学比较。结果:观察组与对照组患者 2 年内临床妊娠率分别为 55.13%、31.82%,差异有统计学意义

($P<0.05$),且以术后 1 年内的临床疗效最佳。结论:对输卵管阻塞性不孕症的患者先行腹腔镜手术治疗,术后再应用消癥灌肠方治疗能明显提高患者的临床妊娠率。③

30. 桃红四物汤合右归丸　熟地黄 15 克、山药 15 克、枸杞子 15 克、山茱萸 15 克、鹿角胶 10 克、菟丝子 10 克、桃仁 10 克、当归 10 克、川芎 10 克、醋香附 10 克、红花 5 克、炙甘草 5 克。随症加减:偏肾阳虚者,加淫羊藿、杜仲、肉桂、炙甘草;偏肾阴虚者,加怀牛膝、麦冬。水煎取汁 400 毫升,每日 1 剂,早晚各服 1 次。自月经来潮第 5 天开始,连续服用 21 天。王莉等将 138 例排卵功能障碍性不孕症患者随机分为治疗组与对照组各 69 例。两组均采用西药氯米芬治疗,治疗组同时应用桃红四物汤、右归丸加减治疗。疗程均为 3 个月经周期。比较治疗后两组激素水平、宫颈与卵泡情况、中医证候积分与临床疗效等指标。结果:治疗 3 个月经周期后,治疗组 FSH、T 含量明显低于对照组,LH、E₂ 含量明显高于对照组($P<0.05$ 或 $P<0.01$);治疗组宫颈 Insler 评分、Em、成熟卵泡个数均明显高于对照组($P<0.05$),中医证候积分明显低于对照组($P<0.05$);治疗组排卵率为 73.9%,明显高于对照组的 55.1%($P<0.05$);随访 1 年,治疗组妊娠率为 65.2%,明显高于对照组的 40.6%($P<0.05$)。④

31. 养精汤　菟丝子 20 克、柴胡 10 克、木香 10 克、牡丹皮 10 克、淫羊藿 15 克、巴戟天 10 克、山茱萸 8 克、山药 15 克、熟地黄 12 克、白芍 10 克、当归 15 克。每日 1 剂,早晚各服 1 次,3 个月经周期为 1 个疗程,共治疗 1 个疗程,随访 1 个疗程。李娟将 60 例排卵障碍性不孕症患者随机分为观察组与对照组各 30 例,观察组采用养精汤治疗,对照组采用枸橼酸氯米芬片治疗,治疗 3 个月经周期。结果:观察组排卵率为 70.0%;对照组为 76.7%,观察组妊娠率为 53.3%、对照组为 33.3%,

① 李杏英,王琪,等.苍附导痰汤联合氯米芬对多囊卵巢综合征合并不孕症患者性激素水平及子宫内膜容受性的影响[J].中国药房,2017,28(26):3698-3701.
② 郭华林,等.温胆汤加味联合来曲唑治疗痰湿型不孕症临床研究[J].中医学报,2017,32(11):2196-2199.
③ 张晓勇,等.消癥灌肠方治疗输卵管阻塞性不孕症的临床研究[J].南京中医药大学学报,2017,33(5):538-540.
④ 王莉,等.桃红四物汤联合右归丸治疗排卵功能障碍性不孕症的疗效观察[J].中医药导报,2017,23(19):96-98.

排卵率无显著差异($P>0.05$),妊娠率有显著差异($P<0.05$)。①

32. **归芎化瘀汤** 当归12克、川芎12克、丹参12克、赤芍药12克、三棱12克、莪术12克、天花粉30克、金银花12克、夏枯草12克、鱼腥草12克、益母草6克、香附12克(均为中药颗粒剂,由广州一方制药有限公司提供)。每日1剂,开水冲,分早、晚2次温服,连续服用6个月。范照三等将78例盆腔炎性不孕症患者随机分为对照组与治疗组各39例。两组均在宫腹腔镜治疗盆腔炎性不孕症后采用抗生素治疗,治疗组另加用归芎化瘀汤治疗。术后3个月做输卵管通畅试验,观察再通情况,术后6个月观察远期疗效。结果:治疗组再通率(74.36)高于对照组(53.85)($P<0.05$);两组总有效率比较差异有统计学意义($P<0.05$);治疗组(89.74%)远期疗效优于对照组(61.54%)。②

33. **消塞汤** 党参20克、黄芪20克、丹参20克、甲片15克、路路通15克、三棱15克、莪术15克、当归10克、连翘10克、赤芍10克、薏苡仁20克、泽兰10克、红花10克、三七粉3克、炙甘草9克。每日1次,水煎服,分早晚2次服用,两组患者均连续服用7～10天为1个疗程。张碧珍将100例输卵管阻塞性不孕症患者随机分为试验组与对照组各50例。两组均采用西医内科及微波治疗,试验组另加用消塞汤治疗。比较两组临床疗效及妊娠率。结果:试验组临床有效率为96.0%,显著高于对照组的80.0%,差异有统计学意义($P<0.05$);试验组妊娠率为72.0%,显著高于对照组的46.0%,差异有统计学意义($P<0.05$)。③

34. **温肾育卵汤** 黄芪30克、巴戟肉10克、枸杞子30克、山药30克、山茱萸15克、熟地黄30克、女贞子15克、菟丝子20克、当归20克、香附10克、川芎15克、知母15克、鳖甲10克、黄柏10克、肉桂6克、红花12克等。上药加水200毫升大火煎煮口服,每日1剂。续秋芝将70例排卵障碍性不孕症

患者随机分成观察组与对照组各35例。对照组采用西药氯米芬治疗,观察组采用中药温肾育卵汤进行治疗。结果:治疗前,两组患者子宫内膜发育情况比较,差异无统计学意义($P>0.05$);治疗后,两组患者子宫内膜发育情况均优于治疗前,且观察组优于对照组,差异均有统计学意义($P<0.05$)。观察组患者治疗后输卵管通畅率为91.43%,高于对照组的54.29%,差异有统计学意义($P<0.05$);观察组患者临床治疗的总有效率为94.29%,高于对照组的74.29%,差异有统计学意义($P<0.05$)。④

35. **四物汤化裁** 苎麻根30克、熟地黄15克、生黄芪15克、桑寄生15克、炒白术15克、炒白芍10克、当归10克、川芎10克、天麻6克、僵蚕5克、桂枝3克。煎煮1小时,口服。钟锦萍将99例不孕症患者随机分为对照组44例与观察组55例。两组均采用桂枝茯苓胶囊(江苏康缘药业股份有限公司生产,国药准字Z10950005)治疗,每次3粒,每日3次,饭后口服。观察组另加四物汤治疗。两组均服用6个月,1年后进行随访,比较两组疗效、子宫肌瘤体积及性激素指标变化。结果:观察组治疗总有效率为96.3%,高于对照组的70.5%,FHS、LH、E_2及P指标均比对照组低,且观察组治疗后子宫肌瘤体积小于对照组,两组差异均有统计学意义(均$P<0.05$)。四物汤化裁联合桂枝茯苓治疗不孕症的疗效显著,值得推广使用。⑤

36. **序贯疗法** 补肾助阳方:淮山药15克、菟丝子15克、熟地黄10克、白芍10克、赤芍10克、续断10克、茯苓10克、生地黄10克、牡丹皮10克、鹿角片(先煎)10克、淫羊藿10克、山茱萸10克、紫石英10克、醋柴胡6克。补肾安胎方:苎麻根20克、桑寄生15克、党参15克、续断15克、炒白芍10克、炒白术10克、黄芩10克、紫苏梗10克、杜仲10克、阿胶10克、煨木香6克。排卵后开始服用补肾助阳方,每日1剂,分早晚2次

① 李娟.养精汤治疗排卵障碍型不孕症60例临床研究[J].内蒙古中医药,2016,35(5):35-36.
② 范照三,等.归芎化瘀汤对宫腹腔镜治疗盆腔炎性不孕症的影响[J].河北中医,2016,38(3):375-377.
③ 张碧珍.消塞汤治疗输卵管阻塞性不孕症的临床疗效评价[J].北方药学,2016,13(1):59,58.
④ 续秋芝.温肾育卵汤治疗排卵障碍性不孕症疗效观察[J].中外医学研究,2016,14(15):68-69.
⑤ 钟锦萍.四物汤化裁联合桂枝茯苓治疗不孕症的疗效观察[J].现代诊断与治疗,2016,27(6):1024-1025.

服用,每次 100 毫升,连用 10 天;若未孕,下周期继续用药;若怀孕,转为补肾安胎方治疗,每日 1 剂,分早晚 2 次服用,每次 100 毫升。卢国丽将 68 例黄体功能不全性不孕症患者随机分为西医组与中西医结合组各 34 例,西医组与中西医结合组均采用地屈孕酮治疗,中西医结合组另加用补肾助阳方和补肾安胎方序贯治疗。结果:中西医结合组治疗总有效率为 67.65%,妊娠率为 35.29%,均明显高于西医组的 50.0%、14.71%,差异均有统计学意义(均 $P<0.05$)。[①]

37. **养膜汤** 覆盆子 15 克、菟丝子 15 克、桑寄生 24 克、续断 15 克、当归 15 克、赤芍 10 克、白芍药 10 克、生地黄 9 克、熟地黄 9 克、川芎 10 克、女贞子 18 克、鹿角霜 15 克、香附 9 克、小茴香 10 克、炙甘草 6 克。每日 1 剂,水煎取汁 350 毫升,分早晚 2 次温服用至 HCG 日。李群将 60 例薄型子宫内膜不孕症患者随机分为中药组与对照组各 30 组。中药组采用中药养膜汤治疗,对照组采用口服戊酸雌二醇片治疗。3 个周期后统计妊娠结局,并比较未妊娠患者治疗前后 Em 和子宫内膜下的血流参数 PI、RI。结果:两组未妊娠患者治疗后内膜厚度较用药前均增加($P<0.05$),且中药组治疗后 Em 较对照组增加更明显($P<0.05$);中药组未妊娠患者治疗后子宫内膜下血流参数 PI、RI 较治疗前明显降低($P<0.05$),且低于对照组治疗后($P<0.05$);中药组临床妊娠率及生化妊娠率均高于对照组,差异有统计学意义(均 $P<0.05$)。[②]

38. **百灵调肝汤加减** 柴胡 10 克、枳实 10 克、青皮 10 克、川楝子 9 克、通草 9 克、当归 12 克、白芍 12 克、川牛膝 15 克、皂角刺 10 克、白术 10 克、茯苓 10 克、王不留行 10 克、甘草 9 克。每日 1 剂,于月经周期第 5 天开始,水煎煮 2 次,分早晚内服,经期停服。王春霞将 110 例肝郁气滞型多囊卵巢综合征不孕症患者随机分为观察组与对照组各 55 例。两组均采用炔雌醇环丙孕酮片和枸橼酸氯米芬胶囊促排卵治疗;观察组另加用百灵调肝汤加减内服治疗。两组患者均治疗 4 个月经周期。结果:观察组治疗后中医症状各指标评分均明显低于对照组(均 $P<0.01$);在 4 个月经周期内,观察组的临床妊娠率为 60%,对照组为 36.36%,观察组高于对照组($P<0.05$);观察组治疗后 Em 高于对照组,而卵巢体积低于对照组(均 $P<0.01$);治疗后观察组血清游离脂肪酸和 CRP 水平均低于对照组,而 β-内啡肽高于对照组,比较差异有统计学意义(均 $P<0.01$)。[③]

39. **黄桂灌肠剂** 大黄 10 克、黄芩 15 克、黄柏 20 克、桂枝 15 克。水煎 2 次,去渣取汁。将黄桂灌肠剂 100～150 毫升置于灌肠袋内,加温至 37℃ 左右,插入肛门内深度 15～20 厘米,保留灌肠,保留时间不少于 2 小时,每晚 1 次,月经期不受影响。许雪如将 80 例输卵管阻塞性不孕症患者随机分为治疗组与对照组各 40 例。两组均采用输卵管疏通术治疗,治疗组联合应用黄桂灌肠剂保留灌肠治疗。两组均以 1 个月经周期为 1 个疗程,共治疗 3 个疗程。比较两组临床疗效,观察两组治疗后 6 个月内、1 年内宫内妊娠成功率,治疗后输卵管通畅情况,治疗后患者并发症的发生率。结果:有效率治疗组为 95.0%,对照组为 77.5%,两组有效率比较差异有统计学意义($P<0.05$),治疗组临床疗效优于对照组;治疗组治疗后 1 年内宫内妊娠成功率 67.5%,高于对照组的 37.5%($P<0.05$);治疗组治疗后输卵管通畅率为 82.5%,高于对照组的 45.0%($P<0.05$);治疗组并发症发生率为 12.5%,低于对照组的 25.0%($P<0.05$)。[④]

40. **丹栀逍遥丸** 芍药、白术、当归、茯苓、柴胡、甘草、牡丹皮、栀子等(昆明中药厂有限公司生产,国药准字 Z53020866)。陈娟等将 82 例肝郁化火型多囊卵巢综合征合并胰岛素抵抗的无排卵性

① 卢国丽.补肾助阳/安胎序贯治疗黄体功能不全性不孕临床观察[J].亚太传统医药,2016,12(11):94-95.
② 李群.养膜汤对不孕症薄型子宫内膜的影响[J].河北中医,2016,38(3):378-380.
③ 王春霞,等.百灵调肝汤加减治疗肝郁气滞型多囊卵巢综合征不孕症[J].中国实验方剂学杂志,2016,22(13):165-168.
④ 许雪如.黄桂灌肠剂联合输卵管疏通术对输卵管阻塞性不孕症患者妊娠率及输卵管通畅度的影响[J].河北中医,2016,38(5):671-674.

不孕症患者随机分为对照组与研究组各 41 例。两组均采用西药常规治疗(如二甲双胍缓释片、复方醋酸环丙孕酮片及来曲唑片等),研究组再加用丹栀逍遥丸口服治疗。比较两组临床疗效。结果:治疗后,研究组中医辨证肝郁化火型症状明显得到改善,与对照组比较差异有统计学意义(P<0.05);研究组周期排卵率、排卵率明显高于对照组(均 P<0.05);治疗后两组 T、LH、血清胰岛素、2 小时胰岛素水平明显得到改善,且研究组改善更佳,差异均有统计学意义(均 P<0.05)。[1]

41. **椒辛散** 川椒 50 克、细辛 25 克、艾叶 30 克、红花 25 克。上药粉碎,搅拌均匀,平均分成 30 份,每天 1 份,用水制成丸状,略软,放于脐部,同时用多功能理疗仪进行局部微波理疗,输出功率为 20～40 瓦,每次 30 分钟,每天 1 次,30 天为 1 个疗程,最多 3 个疗程。刘淑文将 60 例输卵管阻塞性不孕症患者随机分为对照组与治疗组各 30 例。两组均采用输卵管通液术联合通管汤(当归 9 克、赤芍 9 克、白芍 9 克、川芎 9 克、桃仁 12 克、红花 9 克、茜草 9 克、海螵蛸 12 克、醋香附 12 克、路路通 9 克、石菖蒲 9 克、生薏苡仁 12 克、皂角刺 9 克、败酱草 15 克、红藤 15 克。水煎,共取汁 400 毫升每天 2 次温服。随症加减:经前少腹刺痛,烦躁易怒,脉弦,苔薄边暗,有肝经气郁者,加北柴胡 6 克、郁金 9 克;平素腰膝酸软,小腹隐痛,经行有块,脉细无力,舌质暗淡,肾元不足者,去红藤,加盐菟丝子 10 克、炙淫羊藿 9 克;口渴咽干,大便燥结,脉细数,舌质红,有阴虚内热者,加生地黄 9 克、牡丹皮 9 克、黄芩 9 克;形寒肢冷,腹痛喜热熨,脉细,舌淡有寒者,去败酱草、红藤,加肉桂 5 克、炮姜 5 克、盐小茴香 6 克。连服 30 天为 1 个疗程,最多 3 个疗程,治疗期间禁止性生活,3 个疗程后根据输卵管通畅情况指导其性生活)口服治疗,治疗组另加用椒辛散脐部微波治疗。结果:3 个疗程后,治疗组输卵管通畅 21 例

(70.00%),通而欠畅 4 例(13.33%),闭塞 5 例(6.67%);对照组输卵管通畅 12 例(40%),通而欠畅 7 例(23.33%),闭塞 11 例(36.67%)。1 年内治疗组受孕 15 例(50.00%),异位妊娠 2 例(6.67%),未孕 13 例(43.33%);对照组受孕 7 例(23.33%),异位妊娠 4 例(13.33%),未孕 19 例(63.33%),两组比较差异均有统计学意义(均 P<0.05)。椒辛散脐部微波理疗治疗输卵管阻塞性不孕症疗效显著,优势明显。[2]

42. **助孕Ⅰ号方** 甘草 5 克、白术 10 克、覆盆子 12 克、补骨脂 12 克、菟丝子 15 克、熟地黄 15 克、首乌 15 克、女贞子 15 克、紫石英 15 克、党参 15 克、续断 15 克、当归 15 克。随症加减:高泌乳素血症者,加浮小麦、柴胡;胆囊卵巢综合征者,加苍术、法半夏;虚寒腹痛者,加炮姜、桂心。黄体期服用上述药方加丹参 15 克,香附子 10 克,减去女贞子。上方用水煎服,每次 200 毫升,每天 2 次。王春霞等将 50 例肾虚型排卵障碍性不孕症患者随机分为中医组与西医组各 25 例。西医组采用氯米芬治疗,中医组采用助孕Ⅰ号方治疗。两组均治疗 3 个月经周期。比较两组治疗总有效率、Em 及主卵泡直径。结果:中医组总有效率为96.0%,明显高于西医组的 84.0%,差异有统计学意义(P<0.05);与治疗前相比,两组 Em 均明显增加(P<0.05),且中医组更显著(P<0.05);与治疗前相比,两组主卵泡直径均明显增大(P<0.05),且中医组更显著(P<0.05)。[3]

43. **补肾疏肝促黄体汤** 菟丝子 30 克、茯苓 9 克、柴胡 9 克、淫羊藿 15 克、熟地黄 15 克、丹参 15 克、桑寄生 15 克、女贞子 15 克、白芍 15 克、合欢皮 15 克、续断 15 克、紫石英 15 克、当归 12 克、生甘草 6 克。每日 1 剂,由制剂室将每剂药制成 2 袋(每袋 200 毫升)浓缩剂,每天 2 袋,分早晚温服,于月经结束后开始服用,连服 21 天为 1 个疗程。连续治疗 3 个月经周期。钟佩妈等将 101 例

① 陈娟,等.丹栀逍遥丸治疗肝郁化火型多囊卵巢综合征合并胰岛素抵抗无排卵型不孕症疗效观察[J].现代中西医结合杂志,2016,25(20):2254-2256.
② 刘淑文,等.椒辛散治疗输卵管通而不畅不孕症临床观察[J].现代中西医结合杂志,2016,25(26):2934-2936.
③ 王春霞,李永伟.助孕Ⅰ号方治疗肾虚型排卵障碍性不孕症的临床疗效[J].中国妇幼保健,2015,30(31):5406-5407.

肝郁肾虚型黄体功能不全性不孕症患者随机分为对照组 50 例与观察组 51 例。对照组采用枸橼酸氯米芬片联合地屈孕酮片口服治疗，观察组采用补肾疏肝促黄体汤治疗。两组疗程均为 3 个月经周期。结果：观察组痊愈率为 43.14%，总有效率为 82.35%，明显高于对照组的 18.00%、62.00%，差异均有统计学意义（均 $P<0.01$）。[①]

44. 丹赤饮　柴胡 10 克、皂刺 15 克、制香附 15 克、莪术 10 克、丹参 25 克、赤芍 15 克。随症加减：气虚，加炒白术 25 克、云茯苓 20 克、炙黄芪 30 克；痛经，加乌药 10 克、延胡索 15 克；寒凝，加制附子 10 克、桂枝 10 克；腰痛，加生杜仲 10 克、续断 20 克；肛门坠痛，加羌活 10 克。每日 1 剂，水煎 400 毫升，术后首次月经来潮时 1~5 天内早晚口服，连服 21 天。连续治疗 1 个月经周期为 1 个疗程。蒋会芹将 120 例子宫内膜异位症相关不孕症患者随机分为治疗组与对照组各 60 例。对照组采用醋酸戈舍瑞林缓释植入剂，每次 3.6 毫克，每个月 1 次，第一次月经来潮 1~5 天内肌注，无月经周期可每隔 28 天肌注 1 次，3 次为 1 个疗程。治疗组采用丹赤饮加减治疗。观测临床症状、盆腔包块、不良反应。连续治疗 3 个疗程，判定疗效。结果：治疗组痊愈 22 例，显效 23 例，有效 9 例，无效 6 例，总有效率为 90.00%；对照组痊愈 9 例，显效 11 例，有效 25 例，无效 15 例，总有效率为 75.00%。治疗组疗效优于对照组（$P<0.05$）；两组妊娠率治疗组改善优于对照组（$P<0.05$）。[②]

45. 滋阴抑抗汤　炒当归 10 克、赤芍 10 克、白芍 10 克、山药 10 克、生地黄 10 克、山茱萸 10 克、甘草 10 克、钩藤 15 克、苎麻根 15 克、牡丹皮 10 克、蒲黄 10 克、醋柴胡 6 克、煨木香 6 克。以上药物均为配方颗粒，每日 3 次，月经第 5 日开始口服，经期停服。许丽华等将 60 例 HCG 抗体阳性的继发性不孕症患者随机分为治疗组与对照组各 30 例。对照组采用地塞米松片 3 毫克，每日 1 次，

饭后口服，连服 2 周，治疗 15 天减量至 0.75 毫克。1 个月为 1 个疗程，共治疗 3 个疗程。治疗组采用滋阴抑抗汤联合地塞米松治疗。观察治疗前后中医临床症状积分、HCG 抗体滴度变化，并比较两组临床疗效。结果：两组中医症状积分均较治疗前显著降低（$P<0.01$），治疗组优于对照组（$P<0.01$）；两组 HCG 抗体滴度均较治疗前显著降低（$P<0.05$，$P<0.01$），治疗后两组比较，差异无统计学意义（$P>0.05$）；治疗组总有效率为 63.33%，对照组为 47.66%，治疗组优于对照组（$P<0.05$）。结论：滋阴抑抗方联合地塞米松能改善 HCG 抗体阳性继发性不孕症患者的临床症状，促进妊娠。[③]

46. 保胎液　川续断、桑寄生、菟丝子、白芍、阿胶、杜仲。于月经第 5 天开始口服，每日 1 剂，分别于早、晚餐后半小时冲服，每次各 100 毫升。随症加减：阴虚甚，加用女贞子、墨旱莲；阳虚甚，加肉苁蓉、巴戟天；气虚甚，加党参、黄芪；根据临床兼症，加 1~2 味中药。李婷等将 42 例因黄体功能不足导致不孕的患者随机分为中药组 22 例与西药组 20 例。中药组采用保胎液加减治疗，西药组采用单纯西药治疗。观察两组患者经 3 个月经周期治疗前后妊娠率、Em 及血清孕酮改善情况。结果：中药组与西药组妊娠率分别为 28%、15%，两组妊娠率比较无统计学意义（$P>0.05$），中药组优于西药组。[④]

47. 温肾调经助孕汤　菟丝子 15 克、紫石英 15 克、淫羊藿 15 克、鸡血藤 15 克、丹参 15 克、赤芍 15 克、香附 12 克、当归 12 克、川芎 10 克、生甘草 6 克。每日 1 剂，水煎服，每日 1 次，持续服药 3 个月为 1 个疗程，共治疗 2 个疗程。随症加减：月经期重用丹参、赤芍等，调经补肾、理气活血，促使行经正常；经后期重用菟丝子，补肾活血、滋阴养血，促使子宫黏膜增厚、卵泡发育；月经周期第 14 天左右，重用香附、丹参、赤芍，理气活血，促进排卵。杜鑫等将 120 例肾阳虚型排卵障碍性不孕症

① 钟佩妫,等.补肾疏肝促黄体汤治疗肝郁肾虚型黄体功能不全性不孕症临床研究[J].新中医,2015,47(12)：153-155.
② 蒋会芹.丹赤饮治疗子宫内膜异位症相关不孕症随机平行对照研究[J].实用中医内科杂志,2015,29(4)：38-40.
③ 许丽华,宋清霞,等.滋阴抑抗汤联合地塞米松治疗不孕症临床研究[J].中国中医药信息杂志,2014,21(8)：32-34.
④ 李婷,等.保胎液治疗黄体功能不足型不孕症临床观察[J].光明中医,2014,29(11)：2273-2274.

患者随机分为观察组与对照组各 60 例。两组根据 BBT 及 B 超监测卵泡发育情况，给予患者适时同房等措施指导，并采用枸橼酸氯米芬胶囊（氯米芬）每日 50 毫克口服，自月经周期的第 5 天开始服药，共 5 天；第 9 天开始监测卵泡发育，当患者的优势卵泡直径≥18 毫米时，检测晨尿 LH 峰值，若 LH 峰≥50 毫国际单位/毫升时，指导夫妇当晚同房；如果 LH 峰<20 毫国际单位/毫升，肌内注射 HCG 10 000 国际单位诱导排卵，24 小时后夫妇同房。若患者在治疗后无排卵，在下一次的疗程中氯米芬剂量可增加至每日 100 毫克，共 5 天。观察组另加用中药人工周期疗法指导，以上述方法使用温肾调经助孕汤进行加减。结果：治疗结束 1 年内观察组排卵率为 56.67%，高于对照组的 36.67%（P<0.05）。①

48. 百灵调肝汤 当归 15 克、白芍 20 克、青皮 10 克、王不留行 15 克、通草 15 克、皂角刺 5 克、枳实 15 克、瓜蒌 15 克、川楝子 15 克、怀牛膝 15 克、甘草 5 克。随症加减：如有盆腔积液或输卵管积水者，加蜈蚣、二丑以通经络、除积水；腹痛灼热者，加土茯苓、鱼腥草、延胡索以清热解毒、行气止痛；腹胀痛者，加乌药；不通，腹部刺痛或有包块者，加三棱、莪术以行气活血消癥；患有盆腔结核者，加夏枯草、金银花、连翘以清热解毒、软坚散结。适用于肝郁不孕。现代药理研究证实以上药物具有抗结核作用。韩百灵经数十年的临证，总结出患过盆腔结核的患者一般不易受孕，此外肝郁易致输卵管不通而致不孕。②

49. 百灵育阴汤 熟地黄 20 克、白芍 20 克、山茱萸 20 克、山药 20 克、川续断 20 克、桑寄生 20 克、阿胶 15 克、杜仲 20 克、怀牛膝 20 克、海螵蛸 20 克、龟板 15 克、牡蛎 20 克、生甘草 5 克。随症加减：偏于气虚者，加人参、黄芪；阳虚者，加附子、肉桂、巴戟天、菟丝子、肉苁蓉；阴虚甚，症见五

心烦热，口渴，便干者，加地骨皮、石斛、沙参。适用于肾阴虚不孕。③

50. 补肾方 枸杞子 15 克、香附 10 克、女贞 20 克、覆盆 15 克、菟丝 20 克、鸡血藤 30 克、熟地黄 10 克、当归 15 克、丹参 20 克、山茱萸 15 克、黄芪 30 克、白术 10 克、肉苁蓉 10 克、巴戟天 10 克、山药 15 克等。每日 1 剂，水煎早晚分服，连续服 10 日为 1 个疗程。张宗圣等将 105 例排卵障碍性不孕患者分为西药组 40 例与方药组 65 例。西药组单用氯米芬，方药组在使用克罗米芬的同时服用补肾方。结果：方药组服药期间和停药后共有 42 例妊娠（64.6%），西药组共有 17 例妊娠（42.5%），方药组妊娠情况优于西药组（P<0.05）。④

51. 启宫丸 茯苓、苍术、陈皮、法半夏、神曲、川芎、香附。随症加减：按中医周期疗法随月经周期变化加味，月经期，加益母草、牛膝、泽兰等；经后期，加女贞子、山药、石菖蒲等；经间期，加女贞子、续断、桂枝等；经前期，加续断、菟丝子、巴戟天等。刘悦坡用上方加减联合西药二甲双胍、达英-35 治疗 63 例多囊卵巢综合征不孕症中医辨证为痰湿型的患者。结果：治疗前后的 LH、T 及空腹胰岛素（FINS）的变化有显著性差异（P<0.05）。自发排卵 11 例（17.5%），妊娠 10 例（15.9%）；未排卵的 52 例采用氯米芬诱导排卵后，排卵 39 例（61.9%），妊娠 27 例（42.9%）。总排卵率为 79.4%，总妊娠率为 58.7%。结论：启宫丸加味、达英-35、二甲双胍、氯米芬联合应用治疗痰湿型多囊卵巢综合征不孕症可以让患者的生殖功能得以改善，有利于促进患者排卵和妊娠。⑤

52. 活血通管汤 生黄芪 30 克、生薏苡仁 30 克、败酱草 30 克、生牡蛎 30 克、刘寄奴 30 克、皂角刺 30 克、三棱 30 克、莪术 30 克、桂枝 20 克、茯苓 20 克、红花 20 克、牡丹皮 12 克、赤芍 12 克、蒲

① 杜鑫，等.温肾调经助孕汤联合中药人工周期治疗肾阳虚型排卵障碍性不孕症的临床疗效评价[J].实用临床医药杂志,2013,17(21)：181-182.
② 韩延华.韩百灵·百年百名妇科专家[M].北京：中国中医药出版社,2013：120.
③ 韩延华.韩百灵·百年百名妇科专家[M].北京：中国中医药出版社,2013：121.
④ 张宗圣，等.补肾方药治疗排卵障碍性不孕疗效观察[J].实用中医药杂志,2013,29(8)：631-632.
⑤ 刘悦坡.启宫丸联合西药治疗痰湿型多囊卵巢综合征不孕症 63 例[J].中国中医药现代远程教育,2012,10(16)：44-45.

公英 12 克、路路通 12 克、当归 12 克、桃仁 9 克、甘草 6 克。每日 1 剂,水煎服,取 400 毫升,分 2 次温服。1 个月为 1 个疗程,连服 3 个疗程。祝燕莉等将 83 例输卵管阻塞性不孕症患者随机分为治疗组 43 例与对照组 40 例。治疗组采用活血通管汤治疗;对照组采用盆炎净片治疗,1 个月为 1 个疗程,治疗 3 个疗程。结果:治疗组治愈 15 例,显效 23 例,无效 5 例,有效率为 88.37%;对照组治愈 3 例,显效 24 例,无效 13 例,有效率为 68.30%。两组比较,治疗组明显优于对照组。活血通管汤治疗输卵管阻塞性不孕症疗效满意。[①]

53. 圣愈五子汤　党参 30 克、黄芪 18 克、熟地黄 10 克、当归 10 克、白芍药 15 克、川芎 10 克、菟丝子 15 克、枸杞子 10 克、覆盆子 10 克。随症加减:畏寒肢冷,加巴戟天 10 克、补骨脂 10 克、鹿角霜 10 克或淫羊藿 10 克;子宫发育不良,加紫石英 30 克;便溏,加白术 10 克、砂仁 6 克;精亏,甚加龟板胶 15 克、鹿角胶 15 克。2 日 1 剂,水煎 2 次共取汁 300～400 毫升,分 4 次服。服药期间忌食生冷,不食辛辣之品。谢萍等用上方加减治疗 30 例肾虚型黄体功能不全不孕症患者。结果:临床痊愈 6 例,显效 10 例,有效 7 例,无效 7 例。总有效率为 76.67%。妊娠 6 例,妊娠率为 20%。[②]

54. 促卵泡汤　菟丝子 10 克、生地黄 10 克、女贞子 10 克、白芍 10 克、赤芍 10 克、肉苁蓉 10 克、黄精 10 克、山药 10 克、当归 10 克。随症加减:肾阴虚者,加地骨皮 10 克、制龟甲 10 克;肾阳虚者,加制附子 10 克、肉桂 5 克;气虚者,加党参 15 克、黄芪 15 克;肝郁者,加柴胡 10 克、制香附 10 克;痰湿者,加半夏 10 克、苍术 10 克。每日 1 剂,水煎服,于经期第 5 天开始,连服 5 天。随后用促排卵汤:山药 12 克、杜仲 12 克、菟丝子 12 克、枸杞子 10 克、淫羊藿 10 克、鹿角胶 10 克、仙茅 10 克、丹参 10 克、赤芍 10 克。每日 1 剂,水煎服,于经期第 10 天开始,连服 7 天。辅以针刺治

疗。主穴:关元、中极、双侧悬钟、子宫、三阴交;配穴:双侧足三里、太冲、血海、太溪。用平补或平泻法,留针 20～30 分钟,亦可加电针或温针。月经周期的第 12 天开始针刺,每日 1 次,排卵后停止针刺。治疗 3 个月经周期后观察疗效。黄连春将 50 例排卵障碍性不孕症患者随机分为治疗组与对照组各 25 例。治疗组采用中药加针灸治疗。对照组采用氯米芬治疗,从月经或药物撤退性出血第 5 天开始,每天 50 毫克,口服,连服 5 天。两组均以 1 个月经周期为 1 个疗程,治疗 3 个月经周期后观察疗效。结果:治疗组有效率为 96%,高于对照组的 72%(P<0.05)。[③]

55. 调经毓麟汤　紫石英、淫羊藿、香附、当归、川芎、续断、川牛膝、川椒、牡丹皮、枸杞子、生山药、生黄芪、莪术等。曹卫平等将 60 例多囊卵巢综合征所致的不孕症患者随机分为治疗组与对照组各 30 例。治疗组采用调经毓麟汤配合西药治疗,对照组仅采用西药。首先行调整月经周期治疗 3 个月经周期,然后行促排卵治疗。结果:治疗组可有效改善肾阳虚证候,统计分析优于对照组(P<0.05);治疗组妊娠率、周期妊娠率及 LH、T 及 LH/FSH 值与对照组比较差异均有显著性(P<0.05,P<0.01);总有效率治疗组为 83.33%,对照组为 63.33%。[④]

56. 左归丸　熟地黄、菟丝子、牛膝、龟甲胶、鹿角胶、山药、山茱萸、枸杞子。辅料为蜂蜜。韦艳萍等将 60 例黄体功能不健性不孕症患者随机分为治疗组与对照组各 30 例。治疗组采用左归丸,对照组采用六味地黄颗粒。观察两组治疗后中医证候改善情况,子宫内膜活检情况,血清 E_2、P 水平,基础体温以及妊娠率。结果:治疗组妊娠 12 例(占 40%),对照组妊娠 5 例(占 17%),治疗组高于对照组(P<0.05);治疗组中医证候改善程度优于对照组(P<0.05);治疗组血清 P 水平明显高于对照组(P<0.05);两组血清 E_2 水平虽较

① 祝燕莉,等.活血通管汤治疗输卵管阻塞性不孕症临床研究[J].中医学报,2012,27(4):504－505.
② 谢萍,等.圣愈五子汤治疗肾虚型黄体功能不全不孕症 30 例[J].河北中医,2012,34(4):532,541.
③ 黄连春.中药配合针刺治疗排卵障碍性不孕症 25 例疗效观察[J].新中医,2011,43(8):113－114.
④ 曹卫平,王东梅.调经毓麟汤治疗多囊卵巢综合征不孕症的临床研究[J].环球中医药,2010,3(5):339－343.

治疗前有所降低,但均无显著性差异(均 $P>$ 0.05)。结论:左归丸通过疏肝补肾法能升高 P 水平,健全黄体功能,提高子宫内膜表达,从而影响子宫内膜容受性治疗不孕症。[1]

57. 五积散 白芷 10 克、川芎 10 克、炙甘草 10 克、茯苓 10 克、赤芍 10 克、炒当归 10 克、桂枝 10 克、姜半夏 10 克、陈皮 12 克、枳实 12 克、生麻黄 12 克、苍术 30 克、厚朴 15 克、桔梗 15 克、干姜 6 克。将上述药煎煮浓缩取药 300 毫升,分早晚饭后温服,每日 1 剂。李淑萍等将 80 例多囊卵巢综合征患者随机分为治疗组与对照组各 40 例。治疗组采用五积散加枸橼酸氯米芬,对照组采用枸橼酸氯米芬。给予 1～3 个月经周期治疗后,主要观察血清 T、FSH、LH、FINS、2h INS 及卵泡发育、Em 的变化,同时观察卵巢过度刺激的发生、排卵率和妊娠率。结果:治疗组痊愈 18 例,有效 14 例,总有效率为 80.00%;对照组痊愈 10 例,有效 14 例,总有效率为 60.00%,两组比较差异有统计学意义($P<0.05$);治疗组注射 HCG 日子宫内膜明显厚于对照组($P<0.01$);对照组发生 2 例卵巢过度刺激综合征(OHSS),治疗组没有发生;治疗组治疗前后胰岛素抵抗和血清 T 有显著性差异($P<0.05$),对照组无统计学差异($P>0.05$),两组比较,差异有统计学意义($P<0.05$)。结论:五积散联合枸橼酸氯米芬能减轻枸橼酸氯米芬不良反应并增加其敏感性,对提高妊娠率有较好的疗效。[2]

58. 消抗灵Ⅰ号方 垂盆草 20 克、党参 20 克、黄芪 20 克、熟地黄 15 克、山药 15 克、山茱萸 15 克、白芍 15 克、杜仲 15 克、甘草 5 克。随症加减:若烦躁易怒、胸胁胀满或疼痛,加柴胡、王不留行、通草等;若头晕,目赤,口苦咽干,便秘,舌红苔黄者,将熟地黄改为生地黄,加栀子、石决明、钩藤;兼见湿热蕴结,症见胸胁满闷,口中黏腻,带下量增多,色黄有味,舌红,苔黄腻者,加黄柏、鱼腥

草、土茯苓;脾肾阳虚,症见形寒肢冷,小便清长,大便溏薄,舌淡润苔白滑者,加附子、肉桂、巴戟天等。每日 1 剂,分 2 次水煎服,1 个月为 1 个疗程。韩延华等将 112 例血清抗精子抗体阳性不孕症患者随机分为治疗组与对照组各 56 例。治疗组采用自拟消抗灵Ⅰ号治疗,对照组采用西药治疗。结果:治疗组治愈 27 例,有效 19 例,总有效率为 82.1%;对照组治愈 14 例,有效 20 例,无效 22 例,总有效率为 60.7%。治疗组疗效明显优于对照组($P<0.05$)。消抗灵Ⅰ号治疗血清抗精子抗体阳性不孕症疗效显著。[3]

59. 补肾调冲方 菟丝子 15 克、紫石英 15 克、黄精 15 克、巴戟天 10 克、肉苁蓉 10 克、当归 10 克、川芎 6 克、五味子 6 克。罗凌等将 123 例不孕症患者随机分为治疗组 82 例与对照组 41 例。治疗组采用补肾调冲方治疗,对照组采用氯米芬、绒毛膜促性腺激素治疗,治疗周期为 3 个月。结果:妊娠率治疗组为 49.38%,对照组为 21.43%,两组比较差异有显著性意义($P<0.05$)。[4]

60. 化瘀通络种子汤 香附、丹参、赤白芍、延胡索、桃仁、红花、川芎、当归、连翘、甲片、皂角刺、车前子、败酱草、炙甘草。每日 1 剂,水煎服。1 个月为 1 个疗程,连续服用 3 个疗程,停药后随访 9 个月。许瑞青等用上方治疗 80 例输卵管阻塞性不孕症患者,观察该病的中医证候分布规律及服药后妊娠率。结果:1 年内宫内妊娠 31 例,总妊娠率为 38.75%。[5]

61. 调多方 炒鹿角片 18 克、熟地黄 30 克、淫羊藿 30 克、皂角刺 10 克、夏枯草 30 克、王不留行 100 克、生牡蛎 30 克、海藻 18 克、昆布 10 克、当归 30 克、川芎 30 克、红花 30 克、苍术 18 克、香附 18 克、穿破石 30 克、炒水蛭(冲)10 克、益母草 30 克、菟丝子 18 克、甲片 10 克。将上药用冷水浸泡 1 小时,用砂锅文火煎 30 分钟,每剂煎 3 次,共取汁约 400 毫升。每日 2 次,1 次 100 毫升,30 剂

① 韦艳萍,等.左归丸治疗黄体功能不健不孕症的临床研究[J].现代中西医结合杂志,2010,19(32):4106-4107,4110.
② 李淑萍,等.五积散联合枸橼酸氯米芬治疗多囊卵巢综合征合并不孕症的临床观察[J].南京中医药大学学报,2010,26(4):262-265.
③ 韩延华,等.消抗灵Ⅰ号方治疗女性血清抗精子抗体阳性 56 例不孕症临床观察[J].四川中医,2010,28(4):90-91.
④ 罗凌,萧美茹.补肾调冲方对排卵功能障碍性不孕症患者卵泡发育及内膜的影响[J].新中医,2008,40(4):8,30-32.
⑤ 许瑞青,等.化瘀通络种子汤治疗输卵管阻塞性不孕症的临床观察[J].吉林中医药,2008,28(10):735-736.

为1个疗程。随症加减：若偏重于肝肾阴虚者，加龟板10克、鳖甲10克；脾肾阳虚者，加制附子10克、肉桂6克；湿热下注者，加薏苡仁30克；血瘀阻滞者，加五灵脂10克、生蒲黄10克、泽兰10克；输卵管通而不畅者，加路路通10克；盆腔有液性暗区者，加车前子18克、丝瓜络10克；基础体温呈单项或上升缓慢，或子宫内膜分泌反应不佳者，加制附子10克、龟板10克、沉香3克。贾巧萍等用上方加减治疗30例多囊卵巢综合征不孕症患者。结果：治愈(受孕)12例，占40%；临床治愈7例，占23%；好转6例，占20%；无效5例，占17%。总有效率为83%。[1]

62. 促黄体健全方加减 鹿角霜6克、柴胡6克、甘草6克、巴戟天10克、肉苁蓉10克、炒白芍10克、续断15克、女贞子15克、枸杞子15克、炒山药30克、枳壳12克、紫石英12克、河车粉(冲服)3克。自月经周期第15天或基础体温上升1～3天开始服，每日1剂，水煎分早晚2次服，至经期停服。1个月经周期为1个疗程。张芬莲用上方治疗42例黄体不健不孕症患者。结果：痊愈30例，好转8例，无效4例。总有效率为90.5%。[2]

63. 三七红藤汤 三七6克、红藤30克、延胡索10克、路路通10克、三棱10克、莪术10克、大腹皮10克、蒲公英15克、败酱草15克、乳香4克、没药4克、皂角刺15克、石见穿30克、水蛭9克。每日1剂，水煎服，于月经干净后开始服用至下次月经来潮前，经期停服。活血化瘀灌肠液：丹参30克、红藤30克、三棱15克、莪术15克、乳香10克、没药10克、海藻15克、桃仁10克。经制剂室浓煎至50毫升药液，嘱患者排净二便，将药液加温至42℃左右，保留灌肠，经期停药。孙云治疗120例输卵管阻塞性不孕患者，采用内服三七红藤汤，配合活血化瘀灌肠液保留灌肠以及理疗综合治疗。观察治疗前后子宫输卵管造影动态

过程及结果、造影注射平均压力，以及输卵管积水情况对治愈率、总有效率的影响。结果：治愈59例，有效53例，无效8例。总有效率为93.3%。[3]

64. 蔡小荪经验方 (1)自拟孕Ⅰ方：生地黄10克、熟地黄10克、云茯苓12克、淫羊藿12克、石楠叶10克、制黄精12克、路路通10克、公丁香2.5克、怀牛膝10克、炙甲片10克、桂枝2.5克。于每次月经干净后服用7剂。(2)自拟孕Ⅱ方：云茯苓12克、生地黄10克、熟地黄10克、淫羊藿12克、石楠叶10克、紫石英12克、熟女贞10克、金毛狗脊10克、仙茅10克、鹿角霜10克、胡芦巴10克、肉苁蓉10克。服完孕Ⅰ方后，继服孕Ⅱ方8剂。[4]

65. 灌肠疗法 三棱、莪术、苏木、当归、赤芍、川芎、蒲公英、皂角刺、败酱草、红藤、益母草、苍术等。上药液浓煎100毫升，把20～22号肛管通过肛门插入直肠内作保留灌肠，将39℃药液缓慢注入，保留灌肠，使药液能与肠壁充分吸收，而进入病灶发挥作用。应注意注入速度不可过快，同时也不可将空气注入，否则可刺激肠壁而腹痛，甚至引起大便感，将药液排出，起不到治疗作用。此外在月经期、阴道出血时勿用。[5]

66. 外敷疗法 ① 千年健30克、羌活20克、透骨草60克、独活20克、血竭15克、乳香30克、红花30克、没药30克、当归尾30克、赤芍30克、艾叶60克、白芷30克、五加皮30克、川椒15克、川乌20克、土鳖虫30克、防风20克、干漆20克。上药研为细末，将粉剂置于布袋列，蒸透后热敷小腹部或两侧少腹，每日敷1～2次，每次20分钟左右，每包药一般可连使用10～12天。② 透骨草30克、香附15克、丹参15克、艾叶克9克、鸡血藤30克、皂角刺15克。上药用布包蒸透后热敷小腹部或两侧少腹；或将上药加适量醋放铁锅内炒热敷小腹部或两侧少腹。适用于子宫内膜异位症、盆腔炎、输卵管阻塞所致腹痛而不孕者。外敷时

① 贾巧萍,等.调多方治疗多囊卵巢综合征性不孕症30例[J].光明中医,2008,23(6)：800-801.
② 张芬莲.温肾疏肝法治疗黄体不健不孕症42例[J].山西中医,2007,23(3)：21.
③ 孙云.三七红藤汤配合灌肠、理疗治疗输卵管阻塞性不孕症120例[J].江西中医药,2007,38(3)：33-35.
④ 蔡小荪.蔡小荪谈妇科病[M].上海：上海科技教育出版社,2000：163-164.
⑤ 马坤.不孕症[M].北京：中国医药科技出版社,2000.

注意温度不可过高,以免烫伤皮肤。[①]

单　方

自拟方　组成:蛇床子、五味子、远志。临床应用:燕恒毅等将 68 例排卵障碍性不孕症患者随机分为观察组 35 例和对照组 33 例。观察组予上述中药促排卵治疗,对照组给氯米芬促排卵治疗。结果:治疗后观察组子宫内膜明显较对照组厚($P<0.01$),妊娠率明显高于对照组($P<0.05$),流产率明显低于对照组($P<0.05$),两组对比优势卵泡及排卵率均有显著性($P<0.05$)。[②]

中　成　药

1. 丹栀逍遥丸　组成:柴胡、当归、白芍、白术、茯苓、甘草、牡丹皮、栀子(泉州中侨股份有限公司药业公司生产,国药准字 Z35020526)。功效:疏肝解郁,清热调经。用法用量:口服,一次 1 丸,一日 2 次。临床应用:陈兰等将 86 例 PCOS 排卵障碍性不孕患者随机分为研究组和对照组各 43 例。对照组行常规西医治疗,研究组在对照组的基础上给予丹栀逍遥丸治疗。所有患者治疗期间若未怀孕则均持续治疗 3 个疗程后观察效果。结果:研究组的总有效率为 88.37%,高于对照组的 69.77%($P<0.05$)。两组治疗后的血清 T、LH 水平均低于治疗前($P<0.05$),E_2、FSH 水平均高于治疗前($P<0.05$);研究组治疗后的 T、LH 水平均低于对照组(均 $P<0.05$),E_2、FSH 水平均高于对照组(均 $P<0.05$)。两组治疗后的子宫内膜厚度(Em)水平均高于治疗前($P<0.05$),子宫内膜螺旋动脉搏动指数(PI)、阻力指数(RI)水平均低于治疗前($P<0.05$);研究组治疗后的 Em 水平高于对照组($P<0.05$),PI、RI 水平均低

于对照组($P<0.05$)。两组周期排卵率对比差异无统计学意义($P>0.05$),研究组妊娠率为 44.19%,高于对照组的 23.26%($P<0.05$)。两组总不良反应发生率对比差异无统计学意义($P>0.05$)。[③]

2. 八味妇炎合剂　组成:败酱草、紫花地丁、半枝莲、鱼腥草、赤芍、牡丹皮、白芷、延胡索等(洛阳市第一中医院院内制剂,每袋 200 毫升)。用法用量:每次灌肠前加热至 38℃,每日治疗 1 次,每次 1 袋。10 天为 1 个疗程,月经干净即进入疗程,月经期停用,连续 6 个月经周期。临床应用:杨雁鸿等将 100 例输卵管炎症性不孕症患者随机分为研究组 60 例和对照组 40 例。对照组采用抗妇炎胶囊灌肠联合中频脉冲治疗,每次取抗妇炎胶囊 12 粒,将药物去胶囊壳留用颗粒,用 200 毫升开水溶解,冷却约 38℃灌肠用。灌肠方法:患者左侧屈膝卧位,取药液 200 毫升,一次性肛管涂上石蜡油,插入肛门 15~20 厘米,缓慢注入药液。拔出肛管后,患者平卧位,药液保留 2 小时以上。中频理疗仪在下腹部加热理疗 20 分钟,基础频率为 50 千赫兹,根据患者耐受力的不同,酌情在 50~99 千赫兹调节相应频率。研究组采用八味妇炎合剂灌肠联合中频脉冲治疗,灌肠及中频脉冲治疗方法同对照组。结果:两组患者治疗后中医证候积分低于治疗前,且研究组低于对照组,差异具有统计学意义($P<0.05$);有效率对照组为 70.00%,研究组为 91.67%,两组患者临床疗效比较,差异具有统计学意义($P<0.05$)。[④]

3. 芪苓胶囊　组成:菟丝子、茯苓、党参、当归、黄芪、白术、山药、丹参、鸡血藤、泽泻等(0.5 克/粒,批号 Z20070842)。功效:补肾健脾,活血化瘀。临床应用:韩芸等将 46 例多囊卵巢综合征不孕症患者分为观察组和对照组各 23 例。观察组选用芪苓胶囊,每次 5 粒,每日 3 次,直至月经来潮或确定妊娠,并联合氯米芬。对照组选用氯

① 马坤.不孕症[M].北京:中国医药科技出版社,2000.
② 燕恒毅,等.蛇床子-五味子-远志三味中药在促排卵治疗不孕症中的临床观察(附 68 例临床分析)[J].中医临床研究,2012,4(1):56-58.
③ 陈兰,等.丹栀逍遥丸辅治多囊卵巢综合征排卵障碍性不孕症的疗效及对子宫内膜容受性影响[J].中国医院药学杂志,2022,42(3):304-307.
④ 杨雁鸿,郭敏,等.八味妇炎合剂联合中频脉冲治疗输卵管炎症性不孕症 60 例[J].河南中医,2018,38(1):118-121.

米芬治疗。比较两组患者治疗前后血脂及性激素水平、FPG、2hPG、FINS、2hINS、HOMA-IR、周期排卵率及妊娠率，并进行中医证候评分。结果：治疗后观察组血清性激素水平、2hPG、2hINS、HOMA-IR、妊娠率等指标改善均优于对照组，差异有统计学意义（均 $P<0.05$）。①

4. 还少胶囊　组成：熟地黄、山药（炒）、牛膝、枸杞子、山茱萸、茯苓、杜仲（盐制）、远志（甘草炙）、巴戟天（炒）、五味子、小茴香（盐制）、楮实子、肉苁蓉、石菖蒲、大枣（去核），辅料为淀粉（三峡云海药业生产，国药准字 Z50020249）。用法用量：每天 2 次，每次 5 粒，连服 15 天。功效：温肾补脾，养血益精。临床应用：杨兆荣将 89 例无排卵性不孕症患者随机分为治疗组 48 例和对照组 41 例。治疗组给予还少胶囊联合氯米芬治疗；对照组仅给予氯米芬治疗。治疗 3 个月经周期后观察两组患者排卵情况、Em、妊娠情况等指标。结果：两组患者排卵率无统计学差异（ $P>0.05$ ），但治疗组 Em 与妊娠率均高于对照组，差异有统计学意义（ $P<0.05$ ）。②

5. 妇炎清颗粒　组成：红藤、败酱草、莪术、三棱、枳实、香附、柴胡、酒大黄、赤白芍、丹参、牛膝、甘草等。功效：活血化瘀，清热解毒。临床应用：徐艳红将 95 例盆腔炎性后遗症不孕症患者随机分为观察组 48 例与对照组 47 例。两组均采取输卵管注药介入治疗，观察组加用妇炎清颗粒。比较两组治疗总有效率与不良反应发生率。结果：观察组治疗总有效率为 84.38%，高于对照组的 74.5%，比较有统计学意义（ $P<0.05$ ）；观察组不良反应发生率为 8.3%，与对照组的 6.4% 相比无统计学意义（ $P>0.05$ ）。妇炎清颗粒联合输卵管注药介入治疗盆腔炎性后遗症不孕症可有效改善临床症状、疏通输卵管，安全性高，应用价值大。③

6. 熟地黄易孕颗粒　组成：熟地黄 10 克、当归 10 克、川芎 8 克、益母草 10 克、柴胡 10 克、茯苓 15 克、白术 10 克、菟丝子 15 克、甘草 3 克（陕西省友谊医院自制，10 克/袋，批号 20130101）。功效：滋肾养血益精，活血调经止痛。用法用量：1 次 1 袋，每日 2 次。用药 1 年，随访 1 年。临床应用：王粉侠等将 220 例内分泌失调性不孕症患者随机分为治疗组和对照组各 110 例。两组均进行西医治疗，治疗组另口服熟地黄易孕颗粒，对两组中医证候症状进行量化打分。结果：治疗组中医证候疗效总有效率为 92.73%，疾病疗效总有效率为 83.78%，对照组分别为 82.7%、73.64%，差异均有统计学意义（均 $P<0.05$ ）。④

7. 温肾健脾消痰助孕颗粒　组成：香附 12 克、紫石英 12 克、续断 10 克、菟丝子 10 克、五灵脂 10 克、紫河车 10 克、杜仲 10 克、佩兰 9 克、制半夏 9 克、苍术 9 克、甘草 6 克。用法用量：每天 2 次，每次 1 袋，分别于早晚用药治疗。临床应用：陈丽等将 114 例多囊卵巢综合征不孕症患者分为观察组 59 例和对照组 55 例。观察组给予温肾健脾消痰助孕颗粒＋氯米芬治疗，对照组给予氯米芬治疗。以 23 天为 1 个疗程，共治疗 3 个疗程。对比两组患者的排卵率及受孕率。结果：观察组排卵率及受孕率方面明显优于对照组，差异有统计学意义（ $P<0.05$ ）；观察组流产率及耐药率方面明显低于对照组，差异有统计学意义（ $P<0.05$ ）。⑤

8. 麒麟丸　组成：何首乌、墨旱莲、淫羊藿、菟丝子、锁阳、党参、郁金、枸杞子、覆盆子、山药、丹参、黄芪、白芍、青皮、桑椹（广东太安堂药业生产）。功效：补肾填精，益气养血。临床应用：杨学舟等将 60 例黄体功能不全性不孕症且属肾虚肝郁型患者随机分为治疗组和对照组各 30 例。对照组于排卵后开始口服黄体酮胶囊；治疗组于排卵后服用黄体酮胶囊同时加用麒麟丸，每日 3 次，每次 6 克，连续服用 14 天，检测血清β-HCG

① 韩芸，等.芪苓胶囊联合克罗米芬治疗多囊卵巢综合征不孕症的临床研究[J].中国中医药科技,2017,24(5)：547-550.
② 杨兆荣.还少胶囊联合克罗米芬治疗无排卵性不孕症 48 例[J].现代医院,2016,16(3)：376-377,380.
③ 徐艳红.妇炎清颗粒联合输卵管注药介入治疗盆腔炎性后遗症不孕症的临床观察[J].医药论坛杂志,2016,37(2)：160-161.
④ 王粉侠，王莉，等.熟地黄易孕颗粒治疗不孕症临床观察[J].陕西中医,2016,37(8)：1053-1054.
⑤ 陈丽，等.温肾健脾消痰助孕颗粒联合氯米芬治疗多囊卵巢综合征引起不孕症的疗效分析[J].临床医药文献电子杂志,2016,3(26)：5269-5270.

水平,若未孕,于下一周期重复上述治疗,3个月经周期为1个疗程。结果:治疗组治疗痊愈率(53.33%)高于对照组(16.67%),两组比较差异有统计学意义($P<0.05$)。①

9. **散结镇痛胶囊** 组成:龙血竭、三七、浙贝母、薏苡仁(江苏康缘药业股份有限公司生产,国药准字Z20030127)。功效:软坚散结,化瘀定痛。临床应用:张春艳将96例不孕症患者随机分为观察组和对照组各48例。观察组采用上方治疗。对照组接受常规临床治疗。结果:总有效率观察组为91.66%,对照组为70.83%,差异具有统计学意义($P<0.05$)。②

10. **复方玄驹胶囊** 组成:黑蚂蚁、淫羊藿、蛇床子、枸杞子(施强药业集团有限公司生产)。功效:温补肾阳,祛瘀化湿。用法用量:每次3粒,每日3次,至排卵日停药。临床应用:余小英等选择HCG注射日或排卵日子宫内膜厚度<7毫米的肾阳虚型薄型子宫内膜不孕症患者,随机分为A组和B组各30例。A组予来曲唑(LE)/促性素(HMG)+戊酸雌二醇+复方玄驹胶囊治疗;B组予LE/HMG+戊酸雌二醇治疗。结果:卵泡平均直径、平均卵泡数目及直径≥18毫米的卵泡数组间比较差异均无统计学意义(均$P>0.05$);A组子宫内膜厚度明显高于B组[(9.73±1.35)毫米、(8.04±1.23)毫米],差异有统计学意义($P<0.05$);治疗后子宫内膜厚度≥7毫米患者比例及子宫内膜分型的构成比组间均无统计学差异($P>0.05$)。妊娠率A组为23.33%,B组为6.67%;生化妊娠率A组为3.33%,B组为6.67%,亦无统计学差异($P>0.05$)。③

11. **固肾安胎丸** 组成:何首乌、续断、地黄、桑寄生、菟丝子、白术(炒)、黄芩、钩藤、白芍、肉苁蓉(制)。功效:保胎,安胎,固胎,养胎。用法用量:每次1袋,每日3次,经期停药。临床应用:

武红琴83例子宫内膜薄性不孕患者按随机分为试验组33例和对照组50例。两组均于月经第10天起给予每日口服戊酸雌二醇2毫克,试验组于月经第5天起加服固肾安胎丸。观察两组成熟卵泡日子宫内膜厚度和分型。结果:两组患者用药后子宫内膜厚度均较服药前增加,试验组内膜增厚更优于对照组;临床疗效总有效率对照组为68.00%,试验组为84.85%。结论:固肾安胎丸联合戊酸雌二醇可有效改善子宫内膜薄性不孕症患者的子宫内膜厚度,且效果优于单用戊酸雌二醇。④

12. **坤泰胶囊** 组成:熟地黄、黄连、白芍、黄芩、阿胶、茯苓。适用于绝经期前后诸证,阴虚火旺者,症见潮热面红,自汗盗汗,心烦不宁,失眠多梦,头晕耳鸣,腰膝酸软,手足心热;妇女卵巢功能衰退更年期综合征见上述表现者。用法用量:每次4粒,每日3次,连用3个月,经期停药。临床应用:张建芝等将40例PCOS不孕症患者分为实验组和对照组各20例。实验组口服坤泰胶囊,3个月后促排卵1个周期;对照组口服炔雌醇环丙孕酮片,3个月后促排卵1个周期。比较两组患者预处理后基础促黄体生成素(LH)和雄激素(T)水平变化,加用尿促性素(HMG)的例数和剂量,诱排日子宫内膜的厚度和形态,排卵率和妊娠率。结果:两组患者经过3个月坤泰胶囊和炔雌醇环丙孕酮片预处理后基础血清LH和T水平均降至正常水平的比例分别79%、82%,差异无统计学意义($P>0.05$)。实验组患者应用氯米芬后,共有6例需要加用HMG诱导卵泡发育至成熟,少于对照组的10例患者,差异有统计学意义($P<0.05$)。实验组平均加用HMG的剂量为(300±37.5)国际单位,小于对照组的(450±37.5)国际单位,差异有统计学意义。⑤

13. **通管颗粒** 组成:桃仁、红花、丹参、赤

① 杨学舟,孙晓松,等.麒麟丸治疗肾虚肝郁型黄体功能不全不孕症的疗效[J].中国妇幼保健,2016,31(22):4811-4813.
② 张春艳.治疗女性不孕不育的中成药种类及药理研究[J].实用妇科内分泌电子杂志,2015,2(2):117.
③ 余小英,马科,彭弋峰,等.复方玄驹胶囊联合小剂量雌激素治疗肾阳虚型薄型子宫内膜不孕症患者的临床疗效观察[J].生殖与避孕,2015,35(9):612-617.
④ 武红琴,阮祥燕,等.固肾安胎丸治疗子宫内膜薄性不孕症疗效的临床研究[J].中国中医基础医学杂志,2015,21(9):1125-1127.
⑤ 张建芝,等.坤泰胶囊辅助治疗多囊卵巢综合症不孕症的疗效观察[J].实用妇科内分泌电子杂志,2014,1(5):41-43.

芍、当归、延胡索、五灵脂、红藤、川楝子、熟地黄、牡丹皮、黄柏、薏苡仁、败酱草、地榆、桂枝［每袋2.8克,山东中医药大学第二附属医院研制,济药管制(1)FZ006-09]。用法用量:每次2.8克,每日3次,月经期停用,1个月为1个疗程。临床应用:王亚男等将120例慢性输卵管炎性不孕症患者随机分为治疗组和对照组各60例。治疗组口服通管颗粒,对照组不给予药物治疗。以1个月为1个疗程,连续观察1～3个月,统计妊娠率,并对其中医症状、局部体征进行评分。结果:治疗组治愈率为76.67%,总有效率为100%;对照组治愈率为16.67%,总有效率为18.33%。中医症状疗效比较,治疗组治愈率为35%,总有效率为100%;对照组治愈率为0,总有效率为18.33%。单项中医症状疗效比较,两组比较有显著性差异($P<0.05$),治疗组疗效明显优于对照组。[①]

14. **坤灵丸** 组成:红参、黄芪、当归、川芎、白芍、白术、熟地黄、红花、延胡索、砂仁、香附、五味子、阿胶、龟甲胶、鹿角胶、川贝母、益母草、肉苁蓉、牡丹皮、白薇、鸡冠花、没药等(营口宏升药业有限公司生产,国药准字Z21021983)。功效:调经和营,滋养气血。制备方法:糖衣浓缩丸。用法用量:每日2次,每次15粒,连服20天为1个疗程。临床应用:陈苹颜将无排卵性不孕症患者随机分为治疗组50例和对照组38例。治疗组服用坤灵丸,对照组服用氯米芬,分别治疗3个疗程。结果:坤灵丸与氯米芬促排卵率相仿,但妊娠率(56%)明显高于西药氯米芬(31.6%),差异有统计学意义($P<0.05$)。[②]

15. **桂枝茯苓胶囊** 组成:桂枝、茯苓、牡丹皮、白芍、桃仁(江苏康缘药业股份有限公司生产)。功效主治:活血,化瘀,消癥;适用于妇人瘀血阻络所致癥块、经闭、痛经、产后恶露不尽、子宫肌瘤、慢性盆腔炎包块、痛经、子宫内膜异位症、卵巢囊肿见上述证候者,也可用于女性乳腺香囊性

增生病属瘀血阻络证,症见乳房疼痛、乳房肿块、胸胁胀闷。用法用量:每次3粒,每日3次,饭后服用,经期停服。临床应用:方玮等将117例不孕症患者(其中慢性盆腔炎42例,子宫肌瘤34例,子宫内膜异位症23例,多囊卵巢综合征18例)作为观察对象,分别服用桂枝茯苓胶囊3～6个月,平均服用时间为(4.57±1.86)个月,追踪停药半年内的妊娠率。结果:慢性盆腔炎、子宫内膜异位症、子宫肌瘤和多囊卵巢综合征患者的妊娠率分别为40.47%、34.78%、41.12%、33.34%。其中慢性盆腔炎和子宫肌瘤患者的妊娠率高于子宫内膜异位症和多囊卵巢综合征患者($P<0.05$)。桂枝茯苓胶囊可广泛应用于女性不孕症的治疗中,尤其对于慢性盆腔炎和子宫肌瘤等原因所致不孕症可取得良好疗效。[③]

16. **保胎灵** 组成:熟地黄、续断、杜仲、桑寄生、菟丝子。功效:滋肾补肝。用法用量:每次3粒,每天3次。临床应用:王素媚等将对无器质性病变仅表现为月经稀发,继发闭经Ⅰ度的已婚无排卵的不孕妇女随机分成Ⅰ组和Ⅱ组各30例。Ⅰ组于月经或孕酮撤药出血后的第5天口服氯米芬,从每日50毫克开始,连续5天为1个周期,若无效,则于第二周期增加剂量,每次每日增加50毫克,直至每日200毫克,仍然无排卵则停止治疗;Ⅱ组服药时间如上,口服保胎灵,连续服用至月经复潮停服。结果:Ⅰ组与Ⅱ组的排卵率差异无统计学意义($P>0.05$);Ⅰ组未破裂卵泡黄素化发生率明显高于Ⅱ组($P<0.05$)。[④]

17. **康妇灵胶囊** 组成:杠板归、苦参、黄柏、鸡血藤、益母草、红花、龙胆草、土茯苓、当归。功效主治:活血化瘀,清热解毒,消肿散结,疏通经络;适用于宫颈炎、阴道炎、月经不调、赤白带下、痛经、附件炎等。用法用量:每次3粒,每天3次。临床应用:曹振美等将288例输卵管性不孕症患者用庆大霉素注射液8万单位+α糜蛋白酶5毫

① 王亚男,孙伟,等.通管颗粒治疗慢性输卵管炎性不孕症的临床观察[J].山东中医杂志,2012,31(6):402-404.
② 陈苹颜.中成药坤灵丸治疗无排卵不孕50例疗效观察[J].中医药导报,2009,15(12):34-35.
③ 方玮,等.桂枝茯苓胶囊在不孕症治疗中的应用[J].吉林医学,2009,30(3):210-212.
④ 王素媚,等.克罗米酚与中成药保胎灵治疗无排卵性不孕的临床观察[J].中国实用医药,2008,3(16):140-141.

克＋地塞米松5毫克＋生理盐水30毫升,以每分钟1毫升的速度缓慢注入,每3天1次;同时口服康妇灵胶囊和微波理疗。结果:治愈241例,其中1个疗程治愈180例,2个疗程治愈50例,3个疗程治愈11例。治愈率83.68%。①

18.二至天癸颗粒　组成:女贞子、墨旱莲、枸杞子、菟丝子、当归、白芍、生地黄、川芎、制香附、甘草(山东中医药大学附属医院制剂室提供,批号01-FZ032-03)。用法用量:每次10克,每日3次。临床应用:连方等将122例不孕症患者随机分为治疗组和对照组各61例。治疗组从月经第3天始至HCG日加服二至天癸颗粒。对照组为中药空白组。观察两组患者用药前后(月经第3天、HCG日)临床肾气阴两虚证候改善情况。结果:治疗组痊愈40例,显效13例,有效6例,无效2例,愈显率86.9%,总有效率96.7%;对照组痊愈14例,显效15例,有效20例,无效12例,愈显率47.5%,总有效率80.3%。两组愈显率、总有效率比较,差异均有显著性($P<0.01$,$P<0.05$);两组患者治疗前后肾气阴两虚证候评分差值差异有显著性($P<0.01$),治疗组证候改善明显优于对照组。②

19.助孕丸　组成:醋柴胡、白芍、郁金、橘叶、熟地黄、山茱萸、巴戟肉、菟丝子、石楠叶、枸杞子等(北京中医医院中药中心制剂室研制)。制备方法:研制成水蜜丸。功效:疏肝解郁,滋肾益肾,养肝填精。用法用量:从月经周期第7天起,连服助孕丸15～20天,每日2次,每次6克。连

续用药3个月经周期为1个疗程,未满1个疗程者按用药周期统计。临床应用:朱梅等把163例黄体功能不全性不孕症患者随机分成中药组120例、西药组30例和中西药联合组13例。中药组予上方治疗;西药组用空心胶囊内置孕酮10毫克(1粒)制成的阴道栓治疗;中西药联合组予克罗米芬、助孕丸治疗。三组疗程相同。结果:中药组妊娠40例,治愈率33.33%;西药组8例,治愈率26.67%;中西药联合组9例,治愈率69.23%。中西药联合组的妊娠率明显高于其他两组($P<0.01$)。③

20.二紫胶囊　组成:紫河车、紫石英、菟丝子、枸杞子、熟地黄、淫羊藿、丹参、香附、砂仁、川牛膝(河南省中医院制剂室制备,生产批号020719)。功效:滋肾补肾,理气活血,调经助孕。临床应用:褚玉霞等将120例无排卵性不孕症患者随机分为治疗组和对照组各60例。治疗组从月经周期第5天开始服二紫胶囊至下次月经来潮之前,每次4粒,每日3次,3个月为1个疗程。对照组口服氯米芬胶囊,于月经周期或孕酮撤退出血第5天开始服用,每日1次,每次50毫克,连续服用5天,3个月为1个疗程。结果:治疗组在妊娠情况方面与对照组对比,有高度显著性差异($P<0.01$);在中医证候改善、卵泡直径变化、不良反应方面与对照组对比,有显著性差异($P<0.05$);在排卵情况、血清E_2、P变化、BBT曲线变化、安全性指标等方面与对照组对比,无显著性差异($P>0.05$)。④

① 曹振美,等.宫腔注药联合中成药治疗输卵管阻塞性不孕288例[J].基层医学论坛,2007,11(5):424-425.
② 连方,等.二至天癸颗粒联合体外受精-胚胎移植治疗不孕症61例临床研究[J].中医杂志,2006,47(6):439-441.
③ 朱梅,等.助孕丸治疗黄体功能不健型不孕症133例[J].中华中医药杂志,2006,21(8):479-481.
④ 褚玉霞,等.二紫胶囊治疗无排卵性不孕症60例[J].中医研究,2006,19(12):27-29.

中西医结合辅助生殖技术

生殖技术

概　述

辅助生殖技术是采用医疗辅助手段使不孕不育夫妇妊娠的技术，包括人工授精、体外受精-胚胎移植、卵细胞浆内单精子显微注射、胚胎植入前遗传学诊断等。

人工授精是指通过非性交的方式将精子置入生殖道内使其受孕的一种方法。包括使用丈夫精液人工授精和供者精液人工授精(供精人工授精)。

体外受精-胚胎移植技术(IVF-ET)是指从女方卵巢内取出卵子，在体外与精子受精后，培养2～5天，再将发育到一定程度的胚胎(囊胚)移植到宫腔内，使其着床发育成胎儿的过程，俗称试管婴儿技术。该技术的适应证为输卵管性不孕、子宫内膜异位症、排卵异常、免疫因素、原因不明的不孕症及男方因素等。

控制性超排卵(COH)及其检测：常用促性腺激素释放激素激动剂(GnRHa)联合促性腺激素(HMG,FSH)等药物刺激超排卵，使多个卵泡发育，以获得较多的卵母细胞可供使用。

经阴道超声取卵：在阴道超声指导下将穿刺针经阴道穹隆刺入卵泡中抽吸卵泡液的过程称为经阴道超声取卵术。卵泡液中含有所需的卵母细胞。

体外授精和胚胎培养：取卵后4～6小时将经处理的丈夫精子与卵子一起培养，精子将依靠自身的运动进入到卵细胞中，两性的遗传物质结合形成受精卵，一般授精后12～18小时就可看到受精卵形成，进一步培养受精卵就会形成二细胞、四细胞、八细胞的胚胎。

胚胎移植：将体外培养形成的胚胎装入细管中经宫颈管送入宫腔中的过程称为胚胎移植，一般在取卵后2～3天移植，少数在取卵后5～6天移植。

黄体支持：取卵后使用黄体酮或HCG支持黄体，胚胎移植后14天做妊娠实验，若怀孕继续黄体支持至妊娠3个月。

卵细胞浆内单精子显微注射技术(ICSI)是体外受精-胚胎移植技术的衍生技术，是指将精子直接注射到卵细胞浆内使精卵结合的一种方法。主要适用于男性少精症、弱精症、畸精症、部分无精症；以往治疗中受精失败或受精率极低；不成熟卵子经体外培养成熟后，需要采用ICSI辅助受精；连锁性疾病、染色体平衡移位、珠蛋白生成障碍性贫血的患者在进行种植前诊断技术上要求ICSI者；反复IVF失败者等。

胚胎植入前遗传学诊断是指从体外受精的胚胎内摘取部分细胞进行基因检测，选取正常基因的胚胎做宫腔内移植帮助受孕的一种技术。适用于单基因遗传病，三联体重复序列异常如脆性X染色体综合征，染色体数目、结构异常等。

并发症：(1)多胎妊娠。在辅助生殖技术中，尤其是试管婴儿技术中，多胎妊娠率可高达22%～25%。(2)卵巢过度刺激综合征。是一种医源性疾病，在接收促排卵治疗的患者中，卵巢过度综合征的发病率为20%。(3)流产和异位妊娠。试管婴儿助孕成功后流产率约为25%。异位妊娠的发病率为2.1%～9.4%。

辨　证　施　治

1. 肾虚血瘀型

(1)滋肾益经活血汤加减　菟丝子15克、党参15克、杜仲15克、淫羊藿15克、熟地黄15克、枸杞子15克、酒山萸黄15克、当归12克、川芎12克、鸡血藤15克、丹参30克、柴胡9克、醋香附6克、茯苓12克、炒酸枣仁9克、炙甘草6克。每日1剂，水冲服，早晚空腹温服。临床观察：张甜甜将66例卵巢储备功能减退(DOR)肾虚血瘀型不孕患者随机分为治疗组和对照组各33例。治疗组予滋肾益经活血汤联合克龄蒙治疗，于月经第5

天开始服用中药,连续用药21天;克龄蒙(戊酸雌二醇片/雌二醇环丙孕酮片复合包装)于月经第5天开始服用,每日1片,早8时服用,前11天服用2毫克戊酸雌二醇片(白色),后10天口服2毫克戊酸雌二醇片+1毫克雌二醇环丙孕酮片(浅橙红色),连续用21天。对照组仅服用克龄蒙,服法同治疗组。两组均连续治疗3个月经周期。结果:治疗组总有效率87.5%,高于对照组的77.42%,两组对比差异有统计学意义($P<0.05$),治疗组临床疗效较对照组显著;中医证候疗效方面治疗组总有效率90.63%,高于对照组的74.19%,组间对比差异有统计学意义($P<0.05$),说明治疗组中医证候疗效较对照组显著;中医症状总积分比较,经治疗两组患者中医症状总积分均较前明显下降,其差异均具有显著统计学意义(均$P<0.01$),治疗组改善程度显著,组间对比差异有统计学意义($P<0.05$);两组血清激素水平及超声指标比较,经治疗,两组FSH、LH、FSH/LH、E_2水平均较治疗前降低,AMH、AFC水平均较治疗前升高,其差异均具有显著统计学意义(均$P<0.01$),两组对比,治疗组FSH、LH、E_2水平降低程度及AMH、AFC水平升高程度均优于对照组,其差异均具有统计学意义(均$P<0.05$);治疗组与对照组FSH/LH均有小幅下降,但两组对比差异无统计学意义($P>0.05$)。两组患者均未出现不良反应。[1]

(2)参芪寿胎丸加减 桑寄生15克、菟丝子15克、杜仲15克、续断15克、党参15克、黄芪15克等。每日1剂,水煎服。临床观察:连方等将60例黄体功能不全性不孕患者分为试验组和对照组各30例。于B超检测卵泡排出并结合基础体温曲线上升后开始,试验组予参芪寿胎丸方,同时服用黄体酮胶囊,每次100毫克,每日2次,连服10天。对照组予黄体酮胶囊,服法同试验组。除去妊娠均连服3个月经周期。结果:试验组患者临床肾虚症状改善优于对照组($P<0.05$);试验组排卵期血小板活化因子及黄体中期孕酮水平明显高于对照组($P<0.05$);试验组妊娠率高于对照组,但无显著性差异($P>0.05$)。[2]

(3)补肾益气活血汤 丹参、黄芪、川芎、当归、桑寄生。临床观察:张明敏等用上方治疗26例肾虚血瘀证多次助孕技术失败患者,经补肾活血汤治疗后患者再行体外授精胚胎移植。结果:子宫内膜厚度治疗后比治疗前明显增厚,子宫动脉搏动指数和阻力指数也有明显改善($P<0.05$),治疗后着床率及临床妊娠率分别为8.1%、17.4%。[3]

2. 罗颂平分4型

(1)肝肾不足型 症见面色苍白,纳呆,腰膝酸软,小腹下坠感,尿频,便溏,月经量少色淡,质稀,或见头昏耳鸣,舌淡边有齿痕,苔薄白,脉沉细。治宜补肾健脾、益气养血。方用寿胎丸合四君子加减。随症加减:形体肥胖、痰湿重者,加砂仁、苍术醒脾化湿;腰痛者,加杜仲、续断补肾强腰;夜寐不实,加远志安神定志;具有反复流产史者,加金樱子肉、覆盆子益肾涩精。

(2)肾阴不足型 症见口干,头晕耳鸣,腰酸,月经量少,色红,质偏稠,甚或心烦不眠,便秘,舌嫩偏红,苔少或有裂纹,脉细略数。治宜补肾填精、养阴清热。方用归肾丸合二至丸加减。随症加减:若口干甚者,可加石斛、麦冬以加强生津除烦之功;胁痛者,加白芍、钩藤养阴平肝止痛;潮热盗汗、心烦甚者,加浮小麦、地骨皮泻心火、滋肾阴。

(3)肝郁脾虚,痰瘀互结型 症见平素易怒,形体肥胖,经前乳房胀痛,月经量时多时少,色紫暗有块,经行腹痛,胃脘纳差,舌淡胖,苔薄黄,脉弦滑。治宜疏肝健脾、理气化痰、活血调经。方用苍附导痰丸加减。随症加减:若兼见乳房结块者,加醋鳖甲软坚散结;面部痤疮者,加皂角刺消肿排脓;胸膈痞闷、脘腹疼痛甚者,加香附、紫苏梗理气止痛;血瘀之象重者,给予桃红四物汤加减。

(4)脾虚湿热型 症见渴不多饮,下腹隐痛,大便黏,带下量多,色黄有异味,舌红苔腻,脉细

① 张甜甜.滋肾益经活血汤联合克龄蒙治疗肾虚血瘀型DOR的临床观察[D].太原:山西中医药大学,2020.
② 连方,等.参芪寿胎丸方对黄体功能不全性不孕患者子宫内膜容受性的影响[J].天津中医药,2010,27(5):361-364.
③ 张明敏,等.补肾益气活血汤对多次助孕技术失败患者结局的影响[J].微循环学杂志,2002,12(2):10-12,1-57.

滑。治宜健脾利湿。方用完带汤加减。随症加减：若脘腹痛满者，加佛手、山楂、陈皮理气消痞；若见血瘀之象，可酌加三七粉、桃仁之品以活血化瘀。[1]

3. 肾气亏虚型　方用护卵汤：生地黄 10 克、熟地黄 10 克、石斛 10 克、山药 15 克、沙参 10 克、桑椹子 10 克、莲子 10 克、菟丝子 10 克、莲心 5 克、月季花 5 克、覆盆子 10 克、三七花 5 克、甘草 5 克。临床观察：王肖等将 120 例行 IVF－ET 治疗的肾气亏虚型不孕患者随机分为干预组和对照组各 60 例。所有患者均给予达菲林、果纳芬或丽申宝，干预组于月经周期第 3 天开始同时加服护卵汤，每日 1 剂，早晚分服，连服 12 天。当阴道 B 超检查显示 2～3 个以上的卵泡直径≥18 毫米，且 14 毫米以上的卵泡数与 E_2 值相当时，给予人绒毛膜促性腺激素 10 000 国际单位肌内注射。结果：与对照组比较，干预组获卵数、优质卵率、受精率和优质胚胎率升高（$P<0.05$），HCG 日子宫内膜厚度增加，PI 及 RI 明显减少（$P<0.01$），促性腺激素（Gn）使用天数、Gn 用量和中医证候积分减少（$P<0.05$），临床妊娠率及活产分娩率升高（$P<0.05$）；干预组总有效率为 96.5%，高于对照组的 80.0%，差异有统计学意义（$P<0.05$）。[2]

经　验　方

1. 滋阴补阳方　滋阴补阳方序贯法（专利号：CN200410041406.0），促排卵期使用滋阴方：炒当归 10 克、炒白芍 10 克、生地黄 10 克、菟丝子 12 克、紫河车 10 克、山茱萸 8 克。随症加减。行 IUI 确认排卵后使用补阳方：党参 15 克、续断 15 克、补骨脂 10 克、淫羊藿 10 克、巴戟天 10 克。随症加减。每个证型最多加 1～2 味中药，采用汤剂型，每日 1 剂，先用 500 毫升水浸泡半小时，煮沸，20 分钟后取汁 200 毫升，药渣再加水 200 毫升，煎

煮 20 分钟，取汁 150 毫升，两煎混匀，早晚 2 次分服。左文婷等回顾性分析 95 例接受夫精人工授精治疗的夫妇，共 125 周期，分为滋阴补阳方序贯法联合促排卵组（观察组）69 周期和促排卵组（对照组）56 周期。比较两组临床疗效，HCG 日子宫内膜厚度及 A 型子宫内膜的比例、妊娠率情况。结果：观察组肾气虚证候的总有效率（97.1%）较对照组（85.7%）显著提高（$P<0.05$）；观察组 HCG 日子宫内膜厚度、A 型内膜比例较对照组显著增加（$P<0.05$，$P<0.01$）；观察组抱婴率为 27.5%，显著高于对照组的 12.5%（$P<0.05$）。[3]

2. 匡继林经验方　（1）术前调理阶段，① 非经期调理，治宜滋阴补肾、活血调经。方用自拟补肾活血汤：当归、川芎、熟地黄、菟丝子、石斛、淫羊藿、桑椹、紫河车等。② 经期调理，治宜清热解毒、活血化瘀。方用自拟经期抗炎方：当归、川芎、马鞭草、土茯苓、透骨草、地锦草等。（2）术中辅治阶段，① 降调期降调，治以活血化瘀为主，辅以健脾疏肝、清热安神。药用当归、赤芍、丹参、党参、山药、白芷、大血藤、透骨草、茯神等。② 控制性超促排卵期，治宜补肾滋阴、养血填精。药用当归、熟地黄、何首乌、菟丝子、山药、枸杞子、淫羊藿等。③ 移植期，治宜温补肾阳、健脾益气、滋阴养血。药用当归、熟地黄、菟丝子、淫羊藿、巴戟天、覆盆子、白芍等。（3）术后安胎阶段，治宜补肾健脾、固冲安胎。方用寿胎丸合四君子汤加味：桑寄生、续断、菟丝子、白术、阿胶等。[4]

3. 德生丹　熟地黄 25 克、菟丝子 25 克、当归 15 克、川芎 12 克、白芍 15 克、阿胶（烊化）10 克、桑寄生 25 克、续断 25 克、桑椹 15 克、陈皮 12 克、木香 6 克、砂仁（后下）6 克、柴胡 12 克。随症加减：偏于肾阳虚，加巴戟天 18 克；偏于肾阴虚，加枸杞子 15 克、女贞子 15 克等。每日 1 剂，水煎，早晚温服，每次 200 毫升，每日 2 次，连服 12 周。于月经干净开始服用德生丹，连服 14 天。门波等

---

① 巫海旺，等.罗颂平辨证辅助体外受精-胚胎移植临床研究[J].中国中医基础医学杂志，2017,23(5)：657－658,677.
② 王肖,尤昭玲.护卵汤对体外受精-胚胎移植长方案干预效应的临床研究[J].中国中西医结合杂志，2016,36(7)：806－809.
③ 左文婷,王伟,等.滋阴补阳方序贯法联合促排卵对夫精宫腔内人工授精结局的临床疗效观察[J].中华中医药杂志，2020,35(3)：1576－1579.
④ 徐佳,等.匡继林中医"三阶段六步曲"辅助治疗体外受精-胚胎移植经验撷菁[J].中华中医药杂志，2020,35(7)：3452－3455.

将120例排卵障碍性不孕症肾虚肝郁证患者随机分为中药组、联合组和西药组各40例。中药组采用中药德生丹,联合组采用中药德生丹＋克罗米芬,西药组单纯使用克罗米芬。治疗12周后观察三组患者的优势卵泡直径、子宫内膜厚度、宫颈黏液(Insler)评分及排卵率、妊娠率及血清 E_2、P水平的变化等。结果:治疗后三组的优势卵泡直径与治疗前比较均显著增长($P<0.05\sim0.01$),联合组与西药组优于中药组($P<0.01$);三组的中医证候积分均显著下降($P<0.01$),联合组与中药组优于西药组($P<0.01$);中药组、联合组子宫内膜厚度、Insler评分均有所增加($P<0.01$),优于西药组($P<0.05\sim0.01$);排卵日三组血清 E_2 水平均有所增长($P<0.01$),联合组与中药组优于西药组($P<0.05$);中药组、联合组黄体期血清P水平增长明显($P<0.01$),优于西药组($P<0.05\sim0.01$);三组排卵率比较,联合组与西药组均优于中药组($P<0.05\sim0.01$);三组妊娠率比较,联合组优于中药组、西药组($P<0.05\sim0.01$),中药组优于西药组($P<0.05$)。[1]

4. 滋阴方 当归10克、熟地黄15克、白芍12克、山茱萸12克、菟丝子10克、紫河车10克。颗粒剂,每日1剂,水冲服,直至HCG注射日。唐培培等将60例输卵管因素不孕患者随机分为治疗组和对照组各30例。对照组采用标准长方案,而治疗组在对照组的基础上加用滋阴方。观察两组注射人绒毛膜促性腺激素(HCG)注射日子宫内膜厚度及雌二醇(E_2)水平、促性腺激素(Gn)用量和天数、获卵数、受精率、卵裂率、优质胚胎数、优质胚胎率及卵巢过度刺激综合征发生率等。结果:治疗组HCG注射日血 E_2 水平及子宫内膜厚度、获卵数、优质胚胎数及优质胚胎率均显著高于对照组($P<0.01$,$P<0.05$)。[2]

5. 下胎方(齐聪经验方) 制附子、生黄芪、当归、川芎、桃仁、红花、莪术、三棱、天花粉、枳实、制

大黄、炙甘草等。[3]

6. 排卵方 当归10克、熟地黄10克、丹参15克、川芎10克、桂枝10克、荆芥10克等。随症加减。常规煎煮,早晚各1次口服,每日1剂,共7天。外敷方:炙乳香30克、炙没药30克、制川乌10克、制草乌10克、红花30克、红藤30克、花椒50克、制附子20克、干姜10克等。将上述药物装入大小合适的布袋,隔水蒸30分钟,取出后用毛巾包裹,以防烫伤,将药袋敷于小腹部,药袋凉后取下,每日1次,共7天。每袋药可重复使用3天。顾颖等将617例排卵障碍性不孕症患者随机分成口服中药组145例、外敷中药组147例、穴位针刺组172例和肌注HCG组153例,4组排卵期分别给予中药排卵方口服、中药外敷方热敷、针刺、HCG肌注诱发排卵。观察4组治疗后的排卵率,黄体期 E_2、P水平,临床妊娠率,生化妊娠率,异位妊娠率,多胎妊娠率,OHSS发生率,卵泡未破裂黄素化综合征(LUFS)发生率等。结果:穴位针刺组与肌注HCG组排卵率、黄体期 E_2、P水平显著高于口服中药组与外敷中药组(均 $P<0.05$);口服中药组、外敷中药组、穴位针刺组临床妊娠率显著高于肌注HCG组(均 $P<0.05$);口服中药组、外敷中药组、穴位针刺组LUFS发生率显著低于肌注HCG组(均 $P<0.05$)。[4]

7. 滋肾养心补血汤 熟地黄30克、党参20克、白术10克、黄芪30克、山茱萸30克、茯苓10克、白芍15克、阿胶15克、当归6克、远志9克、酸枣仁30克、木香9克、龙眼肉10克。水煎,每袋200毫升。景竹青将112例肾亏血虚型卵巢储备功能低下的患者随机分为治疗组与对照组各56例。两组患者均于月经周期第3天起口服炔雌醇环丙孕酮(达英-35),1次1片,每日1次,口服21天,连续服用2个月经周期。于第3次月经周期的第3天分别测血基础促卵泡激素(bFSH)、基础雌二醇(bE_2)、抗缪勒管激素(AMH),将FSH≤

① 门波,等.德生丹治疗排卵障碍性不孕症肾虚肝郁证患者临床研究[J].南京中医药大学学报,2019,35(3):275-278.
② 唐培培,周阁,等.滋阴方联合标准长方案对输卵管因素不孕患者体外受精结局的影响[J].中华中医药杂志,2019,34(4):1825-1827.
③ 杨红,钱麟,齐聪,等.齐聪治疗不孕症学术思想[J].中华中医药杂志,2019,34(9):4102-4104.
④ 顾颖,顾灵,等.中医药诱发排卵方案疗效评价[J].中华中医药杂志,2019,34(12):6002-6005.

10 毫国际单位/毫升的患者入促排卵周期,行微刺激方案,即第 3 次月经周期的第 3 天开始口服枸橼酸氯米芬片(法地兰)50～100 毫克,每日 1 次,连续服用 5 天;月经周期的第 8 天起肌注尿促性素针(HMG)150 国际单位,同时阴道超声监测卵泡发育,当主导卵泡直径达 18 毫米时,停用 HMG,结合 E_2 水平当晚肌注 HCG 5 000～10 000 单位,注射 HCG 后 34～36 小时取卵。治疗组从口服达英-35 起,同时予滋肾养心补血汤口服,1 次 200 毫升,每日 2 次,经期停用 2 天,连续服用 2 个月经周期;入促排卵周期的患者,于第 3 次月经周期第 3 天起,同时继续服用滋肾养心补血汤,方法同前,至取卵日。对照组不予中药干预。观察两组患者治疗后 bFSH、bE_2、AMH 水平;两组患者治疗后窦卵泡数(AFC)和获卵率;两组患者治疗后 HCG 日 E_2 水平;两组患者治疗后中医证候积分情况。结果:(1) 治疗组临床有效率为 83.6%,对照组临床有效率为 66.6%,治疗组临床疗效优于对照组,差异有统计学意义($P<0.05$);(2) 治疗后两组患者 bFSH、bE_2 水平均下降,与治疗前相比,差异有统计学意义($P<0.05$);两组治疗后 bFSH、bE_2 水平组间相比,差异有统计学意义($P<0.05$),且治疗组对 bFSH、bE_2 水平的改善效果优于对照组;治疗后两组患者 AMH 水平均升高,与治疗前相比,差异有统计学意义($P<0.05$);两组治疗后 AMH 水平组间相比,差异有统计学意义($P<0.05$),且治疗组在改善 AMH 水平方面优于对照组;(3) 治疗后两组窦卵泡数均升高,与治疗前相比,差异有统计学意义($P<0.05$);两组治疗后窦卵泡数组间相比,差异有统计学意义($P<0.05$),且治疗组在改善窦卵泡数方面优于对照组;(4) 治疗组与对照组的获卵率分别为 71.8%、61.4%,两组获卵率相比,差异有统计学意义($P<0.05$),且治疗组获卵率高于对照组。两组治疗后 HCG 日 E_2 水平相比,差异有统计学意义($P<0.05$);(5) 治疗后治疗组中医证候积分为(6.96±3.35)分,对照组中医证候积分为

(15.06±3.23)分,两组治疗后中医证候积分均下降,与治疗前相比,差异有统计学意义($P<0.05$);两组治疗后中医证候积分组间相比,差异有统计学意义($P<0.05$)。治疗后治疗组中医证候疗效为 93.8%,对照组中医证候疗效为 29.1%,两组治疗后中医证候疗效相比,差异有统计学意义($P<0.05$)。说明治疗组在改善中医症状和体征方面疗效优于对照组。[①]

8. 补肾活血周期疗法　通经方(月经期):党参 30 克、炙黄芪 20 克、熟地黄 10 克、白芍 15 克、川芎 10 克、当归 10 克、菟丝子 15 克、续断 15 克、桑寄生 15 克、鸡血藤 20 克、川牛膝 10 克、益母草 15 克。培膜育泡方(经后期):党参 30 克、生地黄 10 克、麦冬 15 克、玄参 15 克、菟丝子 15 克、覆盆子 10 克、枸杞子 10 克、熟地黄 10 克、当归 10 克、白芍 15 克、川芎 10 克、鸡血藤 20 克、补骨脂 10 克。促排汤(经间期):党参 30 克、炒白术 15 克、茯苓 10 克、炙甘草 5 克、陈皮 10 克、菟丝子 15 克、续断 15 克、桑寄生 15 克、鸡血藤 20 克、苏木 10 克、土鳖虫 10 克。着床方(经前期):党参 30 克、炒白术 15 克、茯苓 10 克、炙甘草 5 克、陈皮 10 克、菟丝子 15 克、桑寄生 15 克、续断 15 克、熟地黄 10 克、白芍 15 克、当归 10 克、山茱萸 10 克。诸药先浸渍于冷水中 15～20 分钟,武火煮沸后改文火煎煮 20～30 分钟,滤出 150～250 毫升药汁;再加水,同法两次后,将三次所得药汁混匀。每日 1 剂,每日 3 次,进餐半小时后等分温服,每次服药量 100～150 毫升。贾梅琳将 80 例拟再次行 IVF-ET 肾虚血瘀证患者作为临床研究对象,采取随机对照原则,治疗组采用补肾活血周期疗法治疗 3 个月后行 IVF-ET 助孕;对照组自然等待 3 个月后行 IVF-ET 助孕。观察治疗组、对照组治疗前后 HCG 日子宫内膜厚度、获成熟卵子数、获新鲜胚胎数、AMH、中医证候积分等,统计妊娠率、移植率、周期取消率、早期流产率及自然妊娠情况。结果:(1) 治疗后组间比较,自然妊娠情况、起始周期临床妊娠率、移植周期临床妊娠率在两组间有统计学意义

① 景竹青.滋肾养心补血汤对卵巢储备功能低下患者性激素及获卵率的影响[D].郑州:河南中医药大学,2018.

（均 $P<0.05$）。起始周期妊娠率、移植周期妊娠率、起始周期移植率、取卵周期移植率、周期取消率、早期流产率、获成熟卵子数、获新鲜胚胎数、HCG 日子宫内膜厚度、AMH 在两组间无统计学意义（均 $P>0.05$）。（2）治疗组组内比较，起始周期临床妊娠率、移植周期临床妊娠率、起始周期移植率、取卵周期移植率、周期取消率、HCG 日子宫内膜厚度、AMH 在组内有统计学意义（均 $P<0.05$）。获成熟卵子数、获新鲜胚胎数、起始周期妊娠率、移植周期妊娠率、早期流产率在组内无统计学意义（均 $P>0.05$）。（3）中医证候比较，治疗后两组间中医证候疗效、中医证候积分、主症"月经不调，量或多或少，色暗有块"、次症消失率有统计学意义（均 $P<0.05$）。治疗组组内中医主症、中医证候积分有统计学意义（均 $P<0.05$）。治疗后主症"婚久不孕""曾有妊娠，之后不孕"两组比较无统计学意义（均 $P>0.05$）。补肾活血周期疗法可使再次 IVF-ET 临床妊娠率提高，自然妊娠率增加。[①]

9. 滋肾养肝活血方　菟丝子 15 克、女贞子 20 克、丹参 10 克、川芎 10 克、山茱萸 15 克、熟地黄 10 克、山药 15 克、枸杞子 10 克、佛手 10 克、浮小麦 20 克、大枣 10 克、炙甘草 10 克。随症加减：脾虚痰湿者，加白术、茯苓；气虚者，加党参。苏嘉文将 97 例高龄卵巢储备功能下降患者随机分为中药实验组 47 例与单纯西药对照组 50 例。对照组按常规方法行 IVF 助孕治疗，实验组在常规 IVF 治疗的基础上加以滋肾养肝活血方干预。实验组在 IVF 治疗前 2 个月经周期开始予中药治疗至 IVF 周期中的 HCG 注射日。观察治疗前后患者中医证候积分的变化，控制性超促排卵（COH）中 Gn 总用量、Gn 使用天数，HCG 注射日血清的 E_2、LH、P 水平，获卵数、成熟卵数、受精数、正常受精数、胚胎数、优质胚胎数、成熟卵率、受精率、正常受精率以及优质胚胎率，并比较两组患者以上指标的差异。结果：（1）实验组患者 HCG 注射日中医证候积分比治疗前降低，差异有统计学意义（$P<0.05$），对照组治疗前后中医证候积分无差异（$P>0.05$）。（2）实验组患者 HCG 注射日血清 E_2 水平高于对照组，差异有统计学意义（$P<0.05$），实验组与对照组患者 HCG 日血清 P、LH 水平的差异均无统计学意义（均 $P>0.05$）。（3）实验组 Gn 总用量、Gn 使用天数均少于对照组，差异有统计学意义（均 $P<0.05$）。（4）实验组的获卵数、成熟卵数、受精数、正常受精数及优质胚胎数及均高于对照组，差异具有统计学意义（均 $P<0.05$）；两组胚胎数的差异无统计学意义（$P>0.05$）。（5）实验组的优质胚胎率高于对照组，差异有统计学意义（$P<0.05$）。实验组与对照组的成熟卵率、受精率、正常受精率的差异均无统计学意义（均 $P>0.05$）。[②]

10. 蔡氏育肾培元方　茯苓 12 克、生地黄 10 克、熟地黄 10 克、女贞子 10 克、仙茅 10 克、淫羊藿 10 克、巴戟天 10 克、肉苁蓉 10 克、鹿角霜 10 克、紫石英 30 克、紫河车粉 3 克。每日 1 剂，水煎，早晚饭后各 200 毫升。王铮等将 74 例卵巢低反应患者随机分为治疗组与对照组各 37 例。两组均于治疗前及 12 周后行拮抗剂方案超促排卵，其间治疗组采用口服育肾培元方，对照组不服药。检测治疗前后两组患者 FSH、AMH、AFC；再次拮抗剂方案促排后比较 HCG 日血 E_2、Em、≥18 毫米卵泡数、Gn 总剂量、Gn 用药天数、获卵数、受精卵数、优质胚胎数、新鲜胚胎移植数、冷冻胚胎数、周期取消率、临床妊娠率。结果：（1）治疗组用药 12 周后，AFC 及血清 AMH 水平较治疗前均显著升高（均 $P<0.05$），FSH 水平明显下降（$P<0.05$），其中 AFC、AMH 显著高于对照组（均 $P<0.05$）；（2）再次超促排卵显示，治疗组的获卵数、HCG 日≥18 毫米卵泡数、HCG 日 Em、受精卵数、鲜胚移植数及临床妊娠率都有增加趋势，Gn 药量、Gn 用药时间、周期取消率都有减少趋势，其中治疗组的优质胚胎数较对照组显著增加（$P<0.05$）。[③]

① 贾梅琳.补肾活血周期疗法对再次 IVF-ET 前干预效应的临床研究[D].成都：成都中医药大学,2018.
② 苏嘉文.滋肾养肝活血法对高龄卵巢储备功能下降患者 IVF 周期结局的影响[D].广州：广州中医药大学,2018.
③ 王铮,刘邓浩,等.蔡氏育肾培元方对辅助生殖中卵巢低反应改善作用的临床研究[J].世界中西医结合杂志,2017,12(5)：694-697.

11. 补肾健脾法 1　患者月经来潮开始服用补肾健脾中药。肾阳虚者，温肾健脾，药用菟丝子、巴戟天、肉苁蓉、鹿角、党参、白术、茯苓、山药、首乌；肾阴虚者，滋阴补肾，药用熟地黄、生地黄、当归、芍药、女贞子、墨旱莲、炙龟甲等。每日 2 次，每次 200 毫升。李晶等将 66 例 35 岁以上冻融胚胎反复移植失败患者随机分为治疗组与对照组各 33 例。对照组采用 IVF 促排卵、取卵和胚胎冷冻治疗，治疗组在采用补肾健脾中药服用 3 个月后接受与对照组同样的治疗。结果：治疗组的优质卵率（89.1%）、优胚率（71.2%）均高于对照组（68%、65.2%）（均 $P<0.05$）；随着年龄的增长，治疗组、对照组妇女的获卵数、胚胎数、优胚数均减少，但治疗组下降趋势较缓慢。[①]

12. 补肾健脾法 2　黄精 15 克、党参 15 克、白术 9 克、白芍 10 克、黄芪 15 克、女贞子 9 克、菟丝子 10 克、肉苁蓉 12 克、巴戟天 9 克、当归 9 克、炙甘草 6 克。患者取卵结束后，每日服用补肾健脾中药。每日 1 剂，水煎，早晚各 1 次分服。连续 3 个月为 1 个疗程，共服用 1 个疗程。沈明洁等将 78 例卵巢低反应患者随机分为中药组 38 例与对照组 40 例。在进入微刺激控制性超促排卵流程之前，中药组采用 3 个月的补肾健脾中药治疗，对照组不予治疗。结果：（1）治疗后中药组获卵数增加且多于对照组（$P<0.01$），中药组优质胚胎数也较治疗前增多（$P<0.01$）；（2）治疗后中药组临床妊娠率（18.42%）较对照组（7.5%）有增高趋势，但无统计学差异（$P>0.05$）。[②]

13. 补肾活血调周法　经期，方用桃红四物汤加减：熟地黄、当归、白芍、川芎、桃仁、红花、怀牛膝、泽兰、制香附、炒枳壳、鸡血藤、制首乌。经后期，方用逍遥散加减：当归、白芍、柴胡、茯苓、白术、甘草、生姜、薄荷、郁金、淮小麦、鸡血藤、制首乌。经间期，方用左归丸加皂角刺。经前期，方用五子衍宗丸佐以二仙汤、紫石英、路路通、鹿角霜、巴戟天。上药煎半小时，取汁 150 毫升，每日 1 剂，分 2 次煎煮，温服。上述方案连续服用 3 个月经周期。周璐等将 60 例 IVF-ET 失败患者随机分为治疗组与对照组各 30 例。治疗组采用中药＋控制性超排卵治疗，对照组仅予控制性超排治疗。结果：治疗组临床妊娠率为 46.7%，对照组临床妊娠率为 35.3%。[③]

14. 补肾活血方　党参 10 克、白术 10 克、桑寄生 15 克、菟丝子 15 克、白芍 10 克、阿胶 10 克、当归 6 克、五味子 6 克等。张莉莉等将 60 例 IVF-ET 后于妊娠早期发生先兆流产患者随机分为治疗组与对照组各 30 例。治疗组 IVF-ET 术后常规予以黄体酮肌注，每天 40～80 毫克，至孕 10 周后逐渐减量至停药。入院后予补肾活血中药口服，每天 2 次，每次 100 毫升，至临床症状完全消失后继续服用中药 2 周。对照组 IVF-ET 术后常规予以黄体酮肌注，每天 40～80 毫克，孕 10 周后逐渐减量至停药。结果：治疗组总有效率为 86.7%，对照组总有效率为 73.3%，治疗组疗效明显优于对照组。[④]

15. 自拟方 1　槲寄生 15 克、炒续断 15 克、菟丝子 15 克、苎麻根炭 10 克、黄芩炭 10 克、金银花炭 10 克、石斛先煎 12 克、制玉竹 15 克、生白芍 15 克、甘草 3 克。每日 2 次，水煎服，每次 100 毫升，另加三七粉 3 克，每日 1 次，吞服。随症加减：阴道出血量较大时，另加白及粉 3 克，每日 2 次，吞服。益肾凉血，化瘀止血。王晨晔等将 60 例胚胎移植后早期先兆流产患者随机分为治疗组与对照组各 30 例。两组均予心理安慰，嘱患者卧床休息，禁性生活。两组均肌内注射黄体酮针，每日 1 次到 40 毫克，每日 2 次不等；口服戊酸雌二醇，每天 1 次到 4 毫克，每日 2 次不等。治疗组予上方加减。对照组有黄体酮针或戊酸雌二醇减量情况者，予加量至前次减药时剂量；无药物减量情况者，继续维持原用药剂量。两组均治疗 2 周。结

---

① 李晶,齐聪,等.补肾健脾法对高龄冻融胚胎反复移植失败患者胚胎质量的影响[J].中华中医药学刊,2014,32(7)：1606-1608.
② 沈明洁,齐聪,等.补肾健脾法治疗体外受精-胚胎移植中卵巢低反应临床研究[J].上海中医药杂志,2014,48(3)：57-59.
③ 周璐,等.补肾活血调周法改善反复体外受精-胚胎移植失败患者子宫内膜容受性临床观察[J].中华中医药学刊,2013,31(1)：154-156.
④ 张莉莉,侯莉莉.补肾活血中药治疗胚胎移植术后先兆流产[J].中外医疗,2013,32(28)：139-141.

果：治疗组总有效率为93.3%，对照组总有效率为83.3%，治疗组疗效优于对照组。①

16. 自拟方2 党参10克、黄芪10克、桑寄生10克、白芍10克、白术10克、菟丝子10克、黄芩10克、淮山药20克、川续断30克。每日1剂，水煎服。随症加减：纳差、恶心明显者，加半夏10克、紫苏叶10克；腰酸明显者，桑寄生加至30克；出血时间长者，加仙鹤草20克；反复自然流产者，加苎麻根30克。每日1剂，水煎服。齐丹等将72例胚胎移植后早期先兆流产患者随机分为治疗组与对照组各36例。所有病例在IVF-ET后均常规给予黄体酮肌注以支持黄体功能，剂量为每日40～80毫克，孕9周左右减量至停药，并视雌激素水平适当给予补佳乐。治疗组另加上述中药口服。对照组另加地屈孕酮10毫克，口服，每日2次。结果：总有效率治疗组为94.44%，对照组为83.33%，治疗组疗效优于对照组。②

中 成 药

1. 补肾调经方 组成：熟地黄、山药、枸杞子、女贞子、山茱萸、淫羊藿、菟丝子、紫河车、覆盆子、当归、白芍、香附等（河北神威制药有限公司生产，剂型为颗粒剂）。临床应用：曹玉聪等将60例因输卵管因素或男方因素接受IVF-ET治疗的肾虚不孕症患者随机分为治疗组与对照组各30例。治疗组在进入下一个IVF-ET周期前口服3个月经周期补肾调经方，每日1剂。对照组采用标准方案治疗不加用中药。观察两组患者基本情况、HCG日激素水平及子宫内膜厚度、促性腺激素（Gn）用药情况、获卵数、受精率、优质胚胎率及临床妊娠率等。结果：治疗组E_2水平、子宫内膜厚度、获卵数、优质胚胎率及临床妊娠率均显著高于对照组（均$P<0.05$）。③

2. 和颜®坤泰胶囊（原名更年宁心胶囊） 组

成：熟地黄、阿胶、白芍、黄连、茯苓、黄芩（国药准字Z20000083）。功效主治：滋阴养血，补精益髓，交通心肾；适用于不孕肾阴虚证，症见婚久不孕，月经先期，量少，色红质稠，甚或闭经，或带下量少，阴中干涩，腰酸膝软，头晕耳鸣，形体消瘦，五心烦热，失眠多梦。用法用量：建议在自然备孕或进入辅助生殖促排卵周期前可单独服用坤泰胶囊2～3个月。一次4粒，一日3次。或可与化学药同时服用，服用方法同前。进入促排卵周期，可在月经周期第3～5天服用促排卵药物的同时加用坤泰胶囊，一直服用至HCG日。④

3. 滋肾育胎丸 组成：菟丝子、砂仁、巴戟天、熟地黄、枸杞子、人参、阿胶（炒）、桑寄生、首乌、艾叶、白术、党参、鹿角霜、续断、杜仲（广州中药一厂生产）。临床应用：（1）杨弋等将160例排卵障碍性不孕症患者随机分为A组、B组、C组和D组各40例。A组单独给予氯米芬治疗，B组给予滋肾育胎丸联合氯米芬治疗，C组给予小剂量阿司匹林联合氯米芬治疗，D组给予滋肾育胎丸联合小剂量阿司匹林及氯米芬治疗。滋肾育胎丸每次5克，每日2次，连用20～30天，月经期停服。均治疗4个月经周期。结果：总有效率A组为75%，B组为90%，C组为90%，D组为95%。氯米芬联合滋肾育胎丸、小剂量阿司匹林在子宫内膜厚度上均较单独使用在氯米芬促排卵为优，有统计学意义（$P<0.05$），特别是氯米芬联合滋肾育胎丸和小剂量阿司匹林最为突出，并且可有效提高临床疗效，增加患者的受孕率。⑤（2）杨晓菁等将140例IVF-ET助孕且符合中医辨证肾气虚型不孕不育患者随机分为治疗组和对照组各70例。两组均采用标准黄体期长方案促排卵。对照组在IVF前1个周期黄体中期使用GnRH-a降调节，14天后根据激素水平使用r-FSH促排卵，卵泡成熟后肌注HCG诱导卵泡成熟。治疗组在对照组基础上促排卵前1周期月经第3天开始服

① 王晨晔，等.中西结合治疗胚胎移植后早期先兆流产30例[J].环球中医药,2012,5(6)：463-464.
② 齐丹，等.中西医结合治疗IVF-ET后先兆流产36例临床观察[J].江苏中医药,2012,44(8)：35-37.
③ 曹玉聪，杜惠兰，等.补肾调经方对重复控制性卵巢刺激患者临床妊娠结局的影响[J].中华中医药杂志,2021,36(5)：3062-3064.
④ 中华中医药学会妇科分会.和颜®坤泰胶囊临床应用专家指导意见[J].中草药,2020,51(8)：2075-2081.
⑤ 杨弋，等.滋肾育胎丸联合小剂量阿司匹林在氯米芬促排卵治疗中的临床疗效[J].现代诊断与治疗2018,29(7)：1031-1033.

用滋肾育胎丸,1次5克,每日3次水冲送服,用药直至胚胎移植后2周。结果:治疗组在窦卵泡数目、获卵数及HCG日子宫内膜厚度均较对照组有明显差异,有统计学意义(均$P<0.05$),并且能明显提高继续妊娠率。[①]

4. 麒麟丸 组成:淫羊藿、锁阳、菟丝子、覆盆子、制首乌、枸杞子、墨旱莲、山药、桑椹、党参、黄芪、青皮、白芍、郁金、丹参等(广东太安堂药业股份有限公司生产,国药准字 Z10930034)。临床应用:徐晨等将120例拟行IVF或卵母细胞内单精子显微注射(ICSI)助孕的DOR患者随机分为中药组和对照组各60例。对照组患者月经第3天起给予常规温和刺激方案;中药组患者于周期前口服麒麟丸共2个月,进入周期后在常规温和刺激方案的基础上继续加服麒麟丸直至扳机日。所有患者均行替代周期冻胚移植。结果:中药组的基础FSH水平低于对照组,AFC高于对照组,差异有统计学意义($P<0.05$);中药组的平均获卵数及妊娠率均高于对照组,中药组妊娠率为53.3%,对照组妊娠率为46.7%,差异有统计学意义($P<0.05$)。[②]

---

① 杨晓菁,等.滋肾育胎丸对体外受精-胚胎移植中卵巢反应性及胚胎种植的影响[J].浙江中医杂志 2017,52(11):828.
② 徐晨,李文,等.麒麟丸对卵巢储备功能减退患者体外受精-胚胎移植的影响[J].发育医学电子杂志 2016,4(3):158-161.

图书在版编目(CIP)数据

中医良方大典. 妇科卷 / 严世芸总主编；张婷婷本卷主编. — 上海：上海科学普及出版社，2022.8
ISBN 978-7-5427-8206-9

Ⅰ.①中… Ⅱ.①严… ②张… Ⅲ.①中医妇科学-验方-汇编 Ⅳ.①R289.5

中国版本图书馆 CIP 数据核字(2022)第 098195 号

策划统筹　蒋惠雍
责任编辑　陈星星　何中辰
　　　　　柴日奕
助理编辑　黄　鑫　郝梓涵
整体设计　姜　明

中医良方大典·妇科卷

总 主 编　严世芸

本卷主编　张婷婷

上海科学普及出版社出版发行

(上海中山北路 832 号　邮政编码 200070)

http://www.pspsh.com

各地新华书店经销　苏州市越洋印刷有限公司印刷
开本 889×1194　1/16　印张 38　字数 1 000 000
2022 年 8 月第 1 版　2022 年 8 月第 1 次印刷

ISBN 978-7-5427-8206-9　定价 298.00 元
本书如有缺页、错装或坏损等严重质量问题
请向工厂联系调换
联系电话：0512-68180628